医疗机构医务人员三基训练指南

外　　科

东南大学出版社
·南　京·

图书在版编目(CIP)数据

医疗机构医务人员三基训练指南．外科分册/眭元庚等主编．—南京:东南大学出版社,2005.5(2018.6重印)
ISBN 978-7-81089-880-5

Ⅰ.医… Ⅱ.眭… Ⅲ.①医药卫生人员-技术培训-教材②外科学-医药卫生人员-技术培训-教材
Ⅳ.R192

中国版本图书馆CIP数据核字(2005)第027303号

东南大学出版社出版发行
(南京四牌楼2号 邮编210096)
出版人:江建中
江苏省新华书店经销 常州市武进第三印刷有限公司印刷
开本:710mm×1000mm 1/16 印张:36.5 字数:781千字
2005年6月第1版 2018年6月第10次印刷
ISBN 978-7-81089-880-5
印数:36001～38000册 定价:60.00元

(凡因印装质量问题,请直接向发行科调换。电话:025—83791830)

医疗机构医务人员三基训练指南

编委会

医疗机构医务人员三基训练指南

外　科

编写人员

主　　编　眭元庚　吴文溪　苗　毅

副 主 编　张　炜大　陈广明　范卫民　章宏伟　傅　震

主编助理　孟小鑫

编写人员　（按姓氏笔画排序）

马益民　王　青　韦永中　孙　谷
孙　蓬　许　勤　朱　全　华一兵
华立新　刘金龙　孙跃明　汤建平
李　君　张　炜小　陈思梦　陈哲峰
沈历宗　沈美萍　邵永丰　吴峻立
金正帅　周　芳　胡　寅　姚　刚
查小明　顾　民　钱立新　钱祝银
殷长军　徐承良　夏国伟　夏建国
章　斌　曹晓建　崔维顶　梁永年
章希炜　戴存才　魏　磊　陆小明
鲁艾林　周苏明　曹　权　梁　辉
杨　力　王一芳　肇　毅　秦晓冬

序

掌握基础理论、基本知识和基本技能（简称“三基”）是医疗机构医务人员为广大患者服务的基本功，是提升医务人员业务素质，提高医疗质量，保证医疗安全最基本的条件。江苏省卫生厅曾于1993年编发《江苏省临床医生三基训练标准》（以下称《标准》）和《江苏省各级医院临床医生三基训练复习题解》（以下称《题解》），作为各级医院评审过程中的三基训练和三基考核的参考用书。十多年来，《标准》和《题解》对提高医务人员业务素质和医疗质量发挥了重要作用。由于医学科学技术的迅猛发展，人民群众医疗需求的日益增长，《标准》和《题解》的内容已显得滞后。为此，从今年3月起，江苏省卫生厅委托省医院管理学会组织全省临床各科专家在《标准》和《题解》基础上，重新编写这套三基训练指南，该《指南》内容上有较大扩充，尤其是充实了十多年来各科的新理论、新知识和新技能，使全书内容丰富、新颖、全面、科学，是全省医务人员必读的工具书、“三基”培训的指导书、医疗机构评审中“三基”考核的参考书，也是医务人员规范化培训、在职教育、医学院校实习生“三基”训练的参考书。相信它们会成为广大医务人员的良师益友。

《医疗机构医务人员三基训练指南》包括16个分册，即内科分册、外科分册、妇产科分册、儿科分册、眼科分册、耳鼻咽喉科分册、口腔科分册、皮肤性病科分册、传染科分册、急诊科分册、康复科分册、临床检验科分册、病理科分册、医学影像科分册、药学分册、医院管理分册。为便于各科医务人员阅读，各分册自成一册，内容上相对独立。

《医疗机构医务人员三基训练指南》的编撰出版，倾注了各分册主编和编写人员的大量心血，也得益于各医院的大力支持，在此表示衷心感谢。由于本书编撰工作量大，时间紧，不完善之处在所难免，请读者批评指正，以便再版时进一步完善。

唐维新

2004年11月

前　　言

外科医师的临床“三基”训练，即基础理论、基本知识和基本技能，是外科医师在执业、教学及科研中必不可少的重要的教育内容。随着医学科学技术的不断发展，人民群众医疗需求的日益增长，对医疗服务和医疗质量的更高要求，外科执业医师必须在“三基”扎实的基础上，使医疗服务规范化和标准化。1993年省卫生厅下发的《江苏省各级医院临床医生三基训练复习题解》及《江苏省临床医生三基训练标准(试行)》至今已十余年，有必要在此基础上进行修改和完善。

《医疗机构医务人员三基训练指南》(外科分册)适合各级外科医师阅读，其内容既包括外科各级专科医师必须掌握的同类“三基”要求，也包括了外科各专科即脑(神经)外科、胸(心血管)外科、普外科、泌尿外科和烫伤整形等外科医师所要求掌握的“三基”要求。

本书在内容上力求科学性和实用性，对所涉及的基础理论、基本知识和基本技能都是成熟的、现实的，为国内业界所公认。强调基本性和原则性，避免似是而非或争议大的学术问题。受邀参加本书撰写的作者既有较扎实的基础理论，又有着丰富的临床经验，为本书出版做了尽心的努力。

在本书的编写过程中我们得到江苏省卫生厅医政处、江苏省医院管理学会及东南大学出版社等方面的关心和大力支持，在此一并表示感谢。由于编者的水平所限，书中不足之处诚请广大读者见谅并不吝指教。

眭元庚　吴文溪　苗　毅

2004年11月

目　录

第一篇　外科基础总论

第一章　基本理论

第二章　基本知识

第三章　基本技能

第二篇　烧伤整形外科

第一章　基本理论

第三篇　神经外科

第一章　基本理论

第二章　基本知识

第六篇　泌尿外科

第一章　基本理论

第七篇　骨　科

第三章　基本技能

第一篇　外科基础总论

第一章　基本理论

一、休　克

【休克的分类】

一般分为低血容量性、感染性、心源性、神经性和过敏性休克五类，外科最常见的为低血容量性休克和感染性休克。

【休克的病理生理】

1. 有效血容量不足和组织灌注不足　有效血容量主要依赖于充足的血容量、有效的心排出和良好的周围血管阻力。此三者任何一项不足即可引起有效血容量的急剧减少和组织灌注不足。

2. 微循环的变化　在有效循环量不足引起休克的过程中，占总循环量20%的微循环也相应地发生不同阶段的变化。

(1) 微循环收缩期：休克早期机体通过一系列代偿机制使循环血量重新分布，保证心、脑等重要器官的有效灌注。

(2) 微循环扩张期：若休克继续进展，微循环将进一步因动静脉短路和毛细血管网扩张淤滞，使原有的组织灌注不足更为加重，细胞因严重缺氧处于无氧代谢状况，并出现能量不足、乳酸类产物蓄积和舒血管的介质如组胺、缓激肽等释放。回心血量进一步降低，致心排出量继续下降，心、脑器官灌注不足，使休克加重而进入抑制期。

(3) 微循环衰竭期：若病情继续发展，便进入不可逆性休克。血液处于高凝状态，血管内形成微血栓，直至引起弥散性血管内凝血，最终引起组织缺血、整个器官乃至多个器官功能受损。

3. 代谢改变

(1) 无氧代谢使细胞发生无氧糖酵解：乳酸生成增多，乳酸/丙酮酸(L/P)比率增高。乳酸盐的含量和L/P比值可以反映细胞缺氧的情况。

(2) 代谢性酸中毒：pH 7.20～7.35，严重时pH<7.20。

(3) 细胞各种膜的屏障功能受损：因代谢性酸中毒和能量不足引起溶酶体膜等质膜的稳定及跨膜传导、运输和细胞吞饮吞噬功能损害，细胞上离子泵如Na^+-K^+泵、钙泵的功能障碍。某些受体生成障碍使细胞肿胀、死亡。

4. 内脏器官的损害　肺、肾、心、脑、胃肠道和肝等内脏器官的损害是基于循环灌注不足、细胞缺氧、能量不足和酸中毒等的继发性损害。

【临床表现】

1. 休克代偿期　休克早期机体代偿使中枢神经系统兴奋性提高、交感-肾上腺轴兴奋。表现为精神紧张、兴奋或烦躁不安、皮肤苍白、四肢厥冷、心率加快、脉压差小、呼吸加快、尿量减少等。此时，如处理及时、得当，休克可较快得到纠正。

2. 休克抑制期　病情继续发展，进入休克抑制期。表现为：患者神情淡漠，反应迟钝，甚至可出现意识模糊或昏迷；出冷汗，口唇肢端发绀；脉搏细速，血压进行性下降。严重时，全身皮肤、粘膜明显发绀，四肢厥冷，脉搏摸不清，血压测不出，尿少甚至无尿。若皮肤、粘膜出现淤斑或有消化道出血，提示已发展至弥散性血管内凝血阶段。若出现进行性呼吸困难、低氧血症，一般吸氧不能改善，应考虑并发急性呼吸窘迫综合征。

【休克的诊断】

关键是要早期、及时发现休克。要点是凡遇到严重损伤、大量出血、重度感染以及过敏患者和有心脏病史者，应想到并发休克的可能；临床观察中，对于有出汗、兴奋、心率加快、脉压差小或尿少等症状者，应疑有休克。若患者出现神志淡漠、反应迟钝、皮肤苍白、呼吸浅快、收缩压降至 12 kPa (90 mmHg)以下及尿少者，则标志患者已进入休克抑制期。

【休克的监测】

1. 一般监测

(1) 精神状态：反映脑组织血液灌流和全身循环状况。

(2) 皮肤温度、色泽：是体表灌流情况的标志。

(3) 血压：维持稳定的血压在休克治疗中十分重要。通常收缩压$<$90 mmHg、脉压$<$20 mmHg 是休克存在的表现；血压回升、脉压增大则是休克好转的征象。

(4) 脉率：脉率的变化多出现在血压变化之前。常用脉率/收缩压(mmHg)来计算休克指数，帮助判定休克的有无及轻重。指数为 0.5 提示无休克；指数为 1.0～1.5 提示有休克；指数大于 2.0 为严重休克。

(5) 尿量：反映肾血液灌注的指标。尿少通常是早期休克和休克复苏不完全的表现。尿量少于25 ml/h、比重增加者表明存在肾灌注不足；血压正常但尿量仍少且比重偏低者，提示有急性肾衰竭可能。当尿量维持在 30 ml/h 以上时，则休克已纠正。

2. 特殊监测

(1) 中心静脉压(CVP)：可反映全身血容量与右心功能之间的关系。CVP 的正常值为 0.49～0.98 kPa(5～10 cm H_2O)。当 CVP$<$0.49 kPa 时，表示血容量不足；高于 1.47 kPa(15 cm H_2O)时，则提示心功能不全、静脉血管床过度收缩或肺循环阻力增高；若 CVP 超过 1.96 kPa(20 cm H_2O)时，则表示存在充血性心力衰竭。

(2) 肺毛细血管楔压(PCWP)：应用 Swan-Ganz 漂浮导管可测得肺动脉压(PAP)和肺毛细血管楔压(PCWP)，反映肺静脉、左心房和左心室的功能状态。PCWP 的正常值为 0.8～2 kPa(6～15 mmHg)。PCWP 低于正常值反映血容量不足；增高反映左房压力增高，例如急性肺水肿时。

(3) 心排出量(CO)和心脏指数(CI)：成人 CO 的正常值为 4～6 L/min；CI 正常值为 2.5～3.5 L/(min·m^2)。此外，还可通过测定混合静脉血氧饱和度(SvO_2)来判断体内氧供应与氧消耗的比例。

(4) 动脉血气分析：反映休克的严重程度和复苏状况。休克引起 ARDS 时出现 PaO_2 显著下降（<60 mmHg）。通过监测 pH、碱剩余（BE）、缓冲碱（BB）和标准重碳酸盐（SB）的动态变化有助于了解休克时酸碱平衡的情况。

(5) 动脉血乳酸盐测定：反映组织灌注不足情况，估计休克及复苏的变化趋势。正常值为 1～1.5 mmol/L。结合乳酸盐和丙酮酸盐（L/P）比值判断组织灌注情况，正常比值约为 10∶1。

(6) DIC 的检测：当下列 5 项检查中出现 3 项以上异常，结合临床上有休克及微血管栓塞症状和出血倾向时，便可诊断 DIC。包括：① 血小板计数低于 80×10^9/L；② 凝血酶原时间比对照组延长 3 秒以上；③ 血浆纤维蛋白原低于 1.5 g/L 或呈进行性降低；④ 3P（血浆鱼精蛋白副凝）试验阳性；⑤ 血涂片中破碎红细胞超过 2%等。

【治疗原则】

治疗休克的重点是恢复灌注和对组织提供足够的氧。氧供应和氧消耗超常值应达到以下标准：DO_2>600 ml/(min·m²)，VO_2>170 ml/(min·m²)，CI>4.5 L/(min·m²)，最终目的是防止多器官功能障碍综合征（MODS）。

1. 一般紧急治疗　积极处理引起休克的原发伤、病。如骨折制动、大出血止血、保证呼吸道通畅等；采取头和躯干抬高 20°～30°、下肢抬高 15°～20°体位，以增加回心血量；及早建立静脉通路，并用药物维持血压；早期予以鼻管或面罩吸氧；注意保温。

2. 补充血容量　是纠正休克引起的组织低灌注和缺氧的关键。先晶体液后胶体液，必要时成分输血，也有用 3%～7.5%高渗盐溶液治疗。

3. 积极处理原发病　外科疾病引起的休克，多存在需手术处理的原发病变，如内脏大出血的控制、坏死肠袢的切除、消化道穿孔的修补和脓液的引流等。在尽快恢复有效循环血量或在积极抗休克的同时手术处理原发病变，才能有效地治疗休克。

4. 纠正酸碱平衡失调　不主张早期使用碱性药物。根本措施是改善组织灌注，并适时适量地给予碱性药物，纠正代谢性酸中毒。

5. 血管活性药物的应用　在充分容量复苏的前提下应用血管活性药物，以维持脏器灌注。

(1) 血管收缩剂：有多巴胺、去甲肾上腺素和间羟胺等，可收缩血管，提升血压。

(2) 血管扩张剂：分 α 受体阻滞剂和抗胆碱能药两类。前者包括酚妥拉明、酚苄明等，能解除去甲肾上腺素所引起的小血管收缩和微循环淤滞并增强左室收缩力。后者包括阿托品、山莨菪碱和东莨菪碱。可对抗乙酰胆碱所致平滑肌痉挛，使血管舒张，从而改善微循环。

(3) 强心药：包括兴奋 α 和 β 肾上腺素能受体兼有强心功能的药物，如多巴胺和多巴酚丁胺等，能增强心肌收缩，增加心排出量；强心甙如毛花甙丙（西地兰），可增强心肌收缩力，减慢心率。

6. 治疗 DIC 改善微循环　对诊断明确的 DIC，可用肝素抗凝，一般 1.0 mg/kg，每 6 h 1次，成人首次可用 10 000 U（1 mg 约相当于 125 U）。有时还使用抗纤溶药如氨甲苯酸、氨基己酸，抗血小板粘附和聚集的药物如潘生丁和小分子右旋糖酐。

7. 皮质类固醇和其他药物的应用　皮质类固醇可用于感染性休克和其他较严重的休

克。其作用主要有：① 阻断 α 受体兴奋作用，使血管扩张，降低外周血管阻力，改善微循环；② 保护细胞内溶酶体，防止溶酶体破裂；③ 增强心肌收缩力，增加心排出量；④ 增进线粒体功能和防止白细胞凝集；⑤ 促进糖异生，使乳酸转化为葡萄糖，减轻酸中毒。一般主张大剂量短期应用。

加强营养代谢支持和免疫调节治疗，适当的肠内和肠外营养，可加用生长激素和谷氨酰胺。

其他药物包括钙通道阻断剂、吗啡类拮抗剂纳洛酮、氧自由基清除剂、前列环素、ATP - $MgCl_2$ 等。

二、水、电解质和酸碱平衡

水和电解质是体液的主要成分。体液可分为细胞内液和细胞外液两部分，成年男性的体液量占体重的 60%，成年女性的体液量占体重的 50%。小儿体液量占体重的比例较高，新生儿可达体重的 80%。细胞内液绝大部分存在于骨骼肌中，男性约占体重的 40%，女性约占体重的 35%。细胞外液则男性、女性均占体重的 20%。细胞外液又可分为血浆和组织间液两部分。血浆量约占体重的 5%，组织间液量约占体重的 15%。

细胞外液中最主要的阳离子是 Na^+，主要的阴离子是 Cl^-、HCO_3^- 和蛋白质。细胞内液中的主要阳离子是 K^+ 和 Mg^{2+}，主要阴离子是 HPO_4^{2-} 和蛋白质。细胞外液和细胞内液的渗透压相等，正常血浆渗透压为 290～310 mOsm/L。

体液平衡及渗透压的调节：体液及渗透压的稳定是由神经-内分泌系统调节的。体液正常渗透压通过下丘脑-垂体后叶-抗利尿激素系统来恢复和维持，血容量的恢复和维持则是通过肾素-醛固酮系统。此两系统共同作用于肾，调节水和钠等电解质的吸收及排泄，维持体液平衡。肾素和醛固酮也参与体液平衡的调节。

酸碱平衡的维持：血液中的缓冲系统以 HCO_3^-/H_2CO_3 最为重要。HCO_3^- 的正常值平均为 24 mmol/L，H_2CO_3 平均为 1.2 mmol/L，两者比值 $HCO_3^-/H_2CO_3=20:1$，保持血浆的 pH 维持在 7.40。H_2CO_3 的调节主要是通过肺的呼吸影响 CO_2 排出，HCO_3^- 的调节是通过肾脏改变排出固定酸及保留碱性物质的量，来维持血浆正常的 HCO_3^- 浓度，从而使血浆 pH 不变。

【分类】

体液平衡失调可以有三种表现：容量失调、浓度失调和成分失调，即细胞外液量失调、渗透压失调和电解质紊乱。

原发性酸碱平衡失调可分为代谢性酸中毒、代谢性碱中毒、呼吸性酸中毒和呼吸性碱中毒四种。有时可同时存在两种以上的原发性酸碱失调，此即为混合型酸碱平衡失调。

1. 水和钠代谢紊乱

(1) 等渗性缺水：等渗性缺水又称急性缺水或混合性缺水。此时水和钠成比例地丢失，血清钠和细胞外液的渗透压在正常范围。等渗性缺水可造成细胞外液量（包括循环血量）的迅速减少。细胞内液的量初期变化不大。

病因：① 消化液的急性丢失，如肠外瘘、大量呕吐等；② 体液丢失在感染区或软组织内，如腹腔内或腹膜后感染、肠梗阻、烧伤等。

临床表现：患者有恶心、厌食、乏力、少尿等，但不口渴。舌干燥，眼窝凹陷，皮肤干燥、松弛。若在短期内体液丢失量达到体重的5%，即丢失细胞外液的25%，患者会出现脉搏细速、肢端湿冷、血压不稳定或下降等血容量不足之症状。当体液继续丢失达体重的6%～7%时(相当于丢失细胞外液的30%～35%)，则有休克表现。

诊断：依据病史和临床表现常可得出诊断。每日的失液量越大，失液持续时间越长，症状就越明显。实验室检查可发现有血液浓缩现象，包括红细胞计数、血红蛋白量和血细胞比容均明显增高。血清 Na^+、Cl^- 等一般无明显降低。尿比重增高。

治疗：治疗原发病；对等渗性缺水的治疗：静脉滴注平衡盐溶液或等渗盐水，如细胞外液的丢失量已达体重的5%，需快速静脉滴注上述溶液约3 000 ml(按体重 60 kg 计算)，以恢复其血容量。此时应监测心脏功能，包括心率、中心静脉压或肺动脉楔压等。对血容量不足表现不明显者，给予上述用量的1/2～2/3，即1 500～2 000 ml，以补充缺水、缺钠量。此外，还应补给日需要水量2 000 ml和氯化钠 4.5 g。

(2) 低渗性缺水：低渗性缺水又称慢性缺水或继发性缺水。此时水和钠同时缺失，但失钠多于缺水，血清钠低于正常范围，细胞外液呈低渗状态。

病因：病因为：① 胃肠道消化液持续性丢失，例如反复呕吐、长期胃肠减压引流或慢性肠梗阻，以致大量钠随消化液而排出；② 大创面的慢性渗液；③ 应用排钠利尿剂如氯噻酮、依他尼酸(利尿酸)等时，未注意补给适量的钠盐，以致体内缺钠程度多于缺水；④ 等渗性缺水治疗时补充水分过多。

临床表现：低渗性缺水的临床表现随缺钠程度而不同；一般无口渴感，常见症状有恶心、呕吐、头晕、视觉模糊、软弱无力、起立时容易晕倒等。当循环血量明显下降时，肾的滤过量相应减少，以致体内代谢产物潴留，可出现神志淡漠、肌痉挛性疼痛、腱反射减弱和昏迷等。

根据缺钠程度，低渗性缺水可分为三度：① 轻度缺钠：血钠浓度在135 mmol/L以下，患者感疲乏、头晕、手足麻木。尿 Na^+ 减少。② 中度缺钠：血钠浓度在130 mmol/L以下，患者除有上述症状外，尚有恶心、呕吐、脉搏细速、血压不稳定或下降、脉压变小、浅静脉萎陷、视力模糊、站立性晕倒。尿量少，尿中几乎不含钠和氯。③ 重度缺钠：血钠浓度在120 mmol/L以下，患者神志不清，肌痉挛性抽痛，腱反射减弱或消失，出现木僵，甚至昏迷。常发生休克。

诊断：如患者有上述特点的体液丢失病史和临床表现，可初步诊断为低渗性缺水。进一步的检查包括：① 尿液检查：尿比重常在1.010以下，尿 Na^+ 和 Cl^- 常明显减少。② 血钠测定：血钠浓度低于135 mmol/L，表明有低钠血症。血钠浓度越低，病情越重。③ 红细胞计数、血红蛋白量、血细胞比容及血尿素氮值均有增高。

治疗：积极处理致病原因；静脉输注含盐溶液或高渗盐水。静脉输液原则是：输注速度应先快后慢，总输入量应分次完成。每8～12 h根据临床表现及检测资料，调整输液计划。低渗性缺水的补钠量可按下列公式计算：

需补充的钠量(mmol)=[血钠的正常值(mmol/L)—血钠测得值(mmol/L)]×体重(kg)×0.6(女性为0.5)

重度缺钠出现休克者,应先补足血容量。晶体液(复方乳酸氯化钠溶液、等渗盐水)和胶体溶液(羟乙基淀粉、右旋糖酐和血浆)都可应用。晶体液的用量一般要比胶体液用量大2~3倍。然后可静脉滴注高渗盐水(一般为5%氯化钠溶液)200~300 ml,尽快纠正血钠过低。输注高渗盐水时应严格控制滴速,每小时不应超过 100~150 ml。以后根据病情及血钠浓度再调整治疗方案。

在补充血容量和钠盐后,视病情纠正酸中毒和补钾。

(3) 高渗性缺水:又称原发性缺水。缺水大于缺钠,故血清钠高于正常范围,细胞外液的渗透压升高。严重的缺水,可使细胞内液移向细胞外间隙,导致细胞内、外液量都有减少。最后,由于脑细胞缺水而导致脑功能障碍之严重后果。

病因:主要为:① 摄入水分不够,如食管癌致吞咽困难,重危患者的给水不足,经鼻胃管或空肠造口管给予高浓度肠内营养液等;② 水分丢失过多,如高热大量出汗、大面积烧伤暴露疗法、糖尿病未控制致大量尿液排出等。

临床表现:高渗性缺水可分为三度:① 轻度缺水:除口渴外,无其他症状,缺水量为体重的2%~4%。② 中度缺水:有极度口渴、乏力、尿少和尿比重增高。唇舌干燥,皮肤失去弹性,眼窝下陷,常烦躁不安。缺水量为体重的4%~6%。③ 重度缺水:除上述症状外,出现躁狂、幻觉、谵妄甚至昏迷。缺水量超过体重的6%。

诊断:病史和临床表现有助于高渗性缺水的诊断。实验室检查的异常包括:① 尿比重高;② 红细胞计数、血红蛋白量、血细胞比容轻度升高;③ 血钠浓度升高,在150 mmol/L以上。

治疗:解除病因;无法口服的患者,可静脉滴注5%葡萄糖溶液或低渗的0.45%氯化钠溶液。所需补充液体量可先根据临床表现,估计丢失水量占体重的百分比。然后按每丢失体重的1%补液400~500 ml计算,计算所得的补水量,可分在两天内补给。治疗一天后根据全身情况及血钠浓度,酌情调整次日的补给量。补液量中应包括每日正常需要量2 000 ml。

高渗性缺水实际上也有缺钠,治疗时应防止发生低钠血症;注意纠正低血钾和酸中毒。

(4) 水中毒:又称稀释性低血钠,系指机体的摄入水总量超过了排出水量,以致水分在体内潴留,引起血浆渗透压下降和循环血量增多。

病因:① 各种原因所致的抗利尿激素分泌过多;② 肾功能不全,排尿能力下降;③ 机体摄入水分过多或接受过多的静脉输液。此时,细胞外液量明显增加,血清钠浓度降低,渗透压亦下降。

临床表现:急性水中毒的发病急骤。水过多所致的脑细胞肿胀可造成颅内压增高,引起一系列神经、精神症状,如头痛、嗜睡、躁动、精神紊乱、定向能力失常、谵妄,甚至昏迷。若发生脑疝,则出现相应的神经定位体征。慢性水中毒的症状往往被原发疾病的症状所掩盖,可有软弱无力、恶心、呕吐、嗜睡等,体重明显增加,皮肤苍白而湿润。

实验室检查:红细胞计数、血红蛋白量、血细胞比容和血浆蛋白量均降低;血浆渗透压降低，红细胞平均容积增加，红细胞平均血红蛋白浓度降低。提示细胞内、外液量均增加。

治疗：水中毒一经诊断，应立即停止水分摄入。程度较轻者，在机体排出多余的水分后，水中毒即可解除。程度严重者，除禁水外，需用利尿剂以促进水分的排出。一般可用渗透性利尿剂，如20%甘露醇或25%山梨醇200 ml静脉内快速滴注(20 min内滴完)，可减轻脑细胞水肿和增加水分排出。也可静脉注射袢利尿剂，如呋塞米(速尿)和依他尼酸。

对于水中毒，预防显得更重要。疼痛、失血、休克、创伤及大手术等因素可引起抗利尿激素的分泌过多，这类患者输液时，应注意避免过量。急性肾功能不全和慢性心功能不全者，应严格限制入水量。

2. 钾代谢紊乱

(1) 低钾血症：血钾浓度低于3.5 mmol/L即为低钾血症。

原因：① 长期进食不足；② 应用呋塞米、依他尼酸等利尿剂，肾小管性酸中毒，急性肾衰竭的多尿期，以及盐皮质激素(醛固酮)过多等，使钾从肾排出过多；③ 补液患者长期接受不含钾盐的液体，或静脉营养液中钾盐补充不足；④ 呕吐、持续胃肠减压、肠瘘等，钾从肾外途径丢失；⑤ 钾向组织内转移，见于大量输注葡萄糖和胰岛素，或代谢性、呼吸性碱中毒时。

临床表现：最早的临床表现是肌无力，先是四肢软弱无力，以后可延及躯干和呼吸肌，呼吸肌受累可致呼吸困难或窒息。可有软瘫、腱反射减退或消失。患者有厌食、恶心、呕吐和腹胀、肠蠕动消失等肠麻痹表现。心脏受累主要表现为传导阻滞和节律异常。典型的心电图改变为早期出现T波降低、变平或倒置，随后出现ST段降低、QT间期延长和U波，但并非每个患者都有心电图改变。此外，严重失水时低钾血症的临床表现可以很不明显，而主要表现为缺水、缺钠的症状，当缺水被纠正之后出现低钾血症之症状。低钾血症可致代谢性碱中毒，但尿却呈酸性(反常性酸性尿)。

诊断：根据病史和临床表现即可作低钾血症的诊断。血钾浓度低于3.5 mmol/L有诊断意义。心电图检查可作为辅助性诊断手段。

治疗：积极处理致病因素。补钾：分次补钾。口服氯化钾或枸橼酸钾等制剂；无法口服者应静脉补钾。根据缺钾程度，每日补钾40～80 mmol，即3～6 g氯化钾。少数严重缺钾者，每日补钾可能高达100～200 mmol。静脉补钾时，每升输液中含钾量不宜超过40 mmol(相当于氯化钾3 g)，应缓慢滴注，输入钾量应控制在20 mmol/h以下。如果患者伴有休克，应先补充血容量，见尿补钾。临床上常用的钾制剂是10%氯化钾。

(2) 高钾血症：血钾浓度超过5.5 mmol/L，即为高钾血症。

原因：① 摄入钾过多，如口服或静脉输入氯化钾，使用含钾药物，以及大量输入保存期较久的库血等。② 肾排钾功能减退，如急性及慢性肾衰竭；应用保钾利尿剂如螺内酯(安体舒通)、氨苯喋啶等；盐皮质激素不足等。③ 细胞内钾的移出，如溶血；组织损伤(如挤压综合征)，酸中毒等。

临床表现：高钾血症的临床表现无特异性。可有神志模糊、感觉异常和肢体软弱无力等。严重高钾血症者有微循环障碍之临床表现，如皮肤苍白、发冷、青紫、低血压等。常有心动过缓或心律不齐，血钾浓度超过7 mmol/L，会有心电图的异常变化。典型的心电图改变为早期T波高而尖，QT间期延长，随后出现QRS增宽，P－R间期缩短。最危险的是高血钾可致心搏骤停。

诊断：血钾超过5.5 mmol/L即可确诊。心电图有辅助诊断价值。

治疗：由于高钾血症有导致患者心搏突然停止的危险，因此高钾血症一经诊断，应积极予以治疗。停用一切含钾的药物或溶液；降低血钾浓度；治疗心律失常。

降低血钾浓度的措施有：① 促使K^+转入细胞内：先静脉注射5%碳酸氢钠溶液60～100 ml，再继续静脉滴注碳酸氢钠溶液100～200 ml。输注葡萄糖溶液及胰岛素：用25%葡萄糖溶液100～200 ml，每5 g糖加正规胰岛素1 U，静脉滴注；对于肾功能不全、不能输液过多者，可用10%葡萄糖酸钙100 ml、11.2%乳酸钠溶液50 ml、25%葡萄糖溶液400 ml，加入胰岛素20 U，作24 h缓慢静脉滴入。② 阳离子交换树脂的应用：口服，每次15 g，每日4次。可从消化道带走钾离子而排出。为防止便秘、粪块堵塞，可同时口服山梨醇或甘露醇以导泻。③ 透析疗法：有腹膜透析和血液透析两种。用于上述治疗仍无法降低血钾浓度时。

对抗心律失常：钙与钾有对抗作用，故静脉注射10%葡萄糖酸钙溶液20 ml，可重复使用。也可将10%葡萄糖酸钙溶液30～40 ml加入静脉补液内滴注。

3. 钙代谢紊乱

（1）低钙血症：低钙血症可发生在急性重症胰腺炎、坏死性筋膜炎、肾衰竭、消化道瘘和甲状旁腺功能受损的患者。

临床表现：容易激动、口周和指（趾）尖麻木及针刺感、手足抽搐、肌肉痛、腱反射亢进以及Chvostek征阳性。血钙浓度低于2 mmol/L有诊断价值。

治疗：应纠治原发疾病；用10%葡萄糖酸钙10～20 ml或5%氯化钙10 ml作静脉注射，必要时可8～12 h重复注射；纠治可能同时存在的碱中毒。对需长期治疗的患者，可口服钙剂及补充维生素D。

（2）高钙血症：主要发生于甲状旁腺功能亢进症，如甲状旁腺增生或腺瘤形成者。其次是骨转移性癌，特别是在接受雌激素治疗的骨转移性乳癌。

临床表现：早期症状有疲乏、厌食、恶心、呕吐和体重下降，血钙浓度进一步增高时，可出现严重头痛、背和四肢疼痛、口渴和多尿等。甲状旁腺功能亢进者在病程后期可致全身性骨质脱钙，出现多发性病理性骨折。血钙浓度高达4～5 mmol/L时可能有生命危险。

治疗：对于甲状旁腺功能亢进者，应作手术治疗，切除腺瘤或增生的腺组织可彻底治愈。对骨转移性癌患者，可预防性地给予低钙饮食，并注意补充足够水分，以利于钙的排泄。

4. 镁代谢紊乱

（1）镁缺乏：饥饿、吸收障碍综合征、长时期的胃肠道消化液丢失（如肠瘘），是导致镁缺乏的主要原因。其他原因还有长期应用无镁溶液作静脉输注治疗、肠外营养液中未加适量镁制剂，以及急性胰腺炎等。

临床表现：镁缺乏时可表现为神经、肌肉及中枢神经系统功能亢进，其症状及体征可与钙缺乏相似。如面容苍白、肌震颤、手足搐搦及Chvostek征阳性、记忆力减退、精神紧张、易激动，严重者有烦躁不安、谵妄及惊厥等。

诊断：若存在诱发因素，又出现上述症状，则应疑有镁缺乏。临床上镁缺乏者常伴有钾和钙的缺乏。补充钾及钙使低钾血症和低钙血症得到纠正之后，如果症状仍未缓解，应怀疑低镁血症的存在。

治疗：镁缺乏时可用氯化镁溶液或硫酸镁溶液静脉补充，一般可按 0.25 mmol/(kg·d) 的剂量补充镁盐。25%硫酸镁溶液 1 ml 含镁 1 mmol，60 kg 体重者可补 25%硫酸镁 15 ml。肾功能正常而镁缺乏严重时，可按1 mmol/(kg·d) 补充镁盐。静脉补充镁制剂时，输注速度不能太快，否则可引起急性镁中毒，甚至导致心脏骤停。缺镁症状解除后，仍应每日补镁，持续 1～3 周。一般用量为 5～10 mmol/d，肌内注射或稀释后静脉注射。如果镁中毒，应即静脉注射葡萄糖酸钙或氯化钙溶液作为对抗措施。

(2) 镁过多：体内镁过多主要发生在肾功能不全时，偶可见于应用硫酸镁治疗子痫的过程中。血镁水平常与血钾浓度相平行，故在急、慢性肾衰竭时，需及时监测血钾及血镁水平。烧伤早期、广泛性外伤或外科应激反应、严重细胞外液量不足和严重酸中毒等也可引起血清镁增高，血清镁浓度可大于3 mmol/L。

临床表现：镁过多的临床表现有乏力、疲倦、腱反射消失和血压下降等。血清镁浓度明显增高时，心脏传导功能可发生障碍，心电图改变与高钾血症相似，可显示 P-R 间期延长，QRS 波增宽和 T 波增高。晚期可出现呼吸抑制、嗜睡和昏迷，甚至心搏骤停。

治疗：一旦明确诊断，应立即停止给镁。经静脉缓慢输注 2.5～5 mmol 葡萄糖酸钙(相当于 10%葡萄糖酸钙溶液 10～20 ml)或氯化钙溶液，以对抗镁对心脏和肌肉的抑制。同时要积极纠正酸中毒和缺水。如上述处理效果不好，可考虑采用透析治疗。

5. 磷代谢紊乱

(1) 低磷血症：低磷血症时血清无机磷浓度小于 0.96 mmol/L。其病因有：甲状旁腺功能亢进症、严重烧伤或感染；大量葡萄糖及胰岛素输入使磷进入细胞内；磷摄入不足，特别是长期肠外营养支持时未补充磷制剂。

临床表现：低磷血症的临床表现缺乏特异性，易被忽略。可有神经肌肉症状，如头晕、厌食、肌无力等。重症者可有抽搐、精神错乱、昏迷，甚至可因呼吸肌无力而危及生命。

治疗：应防止低磷血症的发生。对需长期静脉输液者，应每日补充磷10 mmol，可补充甘油磷酸钠 10 ml。对严重低磷者，可酌情增加，但需注意密切监测血清磷水平。对甲状旁腺功能亢进者，手术治疗可使低磷血症得到纠正。

(2) 高磷血症：高磷血症时血清无机磷浓度大于 1.62 mmol/L。临床上很少见。

病因：急性肾衰竭、甲状旁腺功能低下等。酸中毒或淋巴瘤等化疗时可使磷从细胞内逸出导致血清磷升高。

临床表现：由于继发性导致低钙血症的发生，可出现一系列低血钙的症状。因异位钙化可有肾功能受损表现。

治疗：除对原发病作防治外，可针对低钙血症进行治疗。急性肾衰竭伴明显高磷血症者，必要时可作透析治疗。

6. 酸碱平衡的失调

(1) 代谢性酸中毒：为临床最常见的酸碱失调。

病因：① 碱性物质丢失过多。见于腹泻、肠瘘、胆瘘和胰瘘等，经粪便、消化液丢失的

HCO_3^- 超过血浆中的含量。应用碳酸酐酶抑制剂（如乙酰唑胺），可使肾小管排 H^+ 及重吸收 HCO_3^- 减少，导致酸中毒。② 酸性物质过多。休克致急性循环衰竭、组织缺血缺氧，可使丙酮酸及乳酸大量产生，发生乳酸性酸中毒；糖尿病或长期不能进食，体内脂肪分解过多，可形成大量酮体，引起酮体酸中毒；抽搐、心搏骤停等也可使体内有机酸产生过多；因治疗的需要，应用氯化铵、盐酸精氨酸或盐酸过多，以致血中 Cl^- 增多，HCO_3^- 减少，也可引起酸中毒。③ 肾功能不全。由于肾小管功能障碍，内生性 H^+ 不能排出体外，或 HCO_3^- 吸收减少，均可致酸中毒。

临床表现：轻度代谢性酸中毒可无明显症状。重症患者可有疲乏、眩晕、嗜睡、感觉迟钝或烦躁。典型表现是呼吸深快，呼出气带有酮味。患者面颊潮红，心率加快，血压常偏低。可出现腱反射减弱或消失、神志不清或昏迷。患者常可伴有缺水的症状。代谢性酸中毒可降低心肌收缩力和周围血管对儿茶酚胺的敏感性，患者容易发生心律不齐、急性肾功能不全和休克。

诊断：根据病史、深快的呼吸即应怀疑有代谢性酸中毒。血气分析可明确诊断，并可了解代偿情况和酸中毒的严重程度。此时血液 pH 和 HCO_3^- 明显下降。代偿期的血 pH 可在正常范围，但 HCO_3^-、BE（碱剩余）和 $PaCO_2$ 均有一定程度的降低。在除外呼吸因素之后，二氧化碳结合力的下降也可确定酸中毒并大致判定酸中毒的程度。

治疗：病因治疗：轻度的代谢性酸中毒（血浆 HCO_3^- 为 16～18 mmol/L）不必应用碱性药物，先消除病因，再补充液体、纠正缺水，常可自行纠正。对血浆 HCO_3^- 低于 10 mmol/L 的重症酸中毒患者，应立即输液和用碱剂进行治疗。5%碳酸氢钠溶液，首次剂量可 100～250 ml 不等。在用后 2～4 h 复查动脉血血气分析及血浆电解质浓度，根据结果调整用量。在酸中毒被纠正之后，应注意防治低钾血症和低钙血症。

(2) 代谢性碱中毒：

病因：① 胃液丢失过多，如严重呕吐、长期胃肠减压等；② 碱性物质摄入过多，如长期服用碱性药物，大量输注库存血等；③ 缺钾；④ 利尿剂的作用。发生低氯性碱中毒。

代谢性碱中毒时，氧合血红蛋白解离曲线左移，使氧不易从氧合血红蛋白中释出。此时尽管患者的血氧含量和氧饱和度均正常，但组织仍然存在缺氧。由此应该认识到积极纠治碱中毒的重要性。

临床表现和诊断：根据病史可作出初步诊断。一般无明显症状，有时可有呼吸变浅变慢，或精神神经方面的异常，如嗜睡、精神错乱或谵妄等。可以有低钾血症和缺水的临床表现。严重时可因脑和其他器官的代谢障碍而发生昏迷。血气分析可确定诊断及其严重程度。失代偿时，血液 pH 和 HCO_3^- 明显增高，$PaCO_2$ 正常。代偿期血液 pH 可基本正常，但 HCO_3^- 和 BE 均有一定程度的增高。可伴有低氯血症和低钾血症。

治疗：原发疾病应予积极治疗；对丢失胃液所致的代谢性碱中毒，可输注等渗盐水或葡萄糖盐水。必要时可补充盐酸精氨酸。碱中毒时同时存在低钾血症，应注意补钾；治疗严重碱中毒时（血浆 HCO_3^- 45～50 mmol/L，pH＞7.65），可应用 0.1 mol/L 或 0.2 mol/L 的盐酸溶液治疗：将 1 mol/L 盐酸 150 ml 溶入生理盐水或 5%葡萄糖溶液 1 000 ml 中（盐酸浓度成为0.15 mol/L），经中心静脉导管缓慢滴入（25～50 ml/h），切忌经周围静脉输入，以防软组织坏死。每 4～6 h 监测血气分析及血电解质。必要时第二天可重复治疗。

(3) 呼吸性酸中毒：肺泡通气及换气功能障碍可引起呼吸性酸中毒。

病因：慢性阻塞性肺部疾患、重度肺气肿、肺组织广泛纤维化、肺炎、肺不张；窒息、全身麻醉过深、镇静剂使用过量、中枢神经系统损伤、气胸、急性肺水肿和呼吸机使用不当；术后切口疼痛、腹胀影响呼吸。上述原因均可明显影响呼吸，造成通气不足，引起急性高碳酸血症。

临床表现和诊断：患者可有胸闷、呼吸困难、躁动不安等，因换气不足致缺氧可有头痛、发绀。随酸中毒加重，可有血压下降、谵妄、昏迷等。脑缺氧可致脑水肿、脑疝，甚至呼吸骤停。

患者有呼吸功能受影响的病史，又出现上述症状，即应怀疑有呼吸性酸中毒。动脉血血气分析显示 pH 明显下降，$PaCO_2$ 增高，血浆 HCO_3^- 可正常。慢性呼吸性酸中毒时，血 pH 下降不明显，$PaCO_2$ 增高，血 HCO_3^- 亦有增高。

治疗：尽快治疗原发病因；采取积极措施改善患者的通气功能：行气管插管或气管切开术并使用呼吸机，纠正缺氧和 CO_2 潴留。

引起慢性呼吸性酸中毒的疾病大多很难治愈。针对性地采取控制感染、扩张小支气管、促进排痰等措施，可改善换气功能和减轻酸中毒程度。患者手术耐受能力很差，术后很容易发生呼吸衰竭，此时所引发的呼吸性酸中毒很难治疗。

(4) 呼吸性碱中毒：呼吸性碱中毒是由于肺泡通气过度，CO_2 排出过多，以致血 $PaCO_2$ 降低，血 pH 上升。引起通气过度的原因很多，例如癔症、忧虑、疼痛、发热、创伤、中枢神经系统疾病、低氧血症、肝衰竭，以及呼吸机辅助通气过度等。

临床表现和诊断：多数患者有呼吸急促，眩晕，手、足和口周麻木和针刺感，肌震颤及手足搐搦。患者常有心率加快。危重患者发生急性呼吸性碱中毒常提示预后不良，或将发生急性呼吸窘迫综合征。结合病史和临床表现，可作出诊断。此时血 pH 增高，$PaCO_2$ 和 HCO_3^- 下降。

治疗：原发疾病应予积极治疗；用纸袋罩住口鼻，重复吸入 CO_2，以提高血 $PaCO_2$。虽吸入含 5%CO_2 的氧气有治疗作用，但这种气源不容易获得，实用价值小。如系呼吸机使用不当所造成的通气过度，应调整呼吸频率及潮气量。危重患者或中枢神经系统病变所致的呼吸急促，可用药物阻断其自主呼吸，由呼吸机进行适当的辅助呼吸。

7. 临床处理的基本原则

(1) 充分掌握病史，详细检查患者体征。从病史、症状及体征中获得有价值的信息，得出初步诊断。

(2) 即刻的实验室检查：① 血、尿常规，血细胞比容，肝肾功能，血糖；② 血清 K^+、Na^+、Cl^-、Ca^{2+}、Mg^{2+} 及 Pi(无机磷)；③ 动脉血血气分析；④ 必要时行血、尿渗透压测定。

(3) 综合病史及上述实验室资料，确定水、电解质及酸碱失调的类型及程度。

(4) 在积极治疗原发病的同时，制订纠正水、电解质及酸碱失调的治疗方案。如果存在多种失调，应分轻重缓急，依次予以调整纠正。首先要处理的应该是：① 积极恢复患者的血容量，保证循环状态良好；② 缺氧状态应予以积极纠正；③ 纠正严重的酸中毒或碱中毒；④ 纠正重度高钾血症。

三、外科营养

【生理与病理生理】

1. 能量贮备及需要　机体的能量贮备包括糖原、蛋白质及脂肪。糖原的含量有限，供能仅约 3 765.6 kJ(900 kcal)，只占一天正常需要量的 1/2 左右。蛋白质是各器官、组织的组成成分，若蛋白质作为能源而被消耗，必然会使器官功能受损。脂肪是体内最大的能源仓库，贮量约 15 kg。饥饿时消耗脂肪以供能。

机体的能量需要，可按 Harris-Benedict 公式计算出基础能量消耗(basal energy expenditure, BEE)：

男性 BEE(kcal)＝66.5＋13.7×W＋5.0×H－6.8×A

女性 BEE(kcal)＝655.1＋9.56×W＋1.85×H－4.68×A

[W 为体重(kg)；H 为身高(cm)；A 为年龄(年)]

应用代谢仪可测得患者的实际静息能量消耗(resting energy expenditure, REE)。REE 值应是 BEE 的 110%。简易的估计热量需要的方法是：机体每日所需热量为 7 531～8 368 kJ(1 800～2 000 kcal)。以公斤体重计，每日基本需要量为 104.6 kJ(25 kcal)。

2. 营养状态的评定　对患者营养状态的评定，既可判别其营养不良程度，又是营养支持治疗效果的客观指标。

(1) 人体测量：体重低于标准体重的 15%，提示存在营养不良。三头肌皮皱厚度是测定脂肪贮备的指标，上臂周径测定可反映全身肌肉及脂肪的状况。上述测定值若低于标准值的 10%，则提示存在营养不良。

(2) 三甲基组氨酸测定：三甲基组氨酸是肌纤蛋白和肌球蛋白的最终分解产物，不再被合成代谢所利用。尿中三甲基组氨酸排出量可反映机体蛋白质分解量。

(3) 内脏蛋白测定：包括血清清蛋白(白蛋白)、转铁蛋白及前白蛋白浓度测定。是营养评定的重要指标。营养不良时该测定值均有不同程度的下降。

(4) 淋巴细胞计数：周围血淋巴细胞计数可反映机体免疫状态。计数小于 1 500 常提示营养不良。

(5) 氮平衡试验：在没有消化道及其他额外的体液丢失(如消化道瘘或大面积烧伤等)的情况下，机体蛋白质分解后基本是以尿素形式从尿中排出。出氮量为 24 h 尿液中尿素氮含量加常数 2～3 g(表示以非尿素氮形式排出的含氮物质和经粪便、皮肤的氮)。入氮量则是静脉输入的氨基酸液的含氮量。由此可测得患者是处于正或负氮平衡状态，指导营养支持治疗。

3. 禁食和应激时的代谢变化(表 1-1)

表 1-1　单纯饥饿与创伤应激代谢改变

项目	单纯饥饿	创伤应激
代谢率	降低	升高

续表 1－1

项目	单纯饥饿	创伤应激
血糖	降低	升高
蛋白分解	减少	增加
酮体生成	增加	抑制
尿氮排出	减少	增加
胰高糖素	减少	增加
皮质醇	减少	增加
消瘦	慢	快

饥饿可导致机体组成的显著变化，包括水分丢失，大量脂肪分解。蛋白质分解，使组织、器官重量减轻，功能下降。

创伤等应激反应通过神经-内分泌发生一系列反应，使交感神经系统兴奋，导致高代谢状态。创伤、感染时 REE 可增加 20%～40%，大面积烧伤时 REE 可增加 50%～100%。择期性手术 REE 增幅不大，约 10%左右。

【营养支持的方法】

1. 营养要素

(1) 蛋白质：正常状态下每日对蛋白质和热能的基本需量分别约为 1 g(0.16 g 氮)/kg 和 105 kJ(25 kcal)/kg，非蛋白质热能（即碳水化合物和脂肪的供热能）与氮量的比例（简称热氮比）约为 669 kJ(160 kcal)∶1 g 氮。中度应激时为 1.25～1.88 g(0.2～0.3 g 氮)/kg 和 125～146 kJ(30～35 kcal)/kg，热氮比约为 543 kJ(130 kcal)∶1 g 氮。重度应激时为≥2.5 g(0.4 g 氮)/kg 和 167～209 kJ (40～45 kcal)/kg，热氮比为 418 kJ(100 kcal)∶1 g 氮。

(2) 电解质和微量元素需量：电解质和微量元素为机体所必需。一般每给 4 184 kJ (1 000 kcal)热能给钾 40～50 mmol、磷 10 mmol，其他电解质和微量元素的每日、每公斤体重的基本需要量约为：钠 1～1.4 mmol、氯 1.3～1.9 mmol、钙 0.11 mmol、镁 0.04 mmol、铁 0.25～1.0 μmol、锌 0.7 μmol、铜 0.07 μmol、锰 0.1 μmol、铬 0.015 μmol、硒 0.006 μmol、钼 0.003 μmol、碘 0.015 μmol、氟 0.7 μmol。还应根据病情、有无额外丢失（如消化液外漏、引流液、大量出汗、利尿、腹泻等），结合监测血、尿电解质浓度的结果及时调整每日电解质的供给量。

(3) 维生素需量：维生素是维持人体正常代谢和生理功能所不可缺少的营养素，处于应激状态的危重患者对维生素的需量可明显增加。各种维生素的每日基础需量约为：维生素 A 0.99 mg(3 300 U)，维生素 D 5 μg(200 U)、维生素 E 9.1 mg(10 U)，维生素 K 0.14 mg，维生素 C 35 mg，维生素 B_1 1.4 mg，维生素 B_2 2.1 mg，维生素 B_6 2.4 mg，维生素 B_{12} 2 μg，生物素 0.35 mg，烟酰胺 14 mg，泛酸 14 mg，叶酸 0.21 mg。

(4) 水的需量：在正常情况下，成人每日需水约 25～30 ml/kg。体温每升高 1℃，从皮肤丢失液体约 3～5 ml/kg。中度出汗患者，丢失液体约 500～1 000 ml；大量出汗时，约丧失液体 1 000～1 500 ml。气管切开的患者，每日自呼吸蒸发的水分比正常多 2～3 倍，约 1 000 ml。有引流、消化系外瘘、腹泻等额外丢失的患者，应根据每日的排出量补给入水量。

2. 营养支持途径

(1) 肠内营养：凡胃肠道功能正常，或存在部分功能者，营养支持时应首选肠内营养(enteral nutrition，EN)。其适应证为：① 胃肠功能正常，但营养物质摄入不足或不能摄入者。如昏迷患者(脑外伤等)、大面积烧伤、复杂大手术后及危重病症(非胃肠道疾病)等。② 胃肠道功能不良者。例如消化道瘘、短肠综合征、急性重症胰腺炎等。③ 胃肠功能基本正常但伴其他脏器功能不良者，例如糖尿病或肝肾衰竭者。

肠内营养制剂有以整蛋白为主的制剂和以蛋白水解产物(或氨基酸)为主的制剂。前者的蛋白质源为酪蛋白或大豆蛋白，碳水化合物源为麦芽糖、糊精，脂肪源为玉米油或大豆油，不含乳糖，溶液的渗透量(压)较低(约320 mmol/L)，适用于胃肠道功能正常者。后者蛋白质源为乳清蛋白水解产物、肽类或结晶氨基酸，碳水化合物源为低聚糖、糊精，脂肪源为大豆油及中链甘油三酯，也不含乳糖，渗透量(压)较高(470～850 mmol/L)，适用于胃肠道消化、吸收功能不良者。

有些制剂中还含有谷氨酰胺、膳食纤维等。后者是指可溶性果胶等，具有调整肠动力、刺激肠黏膜增生的作用。还有适用于严重应激、糖尿病、癌症的制剂，以及增强免疫的制剂。

肠内营养的实施：EN 的实施可经口服或经导管输入。因肠内营养制剂有特殊气味，患者不愿口服，或口服量不能达到治疗剂量，常通过鼻胃管输入，也有经鼻十二指肠管、鼻空肠管或空肠造口管输入。

营养液的输入应缓慢、匀速，常需用输液泵控制输注速度。为使肠道适应，初用时可稀释成 12%的浓度，以 50 ml/h 速度输入，每 8～12 h 后逐次增加浓度及加快速度，约 3～4 日后达到全量，即 24%100 ml/h，一天总液体量约 2 000 ml。避免一次大量推注营养液，以免发生腹胀、腹泻。室温较低时要将营养液适当加温。

(2) 肠外营养：凡不能或不宜经口摄食超过 5～7 日的患者，都是肠外营养(parenteral nutrition，PN)的适应证。从外科角度上，营养不良者的术前应用、消化道瘘、急性重症胰腺炎、短肠综合征、严重感染与脓毒症、大面积烧伤以及肝肾衰竭等，都是应用 PN 的指征。复杂手术后应用 PN 有利于患者康复，特别是腹部大手术之后。肠道炎性疾病，如溃疡性结肠炎和 Crohn 病，应用 PN 可使肠道休息，有利于病情缓解。肿瘤化疗期或放疗期应用 PN 可补充摄食之不足。

肠外营养制剂：① 葡萄糖：葡萄糖是肠外营养的主要能源物质。但高浓度不能经周围静脉输注，且机体利用葡萄糖的能力有限，为 5 mg/(kg·min)，过量或过快输入可能导致高血糖、糖尿，甚至高渗性非酮性昏迷。PN 不用单一的葡萄糖能源。② 脂肪乳剂：是 PN 的另一种重要能源。以大豆油或红花油为原料，磷脂为乳化剂。脂肪乳的能量密度大，为等渗液，可经周围静脉输入，含热量 4.18 kJ(1 kcal)/ml。单独输注时速度要慢，先以 1 ml/min 开始，500 ml 的输注需用 5～6 h。输注太快可致胸闷、心悸或发热等反应。脂肪乳剂的最大用量为 2 g/(kg·d)。脂肪乳剂可分为长链甘油三酯(LCT)及中链甘油三酯

(MCT)两种:LCT内包含人体必需脂肪酸(EFA)——亚油酸、亚麻酸及花生四烯酸;MCT的主要脂肪酸是辛酸及癸酸。临床上对于特殊患者(例如肝功能不良)常选用兼含LCT及MCT的脂肪乳剂(两者重量比为1∶1)。③ 复方氨基酸溶液:是按合理模式(人乳或卵蛋白)配制的结晶、左旋氨基酸溶液,是肠外营养的唯一氮源。复方氨基酸有平衡型及特殊型两类。平衡氨基酸溶液含EAA 8种,NEAA 8～12种。特殊氨基酸溶液专用于不同疾病,如用于肝病的制剂中含BCAA较多,而含芳香氨基酸较少;用于肾病的制剂主要是含8种必需氨基酸,仅含少数非必需氨基酸(精氨酸、组氨酸等);用于严重创伤或危重患者的制剂含更多的BCAA,或含谷氨酰胺二肽等。④ 电解质:肠外营养时需补充钾、钠、氯、钙、镁及磷。⑤ 维生素:有水溶性及脂溶性两种,均为复方制剂。每支注射液包含正常人各种维生素的每日基本需要量。⑥ 微量元素:含锌、铜、锰、铁、铬、碘等多种微量元素,每支含正常人每日需要量。⑦ 生长激素:基因重组的人生长激素具有明显的促合成代谢作用。对于特殊患者(烧伤、短肠综合征、肠瘘等患者)同时应用生长激素能增强肠外营养的效果,利于伤口愈合和促进康复。常用量为8～12 U/d,不宜长期使用。

全营养混合液:从生理角度,将各种营养素混合在3 L塑料袋内(称全营养混合液)再输入的方法最合理。混合后高浓度葡萄糖被稀释,渗透压降低,可经周围静脉输注。脂肪乳剂被稀释可避免因脂肪乳剂输注过快的副反应。在基本溶液中,根据病情及血生化检查,酌情添加各种电解质溶液,补充水溶性维生素。禁食时间超过2～3周者予以补充脂溶性维生素或微量元素。溶液中可加正规胰岛素适量(胰岛素∶葡萄糖=1 U∶8～10 g)。

肠外营养的输入途径:全营养混合液经周围静脉输注适宜于用量小、PN支持不超过2周者。对于需长期PN支持者,则以经中心静脉导管输入为宜。全营养混合液常需12～16 h输完,也可24 h连续输注。

【并发症】

1. 肠内营养的并发症　主要有:① 误吸。由于患者年老体弱,昏迷或存在胃潴留,当通过鼻胃管输入营养液时,可因呃逆后误吸导致吸入性肺炎。预防措施是患者取30°半卧位,输营养液后停输30 min,若回抽液量大于150 ml,则考虑有胃潴留存在,应暂停鼻胃管灌注,可改用鼻空肠管输入。② 腹胀、腹泻。发生率为3%～5%。与输入速度及溶液浓度有关,与溶液的渗透压也有关。输注太快是引起症状的主要原因,故应强调缓慢输入。因渗透压过高所致的症状,可酌情给予阿片酊等药物以减慢肠蠕动。

2. 肠外营养的并发症　可分为技术性、代谢性及感染性三类。① 技术性并发症。与中心静脉导管的放置或留置有关。包括穿刺致气胸、血管损伤,神经、胸导管损伤或空气栓塞等。② 代谢性并发症。由于补充不足、糖代谢异常,以及肠外营养本身所致。主要有血清电解质紊乱、微量元素缺乏、必需脂肪酸缺乏、低血糖或高血糖、肝功能损害、胆囊内胆泥和结石形成、胆汁淤积及肝酶谱升高、肠屏障功能减退。③ 感染性并发症。主要是导管性脓毒症。其发病与置管技术、导管使用及导管护理有密切关系。临床表现为突发的寒战、高热,重者可致感染性休克。在找不到其他感染灶可解释其寒战、高热时,应考虑导管性脓毒症的存在。发生上述症状后,先作输液袋内液体的细菌培养及血培养,丢弃输液袋及输液管,更换新的输液。观察8 h,若发热仍不退,则需拔除中心静脉导管,并作导管头培养。一般拔管后不必用药,发热可自退。若24 h后发热仍不退,则应选用抗生素。导管性脓毒症的预防措施有：放置导管应严格遵守无菌技术；避免中心静脉导管的多用途使用，不应用于输注血制品、抽血及测压；应用全营养混合液的全封闭输液系统；置管后的定期导管护理等。

【肠外营养的监测】

1. 全身情况　有无脱水、水肿，有无发热、黄疸等。

2. 血清电解质、血糖及血气分析　每日测定，3 天后，视稳定情况每周测 1～2 次。

3. 肝肾功能测定　每 1～2 周 1 次。

4. 营养指标　包括体重、淋巴细胞计数、血清白蛋白、转铁蛋白、前白蛋白测定，每 1～2周 1 次。有条件时测氮平衡。

（周苏明）

四、多器官功能障碍综合征

多器官功能障碍综合征（multiple organ dysfunction syndrome，MODS）指严重创伤或感染后，同时或序贯出现两个或两个以上的系统或器官的功能不全或衰竭。

【临床特征】

临床上 MODS 有两种类型：① 速发型，是指原发急症在发病 24 h 后有两个或更多的器官同时发生功能障碍。对于发病 24 h 内因器官衰竭而死亡者，一般只归于复苏失败，而不作为 MODS。② 迟发型，是先发生一个器官或系统的功能障碍，经过一段时间维持，继而发生更多器官系统的功能障碍。

除了器官衰竭这个共同特点外，MODS 还具有许多区别于其他器官衰竭的临床特点。

1. 与创伤、休克和感染的关系十分密切　几乎所有的 MODS 都有明确的创伤、休克或感染等诱因。

2. 高动力型循环　伴发脓毒症的病例在病程早、中期几乎均表现出高排低阻的高动力型循环状态，心排量可达 10 L/min 以上，而外周阻力却很低，严重时需使用升压药物方能维持血压。

3. 高代谢　MODS 常伴有代谢障碍，但与饥饿状态有很大不同，其代谢模式有三个突出特点：① 持续性的高代谢，基础代谢率可达到正常的 2～3 倍以上。② 耗能途径异常，机体通过大量的分解蛋白质获得能量，糖的利用受到抑制。③ 对外源性营养底物反应差。

4. 病情凶险　MODS 往往来势凶猛，病情进展急剧，故死亡率很高。

5. 缺乏特异性病理改变　在病理学上主要的发现是广泛的急性炎症反应，如炎症细胞浸润、组织细胞水肿、器官湿重增加等。

【发病机制】

MODS 的发病机制十分复杂，目前较为一致的看法是：由创伤、休克、感染等因素所致的失控的“免疫炎症反应”可能是形成 MODS 最重要的病理学基础和根源。

【诊断】

MODS 的初步诊断标准表 1－2：

表 1-2　器官功能不全的初步诊断标准

器　官	病　症	临床表现	检验或监测
心	急性心力衰竭	心动过速，心力失常	心电图失常
外周循环	休克	血压下降，末梢湿冷	血压下降，微循环差
肺	ARDS	呼吸浅快、窘迫，氧分压进行性下降	动脉血氧分压进行性下降
肾	ARF	尿少或无尿	尿比重持续在 1.010 左右，尿钠、血肌酐增高
胃肠	应激性溃疡肠、麻痹	进展时呕血、血便、腹胀	胃镜检查可见病变
肝	急性肝衰竭	神志失常、黄疸	肝功能异常，胆红素增高
脑	急性脑功能衰竭	意识障碍	格拉斯哥指数异常
凝血功能	DIC	皮下淤斑、出血、呕血等	血小板减少，凝血酶原时间等凝血功能试验异常

完整的 MODS 诊断标准应该是：多器官功能不全＋全身性炎症反应综合征（SIRS）。SIRS 诊断标准见表 1-3：

表 1-3　SIRS 的诊断标准（符合下列两项或两项以上）

体温	超过 38℃或低于 36℃
心率	90 次/分以上
呼吸	大于 20 次/分或高通气使 $PaCO_2$ 小于 32 mmHg
血象	不成熟 WBC 大于 12×10^9/L 或小于 4×10^9/L，或幼稚杆状核白细胞大于 10%

【治疗】

目前对 MODS 的治疗主要是进行器官功能支持，对病理过程缺乏有效的遏制手段，主要措施如下：

1. 控制原发病　只有有效控制原发病，才能预防和治疗 MODS。明确的感染灶必须及时引流，对坏死组织也要彻底清除，使用有效抗生素。

2. 重点监测患者的生命体征　生命体征最容易反映患者的器官或系统变化。如患者呼吸浅快，应警惕患者发生肺功能障碍，血压下降应考虑周围循环衰竭。

3. 改善循环，避免缺血时间过长和持续的低灌注，纠正休克，提高复苏质量。

4. 改善氧代谢，纠正低氧血症　在 MODS 患者，临床发生频率最高、时间最早、症状最明显的往往是 ARDS，为此，往往不可避免地给予机械通气。

5. 支持治疗　加强全身支持治疗，尽可能采用经口摄食。

五、急性肾衰竭

急性肾衰竭(acute renal failure, ARF)是由各种病因引起的肾功能损害,机体不能维持体液电解质、酸碱平衡和排泄代谢废物,导致水中毒、高钾血症、代谢性酸中毒和急性尿毒症综合征,是一种严重的临床综合病征。肾功能受损的临床表现主要为尿量减少,若少于 400 ml/d 称为少尿,少于100 ml/d 称为无尿。在肾衰竭非少尿型者,可能出现尿量大于 800 ml/d,而血中尿素氮、肌酐呈进行性升高的情况,应引起重视。

【病因和发病机制】

ARF 常见的病因可分为肾前性、肾后性、肾性。肾性是 ARF 中最常见的类型,又可分为急性肾小管坏死(acute tubular necrosis, ATN)、急性间质性肾炎、急性肾小球和(或)肾小血管病变及急性肾血管病变。

急性肾缺血是 ATN 最常见的类型。各种原因引起的出血、脱水、休克,体外循环心脏复跳,心肺复苏所致心输出量下降,以及部分肾前性因素持续作用和发展,均可导致肾血流的低灌注状态,造成较长时间肾缺血、肾缺氧而引起 ATN。肾后性是由于尿路梗阻所致,包括双侧肾、输尿管以及盆腔肿瘤压迫输尿管引起梗阻以上部位的积水。肾毒性损害主要为外源性肾毒性,如药物、重金属、化学毒物及生物素;内源性毒素有血红蛋白(异型输血)和肌红蛋白。以肾前性及肾后性的病因所致者,早期阶段仅仅是肾功能障碍而无严重的肾实质性损害,只有原发病因未及时纠正而继续发展,才会造成 ARF。

【临床表现】

一般起病急骤,全身症状明显。根据临床表现和病程,一般分为少尿型 ARF 和非少尿型 ARF;而少尿型 ARF 又分少尿期、多尿期和恢复期三个阶段,但在一部分病例并非三个期均存在;非少尿型 ARF 者尿量并不减少,24 h 尿量在 500 ml 以上,此型病情相对较轻,预后也好。

1. 少尿或无尿期　一般持续 1～2 周,少数可达 1 个月以上。

(1) 尿量减少:完全无尿者少见,持续无尿者预后差,并应除外肾外梗阻和双侧肾皮质坏死。非少尿型 ATN 尿量每日持续在 500 ml 以上,甚至1 000～2 000 ml,但血肌酐每日仍可上升 44.2～88.4 μmol/L(0.5～1.0 mg/dl)以上。

(2) 系统症状

① 心血管系统:体液潴留为主要原因。高血压早期不多见,若持续少尿,仅 1/3 发生,一般为轻、中度,少数血压可很高。急性肺水肿和心力衰竭为少尿期常见死因。

② 消化系统:食欲减退、恶心、呕吐、腹胀、呃逆、腹泻等,晚期可出现消化道出血。

③ 神经系统:疲倦、精神差见于部分早期患者,出现意识异常。

(3) 生化及电解质异常

① 进行性氮质血症:蛋白质代谢产物不能经肾排泄,含氮物质积聚于血中,称氮质血症(azotemia)。每日血浆肌酐上升速度为 44.2～88.4 μmol/L,但在高分解状态如广泛组织损伤、败血症等,血浆肌酐每日升高 176.8 μmol/L 或以上。

② 水中毒:随少尿期延长,易发生,表现为稀释性低钠血症、体重增加、水肿、高血压、

急性心力衰竭和脑水肿。

③ 高钾血症：正常人摄入的钾 90%由肾排泄，ATN 时尿少，若体内同时存在着高分解状态，代谢性酸中毒细胞内钾转移至细胞外，有时可在几小时内产生高血钾。

④ 代谢性酸中毒：ARF 时，酸性代谢产物减少，肾小管泌氢和重吸收碳酸氢根的能力下降，常发生代谢性酸中毒。

⑤ 低钠与低氯血症：低钠多由于水过多，或因腹泻，或对大剂量呋塞米（速尿）尚有反应的非少尿型者，临床可见急性脑水肿症状。低氯常见于呕吐、腹泻及利尿剂治疗后，出现腹胀或呼吸表浅、抽搐等代谢性酸中毒表现。

2. 多尿期　每日尿量达 2.5 L 称多尿。进行性尿量增多是肾功能开始恢复的一个标志。进入多尿期后，每日尿量可达 3～5 L，但肾功能并不立即恢复，而 GFR 仍在 10 ml/min 或以下。

3. 恢复期　肾功能完全或基本恢复正常，尿量正常或稍多。症状在恢复早期变异较大，可毫无症状，自我感觉良好，亦可见体质虚弱、乏力、消瘦等，随着肌酐和尿素氮下降，症状逐渐消失。

【实验室及器械检查】

1. 尿液检查

(1) 尿量。

(2) 尿比重常低且固定，多在 1.015 以下。

(3) 尿渗透浓度常低于 350 mOsm/kg，尿渗透浓度/血渗透浓度低于 1.1。

(4) 尿钠含量增高，多在 40～60 mmol/L。

(5) 尿/血尿素氮常低于 10。

(6) 尿/血肌酐常低于 10。

2. 影像学检查　B 超、腹平片、CT、尿路造影、核素检查。

【诊断与鉴别诊断】

一旦发现患者尿量突然减少，肾功能急骤恶化（每日血肌酐增加在44.2 μmol/L以上），即要考虑 ARF 可能，尿量不能列为 ARF 的必备诊断标准，尿素氮测定受多种因素影响，血肌酐浓度相对恒定，故以血肌酐值来作为诊断 ARF 的主要指标。肾功能急骤恶化是指血肌酐数日内每日增加44.2～88.4 μmol/L 或血肌酐每日增加 50%或数日内增加至 265.2 μmol/L(3 mg/dl)。

【治疗】

1. 少尿期治疗　少尿期常因急性肺水肿、高钾血症、上消化道出血和并发感染等而导致死亡，故治疗重点是调节水、电解质和酸碱平衡，供给营养等维持内环境的稳定，防治并发症，治疗原发病。

(1) 卧床休息：所有 ATN 均应卧床休息。

(2) 饮食：清淡流质或半流质饮食，根据病情酌情限水、钠和钾盐。

(3) 限制水分和电解质：24 h 补液量为显性失液量及不显性失液量之和减去内生水量。显性失液量指前一日 24 h 内所有出量，包括尿量、粪、呕吐物、引流液及创面渗液等的总和；不显性失液量系指每日从呼吸道失去的水分（400～500 ml）和从皮肤蒸发失去的水分(约 300～400 ml)。

(4) 代谢性酸中毒:当血浆 HCO_3^- 低于 15 mmol/L,应予 5%碳酸氢钠100～250 ml 静脉滴注,滴速视水负荷和心功能情况定。

(5) 高钾血症:最好的办法是血液透析,严重高血钾可用 10%葡萄糖酸钙 10 ml 静注,来快速抵抗钾离子对心肌的抑制作用。另外注意纠正酸中毒,限制含钾高的食物,积极控制感染,不输库存血等。

(6) 速尿的应用:ATN 在确定无血容量不足存在后,可试用速尿。速尿可扩张血管,降低肾小血管阻力,增加肾血流量和肾小球滤过率,并调节肾内血流分布,减轻肾小管和间质水肿。早期使用有预防 ARF 作用,减少 ATN 的机会。用量为 200～400 mg/d 静滴,1～2 次无效即停用。

(7) 心力衰竭的治疗:最主要的原因是钠水潴留,心脏前负荷加重。此时肾脏对利尿剂反应差,心脏泵功能损害较轻,故洋地黄制剂治疗效果不佳,合并电解质紊乱及肾脏排泄减少,极易造成体内蓄积而中毒。此时透析疗效确切,应及早施行。

(8) 控制感染:常见的感染部位为呼吸道、尿路、血液、胆道、皮肤等,可根据细菌培养及药敏试验合理应用抗生素,特别要注意药物对肾的毒性及 ARF 时的剂量。

(9) 维持营养:口服补充营养成分,不能口服者可采用鼻饲和胃肠道外营养。一般按 30～45 kcal/(kg·d),补充时注意水的入量,高渗葡萄糖要提供 2/3 的热量,脂类提供 1/3。氨基酸一般为 0.5～1.0 g/(kg·d),至少有一半是必需氨基酸。

(10) 预防和治疗基础病因:纠正全身循环血流动力学障碍,避免应用和处理各种外源性或内源性肾毒性物质。急性失血和大量体液丢失致使有效血容量减少,心脏负荷过重,重度感染,交感神经过度兴奋等,均应采取对应措施加以纠正。

(11) 透析疗法:包括血液透析和腹膜透析。

2. 多尿期治疗　多尿期开始,许多严重并发症依然存在,治疗重点仍为维持水、电解质和酸碱平衡,控制氮质血症,治疗原发病和防止各种并发症。部分 ATN 患者多尿期持续较长,每日尿量多在 4 L 以上,补充液量应逐渐减少(比出量少 500～1 000 ml),尽可能经胃肠道补充,以缩短多尿期。注意预防感染。

尿量即使大于 2 500 ml/d,尿素氮仍可继续上升,已透析治疗的患者,仍应继续治疗,直至血肌酐水平下降至 265 μmol/L,且一般状况明显改善,方可停止透析。

3. 恢复期治疗　一般无需特殊处理,定期随访,了解肾功能状况。

六、急性呼吸窘迫综合征

急性呼吸窘迫综合征(acute respiratory distress syndrome,ARDS)是继发于严重创伤、休克及感染等疾病过程中,肺实质损伤导致的以进行性低氧血症、呼吸窘迫为特征的临床综合征。其病理变化有肺血管内皮和肺泡的损害、肺间质水肿等。临床上患者虽能自主呼吸,但呼吸极度困难并有窘迫症状,动脉血氧分压进行性下降,进展后可危及生命。

【病因】

这种常见的医学急诊是由各种直接或间接损害肺脏的急性过程所促成的，如原发性细菌或病毒性肺炎、吸入胃内容物、胸部直接外伤、持续或深度休克、烧伤、脂肪栓塞、溺水、大量输血、体外循环、严重中毒或急性出血性胰腺炎。继发于以白细胞增多或白细胞减少、发热、低血压和已知的潜在的全身性感染源（不管血培养细菌是否阳性）为特征的“脓毒综合征”的 ARDS 发病率，估计在 30%以上。患者以往通常无肺部疾病。

【症状和体征】

ARDS 通常在最初损伤或疾病的 24～48 h 后发生。首先出现呼吸困难，通常呼吸浅速，吸气时可存在肋间隙和胸骨上窝凹陷。皮肤可出现发绀和斑纹，吸氧不能使之改善。听诊可闻及啰音、哮鸣音，也可能正常。

【诊断】

早期诊断对发生于可能引起 ARDS 情况下的呼吸困难应予高度警惕。此时，通过立即测动脉血气和胸部 X 线检查可以作出推测性诊断。最初的动脉血气分析显示急性呼吸性碱中毒，PaO_2 明显降低，$PaCO_2$ 正常或降低，pH 值升高。胸部 X 线通常显示类似于急性心源性肺水肿的双侧弥漫性肺泡浸润，但心影通常正常。然而 X 线改变常晚于功能改变许多个小时，且比 X 线所见的肺水肿、低氧血症严重得多。

1992 年欧美 ARDS 联席会议提出的诊断标准目前被广泛采用。急性肺损伤需满足：① 急性起病；② $PaO_2/FiO_2 \leqslant 300$ mmHg（不管 PEEP 水平）；③ 正位 X 线胸片显示双肺均有斑片状阴影；④ 肺动脉楔压 $\leqslant 18$ mmHg，或无左心房压力增高的临床证据。而诊断 ARDS 除要满足上述急性肺损伤的诊断标准外，需要 $PaO_2/FiO_2 \leqslant 200$ mmHg，反映肺损伤处于更严重的程度。

【治疗】

不管病因如何，治疗原则相似。必须坚持原发病的治疗，持续给氧，并纠正缺氧及急性肺损伤的基础原因。需密切注意防止营养消耗、氧中毒、多重感染、气压伤和肾衰竭，后者可因血容量不足而加重。

1. 原发病的治疗　如果脓毒症被证明或被怀疑为 ARDS 的原因，在得到培养结果以前，应先给予适当的经验性抗生素治疗。

2. 循环支持治疗　目的是恢复和提高组织器官的氧供和氧耗，即血液氧合充分和增加心输出量。故首先通过液体复苏提高有效循环血量，使用正性肌力及血管活性药物维持收缩压在 100 mmHg 以上。

3. 机械通气　在考虑诊断的同时，必须用高的吸氧浓度（FiO_2）治疗致命性低氧血症，紧接着应重复动脉血气分析，以确保有足够的氧供。因为面罩吸氧常难以治疗低氧血症，故需要迅速气管插管行机械通气及加用呼气终末正压（continuous positive airway pressure，PEEP）通气。

4. 全身的营养支持　在 72 h 内应开始经肠道或肠道外途径补充营养，提高血浆的胶体渗透压，必要时输注白蛋白或血浆，以减轻肺间质水肿。

5. 肺血管扩张剂的应用　经呼吸道途径给予一氧化氮（NO）或前列腺素 E_1（PGE_1），可选择性地舒张有通气功能肺泡的血管，并有明显的抗炎作用，有助于 ARDS 的恢复。此外，低分子右旋糖酐可改善肺的微循环也可考虑使用。

6. 体位治疗　由仰卧位改变为俯卧位可使血流重新分布，部分萎陷肺泡再膨胀，可改善通气/血流比例，降低肺内分流。

7. 其他治疗　皮质激素的效果未得到证实，可选用肾上腺皮质激素如地塞米松等，可减轻炎症反应，但只宜短时间使用。

七、心肺脑复苏

早年所谓的"复苏"是指针对呼吸循环骤停所采取的抢救措施，即心肺复苏（cardiopulmonary resuscitation，CPR），它是临床最危急的情况。

1985 年对 CPR 标准进行了评价和修改，并强调心搏呼吸骤停患者复苏的成功并非仅指心搏和呼吸的恢复，而必须达到恢复智能和工作能力，故其效果在更大程度上取决于脑和神经系统功能的恢复，因而将 CPR 的全过程称为心肺脑复苏（cardiopulmonary cerebral resuscitation，CPCR）。由于脑细胞对缺氧非常敏感，一般在循环停止 4～6 min 后大脑即发生严重损害，甚至不能恢复，因此必须争分夺秒，积极抢救。

【心搏呼吸骤停的原因】

导致心搏呼吸骤停的原因很多，但以心血管疾病引起者最多。在 CPR 进行时，了解心搏骤停的原因，必要时对原发疾病进行处理，可以提高复苏成功率。心血管疾病中，可能发生心搏骤停最常见的是冠心病，约占其 80%，其他如主动脉疾病及心内膜疾病等。非心血管疾病包括电击伤，溺水，中毒，严重的水、电解质失衡，麻醉意外，迷走神经反射性心搏呼吸骤停等。

【心搏呼吸骤停的诊断】

1. 一般临床表现

(1) 突然意识丧失、昏迷。患者多在心搏骤停后 10～20 秒内出现昏迷或四肢抽搐。

(2) 呼吸骤停或由抽泣样呼吸逐渐减慢继而停止。检查方法：保持开放气道位置，用耳贴近患者口鼻，头部侧向患者胸部，眼睛观察患者胸部有无起伏；面部感觉患者呼吸道有无气体排出；耳听患者呼吸道有无气流声。若无，表明患者呼吸停止。

(3) 颈动脉搏动消失。检查方法：一手置于患者前额，使头部保持后仰，另一手在靠近抢救者一侧触摸颈动脉。用食指及中指指尖先触及气管正中部位，然后向旁滑移 2～3 cm，并向下按压，在气管旁软组织深处轻轻触摸颈动脉搏动。

(4) 其他：如心音消失、面色发绀、双侧瞳孔散大可作为参考指标，有利于心搏呼吸骤停的诊断。以上各条以前三条最为重要，若同时存在可作出心搏呼吸骤停的诊断，应立即进行 CPR。

2. 心电图诊断　心电图可以作出明确诊断。心搏呼吸骤停在心电图可有三种表现形式：① 心室纤颤（ventricular fibrillation），心室呈不规则的蠕动但无排血功能。② 心电静止，心电图呈一直线，或仅有 P 波而无 QRS 波群。③ 电-机械分离（electro-mechanical dissociation），心电图呈现缓慢、低幅、宽的不典型心室波，但无有效的心室收缩活动。

【心肺复苏术三阶段ABCD四步法】

心搏呼吸骤停一经确定，应及时实施CPR。复苏过程应采取下列三阶段四步法：

1. 第一阶段处置——第一个ABCD

(1) A(airway)，即开放气道：心搏呼吸骤停患者通常存在一定程度的气道阻塞。首先可用手法开放气道，常用的是三步气道开放法。三步法气道开放是指抬首(头后仰)、举颏(抬下颌)、张口三步。具体操作如下：患者取仰卧位，用双手四指放于患者下颌角处，使头后仰并抬起下颌，拇指放于口角处使口轻度张开。

(2) B(breathing)，即正压通气：开放气道后，检查患者有无自主呼吸。若无自主呼吸，应立即进行口对口人工呼吸，使肺扩张。

(3) C(circulation)，即胸外心脏按压：呼吸循环骤停诊断成立后，应尽早建立有效的人工循环。有效的心脏按压能维持心脏充盈和搏出，诱发心脏的自主性搏动，并可能预防生命重要器官(如脑)因较长时间的缺血缺氧而导致的不可逆性改变。心脏按压分胸外心脏按压和开胸心脏按压两种。

(4) D(defibrillation)，即电除颤：早期除颤在心搏呼吸骤停患者的复苏中占有重要地位。这类患者能存活的要素包括：① 医护人员及时到达现场；② 尽早心肺复苏；③ 尽早除颤，除颤必须尽早进行。

2. 第二阶段处置——第二个ABCD

(1) A(airway)即：进一步的气道控制，气管内插管。如果有条件应尽早进行气管内插管。气管插管后可以确保气道通畅及进行有效的通气，保证氧气供给。

(2) B(breathing)即：正压通气，评估其效果。尽可能早期使用机械通气的手段进行正压通气，一方面可以提高通气效果，另一方面可以节省人力采取其他抢救措施。

(3) C(circulation)即：建立静脉通道以输注液体和药物，继续CPR，使用抗心律失常药。使用药物是心搏呼吸骤停期间的主要治疗手段之一。其目的是激发心脏复跳并增强心肌收缩力，防治心律失常，调整酸碱失衡，补充液体和电解质。临床用药种类较多，常用药物有：

① 肾上腺素：肾上腺素为儿茶酚胺和肾上腺素能受体激动剂，对α和β肾上腺素能受体均有很强的激动作用。肾上腺素作用于α受体可提高动脉张力，促进外周小动脉收缩，增加全身循环阻力，提高主动脉收缩压和舒张压，从而提高脑和冠状动脉灌注压，同时外周小血管收缩而致外周血液向中央循环再分配，使脑和冠状动脉血流量增加。肾上腺素的α和β作用使心肌收缩力增强、心率增快、传导加快、心输出量增加，使停跳的心脏恢复跳动。因此，肾上腺素是心搏骤停救治的首选药物。心搏骤停复苏时，肾上腺素首剂以1 mg静脉注射，3～5 min后可重复给药。

② 阿托品(Atropine)：阿托品对心血管系统的影响是对副交感神经的直接阻断作用，解除迷走神经对心脏的抑制，从而提高窦房结的自律性，促进心房和房室结的传导。主要用于心肌因副交感神经张力过高而引起的有症状性的心动过缓、Ⅰ°或Ⅱ°Ⅰ型房室传导阻滞等。静脉注射后作用迅速，持续时间可达2 h。首剂以0.5～1 mg静脉注射，5 min后可重复一次。

③ 利多卡因(Lidocaine)：系膜稳定剂，其主要电生理作用是阻断钠通道，抑制钠内流，

增加细胞膜对钾的通透性，促进钾外流，从而降低心室肌和心肌传导纤维的自律性而抑制心律失常，提高心室纤颤阈值。利多卡因静脉注射后 20 秒起效，持续 10～20 min。首剂以 1～1.5 mg/kg 静脉注射，3～5 min 后可重复一次。

④ 多巴胺(Dopamine)：为体内去甲肾上腺素合成的前体，能激动三类肾上腺素能受体，还可促进去甲肾上腺素的释放。多巴胺的作用随剂量而异，并有显著的个体差异。以 1～2 μg/(kg・min)静脉滴注时，激动多巴胺受体，使心、脑和内脏血管扩张，但无血压和心率的明显变化。以 2～10 μg/(kg・min)静滴时，主要激动 β_1 受体，可致心肌收缩力增强，心输出量增加，心率轻度增快，收缩压增高。剂量大于 10 μg/(kg・min)时，α 受体作用占优势，可致内脏及外周血管收缩，全身血管阻力明显增高，心率增快，收缩压及舒张压增高。

⑤ 异丙肾上腺素(Isoprenaline)：是人工合成的拟交感胺，对 β_1 和 β_2 受体均有很强的激动作用，可产生显著的正性肌力和正性变时作用，使心肌收缩力增强，心率增快，同时也致心肌耗氧量增大，增加异位起搏点兴奋性，诱发或加剧心律失常。异丙肾上腺素静脉注射后立即起效，主要用于症状性心动过缓，在阿托品及肾上腺素后可选用异丙肾上腺素。也用于难复性尖端扭转型室性心动过速。异丙肾上腺素的变时作用剂量通常很小，最好以输液泵精确注入，一般 2～10 μg/min 即起效。本品不宜与肾上腺素合用，以免引起致命性心律失常。注射剂型：1 mg/ml。

(4) D(differential diagnosis)即：鉴别心搏骤停的可能原因，以确定具体治疗。最重要的是该患者为何发生心搏骤停，并对病因进行处置。

3. 后期复苏患者的处置——第三个 ABCD　复苏后处置一般指恢复自主循环至送入重症监护病房(intensive care unit，ICU)后的治疗。

(1) A(airway)，即保证气道通畅：证实气管内导管的位置是否正确，应用物理检查(听诊两侧胸部)、测定呼气末二氧化碳分压(P_ECO_2)、气管导管内吸引以保持呼吸道通畅、胸部 X 线摄片等。

(2) B(breathing)，即给氧：机械通气并作血气分析，保证患者氧的需求，同时检查因复苏引起的潜在并发症，如气胸、肋骨骨折等。

(3) C(circulation)，即评估：生命体征及重要器官功能，确保循环功能的稳定：开放静脉通道，安置心电监护仪、脉氧仪以及自动血压测定仪，监测尿量，防治肾衰竭，对出现的临床症状进行处理，保护脑功能。

(4) D(differential diagnosis)，即鉴别诊断：复习病史并作必要的检查，诊断引起心搏骤停的原因并进行治疗。

【复苏后治疗】

心脏停搏使全身各组织器官立即缺血缺氧。心、肺、脑、肝和肾等重要器官的损伤程度直接关系到复苏的成败。心搏呼吸骤停者虽经初期复苏成功，但值得注意的是，脑缺氧性损伤并非在脑血流停止时就已形成，而是在再灌注后，神经学方面的病残率极高。当自主循环功能恢复、脑组织再灌注后，缺血性改变仍然继续发展，相继发生脑水肿和持续低灌流状态，结果使脑细胞继续缺血缺氧，导致变性和坏死，称为脑再灌注损伤(reflow damage)。因此，关键是脑复苏为重点的后期复苏。

【脑复苏】

1. 一般治疗

(1) 关于平均动脉压:心肺复苏后要求立即恢复维持正常血压或稍高于正常平均动脉压,平均动脉压以 90～100 mmHg 为宜,最高不宜超过 130～150 mmHg。应避免低血压,即使轻度低血压也会影响脑功能的恢复。

(2) 呼吸控制:心肺复苏后应对呼吸系统进行全面检查。为预防完全主动过度换气引起颅内压升高,对神志不清的患者用机械呼吸器,并同时使用肌松药物,保持 PaO_2 在 100 mmHg 以上;$PaCO_2$ 在 25～35 mmHg 之间利于降低颅内压,减缓脑水肿的发展;维持 pH 在正常范围。

(3) 其他治疗:包括水、电解质平衡及营养疗法等。

(4) 皮质类固醇的应用:皮质类固醇具有稳定细胞膜的作用,清除自由基,可降低脑水肿,应常规短期应用,如地塞米松首次 1 mg/kg,然后 0.2 mg/kg,每6 h 一次,一般不超过 4 天。

2. 特异性脑复苏措施

(1) 人工亚低温术:脑复苏时一般采用体表降温结合头部重点降温。低温可降低脑代谢,减少脑氧耗,体温每降低 1℃,可使代谢率下降 5%～6%,有利于保护脑细胞,减轻缺氧性脑损害。此外,低温还可降低大脑脑脊液压力,减少脑容积,降低颅内压。低温主要用于心脏停搏时间较久,患者呈现体温升高或肌张力增高者;对心搏骤停时间短(4 min 内),体温未超过 38℃的患者不必降温。脑组织是降温的重点,头部以冰帽降温效果较好。

(2) 脱水治疗:其目的是减少细胞内液和血管外液,而血管内液应保持正常并适当稀释。脱水治疗一般以渗透性利尿为主,辅助以快速利尿药。

(3) 促进脑血流的再流通:重建循环后应立即平稳地恢复血压,使平均动脉压维持在理想水平。适当血液稀释,使红细胞压积(Hct)降至 28%～35%为宜。

(4) 高压氧:高压氧对急性脑缺血缺氧的治疗有很好的应用价值。

(5) 钙拮抗剂的应用:脑缺血后脑内 Ca^{2+} 的移行,关系到细胞内代谢、细胞内释放游离脂肪酸、产生氧自由基的异常,以及脑微循环不再流通现象,均导致神经元的损害,钙拮抗剂可改变这些过程。

(曹　权)

八、输　血

在外科领域中,安全有效地输血(blood transfusion)是常用的治疗手段。因此,必须充分了解输血的适应证及危险性。输血包括输入全血、成分血和血浆增量剂,要根据患者情况尽可能进行成分输血及自体输血,这不仅可以输入患者迫切需要的血液成分,改善循环状况,还可减少输血的不良反应。

【输血的适应证】

适应证包括急慢性血容量和血液成分丢失、重症感染及凝血机制障碍等。

1. 急性出血。

2. 贫血　患者有症状性贫血并预计术中有相当可观的失血，术前最好输血。输血的目的是解除症状。

3. 重症感染　全身严重感染或严重骨髓抑制继发难治性感染者，当粒细胞低下时，可考虑输入浓缩粒细胞。

4. 凝血机制障碍　根据患者的原发疾病，选用适当的血液成分加以治疗。如血友病患者应输注Ⅷ因子等。

【输血技术】

1. 途径　可经外周静脉或中心静脉进行输血。

2. 血液过滤　输血液制品均应经带过滤器的输血器输入。

3. 输注速度　因病情及因人而定。成人一般为 5 ml/min 左右，但每单元血制品输注不应超过 4 h。急性大出血时，可根据病情加快输血速度，必要时可加压输血。

【输血的并发症及其防治】

1. 发热反应　多发生于输血开始后 1～2 h 内，主要表现为畏寒、寒战和高热，体温可迅速上升至 39℃以上，同时伴有头痛、恶心、呕吐等。

2. 过敏反应　多在输血即将结束时发生，表现为皮肤局限性或全身性瘙痒或荨麻疹。严重者可出现支气管痉挛、会厌水肿，甚至因呼吸困难、过敏性休克而死亡。

3. 溶血反应　是最严重的输血并发症，系输入不合血型的血所致。临床表现有较大差异。与所输不合血型种类、输注速度及输注量有关。一般输注 10 ml 即可出现症状。表现为寒战、高热、呼吸困难、心率加快乃至血压下降，随之出现血红蛋白尿和溶血性黄疸。

4. 循环超负荷　常因心功能不全并且快速输血所致，可出现心衰、肺水肿。处理原则是减慢输血及输液速度、强心、扩血管及利尿。

5. 细菌污染反应　系输入受细菌污染的血制品所致，可发生类似于发热反应的临床表现。治疗原则是立即停止输血，并将血制品行细菌学检查，使用抗生素等。

6. 疾病传播　经输血可传播下列疾病：

(1) 病毒性疾病：病毒包括 Epstein-Bart 病毒、巨细胞病毒、肝炎病毒和艾滋病病毒(HIV)、人体 T-细胞白血病病毒(HTLV)，以及其他病原体。

(2) 艾滋病(HIV)：HIV 的感染窗口期约 45 天，此期间抗体尚未产生，血清试验无法检出。

肝炎是最危险的输血并发症，但对 B 型和 C 型病毒已能检出，所以危险性大为降低。C 型肝炎是慢性过程，最终酿成肝硬化。

【自身输血】

自身输血(autotransfusion)是收集患者自身血液后在需要时进行回输。主要优点是既节约库存血，又减少输血反应和疾病传播。自身献血患者的红细胞压积至少为 30%，术前 1 个月可以开始抽血贮存，每隔 3～4 天抽 1 次，直至术前 3 天。献血后应补充足够的营养和铁剂。多数患者是安全的，心脏病患者有风险。

自体输血的禁忌证包括：血液已受污染或在体腔中存留过久者；有脓毒症或菌血症者及肝肾功能不全的患者等。

【血液成分制品】

常用的血液成分制品分为血细胞、血浆和血浆蛋白成分三大类。

1. 血细胞成分

(1) 红细胞制品：包括浓缩红细胞、洗涤红细胞、冰冻红细胞和去白细胞的红细胞等。

浓缩红细胞系每袋含 200 ml 全血中的全部红细胞，总量约 110 ml，HCT 约 70%。洗涤红细胞是将血浆、白细胞和血小板残片及钾离子洗净。因部分患者不能耐受这些物质，如肾功能障碍等。

(2) 白细胞制剂：主要有浓缩白细胞(leukocyte concentrate)。

(3) 血小板制剂：用于血小板减少症或血小板功能障碍。经人体白细胞抗原(HLA)配型的血小板可避免免疫反应。输注血小板的指征为血小板降至 10×10^9/L 以下，并在 24 h 内进行外科手术，或作有创性监测者，术前作预防性输注。输注血小板 1 单元后 1 h，血小板计数应该升高 5×10^9/L。

2. 血浆成分　有新鲜冷冻血浆、冷冻血浆和冷沉淀三种。

(1) 新鲜冷冻血浆(fresh frozen plasma，FFP)：是全血采集后 6 h 内分离并立即置于 −20～−30℃保存的血浆。

(2) 冷冻血浆(frozen plasma，FP)：是 FFP 在 4℃融解时除去冷沉淀成分冻存的上清血浆制品。对有凝血病患者补充不稳定的凝血因子或缺乏的凝血因子。

(3) 冷沉淀(cryoprecipitate，Cryo)：是 FFP 在 4℃融解时不融的沉淀物。用于 A 型血友病凝血因子缺乏，假血友病(Willebrand 病)、低纤维蛋白原血症和尿毒症出血的辅助治疗。每 5～15 ml 含 80 U 的 FⅧ因子和 200 mg 纤维蛋白原，也含纤维蛋白结合素(fibronectin)。

3. 血浆蛋白成分　包括白蛋白制剂、免疫球蛋白及浓缩凝血因子。

白蛋白制剂不但能提高血浆蛋白水平，且可用来补充血容量，直接应用时尚有脱水作用，适用于治疗营养不良性水肿、肝硬化及其他原因所致的低蛋白血症。

免疫球蛋白主要用于预防病毒性肝炎等传染病，静脉注射丙种球蛋白用于低球蛋白血症引起的重症感染。

浓缩凝血因子主要用于治疗血友病及各种凝血因子缺乏症。

【血浆代用品】

血浆代用品(plasma substitute)是经天然加工或合成的高分子物质制成的胶体溶液，其分子量和胶体渗透压近似血浆蛋白，可以代替血浆以扩充血容量。临床常用的有右旋糖酐、羟乙基淀粉。

1. 右旋糖酐　常用的低分子右旋糖酐在血中存留时间短，增加血容量的作用仅维持 1.5 h，且具有渗透性利尿作用。由于右旋糖酐有覆盖血小板和血管壁而引起出血的倾向，24 h 用量不应超过 1 500 ml。

2. 羟乙基淀粉(hydroxyethyl starch，HES)：是由玉米淀粉制成的血浆代用品。该制品在体内维持作用的时间较长，目前已作为低血容量性休克及术中扩容的常用制剂。每日最大用量为 2 000 ml。

（曹　权）

九、创　伤

【创伤的分类】

1. 按致伤原因分类　分为锐器伤；钝器伤；火器伤；冲击伤等。

2. 按受伤部位和组织器官区分　分为颅脑伤；胸部外伤；腹部外伤；肢体伤等。

3. 按受伤后皮肤是否完整区分　分为闭合性损伤；开放性损伤。

4. 按伤情轻重分类　分为轻、中、重伤。轻伤主要是局部软组织伤；中等伤主要是指丧失作业能力和生活能力，需手术，但一般无生命危险；重伤指危及生命或治愈后有严重残疾者。

【创伤的病理生理】

1. 局部反应　主要表现为局部炎症反应，其基本病理过程与一般炎症相同。局部反应的轻重与致伤因素的种类、作用时间、组织损害程度和性质，以及污染轻重和是否有异物存留等有关。

2. 全身反应　是指致伤因素作用于人体后引起的一系列神经内分泌活动增强并由此而引发的各种功能和代谢改变的过程，是一种非特异性应激反应。

(1) 神经内分泌系统变化：伤后机体的应激反应首先表现为神经内分泌系统的改变，通过下丘脑-垂体-肾上腺皮质轴和交感神经-肾上腺髓质轴产生大量的儿茶酚胺、肾上腺皮质激素、抗利尿激素、生长激素和胰高血糖素；同时，肾素-血管紧张素-醛固酮系统也被激活。上述三个系统相互协调，动员机体的代偿能力，以对抗致伤因素的损害作用。

(2) 代谢变化：由于神经内分泌系统的作用，伤后机体总体上处于一种分解代谢的状态，表现为基础代谢率增高，能量消耗增加，糖、蛋白质、脂肪分解加速，糖异生增加，从而出现负氮平衡状态。水、电解质代谢紊乱可导致水、钠潴留，钾排出增多及钙、磷代谢异常等。

(3) 免疫系统变化：创伤和战伤可影响机体的免疫系统，出现免疫功能紊乱，主要表现在吞噬细胞、淋巴细胞激活和细胞因子释放三个方面。免疫抑制细胞主要是绝对或相对增多。

3. 组织修复和创伤愈合

(1) 组织修复：机体遭受创伤后所造成组织的损伤或缺损，常形成伤口或创口，不仅影响功能，还可能成为重要的感染途径。创伤后多见的组织修复方式是不完全修复，即组织损伤不能由原来性质的细胞修复，而是由其他性质细胞（常是成纤维细胞）增生替代来完成。再生的神经纤维不能到达远断端，可与局部增生的结缔组织长在一起，形成创伤性神经瘤。

(2) 创伤愈合：

① 创伤愈合的类型：可分为两种：a. 一期愈合：组织修复以原来的细胞为主，仅含少量纤维组织，局部无感染、血肿或坏死组织，再生修复过程迅速，结构和功能修复良好。b. 二期愈合：以纤维组织修复为主，不同程度地影响功能恢复，多见于损伤程度重、范围大、坏死组织多，且常伴有感染而未经合理的早期外科处理。

② 影响创伤愈合的因素：主要有局部和全身两个方面。局部因素中伤口感染是最主要的原因。损伤范围大、坏死组织多，或有异物存留的伤口，伤缘往往不对合，且被新生细胞和基质连接阻隔，必然影响修复。局部血液循环障碍使组织缺血缺氧或由于采取的措施不当（如局部制动不足，包扎或缝合过紧等）造成组织继发性损伤也不利愈合。全身因素主要有营养不良、使用大量细胞增生抑制剂（如皮质激素等）、免疫功能低下及全身性严重并发症（如多器官功能不全）等。

4. 创伤并发症

（1）感染：开放性创伤一般都有污染，如果污染严重，处理不及时或不当，加之免疫力低，很容易发生感染。闭合性创伤如累及消化道或呼吸道，也容易发生感染。

（2）休克：早期常为失血性休克，晚期由于感染发生可导致脓毒症，甚至感染性休克。

（3）栓塞综合征：常见于多发性骨折，主要病变部位是肺，可造成肺通气功能障碍甚至肺功能不全。

（4）应激性溃疡：发生率较高，多见于胃、十二指肠，小肠和食管也可发生。溃疡可为多发，可发生大出血或穿孔。

（5）器官功能障碍：与一般的外科疾病相比，创伤有其特殊性，即创伤时多伴有组织的大量坏死，可造成机体严重而持久的炎症反应，加之休克、应激、免疫功能紊乱、毒素的作用，容易并发急性肾衰竭、急性呼吸窘迫综合征等严重内脏并发症，此外还可发生心脏和肝脏功能损害。

（梁　辉）

十、肿瘤病理和生物学行为

肿瘤是机体中正常细胞在不同的始动与促进因素长期作用下所产生的增生与异常分化所形成的新生物。新生物一旦形成，不因病因消除而停止增生。它不受生理调节，而是破坏正常组织与器官。根据肿瘤对人体的影响，可分为良性、恶性肿瘤，恶性者可转移到其他部位，治疗困难，常危及生命。

临床上除良性与恶性肿瘤两大类以外，少数肿瘤形态上属良性，但常浸润性生长，切除后易复发，甚至可出现转移，从生物行为上显示良性与恶性之间的类型，故称交界性或临界性肿瘤，如包膜不完整的纤维瘤、唾液腺混合瘤等。有的肿瘤虽为良性，但由于部位与器官特性所致的恶性后果，显示为生物行为恶性的肿瘤，如颅内良性肿瘤伴颅内高压。

肿瘤的恶变过程包括了细胞增生、DNA 复制过度、细胞周期功能紊乱、细胞永生化、逃逸凋亡、血管增生及转移浸润等一系列过程。

【恶性肿瘤的发生发展过程】

包括癌前期、原位癌及浸润癌三个阶段。一般情况下，致癌因素作用约 30～40 年，经 10 年左右的癌前期阶段恶变为原位癌。原位癌可历时 3～5 年，在促癌因素作用下发展成浸润癌。从病理形态上看癌前期上皮增生明显，并伴有不典型增生；如萎缩性胃炎伴有不典型增生的病变；皮肤或黏膜的乳头状瘤、黏膜白斑、交界痣等等。

【肿瘤细胞增殖周期】

细胞增殖分裂依次经 G_1、S、G_2 和 M 期，细胞增殖或静息后（G_0）再次进入周期或细胞凋亡。在各期间存在周期素的作用及细胞周期依赖性蛋白激酶的调节，从而保持细胞周期运行。肿瘤是细胞失控性生长所致的疾病，几乎所有的癌基因、抑癌基因都可参与细胞周期调控，细胞周期的核心是细胞周期依赖性蛋白激酶的调控机制。

【肿瘤细胞的分化】

恶性肿瘤的分化与去分化的程度不同，其恶性程度亦不一，可分为高分化、中分化与低分化（或未分化）三类，或称Ⅰ、Ⅱ、Ⅲ级。高分化或Ⅰ级分化细胞接近正常分化程度，显示恶性程度低。未分化或Ⅲ级分化显示高度恶性，核分裂较多。分化不仅表现在形态上的程度不一，同时表现其功能上的不同，如鳞状细胞Ⅰ级可见大量角化珠，而未分化者则无。细胞排列紊乱，核分裂多，细胞大小不一，染色不均，不规则巨核等形态与肿瘤恶性程度相关。表现在组织化学方面其相应的变化为：① 核酸增多：去氧核糖核酸（DNA）及核糖核酸（RNA）含量均增多；② 酶的改变：有的酶活性增高，有的酶因分化不良而减少活性，如骨肉瘤的碱性磷酸酶活性强，而酸性磷酸酶活性减弱；③ 糖原减少：由于肿瘤内糖酵解过程加强，能量消耗快所致。

【生长方式】

良性肿瘤多为外生性或膨胀性生长，挤压周围纤维组织，形成纤维包绕，呈包膜样，彻底切除后不复发。恶性肿瘤除外生性及膨胀性外，主要呈浸润性生长。肿瘤沿组织间隙、神经纤维间隙或毛细淋巴管扩散，境界不清。实际扩展范围较肉眼所见为大，局部切除后易复发。

【生长速度】

一般良性肿瘤生长慢，恶性者生长快。但良性肿瘤如恶变时可逐渐增大，合并出血者可于数小时内或十几小时内明显增大，合并感染者亦可迅速增大。

【转移】

恶性肿瘤的转移方式为直接蔓延、淋巴或血行转移以及种植三大类。① 直接蔓延：为肿瘤细胞向与原发灶相连续的组织扩散生长，如直肠癌、子宫颈癌侵及骨盆壁。② 淋巴道转移：多数情况为区域淋巴结转移。但也可出现“跳跃式”，不经区域淋巴结而转移至“第二、第三站”淋巴结。③ 种植性转移：为肿瘤细胞脱落后在体腔或空腔脏器内的转移，最多见的为胃癌种植到盆腔。④ 血道转移：腹内肿瘤可经门脉系统转移到肝；四肢肉瘤可经体循环静脉系统转移到肺；肺癌可经动脉系统而致骨、脑转移。

十一、肿瘤标志物质

肿瘤标志物质（tumor marker，TM）是由恶性肿瘤产生的或由肿瘤刺激宿主正常细胞产生的，能反映恶性肿瘤的发生、发展及其对抗肿瘤治疗反应的物质。TM 在细胞上表达程度的变化或在体液中含量的消长与肿瘤的存在、好转和恶化密切相关。

理想的 TM 应该是：① 特异性高，对肿瘤与非肿瘤鉴别的准确性可达 100%；② 敏感性高，能在极早期发现肿瘤的存在，不漏诊；③ TM在体液中的浓度应与瘤体大小、临床分期密切相关，并可据此判断预后；④ 半衰期短，可根据其水平的升降监测治疗效果及肿瘤是否复发或转移；⑤ 检测方法灵敏可靠，操作简便，价格低廉。

【肿瘤标志物质分类】

1. 细胞标志物(肿瘤细胞膜上标志)　如乳腺癌细胞上的内皮细胞生长因子受体(EGFR)、雌激素受体(ER)、孕激素受体(PR)等。

2. 体液标志物

(1) 肿瘤产生的标志物：分两类，一类是肿瘤相关抗原，如瘤胎抗原(AFP、CEA等)、单抗识别的抗原(CA_{19-9}、CA_{242}、CA_{15-3}、CA_{125})等；另一类是激素(如睾丸癌、绒毛膜癌时的β_2 HCG)。

(2) 肿瘤介导的标志物：如急性期反应蛋白(如CRP)、酶(如NSE、PSA、PAP)、其他。

【肿瘤标志物质的应用】

1. 早期诊断　如K-ras基因突变是一种在胰腺癌中发生率较高的分子病变，且其突变点以12位密码子突变最为常见。对胰腺针吸活检组织做K-ras 12位密码子突变检测，有利于早期发现胰腺癌病变。

2. 疗效监测　如肿瘤治疗过程中，肿瘤细胞会产生多药耐药性(multidrug resistance, MDR)，mdr基因转录mRNA越多，肿瘤细胞的耐药性就越强。临床上肿瘤细胞mdr含量低的患者容易得到缓解，并且可以得到较长时间的缓解期。化疗过程中mdr基因转录的mRNA逐渐升高，化疗的疗效也会逐渐变差。因此，检测mdr基因有助于疗效监测。

3. 预后判断　肿瘤相关基因的突变、扩增及过度表达与肿瘤的预后密切相关。Her-2/neu扩增与乳腺癌、N-myc扩增与神经母细胞瘤预后相关；p53突变与乳腺癌、肝癌、结直肠癌和卵巢癌等多种肿瘤的预后有关。可惜至今这类有用的标志物为数不多，随着分子生物学技术的发展，肿瘤的分子标志物将普及和推广，可能只要用少量的血液、组织或体液就能检测出新生的或转移的肿瘤，并能作出精确的分子分期和预后判断，指导临床治疗。

【常用肿瘤标志物质】

1. 甲胎蛋白(alpha-fetoprotein, AFP)　AFP是原发性肝癌诊断中最佳的肿瘤标志物，我国原发性肝癌患者中60%～70% AFP阳性。凡AFP＞500 μg/L持续1个月或AFP＞200 μg/L持续2个月而无肿瘤活动证据，排除妊娠和生殖腺内、外胚胎性肿瘤，应高度怀疑肝癌，可通过影像学检查加以确诊。AFP对原发性肝癌的临床价值为：① AFP是各种诊断方法中专一性仅次于病理检查者，假阳性率为2%。② 为目前最好的早期诊断方法之一，可在症状出现前6～12个月作出诊断。③ 为反映病情变化和治疗效果的敏感指标。④ 有助于检出亚临床期复发与转移。

2. 癌胚抗原(carcinoembryonic antigen, CEA)　CEA是广谱性肿瘤标志物。由内胚层分化来的恶性肿瘤，尤其是消化道腺上皮的肿瘤有较高的阳性检出率，结直肠癌、胃癌、肺癌和乳腺癌中有一定检出率。某些良性肿瘤如肠息肉中CEA亦增高，因此CEA特异性不强，不能作为肿瘤筛选试验。但CEA可作为结直肠癌临床分期和病情动态检测指标。

3. 人绒毛膜促性腺激素（human cholonic gonadotropin，HCG） 肿瘤细胞以分泌β亚单位为特征，因此临床上常用β-HCG检测，不仅是绒毛膜上皮癌和恶性葡萄胎的肿瘤标志物，而且性腺器官如卵巢、睾丸等发生胚胎性癌也可检出，作为这些疾病的疗效监测和预后判断。

4. 前列腺特异性抗原（prostate specific antigen，PSA）与前列腺酸性磷酸酶（prostatic acid phosphatase，PAP） PSA和PAP是诊断前列腺癌、检测前列腺癌疗效以及前列腺癌术后是否复发转移的辅助指标。前列腺癌时可见血清PSA和PAP浓度升高，随着疾病进展，病期越晚，PSA和PAP的阳性率越高。PAP特异性较PSA高，可达96%，但敏感性较低，约为57%。因此两者联合检测可提高前列腺癌的诊断率。

5. 糖链抗原19－9（carbohydrate antigen 19－9，CA_{19-9}） CA_{19-9}是一种与胰腺癌、胆囊癌、结肠癌和胃癌相关的肿瘤标志物，又称胃肠道癌性抗原，特别是胰腺癌和胆囊癌患者血清CA_{19-9}明显升高，晚期患者中更为显著，是重要的辅助诊断指标，对监测肿瘤病情变化和转移复发也有价值。

6. 糖链抗原50（carbohydrate antigen 50，CA_{50}） CA_{50}是由结直肠癌Colo－205细胞株制成的单克隆抗体来进行检测的抗原，与CA_{19-9}有一定的交叉抗原性，主要用于胰腺癌、结直肠癌和胃癌的辅助诊断和监测进展。肝癌、肺癌、子宫癌、卵巢癌、肾癌和乳腺癌也可见CA_{50}升高，因此CA_{50}是一种非特异性的广谱肿瘤标志物。CA_{50}单项水平增高应结合临床进一步进行有关检查，与其他肿瘤抗原联合测定可提高阳性检出率。

7. 糖链抗原125（carbohydrate antigen 125，CA_{125}） CA_{125}是重要的卵巢癌相关抗原，主要用于辅助诊断恶性浆液性卵巢癌和其他上皮性卵巢癌，也是手术切除和化疗后疗效观察的指标，对间皮瘤及苗勒氏管衍生物所发生的肿瘤如输卵管、子宫内膜癌、子宫颈癌和间皮细胞癌的诊断有重要意义。

8. 糖链抗原15－3（carbohydrate antigen 15－3，CA_{15-3}） CA_{15-3}是乳腺癌相关抗原，乳腺癌患者常有CA_{15-3}升高，但在乳腺癌的早期敏感性较低，约为60%，转移性乳腺癌阳性率可达80%，特别是有肝、骨转移时，可作为原发性乳腺癌的辅助诊断指标，也是手术后随访、监测肿瘤复发转移的指标。肺癌、结直肠癌、胰腺癌、卵巢癌、子宫颈癌和原发性肝癌等也有不同程度的阳性率。

【肿瘤标志物应用注意事项】

1. 标志物检查的安排 一般推荐以下的安排方式。应指出的是，每次测定如发现标志物值升高，应在14～30日内另取标本复查证实，最好是在2～3次测定的基础上判断肿瘤标志物值是否真正升高。

(1) 手术或治疗（指化疗、放疗，下同）前：选择一组相关的标志物测定。对高于临界值的标志物，1周后再连续检测1～2次。

(2) 手术或治疗后：第1～2年每月检查1次，待标志物值显著下降后每3个月检查1次；第3～5年每年2次，自第6年起每年1次。

(3) 手术后或治疗后首次测定时间：取决于标志物的半衰期，一般在手术或治疗后2～14日。测值较术前或治疗前显著下降，提示手术或治疗有效。

(4) 以下情况可随时进行标志物检查：在需要改变治疗方案之前；怀疑肿瘤复发或转

移时；需再次对肿瘤进行 TNM 分级时。

2. 肿瘤标志物的联合应用　肿瘤细胞在倍增过程中遗传基因容易发生变异，因此，每个肿瘤实体中都存在着生物学特性有很大不同的细胞，细胞表面的受体、抗原表位、表达的基因产物、生长速度、浸润性、转移性、对化疗与放疗的敏感性等方面都可能相去甚远。这些细胞在标志物的合成、表达、释放等方面可能不尽相同。因此，一种肿瘤常常可能产生多种标志物。

联合检测数种标志物，将有可能取长补短，提高对肿瘤的总的诊断水平。联合应用有利有弊：在提高诊断敏感性时，会降低特异性；在提高特异性时，又会降低敏感性。

（沈历宗）

十二、循证医学在外科的应用

循证医学（evidence-based medicine，EBM）是严格遵循科学证据的一门科学，医师对患者所作出的诊治决策，是建立在当前最好的研究证据、临床经验和患者需求三者相结合的基础上。

【循证外科学】

循证外科学（evidence surgery）是将外科临床领域的研究结果和证据进行全面系统的综合分析和评估，再结合外科医师的临床经验和患者需求，形成能指导外科临床实践的严格科学决策。可以看出，其中的证据是基础，遵循证据是本质，提供和应用当前最好的证据是关键。

【循证医学中的证据】

循证医学中所指的证据是以患者为中心的人体研究证据，包括病因、诊断、防治、康复和预后等各方面的研究。治疗和研究依据按其质量和可靠程度可分为五级。

一级：联合所有的随机对照试验（RCT）所作出的系统评价（1a）或可信区间窄的单个RCT（1b）。

二级：联合队列研究所作出的同质性的系统评价（2a）或单个队列研究（2b）或预后研究（2c）。

三级：没有对照组，联合病例-对照组研究所作出的具有同质性的系统评价（3a）或单个病例-对照研究（3b）。

四级：无对照组的系列病例观察。

五级：专家意见或基于生理、病理生理和基础研究的证据。

这五级证据的可靠性依次降低。

【实践循证医学的基本步骤】

1. 针对具体疾病和患者提出所需要解决的临床问题。
2. 全面、系统地收集相关的证据。
3. 严格评价研究证据的真实性和可行性。
4. 结合个人的临床经验及患者的特点及需求，将评价结果应用于临床实践。
5. 对此临床诊治方法的应用效果进行随诊追踪和再评价，并修正错误，发现新的更好的方法，进一步完善临床诊治水平。

【循证医学和循证外科的研究方法】

1. 临床试验　临床试验是各种可靠证据产生的来源，属于实验性研究范畴。临床试验的对象是患者或志愿者的身体，不同于尸体解剖研究及动物、实验、模拟试验研究等，应更为认真、仔细。临床试验的内容包括病案分析、病例-对照研究、队列研究和随机对照试验(RCT)，这几种方法的可靠性是依次递增的。而随机对照试验及其系统评价结果，是评价某种治疗方法有效、安全性的最可靠依据。

RCT的三个基本原则是对照、随机和盲法，以避免源于研究人员和受试患者的各种影响。

2. 临床实践指导原则　临床实践指导原则是指这一原则和观点可协助医师和患者对某一临床出现的问题，去选择最合适的诊断方法和治疗策略，并制订出系统化的程序，以提高医疗效果并减少不必要的费用。

临床实践指导原则的步骤是：① 确定需要解决的临床问题；② 收集、选择并综合分析各种高质量的相关临床试验研究资料；③ 系统评价研究结果，使用科学方法筛选出合格的研究，再进行综合分析和统计学处理，提出循证推荐报告；④ 将循证推荐报告用于临床实践，并取得反馈信息；⑤ 再将反馈信息加入并充实循证推荐报告；⑥ 由协作委员会或相应部门批准此证据推荐报告，指导临床决策的过程。

3. 外科疾病结局研究　结局研究在评价现代医疗卫生的决策中具有重要作用。以患者的结局预后为终点指标，进行大规模的随机对照研究，是基于大组队列研究临床结局的分析结果，从而评估各种治疗方法的有效性。结局研究的对象是人群和大组病例，其最终目的是为临床医师、患者、医疗保健机构和政府卫生决策部门提供科学的、合适的信息，以制订出治疗方案和预防策略。结局研究的评估标准中包括了疾病的特异性和一般性指标评估的结果，也收入了反映患者生存质量的指标。

【外科的经济学分析】

循证外科的一个重要组成部分，就是外科的经济学分析，即合理的治疗和手术方案应该尽量节省治疗费用并取得满意的效果，使患者花费较少的钱而取得有效的治疗。外科的经济学分析，或称价格-效果分析，提供了解决这一矛盾的依据。

关于外科经济学分析的基本方法有费用分析、效果分析、费用-效果分析、费用-效益分析和费用-效用分析等多种。① 费用分析：资源的消耗最后转化为费用，所以经济学分析先要精确计算费用，费用分析是最基本的。要考虑费用的形式及类型等。② 效果分析：包括临床效果和社会效果的分析。③ 费用-效果分析：这是应用较多的一种医疗卫生经济评价方法。④ 费用-效益分析：效益是某医疗方案实施后所取得的收益，效益分析包括了人身健康效益、卫生资源效益和其他经济社会效益等。对效益的估计方法有市场价格、人类资本、支付意愿和间接估计等。⑤ 费用-效用分析：效用分析是一种注重生存质量改善的完全经济评价方法。总之，价-效医学是一整套的诊断和治疗策略，其目的就是用最低的费用达到理想的治疗目的。

【循证外科的实施】

为了深入开展循证外科在临床中的应用，还须注意和解决以下一些矛盾和冲突：① 传统经典学科与全新理论之间的矛盾；② 理论与实践之间的矛盾；③ 手术与非手术之间的矛盾；④ 伦理学和法律制约之间的矛盾等。只有这样，才能逐渐普及和提高循证医学在临床工作中的应用。

十三、外科的医学伦理

【外科哲理的特征】

外科是科学、技术与艺术的综合，外科行人道主义，外科医师不但要有科学的思维，还要掌握熟练的操作，并且要操作得很精巧。

【外科规范】

1. 外科实践与法律法规　手术操作是外科实践的核心。只有理论和书本知识而不进行手术操作的医师，不能称为外科医师。外科手术操作的对象既然是人，就必然涉及法律法规。法律法规首先保护的是生命，其次是财产，然后是家庭。这些都可因种种原因而与外科手术有关。因此，外科手术必须在法律法规的范围内实施。

外科医师特别要注意：

(1) 生命健康权：我国《民法通则》第 98 条规定，公民享有生命健康权。外科医师要特别尊重公民身体组织和器官的完整及正常功能。

(2) 知情同意权：《执业医师法》第 26 条明确规定这一权力。1964 年，制定了“赫尔辛基宣言”。

(3) 尊重隐私权：《执业医师法》第 22 条第 3 款明确规定：医师应关心、爱护、尊重患者，保护患者隐私。“希波克拉底誓言”明确规定这是医师的基本执业守则。

2. 外科实践与专业规范　ethics 一词有两个层次的概念，通常译作伦理，多指社会道德方面，而另一个层次的概念——专业技术操作规范，却常被忽视。

(1) 专业技术操作规范：专业技术操作规范绝大多数在法律法规上无章可循，只是行业内的规矩，有的甚至只是行业中大多数人的共识。在实际工作中，可能常会发现某种不同于技术操作规范的新技术、新疗法，但必须严格按照规定逐级审批，才可执行，否则就是违规。

(2) 专业技术伦理规范：包括 4 个方面：① 什么是“人”；② 人应承担何种责任与权利，享有怎样的愉快与价值；③ 了解人在这个世界的感觉后再讨论医疗问题；④ 从自然定律到宗教观点等不同人文基础都要加以考虑。

因而，外科医师在考虑手术时，要注意到：生命整体与部分的关系，躯体与精神的需要，患者作为社会的人有社会、家庭、财产、婚姻等问题，这就是医学的生物心理社会模式。

3. 外科实践的最终目的　外科医师的根本理念是：如果无能为力，不要造成伤害。外科医师拿起手术刀时，不但应考虑到机体的外在形式，还要考虑到生命的内在精神；不但要追求外在形式和谐流畅，还应力求内在质量完美尽善；不但要寻求外在形式与理念存在融为一体，还应努力使内在精神与质量充满生命热情。换句话说，把你的爱心与艺术奉献给需要你帮助的生命。

从临床实践来看应该做到：首先，掌握正确的认识观念、思维方式和逻辑判断，以求在理论上炉火纯青、技术上精益求精；其次，遵循法律法规及专业技术规范，确保患者不受伤害、自己不受困扰，在安宁清静自由的环境中工作；最后，力求尽善尽美地治疗患者，不但要从生理、心理及社会方面解决患者的痛苦和需求，还应努力争取从国家法律及社会道德上改善患者的状态。

4. 采用手术疗法的一般道德要求　就是以最小的代价取得最大的治疗效果。

(1) 是否选择手术治疗，必须遵循必要性原则。

(2) 手术方案的选择(包括麻醉方法的选择)，必须遵循手术治疗的最优化原则。其一，疗效最佳；其二，安全可靠；其三，痛苦最少；其四，耗费最少。

(3) 要充分尊重患者的自主权，在术前要履行承诺手续。

5. 对施术医师的道德要求

(1) 不抢手术：施术医师决不能不顾自己的技术水平和患者的健康利益而争抢手术。

(2) 不滥施手术：医师决不能为了提高自己的技术水平和追求所谓的经济效益，不考虑适应证而滥施手术。

(3) 不垄断手术：有一定声望的医师不能出于名利地位的考虑，以保证手术质量为借口，垄断手术，控制技术，压制同行。

(4) 不推卸手术：不能把某些必要的但存在一定风险的手术推给不宜做此手术的医师，应以对患者和同行负责的态度勇于承担风险。

(5) 积极主动地互相配合：术者之间，术者与护士、麻醉人员之间应互相协作，积极配合。如有差错发生不能互相隐瞒、互相推卸责任，应立即请示上级医师或与同行商量，积极采取补救措施。那种隐瞒错误，推卸责任，嫁祸于人的行为是极不道德的。

(刘金龙)

十四、现代影像技术在外科的应用

现代影像技术发展迅速，已经渗透到现代外科疾病的诊断和治疗的各个环节，为现代外科的发展提供了很大帮助，特别是近年来术中超声、术中X线造影等的普及，大大提高了外科手术的治疗效果。

【B超与彩色多普勒检查】

超声波检查是无损伤、无痛苦、无放射线辐射的影像检查方法。一般无需造影剂，没有绝对禁忌证。对于人体各种软组织器官及病变能够提供轮廓清晰、层次丰富的灰阶动态断层图像，即实时声像图。彩色多普勒(Doppler)诊断技术不仅能显示断层图像，还能及时提供多种组织器官及病变的血流信息。CDI和Doppler频谱分析、Doppler能量图被誉为“无创性血管造影技术”。显像方式灵活，有利于开展超声波引导下的多种穿刺技术，包括各种临床应用的介入性超声波诊断和治疗。操作简便，检查效率高，价格相对低廉，便于重复检查。但超声波检查难以透过骨骼和含气组织，严重限制了其应用范围。

临床超声波检查的适应证：

1. 2岁以内囟门未闭的婴儿和新生儿颅内疾病的诊断，如颅内出血、硬膜下血肿、脑积水及多种先天性发育异常；经颅Doppler检查用于颅脑术中超声波检查和脑血管疾病的诊断。

2. 甲状腺肿物、各种原因引起的甲状腺肿大、甲状腺炎、甲状旁腺腺瘤、甲状旁腺增生、颈部其他肿块的诊断与鉴别。

3. 检查乳腺有无肿块、乳腺囊性增生症、乳腺囊肿、纤维腺瘤与癌的鉴别、乳腺炎症及脓肿。尤其适用于妊娠期妇女。超声波引导下乳腺穿刺细胞学和组织学活检，包括自动活检，具有确诊意义。

4. 胸腔积液、胸膜增厚和肺实变的诊断和鉴别诊断，估计胸水量，确定有无包裹等；超声波引导下胸壁、胸膜和周围型肺肿瘤的穿刺活检，胸水、脓胸超声波定位穿刺引流及注射药物治疗等。

5. 肝囊肿、多囊肝、肝包虫囊肿等囊性病变；肝脏良性、恶性肿瘤的诊断；肝脓肿与肝周围脓肿，包括膈下脓肿；肝脏外伤，包括肝实质内血肿、包膜下血肿和真性破裂；弥漫性肝病，如肝硬化和门静脉高压症、脂肪肝等；超声波检查引导肝穿刺活检术、囊肿或血肿穿刺抽液和置管引流及注药治疗、小肝癌乙醇硬化治疗等；术中超声波检查用于肝肿瘤的精确定位，探查有无肝内血管癌栓及其他转移灶，判断切除范围。

6. 急性胆囊炎、慢性胆囊炎、化脓性胆管炎等胆系炎症；胆囊结石，肝内、肝外胆管结石；胆囊和胆管肿物的诊断和鉴别诊断。经皮经肝胆管造影（PTC）及胆管引流术（PTCD）；术中超声波检查确定肝内胆管结石位置，有无残余细小结石等。

7. 急性胰腺炎和慢性胰腺炎；胰腺真性囊肿和假性囊肿；胰腺肿瘤，如胰腺癌、胰岛细胞瘤等；胰腺外伤；超声波检查引导下胰腺肿瘤细针穿刺活检与胰腺囊肿或脓肿的穿刺抽液。

8. 脾脏大小的测定和确定位置有无异常；脾脏占位性病变，如脾脏囊肿、脾脏肿瘤等；脾外伤；脾脏脓肿、结核等。

9. 肾积水；肾结石；肾脏良性及恶性肿瘤，包括肾实质肿瘤、肾盂肿瘤、转移性肿瘤等；肾囊肿、多囊肾等囊性病变；肾感染，如化脓性肾盂肾炎、肾脓肿、肾结核等；先天性异常，如单肾、重复肾、马蹄肾、异位肾等；肾外伤；肾血管疾病，包括肾动脉狭窄、肾静脉血栓、肾动脉瘤、肾动静脉瘤等；移植肾的系列超声波监护；超声波引导肾活检、肾囊肿穿刺抽液及注药治疗肾造瘘术等。

10. 膀胱结石和异物；膀胱肿瘤；膀胱憩室；前列腺增生症；前列腺癌（经直肠超声波检查更佳）；前列腺炎和脓肿。

11. 原发性腹膜后肿瘤，包括恶性淋巴瘤、神经母细胞瘤、畸胎瘤或恶性畸胎瘤等；腹膜后转移性淋巴结肿大；腹膜后脓肿、腰大肌脓肿及血肿；腹膜后大血管病变，如腹主动脉瘤、夹层腹主动脉瘤、Budd-Chiari 综合征等。

【X 线检查】

X 线检查现今仍在外科临床上占据重要的地位。胸腹部透视及平片、骨骼系统的平片、先天或后天的瘘管或窦道的造影等依然是确切、简便、经济的检查方法。诚然，有一部分假阴性比例较大、操作复杂或并发症较多的检查项目，如口服胆囊、胆道造影，脊髓造影，断层摄片等，已有被超声波检查、CT、MRI 等近代检查手段取代的趋势，但消化、泌尿系统管腔的造影检查的临床价值仍是独特的。

1. 食管钡餐造影适用于食管疾病、食管异物、明确门静脉高压症患者有无食管静脉曲张、明确纵隔肿瘤、心血管疾病等对食管有无外压性改变。

2. 胃、十二指肠钡餐造影适用于胃、十二指肠疾病；上腹部肿块对胃、十二指肠的外压性改变；胃、十二指肠手术后随访。

3. 小肠造影适用于胃肠道出血(非急性期)，小肠炎症及肿瘤，原因不明的腹痛、腹泻。

4. 结肠钡剂灌肠造影(尤其是双重对比造影)适用于结肠肿瘤、息肉、慢性炎症等疾病及先天性异常；原因不明的下消化道出血；低位肠梗阻。

5. 经皮经肝穿刺胆道造影(PTC)适用于原因或部位不明的阻塞性黄疸；肝内、肝外胆管结石；上腹部手术后阻塞性黄疸疑有胆管损伤者；不能明确诊断的胆道扩张；配合 ERCP 了解高位胆道梗阻的部位及范围。

6. 经皮经肝穿刺胆道引流术(PTCD)适用于恶性胆道梗阻的姑息治疗、术前改善重症黄疸、术后胆道狭窄的引流及扩张。

7. 内镜逆行胰胆管造影术(ERCP)适用于阻塞性黄疸；胆石病、胆道残余结石、胆道蛔虫病、胆道肿瘤、胆管损伤或狭窄等胆道疾病；慢性胰腺炎或复发性胰腺炎、胰腺肿瘤、胰管结石等胰腺疾病；Oddi's 括约肌狭窄、壶腹部炎症或肿瘤等胆肠结合部病变；胆、胰术后仍有症状需明确或鉴别病因者；胆胰疾病经非手术治疗后需观察疗效者，如排石、排蛔虫等。

8. 术中胆道造影。

9. 术后经 T 形管胆道造影。

10. 静脉肾盂造影适用于肾脏、输尿管及膀胱疾病，如结核、肿瘤等；原因不明的血尿；泌尿系统阴性结石定位。

11. 逆行肾盂造影适用于常规静脉肾盂造影观察不满意者；不适用于静脉肾盂造影检查者，如心、肝、肾功能异常；确定血尿患者尿路内有无占位性病变，腹部钙化影与尿路的关系。

12. 膀胱造影适用于膀胱肿瘤、结石等疾病的诊断以及观察盆腔肿块与膀胱的关系。

13. 尿道造影适用于尿道的先天畸形、结石、瘘管、外伤及前列腺病变的诊断。

【CT 检查】

计算机体层成像(computer tomography，CT)现已成为大、中型医院的常规设备。CT 检查有平扫、造影增强扫描和造影扫描等三种方式。

外科 CT 检查适应证：

1. CT 检查为颅脑疾病的首选项目，急诊 CT 检查也广泛应用于颅内出血及颅脑外伤患者。平扫即可发现高密度的出血灶和低密度的水肿或梗死。颅脑肿瘤及感染必需要加做增强扫描，以明确病变。颅内动脉瘤和血管畸形在 CT 平扫时常仅可发现继发出血或钙化，但增强扫描可以发现病变。螺旋 CT 扫描后重建的 CT 脑血管造影可清晰地显示病变血管，但如需准确显示病变部位和结构，如血管畸形的起源部位、供应动脉、异常血管巢及导出静脉，则血管造影是必需的，尤其是准备作栓塞治疗者。

2. CT 平扫即可诊断脊柱结核、转移性肿瘤和骨折等。CT 能观察椎间盘及韧带，所见解剖结构虽然是横断面图像，但可清晰地显示椎间盘突出(或脱出)以及后纵韧带或黄韧带肥厚引起的椎管狭窄。

3. CT平扫可以诊断肺的感染性疾病，能比平片及体层摄影更好地显示肺内小空洞、支气管扩张和大疱性肺气肿。高分辨力CT可清晰地显示肺及纵隔肿瘤的肿块大小、形态、部位以及对诊断很有价值的征象如分叶、毛刺、支气管狭窄或闭塞等。为了显示纵隔和肺门有无增大的淋巴结或肿块，必须做CT增强扫描以区别明显强化的血管横断面。螺旋CT薄层扫描对肺内病灶的诊断，特别是小病灶的发现价值较高。

4. CT对心包病变的诊断最容易，可以清晰地看到钙化和积液。电视CT和超高速CT可以发现心脏瓣膜、大血管壁和冠状动脉的钙化，对诊断帮助较大。增强后CT扫描可以诊断主动脉夹层和主动脉夹层动脉瘤，但显示效果不及磁共振成像。

5. 肝、胆、胰、脾、肾及肾上腺疾病的CT诊断价值较高，尤其是肿瘤。CT还可发现肝门及腹膜后等处的淋巴结转移以及门静脉或下腔静脉内瘤栓。在检查腹部及腹膜后器官时，多数情况下必须做CT增强扫描，为了便于肝癌同其他疾病的鉴别诊断，有时须加作动态CT扫描。螺旋CT诊断价值更高，可以在重建后显示肝动脉和肾动脉。胃肠道病变CT诊断价值有限。近年来，在螺旋CT基础上又发展了“CT模拟内窥镜”，可显示气管、胃肠道及大血管的腔内病变，但诊断准确性有待进一步研究。

6. 男性盆腔器官的病变，包括膀胱、直肠、前列腺和精囊的肿瘤或前列腺增生，均可由CT诊断；女性膀胱、直肠、子宫及附件的病变也一样可由CT发现。

7. 骨关节、乳腺、甲状腺CT诊断价值较高，但在临床上常常选择其他更简便经济的检查方法如X线片或同位素检查。应该肯定的是，由于CT密度分辨力高，这些部位的CT检查还是有意义的。

【MRI检查】

磁共振成像（magnetic resonance imaging，MRI）是利用原子核在磁场内产生共振的原理，加上射频脉冲激励产生信号，经计算机处理重建成像的新诊断技术。磁共振成像的特点是无放射性损伤、软组织密度分辨力高、多方位及多序列成像等，在一定程度上反映了组织的病理及生化改变（磁共振频谱，MRS）甚至功能的变化。MRI的辅助技术MRA最主要的优点为造影剂静脉增强，使血管显示更为理想，可发现平扫未能发现的病变，鉴别感染性或肿瘤性病变等。MRI检查中利用顺磁性物质作造影剂。

MRI外科临床适应证：

1. 对颅脑及椎管内的肿瘤、感染、先天畸形、血管性病变、外伤、代谢性疾病，MRI的诊断价值较高，尤其是对颅底部病变、脱髓鞘病变的诊断优于CT，避免了骨质伪影，敏感性也较高；MRA提供了不用造影剂的、无损伤的血管成像方法，近几年来开展的灌注（perfusion）和弥散（diffusion）成像方法对早期的脑梗死等病变有新的发现。MRS在颅脑疾病诊断中的应用也比较多。

2. 肺及纵隔的肿瘤或感染均可由MRI诊断，应用心电门控及呼吸补偿技术是必要的。由于流空效应，纵隔内肿瘤或增大的淋巴结可不必注射造影剂而显示清晰。多方位成像有助于肿瘤的术前定位，但肺内细小病灶的发现不及螺旋CT诊断效果好。

3. 心及大血管必须用心电门控及呼吸补偿。MRI可诊断主动脉夹层瘤、先天性心脏病、瓣膜狭窄及关闭不全等疾病。用快速心脏采集及动态显示可观察血流及瓣膜异常。

4. 肝、胆、胰、脾、肾及肾上腺病变的MRI诊断价值也很高，在观察病变性质、淋巴结转移及血管受累方面优于CT成像技术方面，呼吸补偿、脂肪抑制及增强都很重要。用重T_2WI加脂肪抑制的液体成像技术，包括磁共振胰胆管造影(MRCP)和尿路造影(MRU)，对诊断胆道及输尿管阻塞效果突出。MRCP的图像因可同经皮肝穿胆道造影相近而不具创伤性、十分安全而受到重视。腹主动脉-门脉和肾动脉的MRA诊断也很满意。盆腔MRI检查前的准备比CT简单，不需特殊准备，矢状位观察更清楚，盆腔内淋巴结也容易发现。

5. 显示软组织包括肌肉、韧带及关节囊、软骨等是MRI的优势。多回波序列、多方位成像及脂肪抑制技术、增强扫描等进一步提高了诊断的准确性。MRA同样可显示四肢血管，MRI对肩、膝等易患慢性长期劳损的关节尤其容易发现病变。

【放射性核素检查】

不同器官或组织对不同的放射性核素具有不同的摄取或排泌比率。借助于射线记录仪，可获得器官或组织对某种放射性核素的排泌图像，从而对器官的功能或疾病作出判断。这种显像与功能检查几乎遍及所有器官，但较之现代医学影像学检查(如超声波、CT、MRI等)，放射性核素检查往往灵敏度较高但定位定量性较差。

1. 局部脑血流断层显像适用于脑卒中的早期诊断(尤其是脑梗死48 h内诊断)及疗效观察、短暂性脑缺血发作和可逆性缺血性脑疾病的早期诊断、局灶性癫痫(原发性与继发性)的定位诊断等。

2. 普通脑显像适用于脑肿瘤、脑梗死及硬膜下血肿等的诊断。

3. 放射性核素脑血管造影适用于脑动静脉畸形、烟雾病、缺血性脑血管病等的辅助诊断；脑死亡的诊断。

4. 肝血池显像可作为诊断肝血管瘤的首选方法。

5. 血管肝胆显像适用于鉴别新生儿黄疸原因；先天性胆道畸形、异位胆囊的诊断；肝胆手术后胆漏、吻合口狭窄、梗阻等并发症的诊断；十二指肠胃反流的诊断。

6. ^{99m}Tc-抗AFP抗体放射免疫显像对AFP阳性的肝癌的诊断阳性率和特异性较高。

7. 胃食管反流显像揭示小儿吸入性肺炎和某些肺部慢性感染与胃食管反流的关系，亦可用于评价各种胃切除术后胃食管反流的发生率和程度。

8. 胃排空显像适用于观察各种胃部疾患、胃大部切除术后及甲状腺功能亢进、糖尿病等的胃动力状态及治疗效果。

9. 十二指肠胃反流显像可用于诊断反流性胃炎，观察其病程和疗效，也可用于评价各类胃切除术后反流的发生率和程度。

10. 异位胃粘膜显像适用于疑为异位胃粘膜所致的肠道出血、腹痛、食管炎等。

11. 消化道出血显像对于下消化道出血尤其具有较高的临床价值。

12. 肾图适用于怀疑尿路结石、畸形、狭窄、肿瘤等造成上尿路梗阻；肾炎与肾盂肾炎的鉴别；肾性高血压的诊断及功能评价；肾结核、肾结石、肿瘤等病时的肾功能评价；了解移植肾的血液供应和功能改变；肾输尿管取石术、肾血管搭桥术、肾动脉扩张术等手术后的功能评价及疗效监测。

13. 肾静态显像适用于观察双肾位置、形态、大小、有无畸形等；肾内占位性病变的诊断及鉴别诊断；肾血管性高血压的诊断；上腹部包块与肾脏的关系。

14. 静态骨显像适用于诊断骨转移肿瘤、原发性骨肿瘤、骨折、骨髓炎和骨膜撕裂等；骨质代谢紊乱性疾病，如畸形性骨炎；骨囊肿、骨梗死、骨坏死早期、激素治疗后或放射治疗后等。

15. 三相骨显像适用于转移性骨肿瘤；原发性恶性骨肿瘤；骨良性肿瘤；骨和软组织炎症；代谢性骨疾患；缺血性坏死；移植骨监测等。

16. 甲状腺摄^{131}I率测定适用于甲状腺功能亢进症的诊断；甲状腺炎(急性、亚急性、慢性淋巴细胞性)患者的诊断，鉴别高碘和缺碘性甲状腺肿。

17. 甲状腺激素抑制试验适用于甲状腺功能亢进症的鉴别诊断及甲状腺功能亢进症治疗的指导。

18. 甲状腺显像适用于肿瘤原发灶的定位诊断和鉴别诊断；转移灶的定位和寻找；肿瘤内照射治疗。

19. 标记白细胞显像适用于软组织感染；发热待查；骨髓炎的诊断；人工关节假肢的松动与感染的鉴别诊断；免疫抑制患者如器官移植患者，抗癌药物治疗的恶性肿瘤患者及免疫缺陷病毒感染患者等感染病灶的诊断；炎症性肠道。

20. 标记人非特异性 IgG 显像适用于腹腔内炎症病灶的定位；骨关节系统炎症或感染性病变；心瓣膜移植或血管移植部位感染的诊断；肺部疾患。

【PET 显像】

正电子发射计算机断层成像(positron emission computed tomography，PET)是探测生理性放射性核素在机体内分布的断层显像新技术。在许多疾病的发生发展过程中，往往生理、生化的改变早于解剖结构的改变。PET 的价值在于它在研究人体生理生化的代谢及受体方面起重要作用。

目前 PET 临床应用主要集中于脑、心脏和肿瘤三个方面。

1. PET 脑显像-脑代谢显像适用于癫痫灶的定位诊断；脑肿瘤良性、恶性判断；痴呆的早期诊断及鉴别诊断；Parkinson's 病的早期诊断；精神分裂症；脑缺血与脑中风；脑认知功能的研究。

2. PET 脑显像-脑神经受体显像临床上可用于研究正常人及神经精神疾患患者的脑化学，神经精神药物的药理学研究和指导用药以及研究影响受体的因素及受体的上行、下行调节。

3. PET 肿瘤显像　PET 能够灵敏而准确地反映肿瘤的异常灌注和代谢、蛋白质合成、DNA 复制、受体的分布情况及抗癌药物的动力学参数等，是肿瘤基础研究的重要方法。目前已在临床上用于寻找肿瘤原发灶、鉴别良性与恶性病变治疗后肿瘤的变化(瘢痕、放射性坏死)与肿瘤复发残余，监测治疗效果及预测预后等。

【血管造影与介入治疗】

血管造影是将特制的导管选择性地插入动脉或静脉，到达需要造影检查的组织部位后，注入造影剂，从而获得有关该组织部位清晰的影像学资料。介入治疗则是在造影检查后，通过导管对该病变组织部位作相应的治疗，如对肿瘤组织的营养血管灌注抗癌药物，应用支架或气囊对狭窄血管进行扩张等。现代介入治疗技术是临床放射学的重要进展，亦为临床治疗开辟了一种全新的方法。

临床常用的血管造影检查包括选择性脑血管造影；选择性右心造影，选择性左心造影，冠状动脉造影；选择性腹腔动脉造影，肠系膜动脉造影；盆腔和四肢动脉造影；肾和肾上腺动脉造影；门静脉造影。

动脉造影可有以下4种径路：股动脉径路；腋动脉径路；锁骨下动脉径路；肱动脉径路。

常用腹部外科放射介入治疗：

1. 腹腔动脉与肠系膜动脉造影术适用于胃肠道活动性出血而经内镜检查不能明确病因和出血部位者，尤其能确认动脉瘤、血管畸形等少见的出血原因。

2. 经导管注射血管收缩药止血适用于各种胃肠道出血，尤其是急性胃粘膜病变、十二指肠憩室、贲门黏膜撕裂综合征、静脉曲张破裂等手术止血困难的出血。导管应尽可能超选择性地插至造影所显示的出血部位。可用于灌注的药物有垂体后叶素、肾上腺素、去甲肾上腺素、血管紧张素等，以垂体后叶素为最常用。

3. 选择性动脉血管栓塞止血　胃左动脉、胃十二指肠动脉、肝动脉的分支出血，可行超选择性插管，经导管注入栓塞物止血。尤其适用于胃和十二指肠血管畸形、急性胃粘膜病变、胆道出血以及不能耐受手术的胃、十二指肠溃疡大出血病例。常用栓塞剂有自身血凝块、明胶海绵、金属弹簧圈、聚乙烯醇、医用组织黏合胶。

4. 肝癌经导管肝动脉化疗栓塞术　主要适应证为已失去手术机会的中、晚期原发性肝癌和转移性肝癌，肝癌结节破裂出血(同时具止血和治疗作用)；还可试用于肝癌手术前，以减少术中出血及肿瘤播散几率。通过肝动脉化疗栓塞，可使肝癌缺血、坏死、缩小甚至消失，AFP降低或转阴，部分大肝癌经治疗后肿瘤明显缩小，可重获手术切除的机会。由于门静脉也可参与肿瘤供血，栓塞后侧支循环的建立及栓塞后的血管可能再通等因素的存在，治疗需重复进行。

5. 经皮经肝食管静脉栓塞食管胃底曲张静脉适用于胃底食管静脉曲张破裂引起的急性或活动性出血，尤其是有剖腹手术禁忌证以及分流、断流术后再出血的病例。

6. 经颈静脉肝内门体静脉支架分流术又称肝内门体分流术，主要适用于肝功能属Child分级C级的病例发生食管静脉曲张大出血者，或多次经手术、食管静脉硬化或套扎治疗仍反复出血者，或门脉高压症伴难治性腹水者。

(沈历宗)

十五、医院感染概述

医院感染是指住院患者在医院内获得的感染，包括在住院期间发生的感染和在医院内获得出院后发生的感染，但不包括入院时已存在的感染。医院工作人员在医院内获得的感染也属医院感染。

【医院感染的分类】

根据病原体的来源不同，医院感染分为外源性感染和内源性感染。

1. 外源性感染　外源性感染又称交叉感染。病原体来自患者体外，可直接来自其他患者、医务人员等，或通过病原携带者污染医院环境而间接使患者发生感染。外源性感染可呈暴发性。这类感染可通过加强消毒、灭菌、隔离措施和宣传教育工作得到预防和控制。

2. 内源性感染　内源性感染又称自身感染。病原体来自患者自身"贮菌库"(皮肤、口咽、泌尿生殖道、胃肠道等)的正常菌群或外来的已定植菌。当医院患者免疫功能下降、体内微生物环境失衡或发生细菌易位时即可发生感染。医院感染多为内源性感染，这类感染呈散发性。

【医院感染基本特征】

1. 病原特征　引起医院感染的微生物中，90%为机会致病菌，其中以革兰阴性菌为最多。耐药菌株的比例逐年增多，包括耐甲氧西林金黄色葡萄球菌(MRSA)、耐甲氧西林表皮葡萄球菌(MRSE)、产超广谱β-内酰胺酶(ESBLs)的菌株、耐青霉素肺炎链球菌(PRP)等。真菌感染亦呈增多趋势。

2. 流行病学特征　患者、病原携带者、医院无生命环境以及人体"贮菌库"的细菌均可成为医院感染的感染源。传播方式主要有空气传播、水和食物传播、接触传播和医源性传播。患者是医院感染的主要易感者。医院感染多为机会性感染，且以内源性感染为多，感染以散发为主。当医院消毒灭菌与隔离措施失误时可发生感染暴发；医院感染的传染性较小，一般可在病区针对其传播方式进行就地隔离。

3. 临床特征　医院感染易为患者的原发病和基础病所掩盖，患者免疫功能低下程度不同，易致临床表现不典型；医院感染具有诊断复杂性，病原菌往往需要多种培养；医院感染应治疗与预防并重。

【医院感染监测】

医院感染监测是指长期、系统、连续地观察、收集和分析医院感染在一定人群中的发生、分布及其影响因素，并将监测结果报送和反馈给有关部门和科室，为医院感染的预防、控制和宏观管理提供科学依据。

医院感染监测的内容主要包括医院感染病例监测、消毒灭菌效果监测和环境卫生学监测。

【医院感染诊断原则】

1. 属于医院感染的情况

(1) 无明确潜伏期的感染，规定在入院 48 h 后发生的感染为医院感染；有明确潜伏期的感染，自入院时超过平均潜伏期后发生的感染为医院感染。

(2) 本次感染直接与上次住院有关。

(3) 在原有感染基础上出现其他部位新的感染(除外脓毒血症迁徙灶)，或在原感染已知病原体基础上又分离出新的病原体(排除污染和原来的混合感染)的感染。

(4) 新生儿在分娩过程中和产后获得的感染。

(5) 由于诊疗措施激活的潜在性感染，如疱疹病毒、结核杆菌等的感染。

(6) 医务人员在医院工作期间获得的感染。

2. 不属于医院感染的情况

(1) 皮肤粘膜开放性伤口只有细菌定植而无炎症表现。

(2) 由于创伤或非生物性因子刺激而产生的炎症表现。

(3) 新生儿经胎盘获得(出生后 48 h 内发病)的感染,如单纯疱疹、弓形体病、水痘等。

(4) 患者原有的慢性感染在医院内急性发作。

医院感染按临床诊断报告,力求作出病原学诊断。

【常见医院感染诊断标准】

1. 上呼吸道医院感染

(1) 临床诊断:发热(≥38℃)超过 2 日;有鼻咽炎、鼻窦炎和扁桃体炎等上呼吸道急性炎症的表现。

(2) 病原学诊断:在临床诊断基础上,分泌物涂片或培养可发现有意义的病原微生物。

(3) 鉴别诊断:必须排除普通感冒和非感染性病因(如过敏等)所致的上呼吸道急性炎症。

2. 下呼吸道医院感染　患者同时有上呼吸道和下呼吸道感染时,仅需报告后者。

(1) 临床诊断:符合下述两条之一者即可诊断。

① 患者出现咳嗽、痰黏稠,并有下列情况之一:发热;白细胞计数和(或)中性粒细胞比例增加;X 线检查显示肺部有炎性浸润性病变。

② 慢性气道疾病患者稳定期(慢性支气管炎伴或不伴阻塞性肺气肿、哮喘、支气管扩张)继发急性感染,并有病原学改变或 X 线胸片显示与入院时比较有明显改变或新病变。

(2) 病原学诊断:在临床诊断基础上,符合下述五条之一即可诊断:

① 经筛选的痰液,连续 2 次分离到相同病原体。

② 血液培养或并发胸腔积液者的胸腔积液分离到病原体。

③ 经纤维支气管镜或人工气道吸引采集的下呼吸道分泌物病原菌菌数≥10^5 cfu/ml;经支气管肺泡灌洗分离到病原菌菌数≥10^4 cfu/ml;经防污染标本刷、防污染支气管肺泡灌洗采集的下呼吸道分泌物分离到病原菌,而原有慢性阻塞性肺病包括支气管扩张者病原菌菌数必须≥10^3 cfu/ml。

④ 痰或下呼吸道采集标本中分离到通常非呼吸道定植的细菌或其他特殊病原体。

⑤ 免疫血清学、组织病理学的病原学诊断证据。

(3) 鉴别诊断:应排除非感染性原因(如非栓塞、心力衰竭、肺水肿、肺癌等)所致的下呼吸道 X 线胸片的改变。

病变局限于气道者为医院感染气管-支气管炎,出现肺实质炎症(X 线显示)者为医院感染肺炎(包括肺脓肿),报告时需要分别标明。

3. 泌尿系统医院感染

(1) 临床诊断:患者出现尿频、尿急、尿痛等尿路刺激症状,或有下腹触痛、肾区叩击痛,伴或不伴发热,并具有下列情况之一:

尿液检查白细胞计数,男性≥5 个/高倍视野,女性≥10 个高倍视野,插导尿管患者应结合尿培养。

临床已诊断为泌尿道感染,或抗菌治疗有效而认定的泌尿道感染。

(2) 病原学诊断:强调尿液标本应及时接种。在临床诊断基础上,符合下述四条之一即可诊断:

① 清洁中段尿或导尿留取尿液(非留置导尿)培养革兰阳性球菌菌数≥10^4 cfu/ml,革兰阴性杆菌菌数≥10^5 cfu/ml。

② 耻骨联合上膀胱穿刺留取尿液培养细菌菌数≥10^3 cfu/ml。

③ 新鲜尿液标本经离心应用相差显微镜检查(1×400),在30个视野中有半数视野见到细菌。

④ 无症状性菌尿症:患者虽然无症状,但在近期(通常为1周)有内镜检查或留置导尿史,尿液培养革兰阳性球菌菌数≥10^4 cfu/ml,革兰阴性杆菌菌数≥10^5 cfu/ml,应视为泌尿系统感染。

(3) 鉴别诊断:非导尿或穿刺尿液标本细菌培养结果为2种或2种以上细菌,需考虑污染可能,建议重新留取标本送检。

尿液标本应及时接种,若尿液标本在常温下放置超过2 h,即使其接种培养结果细菌菌数≥10^4 cfu/ml或10^5 cfu/ml,亦不能作为诊断依据,应予重新留取标本送检。

4. 消化系统医院感染——感染性腹泻

(1) 临床诊断:符合下述三条之一即可诊断:

① 急性腹泻(次数≥3次/24 h)连续2日,或一日水泻5次以上。

② 急性腹泻(次数≥3次/24 h),或伴发热、恶心、呕吐、腹痛等。

③ 急性腹泻(次数≥3次/24 h),粪常规检查白细胞计数≥10个/高倍视野。

(2) 病原学诊断:在临床诊断基础上,符合下述四条之一即可诊断:

① 粪便或肛拭子标本培养出肠道病原体。

② 常规镜检或电镜直接检出肠道病原体。

③ 从血液或粪便中检出病原体的抗原或抗体,达到诊断标准。

④ 从组织培养的细胞病理变化(如毒素测定)判定系肠道病原体所致。

(3) 鉴别诊断:应排除慢性腹泻的急性发作及非感染性因素(如诊断治疗原因、基础疾病、心理紧张等)所致的腹泻。

5. 消化系统医院感染——抗菌药物相关性腹泻

(1) 临床诊断:近期曾应用或正在应用抗生素,出现腹泻,可伴大便性状改变,如水样便、血便、黏液脓血便或见斑块条索状伪膜,可合并下列情况之一:发热,体温≥38℃;腹痛或腹部压痛、反跳痛;周围白细胞计数升高。

(2) 病原学诊断:在临床诊断基础上,符合下述三条之一即可诊断:

① 粪涂片有菌群失调或培养发现有意义的优势菌群。

② 纤维结肠镜检查见肠壁充血、水肿、出血或见到2~20 mm灰黄(白)色斑块伪膜。

③ 细菌毒素测定证实。

(3) 鉴别诊断:应排除慢性肠炎急性发作或急性胃肠道感染及非感染性原因所致的腹泻。

6. 血管相关性医院感染

(1) 临床诊断:符合下述三条之一即可诊断:

① 静脉穿刺部位有脓液排出,或有弥漫性红斑(蜂窝织炎表现)。

② 沿导管的皮下走行部位出现疼痛性弥漫性红斑并排除理化因素所致。

③ 经血管介入性操作，发热，体温达到或超过38℃，局部有压痛，无其他原因可解释。

(2) 病原学诊断：导管尖端培养和(或)血液培养分离出有意义的病原微生物。

7. 输血相关医院感染　常见有病毒性肝炎、艾滋病、巨细胞病毒感染、疟疾、弓形体病等。

(1) 临床诊断：必须同时符合下述三种情况才可诊断：

① 从输血至发病，或从输血至血液中出现病原免疫学标志物的时间超过该病原体感染的平均潜伏期。

② 受血者受血前从未有过该种感染，免疫学标志物阴性。

③ 证实供血员血液存在感染性物质。如：血液中查到病原体、免疫学标志物阳性、病毒DNA或RNA阳性等。

(2) 病原学诊断：在临床诊断基础上，符合下述四条之一即可诊断：

① 血液中找到病原体。

② 血液特异性病原体抗原检测阳性，或其血清在IgM抗体效价达到诊断水平，或双份血清IgG呈4倍升高。

③ 组织或体液涂片找到包涵体。

④ 组织活检证实。

注意：艾滋病潜伏期长，受血者在受血后6个月内可出现HIV抗体阳性，后者可作为初步诊断依据，但需进一步进行确证。

8. 表浅手术切口医院感染　仅限于切口涉及的皮肤和皮下组织，感染发生于术后30日内。

(1) 临床诊断：具有下述两条之一者即可诊断：

① 表浅切口有红、肿、热、痛，或有脓性分泌物。

② 临床医师诊断的表浅切口感染。

(2) 病原学诊断：在临床诊断基础上细菌培养阳性。

(3) 鉴别诊断：切口缝合针眼处有轻微炎症和少许分泌物不属于切口感染。切口脂肪液化、液体清亮，不属于切口感染。

9. 深部手术切口医院感染　无植入物手术后30日内、有植入物(如人工心脏瓣膜、人造血管、机械心脏、人工关节等)术后1年内发生的与手术有关并涉及切口深部软组织(深筋膜和肌肉)的感染。

(1) 临床诊断：符合上述规定，并具备下述四条之一即可诊断：

① 从深部切口引流出或穿刺到脓液，感染性手术后引流液除外。

② 自然裂开或由外科医师打开的切口，有脓性分泌物，或有发热，体温达到或超过38℃，局部有疼痛或压痛。

③ 再次手术探查，经组织病理学或影像学检查发现涉及深部切口脓肿或其他感染证据。

④ 临床医师诊断的深部切口感染。

(2) 病原学诊断：在临床诊断基础上，分泌物细菌培养阳性。

（刘金龙）

第二章　基本知识

一、无 菌 术

无菌术是临床医学的一个基本操作规范，是针对微生物及感染途径所采取的一系列预防措施，包括灭菌、消毒法、操作规则及管理制度。

【灭菌消毒法】

1. 高压蒸汽法　应用最普遍，效果也最可靠。当蒸汽压力达到 104.0～137.3 kPa 时，温度可达 121℃～126℃，此状态维持 30 min，即能杀灭一切微生物。

2. 煮沸法　适用于金属器械、玻璃制品及橡胶类消毒。水中煮沸至 100℃ 并持续 15～20 min，可杀灭一般细菌，煮沸 1 h 可杀灭带芽孢的细菌。

3. 火烧法　用于亟须的金属器械灭菌。用 95%乙醇点火直接燃烧可达灭菌目的。

4. 药液浸泡法　常用 2%中性戊二醛水溶液、10%甲醛溶液、70%乙醇、1：1 000 苯扎氯铵(新洁尔灭)溶液和 1：1 000 氯己定(洗必泰)溶液。

5. 甲醛蒸汽熏蒸法　1 h 达消毒目的，灭菌需 6～12 h。

【手术人员和患者手术区域准备】

1. 手术人员术前准备　包括换清洁衣裤，戴口罩、帽子等一般准备和手臂消毒。

2. 患者手术区的准备　目的是消灭拟作切口处及其周围皮肤上的细菌。手术区皮肤消毒范围要包括手术切口周围 15 cm 的区域。手术区消毒后铺无菌布单。

【术中无菌原则】

1. 手术人员穿无菌手术衣和戴无菌手套之后，手不能接触背部、腰部以下和肩部以上部位，这些区域属于有菌地带；同样，也不要接触手术台边缘以下的布单。

2. 不可在手术人员的背后传递手术器械及用品。坠落到无菌巾或手术台边以外的器械物品，不准拾回再用。

3. 手术中如手套破损或接触到有菌地方，应更换无菌手套。如前臂或肘部触碰有菌地方，应更换无菌手术衣或加套无菌袖套。如无菌巾、布单等物已被湿透，其无菌隔离作用不再完整，应加盖干的无菌布单。

4. 在手术过程中，同侧手术人员如需调换位置，一人应先退后一步，背对背地转身到达另一位置，以防触及对方背部不洁区。

5. 手术开始前要清点器械、敷料，手术结束时，检查胸、腹等体腔，待核对器械、敷料数无误后，才能关闭切口，以免异物遗留腔内而产生严重后果。

6. 切口边缘应以无菌大纱布垫或手术巾遮盖，并用巾钳或缝线固定，仅显露手术切口。术前手术区粘贴无菌塑料薄膜可达到相同目的。

7. 做皮肤切口以及缝合皮肤之前，需再消毒皮肤一次。

8. 切开空腔脏器前，要先用纱布垫保护周围组织，以防止或减少污染。

9. 参观手术的人员不可太靠近手术人员或站得太高，也不可经常在室内走动，以减少污染的机会。

【手术室管理】

手术室需要良好的管理制度，具体包括手术安排顺序、手术室清洁消毒制度及手术室参观制度等。

二、外科感染

外科感染是指需要外科治疗的感染，包括坏死性软组织感染、体腔感染（腹膜炎、脓胸）、器官与组织的局限性感染（脓肿），多因创伤、手术、烧伤等引起。大多数外科感染是非特异性感染即化脓性感染，致病菌有金黄色葡萄球菌、溶血性链球菌、大肠杆菌等，特异性感染由结核杆菌、破伤风杆菌等特殊细菌引起，病程演变和治疗处置上不同，可以引起较为独特的病变。

（一）概述

【致病因素】

外科感染的发生与致病微生物的数量及毒力有关。病菌致病的关键因素是病菌毒素，包括外毒素、内毒素和胞外酶。局部病变、异物、引流不畅、创伤、烧伤、手术以及全身抗感染能力降低是感染发生的重要原条件。

【演变与转归】

外科感染的演变取决于病原菌的毒性、机体抵抗力以及治疗措施是否得当。可能出现以下几种情况：

1. 炎症好转　药物治疗有效，免疫系统能较快清除细菌。

2. 局部化脓　人体抵抗力占优势，感染局限化，形成脓肿，小的脓肿可吸收消散，大的脓肿需引流。

3. 炎症扩展　病菌毒性大、数量多和宿主抵抗力明显不足，引起菌血症和脓毒血症。

4. 转为慢性炎症　病菌仅少量残存，急性炎性细胞浸润减少而转为慢性，条件适宜时感染可再次急性发作。

【诊断】

根据外科感染典型的临床表现即局部红、肿、热、痛、功能障碍及全身发热可明确诊断。感染侵及某一脏器时，可出现该脏器或系统功能异常。影像学检查和实验室检查有助于诊断。

【治疗】

局部炎症病灶的手术处理是治疗外科感染的关键。全身抗菌药物的合理使用和改善患者的全身情况，对严重感染者有重要意义。脓液或病灶渗液的涂片染色检查、细菌培养药物敏感试验及分子生物学检测能明确病因、指导用药。

（二）软组织的化脓性感染

【定义】

1. 疖和痈　是毛囊及其周围组织的急性化脓性感染。致病菌多为金黄色葡萄球菌。

2. 急性蜂窝织炎　是指疏松结缔组织的急性感染，可发生在皮下、筋膜下、肌肉间隙以及深部蜂窝组织。

3. 丹毒　是乙型溶血性链球菌引起的皮肤淋巴管网的急性炎症，好发于面部及下肢，病变蔓延较快，全身反应剧烈且易复发，很少伴组织坏死或化脓。

4. 浅部急性淋巴管或淋巴结炎　是指病菌从皮肤、黏膜破损处或其他感染病灶侵入淋巴液，导致淋巴管与淋巴结的急性炎症。

【治疗】

1. 疖和痈早期可通过热敷、理疗或外敷鱼石脂等促使炎症消退，形成脓肿时，应及早切开排脓、充分引流。有发热和白细胞增高时应使用抗菌药物。

2. 急性蜂窝织炎早期可通过外敷金黄散等促使炎症消退，若病情进展，应及早切开引流；口底及颌下急性蜂窝织炎应及早切开减压，以防喉头水肿，压迫气管；其他部位也可在病变处作多个小切口，以浸有药液的纱条引流。有发热和白细胞增高时应使用抗菌药物。

3. 丹毒应卧床休息，抬高患肢。局部可用50％硫酸镁湿敷。全身应用抗菌药物，局部症状消失后应继续使用3～5天，以防复发。

4. 急性淋巴管炎应着重治疗原发感染，病变部位湿敷，全身应用抗生素。急性淋巴结炎未形成脓肿时应着重治疗原发感染灶，局部不处理。若已形成脓肿，除应用抗生素外，还需切开引流。

（三）手部急性化脓性感染

甲沟炎、脓性指头炎、手掌侧化脓性腱鞘炎、滑囊炎和掌深间隙感染，均为临床上常见的手部急性化脓性感染。病菌主要是金黄葡萄球菌。手部感染大多数由外伤引起，即使如针刺、剪指甲过深、逆剥新皮倒刺等轻微外伤后，也可发展为严重感染。因为解剖关系复杂，感染可向深部蔓延，并使引流困难；感染引起的肌腱与腱鞘的缩窄或是瘢痕形成，将严重影响手的功能。

【治疗】

1. 甲沟炎初起未成脓时，局部可选用鱼石脂软膏、金黄散糊等敷贴或超短波、红外线等理疗，并口服抗菌药物。已成脓时，除用抗菌药外，还应行手术处理，在甲沟旁切开引流：甲根处的脓肿，需要分离拔除一部分指甲甚至全片指甲，手术时需注意避免甲床损伤，以利指甲再生。麻醉应在手指根部以利多卡因阻滞指神经，不可在病变邻近处行浸润麻醉，以免感染扩散。

2. 脓性指头炎初发时，应悬吊前臂平置患手，避免下垂以减轻疼痛。给予青霉素等抗菌药物，以金黄散糊剂敷贴患指。若患指剧烈疼痛、肿胀明显，伴有全身症状，应当及时切开引流，以免感染侵入指骨。通常采用指神经阻滞麻醉，选用末节指侧面作纵切口，切口远侧不超过甲沟的1/2，近侧不超过指节横纹；脓腔较大则宜作对口引流，切口内放置橡皮片引流，有死骨片应当除去；切口不应做成鱼口形，以免术后瘢痕形成，影响手指感觉。

3. 急性化脓性腱鞘炎和化脓性滑囊炎治疗早期应使用抗菌药。休息、抬高患侧前臂和手以减轻疼痛。发病初期可用金黄散糊剂外敷，或红外线、超短波理疗。如无好转，需切开引流减压。脓性腱鞘炎也可切开引流，切口选在手指侧面，切口内置入乳胶片引流。

4. 掌深部间隙感染可用大剂量抗生素静脉滴注。局部早期处理同“化脓性腱鞘炎”，如无好转应及时切开引流。

（四）全身性外科感染

脓毒症是指因感染引起的全身性炎症反应，体温、循环、呼吸有明显改变者，用于区别一般非侵入性的局部感染。菌血症是脓毒症中的一种，即血培养检出病原菌者。

【病因】

全身性感染不仅由于病原菌，还因其产物，如内毒素、外毒素等和它们介导的多种炎症介质对机体的损害。在感染过程中，细菌繁殖和裂解游离、释放毒素，毒素除其本身的毒性外，还能刺激机体产生多种炎症介质，这些炎症介质适量时可起防御作用，过量时就可造成组织损害。病因导致全身性外科感染的原因是致病菌数量多、毒力强和(或)机体抗感染能力低下。

【常见致病菌及致病特点】

1. 革兰染色阴性杆菌　常见为大肠杆菌、绿脓杆菌、变形杆菌，其次为克雷伯菌、肠杆菌等。此类细菌的主要毒性在于内毒素，多数抗生素虽能杀菌，但对内毒素及其介导的多种炎症介质是无能为力的，因此，由革兰阴性杆菌所致的脓毒症一般比较严重，可出现三低(低温、低白细胞、低血压)现象，发生感染性休克者也较多。

2. 革兰染色阳性球菌　常见的有 3 种：① 金黄葡萄球菌：倾向于血液播散，可在体内形成转移性脓肿。有些菌株局部感染也可引起高热、皮疹，甚而休克。② 表皮葡萄球菌：易黏附在医用塑料制品如静脉导管等，细菌包埋于黏质中，可逃避机体的防御与抗生素的作用。近年的感染率明显增加。③ 肠球菌：是人体肠道中的常驻菌，可参与各部位的多菌感染，有的肠球菌脓毒症不易找到原发灶，耐药性较强。

3. 无芽孢厌氧菌　常见的无芽孢厌氧菌是拟杆菌、梭状杆菌、厌氧葡萄球菌和厌氧链球菌。与需氧菌有协同作用，能使坏死组织增多，易于形成脓肿。脓液可有粪臭样恶臭。

4. 真菌　外科真菌感染中特别应注意白念珠菌、曲霉菌、毛霉菌、新型隐球菌等，可经血行播散，一般血液培养不易发现，但在多个内脏可形成肉芽肿或坏死灶。深部血行播散性真菌病常继发于细菌感染之后，或与细菌感染混合存在，临床不易区别，容易漏诊、误诊。

【诊断】

1. 临床表现　脓毒症主要表现为：① 骤起寒战，继以高热可达 40℃～41℃，或低温，起病急，病情重，发展迅速。② 头痛，头晕，恶心，呕吐，腹胀，面色苍白或潮红，出冷汗。神志淡漠或烦躁，谵妄和昏迷。③ 心率加快，脉搏细速，呼吸急促或困难。④ 肝脾可肿大，严重者出现黄疸或皮下出血、淤斑等。⑤ 如病情发展，感染未能控制，可出现脓毒性休克及急剧发展为多器官功能不全乃至衰竭。

2. 实验室检查　可见：① 白细胞计数明显增高；② 可有不同程度的酸中毒、氮质血症、溶血，尿中出现蛋白、血细胞、酮体等，代谢失衡和肝、肾受损征象；③ 寒战、发热时抽血进行细菌培养，较易发现细菌。

3. 确定致病菌应做血和脓液的细菌培养，应多次培养，最好在发生寒战、发热时抽血做细菌培养，可提高阳性率。对多次血液细菌培养阴性者，应考虑厌氧菌或真菌性脓毒症，可抽血做厌氧性培养，或做尿和血液真菌检查和培养。

【治疗】

1. 原发感染灶的处理　首要的是明确感染的原发灶，做及时、彻底的处理，包括清除坏死组织和异物、消灭死腔、脓肿引流等等，还要解除相关的病因，如血流障碍、梗阻等。

2. 抗菌药物的应用　及早联合应用估计有效的两种抗生素，并应用足够剂量。再根据细菌培养及抗生素敏感试验结果，调整用抗菌药物。对真菌性脓毒症，应尽量停用广谱抗生素，或改用必需的窄谱抗生素，并全身应用抗真菌药物。

3. 支持疗法补充血容量、输注新鲜血、纠正低蛋白血症等。

4. 对受累的心、肺、肝、肾等重要脏器，以及原有的糖尿病、肝硬化、尿毒症等同时给予相应的处理。

（五）特异性感染——破伤风

破伤风是由破伤风梭菌侵入人体繁殖并产生外毒素而引起的一种特异性感染，多因创伤引起。破伤风梭菌是革兰染色阳性专性厌氧菌，缺氧环境是其发病的重要条件。在缺氧环境中，破伤风梭菌的芽孢发育为增殖体，迅速繁殖并产生大量外毒素，主要是痉挛毒素吸收至脊髓、脑干等处，抑制突触释放抑制性传递介质，致使随意肌紧张与痉挛。临床表现一般有潜伏期通常是 6～12 日。潜伏期越短者，预后越差。病程一般为 3～4 周，如积极治疗、不发生特殊并发症者，发作的程度可逐步减轻，缓解期平均约 1 周。

【临床表现】

1. 前驱症状　全身乏力、头晕、头痛、咀嚼无力、局部肌肉发紧、扯痛、反射亢进等。

2. 典型症状　肌紧张性收缩（肌强直、发硬）的基础上，阵发性强烈痉挛，出现张口困难（牙关紧闭）、蹙眉、口角下缩、咧嘴“苦笑”、颈部强直、头后仰、角弓反张；膈肌受影响后，发作时面唇青紫，通气困难，可出现呼吸暂停。

3. 因轻微的刺激，如光、声、接触、饮水等而诱发肌痉挛。间歇期长短不一，发作频繁者，常示病情严重。发作时神志清楚，表情痛苦，每次发作时间由数秒至数分钟不等。

4. 并发症　并发症有：① 强烈的肌痉挛，可使肌断裂，甚至发生骨折；② 膀胱括约肌痉挛可引起尿潴留；③ 持续的呼吸肌和膈肌痉挛，可造成呼吸骤停；④ 肺炎、肺不张。

【预防】

破伤风是可以预防的疾患。创伤后早期彻底清创，改善局部循环，是预防破伤风发生的关键；此外，还可通过人工免疫，产生较稳定的免疫力。尽早皮下注射破伤风抗毒素（TAT）1 500～3 000 U，有预防作用，有效期为 10 日左右，对深部创伤，潜在厌氧菌感染可能的患者，可在 1 周后追加注射一次量。

【治疗】

要采取积极的综合治疗措施，包括清除毒素来源，中和游离毒素，控制和解除痉挛，保持呼吸道通畅和防治并发症等。

1. 伤口处理　应彻底清创处理、充分引流，局部可用 3%过氧化氢溶液冲洗。

2. 中和游离的毒素　抗毒素只在早期有效，如毒素已与神经组织结合，则难收效。一般用量是1万～6万U，分别由肌内注射与静脉滴入。用药前应作皮内过敏试验。连续应用或加大剂量并无意义，且易致过敏反应和血清病。破伤风人体免疫球蛋白在早期应用有效，剂量为3 000～6 000 U，一般只用一次。

3．控制症状、解除痉挛　应避免光、声等刺激；交替使用镇静、解痉药物，病情较重者，可用冬眠1号合剂(由氯丙嗪、异丙嗪各50 mg，哌替啶100 mg及5%葡萄糖液250 ml配成)静脉缓慢滴入。痉挛发作频繁不易控制者，可用2.5%硫喷妥钠缓慢静注，但要警惕发生喉头痉挛和呼吸抑制。用于已做气管切开者比较安全。但新生儿破伤风要慎用镇静解痉药物，应酌情用洛贝林、尼可刹米(可拉明)等。

4．维持水与电解质平衡。

5．抗生素应用　青霉素80万～100万U，肌内注射，每4～6 h 1次，或大剂量静脉滴注，可抑制破伤风梭菌。也可给甲硝唑2.5 g/d，分次口服或静脉滴注，持续7～10日。如伤口有混合感染，则选用相应抗菌药物。

6．并发症防治　对抽搐频繁、药物又不易控制的严重患者，应尽早进行气管切开，以便改善通气，清除呼吸道分泌物，必要时可进行人工辅助呼吸。气管切开患者应注意做好呼吸道管理。已并发肺部感染者，根据菌种选用抗生素。

（六）特异性感染——气性坏疽

气性坏疽是梭状芽孢杆菌所致的肌坏死或肌炎。此类感染因其发展急剧，故预后严重。这类细菌在人体内生长繁殖需具备缺氧环境，可产生多种外毒素与酶。有的酶是产生大量不溶性气体积聚在组织间；有的酶能溶解组织蛋白，使组织细胞坏死、渗出，产生恶性水肿，致局部张力迅速增加，从而压迫微血管，进一步加重组织的缺血、缺氧与失活，更有利于细菌繁殖生长，形成恶性循环。病变一旦开始，可沿肌束或肌群向上下扩展，肌肉失去弹性。如侵犯皮下组织，气肿、水肿与组织坏死可迅速沿筋膜扩散。活体组织检查可发现肌纤维间有大量气泡和大量革兰阳性粗短杆菌。潜伏期通常1～4日。

【临床特点】

病情急剧恶化，患者烦躁不安，有恐惧或欣快感；皮肤、口唇变白，大量出汗，脉搏快速，体温逐步上升。随着病情的发展，可发生溶血性贫血、黄疸、血红蛋白尿、酸中毒，全身情况可在12～24 h内全面迅速恶化。

【诊断】

1．伤肢沉重或疼痛，持续加重，止痛剂不能奏效；局部肿胀与创伤所能引起的程度不成比例，并迅速向上下蔓延，每小时都可见到加重；伤口中有大量浆液性或浆液血性渗出物，有时可见气泡从伤口中冒出；伤口可有恶臭。

2．局部探查时，可发现皮下脂肪变性、肿胀；筋膜张力增高，肌肉切面不出血。

3．渗出物涂片染色可发现革兰阳性染色粗大杆菌。X线照片检查常显示软组织间有积气。

【预防】

对容易发生此类感染的创伤应特别注意。预防的关键是尽早彻底清创，对深而不规则的伤口充分敞开引流，筋膜下张力增加者，应早期进行筋膜切开减张等。对疑有气性坏疽的伤口，可用3%过氧化氢或1∶1 000高锰酸钾等溶液冲洗、湿敷。软组织在早期较难判定其活力，24～36 h后界限才趋明显，这段时间内要密切观察。应早期使用大剂量的青霉素和甲硝唑。

【治疗】

越早越好，可以挽救患者的生命，减少组织坏死或截肢率。

1. 急症清创　术前准备应包括静脉滴注大剂量青霉素、输血等。病变区应作广泛、多处切开，术中应充分显露探查，彻底清除坏死肌肉。如整个肢体已广泛感染，应果断进行截肢以挽救生命。如感染已部分超过关节截肢平面，其上的筋膜腔应充分敞开，术后用氧化剂冲洗、湿敷，经常更换敷料，必要时还要再次清创。

2. 抗生素应用　首选青霉素，但剂量需大，每日应在1 000万U以上。大环内酯类（如琥乙红霉素、麦迪霉素等）和硝咪唑类（如甲硝唑、替硝唑）也有一定疗效。

3. 高压氧治疗　提高组织间的含氧量，造成不适合细菌生长繁殖的环境，可提高治愈率，减轻伤残率。

4. 全身支持疗法　包括输血、纠正水与电解质失调、营养支持与对症处理等。

（杨　力）

三、围手术期处理

围手术期是指从患者决定需要手术治疗开始（术前期），到手术后本病基本康复为止（术后期）。围手术期处理就是为患者手术做准备和促进术后康复。

【术前准备】

1. 手术分型　分为急诊手术、限期手术和择期手术三类。

2. 心理准备　术前向患者适度解释病情，使患者能以积极的心态配合手术和术后治疗，消除顾虑及恐惧情绪，同时履行书面知情同意手续。

3. 生理准备

(1) 为术后变化的适应性锻炼：如停止吸烟、练习床上大小便等。

(2) 胃肠道准备：术前12 h禁食，术前4 h禁饮，必要时胃肠减压，对结直肠手术，术前应清洁肠道。

(3) 预防感染：包括增强患者体质、及时处理已发现感染灶、严格遵循无菌技术原则，必要时预防性应用抗生素。

(4) 其他：术前应输血补液和营养支持等改善患者一般状况；月经来潮应延迟手术等。

4. 特殊准备

(1) 营养不良：包括低蛋白血症、贫血等，应尽可能予以纠正。

(2) 脑血管病：危险因素包括老年、高血压、冠状动脉疾病、糖尿病和吸烟等。近期有脑卒中史者，择期手术应至少推迟2周，最好6周。

(3) 心血管病：血压过高者，术前应选用降压药使血压平稳在一定水平（160/100 mmHg以下）。

(4) 肺功能障碍：术前肺功能检查意义重大，术前第一秒最大呼气量（FEV_1）＜2 L时，可能发生呼吸困难；FEV_1＜50％，提示肺重度功能不全。术前应通过戒烟、呼吸训练及应用相关药物改善肺功能。

(5) 肾疾病：急性肾衰的危险因素包括术前血尿素氮和肌酐升高、充血性心力衰竭、老年、术中低血压、夹闭腹主动脉、脓毒症、使用肾毒性药物等。术前应最大限度改善肾功能，必要时透析。

(6) 糖尿病：心肌梗死是糖尿病患者围手术期死亡的首要原因。对其术前评估包括糖尿病慢性并发症(如心血管病、肾疾病)和血糖控制情况。口服降糖药的患者，应继续服用至术前一天晚上。平时用胰岛素的患者，术前应用葡萄糖和胰岛素以预防酮症和分解代谢，手术日晨停用胰岛素。

(7) 凝血障碍：常规测定 PT、aPTT 及血小板计数等。

(8) 深静脉血栓的预防：危险因素包括高龄、大手术(特别是盆腔、泌尿外科、下肢、癌肿和血管手术)、肥胖、吸烟和有血栓史者。可预防性应用低分子肝素。

【术后处理】

1. 常规处理　包括监测生命体征、每小时尿量及出入量；有心肌梗死、休克、急性呼吸窘迫综合征和需要用机械辅助呼吸的患者，应送到 ICU；静脉输液量、质和速度取决于手术大小和心、肺、肝、肾疾病情况。应注意观察管道及引流，记录引流量和颜色变化；确保引流物的通畅和良好固定，并根据引流情况适时拔除。

2. 体位　全麻未清醒前应平卧并将头转向一侧；蛛网膜下隙麻醉手术后应平卧或头低卧位 12 h；休克患者采用平卧位或下肢抬高 20°、头部和躯干抬高 50°体位。

3. 常见术后症状处理　术后常出现各种不适，如疼痛、恶心、呕吐、腹胀、呃逆、尿潴留等，应及时发现并给予相应处理。

4. 活动　术后尽量早期活动，可减少肺部及全身并发症，有利于肠道蠕动和膀胱收缩功能的恢复。

5. 饮食　非腹部手术患者在麻醉作用消失后可恢复进食，腹部手术待胃肠道动力恢复后即可开始进食。

6. 切口拆线时间　头面部和颈部为 4～5 日，下腹、会阴 6～7 日，胸部、上腹部、背部、臀部 7～9 日，四肢 10～12 日，减张缝线 14 日。切口分类：Ⅰ类为清洁切口，Ⅱ类为可能污染切口，Ⅲ类为污染切口。切口愈合情况分为三级：愈合良好为甲，愈合欠佳为乙，切口化脓需做切开引流为丙。

【术后并发症】

1. 术后出血　常见原因包括术中止血不完善、创面渗血未完全控制、痉挛小动脉断端舒张、结扎线脱落和凝血功能障碍等，可发生在手术切口、空腔器官及体腔内。

2. 术后发热及低体温　非感染性发热的主要原因包括手术时间长、广泛组织损伤、术中输血、药物过敏等。感染性发热的危险因素包括患者体弱、高龄、营养不良、糖尿病、使用免疫抑制药物等。其他发热常见原因有肺不张、肺炎、尿路感染等。术后低体温多因麻醉药阻断了正常体温自动调节过程、开胸或开腹手术热量丧失、输注冷的液体及库存血液。深度低体温多见于大手术，与输注大量冷的液体及库存血液有关。

3. 术后感染的处理原则

(1) 伤口感染：表现为伤口局部红、肿、热、痛和触痛，有分泌物，伴有或不伴有发热和白细胞增加。应在红肿处拆除缝线，排脓及适当的抗生素治疗。

(2) 肺不张、肺炎：表现为术后早期发热、呼吸频率和心率增快，听诊有局限性啰音，呼吸音减弱、消失或为管性呼吸音。X线可确诊。应鼓励患者做深呼吸，使用蒸汽吸入，超声雾化或痰液稀化药物，必要时考虑行气管切开术及应用抗生素。

(3) 腹腔脓肿和腹膜炎：表现为发热、腹痛、腹部触痛及白细胞增加。主要治疗措施是引流，同时选用抗生素。

(4) 尿路感染：主要表现为尿频、尿急、尿痛，有时尚有排尿困难。可应用有效抗生素，保持充分的尿量和排尿通畅。

4. 切口裂开　多见于腹部及肢体邻近关节部位。切口裂开有部分裂开和完全裂开两种。如已完全裂开，应立即手术，重新缝合切口，并加减张缝合线。

（肇　毅）

四、外科引流物材料及技术

外科引流是指将人体组织内或体腔内的脓液、积血、渗出液、坏死组织或其他异常增多的液体，通过引流管或引流条导流出体外，或通过引流道重建手术导流到体内另外某个空腔脏器内的技术。

【引流目的】

去除细菌培养基，解除局部压力，有利于脓腔或积液腔的缩小，促进伤口良好愈合。

【适应证】

1. 化脓性病变手术或脓肿切排手术后，有利于排出脓性分泌物。
2. 复杂或深部伤口清创术后，有利于坏死组织的排出。
3. 手术野或切口继续存在有渗血或渗液。
4. 局限性积液或积血切排后，估计仍有分泌物形成。
5. 消化道或泌尿道手术后，不能排除消化液或尿液的渗漏。
6. 为防止积液或积气对周围组织的压迫而放置减压性引流。
7. 中大型手术后放置引流，有助于观察术后并发症的发生。

【外科引流的基本原则】

1. 通畅　是所有外科引流必须具备的条件。
2. 彻底　彻底引流可使病程缩短，避免并发症的发生。
3. 对组织损伤或干扰最小　引流应避免损伤大块组织、大血管、神经及重要脏器和关节腔。
4. 顺应解剖和生理要求　应考虑皮纹走向、关节功能、术后瘢痕形成及对邻近组织的影响。
5. 确定病原菌　怀疑有细菌感染时，引流液应做细菌培养及药敏试验。

【外科引流的分类】

1. 按引流的作用原理分为被动引流和主动引流。被动引流通常靠吸附作用或重力作用而起效果；主动引流通常指借助外力作用的引流。

2. 根据引流目的分为治疗性引流和预防性引流。

【常用引流物】

1. 纱布条　以吸附作用产生引流效果，常用于浅表化脓性伤口或小溃疡面的湿敷引流。常用的有盐水纱条、干纱条、浸有抗生素的纱条和凡士林纱条。盐水纱条吸附引流作用最强；凡士林纱条引流效果差，常用于填塞脓腔、压迫止血。

2. 橡皮引流片　常用乳胶手套制成，对组织刺激性小，常用于浅表伤口及污染不严重的伤口引流。

3. 虹吸引流物　最常用的是烟卷式引流条，常用于腹腔或深部脓肿引流。

4. 管式引流物　一般为乳胶管、硅胶管，广泛用于深部组织和体腔内引流，引流量与引流管内径、引流管两端压强、引流管长度质量等有关。

5. 双套管引流管　外管为橡胶管或硅胶管，内管常为塑料管，具有不易阻塞、便于冲洗、负压吸引、可更换内管等优点，用于感染严重，分泌物多的腔隙或肠瘘、胆瘘、胰瘘等。

（梁　辉）

五、疼痛的治疗

国际疼痛研究协会把疼痛(pain)定义为：与实际的或潜在的组织损伤相关联，或者可以用组织损伤描述的一种不愉快的感觉和情绪上的体验。因此，疼痛是人对伤害性刺激的一种主观感受，是人的理性因素、情感因素和生理因素相互作用的结果。不同个体对疼痛的感受是不同的，同一个体在不同时期对疼痛的反应也不一样。疼痛是许多疾病常见或主要的症状。

【疼痛的临床分类】

1. 按疼痛程度分类　分为：① 轻微疼痛；② 中度疼痛；③ 剧烈疼痛。

2. 按起病缓急分类　分为：① 急性疼痛：如发生于创伤、急性炎症、心肌梗死等。② 慢性疼痛：如慢性腰腿痛、晚期癌症痛等。

3. 按疼痛部位分类　分为：① 浅表痛：位于体表或黏膜，以角膜和牙髓最敏感。性质多为锐痛，局限，定位明确。② 深部痛：内脏、关节、韧带、骨膜等部位的疼痛一般为钝痛，不局限，患者常只能笼统地说明疼痛部位。

【疼痛治疗】

1. 药物治疗　是疼痛治疗最基本、最常用的方法。一般慢性疼痛患者需较长时间用药，为了维持最低有效的血浆药物浓度，应采取定时定量用药。

(1) 解热消炎镇痛药：常用的有阿司匹林、对乙酰氨基酚、吲哚美辛、萘普生、布洛芬、酮洛芬、双氯芬酸等。它们通过抑制体内前列腺素的生物合成，降低前列腺素使末梢感受器对缓激肽等致痛因子增敏作用，以及降低它本身具有的致痛作用。但对创伤性剧痛和内脏痛无效。除了对乙酰氨基酚外，它们不但镇痛，还有较强的消炎和抗风湿作用。

(2) 麻醉性镇痛药：因这类药物很多有成瘾性，仅用于急性剧痛和晚期癌症疼痛。常用的有吗啡、哌替啶、芬太尼、美沙酮、可待因和喷他佐辛等。

(3) 催眠镇静药：以苯二氮类最常用，也用巴比妥类药物。但应注意此类药物反复使用后，可引起药物依赖性和耐药性。

(4) 抗癫痫药：苯妥英钠和卡马西平治疗三叉神经痛有效。

(5) 抗抑郁药：因长期受到疼痛的折磨，患者可出现精神忧郁、情绪低落、言语减少、行动迟缓等，需用抗忧郁药。常用的有丙米嗪、阿米替林、多虑平等。

2. 神经阻滞　是慢性疼痛的主要治疗手段。一般选用长效局麻药，对癌症疼痛、顽固性头痛如三叉神经痛可以采用无水乙醇，以达到长期止痛目的。许多疾病的疼痛与交感神经有关，可通过交感神经阻滞进行治疗，例如用交感神经阻滞治疗急性期带状疱疹，不但可解除疼痛，使皮疹迅速消退，而且还可减少后遗神经痛的发生率。常用的交感神经阻滞法有星状神经节阻滞和腰交感神经阻滞。

3. 椎管内注药

(1) 蛛网膜下隙注药：用无水乙醇或5%～10%酚甘油注入以治疗晚期癌痛。

(2) 硬脊膜外腔注药：常用的药物有：

① 糖皮质激素：主要治疗颈椎病和腰椎间盘突出症。可减轻或消除因脊神经根受机械性压迫引起的炎症，或消除髓核突出后释放出糖蛋白和类组胺等物质引起神经根的化学性炎症，从而缓解症状。常用的有泼尼松龙混悬液、利美达松、甲泼尼龙醋酸酯、醋酸曲安奈德(去炎松-A)等。

② 阿片类药物：常用的有吗啡。因其成瘾问题，多限于癌症疼痛的治疗。

③ 局麻药：可单独使用，但常与糖皮质激素或阿片类药物合用。

4. 痛点注射　主要用于慢性疼痛疾病，如腱鞘炎、肩周炎、肱骨外上髁炎、紧张性头痛及腰肌劳损等。可在局部固定压痛点注药，每一痛点注射1%利多卡因或0.25%丁哌卡因(布比卡因)1～4 ml，加泼尼松龙混悬液 0.5 ml (12.5 mg)，每周 1～2 次，3～5 次为1个疗程，效果良好。

5. 针灸疗法　针灸疗法在我国具有悠久的历史。针刺疗法止痛确切，又较灸法常用。适用于各种急、慢性疼痛治疗。

6. 推拿疗法　在治疗时医师根据病情在患者身体的特定部位或体表穴位，施用各种手法技巧，矫正骨与关节解剖位置异常，改善神经肌肉功能，调整脏器的功能状态，以达到治疗目的。常用于治疗颈椎病、肩周炎、肱骨外上髁炎、腰肌劳损等。

7. 物理疗法　简称理疗。常用的有电疗、光疗、磁疗和石蜡疗法等。电疗法有短波、超短波、微波等高频电疗，以及直流电离子导入、感应电、电兴奋和间动电疗法等。光疗法常用近红外线和远红外线两种。其主要作用是消炎、镇痛、解痉、改善局部血液循环、软化瘢痕和兴奋神经肌肉等。

8. 经皮神经电刺激疗法　采用电脉冲刺激治疗仪，通过放置在身体相应部位皮肤上的电极板，将低压的低频和高频脉冲电流透过皮肤刺激神经，以提高痛阈，缓解疼痛。

9. 心理疗法　心理因素在慢性疼痛治疗中起着重要作用。心理疗法中的支持疗法就是医务人员采用解释、鼓励、安慰和保证等手段，帮助患者消除焦虑、忧郁和恐惧等不良心理因素，从而调动患者主观能动性，增强机体抗病痛的能力，积极配合治疗。此外，还有催眠与暗示疗法、认知疗法以及生物反馈疗法等。

【癌症疼痛治疗】

癌症是多发病，约70%的晚期癌症患者都有剧烈疼痛。癌症患者常常有严重心理障碍，因此要重视心理因素和社会因素的影响。

1. 癌痛的三阶梯疗法（WHO 推荐） 基本原则：① 根据疼痛程度选择镇痛药；② 口服给药，一般以口服药为主；③ 按时服药，根据药理特性有规律地按时给药；④ 个体化应用。

(1) 第一阶梯：轻度疼痛时，选用非阿片类镇痛药，代表药物是阿司匹林。也可选用胃肠道反应较轻的布洛芬和对乙酰氨基酚等。

(2) 第二阶梯：在轻、中度疼痛时，单用非阿片类镇痛药不能控制疼痛，应加用弱阿片类药以提高镇痛效果。代表药物为可待因。

(3) 第三阶梯：选用强阿片类药，代表药物是吗啡。其选用应根据疼痛的强度（如中、重度癌痛者），而不是根据癌症的预后或生命的时限。常用缓释或控释剂型。

2. 椎管内注药

(1) 硬膜外腔注入吗啡：可选择于疼痛部位相应的间隙进行穿刺，成功后置入导管以便反复注药。每次注入吗啡 1～2 mg，用生理盐水 10 ml 稀释，每日 1 次。

(2) 蛛网膜下隙内注入神经破坏性药物：常用苯酚或无水乙醇注入蛛网膜下隙，破坏后根神经，使其产生脱髓鞘作用而达到止痛目的。

3. 放疗、化疗和激素疗法 都是治疗癌肿的方法，同时也可用作晚期癌症止痛。放疗或化疗用于对其敏感的癌瘤，可使肿块缩小，减少由于其压迫和侵犯神经组织引起的疼痛。对放疗敏感的癌瘤有精原细胞瘤、鼻咽癌、小细胞肺癌等。对于骨转移癌痛放疗效果显著。而化疗可用于乳癌、睾丸癌、卵巢癌等，肝动脉插管化疗对治疗肝癌有效。对于一些激素依赖性肿瘤可使用激素疗法，例如雄激素和孕激素用于晚期乳癌，雌激素用于前列腺癌，都能起到一定的止痛的作用。

（梁 辉）

六、抗生素的合理应用

【外科感染的抗生素治疗用药】

1. 外科感染的针对性治疗 细菌感染是外科临床上常见的一组疾病和重要的并发症，可影响外科治疗的成败。病原学诊断是抗感染治疗的基本依据，尤其对于中度和重度的细菌感染，应尽可能明确致病菌，进行药敏试验，有针对性地选用最有效的抗菌药。采集标本送细菌培养，应尽力争取在投用抗菌药之前完成。培养前做涂片染色检查，有时可更快地获得初步结果。伤口感染和脓肿宜以注射器吸取脓液和分泌物。更换长时间放置的静脉导管时，应将导管尖端送细菌培养。腹腔脓肿与深部脓肿需同时作需氧菌与厌氧菌培养。烧伤创面与引流液做细菌定量培养有利于鉴别致病菌与污染菌。不宜直接取胆汁、开放性和慢性伤口的脓液作培养，应取病变的胆囊壁和相应组织。

2. 外科感染的经验性治疗 当遇到不明致病菌的感染，或培养阴性，或未获得培养结果时，应给予抗生素的经验性治疗。这就必须了解不同部位手术的常见感染致病菌，本地区、本医院或本病区的临床致病菌及其药敏等流行病学资料。研究表明，头、颈、四肢及一般软组织的手术致病菌以革兰阳性球菌（葡萄球菌、链球菌）为主；胸、腹、盆腔的手术感染菌为以革兰阴性杆菌(其中需氧菌以大肠杆菌、绿脓杆菌、变形克雷白杆菌最多;厌氧菌主要是类杆菌,其次为梭状杆菌)为主的混合感染。根据具体情况选用抗生素。

3. 抗生素的选择 理想的抗菌药应符合以下标准:杀菌力强、抗菌谱广、组织渗透力强、有效浓度维持时间长、毒副反应小、价格便宜。使用抗生素应了解其抗菌特性以及药效、药代动力学。第一代头孢菌素主要针对革兰阳性球菌;第二代对革兰阳性球菌和革兰阴性杆菌均有效;第三代头孢菌素主要针对革兰阴性杆菌;加有酶抑制剂的抗生素和碳青烯类抗生素对产超广谱β-内酰胺酶的细菌有效。应熟悉哪些抗菌药在骨、骨髓、胆汁、前列腺、脑脊液、浆膜腔、关节腔等组织中的药物浓度较高,当相应部位感染时可予选用。

【围手术期抗生素的预防性应用】

1. 适应证 菌量最多部位(大肠、子宫)的手术;胸腔手术;神经外科手术;血管内各种导管植入术;咬伤、贯通伤及抓伤等(包括枪伤和刺伤);累及鼻窦、关节的创伤;颅底骨折;缺血性坏死下肢的截肢术;气性坏疽的预防。

在预防外科手术感染时选择抗菌药物,取决于威胁最大的病原菌种类。对于主要由葡萄球菌、链球菌及革兰阴性杆菌引起的感染应选用头孢菌素类;腹部及妇科手术的感染由脆弱拟杆菌等厌氧菌引起,预防时应选用克林霉素和甲硝唑。预防缺血性坏死下肢的截肢术时的气性坏疽,应选用中等剂量的青霉素。在胸腔手术、血管的异物植入及神经外科手术的感染中,最常见的病原菌是葡萄球菌,因此选用抗生素时必须考虑使用能有效杀灭耐青霉素菌株的抗生素或抗菌药物,例如氟氯苄青霉素或头孢唑林。一般原则是不宜将新型抗生素用于预防,以免出现耐药性。

对外科手术感染的抗生素预防性给药宜在手术开始前,即患者已进手术间即将开始手术时,甚至手术已开始再给药;对于原来不需预防术的手术在中途突然遇到感染威胁(例如打开肠腔)应立即随麻醉剂一同投以抗生素。通常术前只给药 1 次,或最多使用至第 3 天。

2. 抗生素的应用 抗生素的应用见表 1-4。

表 1-4 围手术期抗感染药物的预防性应用

手术类型	抗感染药物	给药方案
感染性心内膜炎患者接受口腔和上呼吸道手术	青霉素/阿莫西林	术前和术后 6 h,分别给予青霉素 100 万 U/阿莫西林 1 g,静注
尿路手术/导尿术	青霉素或阿莫西林+庆大霉素	手术前后青霉素/阿莫西林剂量同上 术前和术后 6 h,庆大霉素80 mg静滴
口咽部手术	头孢唑林	术前 1 g 静注
头、颈和胸部手术	头孢唑林	术前 1 g 静注
心血管手术	头孢唑林	术前 1 g 静注,术中同等剂量1～2 次
阑尾穿孔/坏疽性阑尾炎	头孢唑林+甲硝唑	手术前后,头孢唑林 1 g,甲硝唑 0.5 g 静注,以后同剂量q8 h×(4～5)d
远端小肠～直肠手术	头孢西丁或头孢唑林+克林霉素(或甲硝唑)	术前 2 g 静注,术中可加用一次头孢唑林 1 g +克林霉素0.6 g 静滴(或甲硝唑 0.5 g)

续表 1－4

手术类型	抗感染药物	给药方案
胃、十二指肠手术 胆道手术 腹部穿刺伤	头孢唑林 头孢唑林 哌拉西林＋甲硝唑（或庆大霉素）	术前 1 g 静注术前 1 g 静注术前哌拉西林 2 g 静注，庆大霉素 80 mg 静滴；术后同量，q8 h×(2～5)d
创伤性血气胸 经阴道子宫切除术	头孢唑林 头孢唑林＋甲硝唑哌拉西林（单用）	术前 1 g 静注，术后同量，q8 h×3 d 术前头孢唑林 1 g＋甲硝唑0.5 g，静注或哌拉西林 2 g，静注；术后同量，q8 h×(2～4)d
剖宫产术 人工关节置换术、开放性骨折清创术 下肢截除术	头孢唑林 头孢唑林（致病菌为 MRSA 者用万古霉素） 青霉素/阿莫西林	夹住婴儿脐带后给产妇 1 g 静注 术前头孢唑林 1 g 静注，术后同量，q6 h×(1～2)d 术前青霉素 200 万 U/阿莫西林2 g静注，术后同量，q6 h×8d
气性坏疽	青霉素 青霉素过敏者改用克林霉素/甲硝唑	术前青霉素 80 万 U 静滴，术后同量 q8 h×5 d 克林霉素 0.6 g/甲硝唑 0.5 g(术后口服)，q8 h×5 d

注：表中均为成人剂量；头孢唑林可用头孢拉定或头孢呋辛代替。

（周苏明）

七、外科微创技术及介入治疗

1983 年英国泌尿外科医师 Wickham 首次提出微创外科概念。直至 1987 年腹腔镜胆囊切除术成功开展以后，微创外科的概念才逐渐被广泛接受。一般来说，微创外科是指腔镜外科、内镜外科以及各种影像学（X 线、B 超和 CT）介导下的治疗技术；广义上说，它也包括各种小切口手术，如小切口胆囊切除术。

【微创外科的优点】

局部创伤小、安全有效、患者痛苦少、康复快，兼有诊断和治疗作用、操作简单、腹部美容效果好、节省医疗开支等。

【微创外科的局限性】

尚未普及、昂贵及复杂的设备、癌手术的安全性和根治性尚待研究、有其局限性等。

【微创外科的并发症】

1. 微创外科气腹对生理功能的影响　包括酸血症、循环功能的改变、呼吸功能的改变、消化功能的影响、脑血流的影响、CO_2 栓塞、组织间或皮下气肿、气胸等。

2. 手术操作所致并发症　如胆漏、肝管损伤、血管损伤及出血、泌尿道损伤和皮肤烧伤等。

3. 需要中转开腹手术处理的并发症　文献报道中转开腹手术率为5%～15%。主要有：① 病变因素：如致密粘连、癌变或发现其他脏器病变等；② 技术因素：包括脏器损伤、血管损伤或难以控制的大出血等；③ 患者因素：患者出现人工气腹的严重并发症，高碳酸血症等；④ 其他因素：气腹不满意或器械故障等。

【手术后并发症】

腹腔镜手术常见有以下手术后并发症：① 肩痛，特别是右肩痛，为 CO_2 气腹刺激膈下所致；② 腹痛；③ 神经损伤；④ 泌尿系并发症；⑤ 感染；⑥ 切口疝；⑦ 其他。对这些并发症要予以防治。

【微创外科在治疗及诊断上的应用】

1. 微创外科在普外科的应用

(1) 腹腔镜手术在普外手术中的应用：

① 被普遍接受的手术包括：胆囊切除术、腹腔镜诊断术、结肠切除术（良性肿瘤）、阑尾切除术、食管反流手术（Nissen 手术）、小肠切除术、疝修补术、脾切除术、肾上腺切除术、淋巴清扫术、肝楔形切除术（良性肿瘤）等。

② 可能被普遍接受的手术：结直肠切除术（恶性肿瘤）、胰腺尾部切除术、胃空肠吻合术、胆囊空肠吻合术、胃十二指肠溃疡手术、胃切除术、直肠脱垂的手术治疗、腹部创伤的探查（血流动力学稳定）、诊疗室的腹腔镜急腹症探查与手术等。

③ 目前在探索的手术：Whipple 手术、解剖性肝切除术、血管动脉瘤切除或转流术等。

(2) 胸腔镜手术在胸外科的应用：可通过胸腔镜施行肺段、肺叶切除，施行心包切除，食管癌分离和切除，纵隔肿瘤切除术，以及脓、气、血胸引流，用于气胸、胸水、肿瘤的诊断。而且将微创心脏外科开发应用于临床。

(3) 腹腔镜手术在泌尿外科的应用：可在腹腔镜下施行精索静脉曲张结扎，盆腔淋巴结清扫，肾囊肿开窗，肾上腺切除术，输尿管切开取石，肾脏切除术，同时开展了膀胱镜微创手术，如膀胱镜直视下压力碎石术、膀胱肿瘤电灼术等。

(4) 腹腔镜手术在骨科的应用：可应用于脊柱外科手术，关节镜行膝关节半月板修复术，游离体摘除术等。

(5) 腹腔镜手术在小儿外科的应用：有腹腔镜疝修补术，鞘膜手术，隐睾手术，先天性巨结肠切除术等。

(6) 腹腔镜手术在妇科的应用：术式有腹腔镜下输卵管妊娠局部药物注射，胚胎清除，输卵管局部切除术，输卵管切除造口吻合绝育术，输卵管粘连松解术，卵巢囊肿和畸胎瘤剥除术，附件切除术，宫外孕及子宫内膜异位症的诊断治疗，盆腔炎、盆腔脓肿引流术，子宫肌瘤挖除术，子宫切除术，子宫癌子宫切除及淋巴结清除术。在诊断方面，应用于宫外孕、卵巢肿瘤、盆腔肿块、子宫内膜异位症、盆腔炎、盆腔脓肿等疾病的诊断。

【微创外科腹腔镜手术设备、器械与基本技术】

1. 腹腔镜图像显示与存储系统。

2. 气腹系统。

3. 手术设备与器械　设备主要有高频电凝装置、激光器、超声刀、腹腔镜 B 超、冲洗吸引器等。手术器械主要有电钩、分离钳、抓钳、持钳、肠钳、吸引管、穿刺针、扇形牵拉钳、持针钳、术中胆道造影钳、打结器、施夹器、各类腔内切割缝合与吻合器等。

4. 基本技术　建立气腹、腹腔镜下止血、腹腔镜下组织分离与切开、腹腔镜下缝合、标本取出。

5. 操作培训。

【内镜外科技术】

内镜外科技术是指将内镜通过人体正常通道或人工建立的通道送到或接近体内病灶处，在内镜直视下直接或X线透视或B超辅助下，对局部病灶进行止血、切除，清除结石、粪石、异物，引流和重建通道等手术，以达到明确诊断、治愈疾病或缓解症状的目的。

【内镜外科技术在临床上的应用】

1. 内镜外科技术治疗胃肠道疾病　胃肠道出血、晚期胃肠道恶性肿瘤、胃肠道良性狭窄、食管瘘、胃肠道息肉、良性肿瘤和早期癌切除术。

2. 内镜外科技术治疗胆胰疾病　胆管结石乳头切开取石术、碎石术；胆管良性或恶性梗阻性黄疸、胆漏或急性化脓性胆管炎通过内镜下内引流和(或)外引流术；胰腺炎内镜行乳头切开术、胰管扩张术、内镜下胰管成形术、胰管取石术、胰管引流术、胰腺假囊肿引流术。

3. 内镜外科技术治疗肝内疾病　经皮经肝胆道镜技术的适应证主要有肝内胆管良性或恶性狭窄、肝内胆管结石、胆肠吻合口狭窄、肝或胆道手术后胆漏以及肝移植术后吻合口狭窄 ERCP 途径治疗失败者等。

4. 呼吸内镜外科技术应用　包括恶性气道梗阻、手术后吻合口狭窄、良性肉芽肿、癌性出血、术后缝线异物及其他异物清除。

5. 超声内镜技术在外科中的应用　有超声内镜下胰腺假囊肿穿刺引流术、腹腔神经丛粘连分离术和肿瘤内无水乙醇注射等。

6. 腔镜联合内镜外科技术　如食管巨大黏膜下肿瘤。

【外科疾病的介入治疗】

介入治疗以现代影像学技术为基础，是微创外科的重要组成部分。其要点是经血管或非血管途径，在影像学技术监视下将小口径的导管或装置引导至病变或接近病变的部位，然后对各种外科疾病进行相应的治疗。

【介入治疗主要方法】

1. 经血管途径的介入治疗技术　经导管动脉内药物灌注术、经导管动脉栓塞术、经皮血管腔内成形术、经皮血管内导管药盒系统植入术、经颈静脉肝内门-体静脉分流术、经皮血管内支架置放术、经皮血管内异物和血栓取出术、心血管瓣膜成形术等。

2. 经非血管途径的介入治疗技术　在B超或CT引导下进行操作，方法有：经皮穿刺胆道外引流术、经皮胆管球囊扩张术、经皮肝穿刺胆道内支架置入术、微波组织凝固术、冷冻外科消融术、射频消融术、经皮乙醇注射疗法、恶性肿瘤的电化学治疗、腹腔内积液经皮穿刺外引流等。

（刘金龙）

八、肿瘤综合治疗

恶性肿瘤已成为临床常见病、多发病，为居民的第一、第二位死因。临床常用的肿瘤治疗方法包括手术、化学治疗(化疗)、放射治疗(放疗)和生物治疗等。就大多数肿瘤而言，单用某一种方法疗效均不甚理想，需要多种方法的综合治疗。恶性肿瘤的综合治疗是指根据患者的机体状况、肿瘤的病理类型、侵犯范围(病期)和发展趋向,有计划、合理地应用现有的治疗手段,以期较大幅度地提高治愈率,改善患者的生存质量。

【肿瘤综合治疗的意义】

恶性肿瘤是一种多因素、多步骤发展的疾病,目前尚未完全阐明其发生、发展的机制,尚不能进行有效的病因治疗,而只能针对其发病的不同环节、不同阶段,采取不同的干预措施。就大多数肿瘤而言,目前综合治疗的效果均优于单一治疗。对早期病例,通过综合治疗可提高患者的治愈率和生活质量;对中晚期患者,通过综合治疗,包括姑息和支持治疗,也有相当部分可得以治愈,而更重要的是延长患者的生存期和改善其生活质量。

【肿瘤综合治疗的模式】

1. 术后放、化疗　即所谓的传统模式,对较局限的肿瘤先手术,术后再根据病情加用放疗及(或)化疗。如乳腺癌有淋巴结转移者,应行锁骨上和内乳区照射,也要辅助化疗。

2. 术前放、化疗　对肿瘤局部病灶较晚期或已有区域性转移者可先作化疗或放疗,以后再行手术。部分局部较晚期但尚无远处转移的肿瘤患者,施行较小的手术和放、化疗可取得良好的疗效和较好的生活质量。

3. 通过化疗和(或)放疗使不能手术者变为可手术　除卵巢和睾丸肿瘤外,比较突出的例子是小细胞肺癌,国内外的经验都表明在化疗后手术能够提高治愈率。究其原因在于切除了耐药的肿瘤细胞,减少了复发;减少放疗后放射性肺纤维变。目前认为,随着其他治疗方法疗效的不断提高,有关"能彻底切除的肿瘤尽量做根治性切除,否则不要贸然手术"的肿瘤外科基本原则将会逐渐被打破,而代之以手术适应证的扩大,手术范围的缩小,治愈率却提高。

4. 生物治疗与其他治疗结合　生物治疗是指用一些被称为生物反应修饰剂的物质增强或调整机体抗病能力,或刺激免疫活性细胞产生生物活性物质,改变宿主的生物反应状态,从而达到抗癌效果。研究表明,生物治疗与其他治疗手段相结合可在一定程度上提高恶性肿瘤的治愈率。目前生物治疗多作为辅助治疗在临床应用。

【肿瘤综合治疗注意事项】

1. 不是所有的肿瘤都需要综合治疗　有些播散趋向很低的肿瘤,如皮肤癌,在局限期单一治疗如手术、放疗甚或局部用药都可达到治愈,并无需再加其他治疗手段;有些早期癌单一手术治愈率超过90%,也无需加用放疗或药物治疗。

2. 综合治疗不是几种治疗方法的简单叠加　就一个具体的肿瘤患者而言,在各种治疗方法中选什么、不选什么,先选什么、后选什么,应该由有关专家事先商量讨论,充分估计患者最大的危险是局部复发还是远处扩散,辨证论治,精心计划,最大限度地做到合理安排,给患者带来益处。如果各科医师谁先接诊患者,就首选自己熟悉的治疗方法,待失败后再转给其他学科,这就不属于综合治疗。

3. 抓住矛盾的主要方面,合理安排治疗　患者得了肿瘤,机体与肿瘤之间就形成了一对相互作用、不断发展的矛盾体。如何根据其各自的特点和发展趋势,确定主攻方向,是每一次确定肿瘤治疗方案时都必须认真思索的问题。

4. 重视患者的机体状况　首先应了解患者的免疫和骨髓功能状况。免疫功能低下有利于肿瘤发展,而肿瘤发展又会进一步抑制机体的免疫功能。所以,肿瘤患者尤其是晚期患者，免疫功能的缺损通常是明显的。在此情况下，单靠扶正通常不易很好地控制肿瘤，必须采取一定的祛除肿瘤的措施。

5. 肿瘤本身的情况　首先，要根据肿瘤的病理学或生物学特性，特别是局限或播散倾向，确定治疗方法的选择。对于那些比较局限的肿瘤，如皮肤癌，局部治疗即可治愈，就没有必要再加用其他治疗，扩大切除或预防照射都无必要。多数早期癌，单独手术即可治愈，过分的放疗或化疗反而有害。而一些以局部复发为主要问题的肿瘤，如中枢神经系统肿瘤、头颈部癌，辅助放疗可在一定程度上提高手术的治愈率。在另一些情况下，如绒毛膜上皮癌、骨肉瘤等，即使尽量扩大切除或照射，都不能消除远处播散的可能。因此，必须采取必要的全身措施，才能达到根治的目的。

6. 治疗给患者带来的益处和负担　手术、放疗、化疗和生物治疗由于有一定的不良反应，都会给患者机体造成不同程度的损伤，要充分衡量每一种治疗可能给患者带来的得失。年迈或虚弱患者，以及主要脏器功能不全的患者难以承受手术、大面积放疗及高剂量化疗，一些能引起发热的生物治疗也应慎用。对于根治性治疗，应考虑治疗对患者的机体和精神上的影响，尽可能保留患者的器官。在姑息治疗时，充分权衡治疗给患者带来的得失更为重要，有时大面积照射和高剂量化疗会给患者带来相反的效果，使患者肿瘤播散得更快。

（沈历宗）

九、重症监护

急诊医学是近来医学领域中发展最快的医学专业之一，它包括院前急救、医院急诊和重症监护（intensive care unit，ICU）三部分。

【呼吸功能监测】

危重患者的呼吸功能监测，对了解患者全身及呼吸功能状况和指导治疗，尤其是机械通气患者的治疗、指导使用和撤除呼吸机具有重要意义。一般常用监测指标如下：

1. 呼吸频率和节律　呼吸频率加快见于缺氧、酸中毒及发热等使呼吸中枢兴奋性增强的病症。呼吸浅慢或呼吸节律异常如潮式呼吸、长吸气呼吸和双吸气呼吸则是由于脑干疾病、麻醉、镇静剂等药物过量、二氧化碳蓄积及碱中毒等使呼吸中枢受抑制所致。

2. 动脉血气分析　动脉血气即动脉血液中的气体，主要指血液中的氧和二氧化碳。此外，一般血气分析仪还同时能测定血液中的 pH 值和血红蛋白氧饱和度，以及通过仪器内置的计算系统测出有关血液酸碱平衡的其他指标。血气分析的主要指标及其意义如下：

（1）动脉血氧分压（PaO_2）：指血浆中物理溶解的氧分子所产生的压力，在海平面吸空气的情况下，动脉血氧分压（PaO_2）为 75～100 mmHg。它主要反映肺泡气氧分压（PaO_2）、通气/血流比例及肺弥散功能的变化。

（2）动脉血二氧化碳分压（$PaCO_2$）：指物理溶解于血浆中二氧化碳分子所产生的压力，其正常值为 35～45 mmHg。由于二氧化碳的弥散力较氧分子大 20 倍，加之动静脉血二氧化碳分压差较小，动静脉分流时 $PaCO_2$ 变化甚微，因此，$PaCO_2$ 受换气功能影响很小，它是衡量肺泡通气最直接的指标。$PaCO_2$ 的原发性增加或减少，则引起呼吸性酸中毒或呼吸性碱中毒。

(3) 血液 pH 值：血液 pH 值是表示血液酸碱度的指标。血浆酸碱度取决于血浆 $[H^+]$ 浓度。血液 pH 值正常为 7.35～7.45。

(4) 实际碳酸氢盐(AB)：是指隔绝空气的血标本，在实际 $PaCO_2$ 和血氧饱和度的条件下测得的 HCO_3^- 浓度，正常值为22～27 mmol/L。AB 的改变主要反映代谢性酸碱失衡和呼吸性酸碱失衡时的代偿性变化。HCO_3^- 的原发性增加或减少，可引起代谢性碱中毒或代谢性酸中毒。

(5) 碱剩余(BE)：是指在标准条件下，将 1 L 全血或血浆的 pH 滴定至 7.40 时所需要的酸或碱的量。BE 正常值为－3～3 mmol/L。代谢性酸中毒时，需用碱滴定，BE 用负值表示；代谢性碱中毒时，则相反。

3. 血氧饱和度(SO_2)　是指血液中氧合血红蛋白(HbO_2)占总血红蛋白的百分数，其正常值为 93%～99%。

4. 意识状态　急性缺氧可出现兴奋、烦躁不安。急性二氧化碳潴留表现为头痛、多汗，严重时由于脑血管重度扩张，脑体积增大，颅内压增高，从而出现意识障碍。

5. 呼出气二氧化碳的监测　因呼气末二氧化碳浓度与 $PaCO_2$ 十分接近，或成一定的比例关系，故测定有助于通气量的调节，可减少检查动脉血气分析的次数。此外，通过测定呼出气二氧化碳浓度和分钟通气量，还可计算出二氧化碳分钟产生量及生理无效腔和潮气量之比。死腔(V_D)占潮气量(V_T)百分比的公式为：$V_D/V_T=(PaCO_2-P_ECO_2)/PaCO_2$。若 P_ECO_2 代表呼气末 PCO_2，则计算结果为肺泡死腔；若 P_ECO_2 为平均呼出气 PCO_2，则计算结果为生理死腔。

6. 肺泡气动脉血氧分压差$[P_{(A-a)}O_2]$　是评价换气效率的指标，可衡量分流量大小，了解肺部病变，也可作为脱机的指征之一。年轻人正常为 5～15 mmHg，老年人可达 25 mmHg。$P_{(A-a)}O_2$ 的计算公式为：$P_{(A-a)}O_2=(713\times FiO_2-PaCO_2\div 0.8)-PaO_2$，$FiO_2$ 为吸入氧浓度。

7. 肺内分流(Q_S/Q_T)　是判断肺内分流最准确的指标。$Q_S/Q_T=(CcO_2-CaO_2)/(CcO_2-CvO_2)$ CcO_2 为肺毛细血管氧含量，CaO_2 为动脉血氧含量，CvO_2 为混合静脉血氧含量。Q_S/Q_T 正常值为 3%～5%。

【血流动力学监测】

有创的血流动力学监测及治疗技术正越来越多地应用于临床。通常采用的袖带法测血压，不能充分反映血压的持续变化，血压过低时精确度较低，故在危重患者的抢救中更多采用动脉内直接测压。此外，动脉内置管除了持续精确地监测血压变化，也为血气分析提供了方便。动脉血压(BP)和中心静脉压(CVP)是常用的监测指标，两者结合分析对评价循环功能有一定的价值(表 1－5)。肺动脉导管应用于临床后，对患者心脏的前、后负荷，心脏的收缩、舒张功能有了更为客观的了解，还可对全身代谢情况进行监测。

表 1-5　BP与CVP的临床意义

Bp	CVP	临床意义	处理原则
低	低	血容量不足	快速扩容
正常	低	血容量轻度不足	适当扩容
低	高	心功能不全或容量相对较多	强心,扩血管
正常	高	容量血管收缩,肺循环阻力高	扩血管
低	正常	心输出量低,容量血管过度收缩	补液试验#

#补液试验:取等渗盐水 250 ml,于 5～10 min 内经静脉注入。如血压升高而中心静脉压不变,提示血容量不足;如血压不变而中心静脉压升高 3～5 cmH_2O,则提示心功能不全。

（曹　权）

十、移植概论

将一个体的细胞、组织或器官用手术或其他方法,移植到自体或另一个体的某一部位,统称为移植术。移植的细胞、组织或器官称为移植物,提供移植物的个体称为供者、供体,接受移植物的个体称为受者、受体或宿主。

【分类】

1. 按供者和受者是否为同一个体,分为自体移植和异体移植。

2. 按供者和受者的遗传学关系分,如两者基因完全相同,如同卵双生间的异体移植,称为同质移植或同基因移植,移植后不会发生排斥反应;自体移植也属于这一类。如种相同,但基因不同,如人与人之间的移植,称同种异体移植,移植后会发生排斥反应。不同种之间的移植,如人与狒狒之间的移植,称异种移植,移植后会引起强烈的排斥反应。

3. 移植物植入受者原来的解剖部位,称原位移植;移植物植入受者与原来不同的解剖部位,称异位移植。

4. 细胞移植是指移植大量的游离的某种具有活力的细胞,采用输注到受者的血管、体腔或组织器官内的方法。其主要适应证是补充受者体内该种细胞数量的缺少或其功能的降低,例如输注全血或浓缩红细胞治疗失血或贫血。组织移植是指某一种组织如皮肤、筋膜、肌腱、软骨、骨、血管等,或整体联合的几种组织,如皮肌瓣等的移植术。

【排斥反应】

临床上把常见排斥反应分为超急性、急性和慢性排斥三类。这种分类不单纯是时间概念,它包含着不同的发生机制、临床和组织学上的特点。急性排斥反应经治疗后可能逆转;超急性排斥反应到目前为止还无法治疗,但大多数是可以预防的;慢性排斥反应的处理仍然是一个难题。

1. 超急性排斥反应　由于受者的血液循环中预先存在抗供者组织抗原的抗体所致。可能发生于受者、供者血型不合,再次移植,反复输血,多次妊娠,长期血液透析的个体。

移植器官在血管吻合接通后 24 h，甚至数分钟、数小时内被破坏，切面可见严重的弥漫性出血。临床上，移植器官功能迅速衰竭。

器官移植的超急性排斥反应是可以预防的，关键在于供者与受者血型必须相同，并且禁忌对抗淋巴细胞抗体强阳性、交叉配型阳性者作器官移植。应用免疫抑制药物对这类排斥反应效果不佳，唯一的治疗措施是再移植。

2. 急性排斥反应　一般在移植后 4 天至 2 周左右出现，80%～90%发生于移植后 1 个月内，并往往在几周乃至术后 1 年内多次重复出现。T 细胞介导的免疫应答在急性排斥反应中发挥主要作用。

症状有：突然发生寒战、高热、移植物肿大引起局部胀痛，一般情况变差，移植器官功能减退。

在移植后第一年内应当加强对急性排斥的监测，如果发现移植器官功能减退，就要及时进行活组织检查。急性排斥的组织学主要表现为弥漫性间质性水肿和圆细胞浸润，后者包括小淋巴细胞、浆细胞、巨噬细胞、单核细胞和中性粒细胞等。移植物的小动脉和毛细血管内有纤维蛋白和血小板沉积而引起的梗死。

3. 慢性排斥反应　是移植物功能丧失的常见原因，可发生在移植术后数月至数年。对慢性排斥的病因尚有争论，如急性排斥的反复发作、药物毒性、反复感染、慢性梗阻以及患者不适应免疫抑制药物治疗等。

其免疫损伤的主要形式是血管慢性排斥，表现为血管内皮损伤，以及非免疫损伤机制所致的组织器官退行性变。

临床表现为移植器官功能缓慢减退，增加免疫抑制药物治疗常难奏效。

【临床常用免疫抑制药物】

1. 硫唑嘌呤　抑制嘌呤、DNA 和 RNA 合成。

2. 霉酚酸酯　作用机制为抑制 T 细胞和 B 细胞增殖及抗体生成，制止细胞毒性 T 细胞繁殖。

3. 环磷酰胺　对 B 细胞和 T 细胞均有抑制作用。

4. 皮质激素类　主要对 T 细胞和巨噬细胞起作用，类固醇受体复合物结合 DNA，改变细胞因子合成相关基因的转录和翻译，阻止混合淋巴细胞反应和细胞毒性 T 细胞的生长，抑制白介素 1、6 的合成。常用的有琥珀酸氢化可的松、甲基泼尼松龙琥珀酸钠、泼尼松、泼尼松龙和地塞米松等。

5. 环孢素　阻止数种早期 T 细胞激活基因（白介素 2、3、4 和 γ 干扰素）的转录，抑制巨噬细胞产生白介素 1。

6. 他克莫司（FK506）　类似环孢素（强 10～100 倍），阻止受异常刺激的 T 细胞白介素 2 受体表达。

7. 抗淋巴细胞球蛋白或抗胸腺细胞球蛋白　能清除 T 细胞、B 细胞。

8. 莫罗莫那-CD_3（OKT3）　抑制 T 细胞活性和多种细胞因子的产生与表达。

【移植器官的获得】

1. 供者的选择

(1) 免疫学方面的选择：同种异体间移植的器官之所以不能持久存活，主要障碍是受者发生排斥反应，使移植器官功能减退甚至丧失。为了防治排斥反应，就需要用免疫抑制药物。然而目前的免疫抑制剂还不能完全阻止或逆转排斥反应，而且免疫抑制本身会引起许多不良反应。为了预防过于剧烈甚至致命的排斥反应，移植前应做下列检查：

① 血型：同种异体间的移植必须血型相同，或至少要符合输血原则。

② 淋巴细胞毒交叉配合试验：指受者的血清与供者淋巴细胞之间的配合，是临床上必须做的。一般来说，如肾移植，淋巴细胞毒交叉配合试验必须小于10%或阴性，才能施行。目前开展群体抗体检测(PRA)。

③ HLA配型：国际标准是测定供者与受者Ⅰ类抗原HLA-A、B和C，Ⅱ类抗原HLA-DR，DP和DQ。

④ 混合淋巴细胞培养：将供者与受者的淋巴细胞放在一起培养，观察其转化率，是目前组织配型试验中较可靠的一种。淋巴细胞转化率如超过20%～30%，说明供、受者的淋巴抗原不同，即应放弃作器官移植。

(2) 其他方面的选择：活体供者与尸体供者器官移植最大的障碍是可供移植的器官短缺，因此，作为活体供者的亲属供肾已被广泛接受，而且较尸体肾移植好。活体亲属供肝不一定要有血缘关系，主要是左外叶移植，对供者危害性不大。绝大多数移植器官仍然来自尸体，以作为供者的候选者。随着移植经验的不断积累，年龄的界限已经放宽，如供肺、胰者不超过55岁，供心脏、肾、肝者分别不超过60岁、65岁、70岁。下列情况禁忌作为器官移植的供者：脓毒症血培养阳性或已知有全身性感染尚未彻底治愈、人类免疫缺陷病毒(HIV)感染、患恶性肿瘤(脑原发性恶性肿痛除外)。采用乙、丙肝炎病毒感染和吸毒者，以及有糖尿病和胰腺炎病史者的器官也应慎用。

【器官的切取与保存】

移植的器官不同，切取与保存的方法也不相同。切取器官的步骤包括切口、探查、游离器官、原位灌注、切取器官、缝合切口、保存器官并运往移植中心。器官移植要求移植一个活的器官。但是，手术切取的、已没有血液供应的器官，在35～37℃的常温下(称为热缺血)短期内即趋向失去活力。因此，为延长供移植用器官的存活时间，器官的保存应遵循下列原则：低温、预防细胞肿胀、避免生化损伤。

十一、外科缝合材料及特性

手术离不开使用缝线，外科线材主要用于结扎血管和缝合组织。对线材的要求是拉力高、组织反应小、易于灭菌和保存；对合成线材要求无毒性、致敏性、电解性及致癌性。

外科线材一般可分为可吸收性缝线和不吸收性缝线。可吸收性缝线在组织内经过一定时间后被组织所分解吸收。不吸收性缝线是指能在组织内保存较长的时间或近乎永久性保持其抗张力。

常用不吸收缝线有以下几种：丝线；不锈钢丝；尼龙线；聚酯纤维缝线；聚丙烯线。

可吸收缝线有天然可吸收缝线和合成可吸收缝线。天然可吸收缝线主要是外科羊肠缝线。合成可吸收缝线主要有薇乔、PDSⅡ等。

另外，显微外科中应用的缝合线，不宜采用天然纤维制造，在合成纤维中，可吸收性合成缝线尚未研究成熟，有待今后发展和探索。目前已普遍应用的合成纤维均为不吸收性的。应用最多的为尼龙线、锦纶线及聚丙烯线(Prolene线)。

（肇　毅）

十二、战伤救治原则

战伤系指在战斗中由武器直接或间接造成的损伤以及因战斗或战争环境而造成的机体损伤，是在特殊的环境下发生的，其处理的方式、方法与平时的创伤有所不同。

【分类】

1. 战伤的分类分别称为伤类、伤部、伤型和伤势，但增加了一种伤式分类，即分为大出血、窒息、休克、昏迷、骨折、气胸、截肢、抽搐及其他，主要是为了根据不同的伤情采取针对性的救治措施。

2. 由于战时环境和工作性质特殊，还采用以下三种分类方法，即收容分类、救治分类和后送分类，这是为开展工作需要的一种救治工作组织形式。

3. 战伤伤员的分类现一般采用伤标和分类牌作为标志，挂在胸前醒目的位置。伤标样式有统一规定，用布条或塑料条制成，用以表示几种特殊的伤类和伤情，如重伤用红色条，骨折用白色条，放射损伤用蓝色条，传染病用黑色条，化学毒剂伤用黄色条等。

【战伤救治原则】

在救治技术方面，要遵循以下原则：① 先抢后救；② 全面检伤，科学分类；③ 连续监护与医疗后送相结合；④ 早期清创，延期缝合；⑤ 先重后轻，防治结合；⑥ 局部处理与整体功能调整相结合。

1. 火器伤　火器伤的局部病理改变可分为原发伤道、挫伤区和震荡区。治疗应在全面检查、稳定伤情的基础上，争取在伤后6～8 h内实施清创术，并严禁初期缝合，需在清创后开放伤口引流3～5天，再视病情予以延期缝合。

2. 冲击伤　听器和肺是易受损伤的器官，具有外轻内重、发展迅速的特点。听器冲击伤治疗的关键是防治感染，禁止填塞、冲洗或向耳内滴注药液。肺冲击伤的主要病理改变是肺出血和水肿，治疗原则是保持呼吸道通畅，防治肺水肿、肺出血和感染。

（杨　力）

十三、无菌切口院内感染防治

医院感染是指患者在住院期间所获得的感染，其中某些医院感染与外科疾患或外科手术有直接或间接的关系，系外科感染的一部分，入院前无感染的患者在医院内获得感染的发病率为3%～7%。

【医院感染的常见原因】

常见原因有：① 住院患者免疫功能缺陷引起感染；② 使用侵入性技术作为诊断、监测和治疗时所并发的感染；③ 手术室或重症监护病房内应用各种器具所诱致的感染；④ 长期应用大剂量广谱抗生素后出现耐药菌株或真菌，引起菌群失调和二重感染，也属于医院感染。

多数医院感染由革兰阴性杆菌引起，但葡萄球菌和念珠菌感染也不少见。医院感染常见的类型可分为：手术切口感染，开放性创伤（包括灼伤）感染，体腔内感染，动静脉输血、输液后并发的脉管炎症或传染性肝炎等，留置导尿出现的泌尿道感染，气管切开术或应用人工通气后引起的肺部感染等。

【切口污染程度】

根据手术切口污染的程度和可能性将切口分类为：

(1) 清洁切口：是指缝合的无菌切口，如甲状腺大部切除、疝修补术等。

(2) 可能污染的切口：是指手术时可能带有污染的缝合切口，如胆囊切除术等；皮肤不易彻底消毒的部位，经过清创缝合、新缝合的切口 6 h 内又再度切开者。

(3) 污染切口：是指邻近感染区或组织直接暴露于感染物的切口，如阑尾穿孔的切除术等。

【发病机制】

外科切口感染的发生是宿主和微生物间相互作用、相互斗争的结果。宿主全身和局部的免疫功能状态正常与否，与外科手术创伤后感染的发生有密切而重要的关系。

1. 手术后机体免疫功能受抑制，在大手术及复杂手术后尤为严重，表现为：① 中性多形核细胞趋向作用异常；② 抗体水平下降，对新抗原产生抗体的能力降低；③ 周围血 T 细胞、B 细胞总数减少，抑制 T 细胞/辅助 T 细胞比值异常。

2. 机体免疫功能受损的因素有：① 严重基础病，如白血病、尿毒症、糖尿病、肝硬化及先天性免疫缺陷症等；② 老年人和婴幼儿；③ 接受多种免疫抑制疗法；④ 长期使用抗生素等。

3. 促使切口感染的原因有：① 组织缺血，即使是短暂的，数量不足以引起感染的细菌即能迅速繁殖而引起感染；② 局部注射肾上腺素，抗凝剂及对抗补体的药物均能使感染的机会增加 1 000 倍；③ 闭塞性脉管病，下肢静脉曲张等局部血循环不良者也易发生感染；④ 异物可使切口感染长期不愈，即使切口愈合，异物存留的局部仍可有细菌存在，在特定条件下重新化脓；⑤ 细菌的毒性和数量也是切口感染的重要条件。细菌毒性是指外毒素、内毒素和酶的作用。

【传染源与传播途径】

手术切口部位感染的致病菌可来源于医护人员、医院环境和患者。清洁切口引起的感染大部分是外源性污染，可来自任何工作人员和环境。引起感染的大多数细菌是患者本身携带的，包括胃肠道、呼吸道、生殖道、尿道、皮肤和前鼻孔。

1. 医护人员　手术切口感染率的增加与手术人员的皮肤、头发携带金黄色葡萄球菌有关，呼气、说话、咳嗽或喷嚏可使鼻腔内的细菌排出到空气中和面前的物体、人体上；术中手套破损；手术衣袖打湿；手术人员患有皮肤疾患。

2. 环境　空气中的飞沫、尘埃可携带细菌，它们来自人们的上呼吸道、患者的被服、清扫工具、病室地面等处，常在铺床、扫地和人员走动时飞扬散布。空气微粒上的细菌存活时间不一，与空气的温度、湿度、阳光照射有关，有的可长达 24 h 以上。误用未消毒或未达到有效消毒、灭菌的器械和敷料施行手术，会造成严重的手术切口感染。

3. 患者　患者自身固有的菌群是最重要的手术切口感染来源，手术切开或切除空腔脏器，脏器中的细菌可污染手术野而导致术后感染。在身体其他部位存在的感染，手术时或手术后经血循环或淋巴播散后也可引起手术切口感染。此外，并发术后尿路感染，也是手术切口感染的来源。

【危险因素】

手术切口感染的发生，受多种危险因素的影响，是一个相应复杂的相互制约的过程。危险因素分为与宿主有关的和与手术有关的两个方面。进一步又分为明确证实的、很可能的、可能的和不可能的四种因素。

1. 与宿主相关的危险因素

(1) 确定的危险因素：年龄：高龄患者和婴幼儿术后易发生感染；肥胖；疾病严重指数：患严重基础疾病的患者容易发生感染；远隔感染灶；鼻腔携带金黄色葡萄球菌；术前住院时间：切口感染率随术前住院时间延长而增加。

(2) 很可能的危险因素：营养不良和低血清白蛋白；糖尿病。

(3) 可能的危险因素：恶性肿瘤；免疫抑制治疗，应用皮质激素、抗癌药物、放射治疗等增加了患者对感染的易感性。

(4) 非危险因素：种族；性别。

2. 与外科手术相关的危险因素

(1) 确定的危险因素：术前毛发的去除：剃毛损伤皮肤，增加较深皮肤层细菌定植，在术前一日剃毛比手术日剃毛有较大的危险性。手术类型：以清洁手术为主的类型中感染率并不同。抗菌药物的预防性应用：在高危手术前忽略抗菌药的预防作用，显著增加手术切口的感染率，不仅在污染手术或脏器手术，对高感染率的清洁手术也是如此。预防性应用抗菌药物能减少术后手术部位感染率，但必须在术前短期内(0.5～1 h)给药，使术中及术后 4 h 血浆内的抗菌药物达到有效浓度才起作用。手术持续时间。

(2) 很可能的因素：多重手术：多重手术是感染增加的危险因素；组织损伤：组织损伤的程度对手术切口感染是个危险因素；异物；输血。

(3) 可能的因素：术前洗澡；急诊手术；引流；手术时间。

(4) 非危险因素：用两把手术刀。

【预防手术切口感染】

预防手术切口感染包括减少切口的细菌污染和减少患者对感染的易感性。为此应做到：

1. 消毒和无菌应达到规范化、标准化、科学化。

2. 外科医师应当改进他们的技术，使组织损伤达到最低程度，包括限制性应用电手术装置。

3. 抗生素的预防，可减少手术切口感染的危险性。

(沈历宗)

十四、常见咬蜇伤

动物利用其牙、爪、角、刺等袭击人类造成损伤，咬、蜇可引发各种感染。除了一般化脓性感染外，还可引起破伤风、气性坏疽等特殊感染，狂犬病、黄热病等传染病也经由咬蜇伤传播。此外，毒蛇咬伤、足节动物蜇刺的同时常注入毒素，可引起中毒甚至死亡。

（一）兽咬伤

宠物、家畜、野兽均可以咬伤人体，以犬、猪、马、猫、鼠咬伤多见。咬伤后容易并发感染。咬伤后伤口应立即清创，清除异物与坏死组织，以生理盐水或稀释的碘附液冲洗，再用3%过氧化氢液淋洗；伤口应开放引流，不宜作一期缝合。注射破伤风抗毒素 1 500 U，并给予青霉素、甲硝唑等抗生素预防感染。

1. 狂犬病　被患病动物咬伤后，患病动物唾液中携有的致病棒状病毒，可引发狂犬病，犬咬伤是主要原因。自狂犬咬伤后到发病可有 10 日到数月的潜伏期。发病初起时伤口周围麻木、疼痛，渐渐扩散到整个肢体；继之出现发热、烦躁、易兴奋、乏力、吞咽困难、恐水以及咽喉痉挛；最后出现瘫痪、昏迷、循环衰竭而死亡。

受疯犬、疯猫伤害的患者应当接受免疫治疗。伤后应以狂犬病免疫球蛋白（RIG，20 U/kg体重）作伤口周围浸润注射。采用狂犬病疫苗主动免疫在伤后第 1、7 日皮内注射两点（每点 0.1 ml），第 14、28 日各再皮内注射一点。如曾经接受过主动免疫，则咬伤后不需被动免疫治疗，仅在伤后当日与第 3 日强化主动免疫各一次。

2. 猫抓病　猫抓病常在猫抓咬后发生，主要表现为发热、皮肤病损与淋巴结肿痛。该病为巴尔通体（Bartonella henselae）感染，病原菌为革兰阴性小棒杆菌，猫为主要储存宿主。

临床表现为皮肤丘疱疹、发热、不适以及局部淋巴结肿大。病程常为自限性，但少数患者可有脑病、眼病、肺炎等其他表现。临床检测有血沉加快，血中 IgG 水平增高。淋巴结活检示肉芽肿样增生、有多数微小脓肿形成，抹片银染色可见多形性棒杆菌。血清学检查抗巴尔通体抗体滴度显著增高可明确诊断。鉴别诊断需区分淋巴瘤、癌肿、结核、心内膜炎、真菌感染等。治疗可用多西环素（强力霉素）或利福平口服，庆大霉素静脉滴注可用于治疗有全身反应的猫抓病。

（二）蛇咬伤

蛇分为毒蛇与无毒蛇两大类。无毒蛇咬伤时，皮肤留下细小齿痕，局部稍痛，可起水疱，无全身反应。毒蛇咬伤，蛇毒注入体内，引起严重中毒。蛇毒按照毒性可分为神经毒与血液毒素两种。神经毒对中枢神经和神经肌肉节点有选择性毒性作用。血液毒对血细胞、血管内皮及组织有破坏作用，可引起出血、溶血、休克、心衰等。混合毒素兼有神经、血液毒素特点。

1. 临床表现　毒蛇咬伤后，局部伤处疼痛，肿胀蔓延迅速，淋巴结肿大，皮肤出现血疱、淤斑，甚至局部组织坏死。全身虚弱，口周感觉异常，肌肉震颤，或是发热恶寒，烦躁不安，头晕目眩，言语不清。恶心呕吐，吞咽困难，肢体软瘫，腱反射消失，呼吸抑制，最后导致循环呼吸衰竭。部分患者伤后可因广泛的毛细血管渗漏引起肺水肿、低血压、心律失常；皮肤粘膜及伤口出血，血尿、尿少，出现肾功能不全以及多器官衰竭；化验检查可见血小板、纤维蛋白原减少，凝血酶原时间延长，血肌酐、非蛋白氮增高，肌酸磷酸激酶增加，肌红蛋白尿等异常改变。

2. 治疗

（1）急救措施：蛇咬伤后应当避免奔跑，现场立即以布带等物绑扎伤肢的近心端，松紧以能阻断淋巴、静脉回流为度。用3%过氧化氢或0.05%高锰酸钾液清洗伤口，去除毒牙及污物。伤口深者，可切开真皮或以三棱针扎刺肿胀皮肤，再以拔火罐、吸乳器等抽吸促使毒液流出。将胰蛋白酶2 000 U加入0.05%普鲁卡因20ml作伤口周围皮肤封闭，能够降解蛇毒，减少毒素吸收。

（2）解毒药物：

① 解蛇毒中成药，用广州蛇药、上海蛇药、南通（季德胜）蛇药等，可以内服或以蛇药外敷伤口周围。一些新鲜草药，如白花蛇舌草、半边莲、七叶一枝花等，也有解毒作用。

② 抗蛇毒血清有单价和多价两种，对于已知蛇类咬伤可用针对性强的单价血清，否则使用多价血清。用前需做过敏试验，阳性者采用脱敏注射法。

（3）其他治疗：

① 针对出血倾向、休克、肾功能不全、呼吸麻痹等器官功能不全，采取相应的积极治疗措施。

② 常规使用破伤风抗毒素及抗菌药物防治感染。

（三）毒虫蜇伤

1. 蜂蜇伤　蜜蜂和黄蜂的尾刺连有毒腺，蜇人时可将蜂毒注入皮内，引起局部与全身症状。蜜蜂蜇后，局部出现红肿、疼痛，数小时后可自行消退。如蜂刺留在伤口内，可引起局部化脓。黄蜂蜂毒的毒性较剧烈，蜇伤后局部肿痛明显，可出现全身症状，伤口一般不留蜂刺。群蜂蜇伤后症状严重，除皮肤红肿外，还有头晕目眩、恶心呕吐、面部水肿、呼吸困难、烦躁不安，甚至出现昏迷、休克。

蜜蜂蜇伤后应尽量拔除蜂刺，局部以弱碱液洗敷，再以南通蛇药糊剂敷于伤口，并口服蛇药片。黄蜂蜇伤处局部以弱酸液冲洗或以食醋纱条敷贴，以3%依米丁（吐根碱）1 ml溶于5 ml注射用水后作伤处注射。蜂蜇后全身症状严重者，应采取相应急救措施，有过敏反应时给予肾上腺皮质激素等抗过敏药物；有呼吸困难时，应维持呼吸道通畅并给氧；出现休克时，则应积极抗休克治疗。

2. 蝎蜇伤　蝎蜇人时尾部刺入人体，并释出毒液。蝎毒是一种神经毒，可以引起局部与全身反应。被蝎蜇后局部红肿、疼痛，蜇伤部位出现水疱，甚至局部组织坏死。有烦躁不安、头痛、头晕、发热、流涎、腹痛等全身症状。重者有呼吸急促、肺水肿、消化道出血等表现。

蝎蜇伤后应局部冷敷，蜇伤处近心端绑扎，口服及局部应用蛇药片。蜇伤处消毒后，在局部麻醉下切开伤口，取出残留的钩刺。伤口以弱碱性液体或高锰酸钾液清洗。以3%依米丁1 ml溶于5 ml注射用水后作伤处注射。全身症状重时，应补液、地塞米松静脉注射、肌注抗蝎毒血清，并给予对症支持治疗。局部组织坏死或有感染时可使用抗生素。

3. 蜈蚣蜇伤　蜈蚣头部第一对钳足有毒腺开口，咬人时释放出毒液，引起局部红肿、淋巴结炎、淋巴管炎。小儿被咬中毒症状重时，可有畏寒、发热、恶心、呕吐、昏迷，甚至可以致命。被蜈蚣咬后，伤口应以碱性液洗涤，伤口周围组织以0.25%普鲁卡因封闭；口服及局部敷用南通蛇药；有淋巴管炎时，加用抗生素。

十五、电 烧 伤

【临床表现】

1. 全身性损害　轻者有恶心、心悸、头晕或短暂的意识障碍；重者昏迷，呼吸、心搏骤停，但如及时抢救多可恢复。

2. 局部损害　电流通过人体有“入口”和“出口”，入口处较出口处重。入口处常炭化，形成裂口或洞穴，烧伤常深达肌肉、肌腱、骨周，损伤范围常外小内大；浅层组织尚可，但深部组织可夹心坏死，没有明显的坏死层面；局部渗出较一般烧伤重，包括筋膜腔内水肿；由于邻近血管的损害，常出现进行性坏死，伤后坏死范围可扩大数倍。在电流通过的途径中，肘、腋或膝、股等屈面可出现“跳跃式”伤口。

【治疗】

1. 现场急救　立即切断电源，或用不导电的物体拔离电源；呼吸心搏骤停者，立即进行心肺复苏；复苏后还应注意心电监护。

2. 液体复苏　补液量不能根据其表面烧伤面积计算，对深部组织损伤应充分估计。由于肌肉和红细胞的广泛损害，必将释放大量的血红蛋白和肌红蛋白，在酸血症的情况下，很易沉积于肾小管，导致急性肾衰。为此，早期补液量应高于一般烧伤；补充碳酸氢钠以碱化尿液；还可用甘露醇利尿，每小时尿量应高于一般烧伤的标准。

3. 清创时特别应注意切开减张，包括筋膜切开减压。尽管高压电烧伤早期坏死范围不易确定，仍应尽早作较彻底的探查，切除坏死组织，包括可疑的间生态组织（肌肉颜色改变，切割时收缩性减弱），当组织缺损多，肌腱、神经、血管、骨骼已暴露者，在彻底清创后，应用皮瓣修复。对坏死范围难以确定，可以异体皮或异种皮暂时覆盖，2～3日后再行探查，继续清创，创造条件植皮。在观察过程中，应密切注意继发性出血。床旁常备止血带与止血包，因这类患者可在静卧或熟睡时因血管悄然破裂大量出血而致休克，遇此情况，应找到破裂血管，在其近心端高位健康血管处结扎。

4. 早期全身应用较大剂量的抗生素，应特别警惕厌氧菌感染，局部应暴露，过氧化氢溶液冲洗、湿敷。

5. 注射破伤风抗毒素是绝对指征。

十六、溺水急救

溺水又称淹溺，是指人淹没于水或其他液体中，水与污泥或杂草等堵塞呼吸道和肺泡，或咽喉、气管而发生反射性痉挛，引起窒息。由于缺氧，使机体处于危急状态，由此导致呼吸、心跳停止而致死亡称溺死。溺水是急诊中的常见危急症，患者如未得到及时救治，会在数分钟内死亡。因此迅速的诊断和及时正确地处理是溺水复苏成功的关键。

【临床表现】

淹溺的临床表现取决于溺水量的多少及缺氧持续时间的长短。

1. 轻度淹溺　吸入或吞入少量水分，患者一般神志清楚，有惊恐感。肤色正常或稍苍白，呼吸较急促，咳嗽。血压轻度升高，心率加快。

2. 中度淹溺　发生于溺水 1 ～ 2 min 后，人体因不能耐受缺氧而吸入大量水分。患者有剧烈呛咳、呕吐。部分患者因呕吐物被重新吸入或反射性喉痉挛而加重窒息和缺氧。患者出现神志模糊或烦躁不安，呼吸不规则或表浅，血压下降，心跳减慢，神经反射减弱，约有 15%溺水者发生肺水肿。

3. 重度淹溺　获救后已处昏迷状态，面部多青紫或苍白。眼球凸出，四肢冰冷，测不到血压，呼吸微弱或停止；口腔和鼻内充满泡沫状液体、泥沙、杂草或其他杂物。此外，淹溺患者常合并有脑外伤、脊髓损伤（跳水时）和空气栓塞（深水潜水时），从而出现相应的临床体征。

【实验室检查】

1. 血常规　白细胞总数和中性粒细胞比例增高。

2. 动脉血气分析往往有明显的低氧血症和代谢性酸中毒。

3. X线检查。　早期的肺水肿和急性吸入性肺炎形态相似。在X线上均可表现为两侧广泛性肺纹理增粗，由肺门向周围肺野内呈放射状分布。肺内呈有密度较淡的斑片状、絮状模糊阴影。此外，淹溺肺部X线表现还可出现气道异物像、气道梗阻征象。

【诊断】

有淹溺史及目击事故者，结合临床表现诊断并不困难。诊断时应尽可能确定溺水的持续时间、淹溺液的种类、现场的救治情况及打捞经过。体检时注意有无合并外伤及其他损伤。

【治疗】

1. 现场急救

(1) 溺水者从水中被救出后，应将其置于一硬地平面上，立即清除口鼻中的异物，使呼吸道通畅，同时检查其呼吸、心跳情况。

(2) 如溺水者有心跳、呼吸，呼吸道及胃有积水者，可先行倒水。倒水方法有以下 3 种：① 急救者单膝跪地，另一腿屈膝，将溺水者的腹部置于急救者的大腿上，患者头胸向下，轻轻拍打其背部，以尽快使咽及气管内的水倒出。② 急救者抱着患者双足向上提，胸部向下，并轻轻拍打患者，使水倒出，此法适用于儿童。③ Heimlich 手法：使患者平卧，抢救者面对患者，骑跨在患者的髋部，用一手置于另一手上，将下面一手的掌根放在胸廓下、脐上的腹部。用术者身体的重量，快速向上冲击压迫患者的腹部，重复之直至积水排出。

(3) 如溺水者呼吸、心跳停止，应立即进行心肺复苏术。一般可先按照 Cordon 等提出的 A、B、C 方案进行。

2. 进一步救治

(1) 溺水者入院后如呼吸、心跳仍未恢复，应立即行气管插管或气管切开，进行正压给氧及机械通气。

(2) 建立人工血液循环：对心跳仍未恢复者应继续胸外按压，必要时可应用无创体外除颤起搏器进行心脏起搏。与此同时，建立静脉通道，以利各种抢救药物输入，维持水、电解质、酸碱平衡。目前推荐大剂量输注盐水而避免用 5%葡萄糖注射液，目的是避免加重由循环停止导致的高糖血症。可通过气管给药，如肾上腺素、利多卡因、纳洛酮等。如发现患者有心室颤动，应进行电击除颤。另外，在人工呼吸和心脏按压同时，应使用呼吸中枢兴奋剂、心脏兴奋剂；心力衰竭用强心剂，并积极治疗心律失常。

(3) 消除肺水肿：肺水肿是淹溺者死亡原因之一。因此，自抢救开始就应积极防治：① 要严格控制输液量，必要时监测中心静脉压以指导补液；② 给氧时，在氧中加适当比例的去泡沫剂；③ 采用强心、利尿、大剂量氢化可的松静脉点滴。

(4) 脑损伤的防治：应用肾上腺皮质激素、甘露醇防治脑水肿；持久昏迷的患者可给予脑保护药如纳洛酮、钙拮抗剂、脑活素、能量合剂、胞磷胆碱等，以营养神经和改善脑细胞代谢。

(5) 防治体温过低：当溺水者出现淹性低温状态时，要积极采取复温措施，如温水浴复温。复温不可太快，以免引起外周血管明显扩张导致重要脏器缺血和低血容量性休克。

(6) 防治感染：淹溺者肺内有污水及脏物，应及时加用大剂量广谱抗生素，以防治肺部感染。

(肇　毅)

十七、导管相关感染

导管相关感染(catheter-related infection)是危重病患者医院获得性感染的重要原因之一。近年来，由于大量采用了侵入性插管，如 Swan - Ganz 导管、输液导管、机械通气的气管内插管、膀胱导尿管，尤其是用于静脉内高营养治疗的导管等，使医源性导管感染明显增加。其中的致病菌有如金黄色葡萄球菌、绿脓杆菌等耐药性强的细菌。

【输液及血管插管导管感染】

医院感染的菌血症有 1/3 是由输液治疗引起的，主要是导管败血症。这种化脓性静脉炎所致的败血症，诊断难，治疗难，最后多导致多脏器小脓肿——脓毒血症或多脏器衰竭，死亡率高。

1. 诊断

(1) 临床诊断

① 凡导管入口处出现红肿、脓性分泌物或有蜂窝组织炎并伴有持续高热、寒战，不能用其他部位感染所解释者。

② 置入导管超过 3 天，且输液速度明显减慢，输液肢体沿输液导管走行部位有红肿、压痛。血培养阳性，并排除其他部位感染者。

③ 大面积烧伤，凡经焦痂、创面置入导管部位由静脉近端向远端挤压，有脓性分泌物溢出，同时伴有高热、寒战、精神症状等败血症现象者。

④ 导管培养菌种与血液培养的菌种一致者。

⑤ 反复发作的败血症，多次伴有中毒性休克及多部位软组织脓肿者。

(2) 实验室诊断

① 血培养：对导管败血症可疑的患者，应做 3 次血培养，分别在 3 处取血。最好在抗生素治疗前采血，否则，应采用含树脂的培养基，以排出血标本中的抗生素。

② 导管培养的半定量法：无菌法取出血管导管，仔细切下尖部，浸入液体培养基做细菌培养，此法易被皮肤细菌污染。大多数与导管有关的败血症是由静脉穿刺或静脉切开的切口部位发展而来，插管表面的培养能反映导管微生物学的状态。

2. 预防、治疗及护理

（1）预防

① 正确选用导管：正确选用导管是预防血管内插管感染的重要措施之一。不锈钢针头导管比塑料导管的感染机会少。聚四氟乙烯、四氟乙烯导管在各种塑料导管中发生感染率最低。

② 加强局部穿刺或血管插管无菌技术：多数血管内感染是来自静脉穿刺点或导管插入部位的细菌逆行性感染。因此，要加强静脉输液及静脉切开的无菌技术。医护人员在施行血管穿刺前必须戴口罩、洗手。

③ 选择插管感染机会最少的部位：导管插入部位与感染发生率有关。皮肤穿刺法比皮肤切开导管插入法感染率低。在成人病员中，上肢、锁骨下及颈部血管插管时发生感染并发症要少于下肢，尤其是血栓性静脉炎。对于已在下肢血管插管者，要尽快更换到其他较好的部位。

④ 静脉切开放置导管的操作技术：动作要轻，选择导管的粗细要与切开的血管口径大小相适应。插管时，尽量减少血管内膜的损伤，放入的长度不宜太长，以缩小包裹其上的纤维蛋白鞘下的藏菌范围和菌量，从而减少导管败血症的发生率。

⑤ 导管要妥善固定：要保证导管不滑动，以防脱出或将静脉切口的细菌被松动的导管推向血管的深部。

⑥ 输液过程中，要注意有计划地调整输入液体的渗透压及 pH，以增加输入静脉对液体的耐受性。周围静脉导管输入液体的渗透压不宜超过600 mOsm/kg 水溶液，其液体 pH 值要调整为 6.8～7.4，可以减轻静脉壁内膜的损伤及血栓形成。即使通过大静脉输液，渗透压尽量不要超过1 500 mOsm/kg。

⑦ 使用小剂量肝素可以推迟或预防导管血栓形成，但其作用仅限于导管尖端局部，而不是全身抗凝作用。

⑧ 外周静脉导管及中心静脉插管定期更换：

a. 长期留置外周静脉的监测及治疗导管，无论有无感染并发症，在 48～72 h 内，不应在原位重新插管。

b. 中心静脉插管按外科无菌技术要求完成，中心静脉导管可以留置时间较久。但需要在导管外端连接的三通管严格无菌，每日用碘酊及乙醇棉球清洁消毒导管入口部位，涂布碘伏，并更换新敷料，疑有导管感染及败血症时，应及时拔出导管，以消除其隐患。

（2）治疗：导管感染、败血症治疗一定要早，一旦确诊，或高度怀疑时，应立即拔出导管，同时应用大量广谱抗生素。

（3）导管部位及输液系统的护理

① 每日应观察有无与导管感染有关的局部体征及全身反应。

② 对于长期留置的外周静脉导管，无论有无并发症，每 48～72 h 应进行局部检查。更换敷料并重新涂布抗菌软膏。

③ 一般输液管瓶及静脉高营养输液瓶应每 24 h 更换一次。

④ 输血、血制剂及脂类乳剂的输液器每次用完后应更换一次。

⑤ 更换输液剂或添加药物于输液中应按无菌操作。

⑥ 除紧急情况外，不应在导管采取血标本。

⑦ 发现与输液有关的菌血症、蜂窝织炎时，应立即停止输液，更换输液器及导管，并重新插管。

⑧ 对于输入污染液体所致的菌血症，应立即停止输液。拔出导管，抽血标本做血液培养。保存有关的输液器、液体或血液，并送细菌培养。同时记录输液剂的批号，并通知有关部门。

⑨ 输液前要仔细检查输液瓶有无破口、裂缝，溶液有无沉淀、混浊，对有混浊及沉淀的液体决不能输用。

⑩ 一切注射剂开始使用后，应一次用完，超过 24 h 则不可再用（包括抗生素溶液），而脂肪乳剂应在 12 h 内用完。

⑪ 在病床旁可见处悬挂插管日期及时间记录卡，同时还应在病历上有所记载。

【医院获得性肺炎】

医院获得性肺炎是住院期间发生的肺实质感染。医院获得性肺炎在住院患者中的发生率约为 0.5%～5%。ICU 中患者肺炎发生率则高达 22%，死亡率高。

1. 诊断　对医源性肺炎的诊断，应重视发热、白细胞增多、脓性痰，并查致病菌。气管造口周围感染，局部红斑、硬结、脓性分泌物，革兰染色及培养细菌阳性。

胸部 X 线片检查提示，有新的或进行性浸润阴影，并有颈部蜂窝织炎者，颈部 X 线片可见有软组织肿块、上纵隔加宽或有气肿。

2. 预防

(1) 对气管插管、气管切开及接受呼吸机治疗的患者，医护人员要严格遵守无菌操作原则。

(2) 防止误吸。

(3) 用无菌技术随时吸痰，吸痰操作要轻柔。根据患者咳嗽反射强弱及排痰能力，确定吸痰管进入的深度，做到既要吸净分泌物，又要减少刺激，避免损伤气管黏膜。吸痰管使用为一次性，保证每次吸痰都用无菌导管。

(4) 每隔 1～4 h 清洗内套管 1 次。

(5) 导管口应敷盖双层湿盐水纱布，以防空气中细菌、灰尘及异物吸入，并改善吸入空气的湿度。

(6) 气管造口处的敷料及周围皮肤应保持清洁干燥。按无菌操作技术要求，每日至少更换敷料 2 次，最好每 4 h 换药 1 次。

(7) 根据患者的临床情况，每 2～4 h 进行胸部物理治疗 1 次。

(8) 根据患者情况，做胸部 X 线检查。病情严重时，可每日进行胸部 X 线摄片检查。

(9) 每周做 3 次痰培养及革兰涂片染色。

(10) 对所有呼吸机各线路及热湿度，每 24 h 调整 1 次。

(11) 注意口腔护理。

【尿路导管感染】

1. 诊断　泌尿系统感染是医源性感染最常见的一种，诊断较易。

(1) 临床症状：发热、白细胞计数增多；腰部压痛；前列腺压痛伴有前列腺炎。

(2) 尿液分析：尿培养细菌数大于 10^5/ml，可作为尿路感染的诊断指标；细菌数小于 10^4/ml，则无诊断意义。

(3) 尿标本采集：为了防止尿标本污染，在采集前须将尿道口周围皮肤、阴道前庭进行消毒后再嘱患者排尿，收集新鲜中段尿，置于无菌大试管中立即送检。

2. 预防　对尿路导管的严格管理和严密监测是预防医源性尿路感染的重要环节。其具体措施如下：

(1) 严格掌握导尿指征，不盲目导尿。

(2) 间歇性导尿优于留置导尿管。

(3) 严格执行无菌性插管及器械操作，导尿管要粗细适中，操作时手法要轻柔，防止尿道黏膜损伤。

(4) 对留置的导尿管必须使用完全密封而无菌的体外尿引流装置，每周更换 1 次，使用消毒液浸泡，冲洗干净，高压消毒后方可再用。

(5) 尿袋保持低于膀胱水平，使尿液向下流出，以防尿液反流，特别是在搬动患者时更要注意。

(6) 经常按时排空集尿袋内的尿液(至少每 6～8 h 1 次)，使尿液不至过满，注意保持无菌。

(7) 经常细心观察，及时检查尿管引流情况，特别应防止其扭曲、受压，如尿流不畅，应及时调整，解除尿路梗阻，彻底引流残余尿。

(8) 定时做尿细菌学检查，常规每周 3 次。

(9) 采集尿标本时，应使用无菌针头和注射器，自导尿管抽出尿液，须先消毒导尿管壁。

(10) 导尿管应固定于大腿内侧，防止导尿管进出移动将尿道口的细菌带入尿道延及膀胱。

(11) 尿道外口、会阴部、导尿管周围要经常用肥皂水或清水清洗(1～3 次/日)。尿道口可涂布抗生素软膏或滴入 0.25%氯霉素溶液，每日数次，以减少来自皮肤、肛门及阴道口细菌的污染。

(12) 在冲洗、接管、换引流管、采取尿标本时，应严格执行无菌操作，严防交叉感染。

3. 治疗　出现菌尿时，除非发热、腰痛或其他感染体征，一般不用抗生素治疗。如单纯菌尿连续出现，可早日拔除导尿管。如出现尿路感染的有关症状和体征，可给予抗生素治疗，其选用应以尿细菌培养药物敏感试验为准。泌尿系统真菌治疗：目前治疗真菌药物有限，许多药物不良反应大。

(1) 两性霉素 B：是常用的药物，根据其浓度两性霉素 B 有杀真菌或抑制真菌的作用，但该药毒性大。两性霉素 B 总剂量可以从 50 mg 到 3 g 以上，通常治疗应持续至获得真菌阴性培养或临床症状消失 2 周。

(2) 5-氟胞嘧啶：是一种较好的抗真菌药，主要优点是毒性不大，不良反应较轻。目前推荐的剂量为每日 150 mg/kg，分 4 次口服，而 90%口服药物由尿中排出。值得推荐的是小剂量两性霉素 B 与 5 -氟胞嘧啶两者配伍使用有协同作用。使用方法是两性霉素 B 0.3 mg/kg，静脉滴注，隔日 1 次，5 -氟胞嘧啶 60 mg/kg，分 3～4 次口服。

(3) 酮康唑：对白念珠菌作用最佳。该药对肝脏不良反应较大，主要是血清谷丙转氨酶升高，属可逆性，不影响继续服药。每日 200～400 mg，分 3 次口服。

(4) 治疗辅助措施：碱化尿液。尿 pH 过高和过低均可影响真菌的致病性。

（曹　权）

十八、氧 治 疗

【氧治疗的适应证】

1. 低氧血症　低氧血症是由 PaO_2 降低、血红蛋白含量减少或血红蛋白饱和异常引起氧含量减少的一种状态。上述因素单独或共同作用使运输到组织的氧量减少。

2. 低血流性缺氧　循环衰竭：① 心脏骤停、休克、心衰和严重心律失常导致循环衰竭，引起广泛组织低灌注，发生缺血、缺氧。② 局部灌注减少：AMI、脑卒中时，引起局部组织缺血、缺氧、代谢性酸中毒和组织坏死。

3. 氧利用障碍型缺氧　又称组织中毒性缺氧，细胞利用氧能力降低。如氰化物中毒。脓毒性休克、ARDS 等时，组织 VO_2 依赖 DO_2，提示氧利用障碍。

【氧疗装置和方法】

氧疗装置通常分为两大类：非控制型和控制型氧疗装置。

1. 非控制型氧疗装置

(1) 鼻插管：可用于成人和儿童。鼻插管仅用于病情稳定患者，一般不适用于危重症患者。鼻插管不易固定，用于躁动患者时易脱出。鼻中隔偏曲、鼻黏膜水肿、鼻腔分泌物过多和鼻息肉等可影响鼻插管释放氧量。

(2) 鼻导管：鼻导管顶端插到鼻咽部，通过导管顶部小孔释放氧气。鼻导管多带有湿化器。干燥、稠厚的分泌物易堵塞鼻导管，因此至少应每 8 h 更换 1 次。由于鼻导管常使患者产生不适感，已多为鼻插管所替代；此法常用于婴儿长期氧疗。

(3) 简单面罩：为一无活瓣及附贮袋的弹性面罩。患者需氧流量为 5～12 L/min 时，应使用简单面罩。简单面罩贮气容量小，空气易经排气孔吸入，故作为低流量氧疗装置。简单面罩提供的 FiO_2 介于 0.38～0.46(6 L/min)和 0.82～0.88(15 L/min)之间。

(4) 气管造口面罩：为一个小的弹性面罩，罩住气管造口管。由于混合有室内空气，患者 FiO_2 低于释放氧浓度。其功能类似简单面罩。

2. 控制性氧疗装置　控制性氧疗装置释放的氧流量等于或超过患者吸入的气体流量，能提供稳定的 FiO_2，又称高流量供氧装置，可提供氧流量为 60～100 L/min。高流量氧疗装置分为以下几类：① 空气稀释面罩(Venturi 面罩)：Venturi 面罩适用于大多数需 FiO_2 低于 0.35 的患者。② 空气稀释喷雾面罩：在 Venturi 面罩管道中可增加湿化和调温装置。空气稀释喷雾面罩适用于人工气道患者，能使吸入气温度在 32～36℃，保证气道适当湿化。③ 混合氧疗装置：由独立密闭的管道输送空气和氧，然后通过人工或活瓣自动混合。大多数混合氧疗装置能提供 60 L/min 以上的流量。高流量时，FiO_2 为 0.21～1.0。④ T 形管：为一种简单无重复呼吸环路，直接插入气管内插管或气管造口套管内。在 T 形管的一侧湿化氧气，呼出气体从另一侧排出。如果吸入气体流量和环路容量高于患者的峰值吸气流率，T 形管可作为一种控制性氧疗装置。

3. 围帐式氧疗装置　仅用于婴儿、儿童。有氧帐、头罩、早产儿保育器等。

4. 气道正压氧疗装置　呼吸机是一种特殊的氧疗设备，现代化的呼吸机具有多种通气模式，根据需要调节氧流量。FiO_2 可调范围为 0.2～1.0，能满足正压氧疗的需要。

【氧疗的临床应用】

1. 氧疗目的

(1) 纠正低氧血症：成人、儿童和出生 28 天以上的婴儿，PaO_2<8.0 kPa和（或）SaO_2<90%为低氧血症；新生儿 PaO_2<6.67 kPa、SaO_2<88%或毛细血管氧分压（PcO_2）<5.32 kPa 表明存在低氧血症。某些情况下只要怀疑组织缺氧，即使无低氧血症的证据也可进行氧疗。如严重呼吸困难、一氧化碳中毒、氰化物中毒或休克。

(2) 减轻低氧血症的症状。

(3) 减少心肺做功：低氧血症时通气和心输出量代偿性增加。供氧能减少呼吸功，提高 CaO_2，减少心脏做功。氧疗能逆转肺血管收缩和肺动脉高压，减少心室做功。

2. 氧疗的应用

(1) 急性组织缺氧：CPR、严重创伤、休克患者应通过高流量或密闭的附贮袋氧疗装置供给 FiO_2 为 1.0 的氧，以最大限度地提高 CaO_2。一氧化碳或氰化物中毒患者应首选高压氧治疗。对于中、重度低氧血症的成年危重症患者应用高流量或附贮袋装置，开始释放 FiO_2>0.6。以后，根据生理学参数调整释放氧浓度。治疗目标是使 PaO_2>8.0 kPa 或 SaO_2>90%。轻、中度低氧血症（如 AMI 恢复期或手术后）患者，选择鼻插管或简单面罩。

(2) 高碳酸血性呼吸衰竭：治疗目标是保证适当的动脉氧合又不抑制通气。常选择 Venturi 面罩进行控制性氧疗。给予低浓度吸氧。治疗期间应行血气分析监测，维持 PaO_2 在 6.67～8.0 kPa 或 SaO_2 在 85%～90%。还可选用鼻插管给氧。鼻插管给氧不影响患者自由进食、饮水、咳嗽和谈话。FiO_2 通过下列公式计算：

$$FiO_2 = 21 + 4 \times 给氧流量(L/min)$$

对慢性肺心病、弥漫性间质肺病、心衰患者进行长期持续低流量氧疗可改善缺氧相关症状。

(3) 非高碳酸血性呼吸衰竭：治疗目标是使 PaO_2>8.0 kPa。开始时选用鼻插管或 Venturi 面罩，根据 SpO_2 或血气分析结果调整给氧流量或 FiO_2。需要高流量给氧时，应用 Venturi 面罩。Venturi 面罩 FiO_2 为 0.5 时，PaO_2 仍低于8.0 kPa或 SaO_2<90%，可能存在心源性肺水肿、ARDS、重症肺炎、心脏或肺内分流，此时应用无重复呼吸面罩。对胸部 X 线检查证实有肺弥漫性渗出，利尿药不能迅速改善者，需行 PEEP 治疗。对未行气管内插管的患者应用密闭面罩进行 CPAP。

(4) 持续氧疗：持续（>24 h）氧疗能明显延长患者生命和改善 COPD 低氧血症患者的生活质量。下列情况的 COPD 患者应给予持续氧疗：PaO_2≤7.32 kPa；PaO_2≤7.89 kPa 伴有水肿。Hct>55%或 ECG 有肺型 P 波。通常需持续治疗 2 个月。开始用鼻插管给予低流量氧，静息状态下维持 PaO_2 在 8.0～10.64 kPa。

(5) 急性心肌梗死：氧疗能明显缩小心肌梗死面积。推荐应用 Venturi 面罩，FiO_2 为 0.4，应用至 AMI 后第 4、5 天。AMI 恢复期患者供给低或中等流量氧，可选择鼻插管(2～4 L/min)或简单面罩(4 L/min)。

(6) 支气管哮喘：支气管哮喘患者($PaO_2 \leqslant 7.32$ kPa)应用支气管扩张药前应行鼻插管或 Venturi 面罩氧疗。

(7) 从集性头痛：应用无重复呼吸面罩吸入高浓度氧能有效缓解从集性头痛症状。

(8) 特殊情况下机械通气治疗：呼吸中枢抑制，自主呼吸消失者；高流量、高浓度鼻导管和面罩给氧低氧血症不能纠正者；神经肌肉疾病加重使通气恶化者；急性肺脏疾病 $PaCO_2 > 8.0$ kPa 及 $PaO_2 < 8.0$ kPa 时；连枷胸；颅内压增高者。

(9) 儿童和婴儿氧疗：儿童和出生 28 天以上的婴儿 $PaO_2 < 8.0$ kPa 或 $SaO_2 < 90\%$；新生儿 $PaO_2 < 6.67$ kPa 或 $SaO_2 < 88\%$；肺发育不良所致肺动脉高压婴儿，均应给予氧疗。

氧疗安全范围：大多数临床医师将 FiO_2 定在 0.5 以下，保持 PaO_2 在8.0～10.64 kPa；SaO_2 在 87%～92%，能最大限度地减少氧疗危害。可通过面罩、头罩、鼻插管或鼻导管给氧。

【氧疗不良反应】

氧疗常见的不良反应有氧中毒、氧源性通气不足(CO_2 麻醉)、早产儿视网膜病、吸收性肺不张、支气管纤毛和白细胞功能受抑制、肺泡表面活性物质产生及其活性障碍。

(周苏明)

第三章　基本技能

一、拆　线

【指征】

缝合的切口达到预期的愈合时间即需拆线。一般的日期为:头面颈部5～6天;躯干部术后7天左右;四肢及关节周围在术后8～10天;减张缝合在术后12～14天。对严重营养不良,水、电解质紊乱及年老体弱者,以及咳嗽、呃逆没有控制的胸腹部切口应延迟拆线。

【技术要点】

1. 以碘酊、乙醇棉球消毒切口及周围皮肤。

2. 用镊子将线结轻轻提起,在线结的下方靠近皮肤处剪断缝线,向切口方向抽出缝线。注意露出皮肤外的缝线不可再通过皮下组织。

【术后处理】

拆线后再以碘酊、乙醇棉球消毒切口,以无菌纱布覆盖后固定。

二、更换敷料

【指征】

未愈合的感染或非感染创口需要进行敷料更换。

【准备】

1. 全面了解需换药创口的情况,根据不同创口准备所需用具。一般准备无菌换药碗2只,有齿镊和无齿镊各1把,适量碘酊棉球、乙醇棉球、盐水棉球、纱布、油纱布等。必要时需备探针、刮匙和剪刀等。

2. 换药时需穿工作服,戴好口罩、帽子并洗手。

【技术要点】

1. 去除旧敷料应顺创口的长轴轻轻揭开,敷料与创面粘连紧时用盐水浸润后揭除。

2. 以碘酊棉球、乙醇棉球消毒创口周围皮肤。

3. 以盐水棉球沾吸去创口内的分泌物及脓液,去除异物及坏死组织。

4. 根据创口情况选用引流物。浅部伤口常用凡士林纱布,伤口较小而较深时,应将凡士林纱条送达伤口底部,但不可堵塞外口。创口分泌物很多时,可用胶管类和负压吸引。

5. 以无菌纱布覆盖创面,用胶布和绷带固定。

【术后处理】

1. 更换的敷料应放置在规定的污物桶内,集中销毁处理。

2. 换药器械清洗后及时消毒处理。

【术后并发症】

不同患者或同一患者不同部位创口之间可能发生交叉感染。

三、胃肠减压术

【指征】

胃扩张、幽门梗阻、肠梗阻、胃肠道手术后等。

【技术要点】

1. 向患者解释插胃管的目的与方法，争取其合作。

2. 取坐位或卧位，将消毒之胃管头部润以石蜡油，经鼻腔送入咽部，嘱患者做吞咽动作，将胃管缓慢送入，达第2～3刻度，管顶端约在胃小弯中部。

3. 插管过程中如发生呼吸困难、咳嗽、发绀等情况，提示误入气管，应拔出重插。

4. 置管完毕应判断胃管是否在胃内：根据：① 刻度；② 抽到胃内容物；③ 注入少量空气的同时用听诊器听诊上腹部有无气泡音。

5. 肯定胃管置入胃内后可用胶布固定胃管，或用粗丝线结扎胃管后以胶布固定丝线于鼻部。

【术后并发症】

1. 胃管太粗太硬，导致鼻咽部损伤。

2. 胃管长期留置，可引起压迫性溃疡。

3. 原有食管憩室、溃疡或服腐蚀性药物后插管，易发生食管穿孔。

4. 门脉高压症有食管、胃底静脉曲张的患者，应尽量不插胃管，以免引起严重出血。

5. 长期置管者可并发吸入性肺炎。

四、导尿术

【指征】

1. 探测尿道有无狭窄或梗阻。

2. 采取不污染的尿标本做各项检查。

3. 测定膀胱容量、压力、残余尿和对冷热的感觉。

4. 解除各种原因所致的尿潴留。

5. 注入造影剂行造影术或药物灌注治疗。

【技术要点】

1. 常规清洗消毒尿道口及会阴部，铺洞巾。

2. 术者立于患者右侧，右手持镊子夹住导尿管前端2～3 cm处，蘸无菌润滑剂，左手持阴茎（女性患者须分开小阴唇暴露尿道口）将导尿管缓缓插入尿道。女性一般插入6～10 cm，男性为15～20 cm。插入膀胱后可见尿液流出，膀胱过度膨胀时应缓慢放出，或分段放出，导尿毕将导尿管慢慢抽出。需保留导尿时，应放好位置。最佳放置位置、方法为先缓缓抽出导尿管，待无尿排出时，再向内送 2～3 cm。固定牢靠，如为双腔气囊管，则气囊注水 5～10 cm，接尿袋引流。

【术后处理】

1. 可适当应用抗生素预防感染，并用抗生素软膏涂布尿道口以防止细菌逆行感染。

2. 术后向患者详细介绍保留导尿管的管理要点，使其加以配合。

【并发症】

常见并发症有：尿道损伤、出血；泌尿道感染、尿道热；男性生殖系感染，如急性附睾炎等。

五、静脉切开术

【指征】

1. 病情紧急如休克、大出血等亟须快速大量输血、输液而静脉穿刺有困难时。

2. 需较长时间维持静脉输液，而表浅静脉和深静脉穿刺困难或已阻塞者。

3. 施行某些特殊检查如心导管检查、中心静脉压测定等。

【术前准备】

准备静脉切开包及输液器材。

【手术要点】

1. 在内踝前上方 3 cm 处，横形切开皮肤，长约 2～2.5 cm。

2. 用小弯止血钳分离皮下组织，将静脉挑出并在静脉下穿 2 根细丝线，用 1 根先结扎静脉远侧端，暂不剪断丝线，留作安置导管时牵引用。

3. 在静脉壁上剪一“V”形小口，将充满液体的静脉导管快速插入静脉腔，深约 5 cm，结扎近端丝线并将导管缚牢。将备好的输液器接头与导管连接，观测液体输入是否通畅及有无外渗。

4. 剪去多余丝线，缝合皮肤切口。用 1 根皮肤缝线环绕导管结扎固定。

【术后处理】

1. 穿刺处应每日消毒，覆盖无菌敷料。酌情使用抗生素。

2. 如无禁忌，每日定时用小剂量肝素溶液冲洗导管。

3. 若发生静脉炎，应立即拔除导管。

【术后并发症】

可能发生切口感染、血液感染及静脉炎。

六、中心静脉压测定

【指征】

1. 原因不明的急性循环衰竭患者，测定中心静脉压以鉴别是否有血容量不足或心功能不全。

2. 大手术或其他需要大量输血、补液时，借以监测血容量的动态变化，防止发生循环负荷过重的危险。

3. 血压正常但伴有少尿或无尿时，借以鉴别少尿原因为肾前性因素（脱水）或为肾性因素（肾衰竭）。

【术前准备】

准备深静脉穿刺包、中心静脉测压装置以及输液导管。

【手术要点】

1. 可经锁骨下静脉、颈内静脉穿刺插管至上腔静脉，也可经股静脉穿刺插管至下腔静脉，但在腹内压增高的情况下，应选择上腔静脉测压。

2. 备好中心静脉测压装置，固定测压管使零点与右心房中点在同一水平面。

3. 插管前将连接管及静脉导管内充满液体，排出气泡，测压管内充满液体，使液面高于预计的静脉压。

4. 穿刺后插入的导管尖端应达到胸腔处，导管置入后应再次用注射器回抽以确认导管在静脉内。

【术后处理】

1. 穿刺处应每日消毒，覆盖无菌敷料。酌情使用抗生素。

2. 导管应保持通畅，测压管零点必须与右心房中部在同一平面，体位变动后重新调整零点。

3. 在病情允许的情况下，尽早拔除导管。

【术后并发症】

可能发生穿刺部位感染及血液感染。

七、胸外心脏按压术

【指征】

各种原因引起的心搏骤停。

【准备】

将患者仰卧在硬板床或地上。

【技术要点】

1. 术者以一掌根部放置于患者胸骨体中下 1/3 交界处，另一手掌压于其上，前臂与患者胸骨垂直，以上身前倾之力向脊柱方向作有节奏的冲击性按压，每次使胸骨压陷 3～4 cm（按压用力适度，以能扪及股动脉搏动或瞳孔不散大为满意），随即放松，以利心脏舒张。放松时手掌不要离开胸骨。

2. 按压频率约 70～100 次/分（小儿约 100 次/分）。

3. 同时行人工呼吸。

【术后处理】

进行第二期心肺复苏（维持生命活动、恢复自主心搏）。

【并发症】

1. 肝破裂。

2. 肋骨骨折。

八、心内注射术

【指征】

心脏骤停,尤其在建立静脉通道之前。

【准备】

肾上腺素、无菌注射器、7～8 号心内注射针头。

【技术要点】

1. 选定注射部位,胸骨左缘旁开 2 cm,第四或第五肋间。

2. 注射部位消毒后,将注射针头垂直刺入约 4～5 cm,回抽见血通畅即注入药物。

【术后处理】

拔出针头,继续胸外按压。

【并发症】

1. 气胸。

2. 冠状血管损伤。

3. 心律失常。

4. 心肌坏死。

九、人工呼吸术

【指征】

1. 心搏骤停。

2. 呼吸麻痹。

【准备】

清除口腔异物,保持呼吸道通畅。

【技术要点】

1. 口对口人工呼吸法

(1) 患者平卧,头部尽量后仰,捏闭鼻孔。

(2) 术者深吸一口气,紧贴患者口部吹气,直至胸部升起。

(3) 吹气毕,放开捏鼻,使患者胸廓回缩。

(4) 频率:成人 12～16 次/分,儿童 20 次/分。

2. 仰卧式人工呼吸法

(1) 患者仰卧,背部垫枕,头偏一侧。

(2) 术者跨于患者两股外侧或位于患者一侧,屈曲两肘关节,两手横放于患者肋弓上,拇指向内，余手指自然分布。

（3）将体重支于两手，使身体向前逐渐加压于胸部。2秒钟后放松双手，经2秒钟后再按上述方法反复进行。

3. 俯压式人工呼吸法　此法用于呼吸道分泌物较多而不能及时清除者。

（1）患者俯卧，一臂伸于头前，一臂垫于面下，头侧向一方。

（2）术者跨跪于患者两腿外侧，手掌压于患者下背部，小指置于最低肋骨处。

（3）术者两臂垂直，使身体徐徐前倾，以身体重力逐渐加压于患者，至术者两肩与掌垂直为宜，保持此姿势2秒钟。

（4）将身体逐渐退回原姿势，放松压力，2秒钟后再按上述方法反复进行。

4. 举臂压胸人工呼吸法

（1）患者仰卧，背部垫枕，头偏一侧。

（2）术者跨跪于患者头两侧，双手握患者臂上部尺侧，将臂上举至180°，使患者胸廓被动扩张吸气入肺。2秒钟后曲其两臂，再2秒钟后按上述方法反复进行。

【术后处理】

1. 持续进行，未确认死亡不得停止。

2. 尽早气管插管或气管切开。

【并发症】

1. 误吸，肺部感染。

2. 低氧血症，呼吸性酸中毒，代谢性酸中毒。

3. 肋骨骨折，肝破裂。

十、气管插管术

【指征】

1. 呼吸衰竭。

2. 气管内麻醉。

3. 加压给氧。

4. 防止误吸。

5. 呼吸道堵塞。

【术前准备】

麻醉喉镜、气管导管及气管导管衔接管、牙垫、导管管芯、吸痰管、注射器、呼吸器及氧气。

【技术要点】

1. 患者仰卧，头垫高后仰。

2. 术者提起患者下颌启开口腔，左手将喉镜沿右口角置入口腔，将舌梢推向左侧，使喉镜片移至正中，见腭垂。

3. 将喉镜片顶端推进至舌根，上抬喉镜，见会厌边缘，继续推进至舌根与会厌交界处，上抬喉镜，撬起会厌，显露声门。

4. 右手握笔式持气管导管，斜口对准声门裂，轻柔地插过声门进入气管内。声门显露困难时可请助手按压喉结部位，或利用导管管芯将导管弯成“L”形，施行盲插。

5. 放置牙垫于上下齿之间。

6. 退出喉镜，听诊两肺呼吸音，确定位置适当，固定气管导管及牙垫。

7. 气管导管套囊内注入适量空气(3～5 ml)，使导管与气管壁密闭。

【术后处理】

1. 插管后吸痰，必须无菌操作，持续时间不超过 30 秒，注意导管内吸入气体湿化。

2. 导管留置时间不宜超过 72 h，留置期间每 2～3 h 气囊放气 1 次。

【并发症】

1. 误插入食管。

2. 呕吐物、异物入气管。

3. 喉头水肿、气管水肿、环状软骨软化。

4. 肺部感染。

十一、胸腔穿刺术

【指征】

1. 胸腔积液性质不明，诊断性穿刺。

2. 大量胸腔积液压迫，导致呼吸循环障碍。

3. 结核性胸膜炎化学疗法后中毒症状减轻但仍有较多积液者。

4. 脓胸、脓气胸患者。

5. 肺炎并发胸膜炎胸腔积液较多者。

6. 外伤性血气胸。

7. 脓胸或恶性胸液需胸腔内注射药物者。

【术前准备】

1. 术前向患者讲明穿刺目的及过程，消除患者顾虑。

2. 胸腔穿刺包。

【技术要点】

1. 患者反向坐于靠背椅上，双臂平置于椅背上缘，头伏于前臂；重症患者可在病床上取斜坡卧位，病侧手上举，枕于头下，或伸过顶。

2. 穿刺部位宜取胸部叩诊实音处，一般在肩胛下角线第 7～9 肋间，或腋中线第 5～6 肋间。包裹性积液，宜根据 X 线或超声定位穿刺。

3. 术者戴口罩及无菌手套，助手打开胸穿包，穿刺部位消毒、铺巾，局部麻醉应逐层浸润达壁层胸膜。

4. 检查穿刺针是否通畅，若无阻塞将针尾乳胶管用止血钳夹闭。

5. 左手食指、中指固定穿刺部位皮肤，右手将穿刺针沿下位肋骨上缘垂直缓慢进针，当穿过壁层胸膜时有突破感，接注射器，放开钳子抽液。助手用止血钳固定穿刺针，并随时夹闭乳胶管防止空气进入胸腔。

6. 抽液不可过多过快，以防止负压性肺水肿。诊断抽液为50～200 ml；以减压目的者，第一次不超过800 ml，以后每次不超过1 200 ml。

7. 穿刺中患者应避免咳嗽、转动，必要时术前服用可待因。术中出现连续咳嗽或头晕、胸闷、面色苍白、出汗、昏厥等胸膜反应，应即停止抽液，拔出穿刺针，患者平卧，必要时皮下注射1∶1 000肾上腺素0.3～0.5 ml。

【术后处理】

1. 抽液完毕，拔出穿刺针，无菌纱布覆盖，胶布固定。

2. 适量应用抗生素。

【并发症】

1. 肋间血管、神经损伤。

2. 胸膜反应。

3. 血气胸。

4. 心脏、大血管损伤。

5. 胸膜炎。

十二、胸腔闭式引流术

【指征】

急性脓胸、胸外伤、肺及其他胸腔大手术后、张力性气胸。

【术前准备】

清洁盘，胸腔闭式引流包。

【手术要点】

1. 患者取斜坡卧位。手术部位应依体征、X线胸片或超声检查确定，并在胸壁作标记。常规皮肤消毒，术者戴无菌手套，铺无菌巾，局麻。

2. 首先用注射器作胸膜腔穿刺，以确定最低引流位置。做皮肤切口，用直钳分开个肌层（必要时切开），最后分开肋间肌进入胸膜腔（壁层胸膜应注入足量局部麻醉剂），置入较大橡胶管。引流管伸入胸腔之长度一般不超过4～5 cm，以缝线固定引流管于胸壁皮肤上，末端连接无菌水封瓶。

【术后处理】

1. 保持引流管通畅，不使其受压、扭转。逐日记录引流量及其性质和变化。

2. 每日帮助患者起坐及变换体位，使引流充分通畅。

3. 如系急性脓胸，术中宜取分泌物作常规检验、细菌培养及药物敏感试验。如为张力性气胸，可于病侧锁骨中线第2前肋间、腋前线或腋中线的第4或第5肋间处置管。术后注意事项同套管胸腔闭式引流术。

4. 定期胸部X线摄片，了解肺膨胀和胸膜腔积液情况。

【并发症】

1. 肋间血管、神经损伤。

2. 胸膜反应。

3. 血气胸。

4. 心脏、大血管损伤。

5. 胸膜炎。

十三、套管胸腔闭式引流术

【指征】

张力性气胸，闭合性气胸气量较多者。

【术前准备】

1. 清洁盘，小手术包1件，无菌塑料导管1根（内径大于4 mm，长30 cm），穿刺套管针1根（内径大于5 mm），无菌水封瓶1个。

2. 咳嗽较频者，术前1 h口服可待因0.03～0.06 g。

【手术要点】

1. 患者取侧卧位，病侧向上，上肢高举过头，胸下可置一小枕头。

2. 手术部位应选气量较多处，一般在锁骨中线第2前肋间、腋前线或腋中线的第4或第5肋间。常规皮肤消毒，铺无菌洞巾，常规局麻直至壁层胸膜。

3. 皮肤先做小切口，用套管针刺入胸壁，缓慢进入胸腔，拔出穿刺针芯，将导管多孔端通过套管插入胸膜腔中，退出套管针，以缝线固定导管于胸壁，其上盖以无菌纱布。

4. 将导管的尾端与水封瓶的长玻璃管上端连接，长玻璃管的下端达水面下2～3 cm，胸膜腔内气体即通过玻璃管排出。

【术后处理】

1. 术后静卧。观察引流管是否通畅，防止其受压、扭曲及脱出。

2. 鼓励患者咳嗽、排痰，以促使肺膨胀。

3. 如引流排气后，瓶中不再出现气泡，胸膜腔压力呈负压时，可夹闭导管，观察24～36 h，经透视气体消失或积气不多时，可拔除导管。拔管后仍应进行胸部摄片和复查。

【并发症】

1. 肋间血管、神经损伤。

2. 胸膜反应。

3. 血气胸。

4. 心脏、大血管损伤。

5. 胸膜炎。

十四、腹腔穿刺术

【指征】

1. 诊断　了解腹水性质。

2. 治疗　缓解压迫症状，腹腔内注射药物及腹水浓缩回输。

【术前准备】

1. 准备腹腔穿刺包、无菌试管、腹带等。

2. 备好急救药品如肾上腺素及安钠咖等。

【手术要点】

1. 患者取坐位或斜坡卧位，穿刺点选脐与耻骨联合中点或脐与髂前上棘连线的外 1/3 处。

2. 局部麻醉达壁层腹膜后，用穿刺针逐步刺入腹腔。如系诊断用腹穿，用注射器抽吸少许腹水即可；如系治疗用腹穿，于针栓处接一乳胶管，引腹水入容器内。

3. 放液中由助手逐渐收紧腹带，不可突然放松，放液速度不宜过快，放液量不宜过多（初次不宜超过 3 000 ml）。

4. 放液完毕，局部消毒，覆盖无菌纱布后缚紧腹带。

【术后处理】

腹腔穿刺放液术后，患者应卧床休息至少 12 h。

【术后并发症】

大量放腹水可能引起晕厥或休克、水与电解质紊乱、血浆蛋白丢失等。

十五、清创术

【指征】

新鲜创伤。

【术前准备】

1. 判断伤情　尽可能了解创伤的严重程度及全身情况，如有休克，应先抢救休克，然后争取时间进行清创术。除全身情况外，还应了解创伤局部有无合并神经、动静脉、肌腱和骨损伤。清创术前，一般禁用探针和手指探查。疑有骨折和金属异物存留者，应做摄片检查。

2. 清创时间　伤后越早越好，争取在伤后 6～8 h 内进行清创。

3. 麻醉　清创应在麻醉下进行。浅小创口可采取局麻，深而大的或复合性损伤的创口应根据情况选用臂丛、腰麻、硬膜外麻醉或全身麻醉。

【手术要点】

1. 清洗伤口周围组织和检查伤口　用无菌纱布覆盖创口后，以软毛刷蘸肥皂液刷洗创口周围皮肤，剪去毛发，洗去污垢后以等渗盐水洗净皮肤。去除创口内纱布，暴露伤口深部，检查创腔，用等渗盐水反复冲洗，必要时用 1%过氧化氢溶液（双氧水）清洗伤创，除去伤口内血肿、脱落的组织碎片、泥沙和异物。再用纱布覆盖伤口。

2. 用碘酊、乙醇或其他消毒液如碘伏等依次由内向外消毒伤口周围皮肤，铺无菌巾单。

3. 仔细检查伤口后，清除血凝块、组织碎片和泥沙等异物，切除明显坏死、半游离及受污染又无活力的软组织，直至创口比较清洁和显露血循环较好的组织。整修创口边缘皮肤，切除皮缘约 1～2 mm，将皮缘修剪整齐，但切忌切除过多的皮肤组织。对颜面部、手指、关节附近的组织，不宜切除过多，以免影响缝合和功能。创面彻底止血。

4. 特殊组织的处理原则

(1) 神经组织：清创后争取一期缝合。若缝合困难时，可将两断端固定于邻近组织，以便二期缝合时寻找。

(2) 血管损伤：一般血管可予结扎，较大血管或结扎后有可能影响远端血循环供应的，应争取行血管吻合、修补和移植。

(3) 肌腱损伤：争取一期缝合，若不能缝合，可将肌腱断端固定在附近肌肉上，以防短缩，待伤口愈合后再行手术修复。

(4) 骨、关节损伤：骨折先予复位，与软组织相连的骨碎片不要除去。修补关节囊时，勿在关节囊内置引流。

5. 清创完成后，用等渗盐水反复冲洗创口，进一步止血。在伤口低位或另戳口引流，多采用橡皮管或橡皮片引流，术后 48 h 左右拔除。

6. 伤后 6～8 h 内清创者，应在无张力情况下进行缝合。受伤时间超过 12 h 或污染严重者，可延期缝合。

【术后处理】

1. 有骨、关节损伤或神经、肌腱、血管修补者，术后应注意局部固定、制动，抬高患肢，减少肿胀，注意末梢血循环。

2. 伤后 24 h 内注射破伤风抗毒素 1 500 U，根据情况选用抗生素。

3. 伤指(趾)早期活动。

【手术并发症】

1. 创口感染。

2. 骨、关节、神经、肌腱、血管等损伤。

十六、浅表活检术

【指征】

患者浅表部位的病变组织需要做病理确诊。

【术前准备】

小手术包、局部麻醉药品、组织固定液。

【手术要点】

1. 选择取材部位，局部消毒后浸润麻醉。

2. 切开皮肤、皮下，找到明显的病变组织。疑为肿瘤时，除切除肿瘤组织外，尽可能连带周围正常组织。不应取坏死组织送检。如系溃疡性病变，应取溃疡边缘及底部组织。

3. 切取的组织放入容器中，立即以固定液(10%甲醛溶液)固定。

4. 取材完毕后，局部止血，缝合皮下、皮肤。

【术后处理】

1. 保持切口部位清洁、干燥。

2. 适量应用抗生素。

【手术并发症】

局部感染。

（王一芳）

第二篇　烧伤整形外科

第一章　基本理论

一、皮肤的结构和生理功能

（一）皮肤结构

皮肤是人体最大、最重要的器官之一。成人的体表面积约为 1.5～2.2 m^2，占体重的 14%～16%。皮肤可分为表皮和真皮。表皮为上皮组织；真皮为致密结缔组织，其深面是疏松结缔组织构成的皮下组织。皮肤的厚薄依身体部位不同而异。眼睑、耳后皮肤最薄；躯干和四肢的伸侧较屈侧的皮肤为厚；最厚的为足底和肩背部。

1. 表皮层(epidermis)　由外胚层生发而来，包括表皮细胞、色素细胞及朗汉细胞。表皮层从里到外可分为基底细胞层、棘细胞层、颗粒细胞层及角质层四层。手掌及足跖部在角质层下还有一层透明层；头皮、腹部表皮仅分为角质层和生发层两层。其中，基底细胞的蛋白合成速度极其迅速，有很强的再生能力。只要基底细胞层还剩 1/10 未死细胞，由于这些细胞再生，2 周左右即可重新形成完整的基底细胞层。角质层具有重要的防御能力。

2. 真皮层(corium)　由结缔组织构成，厚约 0.2～4 mm，位于表皮下，可分为浅层的乳头层和深层的网状层。乳头层为纤细疏松的胶原，与表皮层呈锯齿状连接，向表皮层凸出处称为真皮乳头，有丰富的浅层毛细血管。网状层由致密的结缔组织、粗大的胶原纤维、弹力纤维、网状纤维和许多细胞组成。毛囊、汗腺、皮脂腺等位于其内。真皮的基质包含透明质酸、硫酸软骨素 B、硫酸角蛋白等，上述物质通称为氨基葡萄糖聚糖。

基底膜是表皮、真皮连接处的化学分界线，在固定及染色时，才聚合沉淀成一层连续的结构。

3. 皮肤的附属结构

(1) 汗腺：为圆形腺体，中空，周围为柱状或方形细胞。它们大多位于真皮深层，甚至深入至皮下组织。21 日后愈合的深度烧伤创面，其再生的表皮主要来自汗腺及汗腺管。断层皮片移植时，汗腺本身大多不包括在皮片中。手掌及足底汗腺多，但无毛囊及皮脂腺。

(2) 皮脂腺：大多数与毛囊相通，为单个或分枝之腺体。整个腺体为结缔组织包裹，其开口很大，位于毛囊颈部。面部皮脂腺丰富，胸腹及四肢不多。

(3) 毛囊：为深 Ⅱ° 烧伤创面愈合过程中表皮再生的主要来源。毛囊的内外表皮根鞘与表皮层相连。其细胞结构与表皮层相似，均来自外胚层。毛囊大多位于真皮深层。头皮，腋下，耻骨上，男性唇上、颏下，个别男子的胸腹中线的毛囊可深达皮下组织。这些部位毛囊相距甚近。如在头皮切取断层皮片，邻近之毛囊可以迅速再生。上皮增殖外翻，创面很快愈合。自头皮切取薄断层(0.2 mm)或厚断层(0.5 mm)皮片，均不包含毛囊根部，因此不影响毛发生长。

4. 皮下组织　与真皮无明显界限，由结缔组织过渡，疏松而富有弹性，内含较大的血管、神经、淋巴管通往皮肤。

（二）皮肤的生理功能

1. 皮肤的保护和防御功能　皮肤不仅是人体最重要的天然屏障，能够抵抗外界各种物理、化学的刺激以及微生物的侵入，而且具有参与主动免疫反应的功能；皮肤呈酸性，不利于病菌的生长；具有柔韧性，可承受外力的冲击、牵拉和摩擦；表层有一层溶脂物质，与水分起乳化作用而产生脂类薄膜，既能保护和防止体内水分的蒸发，又可防止外界水分的渗入，使皮肤保持一定的干湿度、韧性和柔软性。

2. 体温调节功能　人的体温在体温中枢的作用下，通过巨大的体表面积、皮肤血管扩张收缩、汗腺分泌等，以散热和保温进行调节而维持体温恒定。

3. 呼吸功能　人体在30℃时24 h内可通过皮肤排除碳酸7～10 g，吸收氧3～4 g。人在正常情况下，皮肤呼吸仅占气体代谢总量的1%；同样条件下，从事体力劳动时，通过皮肤吸收氧的量要比安静时增加50%～100%。

4. 排毒和排泄作用　汗腺分泌的汗液含有各种不同的化学成分，在常温下，人体24 h内排汗300～500 ml，高温时可超过上述数量的数倍到数十倍，而且失盐较多，还伴有许多代谢产物。当肾脏和肺脏有疾患时，皮肤的排泄能力增强，取代肾脏和肺脏排泄水分和一些毒性物质。

5. 感觉作用　皮肤具有冷觉、热觉、痛觉、触觉和其他复杂的感受器，对来自外界化学的、物理的等刺激可作出相应的反射活动。

二、烧伤后的病理生理

（一）局部病理变化

1. Ⅰ°烧伤(first degree burns)　仅伤及表皮浅层，生发层健在，再生能力强。主要是血管扩张、皮肤发红和疼痛，水肿较少，3～7日脱屑痊愈，短期内有色素沉着。

2. Ⅱ°烧伤

(1) 浅Ⅱ°烧伤(superficial second degree burns)：伤及表皮的生发层、真皮乳头层。在表皮与真皮间形成水疱(bulla)，内含淡黄色澄清液体，水疱皮剥脱后，由于真皮层直接外露，充血的创面渗出较多、较红，温度较高，并因感觉神经末梢暴露而产生疼痛。上皮再生靠残存的表皮生发层和皮肤附件(汗腺、毛囊)的上皮增生，如不感染，1～2周内愈合，一般不留瘢痕，多数有色素沉着。

(2) 深Ⅱ°烧伤(deep partial thickness burns)：伤及皮肤的真皮层，介于浅Ⅱ°和Ⅲ°之间，由于坏死的部位真皮仍附着于创面，故颜色淡红或白中透红，渗出较少，温度较低，感觉迟钝，深浅不尽一致，也可有水疱，由于真皮层内有残存的皮肤附件，可赖其上皮增殖形成上皮小岛修复，需时3～4周。但常有瘢痕增生。

3. Ⅲ°烧伤(full thickness burns) 是全皮层烧伤甚至达到皮下、肌肉或骨骼。创面干燥无水疱,局部苍白、焦黄或炭化,痛觉消失,局部温度低,皮层凝固性坏死后形成焦痂(eschar),触之如皮革。因皮肤及其附件已全部烧毁,无上皮再生的来源,必须靠植皮覆盖创面;小面积的Ⅲ°烧伤,才有可能靠周围健康皮肤的上皮爬行而收缩愈合。

(二) 全身病理变化

1. 体液渗出 除损伤的一般反应外,无论烧伤深浅或面积大小,伤后迅速发生的变化为体液渗出。

体液渗出主要因毛细血管通透性增加所致,烧伤后立即释放的多种血管活性物质,如组胺、5-HT、激肽、前列腺素类、儿茶酚胺、氧自由基、内皮素、肿瘤坏死因子、血小板活化因子、白三烯、溶酶体酶等,是引起烧伤后微循环变化和毛细血管通透性增加的重要因素。

体液渗出的速度,一般以伤后6～12 h最快,持续24～36 h,严重烧伤延续至48 h以上,此时水肿最明显。以后渗出逐渐停止,水肿渐退而尿量增加。

烧伤渗出液总量的多少与烧伤面积有关。在较小面积的浅度烧伤,体液渗出主要表现为局部组织水肿,一般对有效循环血量无明显影响。当烧伤面积较大(一般指Ⅱ°、Ⅲ°烧伤面积成人在15%,小儿在5%以上者),含有电解质、蛋白质的血浆液的渗出,使血液浓缩,有效循环量减少,尤其是抢救不及时或不当,人体不足以代偿迅速发生的体液丢失时,则循环血量明显下降,导致血流动力与流变学改变,进而发生休克。烧伤休克的发生和发展,系体液渗出所致,有一渐进累积过程,一般6～12 h达高潮,持续约36～48 h,血流动力学指标才趋于平稳。因此要争取时间,在休克未发生或未发展至严重阶段前,积极治疗,休克多可被纠正或防治。

此期常见的并发症为急性肾衰竭、肺水肿、脑水肿、应激性溃疡等;严重烧伤破坏相当数量的红细胞,特别是面积大、深度广的病例,红细胞的破坏是进行性的。

2. 急性感染期 严重烧伤后易发生全身性感染的原因主要有:① 皮肤、黏膜屏障功能受损,为细菌入侵打开了门户,坏死组织和渗出液是细菌的良好培养基。② 免疫系统功能失衡烧伤后,尤其是早期,体内与抗感染有关的免疫系统各组分均受到不同程度的损害,过度的炎症介质的释放加剧了炎症反应,导致SIRS。③ 机体抵抗力降低。烧伤后3～10日,正值水肿回吸收期,患者在遭受休克打击后,内脏及各系统功能尚未调整和恢复,局部肉芽屏障尚未形成,烧伤后渗出使大量营养物质丢失,以及回收过程中带入的“毒素”(细菌、内毒素或其他)等,使人体抵抗力处于低潮,对微生物的易感性增加。④ 肠源性感染。严重烧伤后,由于肠道菌群微生态平衡紊乱,肠道黏膜屏障的损害以及免疫功能受抑,存在肠源性感染的问题。⑤ 医源性因素,如静脉置管或导尿时间过长等。

烧伤早期缺血缺氧损害是机体易发生全身性感染的重要因素,因此抗休克防治感染是此期的关键;急性感染在水肿回吸收期为高潮,早期爆发全身性感染的几率增高,预后严重,浅度烧伤如早期处理不当此时可出现创周炎;随之很快进入溶痂期,富含蛋白质的溶解组织是细菌生长的良好条件,故一直延续到伤后3～4个星期,待健康肉芽屏障形成后,感染的机会才逐渐减少;及时清除与杜绝感染源是防治全身性感染的关键。

3. 创面修复期 创面修复(wound repair)过程在伤后不久即开始。创面修复所需时间与烧伤深度等多种因素有关,无严重感染的浅Ⅱ°和部分深Ⅱ°烧伤可自愈。但Ⅲ°和发生严重感染的Ⅱ°创面只能瘢痕愈合或需植皮覆盖创面。无论深Ⅱ°烧伤的痂皮或Ⅲ°烧伤的焦痂，大多在伤后2～3星期或更长时间开始与肉芽组织分离，自溶脱痂，使得感染机会增多，因此促使创面愈合是关键。

创面愈合后产生的瘢痕需要功能恢复锻炼和整形矫正的过程，因此有人将此期分为两期，即“创面修复期”和“功能恢复期”。

需强调的是，烧伤的临床过程较复杂，三期之间互相重叠、互相影响，如体液渗出不久，急性感染期和修复期已开始，休克易致感染，感染又可影响休克的发生和发展；感染的创面愈合延迟、瘢痕增多。但并不是所有烧伤都必须经过这3个过程，应分别对待。分期的目的是便于临床观察和治疗有所侧重。抗休克、抗感染和创面处理是烧伤治疗的3个主要问题，创面处理贯穿始终，从急救开始就应重视。

三、冷伤的病理生理

目前对冷伤(cold injury)的病理生理变化的研究较为深入，并认为原发冷伤和继发血循环障碍是造成受冻组织损伤的主要原因。冷伤是机体受低温侵袭所引起的局部或全身性损伤，分为两种病理类型：一类由冰点以上的低温引起，称为非冻结性损伤，包括一般的冻疮、战壕足等，由于低温、潮湿的作用，使血管处在长时间收缩和痉挛状态，发生血管功能障碍而引起。另一类由于冰点以下的寒冷所造成的组织冻伤，称为冻结性损伤，包括局部冻伤、冻僵和冻亡。冷伤的发病过程，包括生理调节、组织冻结和复温融化3个阶段。

1. 生理调节阶段　在通常情况下，人体产热与散热之间保持着动态平衡，因而能保持体温恒定。当人体遇冷时，不论寒冷强弱、作用久暂，人体抵御寒冷的过程主要通过体温调节中枢来完成。

受伤之初，人体为了调节产热与散热之间的动态平衡，一方面使产热增加，主要表现为肌肉紧张度增加(可出现寒战)，使代谢率明显增高；严重者，除肌肉外，内脏代谢活动也随之增强。另一方面则使散热减少，表现为皮肤血管收缩，血流减少，如果持续受冷，该部位血管反而扩张，结果血流量增加，皮温回升，使局部循环暂时得以改善。此血管收缩和扩张现象可交替出现。无论收缩与扩张，均为人体抵御寒冷的保护反应，最终导致局部血管持续性收缩，温度更加降低，缺血缺氧。

总之，在受冷之初，各项生理功能均趋亢进，如代谢增加、心跳加快、血管舒缩交替等；继之则转向抑制，表现为糖原大量消耗、代谢率降低、心跳减慢、内分泌功能降低、中心体温下降等。此后，末梢血管则出现持续性收缩，肢体或其他末端组织就可能发生冻伤。

2. 组织冻结阶段　当组织温度降至冰点以下时，就会发生冻结。组织冰点因组织种类和部位而异。一般地说，组织开始冻结的温度应低于－5℃。

组织冻结后，进展比较迅速，先形成冰核，然后向四周扩张，冰晶的大小与冰结速度有关，速度快，则冰晶小。局部冻伤一般为缓慢冻结，缓冻时，首先使细胞外液的水分形成冰晶体，随着时间的延长，冰晶体逐渐增大。速冻时，不仅使细胞外液冻结，而且也冻结了细胞内液。有时在接触温度极低的硬质固体(如机械或武器的金属部分)或液体(如液氮)时，可立即造成接触部位的皮肤冻结，如未能及时脱离接触，冻结组织可以迅速加深，严重者可将皮肤冻结在低温固体上，强行脱离时可造成撕脱伤。

冻结对组织的损伤，一方面由于冰晶的机械性损伤，造成细胞膜的破坏，即冰晶体增大后引起细胞间桥断裂和细胞膜破坏。另一方面，冻结过程及融化时所产生的细胞损伤，主要是由于电解质浓度改变后，发生严重的细胞脱水和蛋白变性所致。

不同的组织细胞对冻结的抵抗力并不一致，例如神经、血管、横纹肌对低温的耐受力差，而皮肤冷冻后尚可存活。因此，一般认为在冻结阶段尚难断定组织的损伤程度和范围，而复温阶段的病理生理变化，尤其是微循环的改变，是一重要环节。

3. 复温阶段　表浅的皮肤冻结，在复温后，局部呈一般的炎性反应，多无严重损伤，1～2周可痊愈。深部组织冻结，虽经复温，损伤并未因此而终止。不仅电解质紊乱和代谢障碍依然不同程度地存在，而且出现新的病变，突出的是微循环的改变。由于冻结阶段时已形成的血管壁损伤，可使毛细血管通透性增加，发生血浆渗出和水肿；同时，出现血流减慢，血液的有形成分堆积和凝集，以致血栓形成。复温融化阶段的组织损伤，与复温方法关系甚大，通常用温水（42℃）快速复温能显著地减轻组织损伤。

复温融化后因局部血液循环障碍而引起的损伤，称为继发性损伤。原发性损伤，即冻结时的细胞脱水、蛋白变性和酶的破坏，是造成坏死的基本原因。但在一定条件下，因冻区血液循环障碍所致的继发性损伤，也可能成为冻伤的主要损伤。

四、烧伤与代谢

（一）代谢活动的分期

1. 抑制期（ebb phase）　烧伤后人体有一短暂的抑制期，相当于临床上的休克期，其特征是生理功能全面抑制，表现为：基础代谢率低、产热低、血容量低及 24 h 尿尿素氮排出少于 5 g。持续时间按伤情自伤后数小时至数日。

2. 高涨期（flow phase）　当机体从初期的创伤中恢复过来后，继之为代谢活动增强的高涨期，表现为：基础代谢率、氧耗量、糖异生、脂肪动员、蛋白质分解及尿尿素氮排出均增多等；且持续时间长，按严重程度自伤后 2～3 日至 1 个月以上；代谢紊乱严重，是烧伤后的主要代谢反应。

（二）超高代谢

烧伤后能量消耗可较正常增高 50%～100%，故称“超高代谢”。

烧伤患者的代谢率随烧伤总面积增加而增加；总面积相同时，深度烧伤面积大者，代谢率升高显著；伤后不同时期的代谢率明显不同，随病程进展而升高，随创面愈合而逐步降低。代谢特点是交感神经兴奋性增高，下丘脑-垂体轴活动性增高，高分解代谢，高血糖和胰岛素抵抗（insulin resistance），细胞因子等的产生导致代谢恶化。

表现为：体重下降、负氮平衡，免疫功能改变，延迟创面愈合和功能恢复。烧伤后的高代谢不是营养摄入不足所致，即使摄入量超过估计需要量很多，其代谢率仍较正常为高，因此烧伤后热卡、蛋白质、水分和各种维生素的需要量均比正常人多。

（三）代谢调理

代谢调理是应用药物、生物制剂等抑制体内分解激素或细胞因子的产生，降低分解代谢。如环氧化酶抑制剂可抗炎，合成胰岛素、重组人生长激素等促进蛋白质合成，调节机体的代谢。通常将介导烧伤代谢反应的介质分为三类：激素如儿茶酚胺、糖皮质激素、胰高血糖素、胰岛素、生长激素；细胞因子如 TNF、IL－1、IL－6、干扰素；脂类介质如血小板活化因子、PGE_2、TXB_2、白三烯。烧伤后代谢反应的调理除了对神经内分泌反应和炎性介质调理外，还应当考虑特殊营养物质及促进合成的激素、生长因子的应用。

五、烧伤与免疫

皮肤屏障受损的重要后果之一是使微生物有机可乘，但烧伤后的局部炎症反应起着重要的防御作用。由血管活性物质所触发，使血管通透性增加，黏附于血管壁之吞噬细胞受化学性趋化因子作用的影响，逸出血管，走向细菌入侵部位；严重烧伤时，巨噬细胞被过度活化，其分泌功能上调，脂质代谢增加，前炎性细胞因子大量释放，趋化、激发各种免疫细胞如中性粒细胞、血管内皮细胞等相互作用，引起局部甚至全身性炎症反应。

1. 巨噬细胞既有吞噬杀菌的非特异性免疫功能，也有处理和呈递抗原参与特异性免疫，并合成和分泌近百种活性各异的免疫化学分子。严重烧伤后，其吞噬杀菌等功能减退，直接损害机体防御系统；另一方面它的分泌功能上调，释放大量的炎症介质，有引起 SIRS 和 MODS 的可能性。

2. 中性粒细胞为非特异性免疫反应的主要细胞，起着趋化、调理、吞噬、杀菌作用并促使创面愈合。严重烧伤后中性粒细胞的各种功能均降低，在炎区大量聚集，将大量原本是杀菌作用的各种物质释放至细胞外，从而伤及邻近的甚至是远离伤区的正常组织，成为对机体有害的罪魁祸首。

3. 淋巴细胞不仅是特异性免疫的建立和执行者，而且它及它所分泌的免疫分子也是免疫系统的调控者。在烧伤后 2～3 周，T 细胞总数及百分比均有所下降，下降程度和恢复程度视烧伤的严重性而发生相应变化，T 细胞亚型的转向变化在伤后免疫紊乱中起着重要作用；B 细胞产生抗体的功能也表现出受抑现象。

4. 血管内皮细胞是一种多功能细胞，数量大、分布广，受细胞因子激发后过度活化而释放各种致炎性介质，在炎症反应中扮有重要角色。如黏附分子可加重炎症反应，内皮素是伤后组织水肿的原因之一等等。因此烧伤后出现的免疫抑制性细胞是多种多样的，都参与了伤后的免疫功能紊乱。

5. 细胞因子是细胞合成和释放的，介导细胞与细胞间的相互作用。与烧伤后病理生理发展过程有关的主要细胞因子有：促进炎症反应的前炎性细胞因子(pro-inflammatory)，如 TNF、IL－1、IL－6；有趋化作用的，如 IL－8；有与免疫有关的，如 IL－2、IFN－γ、IL－12、IL－18；具有免疫抑制作用的，如 IL－4、IL－10 等。这些细胞因子不仅是伤后炎症反应的参与者，还是启动者，因在炎症反应中起始动和调控作用被认为是炎症反应发生的扳机，也就是所谓的“细胞因子瀑布效应”。

总之，免疫变化与烧伤程度密切相关，随烧伤严重度的增加，免疫功能的变化也相应加重。大面积烧伤患者几乎所有的免疫功能都受到影响，防御感染的能力被削弱，并与感染互为因果关系。这些变化在烧伤后很快发生，一般在 2～3 周达到高峰，以后逐渐恢复，伤情越重,恢复越慢。只有早期封闭创面,才能使免疫功能恢复正常。

六、吸入性损伤的病理生理

吸入性损伤是烧伤(inhalation injury)患者死亡的重要原因,所致的病理生理变化主要有:

1. 气道损伤　热力可直接烧伤气道,轻度气道烧伤有黏膜上皮变性,纤毛消失,固有膜充血水肿,黏液腺分泌亢进;中度气道烧伤的黏膜呈多发性局限性坏死,溃疡形成;重度气道烧伤的黏膜呈广泛凝固性坏死,假膜形成,坏死组织脱落后软骨环裸露。另外,吸入碳粒和某些毒性物质,会引起支气管痉挛。在多因素共同作用下,使伤后气道阻力增加造成通气障碍、窒息。

2. 肺水肿　吸入性损伤后很快发生肺水肿的可能因素有:直接损伤肺泡上皮细胞和肺血管内皮细胞,促使白细胞、血小板聚集释放介质;并发肺微循环障碍,组织缺血再灌注损伤后产生氧自由基等介质;激活补体系统。介质造成肺组织损伤后,出现血管通透性的改变,肺微血管受损大量液体进入肺间质,间质水肿表现为组织间隙增宽;间质液体进入肺泡形成肺泡内水肿,表现为肺泡内有蛋白性水肿液,有时可见透明膜形成;吸入性损伤后肺泡Ⅱ型细胞受损,表面活性物质合成能力减低,使肺泡表面张力增高而造成肺水肿。因此,肺泡隔增宽、透明膜形成,使气体弥散更加困难,是并发呼吸功能衰竭的主要病理基础。

3. 肺萎陷或肺不张　吸入性损伤可伤及小支气管及细支气管,脱落的坏死组织和烟雾颗粒等易阻塞管腔而发生肺不张;吸入性损伤后肺泡表面活性物质减少及活性下降可致肺萎陷。多为局灶性或小叶性肺不张。

4. 肺灌流量减少　有效的气体交换不但要有足够的通气量,而且要有充足的血流量。肺血流量受肺血管阻力及心排血量的影响较大。吸入性损伤因血容量减少、毒性物质对心肌的直接作用及心肌抑制因子等,使心排血量减少,加以肺血管痉挛、肺循环高压、肺血管阻力增加及肺微血栓等,可使肺灌流量减少;又因气道阻塞、肺水肿、肺不张等使通气量减少,使得通气-灌流异常而影响换气功能。

七、皮肤再生和愈合

烧伤创面愈合是一个复杂而有序的过程,包括炎症细胞、修复细胞的聚集,受损组织的清除和产生细胞外基质,最后完成再上皮化或形成瘢痕。这一过程包括炎症反应、细胞增殖、创面成熟和重建三个阶段。

1. 创面愈合第一阶段为局部炎症反应,组织损伤启动外源性凝血,血小板释放血小板源性生长因子,吸引中性粒细胞等向损伤部位迁移,炎症细胞和炎症介质引起的炎症不仅清除坏死组织和异物,同时炎症细胞产生的各种因子,启动和调控表皮细胞、成纤维细胞和内皮细胞的活动以利于创面修复。

2. 角质细胞、成纤维细胞和血管内皮细胞是皮肤伤口愈合的3种主要细胞,由这3种细胞的迁移、增殖来完成烧伤创面再上皮化、新生血管化和形成肉芽组织并重建皮肤屏障功能。

Ⅰ°烧伤仅伤及表皮的角质层、棘细胞层或部分生发层，生发层以下不受损害，其再生修复是由健存的基底细胞再生而替代坏死脱落的细胞，属于完全性病理性再生。

浅Ⅱ°烧伤创面愈合过程由于生发层部分被毁，因此仅涉及再上皮化，是表皮层的修复，不涉及肉芽组织的形成和创面的重新塑造，属于完全性病理性再生。如无感染，2周左右痊愈。

深Ⅱ°烧伤创面的组织缺损除表皮外还有相当深的真皮缺损，需肉芽组织填补真皮缺损，并依靠创面残存的皮肤附件上皮组织和烧伤创面边缘角质细胞的迁移、增殖、分化，封闭创面，因此愈合后可留有瘢痕。

Ⅲ°烧伤创面为全层皮肤缺损，不能由残存的皮肤附件的上皮组织修复，其修复的基本过程为血管内皮细胞和成纤维细胞增殖，肉芽组织形成，瘢痕愈合；如烧伤创面小于4 cm^2的小范围全层缺损可凭创缘的表皮细胞向中心迁移来完成修复，范围较大的全层皮肤缺损需要自体游离皮片移植才能完成表皮层的修复。

3. 深Ⅱ°烧伤创面的再上皮化和Ⅲ°烧伤创面经自体皮肤移植重建皮肤屏障后，愈合过程并未结束，还需经历组织成熟和重建的阶段，肉芽组织中的胶原继续其病理性愈合过程，表现为增生性瘢痕形成和成熟，这是一个缓慢、精细的生物学过程，经历数月至数年，最终使创面愈合过程中形成的肉芽组织演化为正常的结缔组织。

（周　芳）

八、瘢　痕

瘢痕（scar）组织是人体创伤修复过程中的必然产物，任何创伤的愈合都伴有不同程度的瘢痕形成，瘢痕是机体修复创伤的最终结果。

（一）瘢痕形成的机制

创伤开始愈合，在纤维素网将创口黏合在一起后，逐渐出现成纤维细胞和毛细血管内皮细胞增生及神经末梢长入，表面覆盖一层新生上皮形成瘢痕，成纤维细胞按一定模式形成胶原纤维。当胶原纤维在创口内开始出现后，即迅速增长增多而沉积。胶原纤维有高度的韧性，能承受较大的机械力量，可增加创口抗张力强度。如创口的张力越大则胶原纤维沉积也越多。

（二）瘢痕过度增生的原因

1. 胶原合成沉积超过胶原降解是瘢痕增生的主要原因。

2. 肌成纤维细胞是创面收缩的动力细胞，是引起瘢痕挛缩的主要因素。

3. 真皮基质中蛋白多糖、透明质酸、纤维联结蛋白等成分比例改变，是瘢痕增生挛缩发生的细胞生物学基础。

（三）瘢痕的分类

1. 表浅性瘢痕　是创伤后皮肤表浅的一种瘢痕，局部柔软、平整，对机体功能无障碍。

2. 增生性瘢痕　又称肥大性瘢痕，瘢痕高出皮面，形状不规则，潮红充血，质坚韧，不向周围扩张，只在原位肥厚增殖，与基底组织不粘连。

3. 萎缩性瘢痕　又称不稳定性瘢痕，表面平坦，坚硬，瘢痕表面仅覆盖一层菲薄的表皮细胞，易破损形成溃疡，经久不愈，有癌变可能。

4. 挛缩性瘢痕　广泛皮肤缺损的创面自行愈合后，瘢痕向心性收缩，创口周围的皮肤也被牵拉带动，向创口的中心移动。严重时导致外貌及功能畸形。

5. 瘢痕疙瘩　进行性高度生长的瘢痕组织，其范围超过原有病变位置向附近扩张。瘢痕表面呈瘤状增生，光滑、红润、发亮、质硬，常见扩张的毛细血管。瘢痕自边缘向外伸出，形如蟹足。

6. 瘢痕癌　又称 Marjolin 溃疡。多见于不稳定性瘢痕，尤其当瘢痕长期破溃形成经久不愈的溃疡时应警惕其癌变。

（四）影响瘢痕增生的因素

1. 年龄　儿童和青少年瘢痕增生程度严重，增生期较长；老年人增生期较短，增生程度较轻。

2. 种族和遗传因素　皮肤色素深者较肤色淡者瘢痕增生程度严重，家庭的遗传素质也影响瘢痕增生期的长短和增生的程度。

3. 感染因素　感染加重瘢痕增生。

4. 手术和伤口修复方式　手术切口方向、角度的选择；创面的深度；手术伤口的缝合技巧；切削痂后创面的覆盖方式不同所形成的瘢痕不同。

5. 部位　面、颈、手和蹼间、肘、腋、腹股沟、腘窝、足等关节周围瘢痕增生程度严重。

6. 张力　张力越大，瘢痕增生越严重。

九、皮　瓣

皮瓣（skin flap）是由皮肤及皮下组织组成的有血供的组织块，通常有一个包含动静脉或神经的蒂部。

（一）皮瓣分类及特点

1. 随意型皮瓣（random pattern skin flap）

（1）局部皮瓣：利用缺损区周围皮肤及软组织的弹性、松动性、可移动性，在一定条件下重新安排局部皮肤的位置，修复组织缺损。皮瓣的长宽比例视供瓣部位不同而不同，一般在 1∶1～3∶1 之间。常见的有推进皮瓣、旋转皮瓣、交错皮瓣等。

（2）邻位皮瓣：供瓣区与缺损区不相连接的随意皮瓣。常用的有隧道皮瓣、旋转带蒂皮瓣、皮下蒂皮瓣等。

（3）远位皮瓣：利用较远且较为隐蔽的部位作修复缺损的供区的皮瓣。常用的有交腿皮瓣、下腹部皮瓣、管型皮瓣等。

2. 轴型皮瓣（axial pattern skin flap）　含有知名动脉及伴行静脉，并以此为长轴设计的皮肤组织瓣。皮瓣设计面积视供血动脉分布情况而定，无绝对长宽比例制约。轴型皮瓣旋转角度较大。必要时可行游离移植。常用的有一般轴型皮瓣、岛状皮瓣、肌皮瓣、游离皮瓣等。

（二）皮瓣适应证

1. 修复由肌腱、骨、关节、大血管、神经干等组织裸露的新鲜创面或陈旧性创面。

2. 器官再造。

3. 洞穿性缺损的修复。

4. 血运较差、营养不良缺损创面的修复。

5. 头皮及眉毛的修复。

（三）皮瓣运用选择原则

1. 供受区在皮肤质地、色泽上应选择相近，功能上以次要部位供瓣修复重要部位。

2. 以局部皮瓣、邻近皮瓣为首选，力求安全简单。

3. 尽可能避免不必要的“延迟”及间接转移。

4. 尽可能选用血运丰富的轴型皮瓣或岛状皮瓣。

5. 正确估算缺损面积，合理设计皮瓣面积大小。

6. 灵活应用皮瓣组合设计，以最小创伤达到最佳修复效果。

7. 供瓣区无明显功能障碍。

（四）皮瓣转移手术要求

1. 严格遵循无菌原则及无创操作技术。

2. 注意手术顺序，动态观察皮瓣远端血运。

3. 严格止血，严密缝合，精细对合，不留死腔，没有张力。

4. 留置引流，微压包扎，确切制动。

（五）皮瓣常见并发症

1. 皮瓣血运障碍　供血不足或回流不畅。

2. 皮瓣下血肿。

3. 皮瓣撕脱。

4. 皮瓣感染。

十、皮片移植的分类、生长与功能

（一）皮片移植

通过手术方法切取皮肤的部分厚度或全层厚皮片，使之完全与身体供皮区分离，移植到受皮区，重新建立血液循环，并继续保持活力，以达到整形修复的目的。这种手术称为皮片移植术。

（二）皮片移植的分类

根据皮片厚度，皮片移植可分为五类：

1. 刃厚皮片移植　皮片厚 0.15～0.3 mm，含有表皮和薄层真皮（真皮乳头层）。

2. 超薄皮片移植　皮片厚 0.05～0.10 mm，仅含表皮层，呈透明状。

3. 中厚皮片移植　皮片厚 0.31～0.6 mm，含表皮及真皮的一部分。又可分为薄中厚皮片和厚中厚皮片两类，前者包含 1/3 层厚的真皮，后者包括 2/3 层厚的真皮。

4. 全厚皮片移植　包含皮肤全层组织。

5. 带真皮下血管网全厚皮片移植　除包含表皮层及全部真皮层外，还保留真皮下血管网及少许皮下脂肪。

（三）皮片移植的生长

皮片移植后 24 h 为血浆营养期，受皮区有纤维蛋白渗出，使皮片黏附；24 h 后血管芽长入皮片，4～5 日皮片重新血管化，成纤维细胞开始发育为纤维细胞；9～12 日完成毛细血管改建，纤维性愈合已牢固，皮片移植成功。

（四）不同厚度皮片移植的选择

1. 刃厚皮片移植

(1) 刃厚皮片易成活，抗感染能力强，

(2) 供皮区 7～10 日愈合，不遗留瘢痕，可重复取皮。

(3) 皮片收缩性不大，但皮片薄，移植成活后不耐摩擦和受压。

(4) 创面愈合后有瘢痕增生，可发生挛缩，移植在功能部位不能达到完全恢复功能的目的。

2. 超薄皮片移植

(1) 适用于移植在 Integra 和 Alloderm 基底上，超薄皮片移植在这两种真皮基质上不会发生收缩。

(2) 供皮区愈合后几乎不留痕迹。

3. 中厚皮片移植

(1) 中厚皮片含有较多弹力纤维，移植后收缩少、柔软、耐摩擦。

(2) 适用于功能与外观要求较高的颜面、关节等部位的切、削痂创面和皮瓣供区的新鲜创面。

(3) 移植时需缝合固定。

(4) 供皮区可留有增生性瘢痕。

4. 全厚皮片移植

(1) 成活后的外观、质地和正常皮肤甚为近似，挛缩甚少，能耐受一般摩擦和负重。

(2) 在感染创面上不易成活。

(3) 供皮区不能自愈，需缝合或移植刃厚皮片。

(4) 移植时需缝合固定。

5. 带真皮下血管网全厚皮片移植

(1) 较全厚皮片易成活。

(2) 有耐摩擦、持重及抗挛缩的效果，适用于颜面和功能部位创面的修复。

(3) 对凹陷的缺损创面，可起到填充、使外形丰满的效果。

(4) 供皮区不能自愈，需缝合或移植刃厚皮片。

（五）影响皮片成活的因素

1. 血肿。

2. 感染。

3. 包扎固定不当。

4. 创面不良。

5. 全身情况差。

十一、创面覆盖物

（一）创面覆盖物分类

1. 根据应用的材料可将创面覆盖物分为三类。

（1）生物敷料：主要品种有同种异体皮片、异种皮片、羊膜、胶原、甲壳胺等。

（2）合成敷料：这是一种以高分子为材料的人工创面覆盖物，无抗原性，材料来源广，易保存，价格相对低廉。

合成敷料不仅具有屏障功能，并且主动参与创面愈合的主要过程，给创面提供一个微湿、微酸和低氧的环境，有利于坏死组织和纤维蛋白的溶解，促进毛细血管新生，促进PDGF、EGF、bFGF等释放，影响创面愈合速度和愈合质量。根据材料的性能又可分为半透膜、水凝胶和水胶体三种。

（3）生物合成敷料：外层为高分子材料，内层为生物材料。外层应用的高分子材料通常为微孔的硅膜，能阻止细菌入侵、防止水分丢失并具有透气性。内层材料选用交联的动物胶原，胶原具有良好的生物相容性，不引起异物、炎症和排斥反应。

这样的生物合成敷料，外层具有相当于表皮的屏障功能，内层以胶原为主要材料，可增加粘附性，胶原基质适合成纤维细胞长入。代表品种 Biobrane 和 Integra 就是属于这种类型的创面覆盖。

2. 根据其作用可将创面覆盖物分为两类。

（1）暂时性敷料。

（2）永久性敷料：自体皮肤是最理想的永久性创面覆盖物。理想的永久性创面覆盖物一定是双层和生物源性的。现在永久性创面覆盖物的开发已从培养表皮细胞向复合皮方向发展。由真皮或含有真皮主要成分的胶原、成纤维细胞构成的真皮等同物作为表皮细胞培养支架是这类复合皮的特点。

（二）理想的创面覆盖物应具有的条件

1. 良好的黏附性，迅速而牢固地与创面黏附，在各种生活条件下不脱落。

2. 不透水而能控制水分蒸发，具有类似正常皮肤的水分蒸发率。

3. 减少热量、蛋白质和电解质丢失。

4. 阻止细菌入侵和限制细菌在创面上定植，不增加感染机会。

5. 减轻疼痛。

6. 不干扰创面的正常愈合机制，无占位性。

7. 良好的顺应性，使用方便，易去除。

8. 耐酶，能稳定在各种不同性质的创面上。

9. 安全、无毒。

10. 低或无抗原性，无其他不良反应。

11. 贮存和运输方便，室温下保存。

12. 价廉。

(三）创面覆盖物应用选择

临床应用暂时性创面覆盖物须根据烧伤总面积、Ⅲ°烧伤面积、烧伤创面性质、创面修复的阶段、创面覆盖物的特性和卫生经济学等因素加以综合考虑，选择合适的创面覆盖物，才能获得理想的效果。

1. Ⅲ°烧伤切痂创面和深Ⅱ°烧伤削痂创面，由于供皮区不能提供足量的自体皮肤而一次完成自体皮片修复，可选用同种异体皮肤、辐照猪皮、Biobrane。Ⅲ°烧伤面积是决定选用何种覆盖物的重要依据。Ⅲ°烧伤面积小于30%体表面积时，选用辐照猪皮、Biobrane；Ⅲ°烧伤面积占30%～50%体表面积时，选用辐照猪皮；Ⅲ°烧伤面积占50%～70%体表面积时，优先考虑同种异体皮肤，同种异体皮肤来源困难时也可选用辐照猪皮；Ⅲ°烧伤面积大于70%体表面积，尤其大于90%体表面积的病例，应当选用同种异体皮肤。

2. 在各种方式的混合移植中，自体皮与创面的比例是决定选用何种创面覆盖物的重要依据。自体皮与创面比例小于1∶6，可选用辐照猪皮；两者比例小于1∶8，优先考虑应用同种异体皮肤。

3. 削痂创面残存上皮组织较多，预计在合适的创面覆盖物保护下可再上皮化，选用甲壳胺膜。

4. 深Ⅱ°烧伤创面坏死组织已脱落，处在再上皮阶段，可选用甲壳胺膜闭合性或半闭合性水凝胶或水胶体敷料。

5. 浅度烧伤创面，供皮区可选用甲壳胺膜、Opsite闭合性或半闭合性水凝液或水胶体敷料。烧伤渗出期创面选用藻酸盐敷料，可减少换药间隔。

6. 网状皮片、小皮片植皮创面可选用甲壳胺膜。

十二、组织移植生物学特点

移植术（transplantation）是指将某一个体的有活力的细胞、组织、器官即移植物（graft），用手术或其他方法移到自体或另一个体（异体）的体表上或体内的某一部位使之能继续发挥原有功能。

(一）基本概念

1. 供者（donor）　供给移植物的个体。

2. 受者（recipient）　接受移植物的个体。

3. 自体移植术　移植物的供者和受者是同一个体的移植手术。

4. 异体移植术　移植物的供者和受者不属同一个体间的移植手术。

5. 再植术（reimplantation）　自体移植物重新移植到原来的解剖位置的移植手术。如断手再植术、断肢再植术。

(二）组织移植分类

1. 根据供者和受者在遗传基因的差异程度，异体移植术可分为三类。

(1) 同质移植术（syn-geneictransplantation）：即供者与受者虽非同一个体，但二者遗传基因型完全相同，受者接受来自同系（同基因）供者移植物后不发生排斥反应。如临床应用中的同卵孪生之间的移植。

(2) 同种移植术(allotransplantation):即供、受者属同一种属但遗传基因不相同的个体间的移植。同种异体移植为临床最常见的移植类型。

(3) 异种移植术(xenotransplantation):即不同种属之间的移植,术后如不采用合适的抑制免疫反应的措施,受者对异种移植物将发生强烈的异种排斥反应。此型移植尚未正式应用于临床。

2. 根据不同的移植技术,移植术可分为四类。

(1) 吻合血管移植术或称血管重建移植术:即移植物从供者切取下来时血管已完全离断,移植时将移植物血管与受者的血管予以吻合,建立有效血液循环,移植物即刻恢复血供。临床上大部分器官移植如心脏移植、肝移植、肾移植、胰腺移植等都属此类。

(2) 带蒂的移植术:即移植物与供者始终带有主要血管以及淋巴或神经的蒂相连,其余部分均已分离,以便转移到其他需要的部位,移植过程中始终保持有效血供,移植物在移植的部位建立了新的血液循环后再视需要切断该蒂。这类移植都是自体移植如各种皮瓣移植。

(3) 游离的移植术(dissociated transplantation):即移植物与供者完全分离,移植时不进行血管吻合,移植后移植物血供的建立依靠受者周缘的组织形成新生血管并逐渐长入移植物。游离皮片的皮肤移植即属此类。

(4) 输注移植术(infused transplantation):即将移植物制备成有活力的细胞或组织悬液,通过各种途径输入到受者体内。例如输血、骨髓移植、胰岛细胞移植等。

(三) 临床排斥反应的分类

根据排斥反应(rejection)免疫病理机制的不同,临床排斥反应主要分为三类:超急性排斥反应;急性排斥反应;慢性排斥反应。

(四) 临床排斥反应的机制

1. 超急性排斥反应　通常是由于受者体内存在针对供者特异性抗原的预存抗体,移植物再灌注后数分钟或数小时以内,预存抗体迅速与移植物抗原结合,激活补体介导的溶解反应,同时导致移植物微血管系统内广泛的血栓形成,移植物迅速被破坏。超急性排斥反应无法治疗,只能切除移植物,进行再次移植。但它可通过术前严格的 ABO 血型配合及淋巴毒细胞毒试验而有效地预防。

2. 急性排斥反应　是临床器官移植排斥反应中最常见的类型,细胞免疫反应起主要作用。CD_4 辅助性 T 细胞识别抗原并发生活化、增殖、分化,同时辅助 CD_8^+T 细胞产生效应机制,破坏移植物。若不应用免疫抑制剂,同种异体移植物均会发生急性排斥反应。它可发生在移植术后 5 天以后的任意时间,但绝大多数发生在术后 6 个月之内。临床上一般无特征性表现。移植物组织病理学检查仍是诊断移植排斥反应的“金标准”。大剂量皮质类固醇激素冲击治疗或调整免疫抑制药物及方案对急性排斥反应通常有效。约 90%～95%的急性排斥反应可以逆转。

3. 慢性排斥反应　表现为移植术数月或数年逐渐出现的同种移植物功能减退直至衰竭。其确切机制尚不清楚。慢性排斥反应的标志为血管周围炎症、纤维化和动脉粥样硬化,其病理学表现为弥漫的向心性动脉内膜增厚、中层平滑肌增生,导致移植物主干动脉及小动脉管腔狭窄并最终闭塞,移植物慢性缺血并发生纤维化萎缩。慢性排斥反应用现有的免疫抑制剂治疗一般无效，往往需要再移植。

4. 移植物抗宿主反应　人们通常所指的排斥反应是宿主抗移植物反应。事实上，宿主和移植物之间是一个相互识别、相互作用的过程。宿主抗移植物反应发生的同时也存在移植物抗宿主反应。移植物抗宿主反应是移植物中的特异性淋巴细胞识别宿主抗原而发生的一种反应，这种反应不仅导致移植失败，还可以给受者造成严重后果。

十三、整形外科的特点和要求

整形外科(plastic and reconstructive surgery)是现代外科医学的一门分支学科，主要是研究和治疗人体体表及某些体内组织、器官的畸形或缺损，以达到恢复其生理功能及外部形态的目的。

(一) 整形外科的特点和要求

1. 整形外科患者因容貌缺陷或功能障碍，常造成精神创伤。医患间应实事求是地评判手术效果，摒弃超出实际能力的目的和期望。

2. 坚持功能恢复为重点，兼顾形态的改善为治疗的基本原则。

3. 创造性与原则性相结合，手术方式依据个体差异而制定。

4. 医师必须具备扎实的一般外科基础及相关学科的知识技能。

5. 医师必须具备专科精巧、细致的操作作风及无创技术。

6. 医师应当具备良好的医学美学基础。

(三) 整形外科基本操作要求

1. 完善的麻醉　是外科手术的基本保障。

2. 无菌技术　是整形外科手术必须严格执行的原则。任何感染都能直接影响整形手术的效果。

3. 无创伤操作　手法应轻柔、正确、熟练、迅速。避免粗暴地牵拉、挤压、钳夹、撕裂组织。在每一具体操作上要尽量避免不必要的创伤，所用器械要求精巧、细小，创面不宜过长时间暴露于空气中。将手术损伤率降低到最低程度。

4. 张力适度的缝合　任何创口过分紧张或过分松弛的缝合，都是不相宜的。

5. 无血肿发生，无死腔存在。

6. 无创面遗留。

7. 合理有效的引流。

8. 妥帖、稳定、压力适度的包扎。

十四、整形外科手术操作基本技术

1. 术前应设计并用标记笔或美兰标示手术切口。

2. 切口　切口的方向应选择与皮纹或皱纹相平行，或沿发际、皮肤与黏膜交界处、自然皱褶处(如鼻唇沟)，或选在较隐蔽的部位。在四肢关节附近的活动部位，避免做与肢体长轴平行的切口，应采用与肢体长轴垂直的切口，或采用 Z、L、S 等形状的切口。切开时，刀刃必须锋利，刀法准确，切口整齐，应避免作拉锯式来回切割。刀口应与皮肤面垂直（直角）。

3. 剥离　剥离组织时必须做到层次清楚。

4. 止血　彻底止血是手术中重要步骤之一。

5. 缝合　一般使用细针及细线(3-0～5-0)进行分层缝合。要求各层组织确切和严密地对合，缝合后无过大张力及死腔存在。

6. 包扎　一般要求敷料边缘距创口周围边缘 5～8 cm。包扎确实可靠，以免污染创口，引起继发感染。组织转移或移植后包扎创面时，敷料需要有一定的厚度与弹性，并加上均匀的压力。

（汤建平）

十五、烧伤的并发症

（一）肺部并发症

烧伤肺部并发症的发病率较高，居各类并发症的首位。以伤后 2 周内发生较多，与吸入性损伤、休克和全身性感染等有关，大多数为肺部感染与肺水肿，其次为肺不张，少数为肺梗死、胸膜炎、肺出血等。肺部感染中又以支气管肺炎占大多数，少数为大叶性肺炎、多发性肺脓肿、肺真菌病、脓胸等。近年来由于对肺功能研究的进展，创伤后急性（成人）呼吸窘迫综合征(ARDS)，在严重烧伤患者中亦时有发现。此外，多系统内脏功能衰竭的病例也不少见，常与肺功能不全密切关联。

（二）肾功能不全

导致烧伤后肾功能不全的主要原因为休克和全身性感染，其次为药物毒害（包括化学药物、抗生素等）和输血溶血反应。近年来由于休克防治的进步，少尿型急性肾衰竭已少见，而非少尿型者逐渐增多，已引起注意。单纯因休克引起的急性少尿型肾衰竭已少见，大都见于合并有血红蛋白尿及肌红蛋白尿者。对此类患者，为了避免急性肾衰竭的发生，应竭力避免低血压时间过长（但切忌用去甲肾上腺素等类加压药物），适当增加输液量并及早应用利尿剂以增加尿量，以及碱化尿液等均甚为重要。如已发生，则应及早处理，适当控制输液量，并按急性少尿型肾衰竭治疗。

全身性感染所致肾功能不全多为非少尿型，其特点为：① 肾小球滤过率随全身性感染的加重而逐渐下降，内生肌酐清除率降低，血尿素氮增高；② 肾小管对电解质调节功能一般保持正常，病情严重时有对钠、氯重吸收功能亢进现象，可出现高钠血症与高氯血症，血钾正常或偏低；③ 尿量正常或偏多，比重一般不低；④ 尸检主要发现为肾小球急性肾炎样病变，而肾小管可以正常。本症预后较差，但如能及早控制全身性感染，肾功能障碍也可以恢复。

（三）烧伤应激性溃疡

以往称为克林氏(curling's)溃疡。多见于严重休克和败血症患者，特别是后者。多发生在胃、十二指肠，亦可发生在食管和小肠，多数是多发性。早期除偶有腹部隐痛和黑便外，其他症状甚少，多在发生大出血或穿孔后方被发现。出血和穿孔时间多在烧伤后 1～3

周。防治应从多方面着手。首先是避免发生严重休克和败血症。对严重烧伤，无论有无症状，可常规给予抗酸、抗胆碱药物以保护胃粘膜，以及甲氰米胍等抗H受体药物，并口服或肌内注射维生素A(5万、10万IU)，每日1～2次。如并发穿孔，一般应采用手术治疗。大出血时，经过输血等抢救措施无效，或短期内复发，或出血来势凶猛者，也应采用手术治疗。

（四）脑水肿

烧伤后脑水肿发生原因较复杂，为多因素造成。除烧伤的全身影响，广泛的充血水肿外，尚可因乏氧、酸中毒、补液过多(尤其是水过多)、中毒(一氧化碳、苯、汽油中毒等)、代谢紊乱(如尿毒症、低钠血症、血氨增高等)、严重感染、头面部严重烧伤、肾功能障碍、复合脑外伤等引起。尤多见于小儿。早期症状为恶心、呕吐、嗜睡、舌后倒、鼾声或反应迟钝，有的则表现为激动或烦躁不安，甚至出现精神症状，小儿则可出现高热、肌肉抽动或抽搐；严重者发生心律失常、呼吸不规则或骤停、昏迷或突然死亡。因此要提高认识，注意控制输液量，必要时及早应用利尿脱水剂，保持呼吸道通畅，以预防其发生。一般说来，烧伤越严重，脑水肿发生机会越多。但亦可发生在小面积的烧伤者，特别是小儿，应予注意。

（五）肝功能不全

烧伤后肝功能不全，并非少见。严重烧伤患者除早期由于烧伤本身的影响以及休克所致之缺血、缺氧性损害外，尚可以由于化学烧伤(如磷烧伤)、手术麻醉、药物(某些抗生素、外用药物、止痛镇静药等)、严重感染、大量输血等引起肝细胞损害以至肝功能不全。因此临床上决不能因为肝功能正常而不予重视。肝脏的功能是多种的，也是多方面的，特别是关系到营养代谢和免疫功能。

烧伤后肝功能不全可以表现有黄疸或无黄疸。但有无黄疸不能代表病变的严重性，而只能与病变部位有关。如果病变部位能引起胆汁淤滞，则出现黄疸。有时严重局灶性肝细胞坏死，也可能不出现黄疸。

烧伤后并发黄疸，除由于肝损害所引起的外，尚可由于胆色素负荷增多和肝外胆管阻塞所引起。胆色素负荷增多，在烧伤患者，常见的原因系由于输入大量库存血引起。500 ml库存血可释放250 mg胆红素。此额外胆色素的负担，在一般烧伤患者可从肝脏排泄，不引起黄疸。如果超过此量，或患者肝功能已不正常，则可出现黄疸。此外，胆色素过多，尚可由于错误输血、输入大量混合血浆或广泛深度烧伤时的热力影响使血管内凝血及红细胞破坏，发生溶血而致。常见肝外胆管阻塞的原因有：非胆石性急性胆囊炎；应激性溃疡穿孔所致之局限性腹膜炎；胆总管周围炎或急性胰腺炎等。

（六）心律失常和心功能不全

烧伤后心脏的并发症较常见。病变的种类甚多，涉及的范围也较广。除心包积液(脓)、心包炎有其独特的临床表现外，而主要临床表现为心律失常(不齐)和(或)心功能不全。在烧伤患者，心内膜或瓣膜病变尚少见。

（七）钾代谢异常

在烧伤患者中，常见低钾血症。导致低钾血症常见的原因有：① 丢失过多，主要是从创面丢失，创面渗出的血清样液体所含钾量与血清成分相近，故创面越大，丢失越多。其次是从尿中丢失，在休克早期，肾上腺皮质功能亢进或负氮平衡时，每日从尿中排出钾量，有时可达 200 mEq 或更高。如果患者有腹泻、呕吐，则每日丢失钾量可更多。② 摄入减少，烧伤患者由于休克、严重感染等，常有消化道功能紊乱、食欲差、恶心、腹胀等。有的则因为消化吸收功能减退，或有腹泻，导致低钾血症。③ 需要增多，见于烧伤后期，进入合成代谢后，无论从葡萄糖转化为糖原，或合成蛋白质，均需要大量钾离子，如果摄入不够，常易发生低钾血症。④ 其他原因，例如大量注射葡萄糖、碱中毒等，钾离子从细胞外转移至细胞内（称钾离子异常转移），可导致或促进低钾血症。

（八）糖代谢异常

严重烧伤后，常见的是高糖血症。多见于烧伤后早期（体液渗出期），血糖大都在 16.67 mmol/L（300 mg/dl）以下，少数也可高至 22.23～27.79 mmol/L（400～500 mg/dl）。多数仅维持 1～2 天即开始下降，3～5 天后即可接近正常水平。

持续性严重高糖血症较少见，此症大都在烧伤后 1～2 周发生，患者多有严重感染甚至全身性感染。

除高糖血症外，烧伤患者也可发生低糖血症。多见于小儿、老年、虚弱或烧伤前患有肝病患者，特别易发生在后期营养不良、长期消耗患者。血糖可低至 2.23～2.78 mmol/L（40～50 mg/dl）以下。

（九）化脓性静脉炎

严重烧伤多需长时间静脉输血输液及注射药物等，因此静脉血栓形成可引起肢体肿胀、肺梗死等严重并发症。静脉炎如并发感染则可形成化脓性血栓性静脉炎（简称化脓性静脉炎），如不及时处理，可成为全身化脓性感染的病灶，后果往往极为严重，尤其是深静脉炎。

（十）其他

除上述一些比较常见的并发症外，尚有许多诸如骨、关节化脓性感染，严重贫血，多发性神经炎，上肠系膜综合征，肾盂肾炎等并发症，几乎涉及全身各个系统和器官。

烧伤后内脏并发症和其他系统的并发症可单独发生，亦可同时发生或先后发生。近年来有所谓“多内脏并发症”、“多系统并发症”或“多系统内脏并发症”之称。多伴随或继发于严重休克和全身性感染。特别是多见于紧随着休克发生全身性感染的患者。几乎所有的内脏器官均可波及，诸如肺部并发症（肺炎、急性肺功能不全或 ARDS 等），肾功能不全，肝功能不全，心脏并发症（心律失常、心功能不全等），胃肠道并发症（应激性溃疡穿孔或大出血，肠麻痹，急性胃扩张），脑水肿等。临床上最常见或最早出现的为肺部并发症，其次为肾功能不全，可能与这两个器官功能的变化易受损或易于察觉有关。

导致“多内脏并发症”发生的原因是多方面的。主要与严重缺血，缺氧，毒素（细菌毒素、“烧伤毒”等）对内脏组织细胞的损害有关。特别是对线粒体代谢与功能的损害有关。“多内脏并发症”的预后多不佳。重点在于预防。其防治原则同一般烧伤内脏并发症。

十六、烧伤面积估计

对烧伤面积的估计，20 世纪 60 年代以前，我国使用的是国外常用的华氏（wallace）九分法、柏氏（Berkow）法等，主要缺点是这些方法中提到的人体表面积与我国人体不完全相符。为了找出比较符合我国人体实际的简便的估计方法，20世纪60年代初，国内不少单位进行了纸铸法实测（即将人体表面积用纸裱糊，待干后，按体表解剖界线剪下，进行实际面积测量），然后进行统计学处理并简化为计算公式，从而有了“中国九分法”和“十分法”两种估计方法，应用较多的为“中国九分法”。

（一）中国九分法

中国九分法对成人体表面积的估计，头颈为9%（1个9%），双上肢为18%（2个9%），躯干（含会阴1%）为27%（3个9%），双下肢（含臀）为46%（5个9%+1%），共为11个9%+1%，即100%（表2-1）。

此“九分法”也适用于小儿。小儿的躯干和双上肢的体表面积所占百分比与成人相似，但头大下肢小，并随着年龄的增长，其比例也不同。估计小儿烧伤面积时，可按下列简易公式计算。

头颈部体表面积（%）=9%+（12−年龄）%

双下肢体表面积（%）=46%−（12−年龄）%

表2-1 中国九分法对成人体表面积的估计

部位	面积/%	中国九分法估计面积/%
头颈	9	1×9
头	6	
颈	3	
躯干	27	3×9
躯干前面	13	
躯干后面	13	
会阴	1	
双上肢	18(9×2)	2×9
上臂	7(3.5×2)	
前臂	6(3×2)	
手	5(2.5×2)	
双下肢*	46	5×9+1
臀*	5(2.5×2)	
大腿	21(10.5×2)	
小腿	13(6.5×2)	
足*	7*(3.5×2)	
合　计	100	11×9+1

注：“*”为成年男性的标准，成年女性双足及臀各为6%。

（二）十分法

此法由解放军159医院在湖北、河南两省实测男、女青年100名后所得出(表2-2)。即将成人体表面积分为10个10%：头颈10%，双上肢20%(2×10%)，躯干(含会阴及臀)30%(3×10%)，双下肢40%(4×10%)。此法的优点是简便易记。不足之处是欠准确。

表2-2 十分法对成人体表面积的估计

部　位	测定面积/%	十分法估计面积/%
头颈	9 (8.86～9.62)	1×10
头	6(6.27～6.89)	
颈	3(2.59～2.73)	
躯干	30(28.51～31.37)	3×10
躯干前面	12(11.89～12.54)	
会阴	1(0.58～1.08)	
躯干后面	12(10.70～11.75)	
臀	5(5.34～6.08)	
双上肢	9.5(9.53～10.24)×2	2×10
上臂	4(4.09～4.34)×2	
前臂	3(2.99～3.17)×2	
手	2.5(2.45～2.73)×2	
双下肢	20(20.13～21.08)×2	4×10
大腿	10(10.31～10.92)×2	
小腿	6.5(6.64～6.65)×2	
足	3.5(3.18～3.51)×2	
合　计	100	10×10

（三）手掌法

从上两种方法可以看出，无论成人或小孩，单手的表面积占总体表面积的2.5%，单手一侧占1.25%，若五指并拢，一掌面积约等于体表面积的1%。如医务人员的手与患者的手大小接近时，即可用医务人员的手掌来估计烧伤体表面积。在小儿，可用一薄纸(板)剪成小儿五指并拢时手掌大小，进行估测。此法可用于小片烧伤的估计或辅助九分法的不足。例如，除一上肢皮肤烧伤外，胸前尚有一小片烧伤，约两掌面积，则烧伤面积为9%+2%=11%；又例如，全身大部烧伤，仅头顶及腰部约五掌面积未烧伤，则烧伤面积为100%-5%=95%。

十七、烧伤深度估计

目前普遍采用的是三度四分法，即根据烧伤的深度分为Ⅰ°、浅Ⅱ°、深Ⅱ°和Ⅲ°。2003

年中华医学会烧伤外科学会讨论认为，四度五分法更符合客观实际，即将原来的Ⅲ°烧伤分为Ⅲ°(全层皮肤烧伤)和Ⅳ°(伤及皮下、肌肉、血管、骨组织)。

（一）四度五分法的组织学划分

1. Ⅰ°烧伤　病变最轻。一般为表皮角质层、透明层、颗粒层的损伤。有时虽可伤及棘状层，但生发层健在，故再生能力活跃。常于短期内(2～5日)脱屑痊愈，不遗留瘢痕。有时有色素沉着，但绝大多数可于短期内恢复至正常肤色。

2. Ⅱ°烧伤

(1) 浅Ⅱ°烧伤：包括整个表皮，直到生发层，或真皮乳突层的损伤。上皮的再生有赖于残存的生发层及皮肤的附件，如汗腺管及毛囊等的上皮增殖。如无继发感染，一般经过1～2个周后愈合，亦不遗留瘢痕。有时有较长时间的色素改变(过多或减少)。

(2) 深Ⅱ°烧伤：包括乳头层以下的真皮损伤，但仍残留有部分真皮。由于人体各部分真皮的厚度不一，烧伤的深浅不一，故深Ⅱ度烧伤的临床变异较多。浅的接近浅Ⅱ°，深的则临界Ⅲ°。但由于有真皮残存，仍可再生上皮，不必植皮，创面可自行愈合。这是因为在真皮下半部的网织层内，除仍存有毛囊、汗腺管外，尚分布着为数较多的汗腺，有时还有皮脂腺。它们的上皮增殖，就成为修复创面的上皮小岛。也因为如此，创面在未被增殖的上皮小岛被覆以前，已形成一定量的肉芽组织，故愈合后多遗留有瘢痕，发生瘢痕组织增殖的机会也较多。如无感染，愈合时间一般需3～4个周。如发生感染，不仅愈合时间延长，严重时还可将皮肤附件或上皮小岛破坏，创面须植皮方能愈合。

3. Ⅲ°烧伤　系全层皮肤的损伤，表皮、真皮及其附件全部被毁。

4. Ⅳ°烧伤　深及肌肉甚至骨骼、内脏器官等，故曾有人将烧伤深及肌肉、骨骼或内脏器官者定为Ⅳ°烧伤。早期，深在的Ⅳ°损伤往往被烧损而未脱落的皮肤遮盖，临床上不易鉴别。由于皮肤及其附件全部被毁，创面已无上皮再生的来源，创面修复必须有赖于植皮及皮瓣移植修复，严重者须行截肢术。

（二）四度五分法的临床表现

1. Ⅰ°烧伤　又称红斑性烧伤。局部干燥、疼痛、微肿而红，无水疱。3～5日后，局部由红转淡褐色，表皮皱缩、脱落，露出红嫩光滑的上皮面而愈合。

2. Ⅱ°烧伤

(1) 浅Ⅱ°烧伤：局部红肿明显，有大小不一的水疱形成，内含淡黄色(有时为淡红色)澄清液体或含有蛋白凝固的胶状物。将水疱剪破并掀开后，可见红润而潮湿的创面，质地较软，疼痛敏感，并可见无数扩张、充血的毛细血管网，表现为颗粒状或脉络状，伤后1～2日后更明显。在正常皮肤结构中，乳头层与网织层交界处有一血管网，称皮肤浅部血管网，并由此发出分支伸入每个乳头内。浅Ⅱ°烧伤时，它们扩张充血，故临床表现为颗粒状或脉络状血管网。浅Ⅱ°烧伤波及乳头层时，多为脉络状血管网，少有颗粒状。

(2) 深Ⅱ°烧伤：局部肿胀，表皮较白或棕黄，间或有较小的水疱。将坏死表皮去除后，创面微湿、微红或白中透红、红白相间，质较韧，感觉迟钝，温度降低，并可见粟粒大小的红色小点，或细小树枝状血管，伤后1～2日更明显。这是因为皮肤浅部血管网已凝固，所见红色小点为汗腺、毛囊周围毛细血管扩张充血所致。因此烧伤越浅，红色小点越明显；越深，则越模糊。少数细小血管，则系位于网织层内及网织层与皮下脂肪交界处的扩张充血或栓塞凝固的皮肤深部血管网。它们的出现，常表示深Ⅱ°烧伤较深。

3. Ⅲ°烧伤　又称焦痂性烧伤。局部苍白，无水疱，丧失知觉，发凉。质韧似皮革。透过焦痂常可见粗大的血管网，与深Ⅱ度细而密的小血管迥然不同。此系皮下脂肪层中静脉充血或栓塞凝固所致，以四肢内侧皮肤较薄处多见。多在伤后即可出现，有时在伤后1～2日或更长时间出现，特别是烫伤所致的Ⅲ°烧伤，需待焦痂稍干燥后方才显出。焦痂的毛发易于拔除，拔除时无疼痛。若系沸水等所致的Ⅲ度烧伤，坏死表皮下有时有细小水疱，撕去水疱皮，基底呈白色，质较韧。

4. Ⅳ°烧伤　黄褐色或焦黄或炭化，丧失知觉，活动受限，须截肢（指）或皮瓣修复。

不同深度烧伤的临床鉴别方法见表2－3。

表2－3　不同深度烧伤的临床鉴别方法

深度	损伤组织	外观特点及临床体征	感觉	拔毛试验*	温度	创面愈合过程
Ⅰ°（红斑性）	伤及角质层、透明层、颗粒层、棘状层等，生发层健在	局部似红斑。轻度红、肿、热、痛，无水疱，干燥，无感染	微过敏，常为烧灼感	痛	微增	2～3日内症状消退，3～5日痊愈，脱屑，无瘢痕
浅Ⅱ°（水疱性）	可伤及生发层，甚至真皮层	水疱较大，去表皮后创面湿润，创底艳红、水肿，并有红色颗粒或脉络状血管网	剧痛，感觉过敏	痛	增高	如无感染，1～2周痊愈，不留瘢痕
深Ⅱ°	伤及真皮层	表皮下积薄液，或水疱较小，去表皮后创面微湿或见红白相间，有时可见许多小点或细小血管，水肿明显	剧痛，感觉迟钝	微痛	局部温度略低	一般3～4周痊愈，可遗留瘢痕
Ⅲ°	伤及全皮层、皮下脂肪	创面苍白	疼痛消失，感觉迟钝	不痛且易拔出	局部发凉	3～4周焦痂脱落，须植皮修复，遗留瘢痕、畸形
Ⅳ°	伤及肌肉、骨骼、脏器	焦黄炭化，干燥、皮革样，多数部位可见大栓塞的静脉	疼痛消失，感觉迟钝	不痛且易拔出	局部发凉	3～4周时表现为黑色，干瘪坏死，须截肢（指）或皮瓣修复

注：* 即将烧伤部位的毛发拔除1根或2根，一般用于鉴别深Ⅱ°与Ⅲ°烧伤。

十八、现代烧伤的特点

烧伤最早的含义系指热力（火焰、热液、蒸汽等）所引起的组织损伤。临床上由于电流、化学或放射物质所致之组织损伤与热力引起的病理变化和临床过程相近，故将它们也归于烧伤一类，尽管它们各自的特殊性在诊断上仍应加以区分，如电烧伤、化学烧伤、放射烧伤等，这样就增加了烧伤的现代含义与特点。

1. 发生率高　这与工业的迅速发展和交通事故增多有关。例如汽车、飞机失事罹难的乘客，往往以烧伤患者居多。1973 年埃以战争，据以军某后方医院统计烧伤发生率为 10%。如果发生核武器战争，烧伤的发生率将更高。

2. 成批发生多　战时和自然灾害，如森林火灾，自不待言。平时一次较大的工矿、交通事故，伤员数字常常是十数名、数十名或上百名之多。治愈率比在相同条件下单个收容时明显降低。

3. 伤情重而复杂　复合伤多，伤情也趋严重而复杂。电烧伤已趋多见。电烧伤的主要特点是体表烧伤面积一般不很大，而深度烧伤范围广，往往有多束或数股肌肉被破坏，严重者可伤及骨骼、关节、肌腱、大血管、神经等，或造成胸腹部穿透伤，大片胸或腹壁缺损，内脏烧伤、穿孔或破裂，伤情十分复杂而严重。

4. 并发症多而严重　休克、败血症和内脏并发症常发生。

5. 致残率高、病死率高　约有半数以上的患者有面颈部或(和)手部烧伤。这些部位的瘢痕和瘢痕挛缩，不仅是功能障碍或残废问题，而且给患者带来的更大痛苦是毁容、毁形，常常成为严重的社会问题。需要手术整形和修复的患者也很多。

第二章　基本知识

一、创面处理

Ⅰ°烧伤属红斑性炎症反应，无需特殊处理，能自行消退。如烧灼感重，可涂薄层牙膏或面霜减痛。

小面积浅Ⅱ°烧伤清创后，如水疱皮完整，应予保存，只需抽去水疱液，消毒包扎。水疱皮可充当生物敷料，保护创面、减痛，且可加速创面愈合。如水疱皮已撕脱，可以用无菌油性敷料包扎。除非敷料浸湿、有异味或有其他感染迹象，一般不必经常换药，以免损伤新生上皮。如创面已感染，应勤换敷料，清除脓性分泌物，保持创面清洁，多能自行愈合。

深度烧伤由于坏死组织多，组织液化，细菌定植几难避免，应正确选择外用抗菌药物。目前证实有效的外用药有1%磺胺嘧啶银霜剂、碘伏等。外用抗菌药物只能一定程度地抑制细菌生长。烧伤组织由开始的凝固性坏死经液化到与健康组织分离，需要2～3周，在这一过程中，随时都有侵入性感染的威胁，为此近年的治疗多采用积极的手术治疗，包括早期切痂(切除深度烧伤组织达深筋膜平面)或削痂(削除坏死组织至健康平面)，并立即皮肤移植。早期外科手术能减少全身性感染的发病率，提高大面积烧伤的治愈率，并缩短住院日。

大面积深度烧伤患者健康皮肤所剩无几，需要皮肤移植的创面大，手术治疗中最大的难题是自体皮“供”与“求”的矛盾。我国学者创用大张异体皮开洞嵌植小块自体皮；异体皮下移植微粒体皮；以及充分利用头皮为自体皮来源(头皮厚，血运好，取薄断层皮片5～7日可愈合，可反复切取，不形成瘢痕也不影响头发的生长)。如仍遇自体皮供应不足的困难，则大面积Ⅲ°烧伤创面可分期分批进行修复。

二、烧伤全身性感染

感染是救治烧伤中突出的问题。感染如未能控制，其结果是内脏并发症接二连三，终因脓毒性休克、多器官功能衰竭而死亡。

【诱因】

烧伤感染之所以突出，除由于有广泛的皮肤屏障的破坏、大量坏死组织的渗出形成了微生物良好的培养基外，我国烧伤工作者早在20世纪60年代初即观察到并提出肠源性感染的概念。实验证明，严重烧伤虽伤在体表，但肠黏膜屏障有明显的应激性损害，肠道微生物、内毒素等均可移位，肠道可成为重要的内源性感染的来源。对严重烧伤伴有严重休克、未能及时液体复苏的患者，尤应注意。吸入性损伤后，继发肺部感染的几率高。长时间静脉输液，静脉导管感染是最常见的医源性感染。

【诊断】

烧伤发生全身性感染时，临床总有一些骤然变化的迹象，凡床旁有连续观察的基础，不难发现。如：① 性格的改变，初始时仅有些兴奋、多语、定向障碍，继而可出现幻觉、迫害妄想，甚至大喊大叫；也有表现对周围淡漠。② 体温的骤升或骤降，波动幅度较大（1～2℃）。体温骤升者，起病时常伴有寒战；体温不升者常示为革兰染色阴性杆菌感染。③ 心率加快（成人常在140次/分以上）。④ 呼吸急促。⑤ 创面骤变。常可一夜之间出现创面生长停滞、创缘变锐、干枯、出血坏死斑等。⑥ 白细胞计数骤升或骤降。其他如尿素氮、肌酐清除率、血糖、血气分析可能变化。

烧伤全身性感染的预后严重，关键在早期诊断和治疗。

【防治】

烧伤全身性感染的成功防治，关键在于对其感染发生和发展的规律性认识。应理解烧伤休克和感染的内在联系，及时积极地纠正休克，维护机体的防御功能的重要性。应认识烧伤感染途径是多渠道的，包括外源性与内源性以及静脉导管感染等，才能全面予以防治。

1. 防止感染　及时积极地纠正休克，维护机体的防御功能，保护肠黏膜的组织屏障，对防止感染有重要意义。

2. 正确处理创面　烧伤创面特别是深度烧伤创面是主要感染源，对深度烧伤进行早期切痂、削痂植皮，是防治全身性感染的关键措施。

3. 抗生素的应用和选择　抗生素的选择应针对致病菌，又贵在病菌侵入伊始，及时用药。因此，平时应反做做细菌培养以掌握创面的菌群动态和其药敏情况，一旦发生感染，及早用药。一般烧伤创面的病菌多为多菌种，耐药性较其他病区为高，病区内应避免交叉感染。对严重患者并发全身性感染时，可联合应用一种第三代头孢菌素和一种氨基糖苷类抗生素，从静脉滴注，待细菌学复查报告后，再予调整。需要注意的是，感染症状控制后，应及时停药，不能留待体温完全正常，因烧伤创面未修复前，一定程度的体温升高是不可避免的，敢于应用抗生素而不敢及时停用抗生素，反而导致体内菌群失调或二重感染（如真菌感染）。

4. 综合治疗　营养的支持，水、电解质紊乱的纠正，脏器功能的维护等综合措施均属重要。营养支持可经肠内或肠外营养，尽可能用肠内营养法，因其接近生理，可促使肠黏膜屏障的修复，且并发症较少。

近代，烧伤感染的主要致病菌是革兰阴性杆菌，抗生素在杀灭细菌的同时，该类细菌外膜中的内毒素大量释放，其致病作用除对细胞有直接损害外，更主要的是介导多种炎症介质的释放，导致脓毒性休克和多器官功能损害。这是当前抗感染的另一焦点。

三、烧伤休克

烧伤休克可危及生命。液体治疗重在及时，而休克期是否以平稳状态度过至关重要。烧伤休克的发生时间与烧伤严重程度关系密切，面积越大、深度越深者，休克发生得越早、越重。休克期度过不平稳者常由于补液延迟、长途转送或因气道通畅问题未予解决等。

较长时间的组织缺血缺氧，既容易引发感染，又广泛损害了多个内脏，从而影响全病程的平稳以及能否成功救治。

【临床表现与诊断】

主要表现为：① 心率增快、脉搏细弱，听诊心音低弱。② 血压的变化：早期往往表现为脉压变小，随后为血压下降。③ 呼吸浅、快。④ 尿量减少是低血容量性休克的一个重要标志，成人每小时尿量低于 20 ml 常示血容量不足。⑤ 口渴难忍，在小儿特别明显。⑥ 烦躁不安，是脑组织缺血、缺氧的一种表现。⑦ 周边静脉充盈不良，肢端凉，患者诉畏冷。⑧ 血液化验，常出现血液浓缩（血细胞比容升高）、低血钠、低蛋白、酸中毒。

【治疗】

液体疗法是防治烧伤休克的主要措施。患者入院后，应即寻找一较粗且易于固定的静脉穿刺或切开，以保持一通畅的静脉输液通道，这对严重烧伤患者早期救治十分重要。

1. 早期补液方案　根据国内多年的临床实践，常用下列输液公式：按照患者的烧伤面积和体重计算，伤后第一个 24 h，每 1%烧伤面积（Ⅱ°、Ⅲ°）每公斤体重应补胶体和电解质液 1.5 ml（小儿 2.0 ml）。胶体（血浆）和电解质液（平衡盐液）的比例为 0.5∶1，广泛深度烧伤者其比例可改为 0.75∶0.75。另加以 5%葡萄糖溶液补充水分 2 000 ml（小儿另按年龄、体重计算），总量的一半应于伤后 8 h 内输入。第二个 24 h，胶体和电解质液为第一个 24 h 的一半，水分补充仍为 2 000 ml。举例：一烧伤面积 60%、体重 50 kg 患者，第一个 24 h补液总量为 60×50×1.5＋2 000＝6 500 ml，其中胶体为 60×50×0.5＝1 500 ml，电解质液为 60×50×1＝3 000 ml，水分为 2 000 ml，输入速度先快后慢。第二个 24 h，胶体减半为 750 ml，电解质液减半为 1 500 ml，水分仍为 2 000 ml。紧急抢救一时无法获得血浆时，可以使用低分子量的血浆代用品，利用其暂时扩张血容量和溶质性利尿，但用量不宜超过 1 000 ml，并尽快以血浆取代。电解质液、胶体和水分应交叉输入。鉴于烧伤后毛细血管通透性增加最为急剧，为了避免输入的血浆积聚于组织间隙，也有主张可将其保留至伤后 16 h 开始输入。特别要避免一开始就输入大量的不含电解质的液体（如 5%葡萄糖溶液），以免加重低钠血症，导致脑细胞的“水中毒”。幼儿对之反应特别明显，其临床表现先为神志恍惚、高热、呕吐、惊厥，继而昏迷甚至导致死亡。

此外，广泛深度烧伤者，常伴有较严重的酸中毒和血红蛋白尿，为纠正酸中毒和避免血红蛋白降解产物在肾小管的沉积，在输液成分中可增配 1.25%碳酸氢钠。

2. 由于患者伤情和个体的差异，以及伤后入院时间不同，抗休克期更应强调严密观察，根据患者的反应，随时调整输液的速度和成分。有价值的几项观察指标是：① 成人每 h 尿量不低于 20 ml，以 30～50 ml 为宜，小儿每公斤体重每小时不低于 1 ml。② 患者安静，无烦躁不安。③ 无明显口渴。④ 脉搏、心跳有力，脉率在 120 次/分以下。⑤ 收缩压维持在 90 mmHg、脉压在 20 mmHg 以上。⑥ 呼吸平稳。如出现血压低、尿量少、烦躁不安等现象，则应加快输液速度。在注意输液的同时，特别应注意呼吸道的通畅，否则，不解除气道梗阻，只靠输液，休克期是不可能平稳的。

四、吸入性损伤

吸入性损伤又称呼吸道烧伤，较常见，尤多见于有头面部烧伤者。大多数为吸入火焰、干热空气、蒸汽、有毒或刺激性烟雾或气体所致。故包括了热力的作用和烟雾中有害气体的化学损伤作用，严重者尚有全身性中毒，如一氧化碳中毒等。此类损伤多发生在密闭空间的爆炸性燃烧(如坑道瓦斯爆炸、舰艇仓内蒸汽突出或爆炸等)，衣着燃烧后站立或奔跑呼叫，以及长时间处在密闭火灾现场等情况；少数为高温液体或化学物质直接灌入呼吸道引起。

【分类】

吸入性损伤按程度可分为三类：

1. 轻度　烧伤在咽喉以上，表现为口、鼻、咽黏膜发白或脱落，充血水肿，分泌增多，鼻毛烧焦，刺激性咳嗽，吞咽困难或疼痛等。

2. 中度　烧伤在大支气管以上，除有上述轻度的症状外，尚有声嘶和呼吸困难，早期痰液较稀薄，往往包含黑色炭粒。肺部听诊一般较清晰，偶有哮鸣或干啰音。严重呼吸困难经气管切开后往往多可改善。

3. 重度　烧伤深及小支气管以下，除上述症状外，呼吸困难发生较早而且严重，往往不能因气管切开而改善，肺水肿出现亦较早，肺部呼吸音减低并有干湿啰音。

【诊断】

根据受伤史和临床表现，吸入性损伤的诊断一般并不困难。但应注意，有时烟雾吸入性损伤患者，可能无面、颈部烧伤，甚至无口、鼻、咽黏膜的损伤，即或有，也较轻微，患者无喉痛、吞咽困难或刺激性咳嗽或呼吸困难，易被忽略，有时在发生呼吸窘迫现象或肺水肿(多在伤后12～24 h发生)时，还误认为系休克或其他原因引起。因此对那些有吸入烟雾，特别是那些发生在密闭空间或有知觉丧失的患者，尽管无面颈部烧伤，也应警惕吸入性损伤的可能。可进行胸部X线摄片(正位和右前斜位)检查，吸入性损伤时，可发现气管腔变窄、管壁增厚、黏膜不规则，有时隆突处成漏斗形，重度损伤时，小支气管周围可出现透明带，以及肺水肿(大多为中央型)等，特别是连续检查具有诊断意义。有条件者可进行纤维支气管镜检查、肺CT检查以及肺表面活性物质的动态观察(吸入性损伤时下降)等。早期患者，可进行HBCO和静脉氧含量(CvO_2)检查，如果HbCO上升，CvO_2下降，表明有CO中毒，提示患者吸入的烟雾量较大或时间较长，吸入性损伤的可能性应高度怀疑。吸入性损伤诊断的另一问题是程度的判断。一般轻、中度诊断的困难较少，主要是对于重度的判断。除临床症状外，病史很重要。蒸汽或热空气吸入后，除非是蒸汽突入，温度很快即被气管内温度调节而下降，较不易引起重度损伤；而烟雾常随吸入气体而弥散至深部小支气管甚至肺泡，导致损伤。如无条件进行纤维支气管镜检查，而鉴别(中或重度)有困难时，可先按重度处理，待确诊后，再进行调整。

【处理】

吸入性损伤经确诊后，应迅速进行处理。轻度者主要是局部清洁，可用双氧水等进行清洗漱口。中度者除局部清洁外，还应密切观察，如出现呼吸困难，特别是呼气困难时，应尽早行气管切开，给氧并保持呼吸道通畅。重度者应立即进行气管切开，进行间断加压给氧或人工辅助呼吸，并给予利尿、解痉、扶助心力等药物，必要时可全身应用激素、多巴胺或小剂量血管扩张药物如苄胺唑啉等以减少肺血管痉挛。并可加用大剂量654－2，除解痉外，尚可改善微循环状况。全身应用抗生素。为了减少肺部并发症的发生，要加强呼吸道护理，尤其是在气管切开以后，十分重要。包括：严格无菌技术；保持黏膜湿润，可用雾化气溶或蒸汽吸入；雾化或气溶溶液中可加入蛋白分解酶制剂（痰易净、糜蛋白酶等）、有效抗生素、小剂量激素和异丙基肾上腺素等，以解痉，控制局部炎症和感染，并使痰液稀薄便于排出；及时吸引，保持呼吸道通畅，但操作应轻柔，尽量避免损伤气管黏膜，如有支气管黏膜坏死脱落不易吸出，可用支气管镜吸出或用支气管内灌洗（可用 3%～5%碳酸氢钠、1%新霉素或上述雾化液 5～10 ml，用吸痰管注入气管内，然后吸引，一次可灌注2～3回，依患者情况而定），在灌洗前后应勤翻身、拍背，使脱落坏死组织松动，易于吸出。

五、烧伤营养

【肠内营养】

凡胃肠道功能正常，或存在部分功能者，营养支持时应首选肠内营养（enteral nutrition，EN）。肠内营养制剂经肠道吸收入肝，在肝内合成机体所需的各种成分，整个过程符合生理。肝可发挥解毒作用。食物的直接刺激有利于预防肠黏膜萎缩，保护肠屏障功能。食物中的某些营养素（谷氨酰胺）可直接被黏膜细胞利用，有利于其代谢及增生。肠内营养无严重并发症，也是明显的优点。

1. 肠内营养制剂　为适合机体代谢的需要，EN 制剂的成分均很完整，包括碳水化合物、蛋白质、脂肪或其分解产物，也含有生理需要量的电解质、维生素和微量元素等。制剂有粉剂及溶液两种，前者需加水后使用；两种溶液的最终浓度为 24%，可供能量为 4.18 kJ (1 kcal)/ml。根据病情需要，EN 制剂大致可分成两类：

(1) 以整蛋白为主的制剂：其蛋白质源为酪蛋白或大豆蛋白，碳水化合物源为麦芽糖、糊精，脂肪源为玉米油或大豆油。不含乳糖。溶液的渗透量（压）较低（约 320 mmol/L）。适用于胃肠道功能正常者。

(2) 以蛋白水解产物（或氨基酸）为主的制剂：其蛋白质源为乳清蛋白水解产物、肽类或结晶氨基酸，碳水化合物源为低聚糖、糊精，脂肪源为大豆油及中链甘油三酯。也不含乳糖。渗透量（压）较高（470～850 mmol/L）。适用于胃肠道消化、吸收功能不良者。有些制剂中还含有谷氨酰胺、膳食纤维等。后者是指可溶性果胶等，具有调整肠动力、刺激肠黏膜增生的作用。纤维素在结肠内被细菌分解为短链脂肪酸（SCFA），可被吸收并供能。新产品还有适用于严重应激、糖尿病、癌症的制剂，以及增强免疫的制剂。

2. 肠内营养的实施　由于肠内营养制剂均有特殊气味，患者常不愿口服，或口服量不能达到治疗剂量，因此 EN 的实施基本上均需经导管输入。最常用的是鼻胃管，也有鼻十二指肠管和鼻空肠管，营养液可直接进入肠道。营养液的输入应缓慢、匀速，常需用输液泵控制输注速度。为使肠道适应，初用时可稀释成 12%浓度，以 50 ml/h 速度输入，每 8～12 h 后逐次增加浓度及加快速度，约 3～4 天后达到全量，即 24%浓度 100 ml/h 输入，一天总液体量约 2 000 ml。要避免一次大量推注营养液，以免发生腹胀、腹泻。室温较低时要将营养液适当加温。

3. 并发症的防治　肠内营养的并发症不多，也不严重，主要有：

(1) 误吸：由于患者年老体弱，昏迷或存在胃潴留，当通过鼻胃管输入营养液时，可因呃逆后误吸而导致吸入性肺炎。这是较严重的并发症。预防措施是患者取30°半卧位，输营养液后停输30 min，若回抽液量大于150 ml，则考虑有胃潴留存在，应暂停鼻胃管灌注，可改用鼻空肠管输入。

(2) 腹胀、腹泻：发生率为3%～5%。与输入速度及溶液浓度有关，与溶液的渗透压也有关。输注太快是引起症状的主要原因，故应强调缓慢输入。因渗透压过高所致的症状，可酌情给予阿片酊等药物以减慢肠蠕动。

【肠外营养】

凡不能或不宜经口摄食超过5～7天的患者，都是肠外营养(parenteral nutrition，PN)的适应证者。从外科角度，营养不良者的术前应用、消化道瘘、急性重症胰腺炎、短肠综合征、严重感染与脓毒症、大面积烧伤以及肝肾衰竭等，都是应用PN的指征。

1. 肠外营养制剂

(1) 葡萄糖：葡萄糖是肠外营养的主要能源物质。机体所有器官、组织都能利用葡萄糖能量，补充葡萄糖100 g/24 h就有显著的节省蛋白质的作用。来源丰富、价格低廉也是其优点。通过血糖、尿糖的监测能了解其利用情况，相当方便。但葡萄糖的应用也有不少缺点。首先是用于PN的葡萄糖溶液往往是高浓度的，25%及50%葡萄糖液的渗透量(压)分别高达1 262 mmol/L及2 525 mmol/L，对静脉壁的刺激很大，不可能经周围静脉输注。其次是机体利用葡萄糖的能力有限，为5 mg/(kg·min)，过量或过快输入可能导致高血糖、糖尿，甚至高渗性非酮性昏迷。外科患者合并糖尿病者不少，糖代谢紊乱更易发生。另外，应激时机体利用葡萄糖的能力下降，多余的糖将转化为脂肪而沉积在器官内，例如肝脂肪浸润，损害其功能。因此，目前PN时已不用单一的葡萄糖能源。

(2) 脂肪乳剂：是PN的另一种重要能源。以大豆油或红花油为原料，磷脂为乳化剂，制成的乳剂有良好的理化稳定性，微粒直径与天然乳糜微粒相仿。乳剂的能量密度大，10%溶液含热量为4.18 kJ(1 kcal)/ml。10%溶液为等渗，可经周围静脉输入。应激时其氧化率不变，甚至加快。脂肪乳剂安全无毒，但需注意使用方法。单独输注时速度要慢，先以1 ml/min开始，500 ml的输注需用5～6 h。输注太快可致胸闷、心悸或发热等反应。脂肪乳剂的最大用量为2 g/(kg·d)。脂肪乳剂可按其脂肪酸碳链长度分为长链甘油三酯(LCT)及中链甘油三酯(MCT)两种。LCT内包含人体的必需脂肪酸(EFA)——亚油酸、亚麻酸及花生四烯酸，临床上应用很普遍。MCT的主要脂肪酸是辛酸及癸酸。MCT在体内代谢比LCT快，代谢过程不依赖肉毒碱，且极少沉积在器官、组织内。但MCT内不含EFA，且大量输入后可致毒性反应。临床上对于特殊患者(例如肝功能不良)常选用兼含LCT及MCT的脂肪乳剂(两者重量比为1∶1)。脂肪乳剂的新制剂还有：以橄榄油为原料的乳剂，其多不饱和脂肪酸(PUFA)较LCT乳剂少，可减轻脂质过氧化所致的免疫抑制。另外，在乳剂中增加维生素E，也有减轻脂质过氧化的作用。

(3) 复方氨基酸溶液：是按合理模式(人乳或鸡蛋白)配制的结晶、左旋氨基酸溶液。其配方符合人体合成代谢的需要，是肠外营养的唯一氮源。复方氨基酸有平衡型及特殊型两类。平衡氨基酸溶液含EAA 8种，NEAA 8～12种，其组成符合正常机体代谢的需要，适用于大多数患者。用于严重创伤或危重患者的制剂含更多的BCAA，或含谷氨酰胺二肽等。关于谷氨酰胺，由于其水溶性差，而且在溶液中不稳定，容易变性，为此，目前用于肠外营养的谷氨酰胺制剂都是用谷氨酰胺二肽(如甘氨酰-谷氨酰胺、丙氨酰-谷氨酰胺)。此二肽物质的水溶性好,稳定,进入体内后可很快被分解成谷氨酰胺而被组织利用。

(4) 电解质:肠外营养时需补充钾、钠、氯、钙、镁及磷。有关的制剂,其中不少是临床常用制剂,例如10%氯化钾、10%氯化钠、10%葡萄糖酸钙及25%硫酸镁等。磷在合成代谢及能量代谢中发挥重要作用。肠外营养时的磷制剂有无机磷及有机磷制剂两种:前者因易与钙发生沉淀反应而基本不用;后者为甘油磷酸钠,含磷10 mmol/10 ml。

(5) 维生素:用于肠外营养的维生素制剂有水溶性及脂溶性两种,均为复方制剂。每支注射液包含正常人各种维生素的每日基本需要量。

(6) 微量元素:也是复方注射液,每支含锌、铜、锰、铁、铬、碘等多种微量元素,每支含正常人每日的需要量。

(7) 生长激素:基因重组的人生长激素具有明显的促合成代谢作用。对于特殊患者(烧伤、短肠综合征、肠瘘等)同时应用生长激素能增强肠外营养的效果,利于伤口愈合和促进康复。注意掌握指征,要避开严重应激后的危重期。常用量为8~12 U/d,一般不宜长期使用。

2. 全营养混合液　肠外营养所供的营养素种类较多。从生理角度,将各种营养素在体外先混合在3 L塑料袋内(称全营养混合液)再输入的方法最合理。同时进入体内的各种营养素,各司其职,对合成代谢有利。另外,混合后高浓度葡萄糖可被稀释,渗透压降低,使经周围静脉输注成为可能。混合后输注,使单位时间内的脂肪乳剂输入量大大低于脂肪乳剂的单瓶输注,可避免因脂肪乳剂输注过快造成的副反应。全营养混合液是在无菌环境下配制,使用过程中无需排气及更换输液瓶,全封闭的输注系统大大减少了污染的机会。全营养混合液的配制过程要符合规划的程序,由专人负责,以保证混合液中的脂肪乳剂的理化性质仍保持在正常状态。在基本溶液中,根据病情及血生化检查,酌情添加各种电解质溶液。由于机体无水溶性维生素的贮备,因此肠外营养液中均应补充复方水溶性维生素注射液。短期禁食者不会产生脂溶性维生素或微量元素缺乏,因此只需在禁食时间超过2~3周者才予以补充。溶液中需加正规胰岛素适量(胰岛素∶葡萄糖=1 U∶8~10 g)。

3. 肠外营养的输入途径　由于全营养混合液的渗透压不高,故经周围静脉输注并无困难,适宜于用量小、PN支持不超过2周者。对于需长期PN支持者,则以经中心静脉导管输入为宜。该导管常经颈内静脉或锁骨下静脉穿刺置入至上腔静脉。全营养混合液常需12~16 h输完,也可24 h连续输注。

4. 肠外营养的并发症　充分认识肠外营养的各种并发症,采取措施予以预防及积极治疗,是实行肠外营养的重要环节。并发症可分为技术性、代谢性及感染性三类。

(1) 技术性并发症:这类并发症与中心静脉导管的放置或留置有关。包括穿刺致气胸、血管损伤,神经或胸导管损伤等。空气栓塞是最严重的并发症,一旦发生,后果严重,甚至导致死亡。

(2) 代谢性并发症:代谢性并发症从其发生原因可归纳为三方面:补充不足、糖代谢异常,以及肠外营养本身所致。

① 补充不足所致的并发症:主要有:① 血清电解质紊乱:在没有额外丢失的情况下,

肠外营养时每日约需补充钾 50 mmol，钠 40 mmol，钙及镁20～30 mmol，磷 10 mmol。由于病情而丢失电解质（如胃肠减压、肠瘘），则应增加电解质的补充量。低钾血症及低磷血症在临床上很常见。② 微量元素缺乏：较多见的是锌缺乏，临床表现有口周及肢体皮疹、皮肤皱痕及神经炎等。长期肠外营养还可能因铜缺乏而产生小细胞性贫血；铬缺乏可致难控制的高血糖发生。对病程长者，在肠外营养液中常规加入微量元素注射液，可预防缺乏症的发生。③ 必需脂肪酸缺乏（EFAD）：长期肠外营养时若不补充脂肪乳剂，可发生必需脂肪酸缺乏症。临床表现有皮肤干燥、鳞状脱屑、脱发及伤口愈合迟缓等。只需每周补充脂肪乳剂一次，就可预防缺乏症的发生。

② 糖代谢紊乱所致的并发症：主要有① 低血糖及高血糖：低血糖是由于外源性胰岛素用量过大或突然停止输注高浓度葡萄糖溶液（内含胰岛素）所致。因很少单独输注高浓度葡萄糖液，这种并发症已少见。高血糖则仍很常见，主要是由于葡萄糖溶液输注速度太快或机体的糖利用率下降所致。后者包括糖尿病患者及严重创伤、感染者。严重的高血糖（血糖浓度超过40 mmol/L）可导致高渗性非酮性昏迷，有生命危险。对高糖血症者，应在肠外营养液中增加胰岛素补充（1 U∶1～4 g 不等），随时监测血糖水平。重症者应立即停用含糖溶液，用低渗盐水（0.45%）以 250 ml/h 速度输入，以降低血渗透压。同时输入胰岛素（10～20 U/h），促使糖进入细胞内，降低血糖水平。需注意常同时存在的低钾血症，亦应予以纠正。② 肝功能损害：肠外营养引起肝功能改变的因素很多，其中最主要的原因是葡萄糖的超负荷引起的肝脂肪变性。临床表现为血胆红素浓度升高及转氨酶升高。为减少这种并发症，应采用双能源，以脂肪乳剂替代部分能源，减少葡萄糖用量。

③ 肠外营养本身引起的并发症：主要有：① 胆囊内胆泥和结石形成：长期全肠外营养（total parenteral nutrition，TPN）治疗，因消化道缺乏食物刺激，胆囊收缩素等肠激素分泌减少，容易在胆囊中形成胆泥，进而结石形成。实施 TPN 3 个月者，胆石发生率可高达23%。尽早改用肠内营养是预防胆石的最有效的措施。② 胆汁淤积及肝酶谱升高：部分患者 PN 后会出现血清胆红素、ALT、AKP 及 r－GT 值的升高。引起这种胆汁淤积和酶值升高的原因是多方面的：葡萄糖超负荷、TPN 时肠道缺少食物刺激、体内的谷氨酰胺大量消耗，以及肠屏障功能受损使细菌及内毒素移位等均可影响肝功能。复方氨基酸溶液中的某些成分（如色氨酸）的分解产物以及可能存在的抗氧化剂（重硫酸钠）等对肝也有毒性作用。通常由 TPN 引起的这些异常是可逆的，TPN 减量或停用（改用肠内营养）可使肝功能恢复。③ 肠屏障功能减退：肠道缺少食物刺激和体内谷氨酰胺缺乏是使肠屏障功能减退的主要原因。其严重后果是肠内细菌、内毒素移位，损害肝及其他器官功能，引起肠源性感染，最终导致多器官功能衰竭。为此，尽早改用肠内营养，补充谷氨酰胺，是保护肠屏障功能的有效措施。

（3）感染性并发症：肠外营养的感染性并发症主要是导管性脓毒症。其发病与置管技术、导管使用及导管护理有密切关系。临床表现为突发的寒战、高热，重者可致感染性休克。在找不到其他感染灶可解释其寒战、高热时，应考虑导管性脓毒症已经存在。发生上述症状后，先做输液袋内液体的细菌培养及血培养，丢弃输液袋及输液管，更换新的输液。观察 8 h，若发热仍不退，则需拔除中心静脉导管，并作导管头培养。一般拔管后不必用药，发热可自退。若 24 h 后发热仍不退，则应选用抗生素。导管性脓毒症的预防措施有：

放置导管应严格遵守无菌技术；避免中心静脉导管的多用途使用，不应用于输注血制品、抽血及测压；应用全营养混合液的全封闭输液系统；置管后的定期导管护理等。

5. 肠外营养的监测：

(1) 全身情况：有无脱水、水肿，有无发热、黄疸等。

(2) 血清电解质、血糖及血气分析：每日测定，3天后，视稳定情况每周测1～2次。

(3) 肝、肾功能测定：每1～2周测1次。

(4) 营养指标：包括体重、淋巴细胞计数、血清白蛋白、转铁蛋白、前白蛋白测定，每1～2周测1次。有条件时测氮平衡。

六、头面部烧伤

【头面部烧伤的特点】

1. 头面部组织较疏松，血液循环丰富，烧伤后水肿较剧，与同面积其他部位烧伤比较，发生休克的机会较多，尤以小儿为甚。

2. 深度烧伤时，由于焦痂缺乏弹性，水肿可延及颈部软组织和后咽部，导致呼吸道梗阻或压迫颈静脉使脑部淤血或诱发脑水肿。愈合后常引起严重面部畸形，影响功能。

3. 烧伤除波及五官外，尚可因热力等直接作用引起吸入性损伤。严重头皮烧伤可深及颅骨甚至颅内组织。

4. 由于毛发的存在，加之水肿以及五官分泌物较多，创面不易清洁干燥，易导致感染，但由于血液循环丰富，创面如无感染或感染控制后，愈合能力较强，脱痂较早。

【处理原则】

一般处理原则与一般烧伤同。首先要注意有无吸入性损伤和角膜烧伤，并密切观察有无脑水肿和休克，并及时处理。创面早期宜采用暴露疗法，头皮和接近头发的面部烧伤应剃除头发，注意清洁，随时拭净分泌物和渗出物，并可涂收敛性较强的中草药如虎杖、四季青、酸枣树皮等制剂，以保持创面干燥。Ⅱ°创面争取痂下愈合。如痂下感染或积脓时，应及时用湿敷脱痂引流，以免创面加深。Ⅲ°烧伤由于早期深度不易辨认，且头面部血液循环丰富，毛囊较多较深，有时看来为Ⅲ°，也可自行愈合，故头面部烧伤早期切痂，应予慎重。即便是确定为Ⅲ°，也必须根据烧伤部位、患者情况及技术条件而异。

(一) 头皮烧伤

由于头皮是良好的自体皮供皮源，可以反复切取，争取浅度烧伤早期愈合，甚为重要。处理头皮烧伤的重点是清洁。剃净烧伤部位及其周围的头发，使之不与渗出物粘着、结痂而妨碍引流。烧伤部位防止长期受压。头皮烧伤虽适于暴露疗法，但浅度烧伤难以形成干燥完整的痂皮，这是因为尽管创面头发已剃尽，但剩下的发茬仍不断往外生长，将已形成的痂皮向外顶出，致痂下渗液淤积，使痂皮软化，形成痂下积脓或脓痂。因此，每日用抗菌溶液湿敷或淋洗，使创面保持清洁十分重要，否则创面可反复感染、加深。但由于头皮血液循环丰富，只要经常保持创面清洁，Ⅱ°创面愈合较其他部位为快。头皮不仅血液丰富，而且毛囊、汗腺、皮脂腺也较多，深Ⅱ°烧伤后，上皮再生的来源较多，创面上皮岛扩张、愈合较快。但愈合后，由于残存在真皮内的上皮可以成为反复发作的脓疱或残余创面，因此即便头皮已经愈合，仍要注意清洁，避免脓疱或残余创面的发生。

头皮Ⅲ°烧伤常可波及颅骨，甚至脑膜、脑组织，故处理较为复杂。

1. 单纯头皮Ⅲ°烧伤　尽可能争取早期切除，若任其自然分离，有使骨质外露、外板坏死之虞。切除后可在健康的骨膜上进行游离植皮，但最好是行局部转移皮瓣或游离皮瓣移植，效果较可靠。

2. 颅骨烧伤　争议较多。如果焦痂切除较早，局部尚无感染迹象时，可不将烧伤骨板切除，可留作支架，进行局部带蒂皮瓣或游离皮瓣移植。手术较简单，尤其是在颅骨中线附近烧伤，可以避免切除颅骨时损伤矢状窦大出血。但往往由于患者全身情况或其他原因，早期不允许或未能进行切痂植皮，局部已有明显感染，此时切痂后，如果不切除坏死颅骨而进行皮瓣移植，由于颅骨感染，手术易致失败。如果切除颅骨，特别是大面积者，则可增加骨髓腔感染或使感染扩散。故一般可任其自然分离，待死骨脱落或移除后，在骨质或硬脑膜肉芽创面上植皮。当然，如果Ⅲ°烧伤和骨坏死比较局限，局部感染较轻，仍可以考虑切除Ⅲ°焦痂和坏死的颅骨(外层或全层)，行皮瓣移植。大块颅骨坏死自然分离需时甚久，故待局部感染控制后，可手术将坏死骨质凿除，并在新鲜骨质创面上植皮，范围较小者，也可考虑皮瓣移植。如果坏死限于外板且范围较大时，可用骨钻多处钻孔(孔距和孔径均为 0.5 cm)，钻至出血的健康骨质或骨髓腔为止，待肉芽生长后，再行植皮。如果在等待自然分离的过程中，特别是颅骨全层坏死时，发现由于骨坏死引致的硬脑膜外感染或脓肿时，应及时多处钻孔引流，待肉芽组织生长后，再行植皮或带蒂游离。为了判断是否颅骨全层坏死，可试行钻孔，如果外板钻通后，未见出血即为颅骨全层坏死，但钻孔试验不宜过早施行，以防继发性感染。颅骨缺损过大的修补，应待全部伤口愈合后，择期进行。

3. 脑膜和脑组织烧伤　多见于电接触烧伤。早期由于正常脑实质和坏死组织界限不清，不宜进行切除，如有颅骨下感染，可行钻孔引流，待肉芽形成后，移除颅骨，行游离或带蒂植皮。有的病例可遗留脑脊髓液瘘、脑脓肿、脑膨出、癫痫或其他精神、神经症状，可酌情处理。

（二）面部烧伤

面部血液循环好，且便于暴露，一般来说，发生严重感染的机会较少，即便是深Ⅱ°烧伤有时也可获得痂下愈合。但应予注意的是面部肌肉活动较多，如眼、嘴的活动，痂皮或焦痂常易发生裂缝渗液。男性嘴周围，由于胡茬的存在，将痂皮撑起，易致痂下积液或形成脓痂。此外，眼泪、唾液、鼻涕、饮食等将眼角、嘴、嘴周围痂皮、焦痂变湿、变软，因此应及时将渗液、分泌物移除，使创面干燥，减少痂下感染机会。

面部Ⅲ°烧伤，一般不采用早期切痂植皮。这是因为早期深度不易分辨，有时认为是Ⅲ°烧伤，但却自行愈合。且面部切痂平面不够清楚，加之面部血液循环丰富，切痂时出血多。然而一旦焦痂开始分离时，应迅速脱痂或在浅麻醉下剥除焦痂，用大片游离自体皮移植，消灭创面。如果创面感染较重或坏死组织较多时，可用湿敷，每日更换 2～3 次，或用异体皮，每 2～3 日更换一次，清洁创面，肉芽新鲜后再进行植皮。也有人主张，将肉芽削除、彻底止血后，立即植大片自体皮，这样可减少面部瘢痕。

近年来也有人主张面部焦痂早期切除植皮，认为这样可大大减少面部瘢痕畸形或(和)功能障碍。并认为早期切痂，由于痂下水肿尚未完全被吸收，故平面较清楚，出血也不像想象的那样多。

无论早期切痂或中期剥痂后，均应采用大张自体皮移植，以减少面部畸形及功能障碍程度。皮片的排列，一般主张分区移植，日后面部表情和功能较好。但近年来，也有人主张用整张皮移植，以减少分区植皮缝接处的瘢痕，但缺点是这样植皮后患者的面部表情恢复较差。

面部深度烧伤所遗留的畸形和功能障碍，一般于6～12个月后方进行整形手术。但如果功能障碍严重，如口周瘢痕挛缩妨碍进食者，可行小口加大整形术，鼻孔窄小，影响呼吸整形术；可行鼻孔开大整形术等。

七、手烧伤

手是劳动器官，结构精细，深度烧伤后如果处理不当常遗留畸形和功能障碍，严重者可丧失劳动和生活能力。手烧伤多发生在手背，手掌角质层较厚，故深度烧伤较少。

【处理原则】

基本同“一般烧伤”。浅度烧伤若能避免感染，多能自愈，不留瘢痕或功能障碍，采用暴露或包扎疗法均可。为了尽可能保存手的功能，手背深Ⅱ°或Ⅲ°烧伤，在烧伤面积不是太大，有足够的供皮区，且患者全身情况允许下，均应争取早期切（削）痂植皮并优先处理。如因故未能行早期切（削）痂时，亦应争取及早脱（剥）痂，必要时可将较老的肉芽组织刮除或削除，然后植皮。手掌局限的Ⅲ°烧伤亦应争取早期切痂植皮。为了最大限度地恢复手功能，应注意：① 无论脱痂或削痂后，均争取用大张中厚皮片游离植皮，最好用“L”形或“T”形皮片；② 切（削）痂时尽量保存指蹼皮肤（该处一般少有深度烧伤），如必须切除，则应用三角皮片覆盖，以保存指蹼间隙；③ 手指切痂远侧应超过末节指关节，两侧应超过指中线，切口线应是锯齿状，以免将来发生直线瘢痕收缩影响功能；④ 手背深Ⅱ°切痂只达浅筋膜平面，以利于手指静脉回流；⑤ 缝线拆除后尽早开始活动，防止关节强直。

【特殊情况的处理】

上述处理原则适用于大多数手烧伤，但有时可能遇到一些情况，需要特殊对待。

1. 严重大面积烧伤　由于患者全身情况较差，早期进行身体各部位切痂时，为了缩短手术时间，减轻患者对手术的负担，不可能同时进行手部切（削）痂，即手部切（削）痂手术必须延后。此时应注意：① 防止感染：由于感染后不仅使创面加深，严重者可毁损肌腱或并发化脓性关节炎等，而且可使手部水肿增剧。这些渗出液常沉积于肌肉、关节囊和关节周围，继而纤维化，使手，特别是手指肿胀、关节强直、功能障碍，日后即便是进行切（削）痂，不仅植皮的存活率减低，而且功能障碍较重。防止感染的主要措施是减轻局部水肿和保持局部干燥。手应适当抬高以利局部静脉回流。采用暴露疗法使焦痂迅速干燥，暴露时将手指分开，并随时将分泌物用灭菌棉签吸尽。局部可用远红外线照射促使焦痂干燥和炎症吸收。如焦痂已开始分离，应及时将焦痂剪除引流，暴露出的肉芽组织可暂用异体皮覆盖。待整个手背脱痂后，及时清除坏死组织并及早进行大张自体皮全覆盖，如果自体皮源不够，亦可用条状或邮票状自、异体皮片相间植皮，但必须将创面全覆盖。② 保持手功能位：手烧伤后的功能位与一般不同。腕关节在单纯手背烧伤时宜掌屈，手掌烧伤时则背屈，全手烧伤时则保持于中间位。手背烧伤时，掌指关节屈曲80°～90°，指间关节伸直或屈曲 5°～10°，拇指宜保持外展对指位。

2. 手指背部或环形深度烧伤　由于水肿压迫指动、静脉，常可引起指端坏死。对此类患者入院后，不论其是否进行手部切痂，均应及早进行手指两侧焦痂切开减张术，以减少指端坏死的机会。减张切开口应在手指侧中线靠掌侧，呈波浪或锯齿形。切开伤口可用碘伏纱条填塞。

3. 手掌Ⅲ°烧伤　一般多较局限，虽亦可自愈，但往往遗留严重瘢痕挛缩畸形，影响手的功能。一般亦应早期切痂植皮。Ⅲ°较浅者，焦痂切除后，掌腱膜纤维应切断或切除，然后进行游离植皮以防术后挛缩。有时烧伤已深及掌腱膜以下，切除坏死组织后，已有肌腱、神经、血管裸露或损伤时，则需带蒂皮瓣移植，不但能保证存活，而且可以保护暴露的神经、血管和肌腱，减少坏死机会，也为以后神经、肌腱的整复创造条件。若无上述情况仍可行中厚或全厚皮片移植。

4. 手背Ⅲ°烧伤　往后深及肌腱，甚至骨骼，常见于热压伤（手压于炽热的物体中）。清创后，往往肌腱、关节囊外露，游离植皮多无法存活。故应采取皮瓣移植。有时即便肌腱等已有一定损害，皮瓣成活后，可避免或减少肌腱坏死。如果肌腱已经坏死被移除，创面经皮瓣移植成活后，局部瘢痕少，也可为今后肌腱移植手术创造条件。

5. 晚期入院、手部已有明显感染　这是处理较棘手的一类。当然感染不甚严重，仍应在局部和全身（抗生素的应用等）准备后，争取切痂，彻底清除坏死组织，并立即植皮（条状自体皮或大张自体皮全覆盖），大都可以存活，保存了手的大部分功能。困难的是已有严重感染，此类手背切痂植皮后，往往成活率低，而且手指及手肿胀明显，创面分泌物多，移植的皮片也可部分存活，但不健康，也不向四周生长上皮，创面经久不愈。此类感染较重的手烧伤，最好是先进行局部感染的控制，包括彻底暴露、局部抬高、远红外线照射、浸泡等，待感染控制后，再进行切痂植皮，或待焦痂自然分离后，在肉芽上或将肉芽刮除后，进行大张自体皮移植，亦可获得较好的功能。

【手部切(削)痂术后处理】

手切（削）痂术后的处理十分重要，关系到皮片的成活和手功能的恢复。基本原则同一般整形和切（削）痂手术，但应注意如下几点：

1. 止血要彻底　手术切（削）痂术，一般在止血带下进行。切（削）痂后，用热纱布垫加压包扎，再放松止血带。数分钟后再由近端开始，逐段松开压力包扎，分段彻底止血。然后用整张中厚自体皮片覆盖创面，皮片边缘用皮夹或丝线缝合。缝合时，注意皮片应略有张力，紧贴创面，不留空隙，以免术后皮片下渗血或积液影响皮片成活。

2. 妥为包扎　术后包扎对保证皮片的存活甚为重要，宜用吸水纱布和棉垫均匀加压包扎。里层纱布可浸抗生素液。包扎时，手指分开，指蹼处用小纱布或棉片填塞；手指最好环形包裹数层纱布，应特别注意手指间加压，使皮片紧贴创面，但压力不可过大，以免影响血液循环。手置功能位，手指尖外露，便于观察血液循环。

3. 早期活动　术后一般可不更换敷料，7～8 天拆线。拆线后即开始自动活动。但若术中止血不彻底疑有血肿形成或有感染迹象时，应于术后 2～4 天更换一次敷料。如发现皮片已存活，无皮下血肿或感染时，可重新包扎即可。若有皮下血肿或积液，应切（或剪）

一小口引流。若有感染，冲洗干净后，局部可撒抗生素粉后重新包扎，以后及时换药。

（姚　刚）

八、电烧伤

电烧伤(electric injury)是电流通过人体所引起的组织损伤。

电烧伤可分为：电接触伤、电弧烧伤、闪电烧伤三类，其中电接触伤为电流致伤，是真正意义上的电烧伤，后两者为光电能致伤。

电烧伤除直接电流接触外，还有跨步电压触电、高压或超高压电触电、雷击、医疗器械所致电损伤等特殊致伤方式。

电流对人体的损害作用取决于电流的种类、频率、强度、密度、接触时间、电流途径。

【诊断】

1. 病史　根据电压的高低；有无电流接触；有无“昏迷”史。

2. 临床表现

(1) 意识、心跳、呼吸的改变；

(2) 电流“入口”与“出口”部位烧伤创面。高压电烧伤局部组织损伤分入口与出口创面，入口损伤重于出口。入口创面表现为三层同心圆状损伤区。中心为黑色炭化区，中间为凝固坏死区，外周为炎症水肿区。

(3) 肢体皱褶处烧伤创面。由于肢体触电时，肌肉强烈收缩，在关节的屈面(肘窝、腋窝、腹股沟)形成短路，产生跳跃性损伤。高压电对局部组织的损伤除全层皮肤外，可能有深层组织的损伤。突出表现为血管栓塞，引起组织的继发性坏死，导致肌肉大片坏死、神经受损。

3. 相关检查　心电图；肝肾功能检查。

【电烧伤的急救、治疗原则】

1. 脱离电源。

2. 立即进行心肺复苏。

3. 早期体液复苏。

4. 抗感染。

5. 适量使用利尿剂(如甘露醇)和碱化尿液。因为电烧伤后有广泛的肌肉和红细胞破坏，释放出大量肌红蛋白和血红蛋白，易造成急性肾衰竭。

6. 创面处理

(1) 肢体环形烧伤创面、胸部大片状烧伤创面焦痂切开减压，以改善远端肢体血供，缓解呼吸困难。

(2) 生命体征基本平稳后(伤后 3～5 天为宜)，早期扩创。扩创时应按解剖层次沿肌束上下追踪探查肌肉、血管、神经等组织。彻底清除坏死组织，尽量保留间生态肌腱神经组织，酌情保留死骨组织。

(3) 严格掌握截肢适应证。

(4) 合理选择组织修复方式。根据创面缺损情况及患者全身情况，选择皮瓣、肌皮瓣、游离皮瓣或皮片移植修复创面。

【常见并发症】

1. 肾功能损害。
2. 神经系统损害。
3. 继发性大出血。
4. 白内障。
5. 肝细胞损害。
6. 厌氧性感染。

九、化学烧伤

1. 化学烧伤(chemical burns)组织损伤的范围与程度取决于化学物质的性质、剂量、浓度、接触时间的长短、穿透组织的能力及其特有的损伤机制。

2. 在局部损害中,除皮肤外,还可以引起消化道、呼吸道和眼的黏膜损伤。

3. 化学物质除液态或固态可以致伤外,气态也可以造成损伤。

4. 化学烧伤的严重程度不仅是化学物质引起局部损伤,而且有些化学物质可从皮肤、黏膜吸收,引起全身中毒。

【一般治疗原则】

1. 迅速脱离有害的化学物质的场所;阻止化学物质继续损害人体。
2. 立即用流动的清水冲洗创面是最有效的措施之一。
3. 防治化学物中毒。
4. 进行全面体检和化学监测。
5. 合理使用中和剂、解毒剂、对抗剂。
6. 遵循一般烧伤治疗的基本原则。

【强酸烧伤的临床特点、治疗原则】

1. 强酸烧伤能使皮肤角质层蛋白质凝固坏死,呈界线明显的皮肤烧伤。

2. 局部疼痛,创面色泽因酸的种类不同而异。

3. 创面肿胀较轻,很少有水泡,渗液极少。不能以有无水泡作为判断酸烧伤深度的标准。Ⅲ°创面皮革样,呈内陷状。

4. 早期治疗以大量流动水冲洗为最关键,可用2%～5%碳酸氢钠、2.5%氢氧化镁中和处理创面。

5. 创面治疗同一般烧伤。Ⅲ°烧伤创面可早期切痂。

【氢氟酸烧伤的临床特点、治疗原则】

1. 氢氟酸或氟化物遇水生成氢氟酸,接触皮肤可引起局部严重酸烧伤。

2. 氟离子穿透皮肤,与游离钙结合形成氟化钙,使骨质脱钙。同时由于神经去极化作用,引起剧烈疼痛。

3. 氢氟酸是一种强腐蚀剂,可溶解脂肪向深部组织侵蚀,形成顽固性坏死溃疡。

4. 治疗除化学烧伤一般常规处理外,应用镁或钙与氟离子结合形成不溶性氟化钙起中和作用。

5. 损伤区域皮下及其四周注射10%葡萄糖酸钙0.5 ml/cm，或损伤区域近端动脉内注射10%葡萄糖酸钙溶液10～20 ml有显著效果。

【强碱烧伤的临床特点、治疗原则】

1. 强碱有吸水作用，使局部细胞脱水。

2. 碱离子与组织蛋白形成碱-变形蛋白复合物，向深部组织穿透。

3. 碱离子皂化脂肪组织，同时产热，加深烧伤程度。

4. 碱烧伤后应立即用大量流动水冲洗，持续30 min至10 h。

5. 一般不使用中和剂，当pH值达7以上时，可用0.5%～5%醋酸、2%硼酸湿敷创面，再用清水冲洗。

6. 创面采用暴露疗法，深度创面应早期切痂植皮。

7. 其余治疗同“一般烧伤”。

（汤建平）

第三章　基本技能

一、整形外科基本技术

1. 皮片移植技术

(1) 刃厚皮片移植。

(2) 中厚皮片移植。

(3) 全厚皮片移植。

(4) 真皮下血管网皮片移植。

2. 皮瓣移植技术

(1) 邻近皮瓣移植。

(2) 远位皮瓣移植。

(3) 随意皮瓣移植。

(4) 轴型皮瓣移植。

(5) 岛状皮瓣移植。

(6) 真皮下血管网皮瓣移植。

(7) 肌皮瓣移植、筋膜皮瓣移植和骨皮瓣移植。

(8) 游离皮瓣移植。

3. 显微小血管吻合技术。

4. 器官再造技术

(1) 鼻再造。

(2) 乳房再造。

(3) 指(趾)再造。

(4) 生殖器再造。

5. 组织扩张技术。

6. 自体组织或代用品雕刻塑型技术。

7. 患者照相和绘图描述技术。

二、皮瓣的切取与移植

【手术指征】

1. 全层皮肤和皮下组织缺损,且难以直接缝合,或直接缝合后瘢痕增生明显以及影响形态和功能者。

2. 深层组织(如肌腱、血管、骨骼和神经等)裸露,简单皮片移植难以成功或影响功能恢复者。

3. 洞穿性缺损的修复，器官再造（耳、鼻、乳房和阴茎再造等）的需要。

4. 其他如创面基底血运差（慢性溃疡、糖尿病溃疡、放射性溃疡和压疮等）。

【术前准备】

1. 创面处理　清除坏死组织，控制感染。

2. 全身常规检查，营养支持。重视全身血管基础病变（动脉粥样硬化、糖尿病微血管病变和高血压等）对手术的影响。戒烟 2 周。

3. 受区和供区的皮肤清洁。

4. 必要时，多普勒测定轴型皮瓣的血管走向。

【手术要点】

1. 采用逆向切取法，皮瓣面积稍大于拟覆盖的缺损面积，考虑蒂部的扭转角度，最大旋转轴的长度，以及缝合后的皮瓣张力等因素。

2. 设计安全的皮瓣长宽比例，随意皮瓣长：宽＝1.5：1，轴型皮瓣考虑供应血管到皮瓣末端的有效灌注压。

3. 皮瓣形成时，观察皮瓣血运：边缘和末端出血情况，毛细血管充盈时间，静脉回流状况和皮瓣色泽等。一旦血运有虞，必须将皮瓣回缝原处作延迟处理，或改用其他手术方案。

4. 在形成皮瓣过程中，严格无菌和无创操作。勿损伤供应血管。防止皮肤与皮下分离。严密止血和有效引流。包扎和固定时蒂部勿受压。

【术后处理】

1. 严密观察皮瓣血运及对症处理，抬高肢体，局部保温。

2. 酌情预防性使用抗生素 3～5 天。

3. 游离皮瓣移植者，必要时使用全身改善微循环和扩血管的药物。

4. 随意皮瓣的断蒂的安全时间为 3～4 周，真皮下血管网薄皮瓣为 2 周左右。断蒂前做血运训练和检查。

【术后并发症】

1. 皮瓣血运障碍。

2. 皮瓣感染。

3. 皮瓣下血肿、血清肿。

4. 切口裂开。

5. 缝合缘瘢痕增生。

6. 供区形态和功能障碍。

7. 微小并发症　色素沉着、皮瓣回缩和皮瓣臃肿等。

三、显微小血管吻合技术

【手术指征】

游离皮瓣移植或断指再植时小于 2 mm 直径的血管需做吻合者。

【术前准备】

1. 全身准备　积极处理复合伤，纠正失血性休克，改善微循环。营养支持，提高手术耐受力。排除动脉硬化性疾病、糖尿病性微血管病变。择期手术，戒烟2周。

2. 供区要求和准备　无瘢痕和炎症。有知名动脉和伴行静脉，且无外伤史。若切取皮瓣较大，在移植前可做延迟处理。

3. 受区要求和准备　提供新鲜、无感染或感染控制创面。受区的动脉和静脉应是伴行或接近的，最好有一个动脉和两个以上的静脉。做端端吻合时，以不影响受肢远端的血液循环为原则。

【手术要点】

1. 吻合方法　有5种：即缝合法、套管法、粘合法、机械吻合法及热凝吻合法。目前以缝合法为首选。

2. 吻合时的注意事项　准确进针，针距、边距均匀。张力适宜，防止扭转。无创操作，创面湿润。密切配合，外翻对合。减少刺激，解除痉挛。

【术后处理】

1. 局部保温、制动。

2. 每小时一次观察移植物的温度、色泽、肿胀情况和毛细血管反应。

3. 抗生素预防感染。

4. 低分子右旋糖酐和复方丹参静滴。

5. 防治血管危象。

【术后并发症】

1. 血管吻合失败，血管痉挛，血栓形成，移植物坏死。

2. 供区形态和功能障碍。

3. 全身并发症和麻醉并发症等。

四、Z字成形术

【手术指征】

1. 线性瘢痕挛缩，通过Z字成形术改变张力线，延长挛缩轴。

2. 局部小型错位组织复位。

3. 改善环行瘢痕狭窄。

【术前准备】

1. 皮肤清洁，清除和消毒瘢痕间污垢。

2. 观察瘢痕挛缩轴两侧是否有足够的组织移动度以供移转。

【手术要点】

1. 典型"Z"整形　以瘢痕挛缩线为中心轴线，于中心轴线两端作角度相等而方向相反的平行辅助切口线称臂。如此两三角皮瓣合成平行四边形，位于挛缩线的短对角线称挛缩对角线，与之垂直的长对角线称横行对角线。术后中轴线可增长到与术前横行对角线的长度相等。根据几何学原理，两臂与中轴间角度愈大的对偶三角瓣，术后中轴的延长率也愈大。但角度过大，临床无实际应用价值。过小在 30°以内，中轴线延长则很少。一般以 45°～60°最适用。

2. 在皮瓣交叉缝合时，皮瓣尖端可修成钝角以保证血运。尖端缝合采用三点法，勿穿尖端全层。

【术后处理】

1. 观察皮瓣血运及对症处理。
2. 及时拔除引流。
3. 妥善包扎。

【术后并发症】

1. 皮瓣血运障碍，常见为皮瓣尖端坏死。
2. 皮瓣感染。
3. 皮瓣下血肿。
4. 切口裂开。
5. 缝合缘瘢痕增生。

五、V－Y 或 Y－V 成形术

【手术指征】

1. 轻度下睑瘢痕性睑外翻。
2. 需适当鼻尖抬高，行鼻小柱延长者。
3. 指蹼轻度瘢痕挛缩。
4. 轻度错位组织的复位。

【术前准备】

1. 皮肤清洁，清除和消毒瘢痕间污垢。
2. 观察拟形成“V”形皮瓣及其周围是否有较好的组织延展度。

【手术要点】

1. 在组织错乱部位设计“V”形切口线，手术时按切口线切开皮肤，将皮瓣剥离后掀起，创缘亦潜行剥离，将三角皮瓣往上移位，增加局部组织高度，最后切口缝合成“Y”形。

2. 亦可在组织错乱部位设计“Y”形切口线。手术时按切口线切开皮肤，将 3 个瓣剥离后掀起，将三角瓣往下滑行移位，以增加局部组织宽度，最后切口缝合成“V”形。

3. 尖端缝合采用三点法，勿穿尖端全层。

【术后处理】

1. 观察皮瓣血运及对症处理。
2. 适当换药。

【术后并发症】

1. 皮瓣血运障碍，常见为皮瓣尖端坏死。

2. 皮瓣感染。

3. 切口裂开。

4. 缝合缘瘢痕增生。

六、皮肤撕脱伤的修复

【手术指征】

各类机械性因素导致的皮肤及其软组织的顺行或逆行撕脱。

【术前准备】

1. 积极处理全身情况(如休克)和复合伤。

2. 预防性使用抗生素。

3. 创面临时止血(包扎或止血带使用)。

【手术要点】

1. 清创　彻底清除已明显血运障碍的皮瓣或其他坏死组织,但应尽量保留健康组织或切除后的功能影响严重的组织。

2. 创面覆盖　撕脱皮瓣长宽比例超过存活标准,蒂部损伤,皮瓣挫伤严重或为逆行撕脱者,常常不能将皮瓣回植原处,宜将其反鼓形成皮片,行皮片移植术。

3. 创伤基底有深层组织裸露(如肌腱、血管、骨骼和神经等),宜行皮瓣覆盖。若腱膜、肌膜、骨膜或神经鞘膜存在,也可先行皮片移植一期消灭创面,二期再选择合适的皮瓣覆盖。

4. 涉及肌腱、血管、骨骼和神经损伤者,按各专科的急诊处理原则。

5. 全头皮皮肤撕脱伤,有主客观条件者,应积极行游离血管吻合的皮瓣回植。

【术后处理】

1. 密切观察皮瓣血运及对症处理　伤区保暖,观察动脉缺血和静脉回流状况。严重血运障碍者,需行坏死皮瓣二次切除术。

2. 充分引流,适当延长拔管时间。

3. 全身使用抗生素。

4. 严重创伤者,加强营养支持。

【术后并发症】

1. 皮瓣血运障碍。

2. 皮瓣感染。

3. 皮瓣下血肿、血清肿。

4. 切口裂开。

5. 供区形态和功能障碍。

七、蹼状瘢痕切除、松解术

【手术指征】

指蹼、腋窝、会阴部的蹼状形成瘢痕，周围有松动软组织者。

【术前准备】

1. 皮肤清洁，清除和消毒瘢痕间污垢。
2. 观察周围是否有一定的组织延展度。

【手术要点】

1. 沿瘢痕纵轴切开或切除部分瘢痕，按五瓣成形或多个Z字成形原则形成多个三角瓣交错缝合，延长挛缩轴，消灭蹼状畸形。
2. 由于瘢痕瓣血运较差，皮下脂肪菲薄，谨防皮肤与皮下分离。
3. 皮瓣缝合张力不宜太大，必要时部分创面植皮覆盖。

【术后处理】

1. 观察皮瓣血运及对症处理。
2. 清洁伤口，适当换药。

【术后并发症】

1. 皮瓣血运障碍。
2. 皮瓣感染。
3. 皮瓣下血肿、血清肿。
4. 切口裂开。

八、面部肿块切除缝合术

【手术指征】

1. 色素痣。
2. 皮脂腺囊肿、皮样囊肿和表皮样囊肿。
3. 血管瘤。
4. 其他小肿块如基底细胞癌等。

【术前准备】

面部皮肤清洁。

【手术要点】

1. 切口线设计　按最小张力线原则，沿皮肤皱褶线方向，沿自然轮廓线即鼻唇沟、下颌缘鼻翼缘等。沿隐蔽部位即发际线、耳后、鬓角和眉周等。
2. 切口形状　梭形、元宝形、菱形、契形或不规则形。
3. 严格无创操作，小针、3－0至6－0缝线缝合，可仅行皮下连续缝合减少皮肤针眼瘢痕。

4. 为便于术中操作，可在局麻药中加入 1∶20 万单位肾上腺素止血。

【术后处理】

1. 保持伤口清洁，防止切口感染或小血痂填塞切口缘而影响愈合的最佳效果。

2. 尽早拆线。

3. 必要时，使用减少瘢痕增生药物，或使用硅胶膜。

【术后并发症】

1. 切口感染。

2. 皮下血肿。

3. 切口裂开。

4. 瘢痕增生。

5. 周围器官移位。

九、重睑成形术

【手术指征】

1. 心理正常、要求眼睑美容的求美者。

2. 上睑皮肤重睑皱褶，或伴有皮肤轻微松垂，遮盖睑缘；或上睑臃肿，睫毛平垂或内翻。

3. 两上睑重睑不对称或仅有单侧重睑。

【术前准备】

1. 求美者的心理和对该术式的认识状态评估。

2. 询问病史，排除凝血功能障碍性疾病、胶原血管性疾病、Horner 综合征和咀嚼-瞬目综合征等。有无嗜烟、酒史及阿司匹林等抗凝药物服用史。是否过敏体质，或对麻醉等药物过敏史。

3. 眼睑形态和功能检查。排除因 Bell 氏面瘫导致的睑闭合不全等手术禁忌证。

【手术要点】

1. 沿睑缘 6～9 mm 处弧形切开皮肤、皮下和眼轮匝肌，达睑板前腱膜。

2. 可切除少许皮肤，小条眼轮匝肌和疝出的部分眶隔脂肪。

3. 仔细电凝或结扎止血，注意双侧对称。

【术后处理】

1. 谨防眶隔内出血、球后出血等并发症。

2. 保持伤口清洁，及时换药。

【术后并发症】

1. 出血，球后血肿。

2. 双侧明显不对称。

3. 求美者对形态改善结果不满意。

4. 手术效果较差　重睑线未形成或成角畸形，三眼皮，睑闭合不全等。

5. 部分区域有较明显的瘢痕。

十、上睑成形术(上眼袋去除术或上睑松垂矫正术)

【手术指征】

1. 心理正常、要求眼睑美容的求美者。

2. 上睑皮肤松弛或臃肿,睫毛平垂或内翻。

【术前准备】

1. 求美者的心理和对该术式的认识状态评估。

2. 询问病史,排除凝血功能障碍性疾病、胶原血管性疾病、Horner综合征和咀嚼-瞬目综合征等。有无嗜烟、酒史及阿司匹林等抗凝药物服用史。是否过敏体质,或对麻醉等药物过敏史。

3. 眼睑形态和功能检查。

【手术要点】

1. 按正常重睑宽度设计切口线,以及拟切除多余皮肤量,将切口向外眦适当延长。切除多余皮肤、眼轮匝肌和膨出的部分眶隔脂肪。

2. 皮肤切缘与深面的睑板前组织间断缝合。

3. 仔细电凝或结扎止血,注意双侧对称。

【术后处理】

1. 谨防眶隔内出血、球后出血等并发症。

2. 保持伤口清洁,及时换药。

【术后并发症】

1. 出血,球后血肿。

2. 双侧明显不对称。

3. 求美者对形态改善结果不满意。

十一、下睑成形术(下眼袋去除术)

【手术指征】

1. 心理正常、要求眼睑美容的求美者。

2. 下睑皮肤松弛、眶隔脂肪明显外突、睑缘轮匝肌肥厚或眼轮匝肌松弛者。

【术前准备】

1. 求美者的心理和对该术式的认识状态评估。

2. 询问病史,排除凝血功能障碍性疾病、胶原血管性疾病等。有无嗜烟、酒史及阿司匹林等抗凝药物服用史。是否过敏体质,或对麻醉等药物过敏史。

3. 眼睑形态和功能检查。

【手术要点】

1. 距下睑缘 1～2 mm 平行切开皮肤，于外眦角适当向外下延长切口。切除多余皮肤、眼轮匝肌和膨出的部分眶隔脂肪。

2. 间断缝合皮肤。

3. 仔细电凝或结扎止血，注意双侧对称，避免睑外翻。

【术后处理】

1. 谨防眶隔内出血、球后出血等并发症。

2. 保持伤口清洁，及时换药。

【术后并发症】

1. 出血，球后血肿。

2. 明显睑球分离，睑外翻，暴露性角膜炎。

3. 下睑退缩。

4. 求美者对形态改善结果不满意。

十二、上睑下垂矫正术（额肌瓣法）

【手术指征】

1. 心理正常，要求合理。

2. 先天性、获得性和老年性上睑下垂。

【术前准备】

1. 患者的心理和对该术式的认识状态评估。

2. 询问病史，排除凝血功能障碍性疾病、胶原血管性疾病、Horner 综合征和咀嚼-瞬目综合征等。有无嗜烟、酒史及阿司匹林等抗凝药物服用史。是否过敏体质，或对麻醉等药物过敏史。

3. 眼睑形态和功能检查。新斯的明试验排除重症肌无力。上睑下垂程度检查。提上睑肌功能检查。

4. 额肌动力检查。

【手术要点】

1. 按正常重睑宽度设计切口线。

2. 切开皮肤、眼轮匝肌至睑板前缘，于眼轮匝肌下层次向上分离至眉弓。切开额肌腱膜形成额肌瓣，向下牵引缝合至睑板上缘。

3. 最适合的张力，通常使在手术台上上睑缘达到角膜缘上方水平，闭眼时有 3～4 mm 兔眼为准。

【术后处理】

1. 谨防眶隔内出血、球后出血等并发症。

2. 保持伤口清洁，及时换药。

3. 额部加压包扎。

【术后并发症】

1. 出血，球后血肿。

2. 上睑闭合不全，暴露性角膜炎。

3. 患者对形态和功能改善结果不满意。

十三、鞍鼻畸形矫正术(隆鼻术)

【手术指征】

1. 单纯性轻、中度鞍鼻或低鼻畸形，有隆鼻要求。

2. 心理正常，对手术认识客观。

【术前准备】

1. 患者的心理和对该术式的认识状态评估。

2. 询问病史，排除凝血功能障碍性疾病。有无嗜烟、酒史及阿司匹林等抗凝药物服用史。是否过敏体质，或对麻醉等药物过敏史。

3. 植入材料选择。

【手术要点】

1. 切口选择　根据需要选择鼻翼内侧缘切口、飞燕状切口或鼻小柱“U”形切口。

2. 假体必须仔细雕刻，以符合解剖和美学要求。

3. 鼻根植入于鼻背筋膜下，防止浮动。

【术后处理】

1. 可预防性口服抗生素。

2. 勿移动假体。

3. 一旦感染，或机体过敏，对症处理或及时取出假体。

【术后并发症】

1. 出血。

2. 感染。

3. 假体外露。

4. 过敏，无菌性炎症。

5. 形态改善欠满意　如假体歪斜，鼻根浮动，透光感等。

十四、驼峰鼻矫正术

【手术指征】

1. 先天性或创伤性驼峰鼻畸形。

2. 心理正常，对手术效果有客观的认识。

【术前准备】

1. 患者的心理和对该术式的认识状态评估。

2. 询问病史，排除凝血功能障碍性疾病。有无嗜烟、酒史及阿司匹林等抗凝药物服用史。是否过敏体质，或对麻醉等药物过敏史。

3. 鼻检查畸形，必要时三维 CT 摄片。

【手术要点】

1. 标记切除量。

2. 切口选择。Joseph 术式，Anderson 术式或鼻小柱切口。

3. 潜行分离。

4. 凿除驼峰。

5. 缩窄鼻背。

6. 术后固定。

【术后处理】

1. 鼻部妥善固定。

2. 预防感染。

【术后并发症】

1. 出血。

2. 感染。

3. 台阶样畸形。

4. 驼峰鼻矫正不足，或矫正过度导致医源性鞍鼻畸形。

5. 新骨过度增生，导致新的畸形。

十五、隆 胸 术

【手术指征】

1. 青春期后，先天性乳房发育不良。

2. 哺乳后，乳腺萎缩和(或)伴乳房轻度下垂。

3. 其他，如 Poland 综合征，男变女易性术等。

4. 心理正常，对手术相关问题有正确的认识。

【术前准备】

1. 患者的心理和对该术式的认识状态评估。

2. 询问病史，是否有凝血功能障碍性疾病，有无嗜烟、酒史及阿司匹林等抗凝药物服用史，是否过敏体质或有对麻醉等药物过敏史。

3. 结合患者胸部情况和主观愿望，选择合适假体(大小和形状)。

【手术要点】

1. 目前最常采用经腋窝横皱襞切口、胸大肌下径路的硅凝胶假体隆胸法。

2. 形成一个合适的腔隙是保证良好术后形态、减少术后诸多并发症的重要措施。

【术后处理】

1. 预防性使用抗生素。

2. 妥善胸部固定。

【术后并发症】

1. 血肿。

2. 感染。

3. 支配乳头、乳晕神经损伤。

4. 双侧不对称。

5. 包膜挛缩。

6. 假体移位。

十六、巨乳缩小术

【手术指征】

1. 青春期后乳房过度发育，体积增大，影响身心健康者。

2. 两侧乳房明显不对称，一侧明显增大。

3. 心理正常，要求客观。

【术前准备】

1. 患者的心理和对该术式的认识状态评估。

2. 询问病史，有无凝血功能障碍性疾病，有无嗜烟、酒史及阿司匹林等抗凝药物服用史，是否过敏体质或对有麻醉等药物过敏史。

3. 仔细乳房体检　排除炎症、感染和肿瘤。

4. 设计手术方案。

【手术要点】

1. 常用方法　垂直双蒂法、水平双蒂法、单蒂法、双环形切除法和垂直单蒂法等。目前，无一种十全十美的方法。

2. 保证乳头和乳晕血运原则。

3. 双侧对称原则。

【术后处理】

1. 观察乳头和乳晕及皮瓣血运，对症处理。

2. 常规放置负压引流。

3. 预防性使用抗生素。

【术后并发症】

1. 血肿。

2. 皮瓣坏死。

3. 乳头和乳晕坏死。

4. 乳头和乳晕感觉障碍。

5. 形态欠满意，双侧欠对称。

6. 切口瘢痕。

十七、腹壁成形术

【手术指征】

1. 腹部脂肪堆积，伴有中、重度皮肤和肌肉松弛者。

2. 无重要器官器质性疾病。

3. 心理健康。

【术前准备】

1. 患者的心理和对该术式的认识状态评估。

2. 询问病史，有无凝血功能障碍性疾病，有无嗜烟、酒史及阿司匹林等抗凝药物服用史，是否过敏体质或有对麻醉等药物过敏史。

3. 心、肺、肝和肾功能检查。

【手术要点】

1. 选择切口（W 或倒 T 形），切开皮肤、皮下浅筋膜，在深筋膜浅层分离，直至剑突和两侧肋弓，原位保留脐部，必要时紧缩缝合腹壁肌肉腱膜，切除多余皮肤和皮下组织，重建脐孔，缝合皮下和皮肤组织。

2. 可同时抽吸上腹及邻近区域的脂肪组织。

3. 置负压引流并加压包扎。

【术后处理】

1. 观察皮瓣血运。

2. 观察引流量，适时拔除引流管。

3. 减少腹压升高因素。

4. 间断拆线。

【术后并发症】

1. 血肿。

2. 感染。

3. 切口裂开。

4. 切口瘢痕。

5. 皮瓣坏死。

6. 皮肤感觉障碍。

7. 呼吸运动受限。

8. 脂肪栓塞综合征。

十八、单侧唇裂修复术

【手术指征】

1. 单侧Ⅰ、Ⅱ、Ⅲ度及隐性唇裂。

2. 出生后 3～6 个月手术为宜，血红蛋白(Hb)达 100 g/L。

【术前准备】

1. 检查排除全身其他严重先天性疾病。

2. 预防感冒。

【手术要点】

1. 手术方法可分为旋转推进、三角瓣、矩形瓣和直线法等。

2. 按设计切开皮肤和黏膜，分离口轮匝肌。必要时在唇龈沟做减张切口。

3. 调整红、白唇对合方式，将皮肤、肌肉和黏膜分层缝合。

【术后处理】

1. 患儿术后汤匙喂养。

2. 定时清洁伤口血痂和分泌物。

【术后并发症】

1. 出血。

2. 感染。

3. 切口裂开。

4. 瘢痕。

5. 形态改善欠满意。

十九、腭裂修复术

【手术指征】

1. 腭裂或隐性腭裂。

2. 宜于 1 岁左右施行，有条件者可尽早手术。

3. 营养状态良好。

【术前准备】

1. 检查排除全身其他严重先天性疾病。

2. 预防感冒。

3. 扁桃体Ⅱ°肿大者，先行扁桃体摘除术。

【手术要点】

1. 目前常用的方法是形成以腭大神经血管束为蒂的黏骨膜瓣封闭裂隙。

2. 做裂隙缘切口后，沿牙龈缘及龈颊沟做松弛切口，形成黏骨膜瓣，松解腭大神经血管束。分离鼻腔侧黏膜。在此基础上，可形成双蒂、单蒂、三瓣或四瓣黏骨膜瓣等方法，构成不同的术式。

3. 分层缝合鼻侧黏膜、软腭肌肉和口腔黏膜。

4. 松弛切口内填塞碘仿纱条。

【术后处理】

1. 注意控制饮食，维持水、电解质平衡。

2. 密切观察口腔内情况，如有创面内出血，及时止血。

3. 避免患儿哭闹。

4. 松弛切口内填塞的碘仿纱条，分别在术后5天或7天拔除。

【术后并发症】

1. 出血。

2. 感染。

3. 切口裂开。

4. 瘢痕。

5. 腭瘘。

（章宏伟）

二十、烧伤清创术

根据病情尽可能在6～8 h内清洁消毒创面。清创目的在于祛除异物和残留的致伤因子，减少细菌数量，防止感染。

【清创指征】

各种类型的烧伤均须及时清创。

对大出血、开放性气胸、骨折等应先施行相应的急救处理。

严重呼吸道烧伤需及早行气管切开。

并发休克者须首先抗休克治疗，待休克好转后方可施行清创。

【清创方法】

术前给镇静止痛剂以减轻患者疼痛，保持安静。按照外科无菌原则进行操作。

1. 轻度烧伤主要为创面处理

(1) Ⅰ°烧伤创面一般只需清洁消毒创面，保持清洁和防止再损伤。

(2) Ⅱ°以上烧伤需对创面清创。

(3) 包括剃净创周毛发，清洁健康皮肤，创周用肥皂水清洗。

(4) 创面可用1∶1 000苯扎溴铵或1∶2 000氯己定清洗。

(5) 拭去表面的黏附物，移除异物。创面被油渍或沥青沾染，可用麻油、松节油擦除。

(6) 浅Ⅱ°水疱皮应予保留，水疱大者，可用消毒空针抽去水疱液。

(7) 深度烧伤的水疱皮可予清除，再予包扎。

(8) 面、颈与会阴部烧伤不适合包扎处，予以暴露。一般可不用抗生素。

2. 中、重度烧伤应按下列程序处理

(1) 估算烧伤面积、深度，并绘图示意。

(2) 小水疱无需处理，大水疱可用注射器抽空或剪一小孔放液。水疱皮清洁、未污染者，不必去除，原位覆盖。

(3) 广泛大面积烧伤一般采用暴露疗法。

(4) 对在肢体和躯干部位的Ⅲ°环状焦痂，应切开焦痂减压。

(5) 清创后可根据烧伤部位、深度、面积等情况，采用包扎疗法或暴露疗法。

二十一、烧伤创面换药术

【换药时间】

1. 烧伤早期，创面渗出多，需要每日换药，或 1 天 2 次。

2. 烧伤中、后期，非感染创面可以间隔 3～5 天换药。

3. 感染创面应及时换药，以减少细菌数量和创面分泌物。

【换药方法】

1. 小面积浅Ⅱ°烧伤清创后，如水疱皮完整，应予保存，较大的水疱只需抽去水疱液，消毒包扎，水疱皮可充当生物敷料，保护创面、减痛，且可加速创面愈合。

2. 如水疱皮已撕脱，可以用无菌油性敷料包扎。除非敷料浸湿、有异味或有其他感染迹象，一般不必经常换药，以免损伤新生上皮。

3. Ⅱ°创面可以选用生物敷料或人工合成敷料覆盖创面。

4. 如创面已感染，应勤换敷料，清除脓性分泌物，保持创面清洁。

5. 深度烧伤可正确选择外用抗菌药物，如 1％磺胺嘧啶银霜剂、碘伏等覆盖创面。

二十二、焦痂切开减压术

焦痂无弹性，可限制局部水肿向外扩展而产生压迫作用。

【适应证】

肢体环形焦痂阻碍血液循环；颈部和胸部的环形焦痂严重影响呼吸，导致呼吸困难，影响气体交换。

【手术要点】

焦痂切开无需麻醉。

1. 焦痂切开平面应深达筋膜。

2. 电烧伤常伴有深部肌肉坏死，水肿多发生在深筋膜之下，必须同时做深筋膜或肌膜切开减压。

3. 四肢切开应在肢体的外侧或内侧中线，切口必须通过关节。

4. 手烧伤必要时做腕关节切开减压。

5. 上肢深度烧伤，可发生手部肌肉缺血性坏死，故亦需切开肌膜。

6. 小腿Ⅲ°烧伤，未及时做焦痂切开减压的患者易发生胫前肌群的坏死及腓总神经的瘫痪，故毫无肿胀之余地，在切开焦痂时，同时做胫前筋膜的切开减压。

7. 胸部焦痂可沿两侧腋前线切开。

8. 焦痂切开后，可用碘伏纱布条或异体皮缝合固定，保护创面。

二十三、气管内灌洗

【灌洗目的】

坏死的黏膜碎屑与分泌物易被松动吸出。

【灌洗方法】

用5～10 ml生理盐水注入气管，刺激咳嗽，数秒钟后立即予以吸引，灌洗3～4次后需间隔30 min以上再进行灌洗，以免因频繁灌洗引起窒息或支气管痉挛。为了防止灌洗时发生缺氧，在灌洗前应吸入高浓度氧5～10 min，每日灌洗的次数按病情需要而定，并注意无菌操作，以免因灌洗引起交叉感染，也可通过纤维支气管镜对支气管直接灌洗。

二十四、气道湿化

【湿化目的】

在保持气道通畅的同时保持气道充分湿化，有利于防止碳粒和脱落黏膜干燥阻塞气道并有利于分泌物的排除。

【湿化方法】

每4 h做1次超声雾化吸入，时间为20～30 min。

雾化剂滴入的配方：气管内缓慢地持续滴注0.45%盐水，24 h滴入总量为250～500 ml。

二十五、皮片切取术

【供皮区的选择】

1. 原则上应远离创面及关节功能部位，以免发生感染和影响关节活动。

2. 中、小面积烧伤常选择大腿、小腿、胸、背等部位作为供皮区。

3. 大面积烧伤，以头皮为主要供皮区。

【供皮区的处理】

1. 皮片取下后，用干纱布或温盐水纱布压迫止血，随即在供皮区创面上放置单层薄质凡士林纱布，超过边缘3 cm。外加干纱布15～20层，用绷带加压包扎，若无感染迹象可包扎10～14天。

2. 供皮区感染时，揭除外层敷料，保留内层油纱布给予半暴露，用红外线照射。

3. 头皮和躯干部位供皮区，放置单层薄质凡士林纱布，外面覆盖15～20层干纱布，待渗血停止后，去除干纱布半暴露。

【皮片特点】

1. 刃厚皮片　含表皮和部分真皮乳头层，是最薄的一种皮片，在成人厚度约为0.15～0.25 mm。移植容易存活，但存活后易收缩，耐磨性差。供皮区愈合快，可重复取皮，尤其是头皮。此类皮片适合于修复肉芽创面以及皮源不足的患者。取皮方法可用滚轴刀或剃须刀片。

2. 中厚皮片　包括表皮和真皮的1/2～1/3，在成人厚度为0.3～0.6 mm，弹性均较刃厚皮片为佳，适用于关节、手背等功能部位。取皮用鼓式取皮机，调节至一定要求后整张取下。

3. 全厚皮片　包括皮肤的全层，还有可包括真皮下浅层血管网的超厚皮片。其优点是：有弹性，功能接近正常皮肤，耐磨性好。适用于手掌、足底与面颈部的创面修复。其缺点是：对受皮区的要求高，即清洁、血供好；供皮区不能自行愈合，需另行较薄的皮片移植。取以手术刀按解剖层面细心取下。供皮区尽量选择在衣服可遮蔽的部位，如大腿、胸、腹部位。

二十六、切痂术

【适应证】

1. 切痂疗法已成为大面积Ⅲ°烧伤创面的一种常规治疗方法。

2. 对Ⅲ°烧伤面积小于5%，总面积小于20%以下的成人，无休克危险者，可于入院时当即手术。

3. 对化学毒性物质致伤，如无机磷、酚、铬酸等，因通过创面吸收后将引起中毒，为防止和减轻其中毒的危害，应尽可能进行早期切痂，时间越早越好。

4. 对大面积Ⅲ°烧伤患者，首次切痂时间一般为伤后4～7天。

5. 分次切痂时，两次切痂手术的间隔一般为3天。若手术后病情不稳定，则须待病情稍稳定后再次进行手术。

6. 老年和儿童，只要全身情况许可，尤应优先考虑切痂手术。

【手术要点】

1. 一次切除焦痂的范围　一般认为不超过20%体表面积是安全的。

2. 儿童及青壮年患者，一次切痂可达40%～50%体表面积，甚至更大。但一次切痂面积的大小，应根据病情、血源与手术人员等条件决定。

3. 手术尽可能在2～3 h内完成，因为手术时间过长，可能增加术后并发症，若患者情况许可，手术时间可适当延长。

4. 创面脓毒症并非切痂手术的禁忌证，在全身应用敏感抗生素控制感染的同时，应切除坏死组织及清除病灶，在手术时尽可能一次切除焦痂，若一次难以切除者，则应将可疑的感染灶切除。

5. 焦痂切除一般切至深筋膜。因为沿深筋膜层分离，手术平面清楚，出血少，基底血液供应良好，故植皮存活率高。

6. 四肢切痂，宜在止血带下进行。手术一般先沿焦痂的四周切开；肢体环形烧伤在最高和最低平面作切口，再沿肢体的外侧纵行切开至深筋膜，随手术进程翻转已游离的焦痂，稍加牵拉，暴露创面基底，沿焦痂与深筋膜平面用手术刀进行分离，手术刀刃应向焦痂面。在切痂时，应尽可能保留主要血管，切痂时应注意保护肌腱，特别是下肢跟腱。在切痂时若发现有肌肉坏死或栓塞的血管，应一并切除。总之，要求一次彻底切除所有坏死组织，不要残留任何坏死组织。

7. 手、足的热挤压伤或电烧伤，坏死深达肌腱、骨骼，切痂时应尽可能保留这些组织。

8. 胸、背部切痂，应沿正中线切开，当焦痂切开至深筋膜平面，沿切开线分离焦痂，仔细止血。

9. 中青年女性胸部焦痂切除时，应尽可能保留乳头；乳腺导管通畅者，尽可能保留乳腺。

10. 腹部焦痂切除从肌肉部位作切口较为方便。胸腹部焦痂切除出血多，应边切痂边仔细止血，止血应严密、彻底。

二十七、削 痂 术

削痂疗法具有缩短深度烧伤创面的疗程、减少并发症、瘢痕增生轻、功能良好等优点。削痂疗法的优点是保存了虽受损但尚有活力的上皮组织。

【适应证】

应用于深Ⅱ°和浅Ⅲ°烧伤创面的处理。

【手术要点】

1. 采用徒手滚轴刀削除坏死组织，手术区创面平整、丰满，有一定张力。

2. 削痂深度，除与刀具刻度有关外，还与刀刃与创面的角度、施刀的压力有关。

3. 削痂后均须彻底止血，脂肪层出血少，止血易；浅筋膜上削痂，创面渗血多，可先压迫止血，较大出血点应予以结扎止血；真皮层平面削痂弥漫性渗血，采用热盐水纱布垫或0.005%肾上腺素溶液纱布压迫止血。

4. 削痂术后立即选择合适的暂时性创面覆盖物如甲壳胺人工皮、辐照猪皮、Biobrane等覆盖创面；也可以行自体皮移植；若供皮区缺少或削痂面积大，或创面感染严重、渗血多，植自体皮可能失败，可用异体皮、异种皮或合适的创面覆盖物暂时覆盖创面，然后再植自体皮。

二十八、呼吸机的应用

机械通气可增加通气和改善换气功能，减少患者体力消耗。

【适应证】

若导管吸氧时 $PaO_2 < 9.33$ kPa，$PaCO_2 > 4$ kPa 或吸纯氧时 $PaO_2 > 13.3$ kPa，氧饱和度<90%，呼吸频率>30 次/分，出现呼吸困难如三凹征等，表示导管吸氧无效，应予以机械通气治疗。

【通气方式】

1. AMV（辅助控制通气）、IMV（间歇指令性通气）或 SIMV（同步间歇指令性通气）等通气方式　存在自主呼吸无肺水肿者应用这 3 种通气方式，可改善氧合，提高 PaO_2。AMV 是在自主呼吸的基础上辅助呼吸；IMV 是自主呼吸数次后增强一次正压通气，这是一种自主呼吸与控制呼吸相结合的通气方式，以提供患者需要补充的那部分通气量；SIMV是在每次自主呼吸呼气前呼吸机给患者强制呼吸一次。

2. PEEP(呼气末正压)或CPAP(持续正气道压)通气方式　因肺水肿和肺萎陷而呼吸衰竭的患者，应用PEEP通气有利于维持肺泡张力。纠正肺萎陷，增加肺泡通气量和改善通气/灌注比率失调，可减少支气管血流量，减轻肺水肿。终末正气道压维持在0.49～0.98 kPa。

3. CPAP通气方式　与PEEP相似，整个呼吸周期都处在正压为0.49～0.98 kPa，由于CPAP的正压由呼吸机产生，可减少吸气用力和呼吸做功，对心血管功能影响较PEEP轻，且功能残气量增加较PEEP多，所以有肺水肿和肺萎陷的患者选择CPAP治疗更有利。

4. HFJV通气方式(高频喷射通气)　呼吸频率在100～300次/分，潮气量≥150 ml。吸入性损伤患者应用HFJV的优点是可产生PEEP效应；维持～350 ml潮气量；气道压低；不存在同步问题；开放式通气，吸痰不必停机；不干扰自主呼吸，患者容易接受。但亦存在因气流冲击引起黏膜炎症和分泌物干燥以及喷管口径过大或喷管口离隆突太近而发生二氧化碳潴留的缺点。因此应用HFJV时间不宜过久，注意和加强气道湿化，选用直径3 mm的小口径喷管，喷管口放置在声带下10～12 cm处以避免其缺点。

二十九、烧伤包扎疗法

【适应证】

1. 肢体的创面多采用包扎疗法，尤其在手部和足部。

2. 躯体的小面积创面也可用包扎法。

【治疗要点】

1. 先将一层油纱布或几层药液纱布铺盖创面，再加2～3 cm厚的吸收性棉垫或制式敷料，包扎范围应超过创面周围5 cm，自远而近以绷带包扎(尽可能露出肢端)，均匀加压(但勿过紧)。

2. 包扎时指(趾)应分开包扎，指(趾)端应外露，关节应固定于功能位。

3. 包扎后，应经常检视敷料松紧。敷料松脱时应再包扎，过紧者稍予放松。

4. 检查敷料有无浸透、臭味及肢端循环变化等，注意有无高热、白细胞明显增多、伤处疼痛加剧等感染征象。

5. 如没有感染征象，可于伤后3～5日更换敷料，其内层可不必更换。

6. 敷料浸透者须更换干敷料，如已发生感染，则需充分引流。

7. 浅Ⅱ°烧伤创面包扎后，若无不良情况，可保持10～14日再更换敷料。

8. 深Ⅱ°或Ⅲ°的创面包扎后，3～4日应更换敷料，以观察其变化，或行痂皮、焦痂处理。

9. 温度高的环境内不适用大面积的包扎。

三十、烧伤暴露疗法

【适应证】

头面、颈部和会阴的创面和大面积创面也应用暴露法。

【治疗要点】

1. 清创后将伤员置于铺有无菌单的床上，使创面直接暴露于温暖、干燥、清洁的空气中，创面上不覆盖任何敷料，使渗出物和坏死的皮肤迅速形成一层干痂，其作为一层保护性屏障，可保护痂下仓不被细菌污染。

2. 创面一般不外敷药，但也可选用各种抗生素制剂或中草药制剂。

3. 病室内做好消毒隔离工作，保持一定的温度(28℃～32℃)和湿度。创面尽可能不受压或少受压。患者可睡翻身床或悬浮床。

4. 在痂皮或焦痂形成前、后，都要注意其深部有无感染化脓，除了观察体温、白细胞等变化，必要时可用粗针穿刺或稍剪开痂壳观察。

三十一、整形绘图和照相技术

【医学摄影的重要意义】

1. 术前照片是原始形象资料　医学摄影资料能完整、客观地反映病情，起到文字描述难以详尽的补充作用。可以反复观测，协助拟订手术计划和设计手术方案。

2. 手术前后照片是评价手术效果的可靠依据　整形美容手术效果的优劣评价，除功能恢复是否满意外，形态外观的改善程度常是重要的指标，而在单纯美容外科手术中则是唯一的判断标准。手术前后的照片能直接客观地反映出形态外观上的变化和对比效果，是观察和评估手术效果的可靠依据。

3. 医学照片有利于总结经验，提高医疗水平　整形手术照片的积累，可以为临床医师提供丰富的历史性的资料，有利于温故知新，总结成功经验和失败的原因，提高医疗质量。

4. 医学照片可作为教学和学术交流的真实资料。

5. 医学照片是整形美容医疗过程病历记录的组成部分　照片是病历的组成部分，应当长期保存。一旦出现医疗纠纷，照片资料是重要的医疗过程客观法律依据。

【医学摄影的要求】

1. 整形医学摄影属于纪实性摄影，要求真实、准确地反映手术前后的形态。

2. 重点突出，减少陪衬　取景范围应以缺损畸形部位为中心，对病变部位作特写描述，不能使原物变形，并要能从说明问题的几个角度或体位进行拍摄。应反映出相邻部位的关系。

3. 画面整洁严肃而不失优美　拍照前头发梳理整齐，必要时应理发；术中拍摄应整理术野，使伤口干净，周围手术巾干净无血迹、水迹等；术后拍摄伤口应去除痂皮、血迹、污垢及伤口周围皮肤的胶布印迹。

4. 鲜明的对比　手术前后的照片应当体位一致、取景大小一致，以客观反映手术效果。必要时应当做健侧部位对照。如先天性一侧小耳畸形的患者，术前、术后双侧外耳对比拍摄，方能说明手术的效果。

5. 照明光源　摄影学就是用光作画。医学摄影在灯光处理上力求简单，不宜用多光，也尽量避免用闪光灯从正面照射，而尽可能使用自然光源。在术中拍摄应关闭手术灯，以避免色差及照片失真。

6. 背景的选择　整形美容临床摄影一般以浅灰色或淡蓝平布作背景为宜，取材方便，术前术中背景一致。

7. 照片的标准性和一致性　在照片尺寸大小，横、竖幅选择，手术前、后曝光量，体位，拍摄角度，用光，解剖标志等方面应该是一致的，否则无从比较手术前、后有何变化，因而使其效果的说服力减弱，使文章资料的科学性、严谨性大大降低。

8. 资料完整成套　包括术前、术后的照片及必要的术中和随诊照片，缺一则不能说明问题。照片资料应随同病历资料一起保存。

（汤建平）

第三篇 神经外科

第一章 基本理论

一、颅内压增高

【颅内压的形成】

颅内压(intracranial pressure, ICP):颅腔内容物对颅腔内壁所产生的压力。

颅腔内容物:脑组织、脑脊液和血液。

【颅内压正常值】

成人颅腔容积:1 400～1 500 ml。

正常颅内压:成人 0.7～2.0 kPa(70～200 mm H_2O),儿童 0.5～1.0 kPa(50～100 mmH_2O)。

【颅内压的调节与代偿】

颅内压可有小范围波动,它与血压和呼吸关系密切。

颅内压主要通过脑脊液量的增减来调节。

当颅内压低于 0.7 kPa(70 mmH_2O)时,脑脊液分泌增加,吸收减少;

当颅内压高于 0.7 kPa(70 mmH_2O)时,脑脊液分泌减少,吸收增加。

【颅内压增高定义】

由于颅脑损伤、脑肿瘤、脑出血、脑积水和颅内炎症等疾病使颅腔内容物体积增加,导致颅内压持续在 2.0 kPa (200 mmH_2O)以上,从而引起的临床病理综合征。

【颅内压增高的原因】

1. 颅腔内容物的体积增加　如脑水肿、脑积水、脑血管病。

2. 颅内占位性病变使颅内空间相对缩小　如颅内肿瘤、血肿、脓肿、囊肿、炎性肉芽肿等。

3. 先天性畸形使颅腔的容积缩小　如狭颅症、颅底凹陷症。

【颅内压增高的病理生理】

1. 影响颅内压增高的因素

(1) 年龄。

(2) 病变的扩张速度。

(3) 病变部位。

(4) 伴发脑水肿的程度。

(5) 全身系统性疾病。

2. 颅内压增高的后果

(1) 脑血流量降低，脑缺血甚至脑死亡。

(2) 脑移位和脑疝。

(3) 脑水肿。

(4) 库欣(Cushing)反应：血压升高，呼吸、脉搏减慢。

(5) 胃肠功能紊乱及消化道出血。

(6) 神经源性肺水肿。

二、格拉斯哥昏迷的分级(GCS)和评分

【格拉斯哥昏迷的分级】

急性脑损伤时的临床分型与治疗和预后密切相关。目前的判断主要是依据格拉斯哥(Glasgow)的分级评分再加上昏迷的持续时间。

1. 轻型　GCS 13～15 分，昏迷在 20 min 以内；
2. 中型　GCS 8～12 分，昏迷在 20 min 至 6 h；
3. 重型　GCS 3～7 分，昏迷在 6 h 以上。

【格拉斯哥昏迷的评分】

格拉斯哥昏迷的评分　格拉斯哥昏迷的评分见表 3－1。

表 3－1 格拉斯哥昏迷评分表

睁眼反应	评　分	语言反应	评　分	运动反应	评　分
自动睁眼	4	回答正确	5	配合	6
呼唤睁眼	3	回答错误	4	定位	5
刺痛睁眼	2	语言不清	3	逃避	4
无反应	1	只能发音	2	屈曲	3
		无反应	1	过伸	2
				无反应	1

GCS 最高为 15 分，最低 3 分，8 分以下为昏迷。分数越小伤情越严重，在观察治疗中，GCS 评分值增加则表示伤情有好转。

三、颅脑外伤后瞳孔和光反射变化的临床意义

1. 伤后一侧瞳孔进行性散大，光反射反应迟钝或消失伴对侧偏瘫与昏迷，这是小脑幕切迹疝的表现。

2. 伤后一侧瞳孔立即散大，直接光反射消失，间接光反射存在伴视力障碍，多为原发性视神经损伤。

3. 伤后一侧瞳孔立即散大，直接、间接光反射均消失，多为原发性动眼神经损伤或中脑损伤。前者伴有颅底骨折，后者伴深昏迷与对侧偏瘫。

4. 伤后双侧瞳孔不等大，时大时小，伴去大脑强直，见于脑干损伤；晚期双瞳孔散大固定，伴深昏迷，表示脑疝所致继发性脑干损伤。

5. 伤后双侧瞳孔缩小，多为蛛网膜下隙出血，刺激动眼神经；双瞳孔极度缩小伴昏迷，见于脑桥损伤。

四、颅内容积的代偿调节机制

颅内有三种内容物，即脑组织、脑脊液和血液。而颅腔是一个不能伸缩的固定的“容器”。三种内容物的总体积与颅腔容积是相配比适应的。

【生理调节】

在生理情况下脑组织不能被压缩，因此对颅腔容积的代偿作用很弱；脑脊液和血液是流动物质，对颅腔容积的代偿起重要作用。在正常情况下颅容积的代偿能力是8%～10%，颅腔三种内容物中任何一种内容物的体积增大，其他两种内容物同时或至少一样内容物必须相应地代偿性缩减体积，以取得平衡，使颅内压维持在正常范围内。

【颅内压增高时的变化】

当颅内压增高时，主要靠脑脊液吸收增加、分泌减少和被排挤出颅腔进入脊髓蛛网膜下隙，其次靠颅内静脉系统血液被排出颅外，以及脑组织阻力血管收缩，降低脑血流量来调节。

五、常用脱水剂的分类、作用机制及应用注意事项

脱水剂是治疗和防止颅高压的基本用药。

【分类】

1. 高渗性脱水剂　如甘露醇。在快速静脉注入体内后，使血浆渗透压迅速增高，在血脑屏障正常的情况下，通过血-脑、血-脑脊液间的渗透压差，使脑组织中的水移向血液，经肾排出，使脑容积减少，颅内压降低，同时使血管收缩，降低血液黏滞性，改善脑血液灌注，清除自由基，起到保护脑组织的作用。

2. 利尿性脱水剂　如呋塞米。因其有利尿脱水作用，使血液浓缩，渗透压增高，而使脑组织脱水，降低颅内压。其利尿作用比甘露醇强，两者合用可增强其作用。呋塞米还有抑制脑脊液生成作用。

【应用注意事项】

1. 保持水、电解质的平衡。

2. 有心、肾功能障碍者，不用或慎用甘露醇(可诱发肾功能障碍)，而改用甘油果糖、呋塞米。

3. 停药后要注意颅高压的反跳现象。

4. 用药时要从静脉快速滴入或注入，一个剂量在 15 min 内用完，否则会影响药物的效果。

5. 要注意观察每小时的尿量。

（傅　震　陆小明）

第二章　基本知识

一、颅内压增高

【颅内压增高的类型】

1. 根据病因分类

(1) 弥漫性颅内压增高:颅内分腔不存在压力差,不易发生脑疝。

(2) 局灶性颅内压增高:颅内分腔存在压力差,易发生脑疝。

2. 根据病变发展的快慢不同分类

(1) 急性颅内压增高:多见于颅脑外伤、高血压脑出血、蛛网膜下隙出血。

(2) 亚急性颅内压增高:多见于颅内恶性肿瘤、转移瘤、颅内炎症。

(3) 慢性颅内压增高:多见于颅内良性肿瘤、慢性硬膜下血肿。

【临床表现】

1. 头痛　是颅内压增高最常见的症状之一,以胀痛和撕裂痛多见。

2. 呕吐　喷射性,易发生于饭后。

3. 视神经乳头水肿　是颅内压增高最客观的体征。

4. 意识障碍及生命体征改变。

5. 其他症状和体征　癫痫、复视,小儿可有头颅增大。

【诊断】

1. 病史及临床表现　颅内压增高“三大主症”:头痛、呕吐、视神经乳头水肿。

2. 头颅 CT、MRI。

3. 脑血管造影。

4. 头颅 X 线摄片。

5. 腰椎穿刺。

【治疗】

1. 一般处理。

2. 病因治疗。

3. 降低颅内压。

4. 激素应用。

5. 冬眠低温疗法或亚低温疗法。

6. 脑脊液体外引流。

7. 巴比妥治疗。

8. 辅助过度通气。

9. 抗生素治疗。

10. 症状治疗。

二、急性脑疝

【脑疝】

当颅内某分腔有占位性病变时，该分腔的压力大于邻近分腔的压力，脑组织从高压力区向低压力区移位，导致脑组织、血管、颅神经等重要结构受压和移位进入硬脑膜的间隙或孔道中，从而出现一系列严重临床症状和体征。

【病因】

1. 外伤所致各种颅内血肿、广泛脑水肿、弥漫性轴索损伤。

2. 颅内脓肿。

3. 颅内肿瘤。

4. 颅内寄生虫病及各种肉芽肿。

5. 医源性因素　如颅高压时做腰穿放脑脊液过多、过快。

【分类】

1. 小脑幕切迹疝(颞叶钩回疝)　为颞叶的海马回、钩回通过小脑幕切迹被推移至幕下。

2. 枕骨大孔疝(小脑扁桃体疝)　为小脑扁桃体及延髓经枕骨大孔推移至椎管内。

3. 大脑镰下疝(扣带回疝)　一侧半球的扣带回经大脑镰下孔被挤入对侧分腔。

【临床表现】

1. 小脑幕切迹疝

(1) 颅内压增高的症状。

(2) 瞳孔改变。

(3) 运动障碍。

(4) 意识改变。

(5) 生命体征改变。

2. 枕骨大孔疝　剧烈头痛，频繁呕吐，颈项强直、强迫头位。生命体征紊乱出现较早，意识障碍出现较晚。瞳孔忽大忽小，可突发呼吸骤停而死亡。

【处理原则】

1. 快速降颅压　常用甘露醇、速尿。

2. 急症手术。

3. 姑息性手术

(1) 侧脑室外引流术。

(2) 脑脊液分流术。

(3) 减压术：分为外减压术、内减压术。

三、颅脑损伤

颅脑损伤(craniocerebral trauma)可分为头皮损伤(scalp injury)、颅骨损伤(skull injury)、脑损伤(brain injury)。三者既可单独发生，也可合并存在，其中脑损伤对预后起决定性作用。

头皮损伤

【分类】

1. 头皮血肿(scalp hematoma)　又可分为皮下血肿、帽状腱膜下血肿、骨膜下血肿。

2. 头皮裂伤(scalp laceration)。

3. 头皮撕脱伤(scalp avulsion)。

【处理】

1. 头皮血肿能自行吸收，局部加压包扎可防止血肿扩大，一般不采用穿刺抽吸以防感染。

2. 头皮裂伤　可引起失血性休克。压迫止血、清创缝合、抗炎。

3. 头皮撕脱伤　可引起失血性休克或疼痛性休克。压迫止血、防治休克、清创、抗炎，中厚皮片植皮。如有可能，显微缝合头皮小血管则头发可望再长。

颅骨骨折(skull fracture)

【分类】

1. 按骨折部位　分为：颅盖骨折、颅底骨折。

2. 按骨折形态　分为：线形骨折、凹陷骨折。

3. 按骨折与外界是否相通　分为：开放性骨折、闭合性骨折。

【凹陷性骨折】

见于颅盖骨折，好发于额骨和顶骨。成人多表现为粉碎性骨折，婴幼儿可表现为“乒乓球凹陷样骨折”。

1. 诊断　骨折部位的切线位X线可了解骨折陷入颅内的深度。头颅CT不仅可以了解骨折情况，还可以了解有无合并脑损伤。

2. 手术指征

(1) 有颅高压症状。

(2) 引起神经功能障碍。

(3) 开放性骨折的碎骨片易致感染，应全部去除。

(4) 前额部凹陷性骨折，影响美观。

(5) 骨折陷入深度超过1 cm，无颅高压症状，为相对适应证。

(6) 静脉窦处凹陷性骨折易致大出血，应慎重处理。

【颅底骨折】

颅底骨折大多为颅盖和颅底的联合骨折，绝大多数为线形骨折。发生的原因：

(1) 颅盖骨折延伸而来。

(2) 暴力作用于附近的颅底平面。

(3) 头部挤压伤，暴力使颅骨普遍弯曲变形所致。

(4) 个别情况下，垂直方向冲击头顶部或从高处坠落时，臀部着地。根据发生部位可分为前颅窝骨折、中颅窝骨折、后颅窝骨折。

【诊断】

1. 临床表现

(1) 前颅窝骨折：前额部头皮挫伤肿胀、眼睑和球结膜下淤血斑(熊猫眼征)、鼻出血和脑脊液鼻漏、嗅觉丧失或视力减退，严重者导致失明。

(2) 中颅窝骨折：颞部软组织挫伤和肿胀、耳出血或脑脊液鼻漏、耳漏、面神经或听神经损伤、眶上裂综合征、颈内动脉-海绵窦瘘(AVF)。

(3) 后颅窝骨折：枕部或乳突区皮下淤斑(Battle 征)，多在伤后 1～2 日出现。舌咽、迷走和舌下神经功能障碍或延髓损伤症状。

2. 辅助检查　颅底 X 线摄片有时能显示骨折线。头颅 CT 不仅可以了解骨折情况，还可以了解有无脑损伤。

【治疗原则】

颅底骨折本身无需特殊处理，主要观察有无脑损伤、处理脑脊液漏、颅神经损伤等并发症及预防感染。一般预后较佳。

1. 脑脊液漏者，鼻部或外耳道局部消毒，不宜填塞冲洗，不要擤鼻，保持于脑脊液不漏体位。全身抗感染治疗。

2. 着重脑损伤、颅神经损伤和其他并发伤的治疗。

3. 脑脊液漏持续 1 个月以上或伴颅内积气引起脑受压，应行开颅手术修补硬膜以封闭瘘口。

4. 合并视神经、面神经损伤，应早期行神经管减压术。

【颅脑损伤并发症和后遗症】

1. 外伤性脑脊液漏　因外伤性颅脑损伤引起。

2. 脑神经损伤　多见于颅底骨折。

3. 颅骨缺损　见于开放性粉碎性骨折、术后和去骨瓣减压术后。

4. 脑创伤后脑积水　2 周内发生为急性脑积水；3 周后发生为慢性脑积水。

5. 外伤性癫痫　与颅脑损伤的程度、异物等因素有关。

6. 外伤性颈动脉海绵窦瘘。

7. 脑脂肪栓塞。

8. 颅内静脉窦血栓形成。

9. 颅内低压综合征　腰穿压力小于 0.7 kPa(5.25 mmHg)。

10. 脑外伤后综合征　有主诉不适，但无阳性体征。

11. 植物生存状态。

四、脑 损 伤

【脑损伤分类】

1. 根据伤后脑组织与外界是否相通　分为闭合性颅脑损伤、开放性颅脑损伤。后者是指头皮、颅骨及硬脑膜均有破裂，伤及脑组织并与外界相通。

2. 根据伤后脑损伤的病理改变　分为原发性脑损伤、继发性脑损伤。原发性脑损伤是指伤后立即发生的病理性损害。继发性脑损伤是指在原发性脑损伤的基础上逐渐发展起来的病理改变，主要有颅内血肿、脑水肿和外伤性脑梗死。

【闭合性脑损伤的机制】

1. 由于颅骨变形，骨折造成脑损伤。

2. 由于脑组织在颅腔内呈直线或旋转运动造成脑损伤。

绝大多数颅脑损伤不是单一的损伤机制造成的，而常常是几种机制和许多因素共同作用的结果。

【闭合性脑损伤的致伤方式】

1. 直接损伤　有：① 加速损伤；② 减速损伤；③ 挤压伤。

2. 间接损伤　有：① 传递性损伤；② 甩鞭式损伤；③ 胸部挤压伤时并发的脑损伤。

五、原发性脑损伤

【分类】

1. 脑震荡。

2. 弥散性轴索损伤。

3. 脑挫裂伤——外伤性癫痫、脑积水、脑萎缩。

4. 原发性脑干损伤。

5. 下丘脑损伤。

脑震荡

脑震荡(cerebral concussion)，系指头部外伤后出现暂时性的意识障碍，可有脑干网状结构受损，脑组织轻度充血、水肿，甚至点状出血，是脑损伤中最轻的一种。

【病理】

脑组织无肉眼可见的病理变化，而在显微镜下可以观察到细微的形态学改变：如点状出血、水肿。有的毫无异常，故一般认为脑震荡为头部外伤引起的短暂的脑功能障碍。其意识障碍的发生机制，为脑干网状结构损害所致。

【临床表现】

1. 意识障碍　伤后立即出现，表现为神志不清或完全昏迷。一般不超过 30 min。

2. 逆行性遗忘　清醒后不能回忆受伤当时乃至伤前一段时间内的情况。

3. 伤后短时间内表现面色苍白、出汗、血压下降、心动徐缓、呼吸浅慢、肌张力降低、各种生理反射迟钝或消失。此后有头痛、头昏、恶心、呕吐等，这些症状常在数日内好转、消失，部分患者症状持续较长时间。

4. 神经系统检查一般无阳性体征，脑脊液压力正常或偏低，其成分化验正常。

5. CT 检查颅内无异常发现。

【治疗原则】

伤后应卧床休息 1～2 周，并予镇静、镇痛，注意减少脑力劳动，大多数病例都可以恢复。在治疗观察过程中，注意颅内继发性病变及其他并发症的发生。

脑挫裂伤

脑挫裂伤（cerebral contusion and laceration）即脑实质有散在出血或碎裂。加速性脑挫伤病灶位于受击部位；减速性脑挫伤，既可在受力处，又可在对冲部位。

【病理】

1. 脑挫裂伤多发生在脑表面皮质，也可发生在脑深部。位于表面者呈点片状出血。如脑皮质和软脑膜仍保持完整即为脑挫伤，如脑实质破损、断裂，软脑膜亦撕裂即为脑裂伤。严重时均合并脑深部结构损伤。在显微镜下可见脑实质点片状出血、水肿和坏死。脑皮质分层结构不清或消失，灰质和白质分界不清。脑挫裂伤的继发性改变，早期主要为脑水肿和出血或血肿形成。脑水肿包括细胞毒性水肿和血管源性水肿，前者神经元胞体增大，主要发生在灰质，伤后立即出现。后者为血脑屏障破坏，血管通透性增加，细胞外液增多，主要发生在白质，伤后 2～3 日明显，3～7 天发展到高峰。

2. 脑损伤后脑内 Ca^{2+} 聚积，神经细胞 Ca^{2+} 超载引起脑细胞功能障碍，血脑屏障受损，通透性增高，导致脑水肿等一系列病理生理改变已为人们所重视。水肿涉及的范围，最初只限于伤灶而后四周扩展，严重者则迅速遍及全脑。

3. 脑伤常并发弥漫性脑肿胀，以小儿和青年头伤后多见，一般多在伤后 24 h 内发生；两侧大脑半球广泛肿胀，脑血管扩张、充血，脑血流量增加，脑体积增大，脑室、脑池缩小。由于脑水肿、脑肿胀导致颅内压增高或脑疝；严重者引起死亡，轻者 3～7 天后逐渐消退，颅内压也随之降低。

4. 那些被损坏的脑组织，最终由小胶质细胞清除并由星形细胞增生所修复。伤灶小者留下单纯的瘢痕，巨大者则成为含有脑脊液的囊肿，后者可与脑膜或直接与头皮粘连，成为癫痫灶。如蛛网膜与软脑膜粘连，可因脑脊液吸收障碍，形成外伤后脑积水。较重的脑挫裂伤伤后数周，多有普遍性脑萎缩，脑室相应扩大。如某处尚有较大的瘢痕存在，脑室局部有被瘢痕牵拉变形的现象。

【临床表现】

1. 意识障碍　多较严重，持续时间常较长，短者数小时或数日，长者数周、数月，有的持续昏迷至死或植物生存。

2. 颅内压增高症状　如头痛、呕吐乃因脑出血和脑水肿引起，生命体征也出现相应变化；血压一般正常或偏高，脉搏正常或加快，呼吸正常或急促。如血压升高，脉搏缓慢有力，呼吸深慢，提示有可能合并颅内血肿导致脑疝的征象。如出现休克时应注意可能合并胸腹脏器伤、肢体或骨盆骨折等。

3. 相应的神经系统体征　除某些“哑区”伤后不显示体征或意识障碍不能判断失语、偏盲等外，常立即出现相应体征：如一侧运动区损伤则出现对侧锥体束征或偏瘫，语言中枢损伤出现失语等。

4. 脑脊液检查　压力增高，有不等数量的红细胞。乳酸、蛋白和乙酰胆碱等增高。

5. 头颅CT　扫描显示低高密度混杂影；如为不规则片状高密度影，则提示为出血性脑挫伤；继发脑水肿时则为大片低密度影。

【治疗原则】

1. 伤后48 h内应严密观察病情，定期测血压、脉搏及呼吸，随时注意瞳孔及意识变化。

2. 轻中型脑挫裂伤需严格卧床，清醒后无呕吐者鼓励进食；必要时静脉补液，总量应限制在2 000 ml以内。头痛严重者给予对症治疗，或行腰穿放出血性脑脊液5～10 ml。有颅压高者给予氨苯喋啶、双氢克尿噻等口服。

3. 重型脑挫裂伤多与急性硬脑膜下血肿及脑内血肿并存，须密切观察神志、生命体征和神经体征的变化。保持呼吸道通畅，防止血压过高或过低。应用脱水剂20%甘露醇，按0.5～1 g/kg体重，静滴，每8 h 1次。应用激素，如地塞米松10 mg静滴，每日2～3次，一般用3～5天后停药。严重高颅压者，可行人工过度换气疗法降低颅压。有中枢性高热者采用物理降温。还应使用促进脑细胞代谢药物和防治癫痫、预防肺部并发症。

弥散性轴索损伤

【病理】

弥散性轴索损伤(diffuse axonal injury)多发生于以脑干为轴的中线结构，脑灰白质交界处和胼胝体等部位，以脑白质损伤为主。显微镜下可见轴突断裂。

【临床表现】

1. 意识障碍严重，可长期持续昏迷甚至植物生存。

2. 可有双侧病理反射及去大脑强直。

3. 有明显的呼吸、心率、血压等改变，可出现一侧或双侧瞳孔散大。

4. CT伤后早期可见弥漫性脑水肿或脑肿胀，脑室变小，脑池消失，出现大片状低密度区。灰白质交界区可见单发或多发散在不对称的高密度出血灶，可见胼胝体、脑干及第三脑室周围小出血灶。

5. MR可以较CT更明确地发现脑内异常信号的改变，由此可以判断出血、水肿的部位和范围等。

【治疗原则】

1. 一般治疗

(1) 伤后早期即采用与脑挫裂伤相同的治疗措施，如脱水、止血等。

(2) 早期使用促进神经轴突修复的药物，如神经节苷脂、神经生长因子等。

2. 手术治疗　有明显脑肿胀，非手术疗法难以控制的颅内高压者可以行去骨瓣减压术。

原发性脑干损伤

脑干损伤(brain stem injury)指中脑、脑桥和延髓的损伤，分为原发性和继发性。原发性损伤指外伤当时由外力所致的脑移位使脑干撞击在颅底斜坡、小脑幕边缘等处，或造成脑干的扭转、牵拉造成的损伤。继发性损伤是指颅内血肿，或脑组织水肿、肿胀，间接造成脑干受压所造成的损伤。

【病理】

脑干神经组织结构紊乱、轴突断裂、挫伤或软化。

【临床表现】

1. 多有严重的意识障碍，持续时间较长，恢复较慢，如网状结构受损严重，患者可长期昏迷，呈植物生存状态。

2. 可有瞳孔及眼球运动的变化，可出现眼球分离，双眼同向凝视或同向运动障碍。瞳孔大小多变且形状不规则。

3. 可有交叉性瘫痪和去大脑强直。

4. 有呼吸、心血管、体温等功能紊乱，可合并消化道出血和顽固性呃逆。

5. CT 检查　可显示脑干的点状高密度区，脑干肿胀，脚间池、环池、四叠体池及第四脑室受压消失等征象。

6. MR 检查　可较 CT 更为清晰地反映脑干的形态学变化，通过观察其 T_1、T_2 信号的改变，判断脑干的出血、水肿等。

7. 诱发电位　中脑损伤时听觉诱发电位完整，皮层诱发电位消失；桥脑损伤时，听觉诱发电位波峰不完整，皮层诱发电位亦消失。

【治疗原则】

保持呼吸道通畅，吸氧，鼻饲营养，给予改善脑组织代谢的药物等。加强护理，防止并发症。

下丘脑损伤

【临床表现】

下丘脑损伤(hypothalamus injury)主要表现为受伤早期的昏迷、高热或低温，尚可出现消化道出血或穿孔、急性肺水肿、尿崩症及电解质代谢紊乱等症状。

【治疗原则】

同“原发性脑干损伤”。

六、继发性脑损伤

【分类】

1. 颅内血肿(intracranial hematoma)。

2. 脑水肿(brain edema)。

3. 外伤性脑梗死(traumatic brain infract)。

颅内血肿(intracranial hematoma)

【分类】

1. 根据血肿来源和部位　分为：

(1) 硬脑膜外血肿(epidural hematoma)。

(2) 硬膜下血肿(subdural hematoma)。

(3) 脑内血肿(intracerebral hematoma)。

(4) 脑室内出血(intraventricular hemorrhage)。

(5) 迟发性外伤性颅内血肿(delayed traumatic intracranial hematoma)。

2. 根据血肿引起颅高压或早期脑疝症状所需时间　分为:

(1) 急性颅内血肿:3 日以内。

(2) 亚急性颅内血肿:3 日至 3 周。

(3) 慢性颅内血肿:3 周以上。

急性硬脑膜外血肿

硬脑膜外血肿是指血液积聚于颅骨与硬脑膜之间的血肿。其发生率在闭合性颅脑损伤中占 2%～3%,在颅内血肿中占 25%～30%,大多数为急性和单发性血肿。硬脑膜外血肿是颅脑损伤中最为严重的继发性病变之一,治疗效果与是否及时诊治密切相关。只要早期诊断,及时手术,预后多属良好,否则将导致脑功能不可逆的损害。

【形成机制】

因头部遭受外力直接打击,产生颅骨骨折或颅骨局部变形而造成血管损伤出血所致。出血来源以脑膜中动脉最常见,少数为静脉窦或板障出血。

【临床表现】

1. 剧烈头痛、呕吐、躁动不安。

2. 意识障碍　大多数伤后发生短暂昏迷,醒后出现颅内压增高症状,随后再次发生昏迷,并有脑疝表现。

3. 瞳孔改变　早期患侧瞳孔缩小,光反应迟钝。随后患侧瞳孔进行性扩大,光反应消失。晚期双侧瞳孔散大固定,光反应消失。

4. 锥体束征　血肿对侧肢体瘫痪,肌张力增高,腱反射亢进。晚期去大脑强直。

5. 生命体征改变　进行性血压升高,呼吸和脉搏减慢。

【诊断】

1. 有外伤史,多有头皮损伤和颅骨骨折。

2. 伤后可短暂昏迷,随之清醒(即中间清醒期),但少数可无昏迷,之后因血肿增大引起脑受压而昏迷。

3. 在中间清醒期内常有剧烈头痛、恶心、呕吐、躁动不安;可有偏瘫、失语、呼吸和脉搏减慢、血压升高,继而昏迷并加深。幕上血肿晚期出现颞叶钩回疝综合征。

4. 颅骨 X 线摄片常显示骨折线跨过脑膜血管沟或静脉窦沟。

5. 头颅 CT　颅骨内板与脑表面之间双凸镜形高密度影。CT 检查还能显示血肿部位、形态、数目及计算血肿量,为首选确诊手段。

【治疗原则】

1. 血肿较小、症状较轻者可药物治疗,但应密切观察病情变化。

2. 血肿较大、症状较重者急诊手术治疗。

3. 对症支持治疗。

急性硬膜下血肿

硬脑膜下血肿是指出血积聚于硬脑膜下腔。急性硬膜下血肿是颅内血肿中最常见者。按形成机制可分为：

1. 由伴有蛛网膜破裂的脑挫伤灶出血引起。发生部位常与脑挫裂伤灶一致，不少出现于双侧。血肿大小视血管损伤情况而定。

2. 由桥静脉损伤引起的血肿，形成的血肿常较大。

【临床表现】

因多数血肿继发于脑挫裂伤，所以血肿发生后首先使原来的神经症状加重，进而出现急性颅内压增高及脑疝征象。患者伤后意识障碍严重，常无典型的中间清醒期或只表现意识短暂好转，继而迅速恶化，一般表现为持续性昏迷或意识障碍程度进行性加重。由于病情进展迅速，多很快出现血肿侧瞳孔散大，不久对侧瞳孔亦散大，肌张力增高，呈去脑强直状态。

头颅 CT 表现为颅骨内板下方新月状，薄层广泛均匀高密度影。

【治疗原则】

1. 血肿较小、症状较轻者可药物治疗，但应密切观察病情变化。

2. 血肿较大、症状较重者急诊手术治疗。

慢性硬膜下血肿

好发于 50 岁以上老人，有轻微头部外伤或无头部外伤史。

【临床表现与诊断】

1. 慢性颅内压增高症状　头痛、呕吐、视乳头水肿。

2. 血肿压迫所致的局灶症状和体征　偏瘫、失语、癫痫等。

3. 脑萎缩、脑供血不全症状　智力障碍、精神失常、记忆力减退等。

【治疗】

手术(常用钻孔引流术)。

七、脑损伤的处理

通过病史询问、体格检查和必要的辅助检查，迅速明确诊断。

【诊断】

1. 病史

(1) 受伤时间、原因、头部外力作用的情况。

(2) 伤后意识障碍变化情况。

(3) 伤后做过何种处理。

(4) 伤前健康情况，主要了解有无心血管、肾与肝脏重要疾患等。

2. 体格检查　伤情危重者，只做扼要检查。

(1) 意识障碍的程度和变化是判断伤情的重要方面。

(2) 头部检查，注意头皮损伤，耳鼻出血及渗液情况。

(3) 生命体征(呼吸、脉搏、血压和体温)要做重点检查，以了解颅内压增高、延髓功能状态以及有无休克等。

(4) 瞳孔应注意对比双侧大小、形状和对光反应情况。

(5) 运动和反射改变。

3. 病情观察

(1) 意识：意识障碍的临床分级：

① 传统：清楚、模糊、浅昏迷、昏迷、深昏迷。

② Glasgow 昏迷评分法：最高 15 分，表示意识清楚；8 分以下为昏迷。

(2) 瞳孔。

(3) 神经系体征。

(4) 生命体征。

(5) 其他　头痛、烦躁、遗尿等。

4. 特殊监测

(1) CT 检查。

(2) 颅内压监测。

(3) 脑诱发电位。

5. 脑损伤的分级和治疗。

【脑损伤的分级】

1. 按伤情轻重分级　轻型(Ⅰ级)、中型(Ⅱ级)、重型(Ⅲ级)。

2. 按 Glasgow 分级　轻型：13～15 分，伤后意识障碍 20 min 以内；中型：8～12 分，伤后意识障碍 6 h 以内；重型：3～7 分，伤后意识障碍 6 h 以上。

【治疗原则】

1. 轻型　以卧床休息和一般治疗为主，一般需卧床 1～2 周，注意观察生命体征、意识和瞳孔改变，普通饮食。多数患者经数周后即可正常工作。

2. 中型　绝对卧床休息，在 48 h 内应定期测量生命体征，并注意意识和瞳孔改变，清醒患者可进普通饮食或半流质饮食。意识未完全清醒者由静脉输液，总量每日 2 000 ml 左右。颅内压增高者给予脱水治疗，合并脑脊液漏时应用抗生素。

3. 重型

(1) 保持呼吸道通畅：患者由于深昏迷、舌后坠、咳嗽和吞咽机能障碍，以及频繁呕吐等因素极易引起呼吸道机械阻塞，应及时清除呼吸道分泌物，对预计昏迷时间较长或合并严重颌面伤以及胸部伤者应及时行气管切开，以确保呼吸道通畅。

(2) 严密观察病情，伤后 72 h 内每 30 min 或每 1 h 测呼吸、脉搏、血压 1 次，随时检查意识、瞳孔变化，注意有无新症状和体征出现。

(3) 防治脑水肿，降颅内压治疗：

① 卧位：除休克者外头高位。

② 限制入量，每 24 h 输液量为 1 500～2 000 ml，保持 24 h 内尿量至少在 600 ml 以上，在静脉输给 5%～10%葡萄糖溶液的基础上，纠正水盐代谢失调，并给予足够的维生素，待肠鸣音恢复后即可鼻饲营养。

③ 脱水治疗：目前常用的药有渗透性脱水药和利尿药两类。

常用供口服的药物有：a. 氢氯噻嗪 25～50 mg，3 次/d。b. 乙酰唑胺 250 mg，3 次/d。c. 氨苯喋啶 50 mg，3 次/d。d. 呋塞米 20～40 mg，3 次/d。e. 50%甘油盐水溶液 60 ml，2～4 次/d。

常用供静脉注射的制剂有：a. 20%甘露醇 250 ml，快速滴注，2～4 次/d。b. 30%尿素转化糖或尿素山梨醇溶液 200 ml，静脉滴注，2～4 次/d。c. 呋塞米 20～40 mg，肌肉或静脉注射，1～2 次/d；此外，也可用浓缩 2 倍的血浆 100～200 ml 静脉注射；20%人血清白蛋白 20～40 ml 静脉注射，对消除脑水肿，降低颅内压有效。

④ 脑脊液引流：持续脑室外引流或对进行颅内压监护的病例间断地放出一定量的脑脊液，或待病情稳定后腰穿放出适量脑脊液等。

⑤ 冬眠低温疗法：体表降温有利于降低脑的新陈代谢，减少脑组织耗氧量，防止脑水肿的发生和发展，对降低颅内压亦起一定作用。

⑥ 巴比妥治疗：大剂量戊巴比妥或硫喷妥钠可降低脑的代谢，减少氧耗及增加脑对缺氧的耐受力，降低颅内压。

⑦ 激素治疗：地塞米松 5～10 mg 静脉或肌内注射，2～3 次/d；氢化可的松 100 mg 静脉注射，1～2 次/d；泼尼松 5～10 mg 口服，1～3 次/d，有助于消除脑水肿，缓解颅内压增高。

⑧ 辅助过度换气：目的是使体内 CO_2 排出。据估计，动脉血 CO_2 分压每下降 0.13 kPa(1 mmHg)，可使脑血流递减 2%，从而使颅内压相应下降。

(4) 神经营养药物的应用：这类药物有：乙胺硫脲、谷氨酸、三磷腺苷(ATP)、细胞色素 C、辅酶 A、甲氯芬酯、胞磷胆碱，γ-氨酪酸等。可按病情选用或合并应用。

(5) 手术治疗：其目的在于清除颅内血肿等占位病变，以解除颅内压增高，防止脑疝形成或解除脑疝。手术包括：血肿清除术、内外减压术、钻孔探查术、脑室引流术、钻孔引流术。

(6) 防止并发症，加强护理：早期应以预防肺部和尿路感染为主，晚期则需保证营养供给，防止压疮和加强功能训练等。

八、先天性脑积水

【概述】

1. 定义　先天性脑积水(congenital hydrocephalus)是指各种原因引起脑脊液循环受阻，分泌过多或吸收障碍，使脑脊液潴留于脑室系统、蛛网膜下隙，导致头颅扩大、颅内压增高和脑功能障碍。

2. 病理生理　脑脊液循环通路：脑室系统脉络丛→三脑室→中脑导水管→四脑室→蛛网膜下隙→蛛网膜颗粒→上矢状窦。

3. 病因　产伤导致蛛网膜下隙出血；感染导致脑膜炎；先天性畸形；肿瘤。

【分类】

1. 交通性脑积水　与脑脊液的分泌和吸收功能障碍有关，多见于产伤致颅内出血、颅内感染、脉络丛乳头状瘤等。

2. 梗阻性脑积水　见于先天性畸形，如中脑导水管发育畸形、先天性延脑及小脑扁桃体下疝畸形、第四脑室闭锁症等。

【诊断】

1. 临床表现　头围大、破壶音、眼球呈落日状、癫痫、运动障碍、脑萎缩、痴呆、头痛、外展肌麻痹、精神症状、视乳头水肿、颅内压增高症状。

2. 辅助检查　颅骨 X 线摄片，头颅 CT、MRI。

3. 其他检查　脑室造影、穿刺等。

【处理原则】

本病多需行手术治疗。

1. 脱水　不宜长期治疗。

2. 手术　脑室外引流术；分流术：可酌情颅内分流或颅外分流。

【分流术并发症】

1. 分流系统障碍　包括管道堵塞和阀门功能失灵。

2. 感染。

3. 超量引流。

九、颅裂和脊柱裂

【概述】

1. 病因　胚胎发育异常。

2. 好发部位　中线-枕部、鼻根部/腰骶部。

3. 分类　隐性：有骨质缺损，无内容物膨出；显性：脑膜膨出、脑膜脑膨出；脊膜膨出、脊膜脊髓膨出、脊髓膨出。

【诊断】

1. 临床表现　局部肿块、皮肤变薄、感染、神经功能障碍。

2. 辅助检查　颅骨 X 线、头颅或脊髓 CT、MRI。

【处理原则】

手术：回纳内容，修补缺损。

十、颅底陷入症

【概述】

1. 定义　枕骨大孔区结构陷入颅内，枢椎齿状突高于正常水平→枕骨大孔前后径缩短，后颅凹容积缩小→延髓受压、局部神经受牵拉。

2. 病因　先天发育畸形常见，可合并扁平颅底、寰枢椎畸形及小脑扁桃体下疝等。

【诊断】

1. 临床表现　大多数患者 20～30 岁后出现症状：颈神经根症状、后组颅神经症状、延髓和小脑功能障碍、脊髓空洞征、高颅压症状和脑疝、发际低、颈短粗。

2. 辅助检查　颅骨 X 线（侧位）；头颅 MRI（矢状位）。

【处理原则】

症状明显者可行枕骨大孔区减压术。

十一、狭 颅 症

颅缝早闭→颅腔狭小→脑发育受限→脑功能障碍、颅内压增高。

【诊断】

1. 临床表现　头颅畸形：尖头、舟状头、扁头、斜头畸形；脑功能障碍和颅内压增高；眼部症状和其他。

2. 辅助检查　X 线颅骨摄片。

【处理原则】

手术：骨缝再造、大骨瓣减压。

十二、颅内肿瘤

【概述】

1. 分类　分原发性，继发性肿瘤。儿童以后颅窝、中线多见；成人以幕上多见。

2. 常见类型及特性　神经胶质瘤（glioma）；脑膜瘤（meningioma）；垂体腺瘤（pituitary adenoma）；听神经瘤（acoustic neuroma）；颅咽管瘤（craniopharyngioma）；血管网状细胞瘤（angioreticuloma）；转移瘤（metastatic tumor）。

【临床表现及诊断】

1. 颅内压增高。

2. 局灶症状与体征。

3. CT、MRI、颅骨 X 线、内分泌激素检测。

【处理原则】

1. 降低颅内压。

2. 手术治疗。

3. 放射治疗　普通放疗、X 刀、γ 刀。

4. 化疗。

5. 基因治疗。

6. 其他　中医、免疫治疗等。

十三、椎管内肿瘤

【分类】

1. 根据肿瘤来源：原发性，继发性；

2. 根据肿瘤与脊髓和硬脊膜的关系：髓外硬脊膜下、硬脊膜外、髓内。髓内肿瘤一般为恶性，髓外肿瘤绝大多数为良性。

【诊断】

1. 临床表现

（1）可发生于任何年龄，以 20～40 岁多见，男性多见于女性，病程一般为半年至 2 年，起病缓慢，呈进行性加重。

（2）症状和体征分为三期：

① 神经根刺激期：出现相应部位的疼痛，在咳嗽、大便时疼痛加重。

② 脊髓部分受压期：出现病变脊髓节段以下同侧肢体痛、温觉丧失，伴触觉减退，对侧肢体运动功能障碍。

③ 脊髓完全受压期：病变水平以下肢体感觉丧失，截瘫，大小便功能障碍。

2. 辅助检查　MRI、脑脊液检查。

【治疗原则】

1. 手术切除　是首选的治疗方法。

2. 脊髓减压术　不能耐受肿瘤切除手术的病例，可行椎板切开减压，以缓解脊髓压迫症状。

3. 放疗。

4. 化疗。

5. 对于转移性肿瘤，应同时积极治疗原发病。

十四、颅内转移瘤

颅内转移瘤(intracranial metastatic tumors)为身体其他部位的恶性肿瘤转移至颅内者，癌、肉瘤及黑色素瘤均可转移至颅内。临床所见颅内转移瘤大多数为癌转移，占 90% 以上。肿瘤来源前三位依次为：肺、子宫和卵巢、黑色素瘤。恶性肿瘤转移至颅内有三条途径：① 经血流，为最多见的途径。如肺癌、乳腺癌、皮肤癌等主要经血流转移，易在脑内形成多发转移癌。② 经淋巴，消化道癌瘤较易经淋巴系统转移，而播散于脑膜。③ 直接侵入，如鼻咽癌、颅骨的恶性肿瘤。

【诊断】

1. 临床表现　患者年龄超过 40 岁，病情发展较快，病程较短，颅内压增高症状明显，局限体征较重，一般情况较差者，应首先考虑本病。由于脑转移来自肺者多见，故应摄胸片。如胸片发现肿瘤，或有其他部位恶性肿瘤史者，诊断一般可以确立。

2. 辅助检查

(1) X线平片:可确诊颅骨转移瘤。

(2) CT扫描对定位、定性以及发现多发肿瘤,诊断价值较高。

(3) MRI较CT扫描的阳性率更高,特别是小的脑内转移灶和蛛网膜下隙转移灶。

【治疗原则】

对颅内转移瘤治疗困难,不易治愈,多主张综合治疗,包括手术、放疗、化疗等,可缓解患者症状,延长生命。

手术治疗包括肿瘤切除术及姑息性或减压手术。脑单发转移瘤,一般状况较好,原发瘤已切除,未发现其他部位转移者,可做肿瘤切除术。如原发肿瘤虽未切除但能切除,而脑部症状特别是颅内压增高症状显著者,可先做脑瘤切除术。待颅内压增高缓解后,再做原发瘤切除术。切除肿瘤时,一般与脑组织易于分离,切除范围应较广泛,争取做到全部切除。肿瘤部位深在或多发性肿瘤,以及脑膜转移,可做减压术,以减轻症状。

原发肿瘤不能切除、有身体多处转移、一般情况很差者,则不宜手术。可给予激素、脱水药物及对症治疗,可短时期缓解症状。

手术后一般情况较好,血象正常者,可给予放射治疗。不能切除的肿瘤无多处转移者,亦可行放射治疗。一般情况较好,血象及肝肾功能正常者,亦可予化学治疗。一般用卡莫司汀(卡氮芥)、洛莫司汀(环己亚硝脲)或根据原发肿瘤类型选用抗癌药物。

十五、脑动脉瘤

脑动脉瘤多见于脑底Willis动脉环之动脉分叉处。其成因尚不清楚,可分为先天性(动脉管壁局部缺陷)和后天性(粥样硬化、高血压、外伤、炎症)两类。发生位置:颈内动脉系统90%,椎基底动脉系统10%。根据瘤直径分为:小动脉瘤(直径小于5 mm);一般动脉瘤(直径小于15 mm);大动脉瘤(直径小于25 mm);巨大动脉瘤(直径大于25 mm)。

【诊断】

1. 临床表现　破裂前:无或有局灶症状。破裂后:表现为蛛网膜下隙出血,头痛、呕吐、脑膜刺激征、意识改变、脑疝、脑动脉痉挛。

2. 辅助检查　头颅CT、MRI、全脑血管DSA、TCD,其中DSA是最可靠和最重要的诊断方法。TCD可了解脑动脉侧支循环及有无血管痉挛。

【处理原则】

目的:防止出血或再出血。

治疗方法包括一般治疗、手术治疗(如动脉瘤颈夹闭术、载瘤动脉结扎术、动脉瘤孤立术、动脉瘤壁加固术等)、介入(动脉瘤栓塞)治疗。

十六、颅内动静脉畸形

【概述】

1. 病因　颅内动静脉畸形(arteriovenous malformations,AVM)是由于胚胎发育异常

引起脑动脉与静脉直接沟通，毛细血管结构缺如所致。

2. 分类　按病变的大小：直径小于2.5 cm为小型；2.5～5 cm为中型；5～7.5 cm为大型；7.5 cm以上为特大型。

【诊断】

1. 临床表现

(1) 出血：常表现为脑内血肿。

(2) 癫痫：可为首发症状或继发于颅内出血。

(3) 头疼：搏动性，常位于病灶侧。

(4) 神经功能障碍：可有精神异常、偏瘫、失语等。

(5) 其他症状：如眩晕、复视等。

2. 辅助检查　头颅CT、MRI、全脑血管DSA。

【处理原则】

手术治疗、介入治疗、γ刀治疗。

十七、脑脓肿

脑脓肿(intracerebral abscess)是化脓菌侵入脑内引起化脓性炎症和局限性脓肿。可发生于任何年龄，以青中年占多数。脑脓肿多单发，也有多发，可发生在脑内任何部位。

【分类】

按病因和感染源不同分为四类：

1. 耳源性与鼻源性脑脓肿　耳源性脑脓肿最多见，约占脑脓肿的2/3。继发于慢性化脓性中耳炎、乳突炎，常发生在颞叶。鼻源性脑脓肿由邻近副鼻窦化脓性感染侵入颅内所致。如额窦炎、筛窦炎、上颌窦炎或蝶窦炎，感染经颅底导血管蔓延至颅内，脓肿多发生于额叶前部或底部。

2. 血源性脑脓肿　约占脑脓肿的1/4。多由于身体其他部位感染，细菌栓子经动脉血行播散到脑内而形成脑脓肿。原发感染灶常见于肺、胸膜、支气管化脓性感染、先天性心脏病、细菌性心内膜炎、皮肤疖痈、骨髓炎、腹腔及盆腔脏器感染等。脑脓肿多分布于大脑中动脉供应区、额叶、顶叶，有的为多发性小脓肿。

3. 外伤性脑脓肿　多继发于开放性脑损伤，尤其战时的脑穿透性伤或清创手术不彻底者。致病菌经创口直接侵入或异物、碎骨片进入颅内而形成脑脓肿。可伤后早期发病，也可因致病菌毒力低，伤后数月、数年才出现脑脓肿的症状。

4. 隐源性脑脓肿　原发感染灶不明显或隐蔽，机体抵抗力弱时，脑实质内隐伏的细菌逐渐发展为脑脓肿。

【病理】

脑脓肿的形成是一个连续过程，可分为三期：

1. 急性脑膜炎、脑炎期　化脓菌侵入脑实质后，患者表现出明显的全身感染反应和急性局限性脑膜炎、脑炎的病理变化。脑炎中心部逐渐软化、坏死，出现很多小液化区，周围脑组织水肿。病灶部位浅表时可有脑膜炎症反应。

2. 化脓期 脑炎软化灶坏死、液化，融合形成脓肿，并逐渐增大。如融合的小脓腔有间隔，则成为多房性脑脓肿，周围脑组织水肿。患者全身感染征象有所好转和稳定。

3. 包膜形成期 一般经1～2周，脓肿外围的肉芽组织由纤维组织及神经胶质细胞的增生而初步形成脓肿包膜，3～4周或更久脓肿包膜完全形成。包膜形成的快慢与致病菌种类和毒性及机体的抵抗力与对抗生素治疗的反应有关。

【诊断】

1. 临床表现

(1) 全身及颅内感染症状：患者除有原发感染灶症状外，病变初期表现发热、头痛、呕吐、困倦、全身无力及颈部抵抗等全身及颅内感染症状。

(2) 颅内压增高症状：临床急性脑膜炎的症状逐渐消退，而随着脑脓肿包膜形成和脓肿增大，颅内压再度增高且加剧，甚至可导致脑疝形成或脓肿破溃，使病情迅速恶化。危重者如不及时救治，可因此死亡。

(3) 局灶症状：根据脑脓肿性质和部位出现不同的局灶定位症状。由于脑脓肿周围脑组织炎症水肿较重，局灶症状往往出现较早且明显。

2. 辅助检查

(1) 腰穿及脑脊液检查：脑脊液压力多增高。急性脑炎阶段，脑脊液细胞数明显增多，糖和氯化物正常或降低。脓肿形成时，脑脊液细胞数逐渐减少甚至正常，糖和氯化物也恢复正常，但蛋白含量多增高。腰穿时谨防脑疝。

(2) X线照片：X线平片可显示颅骨与副鼻窦、乳突的感染灶。偶见脓肿壁的钙化或钙化松果体向对侧移位。外伤性脑脓肿可见颅内碎骨片和金属异物。

(3) 超声波检查：方法简便、无痛苦。幕上脓肿可有中线波向对侧移位，幕下脓肿常可测得脑室波扩大。

(4) 脑血管造影：颈动脉造影对幕上脓肿定位诊断价值较大。根据脑血管的移位及脓肿区无血管或少血管来判断脓肿部位。

(5) 电子计算机断层脑扫描(CT)：CT可显示脑脓肿周围高密度环形带和中心部的低密度改变。

(6) 磁共振成像检查(MRI)：MRI对脓肿部位、大小、形态显示的图像信号更准确。由于MRI不受骨伪影的影响，对幕下病变检查的准确率优于CT。

CT和MRI能精确地显示多发性和多房性脑脓肿及脓肿周围组织情况。

【治疗原则】

1. 在脓肿尚未完全局限以前 应进行积极的抗炎症和控制脑水肿治疗。

(1) 抗感染：应针对不同种类脑脓肿的致病菌，选择相对应的细菌敏感的抗生素。原发灶细菌培养尚未检出或培养阴性者，则依据病情选用抗菌谱较广又易通过血脑屏障的抗生素。

(2) 降颅压治疗：因脑水肿引起颅内压增高，常采用甘露醇等高渗溶液快速、静脉滴注。激素应慎用，以免削弱机体免疫能力。

2. 脓肿形成后 手术是唯一有效的治疗方法。

(1) 穿刺抽脓术：此法简单易行，对脑组织损伤小。适用于脓肿较大、脓肿壁较薄、脓肿深在或位于脑重要功能区，婴儿、年老或体衰难以忍受手术者，以及病情危急，穿刺抽脓作为紧急救治措施者。

（2）导管持续引流术：为避免重复穿刺或炎症扩散，于首次穿刺脓肿时，脓腔内留置一内径为 3～4 mm 的软橡胶管，定时抽脓、冲洗、注入抗生素或造影剂，以了解脓腔缩小情况，一般留管 7～10 天。目前 CT 立体定向下穿刺抽脓或置导管引流技术更有其优越性。

（3）脓肿切除术：是最有效的手术方法。对脓肿包膜形成完好，位于非重要功能区者；多房或多发性脑脓肿；外伤性脑脓肿含有异物或碎骨片者，均适于手术切除。术中要尽可能避免脓肿破溃，减少脓液污染。

十八、立体定向神经外科

立体定向神经外科技术，是指利用空间一点的立体定位原理，先求出脑内某一解剖结构或病变，即目标点在颅腔内的坐标，定出它的精确位置，再用立体定向仪，将立体定向术专用的特殊器械与装置导入颅内，使之达到目标点，对该结构或病变进行外科处理，以达到进行生理研究、诊断或治疗脑部疾病的目的。该技术的主要特点是定位精确和创伤性小，作为神经外科的一个重要组成部分，它正发挥着越来越重要的作用。

【方法】

脑立体定向术的方法主要分为：

1. 定向术　安装定位仪后，利用 X 线摄片方法（如脑室造影、气脑造影和脑血管造影）或现代影像技术（如 CT、MRI 和 PET 等）定出目标结构（靶点）在脑内的靶点位置。

2. 导向术　按所定坐标将操作器械（如脑穿针、微电极、活检器、激光光纤束及吸引管等），通过颅骨钻孔，放到靶点进行操作（记录电生理，留取组织标本，产生毁损灶，去除病灶及引流囊液或血肿等）。

【临床应用】

1. 运动障碍性疾病　采取毁损、慢性丘脑刺激（CTS）或称深部脑刺激（DBS）、慢性脊髓刺激（CSS）来治疗帕金森病（PD）、痉挛性斜颈、肌僵直、舞蹈病。利用脑和神经组织移植，治疗某些运动障碍性疾病、垂体功能低下、癫痫、精神障碍等。

2. 慢性疼痛。

3. 癫痫　选择立体定向技术对癫痫病灶毁损或阻断癫痫发放冲动的中间环路。

4. 精神病。

5. 脑肿瘤　目前已广泛利用立体定向技术定向活检，然后配合立体定向放射外科（γ 刀、X 刀、间质内放疗）治疗。立体定向显微外科配合激光、内窥镜、超声吸引对肿瘤等切除，达到治疗目的。对于颅内囊性肿瘤，可采用定向排空加内分流术。

6. 颅内血肿定向排空术。

7. 颅内动脉瘤、颅内动静脉畸形　尚难发展和推广。

【存在问题】

1. 如何在计算机条件下，将 CT、MRI、PET 和血管造影等图像精确融合，从而达到更加安全可靠的定位效果。

2. 需进一步加强核团毁损的基础理论研究。

3. 如何更加精确地定位靶点和核团。

4. 进一步完善术中实时影像合成技术和无框架立体定向术的应用。

（傅　震　陆小明）

第三章　基本技能

一、幕上开颅术

【手术指征】

1. 幕上各部位的肿瘤。

2. 外伤性或自发性颅内血肿。

3. 颅内脓肿、肉芽肿、囊肿、各种脑寄生虫病。

4. 某些先天性疾患，如先天性脑积水、脑膜脑膨出等。

5. 功能神经外科。

6. 颅内血管病手术，如动脉瘤夹闭术、脑动静脉畸形、脑缺血性疾病的旁路手术。

【术前准备】

1. 患者术前的生理、心理准备，并向家属说明手术目的、术中和术后可能的并发症以及预后。

2. 术前预防性应用抗生素。

3. 剃头、备血。

【手术要点】

1. 麻醉　一般采用气管插管全身麻醉。

2. 体位　根据病变部位采取不同的体位，如仰卧位、侧卧位、俯卧位或坐位。

3. 切口设计　首先标出颅内重要结构的表面标志，如中央沟、外侧裂等。根据 CT、MRI 或血管造影显示的病变位置设计切口。

4. 沿切口两侧垫上纱布，术者和助手分别压住两侧，分段切开头皮达帽状腱膜，头皮夹止血。

5. 帽状腱膜下分离成皮瓣，切开颞肌筋膜及颞肌，颅骨钻孔后插入线锯导板，线锯锯开颅骨后掀开成骨瓣，修整骨窗，骨蜡止血。

6. 悬吊硬膜后瓣状切开硬膜，翻向中线，电凝止血。

7. 观察脑表面的色泽、脑回宽度、血管分布情况，判断病变的位置和深度，必要时用脑针穿刺，电凝后切开脑皮层，用脑压板向两侧牵开，用细吸引器边吸引边电凝止血，逐步深入，直至发现病变。棉片保护周围脑组织。

8. 手术完毕后如不需减压，可用丝线间断缝合硬脑膜。硬膜外置引流管一根，骨瓣复位固定，分层缝合颞肌及颞肌筋膜、帽状腱膜、头皮。

【术后处理】

1. 观察生命体征及神志、瞳孔变化，注意引流量及其颜色。

2. 保持气道通畅。

3. 观察伤口渗血情况。

4. 脱水、抗炎、支持治疗。

【术后并发症】

1. 颅内出血。

2. 术后脑水肿。

3. 癫痫发作。

4. 术后感染。

5. 应激性溃疡。

二、幕下开颅术

【手术指征】

1. 幕下各部位的肿瘤。

2. 幕下其他病变，如动脉瘤、脑动静脉畸形、脑寄生虫病、囊肿、先天性畸形、外伤性或自发性颅内血肿及炎性病变等。

3. 某些止痛手术，如三叉神经痛、舌咽神经痛等。

4. 某些脑积水的手术，如侧脑室-枕大池分流术。

【术前准备】

1. 如后颅窝病变引起梗阻性脑积水，导致严重颅高压，可在开颅手术前 2～3 日做脑室外引流术。

2. 纠正可能存在的水、电解质平衡紊乱，改善全身情况。

3. 剃头、备血。

【手术要点】

以枕下正中入路为例。

1. 麻醉　一般采用气管插管全身麻醉。

2. 体位　根据病变部位采取不同的体位，如侧卧位、俯卧位或坐位。

3. 做枕后正中直切口，上起自枕外粗隆上 2 cm，下至第 4 颈椎棘突。

4. 切开皮肤、皮下后沿正中白线向深层切开，直达枕骨，沿枕骨向两侧剥离枕后肌群，暴露枕骨鳞部，牵开器牵开。

5. 颅骨钻孔后咬除枕骨鳞部，骨窗范围由病变范围而定。

6. “Y”形剪开硬膜，结扎枕窦，硬膜翻向横窦侧，即可暴露小脑。

7. 手术完毕后缝合硬膜，逐层严密缝合肌层及皮下皮肤。

【术后处理】

1. 如做脑室外引流，应注意保持引流通畅，引流管一般留置 3～5 日。

2. 一侧大的占位病变可使脑干移位。切除病变后应向健侧侧卧 2～3 日，以免发生脑干摆动。

3. 其他同“幕上开颅术”。

【术后并发症】

1. 颅内出血。

2. 脑脊液漏。

3. 术后局部积液、感染。

三、颞肌下减压术

【手术指征】

1. 严重的颅脑损伤，虽已清除了颅内血肿，但水肿或脑肿胀严重，无法或不宜于长期应用脱水疗法解除，为挽救视力和防止脑疝形成，可行颞肌下减压术。

2. 小脑幕上肿瘤或其他原因引起的颅内压增高，诊断尚不肯定，或不能行手术切除或虽行手术但未能完全切除；弥漫性病变不能去除病因，或患者全身情况不允许作根治性手术切除，为缓解颅内高压，防止发生颅高压危象，可行颞肌下减压术。

3. 颅内恶性肿瘤，虽行手术切除，但预计肿瘤会复发，为延缓再度发生颅内高压的时间，延长患者寿命，可在手术同时作颞肌下减压术。

4. 拟行放疗者，为防止放射手术反应性水肿引起脑疝，可行颞肌下减压术。

【术前准备】

同"幕上开颅术"。

【手术要点】

1. 做颞部直切口，起自颧弓上缘中点，斜向后上方，长约 8 cm。

2. 切开颞肌筋膜及颞肌直达骨膜。

3. 在骨膜剥离颞肌，暴露颞骨鳞部。

4. 颅骨钻一孔后，咬骨钳扩大骨孔成骨窗。骨窗下界与颧弓上缘平齐，一般直径不应小于 5 cm×5 cm。

5. 硬膜应做放射状切开，直达骨窗缘。

6. 缝合颞肌，不缝颞肌筋膜，以使减压充分。

7. 分层缝合头皮。

8. 必要时可做双侧减压。

【术后处理】

1. 一般在术后骨窗局部会有膨隆，应积极脱水治疗。

2. 局部包扎不宜过紧。

3. 其他同"幕上开颅术"。

四、椎板切除术

【手术指征】

1. 椎管内的各种占位性病变，如肿瘤（包括硬脊膜外、髓外硬脊膜内和髓内肿瘤）、血肿、脓肿、肉芽肿、先天性囊肿、外伤后碎骨片、骨质增生等引起脊髓或马尾压迫症状者。

2. 顽固性疼痛或某些功能性疾病需进行脊髓或脊神经破坏性手术者。

3. 先天性脊椎裂伴有脊膜(脊髓)膨出者。

4. 椎管内异物摘除。

【术前准备】

1. 术前评估患者能否耐受手术。

2. 术前禁食,皮肤准备,预防应用抗生素。

3. 病灶定位,必要时摄片。

【手术要点】

1. 体位　侧卧位或俯卧位,颈椎手术可采用坐位。

2. 切口、显露(以胸椎椎板切除、脊髓探查术为例)　后正中直切口,一般应包括病灶上、下各 1～2 个椎板,长度以病变范围而定。

3. 切开皮肤、皮下组织及筋膜,显露棘上韧带。紧贴棘突及椎板,在骨膜下剥离椎旁肌,直达关节突,随即用干纱布填塞止血。

4. 一侧分离完成后,再剥离对侧,直到切口内棘突全部剥离。然后再按顺序取出干纱布,用牵开器牵开椎旁肌。

5. 先切开棘间韧带,再用棘突剪在棘突根部咬去棘突。胸椎棘突向下倾斜,上一个棘突压在下一个椎板上,上下椎板呈瓦盖状重叠。因此,切除胸椎椎板时,上下应多咬去一个棘突,咬除椎板时应自下向上进行。

6. 用刀将连接上下椎板间的黄韧带横形切开,剥离子分离黄韧带与硬脊膜外脂肪间的间隙,然后从该间隙放入咬骨钳,向下向上逐块咬除椎板,骨缘渗血用骨蜡止血。

7. 硬脊膜外静脉丛出血可用双极电凝或明胶海绵压迫止血,一般均易控制。

8. 切口彻底止血后,以生理盐水冲洗干净,用带线脑棉保护伤口周围后即可开始探查。硬脊膜外探查包括椎板有无破坏、硬脊膜外脂肪多少、有无肿瘤、肉芽肿或脓肿形成等。沿中线将脂肪层向两旁分开或切除,显露硬脊膜,探查其色泽和有无搏动,并用手指触诊硬脊膜的张力及有无局限性隆起。

9. 在硬脊膜正中两旁各缝一牵引线,用蚊式钳夹住并提起牵引线,在两牵引线之间用尖刃刀切一小口,可只切开硬脊膜,保留蛛网膜。放入有槽探针抬起硬脊膜,用尖刃刀沿槽切开硬脊膜。

10. 手术完毕后冲洗脊髓腔,彻底止血后间断缝合硬脊膜。如需作脊髓减压,则可敞开硬脊膜,取周围筋膜修补缝合。

11. 硬脊膜外放引流管自切口旁引出,将肌层分 2～3 层严密缝合,逐层缝合皮下组织及皮肤。

【术后处理】

1. 绝对卧床。

2. 严密观察感觉平面及运动功能恢复情况。

3. 注意有无脑脊液漏使切口敷料潮湿,如有脑脊液漏,应立即送手术室将漏口缝合。

4. 引流管一般在术后 24～48 h 拔除。

五、高血压脑出血脑内血肿清除术

【手术指征】

1. 病情分级　根据术前意识状态和主要体征分为5级。

Ⅰ级：神志基本清楚或嗜睡，可采用非手术治疗，继续观察。

Ⅱ级：神志朦胧或嗜睡，瞳孔等大，不同程度失语及偏瘫，可先行非手术治疗，如症状进展、恶化则手术。

Ⅲ级：浅昏迷，瞳孔等大或轻度不等大，肢体不全或完全瘫痪，行手术治疗。

Ⅳ级：中度昏迷，患侧瞳孔散大，对侧肢体偏瘫，急症手术，辅以外减压。

Ⅴ级：深昏迷，病侧或双侧瞳孔散大，去脑强直，濒死状态，应放弃手术。

2. CT扫描结果(按出血部位及血肿量)

(1) 壳核出血：是外科手术治疗的主要对象，按多田提出的血肿量计算公式[T＝π/6×L(长轴)×S(短轴)×Slice(层面厚度)]，血肿大于50 ml者积极手术，30～50 ml者可选择手术，30 ml以内者非手术治疗。

(2) 丘脑出血：以非手术治疗为主，手术选择要十分慎重。出血量在20 ml以上，且破入脑室形成梗阻，病情进展不迅猛者，可选择手术治疗。

(3) 脑叶出血：超过50 ml，或血肿累及或压迫功能区者予以手术，该类型患者手术效果较好，往往可恢复工作。

(4) 小脑出血：为手术的绝对适应证，出血量在10 ml左右即应手术。

(5) 脑桥出血：多采用非手术治疗。

(6) 血肿破入脑室且引起梗阻者应积极手术治疗。

3. 患者一般情况　年龄在60岁以下，血压收缩压在26.7 kPa (200 mmHg)以下，少有或无并发症，重要脏器无严重疾患者。

【术前准备】

除常规开颅术前准备及备血外，要围绕高血压并发症做必要的检查，如心电图、肾功能检查等。

【手术要点】

1. 气管插管全麻　术中麻醉要平衡，避免血压增高或颅压升高。

2. 开颅　按照CT或其他检查方法定位，做相应马蹄形切口，做成形骨瓣，或咬除颅骨。前者显露充分，后者快速，负担较轻，术后自然形成外减压。

3. 切开皮层，清除血肿　典型的基底节外侧型血肿手术，多采用颞上回或颞中回前中部入路。一般深入5 cm即可达血肿腔。亦有分开外侧裂，经岛叶进入血肿者，此入路皮质损伤轻，但要避免损伤侧裂血管。清除血肿后有时可见豆纹动脉仍有活动性出血，最好在手术显微镜下止血，只夹闭出血的分支血管，以保证其主干不受损伤。深入5～7 cm达血肿腔者多为基底节内侧型血肿。手术中应尽可能不要损伤血肿壁，附着在血肿壁上的少量血块不要强求清除。尤其是深部内侧型血肿更要避免盲目用电凝止血。破入脑室的血肿应清除，术后行脑室引流。

4. 手术结束时应使血压回升至原来水平，检查止血是否彻底，根据术中颅内压力情况决定是否行去骨片减压。

5. 关颅与缝合　同常规开颅术。

【术后处理】

1. 保持呼吸道通畅，必要时做气管切开。

2. 控制血压，防止再出血。

3. 防治脑水肿、应激性溃疡。

4. 抗感染。

5. 加强护理，防止压疮。

六、凹陷骨折修复术

【手术指征】

1. 骨折片陷入颅腔的深度在 1 cm 以上。

2. 大面积的骨折片陷入颅腔，因骨性压迫或并发出血等引起颅内压增高者。

3. 因骨折片压迫脑组织，引起神经系统体征或癫痫者。

4. 骨折位于前额，影响美观。

5. 位于大静脉窦部的凹陷骨折如引起神经系统体征或颅内压增高者也应手术，反之则无需手术。术前必须做好充分的输血准备，以防止骨折整复时大出血。

【术前准备】

1. 术前详细了解患者病史，并做全面的体检，仔细阅片。

2. 向患者家属交代病情、手术必要性、术中和术后可能的并发症，以求理解。

3. 术前预防应用抗生素。

4. 剃头、备血。

【手术要点】

1. 骨折片较完整，边缘无重叠者，可在骨折片附近钻孔，伸入骨撬自凹陷中心部将骨片撬起复位。

2. 凹陷骨折呈碎片，无法复位时，可将其摘除，视情况行颅骨成形术，或将其修整后当即放回整复。

3. 骨折片刺入脑内者，应切开硬脑膜探查，以免遗漏硬脑膜下或脑内血肿，同时将硬脑膜缝合。

【术后处理】

1. 观察生命体征及神志、瞳孔变化。

2. 脱水、抗炎、抗癫痫治疗。

3. 颅骨缺损直径大于 3 cm 或缺损位于前额，影响美观，可于半年后行颅骨缺损修补术。

七、颅骨肿瘤切除术

【手术指征】

1. 向颅内生长的骨瘤有脑受压症状者。
2. 骨瘤较大，直径超过 2 cm，有不适感或影响美观者。
3. 颅骨的恶性肿瘤。
4. 颅骨肿瘤性质不明需明确诊断者。

【术前准备】

1. 剃发。
2. 颅骨肿瘤切除后遗留较大颅骨缺损需修补者应准备修补材料。

【手术要点】

1. 切口　根据骨瘤大小取直切口或马蹄形切口。
2. 如保留内板，可用骨刀沿颅骨外板呈切线方向将肿瘤基底部逐次凿除。
3. 如需连同内板一并切除，可在肿瘤边缘钻孔后锯开，将肿瘤整块切除。

【术后处理】

1. 一般无需特殊处理。
2. 对良性骨肿瘤，如肿瘤切除后，骨缺损范围较大(直径超过 3 cm)，可一期作颅骨修补。

八、颅骨缺损修补术

【手术指征】

1. 颅骨缺损直径大于 3 cm 者。
2. 有明显的自觉症状，如头痛、头昏或骨缺损缘疼痛。
3. 严重精神负担影响工作与生活者。
4. 颅骨缺损区有癫痫源存在者。
5. 缺损部位有碍美观。
6. 颅骨缺损伴脑积水，在行分流术同时应修补颅骨。

【术前准备】

1. 无菌要求较高，头皮准备须充分。
2. 术前、术中应用抗生素。
3. 准备修补材料，如钛板、硅胶板，均需严格消毒。

【手术要点】

1. 在局麻或全麻下施术，一般取原头皮切口，应保证皮瓣血供充分。
2. 分离头皮时勿损伤深面的硬脑膜，以免术后积液或发生脑脊液漏。
3. 采用钛板覆盖法修补时，骨缺损区周边无需修整，用稍大于缺损的补片覆盖在缺损区，四周用钛钉固定在骨窗缘即可。

4. 采用硅胶板镶嵌法修补时，则需沿骨缺损缘切开骨膜并加修整，然后将剪裁合适的硅胶板镶嵌在骨缺损处，并用粗丝线固定在周边骨窗边缘所钻骨孔上。

5. 头皮下放置引流后，分层缝合头皮，适当加压包扎。

【术后处理】

同“幕上开颅术”。

【术后并发症】

1. 颅内出血。
2. 皮下积液。
3. 感染。
4. 排异。

九、侧脑室-腹腔分流术（V-P shunt）

【手术指征】

1. 各种原因和类型的脑积水。
2. 患者无颅内、腹腔感染，无头皮、胸腹壁皮肤感染者。

【术前准备】

1. 备皮（包括头、颈、胸、腹部）。
2. 术前预防性应用抗生素。

【手术要点】

1. 患者取仰卧位，头略左偏，右肩下垫小枕。
2. 作右耳后上顶枕部小皮瓣，颅骨钻孔。
3. 电灼硬膜后“十”字切开，电灼皮层后脑针穿刺侧脑室三角区，置脑室管。确认有脑脊液流出后，把脑室管和阀门近端相连，阀门远端接腹腔管，固定阀门于周围骨膜。
4. 取上腹部正中切口，长约 5 cm，依次切开皮下、腹白线，打开腹膜。
5. 于顶枕部切口、腹部切口间做皮下隧道，将腹腔管远端经皮下隧道牵引至腹部，经再次确认引流通畅后将腹腔管远端置入腹腔。
6. 头部、腹部切口分层缝合。

【术后处理】

1. 观察生命体征及神志、瞳孔变化，警惕颅内血肿的发生。
2. 全身应用抗生素防治感染。
3. 每日按压阀门，保持分流管通畅。

十、脊髓内肿瘤切除术

【手术指征】

确诊为髓内肿瘤且神经功能障碍进行性加重者。

【术前准备】

1. 完善的影像学检查。

2. 高颈段肿瘤应备呼吸机。

3. 备皮、备血。

4. 预防性应用抗生素。

【手术要点】

1. 切开硬脊膜以前的步骤同椎板切除术。

2. 切开脊髓　在脊髓探查时,发现脊髓实质有局限性隆起并除外脊髓前方肿瘤后,用细针穿刺抽液。如为囊性则切勿抽尽,否则囊肿壁塌陷后将不易分离。在脊髓后正中避开血管作纵行切开,切口长度应将肿瘤全部显露。用双极电凝烧灼切口两旁的血管后,用薄而锋利的刀片切开脊髓皮质。

3. 分离肿瘤　应在手术显微镜下进行。切开脊髓后先找到肿瘤边缘,大多数室管膜瘤都和脊髓有明显分界。有边缘或包膜的肿瘤,应从肿瘤与脊髓的分界处开始,用剥离子分离。肿瘤周围一般血管不多,仅有1～2条供应血管,用双极电凝烧灼剪断即可取出肿瘤。较长的肿瘤可分数块取出。如肿瘤系浸润性生长,则不能勉强过多切除,只能在瘤内作减压性部分切除,以不损伤周围正常脊髓组织为度。整个手术要在手术野无血、清晰的情况下进行,否则易损伤脊髓实质。

4. 缝合硬脊膜　瘤腔止血、冲洗后,将硬脊膜连同蛛网膜紧密缝合。如肿瘤只作部分切除,则不缝合硬脊膜。

【术后处理】

1. 如肿瘤已完全切除,一般术后不必放射治疗。如只作部分切除的恶性胶质瘤,术后可行放射治疗。但脊髓组织柔嫩,易发生放射性脊髓坏死,应掌握放射剂量。

2. 其他处理同椎板切除术。

3. 如肿瘤太长,切除椎板过多,则术后翻身时必须小心,以免影响脊柱的稳定性。

十一、脑脓肿穿刺抽脓术

【手术指征】

1. 各部位的脑脓肿,特别是位于重要功能区和脑深部的脓肿。

2. 薄壁脓肿不宜手术切除者。

3. 全身情况不良,不能耐受手术者。

【术前准备】

抗生素预防感染扩散。

【手术要点】

1. 距脓肿最近处并且避开重要功能区作皮肤直切口,长约3 cm,乳突牵开器牵开,颅骨钻孔。

2. 尖刀“十”字切开硬膜,电凝止血。

3. 电凝脑皮层穿刺处，以封闭蛛网膜下隙，防止感染扩散。

4. 棉片保护术野周围后，用脑针穿刺脓肿。脑针到达脓肿壁时可有阻力感，再稍用力即进入脓腔，此时有落空感。拔出针芯即可见脓液滴出，血管钳固定脑针。

5. 有时脓液稠厚，可用针管抽吸，注意抽吸压力。抽出脓液后，用生理盐水不加压冲洗脓腔，直至水变清为止。

6. 拔出脑针，分层缝合肌层和头皮。

【术后处理】

1. 继续应用敏感抗生素，并加强全身支持治疗，注意防治癫痫。

2. 一周后复查头颅 CT，观察脓肿消退情况，必要时再次穿刺抽脓。

3. 定期随访，直至脓肿完全消失。

十二、脑脓肿切除术

【手术指征】

1. 脓肿包膜形成好，位置不深，且位于非重要功能区。

2. 厚壁慢性脑脓肿、多房性脑脓肿及肉芽性脓肿。

3. 外伤性脓肿含有异物和碎骨片者。

4. 反复穿刺不愈的脓肿。

5. 开颅探查时发现是脑脓肿者。

【术前准备】

抗生素预防感染扩散，其他同幕上开颅术。

【手术要点】

1. 入路、切口同一般开颅术。

2. 翻开硬膜，棉片保护术野周围后，用脑针穿刺脓肿。抽出脓液后，用生理盐水不加压冲洗脓腔，直至水变清为止。

3. 沿脑针穿刺方向切开脑实质，分离至脓肿壁。沿其周围与脑实质分离，并用棉片保护。

4. 完整切除脓肿壁。

【术后处理】

1. 根据脓液培养结果选用敏感抗生素。

2. 其他同“幕上开颅术”。

十三、脑血管造影术

【适应证】

1. 蛛网膜下隙出血，需寻找出血原因者。

2. 颅内血管性病变。

3. 颅内占位性病变，需了解病变的供血来源、血供丰富程度及病变与重要血管之间的关系者。

4. 了解某些颅外病变的供血情况，如颈动脉体瘤、头皮血管瘤等。

目前，脑血管造影术是一个重要的检查方法，在脑血管疾病和某些颅内肿瘤的诊断和术前评价中有不可替代的作用。在临床上，需根据患者的情况选择适当的方法，如蛛网膜下隙出血者，应选择经股动脉插管全脑血管造影。如为幕上一侧的肿瘤可选择单侧颈动脉造影或椎动脉造影；如为颅后窝病变或疑为椎基底动脉病变应选择椎动脉造影。脑血管造影中发生危险和并发症的几率较低。

十四、气管切开术

气管切开术系切开颈段气管，放入金属气管套管，以解除喉源性呼吸困难、呼吸机能失常或下呼吸道分泌物潴留所致呼吸困难的一种常见手术。

【手术指征】

1. 各种原因造成的喉阻塞。

2. 各种原因造成下呼吸道分泌物阻塞。

3. 某些口腔、鼻、咽、喉部手术预防性气管切开。

4. 呼吸功能明显减退需辅助呼吸。

5. 下呼吸道异物因病情危急或条件限制时，可经气管切开取出异物。

【术前准备】

除准备手术器械外，并应备好氧气、吸引器、气管插管或气管镜，以及各种抢救药品。对于小儿，特别是婴幼儿，术前先行插管或置入气管镜，待呼吸困难缓解后，再作气管切开，更为安全。

【手术要点】

1. 体位　一般取仰卧位，肩下垫一小枕，头后仰，保持正中位。常规消毒，铺无菌巾。

2. 麻醉　采用局麻。沿颈前正中上自甲状软骨下缘下至胸骨上窝，以1%利多卡因浸润麻醉。

3. 切口　多采用直切口，自甲状软骨下缘至接近胸骨上窝处，沿颈前正中线切开皮肤和皮下组织。

4. 分离气管前组织　用血管钳沿中线分离胸骨舌骨肌及胸骨甲状肌，暴露甲状腺峡部。若峡部过宽，可在其下缘稍加分离，用小钩将峡部向上牵引，必要时也可将峡部夹持切断缝扎，以便暴露气管。分离过程中，两个拉钩用力应均匀，使手术野始终保持在中线，并经常以手指探查环状软骨及气管是否保持在正中位置。

5. 切开气管　确定气管后，一般于第2～4气管环处，用尖刀片自下向上挑开2个气管环(切开4～5环者为低位气管切开术)，刀尖勿插入过深，以免刺伤气管后壁和食管前壁，引起气管食管瘘。也可在气管前壁上切除部分软骨环，以防切口过小。放管时将气管壁压进气管内，造成气管狭窄。

6. 插入气管套管　以弯钳或气管切口扩张器，撑开气管切口，插入大小适合、带有管芯的气管套管，插入外管后，立即取出管芯，放入内管，吸净分泌物，并检查有无出血。

7. 创口处理　气管套管上的带子系于颈部，打成死结以牢固固定。切口一般不予缝合，以免引起皮下气肿。最后用一块开口纱布垫于伤口与套管之间。

【常见并发症】

1. 伤口出血，严重者压迫气管导致窒息。
2. 皮下气肿、纵隔气肿、急性肺气肿。
3. 呼吸骤停。
4. 拔管困难。
5. 气管-食管瘘。

（陆小明　傅　震）

第四篇　胸心外科

第一章　基本理论

一、呼吸系统临床生理

【呼吸调节】

1. 中枢性调节　呼吸中枢是中枢神经系统内产生和调节呼吸运动的神经细胞群。分布在大脑皮质、间脑、脑桥、延髓和脊髓等部位，它们在呼吸节律的产生和调节中的作用不同，正常呼吸运动是在各级中枢的相互配合下实现的。

2. 反射性调节

(1) 肺牵张反射：由肺扩张或萎陷引起的吸气抑制或兴奋的反射。

(2)化学感受性反射：化学因素对呼吸运动的调节也是一种反射性调节。化学因素主要是指动脉血或脑脊液中的 O_2、CO_2 和 H^+。机体通过呼吸运动调节血液中的 O_2、CO_2 和 H^+ 水平，动脉血中 O_2、CO_2 和 H^+ 水平的变化又通过化学感受性反射调节呼吸运动，如此形成的控制环维持着内环境中这些因素的相对稳定。

【气体的运输】

O_2、CO_2 都以物理溶解和化学结合两种形式存在于血液中。在肺换气或组织换气时，进入血液的 O_2、CO_2 都是先溶解，提高分压，再出现化学结合；O_2、CO_2 从血液释放时，也是溶解的先溢出，分压下降，结合的再分离出来补充所失去的溶解的气体。溶解的和结合的两者之间处于动态平衡。

氧的结合形式是氧合血红蛋白(HbO_2)。化学结合的占95%。化学结合的形式主要是碳酸氢盐和氨基甲酸血红蛋白，其中碳酸氢盐形式占 CO_2 总运输量的88%。

氧解离曲线是表示 PO_2 与 Hb 氧结合量或 Hb 氧饱和度关系的曲线。影响氧解离曲线的因素有血液的 pH、PCO_2、温度、2,3-二磷酸腺苷等。

O_2 与 Hb 结合可促使 CO_2 释放，这一现象称为何尔登效应。在组织中，由于 HbO_2 释出 O_2 而成为去氧 Hb，何尔登效应可促使血液摄取并结合 CO_2；在肺，则因 Hb 与 O_2 结合，促使 CO_2 释放。O_2 和 CO_2 的运输是相互影响的。

【通气与换气功能】

1. 肺通气　是肺与外界环境之间的气体的交换过程。大气与肺泡之间的压力差是肺通气的直接动力，呼吸肌收缩舒张引起的呼吸运动是肺通气的原动力。肺通气的阻力有两种：一是弹性阻力，包括肺的弹性阻力和胸廓的弹性阻力，是平静呼吸时的主要阻力，约占总阻力的 70%；二是非弹性阻力，包括气道阻力、惯性阻力和组织的黏滞阻力，约占总阻力的 30%，其中又以气道阻力为主。

每次呼吸时吸入或呼出的气量为潮气量。平静呼吸时，潮气量为 400～600 ml，平均约 500 ml。平静吸气末，再用力吸气所能吸入的气量为补吸气量。平静呼气末，再尽力呼气所能呼出的气量为补呼气量。最大呼气末尚存留于肺内不能再呼出的气量为残气量。平静呼气末尚存留于肺内的气量为功能残气量。尽力吸气后，从肺内所能呼出的最大气量称为肺活量，肺活量是潮气量、补吸气量和补呼气量之和，正常成年男性平均约 3 500 ml，女性约 2 500 ml。

每分通气量是指每分钟进或出肺的气体总量。它等于潮气量乘以呼吸频率。平静呼吸时，正常成年人呼吸频率每分钟 12～18 次，潮气量 500 ml，则每分通气量为 6～9 L。

每次吸入的气体，一部分将留在从上呼吸道至呼吸性细支气管以前的呼吸道内，这部分气体不参与肺泡与血液之间的气体交换，故这部分呼吸道容积称为解剖无效腔，其容积约为 150 ml。进入肺泡的气体，也可因血液在肺内分布不均而未能与血液进行气体交换，未能发生交换的这一部分肺泡容量称为肺泡无效腔。肺泡无效腔与解剖无效腔一起合称生理无效腔。

2. 肺换气　是指在肺毛细血管血液和肺泡之间的气体交换。肺换气和组织换气是以扩散方式进行的。单位时间内气体扩散的容积为气体扩散速率，它受气体的分压差、气体的分子量和溶解度、扩散面积和距离以及温度的影响。通气/血流比值是指每分钟肺泡通气量和每分钟肺血流量之间的比值，正常成年人安静时约为 0.84。只有适宜的比值才能实现适宜的肺换气。如果比值增大，就意味着通气过剩，血流不足，部分肺泡气未能与血液气充分交换，致使肺泡无效腔增大；反之，比值下降，则意味着通气不足，血流过剩，部分血流经过通气不良的肺泡，混合静脉血中的气体未得到充分更新，未能成为动脉血就流回心脏，犹如发生了功能性动静脉短路。可见，比值增大或减小，都影响有效的气体交换，可导致血液缺氧和二氧化碳潴留。

【肺表面活性物质】

肺表面活性物质是由肺泡Ⅱ型细胞合成并释放的脂蛋白混合物，主要成分是二棕榈酰卵磷脂。其作用是降低肺泡液-气界面的表面张力。其重要的生理意义有：① 有助于维持肺泡的稳定性；② 减少肺间质和肺泡内组织液的生成，防止肺水肿的发生；③ 降低吸气阻力，减少吸气做功。

二、循环系统临床生理

【心肌的生理特点】

心肌具有兴奋性、自律性、传导性和收缩性。

1. 兴奋性　可兴奋细胞在受到刺激时能产生动作电位，兴奋性的高低可用刺激阈值来衡量。阈值是指使细胞膜从静息电位去极化到达阈电位所需的最小刺激强度。影响兴奋性的因素有：静息电位水平、阈电位水平和钠通道的状态。心肌细胞发生一次扩布性兴奋后，兴奋性会发生周期性变化，这与跨膜电位的变化密切相关，实际上也就是与离子通道的状态有关。

2. 自律性　心肌能自动地、按一定节律发生兴奋的能力，称为自动节律性。心脏的自律组织包括窦房结、心房传导组织（结间束和房间束）、房室瓣内的心肌纤维、房室交界及心室传导组织（房室束支及浦肯野氏纤维）。窦房结的自律性最高，为正常心脏活动的起搏点。其他部位的自律组织受窦房结控制，在正常情况下不表现其自身的节律性，只起着兴奋传导作用，是潜在的起搏点。窦房结对潜在起搏点是通过抢先占领和超速驱动抑制两种方式来实现的。

3. 传导性　心肌一处发生兴奋后，由于兴奋部位和邻近安静部位之间发生电位差，产生局部电流，从而刺激安静部位的膜发生兴奋。此外，心肌细胞之间的闰盘为低电阻的缝隙连接，局部电流很易通过，引起相邻细胞的兴奋，导致兴奋在心脏的同种细胞和心脏内不同组织间的传导。

4. 收缩性　是指心肌能够在肌膜动作电位的触发下产生收缩反应的特性，它是以收缩蛋白质之间的生物化学和生物物理反应为基础的，是心肌的一种机械特性。

【心输出量】

一次心搏由一侧心室射出的血量称为每搏输出量。成年人在安静平卧时每搏输出量约为 70 ml。每搏输出量与心舒末期容量的百分比称为射血分数，在安静状态下，射血分数约为 60%。每分钟由一侧心室输出的血量称为每分输出量。一般所说的心输出量即指每分输出量，它等于每搏输出量乘以心率，以心率平均每分钟 75 次计算，则成人每分输出量约为 5～6 L。安静和空腹状态下，每平方米体表面积的每分心输出量，称为心指数，一般为 3.0～3.5 L/(min·m^2)。

【心肌储备功能与代偿】

是指心输出量随机体代谢的需要而增加的能力。取决于心率和每搏输出量的储备。健康成年人的每分输出量可由 5～6 L 增大到 30 L 左右，具有相当大的心力储备。

【心脏血管的神经-体液调节】

1. 心肌和血管平滑肌接受自主神经支配。机体对心血管活动的神经调节是通过各种心血管反射实现的。

(1) 支配心脏的传出神经为心交感神经和心迷走神经。心交感神经节后神经元末梢释放的递质为去甲肾上腺素，与心肌细胞膜上的 β 肾上腺素能受体（β 受体）结合，可导致心率加快，房室交界的传导加快，心房肌和心室肌的收缩能力加强，这些效应分别称为正性变时作用、正性变传导作用和正性变力作用。心迷走神经节后纤维末梢释放的递质乙酰胆碱作用于心肌细胞膜的 M 型胆碱能受体，可导致心率减慢，心房肌收缩能力减弱，心房肌不应期缩短，房室传导速度减慢，即具有负性变时、变力和变传导作用。

(2) 支配血管平滑肌的神经纤维分为缩血管神经纤维和舒血管神经纤维两大类。缩血管神经纤维节后神经元末梢释放的递质为去甲肾上腺素，与血管平滑肌的 α 肾上腺素能受体（α 受体）结合，可导致血管平滑肌收缩；与 β 肾上腺素能受体结合，可导致血管平滑肌舒张。而舒血管神经纤维的作用较弱。

2. 心血管活动的体液调节是指血液和组织液中的一些化学物质对心肌和血管平滑肌的活动发生影响，并起调节作用。

这些体液因素中，有些是通过血液携带的，可广泛作用于心血管系统；有些则在组织中形成，主要作用于局部血管，对局部组织的血流起调节作用。包括：肾素-血管紧张素系统、激肽释放酶-激肽系统、肾上腺素、去甲肾上腺素、血管升压素、前列环素、前列腺素、心房钠尿肽和组胺等。

三、心脏骤停的病理生理

心脏骤停后的即刻影响是急性缺氧。心肌和脑组织对缺氧非常敏感，脑血流量低于正常流量的40%～50%时，就会发生严重的功能障碍。低于正常流量的15%时，则产生永久性损害。脑所需的能量几乎全部来自葡萄糖的完全氧化作用。循环停止后，葡萄糖的供给完全中断。在缺氧状态下的无氧代谢只能提供有氧代谢时所能产生能量的1/20。无氧代谢产生的大量丙酮酸不参加三羧酸循环，其最终转变为乳酸。与乳酸蓄积的同时，无机磷酸盐也积蓄，细胞内形成的ATP减少，结果造成代谢性酸中毒。钾离子积于细胞外液中，钠离子积于细胞内并造成细胞内水肿，以及钙离子和氧自由基等进一步抑制细胞的功能。由此引起的细胞活力障碍和酸中毒，使已停跳的心脏更难以复跳和维持其功能。正常体温时，心肌和肾小管细胞不可逆的无氧缺血损伤阈值约30 min。肺组织由于氧可以从肺泡弥散至肺循环血液中，所以肺能维持较长时间的代谢。

四、胸部的应用解剖

【心脏、大血管】

1. 心包　心包是一纤维浆膜囊，包裹整个心脏和大血管根部，分为壁、脏两层。脏层为浆膜层，覆盖在心肌表面，又称为心外膜。壁层心包由坚韧的纤维结缔组织构成。在大血管部脏层心包移行于大血管表面而后折移成壁层心包，此移行区称为心包反折。壁、脏层之间为心包腔，正常状态下内有约20 ml淡黄色浆液。心包斜窦位于左心房后方偏左，覆盖在左心房表面的脏层心包，在肺上静脉平面向下转折，覆于食管及降主动脉前面形成斜窦。心包横窦位于升主动脉及肺动脉主干后方，此处包绕两大动脉的脏层心包向后反折覆盖于右肺动脉前面，形成横窦。

2. 心脏表面，心房与心室以冠状沟为界，左右心房为房间沟所分，左右心室之间有室间沟。右心房：接受上下腔静脉的血液，其上缘外侧与上腔静脉交界处有窦房结，界嵴将右心房分为心耳部及心房部。心房部在位于房间隔下1/3处有一卵圆形凹陷称为卵圆窝。冠状静脉窦口位于下腔静脉的内上方。冠状静脉窦口、Todaro韧带和三尖瓣环之间的三角称为Koch三角，此处有房室结。

3. 心内结构　右心室腔分为流入部和流出部，两者分界线为室上嵴。室上嵴的右侧部分称为壁束，与主动脉的右冠窦相对应，并对该窦起着支撑作用。左侧部分为隔束，其后方与左心室流出道相对应。隔束的下部发出一粗大的肌柱，连于前乳头肌的基底部，称为调节束。室间隔膜部位于室间隔上方，上界是主动脉右后瓣的附着线，下界是室间隔上的一条坚厚的肌边缘。左心房：壁较右心房壁厚得多，心房内壁光滑，后壁有四孔，左右各二，为肺静脉的入口。左心室呈圆锥形，肌壁为整个心脏肌壁的最厚部分，左心室壁分为室间隔壁、后壁和侧壁三部分。

4. 心脏瓣膜　二尖瓣位于左心房与左心室之间，其结构由二尖瓣瓣叶、腱索、乳头肌与二尖瓣环组成，瓣膜分为两个瓣叶，形成前交界和后交界。靠近心室间隔的瓣叶呈长方形，称为大瓣或前瓣；位于后侧的瓣叶较小，但占瓣环圆周的2/3，呈长弧形，称为小瓣或后瓣。三尖瓣位于右心房与右心室之间，有三个瓣叶，前瓣最大，后瓣最小，隔瓣附着缘的前端为膜部间隔，中部房侧有冠状静脉窦开口及房室结。

5. 主动脉瓣解剖结构包括瓣叶、瓣环、主动脉窦、升主动脉根部与主动脉瓣下组织，瓣叶分为左冠瓣、右冠瓣和无冠瓣。每个瓣与主动脉壁间形成主动脉窦或冠状动脉窦。肺动脉瓣由左瓣、右瓣与前瓣组成，瓣环与右室漏斗部心肌相连。

6. 冠状动脉为升主动脉第一对分支。左冠状动脉起自左冠状动脉窦，走行于肺动脉干与左心耳之间，达冠状沟后分为前降支和回旋支，沿途发出左室前支、右室前支、前室间隔支、左房支、左边缘支、左室后支和对角支。右冠状动脉起自右冠状动脉窦，向右前方走行于肺动脉干根部和右心耳之间，在房间沟内的一段称右旋支，在后室间沟的一段称后降支。沿途发出右房支、右室前支、右边缘支、右室后支、左室后支和后室间隔支。心大、中、小静脉汇集于心脏隔面左心房与左心室间的冠状静脉窦，经右心房的冠状静脉窦口注入右心房。窦房结位于上腔静脉口与右心房连接处。房室结位于右心房三尖瓣隔瓣附着处的后方，冠状静脉窦口上方心内膜下。窦房结与房室结间有结间束连接。房室束在右纤维三角中心纤维体的前方偏右侧穿过，经室间隔膜部的后缘达后下缘，即分为左右两个束支。

7. 主动脉及相邻结构　主动脉起源于左心室的主动脉纤维环孔，斜向右上，长约5 cm，主动脉弓转向左下，分出无名动脉、左颈总动脉及左锁骨下动脉。沿脊柱左侧向下为降主动脉而进入腹腔。胸主动脉发出支气管动脉、食管动脉及肋间动脉。主动脉弓右后方有气管和食管，左后有喉返神经、胸导管和胸椎，左前方有肺及胸膜。左侧有膈神经、迷走神经及肋间静脉。下方有左支气管、左右肺动脉、动脉导管韧带及左喉返神经。肺动脉起自右心室漏斗部，长4～5 cm，直径2.5～3 cm。经主动脉前面，向左上后方上升，至主动脉弓下，分为左右肺动脉入肺。左肺动脉较短，呈水平方向横过胸主动脉、左支气管前面达肺门。右肺动脉粗而长，横过升主动脉及上腔静脉后面达肺门，向下入右心房。奇静脉在胸椎的右前方，半奇静脉在其左前方，平行上升至第七胸椎平面会合，主干绕过肺根背侧及食管后方进入上腔静脉。

【气管、支气管、肺】

1. 气管　上端起自颈部环状软骨，下端到达胸骨角平面，长10～12 cm。在主动脉弓下缘水平形成气管叉，分为左右支气管。两支气管的夹角为80°。

2. 支气管　自气管叉以下分左右支气管，再分叶、段支气管，继续分支直至呼吸性末端支气管连于肺泡。支气管、血管、神经、淋巴管出入肺脏的部位称为肺门。右肺门：右主支气管长约2 cm，与中线成30°，位于右肺门后面最上方，距支气管分叉1.5～2 cm处分出右上叶支气管，水平向外，再分出上叶尖、后、前段支气管。上叶支气管与中叶支气管口之间为中间支气管。与中叶支气管相对的是下叶背段支气管。向下再分出内、前、外、后4

个基底段支气管。

3. 右肺动脉在右主支气管前移行至上叶支气管前方，分出第一分支为尖前段动脉，随后进入叶间裂，再分出后段动脉。在中叶支气管上方分出中叶、内段两支。向下分出下叶背段动脉，再向下分出内、前、外、后基底段动脉。右肺上静脉位于肺门最下方，由五个分支汇合而成。左肺门：左主支气管长约 5 cm，与中线成 50°角。右主支气管长 1.8～2.5 cm，与中线夹角为 25°～30°。左上肺静脉位于左肺门的前上方，左下肺静脉位于左肺门的后下方。

4. 肺段　右肺斜裂、横裂将肺分为上、中、下叶。左肺斜裂将肺分为上、下叶。左肺上叶分为尖后段、前段、上舌段及下舌段，左肺下叶分为背段、内前段、外段及后段。右肺上叶分为尖、后、前段，中叶分为外、内段，下叶分为背段及内、前、外、后基底段。

【膈】

膈肌为扁阔的膜状肌，分为周围的肌部和中央的腱部。按其附着位置分胸骨部、肋骨部和腰部。腰部每侧有 3 个脚：内侧脚、外侧脚、中间脚。在胸骨部和肋骨部之间有一三角形间隙，称为胸肋三角，其充以结缔组织，并有腹壁上动脉及淋巴管通过。在腰部和肋骨部之间也有一三角形间隙，称腰肋三角。

膈肌有三个裂孔：① 主动脉裂孔：位于第一腰椎前，由膈肌左右内侧角围成，有主动脉和胸导管通过。② 食管裂孔：位于主动脉裂孔的左前方，平第 11 胸椎，有食管及迷走神经通过。③ 腔静脉孔：位于中心腱偏右，平第 8、9 胸椎之间，下腔静脉及右膈神经分支通过此孔。膈肌的血液供应非常丰富，有膈下动脉、膈上动脉、肌膈动脉、心包膈动脉及肋间动脉等。静脉直接注入上、下腔静脉。神经来自膈神经、肋间神经及膈神经丛。

（章　斌　陈广明）

五、心肌保护

从广义而言，心肌保护贯穿于体外循环心内直视手术患者治疗的全过程。术前心肌保护主要为改善心功能，增加心肌能量贮备；术中主要是降低心肌氧耗，减轻或预防心肌缺血再灌注损伤；术后保证冠状动脉血供，控制心脏前后负荷，促进心肌顺应性的恢复，关键是升主动脉阻断后的心肌保护。冠状动脉血流中断后，心肌即遭受缺血、缺氧。如果持续时间较长，又无适当的保护，即招致心肌损害，甚至坏死。心肌损害大都发生在心脏循环恢复的早期，系由于积留于心肌的氧自由基等有毒物质集中大量释出引起，故名为心肌再灌注损伤。严重时，则可因心肌损害和(或)心内膜下坏死，导致心脏搏动无力，复苏困难，出现顽固性心律失常、低心排血症、心力衰竭、心肌纤维化等不良后果，影响手术效果。因此术中心肌保护攸关心脏手术的安全和疗效。多年来曾先后采用过缺血法、深低温心停搏法和连续冠状动脉灌注法等。目前药物心停搏法是常规的心肌保护措施。随着灌注液的组成、灌注法、灌注温度等的深入研究，心肌保护更合理有效，心内直视手术更加安全。

【心停搏液的组成】

心停搏液种类很多。其组成一般有：

1. 心停搏剂，用以促使心脏迅速停搏，避免缺血性电机械做功，减少能量需要和耗损。其主要成分是高钾，其次是镁、普鲁卡因。最适宜浓度，钾为 20～40 mmol/L，镁为 10～20 mmol/L，普鲁卡因为 0.2%～0.3%。低温（0～4℃）可降低心肌代谢和能量需要，预防心肌电机械活动再生。心肌温度以 15℃左右为宜。低温结合停搏剂可使缺血安全时限超过2 小时。近来亦有主张改用温血法。

2. 基质，如葡萄糖、胰岛素、三磷腺苷、磷酸肌酸可提供能量，维持阻断期间厌氧或（和）需氧代谢。近年来有学者在液中充氧或应用氧合血作氧的载体，以提高氧供。

3. 常用 5%碳酸氢钠溶液，以缓冲和抗衡厌氧代谢所引起的酸中毒。

4. 调节渗量至 320～380 mmol/L，以高渗量减少心肌细胞水肿。

5. 稳定细胞膜，可加入普鲁卡因、激素。

【心停搏液灌注法】

1. 顺行灌注法　是常用的方法。于升主动脉根部插入灌注针，连接 0～4℃心停搏液灌注装置，钳夹升主动脉后立即加压快速灌注，同时心包腔注满冰屑盐水，使心脏瞬息冷却停搏。近年来有改用含停搏剂的常温血液灌注者。灌注压不宜大于 26.7 kPa(200 mmHg)，灌注速度 250～300 ml/min，灌注剂量 10～20 ml/kg，每隔 20～30 min 重复减钾浓度，减量灌注 1 次。亦有人主张持续灌注法，其优点是：① 保持稳定心停搏；② 心肌代谢物不断冲走；③ 避免再灌注氧自由基等的损伤。在主动脉瓣关闭不全患者，为避免心停搏液反流入左心室，宜切开升主动脉根部，显露左、右冠状动脉开口，分别插管，然后分别加压灌注心停搏液。

2. 逆行灌注法　对主动脉瓣关闭不全和冠状动脉狭窄或阻塞患者尤为合适。有两种插管方法：① 直接插管，切开右心房后将特制的气囊插管插入冠状静脉窦开口；② 闭式插管，在右心房后下方作一荷包缝线，将气囊插管通过荷包缝线内切口插入右心房，再用食指在房壁外引导，插进冠状静脉窦，然后鼓起气囊堵塞窦口，低压[<8 kPa(60 mmHg)]灌注停搏液 500～1 000 ml，每隔 20 min 减量灌注 1 次。

【心肌保护其他措施】

手术时间尽量缩短，膜式氧合器、离心泵、肝素涂层材料的应用，体外循环管理技术的完善，以及对体外循环病理生理认识的不断加深，为进一步完善心肌保护奠定了良好的基础。

六、体外循环概述

体外循环(extracorporeal circulation or cardiopulmonary bypass)是将回心的静脉血从上、下腔静脉或右心房引出体外，在人工心肺系统进行氧合和二氧化碳清除后再泵回体内动脉进行血循环的过程。其目的是在心脏和大血管手术时替代机体的心肺功能，使手术期间身体组织器官得到相对足够的循环灌注，同时提供清晰的手术野，以使畸形或病变得以充分纠治。

【体外循环的主要装置】

1. 血泵（人工心）　这是代替心脏排血功能的部件，可将氧合器内的氧合血驱回体内动脉，进行循环。目前常见的血泵有滚压式泵和离心泵两种。

2. 氧合器(人工肺) 用于代替肺的功能，氧合静脉血，排出二氧化碳。目前常用的氧合器有鼓泡式和膜式两种。

3. 变温器 用于降低和升高血液的温度。

4. 滤器 用于过滤血液中的血小板凝块、纤维素、硅油、微泡、碎屑等。

【体外循环的施行】

心内直视手术一般都采用胸骨正中切口，显露心脏后，分别游离上、下腔静脉，套绕阻断带。注射肝素抗凝，然后经右心房向上、下腔静脉分别插入静脉引流管，向升主动脉或股动脉内插入动脉灌注管，将动、静脉插管分别与体外循环装置中相应的管道连接，即可开动心肺机转流，建立全身体外循环。为了获得安静无血的手术野和保护心肌，在阻断心脏循环前先在右肺静脉或左房插管引流左心并减压，以避免心脏膨胀，并收回心内血液。在钳夹主动脉血流后，于主动脉根部或冠状静脉窦加压注入 0～4℃含高钾离子为主的心停搏液，使心搏迅速停止以保护心肌。心内操作完毕，开放钳夹，恢复心脏循环。如心脏不能自动复苏，则电击除颤，待心搏稳定后停止体外循环，拔除插管，静注适量鱼精蛋白中和肝素。

【体外循环心内直视手术注意点】

1. 抗凝 在进行心脏插管前，必须经静脉或向心内注射抗凝剂，防止血液在机器内凝结或形成血栓。通常采用肝素抗凝，注射剂量按 2～3 mg/kg 计算，体外转流期间，始终保持激活全血凝固时间(ACT)在 480～600 秒以上，不达此标准，需适量追加肝素。体外循环结束，拔除心脏插管后，静脉内滴入鱼精蛋白中和肝素，鱼精蛋白剂量与肝素之比为 1：1～1.5：1，务使 ACT 恢复到正常(80～120 秒)。

2. 预充和血液稀释 使用前，氧合器及其管道需预充液体或(和)血液。预充液多采用电解质平衡液、血浆、羧甲淀粉(代血浆)和库血，并加入肝素 2 mg/dl，为促进肾排尿可加入甘露醇，为减少血小板破坏和减少术后渗血尚可加入抑肽酶。血液稀释标准各单位掌握不一，合理的稀释是既稀释血液又能满足机体氧的需要。根据患者原有血细胞比容，手术中体温等不同条件有不同稀释度。最大稀释度以转流后血细胞比容成人不低于 0.15，小儿不低于 0.20 为限。采用晶体胶体预充液血稀释法不仅能节省大量血液，且能降低血黏稠度，增进组织灌注，改善微循环，减少红细胞磨损，减轻凝血机制紊乱和增进肾排泄功能。

3. 灌注流量 人体耗氧量随着体温的下降而递减。28℃时氧需要量减少 50%，25℃时减少至常温的 33%，因此体外循环与低温相结合，可降低灌注流量，并提高手术的安全性。手术中的灌注流量随病情、术式、体温等许多因素而不同。一般情况下，灌注量为 60～100 ml/(kg·min)或 1.8～2.4 L/(min·m^2)；年龄愈小，所需灌注量愈多。低温下可适当减少，一般以不低于 50 ml/(kg·min)或 1.6 L/(min·m^2)，静脉血氧分压以不低于 5.3 kPa(40 mmHg) 为宜。在转流过程中，动脉平均压应维持在 6.7 kPa(50 mmHg)以上。

【体外循环后的处理】

首先力求血流动力学稳定，维持血容量的平衡。根据患者中心静脉压、左心房压和渗血量补充血量。如容量补足后，仍有低心排血症，需滴注正性肌力药物如多巴胺、肾上腺素、多巴酚丁胺等，必要时应用降低后负荷扩容药物如硝普钠、安妥拉明、硝酸甘油等。其次是及时纠正酸碱平衡和电解质失调，如代谢性酸中毒可输入碳酸氢钠溶液治疗。低血钾需反复测定血钾值和尿量，适量补给氯化钾。血液稀释体外循环后应有多尿现象，如少尿需应用呋塞米利尿。此外，还需进行辅助呼吸，应用抗生素预防感染。

（梁永年）

七、心脏外科常用药

【抗心律失常药】

1. 奎尼丁　治疗房性及室性早搏、心房颤动、心房扑动、阵发性室上性心动过速、阵发性室性心动过速。0.2～0.4 g，3～4 次/d。

2. 利多卡因　适用于心肌梗死、心脏手术、心导管检查和洋地黄中毒所致室性心律失常。静脉注射 1～2 mg/kg（成人一般用 50～100 mg）作为首次负荷量静脉注射 2～3 min，必要时每 5 min 后可重复注射 1～2 次，1 h 内总量不超过 300 mg；静脉滴注用负荷量后可继续以 20～50 μg/(kg・min) 维持。

3. 普罗帕酮　适用于室性心律失常，其次为室上性，包括预激合并室上性心律失常。口服 100～200 mg，6～8 h 一次。静脉注射 1～1.5 mg/kg，5 min 注完。必要时 20 min 后重复一次，以后可以 0.5～1.0 mg/min 持续静滴维持。

4. 慢心律　适用于室性心律失常。通常首次剂量 100～200 mg，必要时 2 h 后再服 100～200 mg，一般维持量每日 400～800 mg，分 3～4 次服用。静脉注射首次 100～200 mg，10～15 min 内注入，然后以 0.5～1.5 mg/min 维持。因神经系统不良反应大，临床少用。

5. 普萘洛尔（心得安）　具有 β_1、β_2 受体阻滞作用，适用于因交感神经兴奋所致各种室上性及室性心律失常，口服 5～20 mg，3～4 次/d。静脉注射1～3 mg，3 min 以上，必要时 2 min 后重复 1 次，或隔 4 h 再注 1 次。

6. 阿替洛尔（氨酰心安）　具有 β_1 选择性，适用于因交感神经兴奋所致各种室上性及室性心律失常，口服 12.5～25 mg，2 次/d，必要时 1～2 周后酌情增至 50 mg，2 次/d，每日总量不宜超过 50～100 mg。

7. 胺碘酮　可治疗各种室上性及室性心律失常，包括房室旁路折返性心律失常。每日 0.4～0.6 g，分 2～3 次，1～2 周后酌情改为每日 1 次，0.2～0.4 g 维持。治疗室性心律失常需要剂量较大，静脉注射 3 mg/kg，5～10 min，必要时每隔 15～30 min 再重复 1～2 次。

8. 维拉帕米（异搏定）　适用于折返性室上性心动过速，减慢快速心房颤动或扑动的心室率。口服，开始每次 40～80 mg，每日 3～4 次；静脉注射，开始用 5 mg（或 0.075～0.15 mg/kg），注射时间 2～3 min。

【正性肌力和升压药】

1. 肾上腺素　能直接刺激 α 和 β 两种受体，是心搏骤停的首选药，以 0.25～0.5 mg

心内注射以兴奋心脏，同时进行有效的心脏按压。成人 1 次可静注 1～5 mg，每 5 min 重复注射 1 次，总量可达 0.2 mg/kg 以上。

2. 异丙肾上腺素　治疗Ⅲ°房室传导阻滞。此药也可与多巴胺配入同一微量泵中输注，治疗长时间心动过缓。0.01～0.2 μg/(kg·min)。

3. 多巴胺　用于治疗心衰和低心排综合征，20 mg 稀释于 20 ml注射器内备用，静注每次 1～2 mg；用于提升心率和血压，＜20 μg/(kg·min)。

4. 多巴酚丁胺　增加心率和心肌收缩力。2～10 μg/(kg· min)。

5. 强心甙　是一类选择性地作用于心脏，增强心肌收缩力的药物，治疗充血性心力衰竭效果显著。可增强心肌收缩力，增加心排血量，使扩大的心脏缩小，并改善症状。强心甙在抗心律失常方面的主要作用是通过抑制房室结，达到控制心房颤动时的心室率，转复及预防室上性心动过速的效应。目前多主张洋地黄用量小于传统洋地黄化量，即开始用 1/2～1/3 的洋地黄化量，称作负荷量。如毛花苷 C(西地兰)，传统的洋地黄化量为 1.2～1.6 mg，负荷量为 0.8 mg 左右，地高辛的负荷量为 1.0 mg，达到疗效后改用维持量。

6. 米力农　出现心肌收缩力增强，每搏指数增加和血管扩张，但不伴有心率增快及心肌氧耗量的明显增加。能改善心肌的舒张，增加冠脉灌注。负荷剂量为 15～50 μg/kg，滴注量为 0.375～0.75 μg /(kg·min)。

【血管扩张药】

1. 硝普钠　直接扩张血管平滑肌，降低后负荷及前负荷，增加心排血量。速效、强效降压。10～100 μg/min。

2. 硝酸甘油　扩张全身动脉和静脉，而扩张小静脉的作用强于扩张小动脉，静滴，5～10 μg/分，3 min 起效，停药后 5～10 min 消退。

3. 酚妥拉明　改善低排高阻，使心排血量明显增加，故可用于降低充血性心力衰竭患者的后负荷，治疗缺血性心脏病引起的左室衰竭。稀释为 1 mg/ml，每次静注 1～3 mg，持续时间 5～10 min。

【利尿药】

1. 呋塞米　对心源性、肝源性和肾源性水肿都有效，每次 20 mg，每日 1～3 次。肌注或缓慢静注，成人每次 20～40 mg，每日 1～2 次，必要时可增至每次 80～160 mg，最大剂量每日 600 mg。

2. 氢氯噻嗪　利尿和降压作用。成人每日 50～75 mg，小儿每日 1～2 mg/kg，分 2～3 次口服。

3. 螺内酯(安体舒通)　与氢氯噻嗪、呋塞米合用，以取得较好的利尿效果和减少电解质紊乱。成人每次 20 mg，每日 2～3 次，小儿每日 2 mg/kg。

4. 氨苯喋啶　药理作用与螺内酯相似。口服每次 50～100 mg，每日 2～3 次。

【抗凝药】

1. 阿司匹林　口服，0.3 g，每 24 h 1 次。

2. 华法林　根据 PT 和 INR 调整用药。

3. 双嘧达莫(潘生丁)。

第二章　基本知识

一、胸外科的术前准备

【术前准备】

1. 术前检查　术前必须全面了解患者情况，以准确评估患者的心肺功能及对手术的耐受力，判断有无手术禁忌，决定手术方案。

(1) 与疾病相关的检查：如上消化道钡餐、纤维胃镜、胸部 CT 等。

(2) 常规检查：血、尿常规，肝肾功能，电解质，心电图。

(3) 心功能的评价。

(4) 肺功能的评价：对年龄大或肺手术的患者，进行肺功能的测定，或行血气分析检查。

2. 改善全身营养状况　部分患者有贫血、低蛋白血症等情况时，应在术前予补充全血、血浆、白蛋白，电解质紊乱的应在术前纠正。

3. 呼吸系统准备

(1) 控制呼吸道感染：呼吸道感染多为混合感染，应使用广谱抗生素或根据药敏选择抗生素。

(2) 雾化吸入。

(3) 间断吸氧。

(4) 禁烟。

(5) 改进支气管引流。

(6) 呼吸的锻炼。

4. 循环系统的准备

(1) 高血压患者适当应用降压药。

(2) 冠心病患者应用扩张冠状动脉药物及营养心肌类药。

5. 特殊疾病的准备

(1) 重症肌无力：调整患者溴吡斯的明用量，在患者处于最佳状态时手术。

(2) 糖尿病：适度控制血糖。

【术后处理】

1. 一般处理　监测生命体征，全肺切除的患者，应注意气管位置，防止纵隔摆动及移位。

2. 吸氧。

3. 胸腔闭式引流。

(1) 保持密闭。

(2) 观察水柱的波动:水柱波动指示引流是否通畅以及胸腔压力的高低。
(3) 定时挤压引流管,保持通畅。
(4) 记录胸腔引流液的量及性状。
(5) 拔除指征:一般放置 48～72 小时。
① 24 小时内水柱停止波动,无气体及液体流出。
② 引流液体量 24 小时少于 50 ml。
③ 术侧呼吸音恢复。
④ 胸片检查示肺复张良好。
4. 保持呼吸道通畅,清除呼吸道分泌物
(1) 鼓励患者做深呼吸及有效的咳嗽,翻身拍背。
(2) 雾化吸入。
(3) 口服怯痰药,支气管痉挛者加用氨茶碱等解痉药。
(4) 必要时考虑喉头气管吸痰术。
(5) 抢救时可行气管切开,呼吸支持。
5. 合理应用抗生素。
6. 补液及营养支持。
7. 术后止痛。

二、胸部损伤

胸膜腔的特点是:① 密闭;② 负压。按照致伤原因和情况,胸部损伤可分为闭合性损伤和开放性损伤两大类。

【诊断】

1. 临床表现
(1) 胸痛。
(2) 呼吸困难。
(3) 休克。
(4) 局部体征。
2. 相关检查
(1) 诊断性穿刺。
(2) 胸部 X 线检查。
(3) 胸部 CT。

【治疗原则】

1. 急救处理
(1) 纠正休克。
(2) 补充血容量。
(3) 改善呼吸。
(4) 检查和封闭伤口。

(5) X线检查和胸腔穿刺。

2. 手术治疗　有下列情况者，应及时剖胸探查。

(1) 胸膜腔进行性出血。

(2) 经胸膜腔引流后持续大量漏气，呼吸困难。

(3) 心脏、大血管损伤。

(4) 食管破裂，胸导管破裂，膈肌破裂。

(5) 胸腹联合伤。

(6) 胸内异物存留。

3. 预防感染。

三、肋骨骨折

肋骨骨折(rib fracture)在胸部创伤中最常见，多由于车祸、摔倒、胸部撞击等暴力引起。可为单根、多根或多处肋骨骨折，以第4～7肋骨最易折断。老年人骨质疏松，容易发生骨折。恶性肿瘤转移至肋骨，易发生病理性骨折。

【诊断】

1. 临床表现

(1) 胸痛，尤其在深呼吸、咳嗽或转动体位时加剧。

(2) 局部压痛、肿胀。

(3) 胸廓挤压痛。

(4) 骨摩擦音和骨擦感。

(5) 多根多处肋骨骨折，伤侧胸壁有反常呼吸运动，患者出现呼吸困难。

2. 相关检查

(1) 胸部X线片：显示肋骨骨折线、断端错位，即可明确诊断。但前胸肋软骨折断不显示X线征象。

(2) 必要时可做胸部透视检查。

3. 分类

(1) 闭合性与开放性。

(2) 单根与多根。

(3) 单处与多处。

【鉴别诊断】

1. 胸壁软组织挫伤　体检无胸廓挤压痛，无骨擦音和骨擦感，胸片未见肋骨骨折。

2. 合并气胸、血胸和胸内脏器损伤　出现相应的临床表现，X线胸片可鉴别。

3. 胸骨、锁骨及肩胛骨骨折　相应部位压痛，X线胸片可鉴别。

【治疗原则】

1. 闭合性单处肋骨骨折

(1) 固定胸廓：单根或2～3根肋骨单处骨折，以胸带固定。

(2) 止痛：口服镇痛药物，必要时予肌注。

(3) 防治并发症：鼓励患者咳嗽排痰，口服镇咳化痰药，必要时口服抗生素。

2. 闭合性多根多处肋骨骨折

(1) 保持呼吸道通畅。

(2) 防治休克：输血，输液，给氧。

(3) 控制反常呼吸：

① 厚敷料加压包扎固定。

② 肋骨牵引。

③ 手术内固定。

④ 出现呼吸衰竭时，气管插管和正压通气，呼吸机辅助呼吸。

3. 开放性肋骨骨折

(1) 单根肋骨骨折，胸壁伤口清创后分层缝合。

(2) 如胸膜已穿破，放置胸腔闭式引流。

(3) 多根多处肋骨骨折，清创后行内固定术。

【常见并发症】

1. 气胸。

2. 血胸。

3. 肺损伤。

4. 皮下气肿。

5. 多根多处肋骨骨折，造成胸壁软化，出现反常呼吸运动即连枷胸(flail chest)，造成纵隔扑动、缺氧和二氧化碳滞留，发生呼吸和循环衰竭。

6. 腹部脏器损伤，如脾、肝破裂。

四、气　胸

胸膜腔内积气，称为气胸 (pneumothorax)。发生的原因为胸壁外伤穿透胸膜、肺及支气管损伤。

【分类】

气胸分为闭合性、开放性和张力性气胸。

(1) 闭合性气胸 (closed pneumothorax)。

(2) 开放性气胸 (open pneumothorax)：胸膜腔与外界相通，造成胸膜腔负压消失，肺萎陷，纵隔扑动，通气死腔量加大，造成循环障碍及缺氧。

(3) 张力性气胸(tension pneumothorax)：较大肺气泡的破裂或较深的肺裂伤及支气管破裂，裂口与胸膜腔相通，形成活瓣，胸腔内气体增多，压力增高，产生呼吸与循环障碍。

【诊断】

1. 临床表现

(1) 闭合性气胸：小量气胸(肺萎陷小于 30%)者，无明显症状；大量气胸者，出现胸闷、胸痛和气促，气管向健侧移位，伤侧胸部叩诊呈鼓音，听诊呼吸音减弱或消失。

(2) 开放性气胸：患者气促、呼吸困难和发绀，以至休克。胸壁伤口开放者，呼吸时能听到吹瓶音。伤侧胸部叩诊呈鼓音,听诊呼吸音减弱或消失,纵隔明显向健侧移位。

(3) 张力性气胸:患者极度呼吸困难,端坐呼吸,发绀,烦躁不安,昏迷,甚至窒息。伤侧胸部饱满,肋间隙增宽,呼吸幅度减小,可有皮下气肿,叩诊呈高度鼓音,听诊呼吸音消失,气管和纵隔向健侧移位,胸膜腔穿刺有高压气体冲出。

2. 相关检查

(1) 胸部 X 线摄片或透视:伤侧胸膜腔积气,肺萎陷,气管和心影向健侧移位。

(2) 胸部 CT:复合伤患者做 CT 检查时可同时做胸部 CT。

【鉴别诊断】

外伤性气胸需与自发性气胸相鉴别。自发性气胸多发生于身体瘦长的年轻人或有慢支肺气肿的老年人,无外伤史。

【治疗原则】

治疗目的在于排除胸膜腔积气,使肺充分复张,预防肺部感染。

1. 闭合性气胸:肺萎陷小于 30%者,不需治疗;大量气胸行胸膜腔穿刺抽气或行胸膜腔闭式引流术。

2. 开放性气胸

(1) 急救处理:迅速用无菌敷料如凡士林纱布加棉垫封盖伤口,使开放性气胸变为闭合性气胸,然后行胸膜腔穿刺抽气,减轻呼吸困难。

(2) 进一步处理:吸氧和输血输液以纠正休克;胸壁伤口清创缝合,并行胸膜腔闭式引流术。对疑有胸腔内脏器损伤、活动性出血或异物存留者,行剖胸探查术。

3. 张力性气胸

(1) 急救处理:立即排气,迅速用一粗针头于伤侧锁骨中线第 2 肋间刺入胸膜腔即可排气,之后在其末端可缚扎一无菌手指套,将指套顶端剪一开口以起活瓣作用;或接一无菌输液管,另一端置入一无菌瓶水面下,以持续排气。

(2) 正规处理:于锁骨中线第 2 肋间行胸膜腔闭式引流术,以排净气体,使肺复张。

(3) 胸腔闭式引流术后长期、大量漏气,患者呼吸困难未见好转,提示肺、支气管的裂伤较大或断裂,应尽早剖胸探查。

【常见并发症】

1. 肋骨骨折。

2. 血胸。

五、血　胸

胸部损伤引起胸膜腔积血,称血胸(hemothorax)。合并气胸时称为血气胸。出血来自肺组织裂伤出血,肋间血管或胸廓内血管损伤出血,心脏和大血管破裂出血。由于胸腔内是负压,以及肺、心和膈肌运动起着去纤维蛋白作用,造成胸腔内出血不易停止和凝固。

【诊断】

1. 临床表现

(1) 小量血胸(成人 500 ml 以下)无明显症状。

(2) 中等量血胸(500～1 000 ml)和大量血胸(1 000 ml 以上)，出现低血容量性休克及胸膜腔积液征象：胸闷、气促、脉搏细弱、血压下降等，体检见肋间隙饱满、气管向健侧移位、伤侧胸部叩诊呈浊音、呼吸音减弱或消失。

2. 相关检查

(1) 胸部X线检查：患者直立位或半卧位行胸部X线检查，小量血胸仅示肋膈角消失。中、大量血胸胸片示伤侧胸膜腔有大片积液影，纵隔向健侧移位。合并气胸则显示气液平面。

(2) 诊断性胸腔穿刺。

3. 胸腔进行性出血的征象：

(1) 闭式胸腔引流后，引流血量连续3小时每小时超过200 ml。

(2) 脉搏逐渐增快，血压持续下降。

(3) 经输血补液后，血压不回升或升高后又迅速下降。

(4) 胸膜腔穿刺抽不出血液，但连续胸部X线检查显示胸膜腔阴影继续增大。

(5) 血红蛋白、红细胞计数和红细胞压积等重复测定，持续降低。

【鉴别诊断】

1. 气胸　X线胸片可见胸膜腔积气，患者症状以呼吸困难为主，无血容量减少征象。

2. 肺挫伤　以呼吸困难为主，X线胸片可鉴别。

3. 肺不张　气管及纵隔向患侧移位，患侧呼吸音消失。

4. 其他部位的出血如腹腔内出血等。

【治疗原则】

1. 非进行性血胸　少量血胸，应用止血药，观察，可自然吸收，若积血量较多，应早期进行胸膜腔穿刺或胸腔闭式引流。

2. 进行性血胸　补充血容量，尽早行胸腔闭式引流术。

3. 当一次排出血液超过1 000 ml，或连续观察胸腔闭式引流量大于200 ml/h，持续3小时，应立即开胸探查。

4. 凝固性血胸，在出血停止后数日内剖胸，清除积血。

5. 血胸并发感染　按"脓胸"处理。

【常见并发症】

1. 脓胸　并发感染时，出现高热、寒战、白细胞升高。

2. 凝固性血胸　短期内胸膜腔内大量积血，去纤维蛋白作用不完全，即可凝固成血块，形成凝固性血胸。血块机化后，形成纤维组织束缚肺和胸廓，损害呼吸功能。

六、创伤性窒息

创伤性窒息 (traumatic asphyxia)由严重胸部挤压伤所致。在胸部挤压瞬间受伤者声门紧闭，气道和肺内空气不能排出，而胸腔内压力骤升，迫使静脉血流挤回上半身，引起头、肩部、上胸组织毛细血管破裂，造成点状出血。

【诊断】

临床表现：

(1) 头颈部、肩部、上胸部皮肤淤斑及出血点。

(2) 鼻、耳道出血。

(3) 鼓膜穿破、耳鸣和暂时性耳聋。

(4) 视网膜或视神经出血。

(5) 昏迷、窒息、心搏骤停。

【治疗原则】

1. 皮下组织淤斑，出血点无需特殊处理。

2. 呼吸困难者给氧。

3. 疑有脑水肿时，进行脱水疗法。

4. 窒息者立即行心肺复苏。

七、肺爆震伤

爆炸产生的高压气浪或水波浪冲击胸部使胸壁与肺组织相互撞击，致肺挫伤，肺毛细血管出血，小支气管和肺泡破裂，肺组织广泛渗出而产生肺水肿。可引起血胸、气胸以及血液中气栓。

【诊断】

1. 临床表现

(1) 咯血。

(2) 吐白沫痰。

(3) 气促。

(4) 呼吸衰竭。

(5) 肺部听诊满布湿性啰音。

2. 相关检查　胸部X线检查：肺野显示斑点状或片状阴影。

【治疗原则】

1. 给氧。

2. 保持气道通畅。

3. 应用抗生素。

4. 合并血胸、气胸者做相应处理。

八、胸腹联合伤

下胸部损伤同时合并腹腔内脏器损伤和(或)膈肌破裂，称为胸腹联合伤(thoracoabdominal injuries)。受伤的腹部器官，在右侧多为肝脏，在左侧常是脾脏，其次是胃、结肠、小肠等。

【诊断】

1. 临床表现　处理下胸部闭合损伤或穿刺伤时，要高度警惕有腹腔内器官损伤和(或)膈肌破裂的可能。

(1) 腹痛、呕吐、脉搏增快、血压下降。

(2) 体格检查见腹壁压痛、腹肌紧张或腹部膨胀、肝浊音上界升高、腹部移动性浊音等。

2. 相关检查

(1) 经腹腔穿刺抽出不凝血液或混浊液。

(2) X线检查如示膈下积气，提示腹腔内空腔脏器破裂。

(3) 胸膜腔内显示胃泡或肠腔，或肝阴影，提示合并有膈肌破裂，形成膈疝。

【治疗原则】

1. 首先封闭胸部伤口。

2. 胸膜腔内有积气、积血者，特别是张力性气胸，应先行胸腔闭式引流术。

3. 腹部损伤需在输血补液、纠正休克的同时迅速施行剖腹探查术。

4. 怀疑进行性血胸时，先行剖胸探查术，再切开膈肌或做胸腹联合切口，探查腹腔。

九、胸内异物存留

【诊断】

1. 临床表现

(1) 有外伤史。

(2) 胸痛。

(3) 咳嗽、咳痰。

(4) 咯血。

2. 相关检查

(1) 胸部X线检查，见金属异物及较大骨片可确诊及定位。

(2) 胸部CT检查：显示小的或隐蔽的异物并定位。

【鉴别诊断】

1. 胸壁异物　X线透视及多角度X线胸片可鉴别。

2. 心脏异物　可随血液流动。

【治疗原则】

1. 异物直径小，边缘整齐，距纵隔较远，无症状者可随诊观察。

2. 手术指征

(1) 有咯血、感染等临床症状者。

(2) 异物直径在1.5 cm以上，外形不规则。

(3) 异物位于大血管、气管、纵隔、心脏附近。

3. 手术方式

(1) 单纯异物摘除术。

(2) 肺切除术:适用于异物存留继发慢性感染、肺不张、支气管扩张等。

【常见并发症】

1. 肺内血肿。

2. 大咯血。

3. 脓胸。

十、非特异性肋软骨炎

女性发病多,多为第 2～4 肋软骨。病因尚不明,是一种非化脓性肋软骨肿大,与病毒感染、慢性损伤和劳损有关,常反复发作。

【诊断】

1. 临床表现

(1) 局部肋软骨肿大隆起,光滑,皮肤正常。

(2) 胸痛,咳嗽加重。

(3) 局部压痛。

2. 相关检查　胸部 X 线检查:不能直接诊断,但可排除其他胸内及肋骨疾病。

【鉴别诊断】

1. 肋间神经痛　局部肋骨无肿大、压痛。

2. 肋骨肿瘤　X 线胸片出现相应表现。

【治疗原则】

对症治疗　应用镇痛药,必要时理疗封闭治疗。对抗生素疗效不明显。长期治疗无效,又不能排除肿瘤时可将肋骨切除。

十一、脓　胸

急性脓胸

急性脓胸分为全脓胸和包裹性脓胸。致病菌以葡萄球菌,特别是金黄色葡萄球菌多见。

致病菌进入胸膜腔的途径有:① 直接侵入,或因外伤、手术污染。② 经淋巴途径。③ 血源性播散。

【诊断】

1. 临床表现

(1) 发热。

(2) 胸闷、胸痛。

(3) 咳嗽、呼吸急促。

(4) 呈胸腔积液体征。

2. 相关检查

(1) 胸部 X 线检查:显示致密阴影。

(2) 超声波检查:有助于诊断和指引胸腔穿刺。

(3) 胸腔穿刺抽出脓液。

【鉴别诊断】

1. 胸腔积液。

2. 血胸。

3. 慢性脓胸。

【治疗原则】

1. 根据致病菌对药物的敏感性,选用有效的抗生素。

2. 反复胸腔穿刺,尽早行胸腔闭式引流术或行胸腔廓清术,彻底清除脓液,使肺早日复张。

3. 控制原发感染,全身支持治疗。

【常见并发症】

转变为慢性脓胸。

慢性脓胸

急性脓胸经 6 周治疗后脓腔未消失,有大量沉积物,转变为慢性脓胸。慢性脓胸形成的原因:

① 急性脓胸未及时治疗或处理不当。

② 慢性感染灶存留或合并支气管胸膜瘘、食管瘘。

③ 有异物存留。

④ 结核性脓胸。

【诊断】

1. 临床表现

(1) 慢性全身中毒症状。

(2) 气促、咳嗽、咯脓痰。

(3) 体检见患侧胸壁塌陷、肋间隙变窄、气管向患侧移位。

(4) 叩诊呈浊音,听诊呼吸音减低或消失。

2. 相关检查

(1) 胸部 X 线检查。

(2) 胸部 CT。

(3) 胸腔穿刺,脓液细菌培养。

【鉴别诊断】

1. 血胸。

2. 急性脓胸。

【治疗原则】

1. 改善全身情况,消除中毒症状和营养不良。

2. 消除病因和脓腔。

3. 尽力使受压的肺复张，恢复肺的功能。

常用手术有：① 改进引流；② 胸膜纤维板剥除术；③ 胸膜内胸廓成形术；④ 胸膜肺切除术。

十二、肺　癌

肺癌(lung cancer)发生于支气管黏膜上皮，又称支气管肺癌。分为中央型肺癌和周围型肺癌。中央型肺癌起源于主支气管、肺叶支气管，靠近肺门，以鳞癌居多；周围型肺癌起源于肺段支气管以下的支气管，位于肺的周围部分，以腺癌居多。病理类型有：

(1) 鳞癌：在肺癌中最常见，常为中央型肺癌。

(2) 小细胞癌：生长快，恶性程度高，较早发生淋巴、血行转移，预后差。

(3) 腺癌：多为周围型肺癌，早期可发生血行转移。

(4) 大细胞癌：少见，易发生脑转移。

转移途径有：① 直接扩散；② 淋巴转移；③ 血行转移：小细胞癌和腺癌者多见。

【诊断】

1. 临床表现　大多为男性，年龄 40 岁以上。

(1) 刺激性咳嗽。

(2) 痰中带血或咯血。

(3) 胸闷、气促、发热、轻度胸痛。

(4) 晚期表现：

① 侵犯膈神经，引起同侧膈肌麻痹呃逆。

② 侵犯喉返神经，引起声带麻痹，声音嘶哑。

③ 压迫上腔静脉，引起面部、颈部、上肢和上胸部静脉怒张，皮下组织水肿。

④ 侵犯胸膜，引起胸膜腔积液，剧烈胸痛。

⑤ 侵入纵隔，压迫食管，引起吞咽困难。

⑥ Pancoast 肿瘤，引起颈交感神经综合征(霍纳综合征)。

2. 相关检查　对 40 岁以上成人，有可疑症状如久咳不愈、痰中带血、肺部阴影者，应提高警惕。

(1) 胸部 X 线检查：

① 中央型：肺炎征象；肺叶或一侧全肺不张；肺门部肿块影。

② 周围型肺癌：肺野周围孤立性圆形或椭圆形块影；边缘模糊毛糙——细短的毛刺影；轮廓不规则，呈小的分叶或切迹；偏心性空洞。

(2) CT 和核磁共振检查：发现早期肺癌，显示肿块外侵程度，周围及纵隔淋巴结转移情况。

(3) 痰细胞学检查。

(4) 支气管镜检查：对中央型肺癌诊断的阳性率较高。

(5) 经胸壁穿刺活组织检查：对周围型肺癌阳性率较高。

(6) 胸水检查：抽取胸水经离心处理后，做涂片检查，找癌细胞。

(7) 转移病灶活组织检查。

(8) 放射性核素肺扫描检查。

(9) 生化免疫检查。

(10) 剖胸检查：对肺部肿块虽经多种检查，仍难明确性质，而恶性肿瘤的可能又大时，行剖胸探查术。

【鉴别诊断】

1. 支气管肺炎。

2. 肺结核　多见于青年，病变常位于上叶尖后段或下叶背段，病程长。

3. 肺部良性肿瘤　病程长，生长慢，大多无症状。

4. 肺脓肿　有感染史。

5. 纵隔淋巴肉瘤。

【治疗原则】

强调联合治疗。

1. 手术治疗，彻底切除原发病灶和局部转移淋巴结，尽可能保留健康的肺组织是手术治疗的原则。

2. 放射疗法。

3. 化学疗法　是未分化小细胞癌的基本治疗方法。

4. 免疫治疗。

5. 中医中药治疗。

十三、支气管扩张外科治疗的适应证

支气管扩张(bronchiectasis)左肺多于右肺，下叶多于上叶。分圆柱状、囊状及混合型三种。

【诊断】

1. 临床表现

(1) 反复发作的咳嗽。

(2) 咳黏液脓性痰。

(3) 咯血。

(4) 发热。

2. 相关检查

(1) 支气管造影：明确扩张的部位、范围和类型。

(2) 胸部 CT。

【手术适应证】

1. 单侧一叶支气管扩张病变，行肺叶切除术。单侧支气管扩张范围超过一叶，考虑做两叶或肺叶加肺段切除术。

2. 一侧全肺都有支气管扩张，对侧肺无明显病变，确定健肺有充分代偿功能者，可施行一侧全肺切除术。

3. 双侧肺叶累及，估计切肺量少于肺总容量的 50%，可选择双侧肺叶同期切除或分期肺叶切除术。若双肺广泛受累，则不宜手术。

4. 支气管扩张并发大咯血，经药物治疗无效的，紧急行支气管镜检查，明确出血部位，行急诊肺叶切除术。

【手术禁忌证】

1. 一般情况差，有严重心、肝、肾功能不全，不能耐受手术者。

2. 双侧广泛支气管扩张，心、肺功能均有明显损害者。

3. 合并肺气肿、哮喘或有肺源性心脏病的高龄患者。

4. 支气管扩张合并急性感染，未得到有效控制者。

【术前准备】

术前准备行支气管造影、肺功能检查、血气分析、痰细菌培养和药敏试验，选择有效的抗生素；改善全身状况，控制肺部感染。

【术后处理】

保持呼吸道通畅，促进咳嗽排痰，保证胸膜腔引流通畅。

十四、肺 大 疱

肺大疱(pulmonary bulla)是后天性的肺实质内异常含气囊腔，直径大于 1 cm。根据大疱周围肺实质内有无阻塞性肺部病变，分为三类：Ⅰ型：大疱伴有正常的肺实质；Ⅱ型：大疱伴有周围肺实质的广泛气肿；Ⅲ型：毁损肺。

【诊断】

1. 临床表现

(1) 较小的单发肺大疱无症状。

(2) 大疱体积较大或多发者，出现胸闷、气短、呼吸困难。

(3) 大疱破裂时，剧烈胸痛、气急、呼吸困难，出现气胸体征。

2. 相关检查

(1) 胸部 X 线检查：肺透亮度增高，见薄壁空腔，内无肺纹理。

(2) 胸部 CT：表现为脏层胸膜内局限性气囊。

【鉴别诊断】

1. 自发性气胸　X 线检查肺透亮度更高，无肺纹理，肺组织向肺门方向压缩。

2. 先天性肺囊肿　囊壁较厚，较少压迫周围肺组织。

【治疗原则】

1. 肺大疱体积小、患者身体条件差的，可保守治疗。

2. 手术切除是唯一有效的治疗方法，可经胸或在电视胸腔镜下行肺大疱切除术。

【常见并发症】

将肺大疱误认为是自发性气胸而行胸腔穿刺，产生医源性气胸。

十五、食管癌

食管癌(esophagus carcinoma)的好发部位是中段，下段次之，多为鳞癌。早期食管癌多局限于黏膜内，中晚期食管癌分为四型：髓质型、蕈伞型、溃疡型、缩窄型。通过直接、淋巴和血行转移，主要经淋巴途径。

【诊断】

1. 临床表现

(1) 早期症状

① 进食哽噎感。

② 胸骨后烧灼感、针刺样疼痛。

③ 食管内异物感。

(2) 中晚期典型症状

① 进行性吞咽困难。

② 呕吐。

③ 疼痛。

④ 消瘦。

⑤ 邻近器官受累症状。

(3) 体格检查：注意锁骨上有无肿大淋巴结，有无肝脏肿块、腹水、胸水。

2. 相关检查

(1) 纤维胃镜检查：是主要检查手段，直观，采取组织行病理检查。

(2) 上消化道钡餐检查(GI)

① 早期可见：食管黏膜皱襞紊乱、粗糙或有中断现象；小的充盈缺损；局限性管壁僵硬，蠕动中断；小龛影。

② 中、晚期可见：不规则狭窄和充盈缺损，管壁僵硬，梗阻。

(3) 胸部 CT 检查

(4) 浅表淋巴结活检

【鉴别诊断】

1. 早期无吞咽困难

(1) 食管静脉曲张：GI 示食管黏膜呈串珠样，蠕动好。

(2) 食管中段牵引性憩室：GI 示憩室。

(3) 食管炎：GI 示无黏膜紊乱、断裂。

2. 有吞咽困难

(1) 贲门失弛缓症：GI 示食管下端光滑，呈鸟嘴状。

(2) 食管良性狭窄：GI 示食管不规则细线样狭窄。

(3) 食管良性肿瘤：GI 示食管腔外压迫，黏膜光滑、完整。

【治疗原则】

1. 手术治疗　手术是治疗食管癌的首选方法。全身情况良好，无明显远处转移征象者，可行手术治疗。

(1) 根治性食管癌切除及食管重建术：食管切除的范围在距肿瘤两端各 5 cm 以上。常用的代食管器官是胃，在颈部或胸部行吻合术。

(2) 姑息性手术或放置食管支架，解决梗阻问题。

2. 放射疗法　对食管鳞癌效果较好，是食管上段鳞癌重要的治疗方法。

3. 化学治疗及免疫治疗。

【常见并发症】

手术并发症常见的有：吻合口瘘、肺部并发症、脓胸、乳糜胸、喉返神经麻痹等。

十六、贲门失弛缓症

贲门失弛缓症 (achalasia of cardia) 又称贲门痉挛，食管的正常蠕动消失，吞咽时贲门括约肌不松弛，食物滞留于食管内，上、中段食管扩张，有不同程度的吞咽困难。

【诊断】

1. 临床表现

(1) 早期常见症状为吞咽不畅，胸骨后饱胀和哽噎感。

(2) 后期出现持续性吞咽困难。

(3) 呕吐，吐出食管内滞留的食物，有腐臭味。

(4) 伴有食管炎或溃疡者胸骨后疼痛，有血性呕吐物。

2. 相关检查

(1) 上消化道钡餐检查：食管高度扩张呈“S”状，有液平面，下段呈光滑的鸟嘴状。

(2) 食管镜检查：可确定诊断，排除食管癌。

(3) 食管动力学检查。

【鉴别诊断】

1. 食管癌。

2. 食管良性狭窄。

3. 食管良性肿瘤。

【治疗原则】

1. 非手术治疗　应用镇静解痉药物，少吃多餐，必要时可行食管下段扩张术。

2. 手术治疗　通常采用食管下段贲门肌层切开术，也可采用贲门成形术或食管胃底吻合转流术。

十七、食管憩室

食管憩室(diverticulum of the esophagus)分为 3 类：① 咽食管憩室；② 食管中段憩室(气管旁憩室)；③ 膈上憩室。

【诊断】

1. 临床表现

(1) 咽食管憩室

① 进食受阻感。

② 吞咽困难。

③ 呕吐出腐臭食物，嗳恶臭气。

④ 大憩室可压迫喉返神经引起声音嘶哑。

⑤ 颈部(左侧多见)可扪及一质软的囊性肿块，按压有水气音。

(2) 食管中段憩室：无明显症状。

(3) 膈上憩室

① 胸骨后闷胀、烧灼感。

② 并发炎症或溃疡时，有胸背痛或呕血。

2. 相关检查

(1) 上消化道钡餐检查。

(2) 纤维胃镜检查。

【治疗原则】

有症状者都应手术治疗。

(陈广明　朱　全)

十八、心脏挫伤

心脏挫伤是闭合性损伤中比较常见的，多因胸部受撞击、高处坠落，猛烈震荡心脏所致，有时可合并胸骨骨折、胸骨旁多发性肋骨骨折。病理改变为心外膜下或心内膜下呈现片状出血性淤斑，或大块心肌出血和坏死。

【诊断】

1. 胸部外伤史。

2. 窦性心动过速和期前收缩是轻度心脏挫伤的主要表现，心悸、气短、呼吸困难或一过性心绞痛可见于中度损伤时，仅在有严重心肌挫伤或合并其他心脏伤才会出现心力衰竭征象。

3. 心电图以ST段抬高、T波低平或倒置多见，心动过速，或有房性或室性心律失常表现。

4. 心肌酶谱中磷酸肌酸激酶-同工酶(CPK－MB)、乳酸脱氢酶(LDH_1、LDH_2)明显升高。

5. 二维超声心动图、超高速CT、心电图及配合血清酶学检查，是诊断心脏挫伤的最可靠方法。

【治疗原则】

应根据损伤类型和伤情来判断。

1. 非手术疗法　心脏挫伤，包括单纯性心包损伤，伤员宜卧床休息，严密监护，对症处理，直至病情好转。

2. 一旦考虑心脏破裂，或心包撕裂伤引起心脏嵌顿，应在积极抗休克和(或)心包穿刺减压的同时，迅速进行手术探查，修复心脏损伤。

【常见并发症】

1. 心包积液。

2. 心脏挫伤区突然破裂，造成心包填塞，导致死亡。

十九、心脏破裂

1. 心脏破裂(cardiac rupture)常见原因有：① 多由锐器、子弹、弹片等穿透胸壁伤及心脏所致；② 少数则由于暴力撞击前胸引起心脏破裂。

2. 心脏破裂的部位依次是右心室、左心室和右心房及胸内大血管，左心房、心包内大血管破裂则少见。

【诊断】

1. 临床表现　有：① 低血容量征象。② 心脏压塞征、急性循环衰竭。

2. 可在剑突下左肋弓旁行心包腔穿刺，如抽出血液，即可确诊。

3. 二维超声心动图亦可确定心包积血的诊断。

【治疗原则】

1. 注意作出全面诊断；或一面抢救，一面注意检查其他处有无合并伤，以防漏诊。

2. 急性心包压塞往往病情危急，可先做心包腔穿刺减压缓解。

3. 及时静脉切开，输血补液，要有充分血液供应，并做好自家输血准备，争取剖胸抢救时间。

4. 心脏破裂应立即施行手术，冠状动脉的小支出血可予缝扎；如属左前降支或其他主支，须在体外循环下行缝扎术加冠状动脉旁路手术。

二十、心脏压塞征

心脏损伤、心包损伤、心脏手术等因素，造成心包或心脏出血不易排出而在心包腔内积聚，使心包腔内压力升高，压迫心房和腔静脉，限制心室舒张，形成心脏压塞征，从而减少回心血量和心排出量，致使静脉压升高，动脉压下降，产生急性循环衰竭。

【诊断】

1. 病史和体征　有上述病史，出现 Beck 三联征：① 静脉压升高，常见颈静脉怒张，CVP $>$15 cmH_2O；② 心搏微弱，心音遥远；③ 动脉压降低，脉压减小，出现奇脉。应考虑心脏压塞征。体检发现心脏的浊音界扩大。

2. 心电图一般有低电压，ST 段和 T 波呈现出缺血性变化。

3. 胸部摄片提示心脏影扩大，各弓影消失。

4. 二维超声心动图有助于心脏压塞的诊断，可见心包腔有液平段，心搏幅度减弱，心包腔内有纤维素样物沉积。

【鉴别诊断】

慢性心包炎：慢性病程，伴有消瘦、肝大、腹水，超声心动图可鉴别。

【治疗原则】

1. 密切观察病情变化，监测生命体征的改变。

2. 急性心包压塞往往病情危急，可先做剑突下或胸骨旁心包腔穿刺术减压缓解。

3. 剖胸手术，切开心包，清除积血，止血，必要时采用体外循环下修补心脏破口。

二十一、胸主动脉瘤

胸主动脉瘤是指胸主动脉壁持续存在的局部或弥漫性的异常扩张病变。可分为：真性动脉瘤、假性动脉瘤和夹层动脉瘤。病因为：动脉粥样硬化、囊性中层坏死、感染（以梅毒感染最为常见）、先天性、创伤等。由于诸多因素的作用，使主动脉壁的弹力组织及平滑肌组织都失去了完整性，在血流压力的长期作用下，主动脉壁逐渐向外扩张、变薄，从而形成主动脉瘤。

胸主动脉瘤按形态分为：梭形主动脉瘤、囊型主动脉瘤、夹层主动脉瘤。

【诊断】

1. 临床表现　其症状主要由瘤体压迫侵蚀周围组织所引起。主动脉瘤压迫气管和支气管时引起呼吸困难和咳嗽，压迫食管引起吞咽困难，压迫喉返神经引起声嘶，压迫颈交感神经节会造成 Horner 综合征。主动脉瘤压迫胸骨肋软骨产生疼痛。升主动脉根部扩张可能引起主动脉瓣关闭不全、心绞痛甚至心力衰竭。胸主动脉瘤常伴有疼痛，如疼痛突然加剧则预示破裂可能。许多患者可无症状直至瘤体破裂时才发现本病，为突然发病，病死率极高。

2. 辅助检查

(1) X 线检查：主动脉阴影扩大，提示病变的部位、大小及形态，在透视下可见到动脉瘤的膨胀性搏动。

(2) 超声心动图检查可发现升主动脉瘤。

(3) CT 对腔内血栓更为敏感，并能显示动脉瘤与邻近结构。

(4) MRI 检查在发现血栓和诊断夹层动脉瘤上尤有作用。

(5) DSA 对慢性创伤性主动脉瘤和硬化性主动脉瘤很有价值。

(6) 主动脉造影在外科中最为常用，显示主动脉瘤的部位、大小或破裂位置。

【治疗原则】

手术切除瘤体是胸主动脉瘤治疗的基本原则。手术方法必须在考虑动脉瘤的病因、大小和部位，动脉瘤引起的症状以及患者的一般状况的基础上加以确定。故一般认为瘤体直径大于 6 cm 者即应尽早手术。手术方式有：切线切除术、切除主动脉瘤及替换主动脉弓。

【常见并发症】

主动脉瘤的术后并发症较多，亦较严重。出血、继发感染、低心排综合征、心律失常、肺梗死、神经系统（脑栓塞、肢体瘫痪）、肾衰以及血栓或气栓等。

二十二、纵隔肿瘤

纵隔上界为胸廓入口，下为膈肌，前为胸骨，后为脊柱。胸骨柄下缘与第 4 胸椎体下缘连线以上称为上纵隔，连线以下称为下纵隔，其中上纵隔以气管为界划分为前纵隔(包括气管)、后纵隔。下纵隔以心包为界分为前、中、后 3 个区。① 在前上纵隔，自上而下，最常见的病变依次为胸骨后甲状腺和胸腺的肿瘤，气管周围恶性肿瘤，多为淋巴源肿瘤；良性肿瘤可有气管旁囊肿、淋巴结核、结节病，较少见的有嗜铬细胞瘤、生殖细胞瘤和错构瘤、脂肪瘤、纤维瘤等。② 在前下纵隔，多为畸胎瘤或畸胎囊肿。③ 在下中纵隔即心包及其周围，多为心包囊肿。④ 整个后纵隔多在脊柱旁，主要是神经源性肿瘤，食管旁可有食管旁囊肿。

【诊断】

纵隔肿瘤大约 50％可无症状，一般说来恶性者症状出现较早，且进行性加重，其主要症状由肿瘤压迫、向邻近器官浸润和自身分泌的化学物质所引起，同时应注意区分原发性、转移性纵隔肿瘤。

1. 症状和体征

(1) 一般症状：肿瘤压迫心脏、肺脏和刺激胸膜的神经引起胸痛、胸闷、心慌气短。

(2) 呼吸系统症状：如咳嗽，刺激性干咳、咯血、气喘、呼吸困难、反复肺炎伴咳脓性痰。

(3) 神经系统症状：多见于神经源性肿瘤，由于肋间神经、臂丛神经、喉返神经和颈交感神经等受压或浸润所引起，因而可有胸痛、臂痛、发麻、声音嘶哑、饮水呛咳和出现 Horner 综合征。若肿瘤侵犯脊髓可引起截瘫。

(4) 上腔静脉梗阻综合征：主要由淋巴瘤、何杰金氏瘤所引起。多为上腔静脉受压，也可由癌栓栓塞所致。

(5) 压迫食管可引起吞咽困难。

(6) 特殊症状：此类症状与肿瘤性质有关，如畸胎类肿瘤与肺或支气管相通，患者会咳出毛发和皮脂分泌物；胸腺肿瘤可出现重症肌无力、贫血等；甲状腺肿瘤可出现甲状腺功能亢进；部分神经节细胞瘤和神经母细胞瘤可有腹泻、腹胀和高血压、面色潮红等；嗜铬细胞瘤可有高血压。

2. 辅助检查

(1) X 线检查：是诊断纵隔肿瘤最常用并且最为重要的手段。常规的胸部摄片往往能够初步确定纵隔病变。

(2) 断层摄片常能明确肿瘤与周围的毗邻关系。

(3) CT 检查则可以更为清楚地观察其边界，有无完整包膜，是否有钙化或骨性病灶，及肿瘤与附近重要脏器或组织结构的相互关系，为判断肿瘤的性质及手术切除的可能性提供了参考依据。

(4) 核磁共振对可能侵蚀脊髓的纵隔病变有较高的诊断价值。

(5) 超声检查对于了解肿瘤为囊性、血管性或实质性有一定的帮助。

(6) 放射形核素 ^{131}I 扫描有助于诊断胸骨后甲状腺肿。

(7) 纵隔镜检查或经胸壁穿刺活组织检查：仅适用于已不能进行手术治疗的恶性肿瘤，为制定非手术治疗方案而进行准确的病理诊断。气管镜、食管镜有助于鉴别诊断。

(8) 诊断性放疗(10～30 Gy)，对放疗敏感的肿瘤有诊断意义。

3. 颈部或锁骨上淋巴结活组织检查　仅适用于体检发现颈部或锁骨上淋巴结异常肿大的患者，对诊断非常重要。

【鉴别诊断】

1. 主动脉瘤或头臂干(无名动脉)瘤　如疑似病例应进行CT、彩超和透视下观察是否有膨胀性搏动以确定诊断。

2. 中央型肺癌　中央型肺癌由于其阴影靠近纵隔面，在胸片检查时易误诊为纵隔肿瘤，因此应注意鉴别，必要时可行CT或纤维支气管镜检查。

3. 纵隔淋巴结结核　主要见于儿童，肿块阴影可呈分叶状或结节形，肺内可存在结核病灶，可有肺门淋巴结肿大，患者结核菌素试验呈强阳性。成人也可有长圆形表面光滑的结核块影，经抗结核治疗2个月可完全吸收。

4. 胸椎结核合并椎旁脓肿　很容易与后纵隔神经源性肿瘤相混淆，进行CT、MRI检查。

【治疗原则】

1. 纵隔肿瘤的诊断一经确定且有手术指征，除非存在手术禁忌证，否则应积极实施手术治疗。

2. 对于手术不能彻底切除的恶性肿瘤和神经源性肿瘤，手术后可进行放射治疗和化学药物治疗。

3. 临床上对于确定为淋巴源性肿瘤者除非表现为孤立性单个肿块的病例，一般宜进行放射治疗和化学药物治疗。

二十三、心脏黏液瘤

心脏黏液瘤(cardiac myxoma)在心脏原发性肿瘤中最为多见。心脏黏液瘤有遗传倾向，10%有家族史。黏液瘤大多发生于左心房，其余主要在右心房，90%附着于房间隔卵圆窝边缘的附近或房间隔上部，左房黏液瘤对二尖瓣的影响如同风湿性二尖瓣病变。

【诊断】

1. 心脏黏液瘤最常见的临床表现可分为：梗阻症状、栓塞症状及全身症状。

(1) 全身症状：血沉增快，发热，贫血，溶血性贫血，血小板减少，C反应蛋白阳性，关节疼痛等。

(2) 梗阻症状：呼吸困难或充血性心力衰竭、胸痛和咯血。间歇性的二尖瓣口梗阻是晕厥或猝死的原因。左房黏液瘤心脏杂音典型的是二尖瓣舒张期杂音。杂音可随时间和体位而改变是黏液瘤的一个重要特征。

(3) 栓塞症状：是许多患者的第一个临床表现。以四肢和脑血管栓塞多见，栓塞的后果是梗死、出血及血管瘤形成。

2. 超声心动图检查　超声心动图是目前确诊心脏黏液瘤最有价值的手段。能发现黏液瘤存在。采用经食管二维超声心动图检查准确性进一步提高，更有助于与左心房血栓的鉴别。

【鉴别诊断】

鉴别诊断见表 4－1。

表 4－1　心脏黏液瘤与其他疾病的鉴别诊断

病　种	鉴别要点
黏液瘤	肿块有明显界限；一般附着于房间隔；常有活动性，舒张期进入心室，收缩期回心房
血栓	外形不规则，基部广，分层状；常附着于心房后壁；常合并心内病变，左房或右房增大
赘生物	外形多样，有时呈绒毛样不规则团块；常附着于房室瓣；活动度很大；可能伴有其他心脏畸形
转移性肿瘤	肿块大而不规则，外形多样；附着于右房；不活动；房室瓣可能受侵犯

【治疗原则】

心脏黏液瘤一经确诊，即使症状不明显也必须限期手术。外科手术是治疗心脏黏液瘤唯一确定性的治疗方法。在体外循环下行肿瘤摘除术。防止和手术中因肿瘤破碎引起栓塞是手术的重点注意事项。

【常见并发症】

1. 栓塞　为黏液瘤碎片，因此防止肿瘤破碎是手术中的重点。

2. 低心排出量综合征　该综合征仍是目前各种疾病体外循环心内直视手术后最常见的并发症。

3. 术后复发。

二十四、主动脉瓣关闭不全

主动脉瓣关闭不全(aortic insufficiency)多合并主动脉瓣狭窄，是由于瓣叶变形、增厚或钙化，瓣叶活动受限不能严密对合。主动脉瓣关闭不全使血液在心室舒张期反流，左心室容量负荷增加，心脏代偿性扩大和心肌肥厚，左心室功能进行性衰竭，从而出现严重的肺高压，如不手术治疗，预后很差。

【诊断】

1. 症状和体征　轻症患者没有症状，早期有气短，活动后心慌、胸痛，可有端坐呼吸、阵发性呼吸困难或急性肺水肿。体检心尖部可见抬举性搏动，脉压差大，水冲脉，可听到股动脉枪击音等阳性周围血管征。在主动脉瓣听诊区可听到不同程度的舒张期杂音，可向心尖部传导。

2. 心电图　左心室肥厚，左心室显著增大。

3. 胸部X线　左心房正常或轻度增大，左心室增大，升主动脉增粗。

4. 超声心动图　M型扫描，主动脉瓣在关闭时呈双线。二维超声可见瓣叶的活动情况及主动脉扩张。彩色多普勒检查可发现舒张期反流。

【治疗原则】

患者一旦出现症状，应尽快手术。采用体外循环下瓣膜替换术。

【常见并发症】

1. 人工瓣功能障碍　由于机械瓣本身原因或组织或缝线卡瓣，可使瓣膜开放或关闭受限。

2. 心功能不全。

3. 出血　与缝合技术有关，应以预防为主。术后抗凝过量也可导致颅内及其他器官出血，也应严密观察。

4. 瓣周漏。

5. 与抗凝有关的血栓栓塞和出血。

6. 溶血　患者发生瓣周漏，或红细胞脆性高或机械瓣质量不好，可能发生溶血。

二十五、主动脉瓣狭窄

风湿性主动脉瓣狭窄(aortic stenosis)是由于炎症使瓣叶增厚变形，瓣交界融合、粘连，使瓣膜狭窄。瓣叶亦可发生严重钙化，常合并不同程度的主动脉瓣关闭不全。由于左心室排血受阻，使左心室后负荷加重，心脏可逐渐增大，左心室收缩功能也逐渐减弱。心功能失代偿而发生左心功能不全。主动脉瓣狭窄使体循环排血量减少，心肌肥厚，氧耗增加，患者可出现体循环供血不足的症状，甚至发生心室纤颤或猝死。

【临床表现】

1. 症状和体征　部分患者可没有症状，约1/3的患者活动后心悸气短、胸痛、晕厥、阵发性呼吸困难、端坐呼吸或肺间质水肿。体检：心界向左侧扩大，心尖部可见抬举性搏动，在胸骨右缘第2肋间闻及收缩期喷射性杂音伴震颤，向右颈部传导。

2. 心电图　左心室肥厚或肥厚、劳损。

3. 胸部X线　胸片可发现心脏呈靴形，主动脉结突出，左心室增大，严重患者出现肺静脉淤血。

4. 超声心动图　瓣叶增厚或变形，可见钙化或结节，活动受限，瓣口狭窄，左心室扩大及肥厚。

5. 左心导管　收缩期左心室和主动脉的跨瓣压差可达90～130 mmHg。造影检查可发现瓣环的大小、瓣叶的狭窄程度和活动情况以及有无反流等。如患者年龄较大(在40岁以上)或有胸痛症状，应行冠状动脉造影检查。

【治疗原则】

如有心绞痛、昏厥心衰，应手术治疗。手术有：

1. 主动脉瓣替换术。

2. 经皮穿刺气囊导管扩张分离术　要严格掌握适应证。

【常见并发症】

1. 人工瓣功能障碍。

2. 心功能不全。

3. 瓣周漏。

4. 与抗凝有关的血栓栓塞和出血。

二十六、二尖瓣狭窄

风湿性二尖瓣狭窄(mitral stenosis)发病率女性较高，主要由于风湿热所致瓣叶在交界处粘连融合，造成瓣口狭窄，瓣叶增厚、挛缩、变硬和钙化，并限制瓣叶活动。

风湿性二尖瓣狭窄可分为两型：

(1) 隔膜型狭窄：大瓣病变较轻，活动限制较少。

(2) 漏斗型狭窄：大瓣和小瓣均增厚、挛缩或有钙化，病变波及腱索和乳头肌，瓣口狭窄呈鱼口状，常伴有关闭不全。

【诊断】

1. 临床表现　症状的轻重取决于瓣口狭窄的程度。轻度狭窄的患者，静息时可无症状出现。瓣口面积小于 1.5 cm^2 时，出现气促、咳嗽、咯血、发绀、心悸、心前区闷痛、乏力、端坐呼吸或急性肺水肿等症状。体格检查：常有二尖瓣面容。在心尖区能听到舒张中期隆隆样杂音，在胸骨左缘第 3、4 肋间可听到二尖瓣开瓣音。右心衰竭患者可呈现肝肿大、腹水、颈静脉怒张、踝部水肿等。

2. 心电图检查　电轴右偏、P 波增宽，呈双峰，可有房颤。肺动脉高压病例，可示右束支传导阻滞，或右心室肥大。

3. X 线检查　左心房扩大，双心房阴影，主动脉结缩小，肺动脉段隆出，肺门区血管影纹增粗。肺间质性水肿的病例，在肺野下部可见 Kerley 线。

4. 超声心动图检查　M 型超声心动图显示瓣叶活动受限制，大瓣活动波形为城墙垛样的长方波。左心房增大。二维超声心动图显现二尖瓣瓣叶增厚和变形、活动异常、瓣口狭小、瓣膜钙化。

【治疗原则】

1. 无症状或心脏功能属于Ⅰ级者，不主张施行手术。

2. 经皮穿刺球囊导管二尖瓣交界扩张分离术。

3. 闭式二尖瓣交界分离术　闭式二尖瓣交界分离术已很少进行。

4. 瓣叶病变严重有钙化或左房内有血栓，或二尖瓣术后再狭窄的病例应在体外循环直视下行二尖瓣切开分离术或瓣膜成形术。

5. 若瓣膜及瓣下结构病变严重，已有重度纤维化、挛缩、钙化等，则需在体外循环下行二尖瓣替换术。

【常见并发症】

1. 血栓栓塞或出血。

2. 心内膜炎。

3. 心律失常。

二十七、二尖瓣关闭不全

二尖瓣关闭不全(mitral insufficiency)常见的病因是风湿性心脏病、二尖瓣脱垂、腱索断裂、乳头肌功能不全及心内膜炎等。风湿病造成瓣叶纤维性肥厚、挛缩,甚至有钙化灶,常与狭窄合并存在。腱索表现肥厚、缩短,甚至融合。病理生理变化是收缩期左室血液反流至左房,造成收缩期左房压升高和心排血量降低。左心室功能可长时间维持在正常范围内,很少发生临床症状,一旦失代偿,病变发展就会加快。

【诊断】

1. 症状和体征　轻度二尖瓣关闭不全可无明显症状。当左室功能失代偿,最常见的是乏力、心慌及活动后气促,随后出现端坐呼吸、夜间阵发性呼吸困难,甚至急性肺水肿,最后导致肺动脉高压,右心功能衰竭。心尖搏动增强,向左下移位伴收缩期震颤。突出的体征是心尖区闻及收缩期吹风样杂音,向左腋下传导。

2. X线检查　左心房、左心室增大,心影向左下扩大。

3. 心电图　心电图无特异性变化,半数病例呈左室肥大劳损,后期可表现为右室肥大劳损。

4. 超声心动图检查　可以直接确定瓣膜脱垂、腱索断裂的诊断,评估心室壁各节段的运动情况,并粗略确定关闭不全的严重程度。

5. 心导管及造影检查可明确判断反流的程度及心室收缩功能,心腔压力直接测定对评价有无心力衰竭及肺血管病变的程度十分重要。

【治疗原则】

1. 二尖瓣直视成形术　有:① Carpentier 人造瓣环二尖瓣成形术;② 部分瓣环成形术。术后要重点防治心律失常、低心排血量综合征、血栓栓塞等。

2. 二尖瓣置换术。

【常见并发症】

主要并发症有低心排、心律失常(特别是室性早搏和室性心动过速)、心力衰竭、出血、渗血和栓塞(包括血栓及气栓)。

二十八、动脉导管未闭

胎儿出生后动脉导管未能闭锁叫动脉导管未闭(patent ductus arteriosus)。未闭的动脉导管外形可呈管状、漏斗状、窗状。分流增加左心室排血量,导致左心负荷增加,引起左心肥大,肺充血,甚至左心衰竭。血液分流入肺动脉后增加肺循环量和压力,也加重右心的负荷,引起右心衰竭。肺动脉长期承受左心分流血液,使肺动脉压力逐渐升高,导致Eisenmenger综合征,甚至死亡。

【诊断】

1. 临床表现　导管细、分流量少者，则终生可无症状。导管粗、分流量大的婴儿易有感冒或呼吸道感染，发育不良，甚至可出现左心衰竭。

2. 体格检查　在胸骨左旁第2肋间听到响亮粗糙的连续性机器样杂音，向左锁骨下窝或颈部传导，局部可扪及震颤。周围血管体征有脉压增宽，颈部血管搏动增强，水冲脉和枪击音。明显肺动脉高压者则仅可听到收缩期杂音，肺动脉瓣区第二心音亢进。

3. 心电图检查　导管细小分流量小者正常或电轴左偏。分流量较大者示左心室高电压或左心室肥大。肺动脉明显高压者则示左、右心室肥大或右心室肥大。

4. X线检查　左心缘向下向左外延长。主动脉结突出，肺动脉圆锥平直或隆出，肺门血管阴影增深，肺纹理增粗。

5. 超声心动图　左心房、左心室内径增大。二维切面可示沟通主、肺动脉的动脉导管，并可测出其内径和长度。多普勒示有湍流而可判断出分流的大小。

【鉴别诊断】

需与高位室间隔缺损合并主动脉关闭不全、主动脉窦瘤破入右心室等鉴别。超声心动图检查有助于鉴别诊断。此外，右心导管检查，如肺动脉血氧含量升高，或心导管通过动脉导管进入降主动脉，即可明确诊断。必要时，施行逆行主动脉造影，可显示主、肺动脉间的通道和肺动脉早期显影。

【治疗原则】

1. 可先试服吲哚美辛(消炎痛)治疗，以抑制前列腺素E的扩张作用，促使导管收缩闭合。

2. 手术治疗　方法有：① 非体外循环方法：最适当的手术年龄是学龄前。a. 结扎法；b. 切断法。② 体外循环下经肺动脉切口缝闭动脉导管内口。

3. 近年来采用经皮穿刺股动脉(Porstmann 法)和股静脉(Rashkind 法)堵塞动脉导管。但尚不适用于婴幼儿。

4. 经胸腔镜钳闭导管，适用于婴儿。

【常见并发症】

喉返神经损伤。

二十九、室间隔缺损

室间隔缺损(ventricular septal defect)是室间隔在胎儿期发育不全所致。

1. 类型　以位于膜部室上嵴下或三尖瓣隔瓣后多见，漏斗部较少见，肌部缺损则较少见。绝大多数是单个缺损。

2. 病理生理　室间隔缺损产生左向右分流，分流量的多少取决于左、右心室压力阶差及缺损的大小和肺血管阻力。分流量大，肺动脉压力逐渐上升，甚至出现右向左逆向分流导致 Eisenmenger 综合征。

【诊断】

1. 临床表现　缺损小，一般并无症状。缺损大者出生2～3个月开始出现症状。婴儿期易反复发生呼吸道感染，甚至左心衰竭，2岁以后症状好转，但劳累后常有气促和心悸，发育不良。

2. 体格检查　胸骨左缘第3、4肋间能听到Ⅲ～Ⅳ级全收缩期杂音伴震颤；高位缺损则震颤和杂音位于第2肋间。肺动脉瓣区第二心音亢进。

3. 心电图检查　出现左心室高电压、肥大或左右心室肥大，严重肺动脉高压者，则示右心肥大或伴劳损。

4. X线检查　左心缘向左向下延长，肺动脉圆锥隆出，主动脉结变小，肺门充血。重度肺动脉高压心影扩大反而不显著，右肺动脉粗大，远端突变小，分支呈鼠尾状，肺野外周纹理稀疏。

5. 超声心动图　左心房、左心室内径增大。二维切面可示缺损的部位和大小。多普勒湍流频谱证实有左心室向右心室的分流。

6. 右心导管检查，右心室血氧含量比右心房高出0.5 vol%以上有诊断价值。肺动脉压力和阻力的测定对手术选择具有指导意义。

【治疗原则】

1. 有部分小缺损可能自行闭合。很小的缺损可终生不需手术。巨大的室间隔缺损，应在婴儿期行缺损修补治疗。分流量超过50%或伴有肺动脉压力增高的婴幼儿应早日手术，以防肺高压持续上升。如已出现肺高压则为手术禁忌。

2. 手术方法　在体外循环下修补缺损。多采用经右心房切开途径，这对膜部缺损显露更佳。高位缺损，则以经肺动脉途径为宜。对边缘有纤维组织的较小缺损，可直接缝合；缺损大于1 cm者，则用涤纶织片缝补。

【常见并发症】

1. 房室传导阻滞　隔瓣后缺损缝补时容易误伤传导束，应该注意避开。

2. 残余漏。

三十、房间隔缺损

房间隔缺损(atrial septal defect)是左、右心房之间的间隔发育不全，遗留缺损造成血流可相通的先天性畸形。

1. 分类　分为：① 继发孔缺损，较多见。继发孔缺损位于冠状窦口的后上方，分为卵圆孔型、上腔静脉型、下腔静脉型。偶有完全缺损边缘而成单心房。② 原发孔缺损，位于冠状窦口的前下方，常伴有二尖瓣大瓣裂缺，称为部分性房室共同通道。

2. 病理生理　分流量的多少决定于心房压力阶差和缺损的大小。幼儿期，临床症状不明显。随着年龄增长，左向右分流量逐渐增多，使右心房、右心室和肺动脉逐渐扩大，肺动脉压力上升，导致肺动脉高压，甚至发生右房向左房逆流。原发孔缺损伴有大瓣裂损时，二尖瓣的反流使左向右分流量增多，肺动脉高压出现较早。

【诊断】

1. 临床表现　一般到了青年期才开始出现症状，主要为劳累后气促、心悸、心房颤动，可有右心衰竭或呼吸道感染。原发孔缺损症状出现较早，早期可出现明显肺动脉高压和右心衰竭。肺动脉瓣区可听到Ⅱ～Ⅲ级吹风样收缩期杂音。当肺动脉高压时，肺动脉瓣区收缩期杂音减轻、原发孔缺损伴有二尖瓣裂缺者，在心尖区还能听到Ⅱ～Ⅲ级收缩期杂音。

2. 心电图检查　继发孔缺损呈电轴右偏，不完全性或完全性右束支传导阻滞，右心室肥大，P波高大。原发孔缺损则常呈电轴左偏和P－R间期延长，可有左心室高电压、肥大。

3. X线检查　右心房、右心室增大，肺动脉圆锥突出，主动脉弓缩小，肺门阴影增大，肺野血管影纹增多。原发孔缺损可呈现左心室扩大，肺门血管增大较显著。

4. 超声心动图　剑突下四心腔切面，继发孔型可见心房间隔中部连续中断，原发孔型则在心内膜垫处。多普勒证实左右心房间有分流。伴有二尖瓣裂缺者可见二尖瓣前叶分叉状，多普勒显示反流。

5. 右心导管检查　房间隔缺损的佐证为：① 右心房血氧含量高于上、下腔静脉；② 心导管可通过缺损进入左心房。

【治疗原则】

1. 手术适应证　继发孔缺损患者，如诊断明确，即使无症状，也应施行手术。肺动脉高压仍有左向右分流者，应争取手术。50岁以上高龄患者如有症状，甚至出现心房颤动、心力衰竭，经内科治疗控制后亦应手术治疗。

2. 原发孔缺损，更应争取早日手术。肺动脉高压已呈逆向分流则是手术的禁忌证。

3. 手术方法　体外循环下修补缺损。大缺损或上腔静脉型者用心包或涤纶织片缝补。原发孔缺损先间断缝合大瓣裂，再用心包或织片缝补房间隔缺损。

4. 近年来用介入性疗法对缺损不大的中央型继发孔缺损进行治疗。

【常见并发症】

原发孔缺损易发生Ⅲ度房室传导阻滞。

三十一、法洛四联征

法洛四联征(tetralogy of Fallot)包括肺动脉狭窄、心室间隔缺损、主动脉骑跨及右心室肥大等四种病变。只有心室间隔缺损、肺动脉狭窄和右心室肥大称为非典型的法洛四联征。法洛四联征由于室间隔缺损和肺动脉狭窄，使部分血流通过室间隔缺损右向左分流，则自右向左分流增多和肺循环血流量减少，动脉血氧饱和度减低，发绀，造成组织缺氧，而为了代偿缺氧，红细胞和血红蛋白都显著增多。

【临床表现】

1. 临床表现

(1) 症状：自幼出现发绀和呼吸困难，哭闹时更甚，伴有杵状指(趾)，喜蹲位休息，部分患儿突发缺氧性昏厥、抽搐。

(2) 体征：体格发育常较差，有发绀与杵状指(趾)。胸骨左缘第2、3、4肋间有收缩期杂音，可伴有震颤。肺动脉瓣区第二心音减弱，但亦可由主动脉瓣区第二心音传导过来，可能呈单一而响亮的声音。心前区和中上腹可有抬举性搏动。

2. 辅助检查

(1) 血常规检查：红细胞计数、血红蛋白含量和血细胞比容均显著增高。

(2) X线检查：肺野清晰，肺动脉总干弧不明显或凹陷，右心室增大，心尖向上翘起，在后前位片上心脏阴影呈“木靴形”。

3. 心电图检查　心电图示右心室肥大和心电轴右偏。

4. 超声心动图检查　见主动脉根部扩大，骑跨在心室间隔上。主动脉前壁与心室间隔间的连续性中断。右心室肥厚，流出道、肺动脉瓣或肺动脉内径狭窄，主动脉血流右向左分流。

5. 心导管检查　右心导管检查可有下述发现：

(1) 主动脉和肺动脉同时显影。

(2) 肺动脉口狭窄，可呈现第三心室。

(3) 心导管可能由右心室直接进入主动脉，从而证实有骑跨的主动脉和心室间隔缺损，主动脉位置偏前。

(4) 动脉血氧饱和度降低至89%以下，说明有右至左分流。

确诊为法洛四联征则需要超声心动图、心导管和心血管造影检查。

【鉴别诊断】

法洛四联征需与其他有发绀的先天性心脏血管病相鉴别，常见如下：

1. 肺动脉狭窄合并心房间隔缺损伴有右向左分流(法洛三联征)　超声心动图、右心导管检查、心血管造影可以确诊。

2. 艾森曼格综合征　本病发绀出现晚；肺动脉瓣区第二心音亢进并可分裂；X线检查可见肺动脉总干弧明显凸出，肺门血管影粗大而肺野血管影细小；右心导管检查发现肺动脉显著高压。

3. 三尖瓣下移畸形和三尖瓣闭锁　X线示心影增大，常呈球形，右心室部位不明显；选择性右心房造影可确立诊断。

4. 大动脉转位和右心双出口　X线片示肺部充血。选择性右心室造影可确立诊断。

【治疗原则】

1. 四联征明确诊断后均应行手术治疗。对于婴幼儿目前多主张行一期心内直视修复术，部分有肺动脉发育差或左心室太小的婴幼儿可先行姑息手术，待适宜时机或5～6岁时再作矫正手术。术前注意凝血功能。

2. 手术方法

(1) 分流术：以利于增加血流量，达到改善发绀症状的目的。常用的手术方法有两种：① 锁骨下动脉、肺动脉吻合术：适用于幼童；② 主动脉-肺动脉吻合术：适用于锁骨下动脉过于细小的婴儿。

(2) 根治术，应尽可能采用此手术方法。

【手术并发症】

1. 残余右室流出道梗阻　保证补片加宽术后儿童右室流出道和肺动脉瓣环处达到1.3 cm，成人达到1.6 cm。

2. 低心排综合征　是死亡的主要原因。

3. 残余室间隔缺损　心肌长期处于缺氧状态，缝线极易撕脱肌肉，必要时以垫片加强修复间隔缺损肌肉缘。

4. 渗血过多　心包填塞。

5. 完全性传导阻滞，是死亡的又一主要因素。

三十二、主动脉狭窄

主动脉狭窄(Coarctation of Aorta，CoAo)是指主动脉局限性狭窄或闭锁。缩窄多位于主动脉峡部、左锁骨下动脉远端，即动脉韧带处；少数发生于左锁骨下动脉、左颈总动脉之间。主动脉狭窄分为导管前型和导管后型。

1. 导管前型(婴儿型)　缩窄位于动脉导管之前，动脉导管多呈开放状态，缩窄范围较广泛，常累及主动脉弓部，侧支循环不丰富，多见于婴幼儿，死亡率高。

2. 导管后型(成人型)　缩窄位于动脉导管之后，动脉导管多呈闭合状态，缩窄范围较局限，侧支循环建立充分，多见于成人，较少合并心内畸形。

【诊断】

主动脉狭窄的临床表现和诊断标准很大程度上取决于病变的类型、合并心内畸形的严重程度及患者的年龄。

1. 症状　婴幼儿常出现呼吸急促，多汗，甚至出现心衰。部分患者诉头痛、头晕，活动后心悸、气促，心前区疼痛，下肢乏力，易疲乏，甚至可出现间歇性跛行。

2. 体征　胸骨左缘可闻及收缩期杂音。桡动脉搏动增强，股动脉及足背动脉搏动减弱甚至消失。上肢血压明显高于下肢，上、下肢血压的压力阶差 大于 20 mmHg。

3. 辅助检查

(1) 心电图检查：可正常或示有左心室肥厚，后者多见于年龄较大的患者，且示有心肌损害。

(2) X线检查：由于左锁骨下动脉扩大，缩窄近侧和远侧降主动脉扩大，缩窄段的凹陷在左上纵隔外缘形成“3”字形X线征。

(3) 主动脉造影及心导管检查：主动脉造影可确定缩窄的部位和范围。

(4) 二维超声心动图检查：在婴儿可显示缩窄的部位，并可确定有无合并心内畸形。

【治疗原则】

主动脉狭窄的自然预后不佳。最适宜手术的年龄是6～16岁。

1. 手术治疗　有：① Walker手术；② Vosschulte手术；③ Claget。

2. 介入疗法　球囊扩张，适用于婴幼儿，经股、髂动脉插入球囊导管，充气(液)球囊，加压扩张。

【常见并发症】

1. 出血　常由于肋间动脉增粗或呈瘤样扩张。

2. 并发假性动脉瘤或形成瘤样扩张　多见于应用人工材料补片成形术后。

3. 术后反常高血压　病因不明。

4. 再缩窄　婴儿行缩窄段切除端端吻合者多见。

5. 脊髓缺血性损害　发生原因为侧支循环发育不良；脊髓血管变异；结扎多对肋间动脉以及术中未采取有效的保护措施。

三十三、肺动脉狭窄

肺动脉狭窄（pulmonary stenosis）是指肺动脉漏斗部、肺动脉瓣环、瓣膜、肺动脉主干、左右肺动脉狭窄。各种类型均可继发右心室肥厚和右心扩大。

【诊断】

1. 症状和体征　轻、中度狭窄患者多无症状。重度狭窄劳累后可引起心悸、气促、胸闷、胸痛或晕厥，尚可有颈静脉怒张、肝肿大等右心衰竭征象。心脏检查：瓣膜部狭窄病例在胸骨左缘第2肋间可扪及收缩期震颤。在肺动脉瓣区听到Ⅱ～Ⅳ级收缩期杂音，第二心音减弱或消失。漏斗部狭窄型，收缩期杂音以第3、4甚至第5肋间处最响。

2. 心电图检查　电轴明显右偏、不完全性右束支传导阻滞、右室肥厚劳损，出现 V_1 主波主要为R波、T波倒置和P波高尖等。

3. 超声心动图及彩色多普勒可以确定肺动脉瓣狭窄和狭窄程度，能判定瓣口大小、右心室收缩压及右心室与肺动脉压力差。

4. X线检查可见肺血明显减少，右心明显扩大，由于狭窄后扩张，肺动脉段明显突出。

【鉴别诊断】

1. 房间隔缺损　房间隔缺损的收缩期杂音比较柔和，肺动脉第2音亢进，肺血增多。二维超声心动图可见房间隔不连续，有左向右分流。

2. 室间隔缺损　室间隔缺损杂音位置较低，X线检查肺血增多。二维超声心动图可发现室间隔中断及左向右分流。

3. 动脉导管未闭　合并中等度以上肺动脉高压的动脉导管未闭，肺血增多、右心室肥大。二维超声心动图可发现胸降主动脉至肺动脉有分流。

4. 三尖瓣下移　三尖瓣下移患者在胸骨左缘第2肋间无收缩期杂音，二维超声心动图可发现三尖瓣隔瓣及后瓣下移，并有房化右心室。

5. 法洛三联症　法洛三联症均有肺动脉狭窄，患者多有发绀，而二维超声心动图可发现房间隔不连续，且有右至左分流。

6. 主动脉瓣狭窄　轻度的主动脉瓣狭窄有时易误诊为轻度的肺动脉瓣狭窄，前者的收缩期杂音多在胸骨第2肋间右缘。二维超声心动图可予以鉴别。

【治疗原则】

1. 一般可采用球囊扩张法，方法简便，安全，有一定效果。

2. 采用手术治疗　采用常温体外循环下，疏通右室流出道。必要时，要加宽右室流出道。必要时做三尖瓣环成形术。

【手术并发症】

狭窄解除不彻底：如果同时合并肺动脉瓣环狭窄，需切开瓣环加宽瓣环。合并右室流出道狭窄，需松解右室流出道狭窄，必要时要予以加宽。

三十四、冠状动脉粥样硬化性心脏病

冠状动脉粥样硬化性心脏病（atherosclerotic coronary artery disease）导致心肌缺血性病变，简称"冠心病"。冠状动脉发生粥样硬化引起冠状动脉管腔狭窄而减少冠状动脉血流，病变严重者冠状动脉可完全闭塞，致心肌缺血、变性、坏死。冠心病在西方国家已成为首位的致死原因。管腔减少50%以上可出现明显的临床症状。冠状动脉硬化狭窄影响心肌血供，发展缓慢者，细小动脉吻合支增粗形成侧支循环。发展较快者，心肌缺血、坏死，则为心肌梗死。长期心肌供血不足则心肌发生纤维硬化。

【诊断】

1. 临床表现　是以发作性胸前或胸骨后疼痛心绞痛为主要症状，由体力活动或情绪激动所激发，偶伴濒死的恐惧感。发作时，患者往往不自觉地停止原来的活动。发作时舌下含服硝酸甘油能在几分钟内缓解。平时一般无异常体征，发作时常出现心率增快和血压增高。

2. 辅助检查

(1) 心电图检查：静息时心电图可能发现ST段和T波改变。发作期ST段压低≥1 mm或抬高≥2 mm，T波低平或倒置。

(2) 心电图负荷试验：阳性结果时需结合所有的临床资料综合考虑。

(3) 动态心电图：对发现无症状性心肌缺血、以冠状动脉痉挛为主的变异性心肌缺血具有常规心电图、心电图负荷试验等无法替代的优越性。

(4) 冠状动脉造影：是确诊的主要依据。

【治疗原则】

治疗分为内科药物治疗、介入治疗和外科治疗。

1. 介入治疗　经皮冠状动脉腔内成形术(PTCA)。

2. 外科治疗　冠状动脉旁路移植(CABG)。

【常见并发症】

可发生急性心肌梗死，并发心力衰竭、严重心律失常、心源性休克，甚至发生猝死。

三十五、慢性缩窄性心包炎

慢性缩窄性心包炎(chronic constrictive pericarditis)是由于炎症吸收后心包腔内肉芽组织及瘢痕形成，心包增厚、粘连、缩窄甚至钙化，使心脏受压，心脏舒张功能受限，心排血量下降，静脉系统淤血，造成全身血液循环障碍。慢性缩窄性心包炎多数由结核性心包炎所致。由于心脏活动受限，明显限制了心脏的舒张，使心脏的充盈量减少，心室舒张压升高，静脉压升高，静脉血回流受阻，身体各脏器淤血，心排血量下降，动脉压下降；心肌早期可发生废用性萎缩，心肌收缩力减弱，各脏器供血不足，晚期则发生心肌纤维化。

【诊断】

1. 症状和体征　患者最终表现为疲劳和气短，颈静脉充盈或怒张，患者多呈慢性病容，面色苍黄或发绀。气促，呼吸困难，甚至可发生晕厥和端坐呼吸。颈静脉充盈。面部及四肢可能出现水肿。心尖搏动减弱或消失，心率偏快，心音弱而遥远，多数患者无心脏杂音。腹部膨隆，腹水征阳性。血压低，脉压窄，中心静脉压增高。可有奇脉，肝颈征阳性。

2. 辅助检查

(1) 心电图：常见 QRS 波群低电压，T 波低平或倒置，P 波有切迹，不完全性右束支传导阻滞或右心室肥厚，部分病例合并房性心律失常或房颤。

(2) 胸部 X 线：心脏大小正常或略大，上腔静脉影增宽，心脏搏动减弱，心包钙化，可伴有胸腔积液征象。

(3) 超声心动图：可见心包增厚、粘连、积液和钙化，心房扩大，心室腔缩小，心功能减退。

(4) 右心导管：心腔各部位压力普遍升高，肺毛压、肺动脉压也增高，右心室舒张压明显升高。压力曲线示舒张早期低垂，晚期升高。

(5) CT 和核磁共振成像：均可发现心包增厚和各心腔改变，有助于鉴别诊断。核磁共振对诊断心包增厚更有意义。

【鉴别诊断】

1. 心肌病　心浊音界扩大，可闻及杂音。X 线检查心肌病患者心脏向两侧扩大，上腔静脉扩张不明显。超声检查可发现心脏扩大和心肌肥厚。右心导管检查可发现心肌病患者右心室舒张压力曲线无早期低垂、晚期抬高征象。鉴别确有困难者，可行心肌或心包活检。

2. 肝硬化　肝硬化患者主要表现以门静脉高压为主，食管吞钡可见静脉曲张。肝硬化患者不存在中心静脉压升高和心脏的改变。

3. 瓣膜病所致的心力衰竭　瓣膜病可闻及相应的心脏杂音，下肢水肿较重，腹胀较轻。超声心动图检查可发现瓣膜病。

4. 三尖瓣狭窄　表现为静脉压升高，静脉系统淤血，超声心动图及右心导管检查可资鉴别。

【治疗原则】

1. 全身情况较差，应先进行内科治疗，加强营养，经口服或静脉给补充蛋白质、维生素，输血或血浆。结核患者应先给予抗结核治疗，适当应用利尿剂，维持水、电解质平衡。心率过快者可酌用洋地黄制剂，适量排除胸腔积液和腹水。

2. 一旦确诊，要尽快手术。要按先左心室流出道，再左心室、右心室流出道，右心室及上、下腔静脉的顺序加以剥离。

3. 术后要加强对患者心、肺、肾功能的监测，适量补充血容量，静脉输入新鲜血或血浆，要注意水及电解质的平衡。

【常见并发症】

术后急性或亚急性心力衰竭、出血、心律失常、呼吸衰竭是常见并发症。

（魏　磊）

第三章　基本技能

一、心脏按压

【手术指征】

1. 各种创伤、电击、溺水、窒息、心脏疾病或药物过敏等引起的心搏骤停。

2. 开胸术中突发心脏骤停。

3. 对于胸廓严重畸形，胸外伤引起的张力性气胸、多发性肋骨骨折、心包填塞者应开胸心脏按摩。

4. 如具备开胸条件，心脏按摩效果不佳并超过 10 min 者，应采用开胸心脏按摩。

【术前准备】

1. 打开气道确定无呼吸并进行 2 次快速吹气。

2. 触摸患者颈动脉搏动是否存在，如无脉搏，应立即进行胸外心脏按压。

【操作要点】

1. 患者仰卧在硬板上或地上，如系软床应加垫木板。按压部位在胸骨下 1/3 与上 2/3 的连接处。

2. 抢救者以近患者足侧一只手(定位手)之中、食指沿患者肋缘向胸骨滑动至剑突后再向上，中指恰好位于胸骨下端，另一只手(按压手)沿该定位手的食指压在患者胸骨之上，其着力处为手掌根部。定位手掌放在按压手的手背上，两臂伸直，利用抢救者躯体重力压下患者胸骨 4～5 cm，动作要有节律、均匀，不得猛力冲击胸骨。按压后放松，放松后再按压，如此循环按压，形成人工循环。

3. 按压频率为 80 次/分，应连续按压 15 次，吹气 2 次，吹气后，重新进行胸外心脏按压。如此以 15∶2 的比例持续下去，直到自主心率、呼吸恢复或脑死亡为止。

4. 开胸心脏按摩一定要在无菌条件下进行，切口位于左侧第 4 肋间，起于距离胸骨左缘 2～2.5 cm 处，止于左腋前线。

【术后处理】

1. 进行心电图监测，测量血压，吸氧等。

2. 维持呼吸道通畅并进行脑复苏。

3. 针对原发病因进行对症处理。

4. 抗感染及血管活性药物应用。

5. 处理并发症。

【术后并发症】

1. 胸、肋骨骨折。

2. 心、肺、大血管损伤，腹腔脏器损伤。

3. 栓塞。

4. 肾衰竭。

二、心脏除颤器的使用

【适应证】

1. 心脏病、失血过多、药物过敏、触电、溺水等各种原因引起的无规律颤动或停止搏动,心脏泵血停止。

2. 体外循环手术以后的心脏复苏。

3. 房颤患者进行消融治疗后的电复律。

【术前准备】

1. 静脉或心脏内直接注射肾上腺素。

2. 突发性室颤患者或心脏骤停患者立即进行胸外心脏按摩,气管插管或口对口进行人工呼吸。

3. 静脉内应用利多卡因等抗心律失常药及多巴胺等正性肌力药物。

【操作要点】

1. 除颤电极放置部位　心脏表面直接除颤时可将电极放置在心脏两侧,电极与心脏之间不留空隙。胸外除颤时一个电极放置在胸骨右缘第 2、3 肋间,另一个电极放在心尖胸壁上。

2. 开胸心脏电除颤能量一般成人为 20～80 J,小儿为 5～50 J。而胸外心脏除颤能量成人一般为 150～300 J,小儿为 2 J/kg。再次除颤每次增加50 J 左右,直至室颤消除为止。两次电击之间间隔为 3 min 左右。

3. 为防止胸壁与电极间留有空隙,降低除颤效果,并可能引起皮肤烧伤,应将电极上涂一层导电胶。

【术后处理】

1. 除颤成功后要进行心电图监测,测量血压,吸氧等。

2. 继续应用抗心律失常药。

3. 针对原发病因进行对症处理。

三、心脏起搏器的应用

心脏起搏器是一种能产生脉冲电流以刺激心脏,使其兴奋并发生心脏搏动的电子仪器。

【适应证】

1. 术后心动过缓　包括:① Ⅲ度房室传导阻滞或Ⅱ度房室传导阻滞心率过慢者。② 虽无房室传导阻滞但心率缓慢导致血压偏低者。

2. 术后心律失常　包括:① 频发室性早搏特别是多源性室性早搏,药物治疗效果不好者。② 室上性、室性阵发性心动过速，药物治疗无效者。

3. 病情重或手术复杂者，预防性使用。

4. 病态窦房结综合征患者，心动过缓易出现阿一斯综合征者。

5. 心肌缺血所致窦房结功能障碍或完全性房室传导阻滞者，心动过缓用药物治疗效果不好者。

【术前准备】

1. 临时起搏器在使用前和使用时需检查起搏系统是否正常，电极、导线有否断裂及接触不良，起搏器的感知功能有无障碍等。

2. 调节好起搏阈值和工作参数。正常情况下起搏阈值为 3～5 mA，或 1.5～3 V。临时起搏器的电压一般调在起搏阈值的 2 倍为宜，即 3～6 V。

【手术要点】

1. 心外膜临时起搏可于开胸心脏术后将导线电极缝在心外膜无血管区，也可经锁骨下静脉或股静脉放置心内膜临时起搏。

2. 永久起搏一般经头静脉放置，起搏器可埋藏在左侧胸大肌肌膜上面。

【术后处理】

1. 观察起搏器感知情况，根据需要调节参数。

2. 抗感染治疗。

【术后并发症】

1. 起搏阈值增高。

2. 电极脱落，起搏器失灵。

3. 出血。

4. 感染。

四、人工呼吸机的使用

【适应证】

1. 严重的急性或慢性呼吸功能不全。

2. 体外循环手术后常规应用。

【准备工作】

1. 充分了解呼吸功能不全的种类及患者动脉血气结果。

2. 接通电源后检查呼吸机工作有无异常。

3. 检查呼吸机各管道连接有无异常。

4. 调节好呼吸机的各种参数。

【使用要点】

1. 根据病情调节好呼吸机各参数，选择不同的呼吸模式。

2. 根据动脉血气结果作出呼吸机参数调整。

3. 注意观察患者的神智及呼吸、循环指标。

4. 患者呼吸改善后达到停机标准应及时撤离呼吸机。

【并发症】

可能出现肺部感染、肺炎、肺不张、气胸等。

五、肋骨骨折固定术

【手术指征】

胸外伤后经X线胸片明确诊断的肋骨骨折，根据骨折的不同情况需做外固定及切开内固定。

【术前准备】

1. 仔细阅读胸片，明确肋骨骨折部位及有无其他合并伤。
2. 止痛，抗感染。
3. 备皮。

【手术要点】

1. 闭合性单处肋骨骨折，可采用胸带或宽胶布做胸廓外固定。
2. 闭合性多根多处肋骨骨折，如胸壁软化区范围小，可采用包扎固定，即用厚敷料盖在软化区，外用胸带固定。
3. 如胸壁软化区范围大，包扎固定效果不佳，患者仍有明显的反常呼吸运动，再采用牵引固定。即在无菌条件下，胸壁局麻，用无菌巾钳经胸壁夹住中央处游离段肋骨，再用绳带带起，通过滑轮作重力牵引，重量约2～3 kg。固定时间为1～2周。
4. 如骨折断端错位较大，病情严重，有刺伤肺及心脏大血管的危险，可切开胸壁，在肋骨两断端分别钻孔，贯穿不锈钢丝固定。
5. 开放性肋骨骨折患者胸壁伤口需彻底清创。单根骨折者修齐骨折端，分层缝合后固定包扎，胸膜已破者需做胸腔引流。多根多处肋骨骨折者，清创后以钢丝作内固定。

【术后处理】

1. 术后应用抗生素，以防感染。
2. 止痛。
3. 呼吸道分泌物多，不易排除，并有严重呼吸困难者，应做气管插管或气管切开，给氧并施行辅助呼吸。

六、胸壁异物取出术

【手术指征】

1. 异物体积大，边缘不规则，在进行体育活动时，引发长久剧烈疼痛者。
2. 金属异物直径在15 cm以上，伴有临床症状者。
3. 有化脓等感染症状者。

【术前准备】

1. X线检查　金属异物在X线透视下，可以确诊和定位。

2. 由外伤引起胸壁异物存留者，可根据皮肤裂口和伤道综合判断异物所在位置。较小的骨碎片X线下显影不良，应与临床结合综合判断。

【手术要点】

1. 选择距离异物最近的切口，进入切口后尽量使用钝性分离法，沿自然解剖间隙到达异物。

2. 在摘取异物前应做好控制肋间血管出血的准备措施。靠近胸膜的金属异物，在摘除前根据伤情亦需有修补、加固或引流的准备。

3. 异物摘除后，以生理盐水彻底冲洗残腔，必要时放置引流。

【术后处理】

1. 应用抗生素，预防切口感染。

2. 金属异物损伤后要注射破伤风抗毒素。

【术后并发症】

1. 出血。

2. 感染。

3. 异物残留。

七、胸壁浅表肿瘤切除术

【手术指征】

除少数肿瘤(如尤文肉瘤等)对放疗敏感外，其余均应手术治疗。

【术前准备】

1. 一般不必做特别准备，但需要询问药物过敏史，备皮，测定出凝血时间。

2. 如系海绵状血管瘤或蔓状血管瘤，术前可做X线血管造影检查，详细了解血管瘤范围。

【手术要点】

1. 胸壁浅表肿瘤一般均可在门诊手术室局部麻醉下切除。

2. 注意无菌操作。

3. 务必完整切除肿瘤。对于痣及黑色素瘤，切除范围要大。

4. 皮肤缺损较大者常需植皮修复。

【术后处理】

1. 抗感染治疗。

2. 根据病理报告结果决定是否做进一步治疗。

【术后并发症】

1. 出血。

2. 感染。

3. 肿瘤复发。

八、胸壁脓肿引流术

【手术指征】

一旦脓肿形成即应切开引流。

【手术要点】

1. 切口应选择在波动最明显及位置较低的部位，以利引流，必要时作对口引流。浅部脓肿切口应与皮纹平行。

2. 浅部脓肿，切开皮肤后，脓液即可流出。然后根据脓腔的大小，再向两端延长切口直达脓腔边缘。

3. 切开深部脓肿前，先作穿刺抽脓，探查脓肿部位和深度。

4. 切口不可穿过对侧脓腔壁。

5. 脓液排出后，用手指探查脓腔，并将脓腔内的纤维间隔分开。

6. 术毕放置油纱布或引流条引流。

【术后处理】

1. 抗感染治疗。

2. 根据病情决定是否做脓腔冲洗。

3. 伤口要每日换药，必要时每日 2 次。

【术后并发症】

1. 出血。

2. 感染。

九、胸壁窦道切除术

【手术指征】

窦道久治不愈，病程超过 3 个月者。

【术前准备】

术前窦道分泌物多时，应加强换药，扩大引流，使用抗生素，待炎症消退后手术。

【手术要点】

1. 自窦口注入 1～2 ml 美兰，距窦道瘢痕组织 0.5～1 cm 处做梭形切口，切至皮下层，用丝线缝闭窦口，以防窦内分泌物溢出污染，逐渐切向深层，直至窦道底将其切除。

2. 术中要求无菌操作，采用电灼止血，无电灼时，应尽量减少丝线结扎，以减少异物反应和感染。

3. 缝合前应彻底清除坏死组织和异物，缝合要求不留死腔，切口张力大时不必勉强对合，引流要通畅。

4. 皮肤较大缺损时，在创面愈合后肉芽新鲜时行游离植皮术。

【术后处理】

1. 抗感染治疗。

2. 加强伤口换药,预防再次感染。

【术后并发症】

1. 出血。

2. 感染。

十、肋骨化脓性骨髓炎病灶切除术

【手术指征】

经严格抗感染治疗骨髓炎不能控制,受累肋骨有坏死征象者。

【手术要点】

1. 软骨受累时应一并切除。

2. 有窦道存在时,要将窦道切除或搔刮。

3. 并发脓胸时按脓胸的治疗原则处理。

【术后处理】

1. 抗感染治疗。

2. 加强伤口换药,预防再次感染。

【术后并发症】

1. 出血。

2. 感染。

十一、胸腔穿刺术

【手术指征】

1. 大量胸腔积液(气),需穿刺抽液或抽气以减轻其对肺的压迫。

2. 诊断性穿刺抽液,以确定胸腔积液的性质。

3. 穿刺抽脓,治疗脓胸。

【术前准备】

1. 胸腔穿刺前阅读胸部X片等影像学检查资料,严防穿错左、右侧。

2. 向患者耐心说明,取得配合。

3. 术者戴口罩、帽子、无菌手套,严格无菌操作。

【手术要点】

1. 患者体位及穿刺部位　胸腔穿刺抽气取仰卧高坡位或半坐位,穿刺点多取锁骨中线第2前肋间。胸腔穿刺抽液可取反向骑跨于靠背椅上,上肢屈肘交叉置于椅背,前额伏于前臂上。病情不允许久坐者,可取仰卧高坡位,病例稍向前转,显露出胸部后外侧。穿刺部位按叩诊实音区或X线、B超检查确定。胸腔穿刺抽液一般常取肩胛下角线第7～9

肋间，腋后线第 7～8 肋间，腋中线第 6～7 肋间。在 B 超引导下进行穿刺尤为可靠。

2. 局部皮肤消毒，盖无菌孔巾。经穿刺点肋间的肋骨上缘，自皮下、肋间直至壁层胸膜按层局部浸润麻醉，拔针前可试探性刺入胸腔抽吸少许积液，作为胸腔穿刺深度的参考。

3. 严格无菌技术，操作中防止外界空气进入胸腔。

4. 用 16 或 18 号胸穿针，针座接乳胶管，用血管钳将乳胶管夹闭。沿肋骨上缘按局部浸润麻醉的径路缓慢刺入，当穿透壁层胸膜时可有突然落空感。将乳胶管末端接 50 ml 注射器抽液。必须注意，穿刺操作过程中，针座与乳胶管的连接，以及血管钳夹闭乳胶管必须十分可靠。抽液如用三通接管则较简便，但术者必须认清开关控制方向，最好先作预试，并应准确操作。

5. 抽出液体应详细记录数量、色泽、混浊度等，并留取标本送检。

6. 胸腔穿刺抽气操作同前，用注射器反复抽气，直至患者呼吸困难缓解；或用气胸箱测压抽气至胸腔内压达到 0 左右。

7. 抽液（气）过程中，发生连续咳嗽、气短、出汗、心悸、胸部不适感或压迫感，乃至虚脱等，应立即中止，并嘱患者静卧休息，予 0.1%肾上腺素 0.5～1 ml 皮下注射。严密观察。

【术后处理】

1. 穿刺抽吸完毕，拔除穿刺针，局部消毒，用手指压迫穿刺处片刻，覆盖无菌敷料，胶布固定，嘱患者静卧休息。

2. 术后应严密观察有无气胸、血胸、肺水肿及胸腔感染等并发症发生，并作相应处理。

【术后并发症】

1. 肋间神经损伤，出现胸痛。

2. 肋间动脉损伤，胸腔出血。

3. 肺损伤，出现气胸。

4. 复张性肺水肿。

5. 感染。

十二、胸腔闭式引流术

【手术指征】

1. 闭合性胸外伤，胸腔内有积液积气，短期内预计难以吸收，需要持续排气、排血者。

2. 胸腔内有积脓需要持续排脓者。

3. 开胸术后。

【术前准备】

1. 摄 X 线胸部平片，以明确病变。

2. 怀疑有活动性、进行性血胸者，术前应准备好充足血液。

【手术要点】

1. 根据具体病情，取半侧卧位或半坐位。

2. 多采用经肋间插管。张力性气胸时，由于病情紧急，多取半卧位，按临床检查及胸部 X 线定位，常在锁骨中线第 2 肋间做闭式插管引流。

3. 胸腔积液患者可在第 6～8 肋间腋中线放置胸管。

4. 胸部消毒后，在选定的肋间以 1%普鲁卡因或 1%利多卡因溶液 3～5 ml 浸润全层胸壁。

5. 做一长约 2 cm 小切口，插入血管钳分开肌层，再沿肋骨上缘分入胸膜腔，将一有侧孔的橡胶管或塑料管，经切口插入胸膜腔内 4～5 cm，其外端连接于无菌水封瓶或引流装置。

6. 缝合切口，并固定引流管。

【术后处理】

1. 为保持引流管通畅，避免阻塞，要经常挤压引流管。

2. 记录每小时或每日引流液量。

3. 为了持续保持一定负压，排除胸腔内气体与液体，促使肺膨胀，可加用负压吸引装置。

4. 胸膜腔引流后，如 24 h 内水柱停止波动，且不再有气体或(和)液体排出，经 X 线检查肺膨胀良好者，即可拔除引流管。

5. 拔管时，嘱患者深吸气后屏气，迅速拔除引流管，立即用凡士林纱布紧盖引流伤口，并用胶布固定，或收紧结扎已放置在引流管切口的缝线。

【术后并发症】

1. 胸腔感染。

2. 局部出血。

3. 肺不张。

4. 复张性肺水肿。

5. 肋间血管及神经损伤。

6. 肺损伤。

十三、开胸止血

【手术指征】

1. 胸外伤后有进行性血胸者。

2. 胸外伤手术后血性引流液较多，200 ml/h 连续 3 h 者。

3. 凝固性血胸。

【术前准备】

1. 加强静脉输液、输血，维持血容量，尽量维持循环稳定。

2. 适当应用镇静止痛药。

3. 应用抗生素。

4. 保持呼吸道通畅。

5. 适当应用止血药物。

【手术要点】

1. 开胸检查一般采用后外侧切口,切断第6肋进胸,清除血块,迅速寻找出血处。如胸廓内动脉或肋间动脉出血,钳夹后贯穿缝扎止血。

2. 大块肺组织撕裂,组织脆弱,缝合不能很好止血时,应行部分肺叶切除。

3. 大血管破裂,往往修补裂口困难,多需做人造血管移植。

4. 术毕安置引流管,分层缝合胸壁。

【术后处理】

1. 密切观察胸腔引流液情况。

2. 适当应用止血药物。

3. 加强补液抗感染治疗。

【术后并发症】

1. 术后再出血。

2. 肺部感染、胸腔内感染、切口感染。

3. 肺不张。

十四、剖胸探查术

【手术指征】

1. 胸膜腔内进行性出血。

2. 经胸膜腔引流后,持续大量漏气,呼吸仍很困难,提示有较广泛肺裂伤或支气管断裂。

3. 心脏损伤。

4. 胸腹联合伤。

5. 胸内存留较大的异物。

【术前准备】

1. 紧急手术　患者濒于死亡,如严重的心脏压塞、胸腔内大出血等,需紧急手术,不允许过多的术前准备,可在手术的同时积极纠正全身情况及进行必要的检查。

(1) 立即气管内插管,进行呼吸支持,根据患者神志情况决定是否附加全身麻醉。

(2) 如有气胸应在气管插管前或同时于锁骨中线第2肋间放置闭式引流。

(3) 立即抽血交叉配血。

(4) 立即建立2~3条静脉输液通道,快速输血、补液,有条件者放置中心静脉导营,既可输液,又可监测中心静脉压。

(5) 静脉或肌内注入抗生素防治感染。

(6) 放置尿管记录每小时尿量。

(7) 做好术中血液自体回输准备。

(8) 紧急情况不必过分但应尽可能无菌操作,待已完成手术止血等操作,再按正规要求重新消毒皮肤,更换铺巾、手套及洗手等。

2. 急诊手术　患者有明确的手术适应证需要急诊手术,但允许有短时间的术前准备,纠正患者的病理生理紊乱，改善患者情况，以期手术平稳，取得良好的治疗效果。

（1）按全身麻醉要求进行准备。

（2）鼻导管吸氧。

（3）查血型及交叉配血。

（4）积极抗休克，如有失血性休克，应立即建立两条以上的静脉通道，快速输血输液，尽可能使收缩压维持在 12 kPa(90 mmHg) 以上，但如胸腔内有活动性出血，则应在快速输血输液的同时进行手术。

（5）应用抗生素防治感染。

（6）放置尿管。

（7）气胸患者应先行闭式引流，以免气管插管后呼吸支持引起张力性气胸。

（8）食管损伤或膈肌破裂患者或疑有腹内脏器损伤患者，术前应放置胃管。

3. 择期手术　少数患者由于早期延误诊断，或其他原因不允许伤后早期手术，患者渡过急性期，仍需行手术治疗，如创伤性膈疝、陈旧性支气管破裂、凝固性血胸、创伤性慢性脓胸、创伤性心室间隔缺损等，这类病例，除少数如创伤性膈疝嵌顿需要立即手术外，大多数均有较充分的时间，做好术前各种检查准备工作，使手术达到最好的治疗效果。

（1）做好患者的思想工作，增强战胜疾病的信心，了解手术的注意事项，以便患者术后积极配合治疗。

（2）对患者进行比较全面的检查，包括物理检查，血、尿常规，生化，肝肾功能，心电图，胸部 X 线，肺功能等。根据病情需要，尚可行支气管造影、钡餐检查、CT 检查、MRI、彩色多普勒检查等，使术前对患者的全身状态、各重要脏器的功能和病情有全面的估计。

（3）除对患者一般估计外，对一些特殊患者，特别是情况较差的患者，应根据各种检查全面判定，包括营养状态，心血管功能，肝、肾功能，血液情况（如贫血及凝血功能障碍）及代谢情况（如糖代谢，水与电解质代谢）等。

（4）这类手术均需采用全身麻醉。除按全身麻醉术前给药外，对陈旧性支气管破裂患者，因有可能行支气管吻合，故要求单肺麻醉或插入双腔气管导管。

（5）手术前晚及晨间给予抗生素，特殊患者可以提前给予。

（6）手术区的皮肤清洁与准备。

（7）涉及消化道的手术，如食管及陈旧性膈肌破裂术前应放置胃管。

（8）按手术需要配血。

（9）手术前晚灌肠及术前禁食。

（10）需行体外循环手术的患者，按有关要求准备。

【手术要点】

1. 胸部前外侧切口　胸部前外侧切口是胸部创伤手术中应用最多的开胸切口，常用于心脏损伤，开胸心脏按压，肋间、胸廓内血管引起的大出血，严重的肺实质损伤，肺血管或腔静脉损伤，气管或主支气管损伤等。手术操作步骤：

（1）体位：患者仰卧，术侧胸部垫高 30°～60°，上臂屈肘举过头，固定于麻醉架上。注意固定时避免局部压伤及过度伸展引起臂丛损伤。

（2）皮肤切口：皮肤切口自第 3 或第 2 软肋内距胸骨缘外 2 cm 向下至第 4 肋间，然后沿第4肋间至腋前线向上转至腋中或腋腋后线(与肩胛骨外缘平行约2 cm绕肩胛角),切口呈弧形。对女性患者可沿乳房根部作切口,将乳房上翻。

(3) 切开胸壁肌层:切开皮肤、皮下组织后,在切口前侧切断胸大肌,外侧切断前锯肌,背阔肌一般不需切断,若需扩大切口时,可切断该肌数厘米。

(4) 截断肋软骨:胸壁前外侧切口,一般自肋间进入胸腔,无需切除肋骨。但为获得良好的显露,可将前端第四(必要时可至第3及第2)肋软骨部,作"H"形切开肋软骨骨膜,长约1～2 cm,将软骨膜剥离后切除其软骨约1 cm。

(5) 自第4肋间切开肋间肌及胸膜进入胸腔。邻近胸骨缘时,注意避免胸廓内血管意外损伤,发生出血时予以缝扎。于切除之软骨处,缝扎肋间血管,并予以切断。

(6) 若胸后下部暴露不佳时,可于切口后端截断第5、6或第7肋,则手术野可上及胸腔顶,下至膈后下角。

(7) 手术结束时、放置胸腔闭式引流后,用粗线间断缝合肋间肌,也可用肠线或粗线于切口上下肋骨作骨衣外缝合对拢。切除之肋软骨床处,有时难以缝合,可用胸肌覆盖。缝合胸壁肌群、皮下组织及皮肤。

2. 胸部后外侧切口　胸部后外侧切口主要用于胸主动脉破裂、严重肺裂伤、胸内食管损伤及左侧膈肌破裂等。手术步骤:

(1) 患者健侧卧位,双臂前伸,利用手术台附带装置固定稳定。骨突部位垫以海绵垫或棉垫。

(2) 自第4胸椎沿椎旁向上,绕过肩胛下角下方两横指,向前至腋前线做皮肤切口。

(3) 切开皮肤及皮下组织后,在肩胛下角后方,即肌层较薄的"听诊三角区"切开筋膜至肋骨,将手指伸入向上顶抬向前,切断背阔肌及前锯肌,然后切断斜方肌和肩胛旁肌群。

(4) 切断胸壁各肌层后,牵抬肩胛骨,用手伸入肩胛下间隙,扪数肋骨,最高扪及的肋骨是第2肋骨,由第2肋顺次往下数,选定进胸肋间或所要切除的肋骨。通常选用切除肋骨经肋床进胸。一般上肺或上纵隔手术多切除第5肋,下肺或下纵隔多切除第6或第7肋。

(5) 手术结束后,放置胸腔闭式引流。用丝线将肋间肌、骨膜及胸膜作全层间断缝合,关闭胸腔。再依次间断缝合肌层、皮下组织及皮肤。

3. 胸骨正中劈开切口　胸骨正中劈开切口主要用于对升主动脉损伤,胸内主气管破裂及在体外循环下修补创伤性心室间隔缺损及心瓣膜损伤。手术步骤:

(1) 患者仰卧,肩胛间垫一小枕,使胸骨向前突出。

(2) 自胸骨切迹上约2 cm至剑突下3 cm之间,做一正中线切口。

(3) 切开皮肤及皮下组织后,皮瓣向两侧略游离1～2 cm,露出胸骨中线。

(4) 胸骨显出后,在正中线切开胸骨上切迹软组织,分开两侧胸骨舌骨肌和胸骨甲状肌的内线,紧贴胸骨柄深面,用手指伸入前纵隔,分离胸骨后疏松结缔组织。再于切口下方解剖和切除剑突,剥开膈肌附着处。在分离胸骨后间隙时,注意勿撕破纵隔胸膜和血管。于胸骨中线用电刀切开胸骨骨膜,用电动骨锯自下向上沿骨膜切口线正中劈开胸骨。骨髓腔用骨蜡封闭止血。上纵隔手术,亦可仅将胸骨上部劈开,至第3肋间平面向左右横断,使切口呈"⊥"形。

(5) 手术完毕，用带有不锈钢丝的缝针或于胸骨上打孔，在相应平面穿入 3～4 根不锈钢丝，将胸骨断面拉拢扭紧，使胸骨对合。钢丝断头埋入胸骨断隙和组织内，最后缝合骨膜、皮下组织和皮肤。若术中胸膜未撕破，在胸骨拉拢前，可于切口下方皮肤戳口放置多孔胶管引流前纵隔间隙。若胸膜已破，则将破口扩大，在破侧放置胸腔闭式引流。

【术后处理】

1. 密切观察胸腔引流液情况。

2. 适当应用止血药物。

3. 加强补液抗感染治疗。

4. 根据不同病情作术后对症处理。

【术后并发症】

脓胸，血胸，肺部并发症如肺不张、肺水肿、肺炎等。

十五、开胸异物摘除术

【手术指征】

1. 有咯血及感染等临床症状者。

2. 异物直径在 1.5 cm 以上，外形不规则者。

3. 异物位于大血管、气管、纵隔、心脏附近者。

【术前准备】

1.

【手术要点】

1. 进胸后，如为肺内金属异物或位置深的异物，可使肺暂时萎缩，用手仔细触摸后，以长针头穿刺定位，切开肺组织，摘除异物。

2. 避免损伤大支气管和血管。

3. 肺切面组织用细丝线缝合修复，勿使漏气、出血。肺表面切口可以敞开(如有轻度感染)，也可缝合(伤口清洁，无明显感染者)。

4. 如异物紧靠大血管或与大血管粘连，在摘除前应有控制血管出血和修补血管的准备措施。摘除靠近气管的异物前，也应有修补、加固、引流的准备，以避免异物去除后造成大出血或气胸。

5. 异物摘除后，应彻底冲洗局部和胸腔，常规放置闭式引流管，应用抗生素，同时注射破伤风抗毒素。

6. 如为心脏异物有时需在低温麻醉或体外循环下进行。切开心包，摘除心包腔或心肌浅层异物，注意有无损伤冠状血管。对嵌入心室壁或心腔内的异物，可先缝置垫片，心壁与大血管根部做好荷包缝合，以防异物摘除后大出血。冠状血管附近的异物，应在冠状血管底面作褥式缝合，保护冠状血管，结扎后保证血管通畅。

十六、食管破裂修补术

【手术指征】

1. 各种原因造成的食管破裂早期(小于 24 h)均可行食管破裂修补术。

2. 患者一般情况好,耐受手术。

【术前准备】

1. 可口服泛影葡胺透视检查,明确破裂部位。

2. 胃肠减压,减少胃液反流。

3. 抗感染及营养支持治疗。

【手术要点】

1. 颈部食管破裂的最佳入路是经胸锁乳突肌前缘切口,切断肩胛舌骨肌及甲状腺中静脉,将甲状腺牵向对侧,保护食管内的喉返神经免受损伤。用不吸收缝线间断缝合裂口及局部引流。

2. 胸段食管破裂常采用后外侧切口,经第 6 或第 7 肋骨床进入下胸腔。

3. 早期手术者可一期缝合裂口,可间断内翻缝合食管黏膜层与肌层。

4. 也可在缝好的破裂口外用胸膜片、肋间肌瓣、心包瓣及带蒂膈肌瓣加强。

【术后处理】

1. 加强抗感染治疗。

2. 保证胸腔引流管通畅,必要时胸腔冲洗。

3. 加强营养支持治疗。

4. 严格禁饮、禁食 1～2 周。

【术后并发症】

1. 近期并发症　如破裂口未能愈合可造成纵隔感染加重,形成纵隔脓肿及脓胸。

2. 远期并发症　可出现食管狭窄。

十七、食管异物开胸取出术

【手术指征】

1. 食管异物经食管镜无法取出者。

2. 食管异物已穿破食管壁,引起纵隔脓肿者。

3. 异物停留在主动脉弓处的狭窄部位,有穿破食管并刺破大血管可能者。

【术前准备】

1. 术前禁食。

2. 抗感染和补液治疗。

3. 全身营养及支持治疗。

【手术要点】

1. 根据异物停留部位可采用左经胸或右经胸开胸取异物。

2. 如异物已穿破食管壁并引起纵隔感染者，在取出异物后充分清创及纵隔和胸腔冲洗。

3. 未穿破食管壁者，取出异物后食管黏膜及肌层仔细缝合，安置胸腔引流管。

4. 异物已穿破食管并引起纵隔感染者，破口能修补则进行仔细修补。

5. 如食管破口较大，局部感染严重，破口周围组织水肿，修补则不易成功，可采用近期手术治疗。

【术后处理】

1. 加强营养支持。

2. 禁食。

3. 抗感染治疗。

4. 保持纵隔及胸腔引流管通畅，必要时行纵隔冲洗。

【术后并发症】

1. 破口附近渗漏，纵隔及胸腔感染。

2. 食管狭窄。

十八、心包开窗引流术

【手术指征】

1. 各种原因引起的心包炎及心包积液者。

2. 外伤性心包积血者。

3. 恶性肿瘤心包转移及心包积液者。

【术前准备】

一般不需特殊术前准备，如有一般情况差、心功能不全者，应积极全身支持治疗，改善心功能，使患者能够耐受手术。

【手术要点】

1. 可采用局麻下剑突下小切口行心包开窗引流。

2. 也可在全身麻醉下采用前外侧小切口行心包开窗引流。

3. 近年来广泛开展胸腔镜下心包开窗术。

4. 心包开窗后分离心外膜与心包间的粘连，防止心包腔内有分隔小腔存在。

5. 注意勿损伤两侧膈神经。

【术后处理】

1. 观察引流情况，通常良性积液引流管放置 2～3 天，而恶性积液要 3 天以上。

2. 针对心包积液的原发病因给予相应的处理。

【术后并发症】

近期并发症：

1. 引流不畅，心包腔有分隔小腔，感染不能控制。

2. 出血。

3. 膈神经损伤等。远期并发症引起缩窄性心包炎。

十九、食管胃吻合术

【手术指征】

1. 0期或Ⅰ期食管癌，患者一般情况允许。

2. Ⅱ期食管癌患者，中下段病变长度小于5 cm，上段病变长度小于3 cm。

3. Ⅲ期食管癌患者，病变长度大于5 cm，无远处转移，胃仍可利用，全身情况允许，采取放疗与手术综合治疗。

4. 复发性食管残端癌，其他部位无转移灶，胃仍能利用者。

5. 良性食管病变有恶性变或并发食管癌者。

6. 食管良性狭窄严重，无法行扩张治疗者。

【术前准备】

1. 早期食管癌，除钡餐检查诊断外，应做食管镜检查以明确诊断。

胸部摄片、心电图检查、B超检查排除转移灶及心脏血管疾病。必要时CT检查。

2. 有脱水者，纠正水及电解质紊乱。

3. 有低蛋白血症、营养不良、贫血者，应输血和清蛋白。术前备血。

4. 注意口腔卫生，给漱口药水，刷牙，戒烟。

5. 术前两天给抗生素。

6. 术前晚灌肠。

7. 手术清晨、插导尿管，胃管及鼻饲营养管。

【手术要点】

目前，食管胃吻合术主要使用两种手段，即手工吻合术和吻合器吻合术。

1. 手工吻合术　其中常规方法食管胃左胸内吻合术（亦称单纯食管胃端侧吻合术）最为常用，其技术操作要点如下：

（1）如施行食管-胃弓上吻合术，便将已经游离的胃上提到左胸内主动脉弓上准备食管-胃端侧吻合的平面。在上提游离胃的过程中，要注意胃大弯和胃小弯的位置及方向，以防其发生扭转而造成术后幽门梗阻与胃排空障碍。

（2）缝合食管-胃吻合口后壁外层：用小圆针和细丝线距食管预定切缘约2.5 cm处的食管后壁和胃底“最高点”大弯侧前壁做一排间断水平缝合或间断褥式缝合线。缝针要通过食管后壁的外膜肌层及胃壁的浆肌层。食管无浆膜层，其肌层又很脆弱，在缝合食管后壁时缝针深度达到食管黏膜下层较为牢固。食管-胃吻合口后壁外层的缝合通常缝合5～6针即可，针距约为2～2.5 mm，要使全部缝线在同一平面，左、右两根缝线要缝合在食管的左、右两侧边缘，并要保证全部缝线在打结后张力分布均匀；缝线打结后只保留左、右两侧的两根缝线以作牵引，其余缝线一律剪除。

（3）在吻合口后壁外层缝线约1 cm处的胃底“最高点”胃大弯侧前壁，做一长度略短于后壁外层缝线的 2.5 cm 横切口，使其与后壁外层缝线平行，逐层切开胃壁全层：先用电刀切开胃壁浆肌层，黏膜下血管电凝止血，最后切开胃黏膜层。

(4) 将吸引器头伸入胃壁切口至胃腔，吸除胃内容物后冲洗吸引器头；用电刀切除胃壁切口边缘外翻的胃黏膜，使之成为边缘整齐、显露清晰的胃壁吻合口，并与食管近侧断端的切口大小一致。切开胃壁横切口的胃黏膜层之前，要用纱垫保护其周围，减少手术野的污染机会。

(5) 在食管近端预定切线处，横行切除食管远侧残端，切除标本术后送病理检查，主要观察近侧断端有无癌细胞残留。仍用吸引器头伸入食管近侧端管腔内，吸除其内容物后更换吸引器头。

(6) 吻合食管-胃吻合口后壁内层：用小圆针穿细丝线行食管-胃吻合口后壁内层的全层间断内翻吻合时，可首先缝合吻合口的左、右两端，利用这两根缝线做牵引，使吻合口后壁内层的食管外膜肌层及黏膜与胃横切口后壁的浆膜肌层与黏膜准确对合，之后间断内翻全层吻合后壁内层的中间部分，一般缝合 7～8 针。缝线边距为 0.5 cm，间距为 0.3 cm 左右。缝线间距不宜过密，结扎不能太紧，以免影响吻合口局部的血液循环和吻合口的愈合。

(7) 完成食管-胃吻合口后壁内层的内翻吻合之后，将胃管在麻醉师的协助下由鼻腔经食管近端和吻合口插至胃窦部，然后在外鼻孔处用胶布妥善固定，防止其脱出。继续采用食管-胃间断全层内翻缝合法完成吻合口前壁内层的吻合，并剪除吻合口后壁外层左、右两侧的两根缝线。

(8) 用小圆针及细丝线将食管-胃吻合口前壁的胃浆膜肌层和食管前壁的外膜肌层做 5～6 针间断水平褥式缝合，用吻合口前壁的胃壁组织包埋吻合口前壁内层，使其浆膜化，有利于吻合口的正常愈合。食管-胃吻合口的大小以能容纳拇指尖大小为宜。

(9) 食管-胃端侧吻合结束后，将胃底与其周围的纵隔胸膜间断缝 3～4 针，以预防及减少吻合区产生张力。具有预防术后发生食管-胃胸内吻合口瘘的作用。

2. 吻合器吻合术　其技术操作要点如下：

(1) 在食管胃结合处横断食管，断端消毒。食管近侧断端结扎封闭后再用无菌橡皮套包套后再结扎一道，以减少手术野的污染。结扎线暂不剪断而缠绕在左手食指上经主动脉弓后及食管上三角区引出，再轻轻牵引结扎线，将肿瘤食管从食管上三角区引出，继续分离至拟吻合平面上缘约 3 cm。

(2) 如食管下段癌累及贲门部，要距病变边缘约 5～6 cm 从胃大弯侧用胃残端缝合器或线形切缝器关闭胃大弯侧。胃小弯侧距病变 5～6 cm 处横断胃小弯，断端用碘伏消毒。胃小弯侧远侧断端留 5 cm 暂不缝合关闭，用以安装吻合器身。

(3) 在食管肿瘤上缘约 1 cm 处的食管前壁纵行切开食管壁，经该切口将吻合器的抵钉座插入食管腔内并向上插至肿瘤食管预定切除线的上缘。在抵钉座下缘的肿瘤食管预定切除线部位，围绕食管一周做一贯穿食管壁全层的荷包缝线，其针距以 0.5～0.7 cm 为宜。收紧、结扎荷包缝线，使食管全周固定在抵钉座的中心杆上后距线结约 0.2 cm 剪除缝线，并用丝线靠近荷包线再结扎一道，使食管更为牢固地固定在中心杆上，以防止食管近侧断端因缝扎不牢靠而滑脱。

(4) 距荷包线下缘约 0.5 cm 切断肿瘤食管，切除标本后送病理检查。食管近侧断端用碘伏消毒后触摸食管近侧端，确保胃管在抵钉座上方约 2 cm，以防止在吻合时将胃管钉合在吻合口内。

(5) 将已经游离的胃用手送至左胸腔内，注意胃大弯和胃小弯的方向，避免其在术中发生旋转。松开贲门口切缘，用吸引器经贲门切口吸除胃内容物。

(6) 将吻合器身经贲门部切口插入胃腔内，逐渐调整器身，使塑料订架对准胃底“最高点”的后壁与食管进行端侧吻合的部位，并用左手拇指和食指从胃壁外捏住塑料钉架以防其移动。用尖刀片对准塑料钉架中心，在胃壁的无血管区做一直径约 0.3 cm 切透胃壁的小切口，再用小血管钳略加扩张。切口不能超过 0.7 cm。

(7) 用血管钳夹住抵钉座中心杆尾端，使其经胃底“最高点”的胃壁切口插至胃腔内的吻合器身内，使两者准确插入、对合，之后慢慢旋紧器身尾端的螺丝，使被吻合的食管近侧断端位于抵钉座上的食管壁与胃壁切口周围位于塑料钉架上的胃壁组织两端密切对合，直到标尺在对位线上为止。打开吻合器手柄上的保险闸，再用手触诊一次抵钉座与塑料订架周围，以免误夹其周围的组织结构。用力合拢吻合器手柄(击发吻合器)以推动推订片和环形刀具，食管胃的机械吻合和吻合口中央食管壁、胃壁的切割同时完成。如吻合器工作正常，在击发吻合器可感到圆形刀具切割软组织的切割感。

(8) 松开吻合器尾端螺丝，从贲门口退出吻合器。在退出吻合器时，要使器身略加倾斜，圆形而柔软的食管胃吻合口随之变为椭圆形，并滑向抵钉座的一侧，再将器身略加旋转和后退，并向另一侧倾斜，使吻合口滑向抵钉座的另一侧，整个吻合器便可安全退出胃腔。在出吻合器时切忌用暴力，以免撕裂吻合口。

(9) 再请台下工作人员将胃管通过吻合口送至胃窦部后固定。贲门切口下方用闭合器闭合后切去残端，再用丝线缝合加固闭合口。

(10) 食管胃吻合口周围用缝线将胃底包埋吻合口，使其浆膜化，有利于预防术后吻合口瘘的发生。胃底部用细丝线间断缝合悬吊、固定于胸顶及纵隔胸膜上，以免吻合口处产生张力。

其余手术操作同前。

【术后处理】

1. 吸氧 12～48 h。

2. 持续胃减压 24～48 h。

3. 胸腔引流管持续引流 24～48 h。

4. 术后 4～6 h 取半坐位，鼓励患者咳痰，每日雾化吸入 3～4 次。

5. 术后 1～5 天禁食。禁食期间，第 1、2 天每日补液 2 500～3 000 ml，补钾 3 g，盐 4.5 g，根据病情输血或白蛋白；第 3 天开始经鼻饲管滴入糖盐水 500 ml，减少静脉补液；第 4、5 天经鼻饲管滴入糖盐水、豆浆、牛奶、肉汤等。同时补氯化钾 3 g，盐 5 g，维生素 C 500 mg，维生素 B_1 30 mg。

6. 第 6 天开始口服糖水，服半量流质，第 7 天全量流质，第 10 天进无渣半流质。

7. 常规预防性应用抗生素 3～4 天。

8. 术后 3～4 天常规胸部摄片，观察肺部情况。有胸腔积液时，及时做胸腔穿刺抽液，抽毕注入抗生素。

9. 颈部吻合口术后 24 h 拔引流条。

10. 每日检查颈部切口，如有红、肿、压痛，及时拆掉皮肤缝线 2～3 针。注意伤口有无唾液外溢，有吻合口瘘时，及时换药，保持伤口清洁。

【术后并发症】

1. 吻合口瘘。

2. 单纯性脓胸。

3. 乳糜胸。

4. 喉返神经麻痹，损伤。

5. 胸胃坏死性穿孔。

6. 急性胃扩张。

7. 主动脉吻合口瘘。

8. 应激性溃疡大出血。

9. 术后膈疝。

10. 肺部并发症　食管癌切除术后最常见的肺部并发症为肺炎、肺不张、肺脓肿及呼吸功能衰竭，有的患者发生肺水肿及成人呼吸窘迫综合征。

11. 心血管系统并发症　年龄在 50 岁以上，术前患有心血管系统疾病的患者，在接受食管癌切除术后，心律失常的发生率较高。其中最常见的心律失常有窦性心动过速、过早搏动或期前收缩、心房纤颤及心房扑动。

12. 粘连性肠梗阻。

13. 吻合口狭窄。

二十、肺大疱缝扎切除术

【手术指征】

适用于有手术指征的肺大疱，其直径大于 5 cm、细小支气管漏口较大者。

1. 肺大疱患者出现呼吸困难、肺大疱感染或出血和并发长期不愈的气胸或反复发生自发性气胸者。目前认为肺大疱发生两次以上的自发性气胸病例，就应该进行手术治疗。

肺气肿产生的肺大疱自愈的可能性很小，而且由于压迫周围肺组织而加重患者的呼吸困难症状，应该早期手术切除肺大疱以解除其对周围肺组织的机械压迫并减少肺动脉短路，改善肺功能。

2. 肺大疱大而肺气肿较轻的患者手术效果好，应尽早选择外科手术治疗。肺大疱体积超过一侧胸腔的 50％者，即使患者的肺功能差，也应该予以手术治疗。

3. 肺大疱患者在近期内出现进行性呼吸困难，年龄小于 55 岁，无哮喘症状，支气管炎较轻而病灶局限者，手术疗效最佳。对这类患者应该积极争取手术治疗。

4. 双侧肺大疱。先切除较重的一侧，必要时 6 个月后再做另一侧手术。少数患者可经胸骨正中切口同期手术。

【术前准备】

1. 戒烟。

2. 行X线和肺功能检查。

3. 控制呼吸道感染可应用抗生素，雾化吸入。

4. 并发气胸者，应立即行第2肋间胸腔闭式引流，以排出气体，使患肺复张，恢复呼吸功能，同时避免麻醉时出现张力性气胸而引起突然死亡。

5. 并发血胸者(因肺大疱与胸壁形成粘连束带断裂)，迅速纠正出血性休克和准备紧急手术。

【手术要点】

1. 肺大疱切除术的剖胸切口的选择要根据病变的部位而定。一般可采用前外侧剖胸切口或侧卧位标准剖胸切口。进胸后要首先进行探查，进一步确定肺大疱所在的部位、多少及范围。

2. 按肺大疱的最大直径纵行或横行切开其壁层，完全显露大疱的基底部，嘱麻醉师鼓肺，使病肺充分膨胀，认清肺大疱与细支气管相通、漏气的部位后用小圆针细丝线或5-0可吸收缝线逐一严密缝合，以预防其术后漏气而不能按时拔除胸腔引流管。

3. 如切开肺大疱壁后发现腔内有“蜂窝状”间隙，可用电刀或剪刀切开形成间隙的隔膜，使之敞开而成为一个大的腔后，在其基底部用小圆针细丝线缝一个或两个荷包缝合线并依次打结，以预防其漏气。

4. 距肺大疱基底3～5 cm切除肺大疱壁。再次检查大泡内有无明显漏气的细支气管，如有漏气则需要逐一缝合。

5. 用小圆针细丝线从肺大疱腔内的基底部两侧进行连续缝合，使之对拢以消灭残腔，并将残留的肺大疱壁覆盖在病灶的粗糙面上，再缝合固定。

6. 对同时存在的肺小疱，可在其底部予以结扎或缠扎。

7. 用干纱球摩擦壁层胸膜和脏层胸膜，促进两者之间形成粘连，以预防术后患者发生自发性气胸，促进胸膜之间形成侧支循环，有助于肺实质组织的营养。如有滑石粉喷洒器，也可以在胸膜腔内喷洒滑石粉，促进胸膜粘连的效果更好。

【术后处理】

1. 对侧肺大疱破裂　单侧开胸检查只能检查同侧有无残留的肺大疱，对侧的肺大疱可能由于麻醉皮囊过度用力膨胀肺部而致破裂，必要时宜行对侧胸腔闭式引流。

2. 同侧残留肺大疱破裂　术后胸腔引流瓶中发现大量漏气，可能是原有肺大疱处理之后残留肺大疱随即胀大，甚至破裂所致。

【术后并发症】

1. 术后肺切缘漏气、漏血，引起气胸、血胸。

2. 术后肺炎、肺不张。

3. 切口感染。

二十一、肺叶切除术

【手术指征】

适用于治疗较局限的病变：支气管肺癌（病变局限在一个肺叶内的大多数周围性肺癌和一部分中心性肺癌，即Ⅰ、Ⅱ期病例，包括 TNM 分期中的 $T_1N_0M_0$，$T_1N_1M_0$，$T_2N_0M_0$ 和 $T_2N_1M_0$），肺结核，慢性肺脓肿，支气管扩张，较少见的慢性肺感染，肺霉菌病，肺良性肿瘤，肺囊肿，肺大疱，先天性肺畸形，孤立的肺转移瘤等。

【术前准备】

1. 禁烟至少 2 周。

2. 合并感染者，术前 1 周应给予适量敏感抗生素治疗。

3. 呼吸道炎症重，痰量多的患者，应适当应用消炎、祛痰、舒张支气管的药物。

4. 注意口腔卫生，训练咳嗽排痰，锻炼呼吸。

5. 贫血、低蛋白血症、脱水、低血钾、高血钙等，术前均应予以纠正。

【手术要点】

1. 体位　肺叶切除术多采用后外侧切口。行上中叶肺切除，可经第 5 肋间或第 5 肋床进胸，下叶切除分别经第 6 肋间或第 6 肋床进胸，这一原则尤其适用于周围型肺癌。对于中央型肺癌，最好经第 5 肋间进胸，可以安全方便地解剖肺门。纵向或横向劈开胸骨的前切口可以很好地暴露上肺静脉和肺动脉，但不便于解剖主要支气管和下肺静脉。由于气管内双腔导管和单肺通气技术的应用，经胸骨劈开行肺叶切除术已安全易行。

2. 初步解剖　进胸后，若有粘连可采用钝性或锐性分离。收集积液送细胞学检查或培养，然后探查全肺，确定病变范围、有无其他隐匿肿瘤并估计肺叶切除的可行性。在切肺之前，还应探查纵隔以外有无侵犯或转移以及是否需要活检。然后，完全切开纵隔胸膜以便于显露肺门和淋巴结清扫。

3. 支气管的闭合　现代肺叶切除术的另一特点是越来越多地使用闭合器，从而取代了手缝，尤其是支气管，也常用于肺动静脉的处理。以下几点有助于安全闭合支气管，防止并发症的发生：

(1) 避免支气管残端供血不良。

(2) 确保缝合器的长度足够闭合支气管。

(3) 确保缝合时有足够长的残端以避免损伤主支气管或其他叶支气管，同时保证切缘无肿瘤和感染组织残留。

4. 粘连和肺裂的处理　在做肺叶切除术中常能遇到粘连和肺裂不全，特别是当切除感染性病变时，常有脏层胸膜与壁层脑膜的粘连。如果粘连较薄且无血管，简便的办法是剪断或用手指或纱球行钝性分离。对于较厚的粘连，可用手术刀或电刀在胸膜间锐性分离。有时尽管很仔细但仍难免损伤肺实质，在这种情况下应行胸膜外剥离。于靠近粘连的壁层胸膜上另做一切口，用食指或纱球在胸膜外筋膜平面进行钝性分离，然后将胼胝粘连部位的壁层胸膜一并切除。

从肺外周至肺门的肺裂通常并不完整。肺裂不全的原因有炎性粘连、先天发育异常或肿瘤跨叶侵犯。如果为炎性粘连,可先试着采用纯性分离。如果粘连呈膜状,用纱球轻轻推开即可。致密粘连和肺裂完全融合则需缝切器处理。经典的撕下肺裂的方法,如做肺段切除一样,虽然有效但可导致严重的渗血和漏气。采用直线形缝切器分离,缝合切断一并完成,更加安全简便。

5. 肺门解剖　在行肺叶切除时,理想的次序是先处理动脉后再处理静脉,然后再处理支气管。对肺脓肿患者,在结扎血管之前应先处理支气管,因为分泌物溢流至主支气管和对侧肺会产生严重的后果。另外,如果处理血管很困难也可先处理支气管。一旦切断支气管后,叶间血管(即右上叶和右下叶的一些血管)即显而易见。对中央型肿瘤患者,有时不必拘泥于先结扎动脉后静脉再支气管的顺序,可先切除某些结构,从而使剩余的血管和(或)支气管更易暴露。

【术后处理】

1. 吸氧　肺切除术后,肺的通气量减少,加上疼痛,患者不敢深呼吸,更进一步降低了肺的通气量。氧流量一般每分钟 3～5 L 即可。

2. 手术当日禁食,次日可随意进食,静脉输液 500～1 000 ml。

3. 保持呼吸道通畅　鼓励并协助患者排痰,如痰液黏稠、不易咳出,可加用超声雾化吸入,痰多仍不能咳出,可用鼻导管吸痰,必要时可用纤维支气管镜吸痰。

4. 保持胸腔引流管通畅,注意引流量　一般肺部手术术后第一天引流量在 300～400 ml,若术后引流量多,每小时超过 100～150 ml,经用止血药物、输血、输液等措施,观察 4～5 h 引流量仍不减少,表明胸腔内活动性出血,应再次进胸清除积血找到出血部位,彻底止血。

5. 应用抗生素控制感染　肺切除术并非无菌手术,加之胸腔可能存在残余的渗血,易致感染,适当加用抗生素是十分必要的。术后 7～10 天,胸腔内若无积液,体温、血象恢复正常,可停用抗生素。

6. 术后适当止痛。

【术后并发症】

肺不张,脓胸,血胸,支气管胸膜瘘,呼吸功能不全及循环系统意外。

二十二、肺楔形切除术

【手术指征】

适用于肺周边之小病灶。

【术前准备】

同“肺叶切除”。

【手术要点】

1. 采用前切口或后外侧小切口开胸,轻柔地牵开肋骨。触诊确定病变结节部位,检查余肺以明确有无其他病变。若为治疗肺癌,局部淋巴结特别是段间淋巴结、肺门淋巴结和纵隔淋巴结,均应活检以确定是否转移。可切除的病灶通常位于肺的边缘,未侵犯胸壁,楔形切除可以有足够的切线。如果病灶位置较深,靠近肺门或中央血管,则不适合做楔形切除。多大的病灶可以作楔形切除取决于病灶距肺表面的距离以及是否可以有足够的切缘。

2. 一经确定能够楔形切除病灶，则使肺充气，用两把肺钳夹住病灶两例的脏层胸膜缘，在距病灶两边各约 2 cm 处用直线缝切器切断，直至将病灶完全切除。

3. 在普遍使用缝切器之前，常采用缝合法来完成类似的切除。在距病灶合适的距离用直钳如长扁桃体钳或 Swedish 钳夹闭肺组织后，切除病灶，然后用铬肠线或其他可吸收线双排缝合肺断面。第一排为水平褥式缝合，第二排为交叉缝合。无论采用哪种方法，均应检查断面有无出血和漏气以及病变切除范围是否足够。

【术后处理】

同“肺叶切除”。

【术后并发症】

气胸、血胸、肺炎、肺不张、切口感染等。

二十三、膈疝修补术

【手术指征】

1. 先天性膈疝、创伤性膈疝诊断明确后即应尽早手术。

2. 食管裂孔疝在以下情况下需要手术：内科治疗无效，反复发作，吸入性肺炎，胃液反流程度严重致食管炎或食管黏膜形成溃疡，有呕血、便血等症状，以及下段食管可能形成瘢痕性狭窄。

【术前准备】

1. 明确诊断　做好各项辅助检查。

2. 禁食、禁水　禁食、禁水的目的是使胃肠道处于排空状态，以利于手术操作，防止麻醉或手术过程中对肠管的牵拉和刺激造成患者呕吐或吸入而导致肺炎。术前放置胃管排气减压。

3. 清洁灌肠　疝手术前应常规做清洁灌肠，目的是促进肠道内粪便及其他有害物质的排出。

4. 预防性使用抗生素　手术前给患者预防性使用抗生素，可以有效地减少术后感染的机会。

【手术要点】

1. 经胸部或腹部切口回纳疝入胸内的腹腔器官。

2. 缝合膈肌破口或小缺损，缺损较大者用织片缝补。

3. 食管裂孔疝者除疝修补外，尚需防止胃液反流。经左胸第 7 肋间切口进胸，切开食管韧带，充分游离食管下端及贲门，注意保护迷走神经，左食管后方置三针粗缝线缝合膈肌脚，缩小裂孔(以能通过食指为度)，将胃底部上提，缝合固定于下端食管壁上，胃底折缝的范围约为食管周长的 2/3，再于折缝的上方将食管、胃壁与膈肌相缝合。

【术后处理】

1. 保持胃肠减压通畅。

2. 应用抗生素，控制肺部感染。

3. 超声雾化吸入，以利呼吸道分泌物排出，减少咳嗽，防止膈疝复发。

【术后并发症】

1. 膈疝复发。

2. 胸腔积液。

3. 肺炎、肺不张。

4. 切口感染。

二十四、膈下脓肿引流术

【手术指征】

适用于脓肿大，呈多房性或穿刺引流无效者。

【术前准备】

1. 做好各项辅助检查，血、尿、粪常规，出、凝血功能，X线，B超或CT检查。

2. 补液，纠正水、电解质紊乱。

3. 补充热量和营养支持。必要时输血治疗。

4. 术前使用抗生素。

【手术要点】

1. 对因脏器穿孔等急性弥漫性腹膜炎术后的膈下感染或合并有消化道瘘者，可经原切口开腹探查，清理膈下间隙后置管引流。

2. 左侧膈下脓肿，特别是小网膜囊内的脓肿，应经腹切口探查引流。右肝下间隙脓肿病因多较复杂，往往与肝、胆道、十二指肠等脏器病变有关，也应经腹切口探查并作相应处理。

3. 对于右肝上间隙脓肿，可有以下3种手术方法：

(1) 经前腹壁：适用于位置较靠前的脓肿，肋缘下斜行切口直达腹膜前，作潜行分离，穿刺证实脓肿位置后，切开引流。若位置较高，可经腹膜外途径右膈肌与腹膜间向上分离。

(2) 经侧胸壁：适用于右肝上间隙高位脓肿，分2期进行，右腋中线第8、9肋处做切口，切除部分肋骨直达胸膜外，用碘伏纱布填塞伤口处，使胸膜与膈肌形成粘连；1周后经此切口穿刺证实脓肿位置后，沿针头方向切开胸膜和膈肌引流。

(3) 经后腰部：适用于位置靠后的脓肿，沿第12肋做切口，骨膜下切除第12肋，穿刺证实脓肿位置后，平第1腰椎切开肋骨床，进入腹膜后间隙，切开脓肿引流。

【术后处理】

1. 加强抗感染治疗。

2. 保持引流管通畅。

3. 全身支持治疗。

【术后并发症】

1. 胸腔积液或胸膜炎。

2. 弥漫性腹膜炎。
3. 消化道出血。
4. 肠瘘。

二十五、大网膜填塞胸腔术

【手术指征】

1. 食管破裂早期行食管破裂口修补术后。
2. 慢性脓胸留有较大残腔者。
3. 支气管胸膜瘘长期不愈合者。
4. 食管-胃吻合口瘘者。

【术前准备】

1. 有肺部感染者积极控制感染。
2. 加强全身营养支持治疗。

【手术要点】

1. 右经进胸者可采用上腹正中切口,充分游离大网膜,主要保护好网膜血供。
2. 左经进胸者可打开左侧膈肌,进腹后游离大网膜。

【术后处理】

1. 放置胸腔引流管,根据引流情况可适当延迟拔管时间。
2. 加强抗感染及全身营养支持治疗。

【术后并发症】

1. 切口感染。
2. 如有网膜扭转,引起网膜血供差,可造成网膜缺血坏死。

(邵永丰)

第五篇　普外科

第一章　基本理论

一、乳房的淋巴网

女性乳房的淋巴管网非常丰富，可分为浅、深两组。浅淋巴毛细管网位于皮下和皮内，深淋巴管网位于乳腺小叶周围的间隙和输乳管壁内。乳房各部的淋巴流向不同，大体可归纳如下：

1. 乳房外侧和上部的淋巴管多汇集成2～3条淋巴管走向外方，首先注入胸大肌下缘的胸肌淋巴结。此群位于第3肋骨表面，约有1～3个淋巴结，其输出管注入锁骨下淋巴结，淋巴液继续流向锁骨上淋巴结。

2. 乳房内侧部的淋巴管，于胸骨旁穿过第1～5肋间隙，注入胸骨旁淋巴结。

3. 乳房下内侧部的淋巴管与腹前壁上部的淋巴管吻合。吻合后的淋巴管穿过腹壁及膈下间隙与肝脏的淋巴管相吻合。

4. 乳房深部的淋巴管可形成2～3条大淋巴管，穿胸大、小肌，直接注入锁骨下淋巴结。有时在胸大、小肌之间也有几个淋巴结，称胸肌间淋巴结。

5. 两侧乳房间皮下有交通淋巴管，一侧乳房的淋巴液可流向另一侧。

（查小明）

二、直肠的局部解剖(括约肌和相关间隙)

【直肠与肛管】

1. 直肠位于盆腔后部，上与乙状结肠交接，下在齿状线处与肛管相连，长约12～15 cm，其上端管径与乙状结肠相同，下端扩大为直肠壶腹部。肠管上1/3前方与两侧为腹膜所盖，中1/3前面腹膜向前反折成为直肠膀胱陷窝或直肠子宫陷窝，直肠下1/3在腹膜外。

2. 肠壁肌层与结肠相同，直肠环肌在下部肥厚成为肛门内括约肌。直肠黏膜较厚，有3个半月形的皱襞，内有环肌纤维，称为直肠瓣。直肠壶腹部黏膜有上、中、下3个皱襞，内含环肌纤维，为直肠瓣，有阻止粪便排出的作用。

3. 直肠下端有8～10个隆起的纵形皱襞，称为肛柱，直肠瓣与直肠柱之间的肠壁黏膜形成向上开口的袋状间隙为肛窦，其底部有肛腺开口。直肠肛门瓣下方有2～6个三角形乳头状突起，称为肛乳头。直肠黏膜与肛管皮肤之间形成一条不整齐的齿状的交界线称为齿线，是重要的解剖标志。

4. 肛管长约 3 cm，其下界为肛门缘，上界为齿线，与直肠相连接。外科通常将肛管的上界扩展至齿线以上 1.5 cm，肛管的表层，上部为移行上皮，下部为鳞状上皮。

5. 齿线以上动脉为直肠上动脉，齿线以下为肛门动脉。齿线以上静脉通过直肠上静脉丛入门静脉系统，齿线以下通过直肠下静脉丛入下腔静脉系统。齿线以上淋巴流入腰淋巴结及髂内淋巴结，齿线以下流入腹股沟淋巴结。齿线以上神经为自主神经所支配，痛觉不敏感；齿线以下为脊神经支配，痛觉敏感。

【肛门括约肌】

肛门括约肌分为外括约肌与内括约肌。

1. 外括约肌为随意肌，由皮下部、浅部和深部组成。外括约肌皮下部是环状肌束，围绕肛管下端，不附着于尾骨，位于内括约肌的外下方。外括约肌浅部肌纤维起于尾骨，在内括约肌水平面分为两束，围绕肛管，再合而为一，止于会阴。外括约肌深部位于浅部的上外侧，也是环状肌束，不附着于尾骨。

2. 内括约肌为不随意肌，是肥厚的直肠环肌，围绕肛管的上部，在肛门内、外括约肌之间有一沟，称为括约肌间沟，位于肛门白线深层，直肠指检时可以扪及。

3. 肛门外括约肌深部、浅部、直肠纵肌、肛门内括约肌以及肛提肌的耻骨直肠肌，环绕于肛管直肠连接处，构成一个肌环，称为肛管直肠环。

【直肠肛管周围间隙】

直肠肛管周围间隙即外科解剖间隙，因其间含脂肪结缔组织，极易感染，形成脓肿。

1. 在肛提肌以下的直肠肛管周围间隙

(1) 肛门周围间隙：位于坐骨肛管横膈及周围皮肤之间，左右两侧可在肛管后相通（此处也称为浅部肛管后间隙）。

(2) 坐骨直肠间隙（也称坐骨肛管间隙）：在肛管两侧，位于肛提肌之下，坐骨肛管横膈之上，左右各一，可在肛管后相通（此处也称为深部肛管后间隙）。

2. 在肛提肌以上的直肠肛管周围间隙

(1) 骨盆直肠间隙：在直肠两侧，左右各一，位于肛提肌之上，盆腔腹膜之下。

(2) 直肠后间隙：在直肠与骶骨间，也在肛提肌之上，与两侧骨盆直肠间隙相通。

（华一兵）

三、肝脏的解剖生理

【肝脏的解剖】

1. 肝脏的形态、位置和毗邻

(1) 肝脏是人体消化系统最大的消化腺，表面呈红褐色，质软而脆，呈楔形，分为脏、膈两面，前、后、左、右四缘。成人肝大约重 1 200～1 600 g，约占成人体重的 1/50。

(2) 其表面由肝包膜包裹。膈面借镰状韧带分为左、右两叶，后部冠状韧带前、后层间有一无腹膜被覆的三角区，叫做肝裸区，借结缔组织与膈相连。脏面有“H”形沟，左前半部是肝圆韧带，后半部是静脉韧带。右纵沟前半部为胆囊窝，容纳胆囊。

(3) 后半部为腔静脉窝，下腔静脉从此穿过，肝左、中、右静脉在此注入下腔静脉，故称第二肝门。

(4) 横沟内有肝管、淋巴管、神经、门静脉及肝动脉的分支出入，称第一肝门。这些进出肝门的结构，周围为结缔组织(Glisson 鞘)所包绕，叫做肝蒂。

(5) 肝的大部分位于右季肋区，小部分位于腹上区和左季肋区。除腹上区外均被肋骨、肋软骨所遮盖。肝的上界与膈穹基本一致，在右锁骨中线平第 5 肋，在前正中线越过胸骨体与剑突交界处。肝下界正常情况下在肋缘下摸不到，有时在剑突下可触及，但一般不超过 3 cm，而小儿肝脏相对较大，多可在肋缘下触及。肝的位置可随呼吸和体位的不同而变化。

(6) 肝右叶上面与右膈肋窦隔膈肌相对。右叶下面中部接近肝门处与十二指肠上曲相邻，前部与结肠右曲相邻，后部邻右肾及肾上腺，方叶下部接幽门；左叶下面与胃前壁相邻，后上部邻食管腹部。

2. 肝内管道系统及肝的分叶、分段　肝内管道系统包括 Glisson 系统和肝静脉系统。

(1) Glisson 系统由互相伴行的门静脉、肝固有动脉、淋巴管和神经等被结缔组织所包绕而构成，是肝依据结构分叶、分段的基础。其中门静脉将胃肠道吸收的营养物携带入肝，供血量约占 70%左右。肝固有动脉供给氧含量较高的血液，供血量约占 30%。

(2) 肝静脉系统：包括肝左、中、右静脉和它们的属支。

(3) 肝的分叶、分段：依据肝脏表面的沟裂和 Glisson 系统的分布，将肝脏分为 5 叶和 8 段，5 叶为右前叶、右后叶、左内叶、左外叶和尾状叶；8 段为Ⅰ～Ⅷ段。

【肝脏的生理】

1. 分泌胆汁　每日约有 600～1 000 ml 的胆汁从肝脏持续分泌出来，由胆管流入十二指肠，帮助脂肪消化以及脂溶性维生素 A、D、E、K 的吸收。胆囊可浓缩和储存胆汁，有利于进食时对食物的消化。

2. 代谢功能

(1) 对血糖的调节：肝脏吸收的糖大部分转化为糖原，其余转化为脂肪酸。在饥饿、创伤及手术后，肝糖原迅速转化为葡萄糖供组织利用，维持血糖的稳定。正常成人的肝糖原储存量为 70～75 g。

(2) 蛋白质代谢：肝脏在蛋白质中主要起着合成、脱氨和转氨 3 个作用。体内代谢产生的氨大部分被肝脏合成尿素，经肾排出。

(3) 脂肪代谢：肝脏能维持体内各种脂质(包括磷脂和胆固醇)等的稳定性，使之保持一定浓度和比例。

(4) 维生素代谢：肝内胡萝卜素酶能将胡萝卜素转化为维生素 A，并加以储存。肝脏还储存维生素 B 族及维生素 C、D、E 和维生素 K。

(5) 激素代谢：肝脏对雌激素、垂体后叶分泌的抗利尿激素具有灭活作用；肾上腺皮质酮和醛固酮的中间代谢大部在肝内进行。

3. 凝血功能　肝脏是合成或产生许多凝血物质的场所。包括纤维蛋白原、凝血酶原和凝血因子Ⅴ、Ⅶ、Ⅷ、Ⅸ、Ⅹ、Ⅺ和Ⅻ。另外，储存在肝脏的维生素 K 对凝血酶原和凝血因子Ⅶ、Ⅸ、Ⅹ的合成是不可缺少的。

4. 解毒作用　代谢过程中产生的毒物或外来的毒物，在肝内主要通过分解、氧化和结合等方式而成为无毒无害的物质。参与结合方式的主要是葡萄糖醛酸、甘氨酸等，与毒物结合后使之失去毒性或排出体外。

5. 吞噬或免疫作用　肝脏通过网状内皮系统 Kupffer 细胞的吞噬作用，将细菌、色素和其他碎屑从血液中除去。

6. 再生能力　肝脏具有强大的再生能力。

四、急腹症的鉴别诊断

患者以急性腹痛为主诉或临床表现，并需做紧急外科处理的病症均可归为急腹症。其特点为发病急、进展快、变化多和症状重，多由于细菌感染或者化学物质（如胆汁、胃液、胰液、肠液）刺激所致。

【急腹症的分类】

1. 按病变范围分为弥漫性与局限性。
2. 按病变来源分为原发性与继发性。
3. 按病变性质分为无菌性与感染性。

【腹痛的解剖生理基础】

腹膜是由间皮细胞组成的一层很薄的浆膜，分为连续的壁腹膜和脏腹膜。腹膜腔是由壁腹膜和脏腹膜构成的腔隙，正常情况下含有 75～100 ml 草黄色清液，起润滑作用。大网膜由横结肠下垂遮盖其下的脏器。有丰富的血管和脂肪，能够包裹和局限炎症，起修复作用。腹膜有很多的皱褶，面积约 2 m^2，和体表面积相等。急性炎症时可以渗出液体，稀释毒素，减少刺激。腹膜炎时，可以吸收大量毒素，引起中毒性休克。

1. 致痛机制　为：① 机械刺激；② 化学刺激；③ 温度刺激；④ 生物刺激。

2. 疼痛感受器　多为裸露的神经末梢，根据对不同刺激的阈值不同可分为不同的刺激感受器。具有特异性。

3. 传入神经　为：① 有髓鞘的神经纤维：直径较粗（2～5 μm）的 Aδ 纤维。② 无髓鞘的神经纤维：直径较细（0.2～0.4 μm）的 C 纤维。前者速度较快（10～40 m/s），定位精确，性质尖锐，刺激消失后疼痛即消失。疼痛时间不超过刺激时间。后者速度较慢（2 m/s），定位，性质较钝，刺激消失后疼痛可持续一段时间。

4. 中枢传递途径　均由三级神经元传递。但传导快痛的Ⅰ级神经元在脊髓后角更替为Ⅱ级神经元，经前联合交叉到对侧，沿新脊髓丘脑束上行，止于丘脑腹后外侧核，交换为Ⅲ级神经元，达到中央后回。而传递慢痛的神经元较弥散，与Ⅱ级神经元联合后，沿旧脊髓丘脑束上行止于丘脑内侧核团，更替为Ⅲ级神经元，到达第二感觉区。

【病理生理】

化学物质或病原体（主要是微生物）侵入宿主腹腔，且造成明显损害，引起机体变态反应，引起组织局部损伤，是发生临床症状的基础。

腹膜内进入细菌或肠内容物后，腹膜充血，产生大量浆液渗出，并有大量巨噬细胞、中性粒细胞、坏死组织、细菌和纤维蛋白，成为脓液。年青体壮者，抵抗疾病能力强，可使炎症局限；相反，年老体弱，病变严重或治疗不当，腹膜充血严重，大量液体渗出，引起脱水和电解质紊乱，甚至休克死亡。

【鉴别诊断的要点】

1. 临床症状

(1) 病史：疼痛的诱因和始发部位，有无外伤史、消化道溃疡病史、妇科疾病史和月经史等。

(2) 腹痛：部位、性质、转移性、放射性以及腹痛的强度和缓急。

(3) 消化道症状：呕吐、恶心、腹胀、排便情况等。

(4) 全身症状：发热、头痛等毒血症症状及休克表现。

2. 体征

(1) 急性面容，痛苦表情，强迫体位。

(2) 腹膜刺激三联征。

(3) 移动性浊音、肠麻痹。

3. 实验室检查　血常规，血、尿淀粉酶。

4. 特殊检查　X线透视、B超、腹部CT、内镜以及诊断性腹腔穿刺或灌注、动脉造影。

【常见急腹症】

首先排除内科疾病如肺炎、胸膜炎、急性心肌梗死。常见急腹症有：

1. 胃十二指肠穿孔。
2. 急性胆囊炎。
3. 急性胆管炎。
4. 急性胰腺炎。
5. 急性阑尾炎。
6. 小肠急性梗阻。
7. 腹部闭合性损伤后急性腹痛。
8. 妇科疾病如急性盆腔炎、卵巢肿瘤蒂扭转、异位妊娠。

以上疾病的诊断要点详见各章节介绍。

【治疗原则】

1. 保守治疗　病情较轻，病程大于24 h，腹痛减轻者可保守治疗：半卧位，禁食，胃肠减压，纠正水、电解质紊乱，抗生素的使用，补充热量，营养支持，镇定止痛，吸氧。

2. 手术治疗　指征为：① 原发病诊断明确需手术治疗；② 经保守治疗，症状体征不缓解需剖腹探查，处理原发病，彻底冲洗腹腔，充分引流，术后加强支持治疗。

（李　君）

五、肠梗阻后的病理生理变化

1. 体液丧失　急性肠梗阻患者，由于不能进食及频繁呕吐，大量丢失胃肠道液，使水分及电解质大量丢失，或潴留在肠腔内，且肠管过度膨胀，影响肠壁静脉回流，使肠壁水肿和血浆向肠壁、肠腔和腹腔渗出。如有肠绞窄存在，更会丢失大量血液。这些变化可造成严重的缺水，并导致血容量减少和血液浓缩，以及酸碱平衡失调。

2. 感染和中毒　梗阻以上肠腔内的细菌大量繁殖，产生多种强烈的毒素。由于肠壁血运障碍或失去活力，肠道细菌移位，细菌和毒素渗透至腹腔内引起严重的腹膜炎和中毒。

3. 休克　严重的缺水、血液浓缩、血容量减少、电解质紊乱、酸碱平衡失调、细菌感染、中毒等，引起严重休克。当肠坏死、穿孔，发生腹膜炎时，全身中毒尤为严重。可因急性肾功能及循环、呼吸功能衰竭而死亡。

4. 呼吸和循环功能障碍　肠腔膨胀使腹压增高，膈肌上升，腹式呼吸减弱，影响肺内气体交换，同时妨碍下腔静脉血液回流，而致呼吸、循环功能障碍。

（刘金龙）

六、胃癌的相关病因

胃癌的确切病因虽不十分明确，但以下因素与发病有关。

1. 地域环境及饮食生活因素　胃癌发病有明显的地域性差别，发病率在30/10万以上的国家有日本、俄罗斯、南非、智利等，而北美、西欧、印度则发病率低；在我国的西北与东部沿海地区胃癌发病率比南方地区明显为高。长期食用熏烤、发酵、盐腌食品的人群中胃远端癌发病率高，与食品中亚硝酸盐、真菌毒素、多环芳烃化合物等致癌物或前致癌物含量高有关；食物中缺乏新鲜蔬菜与水果、暴饮暴食、喜烫食等进食方式与发病亦有一定关系。吸烟者的胃癌发病危险较不吸烟者高50%。饮烈性酒与吸烟对胃癌的发生可能存在协同作用。

2. 幽门螺杆菌(HP)感染　幽门螺杆菌感染也是引发胃癌的主要因素之一。我国胃癌高发区成人HP感染率在60%以上，比低发区13%～30%的HP感染率明显要高。幽门螺杆菌能促使硝酸盐转化成亚硝酸盐及亚硝胺而致癌；HP感染引起胃粘膜慢性炎症并通过加速黏膜上皮细胞的过度增殖，导致畸变致癌；幽门螺杆菌的毒性产物CagA、VacA可能具有促癌作用，胃癌患者中抗CagA抗体检出率较一般人群明显为高。控制HP感染在胃癌防治中的作用已受到高度重视。

3. 癌前病变　胃的癌前病变是指一些使胃癌发病危险性增高的良性胃疾病和病理改变。易发生胃癌的胃疾病包括胃息肉、慢性萎缩性胃炎及胃部分切除后的残胃，这些病变都可能伴有不同程度的慢性炎症过程、胃粘膜肠上皮化生或非典型增生，时间长久有可能转变为癌。胃息肉可分为炎性息肉、增生性息肉和腺瘤，前两者恶变可能性很小，胃腺瘤的癌变率在10%～20%左右，直径超过2 cm时癌变机会加大。癌前病变系指容易发生癌变的胃粘膜病理组织学改变，本身尚不具备恶性特征，是从良性上皮组织转变成癌过程中的交界性病理变化。胃粘膜上皮的异型增生属于癌前病变，根据细胞的异型程度，可分为轻、中、重三度，重度异型增生与分化较好的早期胃癌有时很难区分。

4. 遗传和基因　遗传与分子生物学研究表明，胃癌患者有血缘关系的亲属其胃癌发病率较对照组高4倍。许多证据表明胃癌的发生与抑癌基因P53、APC、DCC、MCC杂合性丢失和突变有关，胃癌组织中p53杂合性缺失高达63%，而癌旁异型增生的黏膜中未见

p53 缺失。在胃粘膜病变由肠上皮化生向异型增生演变,发展为胃癌的过程中,p53 基因突变呈渐进性增加趋势。分子生物学研究显示胃癌组织中癌基因 c-met、K-ras 有明显扩增和过度表达;而胃癌的侵袭性和转移则与 CD44v、nm23 基因的异常表达密切相关。目前资料表明,胃癌的癌变是一个多因素、多步骤、多阶段发展过程,涉及癌基因、抑癌基因、凋亡相关基因与转移相关基因等的改变,而基因改变的形式也是多种多样的。

总之,胃癌的病因很复杂,是多种因素综合作用的结果。在不同的国家和地区,胃癌发生的病因模式是不相同的。

七、短肠综合征

短肠综合征(short bowel syndrome,SBS)是因小肠被广泛切除后,小肠吸收面积不足导致的消化、吸收功能不良的临床综合病征。最常见的病因是肠扭转、肠系膜血管栓塞或血栓形成和 Crohn 病行肠切除术所致。其主要临床表现为早期腹泻和后期严重营养障碍。

【定义】

过去曾把"切除小肠 70%"作为诊断 SBS 的标准,但其实用价值不大,而且小肠总长度的个体差异很大。"残留小肠不足 100 cm"的诊断标准也欠妥当,因为其中相当多的患者最后并不出现 SBS 症状。目前认为,SBS 的预测标准应是残留小肠长度小于 60 cm,或以体重计小于 1 cm/kg,这一标准很实用。但患者的结肠情况与其 SBS 表现及其代偿有密切关系。如果 SBS 患者保存着完整的结肠及回盲瓣,则症状较轻,而且较易代偿。反之,同时缺失部分结肠及回盲瓣者,症状可很显著,代偿也更困难。根据这些标准,外科医师应在手术中尽量保留至少 60 cm 的小肠,也不要轻易切除回盲瓣及结肠,使患者术后仍能保持基本的消化、吸收能力。

【病理生理】

食物的消化、吸收过程几乎均在小肠内进行,其中某些营养成分的吸收有其特定部位,例如铁、钙主要在空肠吸收,而胆盐、胆固醇、维生素 B_{12} 等则是在回肠吸收。当该段小肠被切除,则相应成分的营养物质的吸收就会受到明显影响。回盲瓣在消化、吸收过程中具有很重要的作用,既可延缓食糜进入结肠的速度,使其在小肠内的消化、吸收更完全,又能阻止结肠内细菌的反流,保持小肠内的正常内环境。正常人的小肠长度长短不一,个体差异较大,但任何个体的肠吸收能力均远超过正常的生理需要。因此,当 50%小肠被切除后可不出现短肠综合征。但若残留小肠长度小于 100 cm,则必定会产生不同程度的消化、吸收功能不良。小肠越短,症状就越重。切除回肠后引起的营养障碍比切除空肠更明显。如同时切除了回盲瓣,则营养障碍更严重。

短肠综合征者残留小肠的代偿改变表现为小肠黏膜高度增生,绒毛变长、肥大,肠腺陷凹加深,肠管增粗、延长,使吸收面积及吸收能力增加。食物的直接刺激可使小肠代偿性增生。代偿期约需 1~2 年,有半数患者可望完全得到代偿,恢复饮食并维持正常营养状态。

【临床表现】

1. 早期症状是不同程度的水样腹泻，多数患者并不十分严重，少数患者每日排出水量可达 2.5 ～5.0 L，可致脱水、血容量下降、电解质紊乱及酸碱平衡失调。数天后腹泻次数逐渐减少，生命体征稳定，胃肠动力开始恢复，但消化吸收功能极差。

2. 若无特殊辅助营养支持治疗措施，患者则会逐渐出现营养不良症状，包括体重减轻、疲乏、肌萎缩、贫血和低白蛋白血症等。

3. 短肠综合征者促胰液素、促胆囊收缩素及肠抑胃素的分泌均减少，而幽门部胃泌素细胞有增生现象，以致约 40%～50%患者有胃酸分泌亢进。这不仅可使腹泻加重，消化功能进一步恶化，并可能并发吻合口溃疡。由于胆盐吸收障碍，影响肠肝循环，胆汁中胆盐浓度下降，加之上述肠激素分泌减少使胆囊收缩变弱，易发生胆囊结石（比正常人高 3～4 倍）。钙、镁缺乏可使神经、肌肉兴奋性增强和手足搐搦。由于草酸盐在肠道吸收增加，尿中草酸盐过多而易形成泌尿系结石。长期缺钙还可引起骨质疏松。长期营养不良，可恶化导致多器官功能衰竭。

【治疗】

1. 在术后最初几天，首先需治疗的是由于严重腹泻而导致的脱水、低血容量、电解质紊乱及酸碱失调。根据生命体征（血压、脉率、呼吸率）、动脉血血气分析及血电解质（钾、钠、氯、钙、镁及磷）测定结果，确定静脉补充晶、胶体溶液量及电解质量。若有代谢性酸中毒，应补充 5%碳酸氢钠溶液予以纠正；待患者循环、呼吸等生命体征稳定后（约 3～5 天），则应尽早开始肠外营养（PN）支持，以补充患者所必需的营养物质，包括能量物质（葡萄糖、脂肪乳剂）、蛋白质合成的原料（复方氨基酸溶液）、各种电解质及维生素等。目前的 PN 已能满足机体的需要，并发症也不多，因此已被广泛应用。为减少排便次数，可酌情给予肠动力抑制药物，如口服阿片酊、可待因或洛哌丁胺等。口服考来烯胺（消胆胺）可消除胆盐对结肠的刺激，也能减轻腹泻。为控制高胃酸分泌，可口服抗酸药和静脉用 H_2 受体阻滞剂如西咪替丁、雷尼替丁等。

2. 病情渐趋稳定后，可以开始经口摄食。先以单纯的盐溶液或糖溶液，逐步增量。随肠代偿的过程，可逐步过渡到高碳水化合物、高蛋白、低脂肪、低渣饮食。经口摄食所不足的部分，仍需经肠外营养途径补充。可选用专用于短肠综合征者的肠内营养制剂。其主要成分是少肽或氨基酸、葡萄糖及游离脂肪酸等。各成分不必再消化即可被很快吸收。这类产品常有特殊味道，故常需经管饲给予。有些特殊物质对小肠功能的代偿具有显著促进作用，如谷氨酰胺、短链脂肪酸、纤维素、生长激素及胰岛素样生长因子等，都已开始临床应用。上述几种物质的联合应用可望使短肠综合征者的代偿过程提早完成。

3. 但如果残留小肠仅为 0～30 cm，其中相当多的患者最终仍难以代偿，以致单靠经口摄食无法维持正常的营养状态，必须长期依赖肠外营养的支持。这种长期肠外营养支持常可在患者家中实施，患者及其家属需先接受培训，掌握无菌术及营养液配制技术。国内已有实行家庭肠外营养长达 17 年的成功经验。

4. 短肠综合征的手术治疗方面，小肠移植术虽被认为是短肠综合征最彻底的治疗方法，但由于移植术后严重的排斥反应、移植后肠功能恢复困难、细菌易位致严重感染等问题至今尚难克服，因此目前还无法广泛用于临床。短肠综合征患者由于长期应用 TPN 导致肝损害，使部分患者需进行肝肠联合移植。此外，小肠倒置术及结肠间置术均能延长食物通过肠道的时间，有一定的实用价值，可根据患者的具体情况选择使用。

八、上消化道出血的诊断和鉴别诊断

消化道大出血(massive alimentary tract bleeding)是常见病，随着年龄的增加，发病率也有所增加。在成年人，急性消化道出血一次失血量达 800 ml 以上，或约占总循环血量的 20%，当收缩压低于 100 mmHg，脉率 100 次/分以上时，患者就会表现出低血压的症状和体征，如视力模糊、头晕、手足发冷、冷汗、直立位昏厥等。上消化道大出血表现为呕血，血色鲜红(新近出血)或呈棕褐色(稍前的出血)，黑粪症并有恶臭(血在肠道被分解)。黑粪症(不同于摄食铁或铋制剂后的黑便，)通常表示出血来自上消化道，但也可见于结肠。鲜血自直肠排出称为便血，便血通常提示出血来自下消化道。

【上消化道出血的病因】

引起上消化道大出血有下列 5 种常见的病因：

1. 胃十二指肠溃疡　约占 1/2，其中 3/4 是十二指肠溃疡，一般位于十二指肠球部后壁或胃小弯。年龄超过 50 岁，出血几率是青年人的 5 倍。大出血的溃疡多为慢性溃疡，出血的严重程度取决于被腐蚀的血管，静脉出血较为缓慢；动脉出血则呈搏动性喷射。

2. 门静脉高压症　食管胃底曲张的静脉破裂出血多是肝硬化门静脉高压的并发症，约占 25%，是危及生命的上消化道大出血最常见的病因。出血常很突然，多表现为大量呕吐鲜血。

3. 出血性胃炎(hemorrhagic gastritis)　又称糜烂性胃炎(erosive gastritis)或应激性溃疡(stress ulcer)，约占 5%。患者多有酗酒，服用非甾体类抗炎药物如吲哚美辛(消炎痛)、阿司匹林等，或肾上腺皮质激素药物史；也可以发生在休克、脓毒症、烧伤、大手术和中枢神经系统的损伤后。

4. 胃癌及其他胃肿瘤　约占 2%～4%。胃癌引起的上消化道大出血，黑粪症比呕血更常见。

5. 胆道出血(hemobilia)　各种原因导致血管与胆道沟通，引起血液涌入胆道，再进入十二指肠，统称胆道出血。最常见的病因是肝外伤，其他原因有肝血管瘤、肝肿瘤、肝脓肿，以及胆管结石、胆道蛔虫症等引起的胆道感染。

【上消化道出血临床分析】

1. 上消化道大出血的临床表现取决于出血的速度和出血的量，而出血的部位高低则是次要的。如果出血很急、量很多，则既有呕血，也有便血；由于血液在胃肠内停滞的时间很短，呕的血多为鲜血；由于肠蠕动过速，便血也相当鲜红。反之，出血较慢，量较少，则常出现黑粪症，较少为呕血；由于血液在胃肠道内停滞时间较长，经胃肠液的作用，呕出的血多呈棕褐色，便血多呈柏油样或紫黑色。

2. 不同部位出血仍有其不同的特点，上消化道大出血的部位大致可分为下列三区：① 食管或胃底出血(曲张静脉破裂)，一般很急，来势很猛，一次出血量常达 500～1 000 ml，常可引起休克。临床主要表现是呕血，单纯便血的较少。② 胃和十二指肠球部出血(溃疡、出血性胃炎、胃癌)，虽也很急，但一次出血量一般不超过500 ml，并发休克的较少。临床上可以呕血为主，也可以便血为主。③ 球部以下出血(胆道出血)，出血量一般不多，一次为200～300 ml，很少引起休克。临床表现以便血为主。

3. 应详细询问病史　如消化性溃疡病史、肝硬化、门静脉高压症患者常有大量嗜酒、肝炎或血吸虫病史，进行性体重下降和厌食应考虑消化道肿瘤；出血性胃炎常有服用破坏胃粘膜屏障和损伤胃粘膜的药物，如阿司匹林等非甾体类和固醇类药物史，也易发生在严重创伤、大手术、重度感染和休克等应激状态时。

4. 体检时应仔细地检查鼻咽部，以排除来自鼻咽部咽下的血液。如果发现有蜘蛛痣、肝掌、腹壁皮下静脉曲张、肝脾肿大、腹水、巩膜黄染等，多可诊断为食管、胃底曲张静脉破裂出血。但在没有腹水、肝脾肿大也不很明显的患者，尤其在大出血后，门静脉系统内血量减少，脾可能暂时缩小、不易扪及，常能增加诊断上的困难。肝内胆道出血多有类似胆绞痛的剧烈上腹部疼痛的前驱症状，右上腹多有不同程度的压痛，甚至可触及肿大的胆囊。感染性胆道出血，同时伴有寒战、高热，并出现黄疸，这些症状综合在一起，就能明确诊断。

5. 实验室检查方面需做血红蛋白、红细胞计数、血细胞比容、嗜中性粒细胞计数；肝功能试验(胆红素、碱性磷酸酶、白蛋白、谷草转氨酶、谷丙转氨酶)；凝血功能(血小板计数、凝血酶原时间、纤维蛋白原、部分凝血活酶时间)；血液生化(血尿素氮；血尿素氮/血肌酐的值大于25：1，可能提示出血来自上消化道)。

6. 经过以上临床分析，如果仍不能确定大出血的病因，再考虑一些少见的外科疾病如贲门黏膜撕裂综合征(mucosal tear syndrome of the cardia，Mallory-Weiss syndrome)、食管裂孔疝(esophageal hiatal hernia)、胃壁动脉瘤(gastric aneurysm)、胃息肉(gastric polyps)等。

【上消化道出血辅助检查】

1. 鼻胃管或三腔管检查　鼻胃管吸引常可诊断上消化道出血的部位，判定出血的速度。如鼻胃管放至食管与胃交界处(约距门齿40 cm)，经管注入少量等渗盐水，轻轻抽吸，如有血液，说明出血来自食管或胃；如导管进入胃中，抽出清亮胃液，表明出血位于胃以下的消化道；如抽出清亮的胆汁，可以排除出血在十二指肠的近端。肝硬化患者即使已有食管或胃底静脉曲张，也不能排除溃疡出血的可能。对这种患者用三腔管检查来明确出血部位，更有实际意义。这种检查虽较简单易行，但需要耐心，并要取得患者的充分合作。

2. 内镜检查　早期内镜检查是大多数上消化道出血诊断的首选方法。如果没有严重的伴发疾病，血流动力学相对稳定，上消化道出血患者收住院后应立即行胃或十二指肠镜检查，也可在6～12 h进行，检查距出血时间愈近，诊断阳性率愈高。

3. 选择性腹腔动脉或肠系膜上动脉造影　内镜检查如未能发现出血病因，尤其是胃内有大量积血和血块影响内镜视野时，如果出血速度每分钟大于0.5 ml，可作选择性腹腔动脉或肠系膜上动脉造影。若发现造影剂溢出血管、有血管畸形或肿瘤血管影像，对于急诊手术前定位诊断很有意义，也可以经动脉导管注入血管加压素控制出血。

4. X线钡餐检查　对于没有内镜检查条件、内镜检查未发现或不能确定出血病变时，应在出血停止后36～48 h进行X线钡餐检查。气钡对比检查可发现较大的病变如食管静脉曲张、大的溃疡和肿瘤，但较难发现表浅的和较小的病变、血管发育异常或贲门黏膜撕裂综合征。

（沈历宗）

九、胆色素的代谢

胆色素是一种由机体代谢所产生的内源性物质，当肝胆系统或血液系统发生疾病时常影响其代谢而导致严重的临床疾病。

【胆色素的生物合成】

在生理情况下，胆红素主要由血红蛋白（占 85%）经网状内皮系统分解而生成珠蛋白和血红素，后者在网状内皮细胞的微粒体血红素加氧酶作用下生成胆绿素，然后再经自然还原或经胆绿素还原酶的作用而形成胆红素。另外胆红素也可由细胞色素、肌红蛋白、过氧化酶等的分解而产生（占 15%）。

【胆色素在血浆中的运输】

胆色素被释放至血浆后将与血浆清蛋白结合，并在血中运输。不与清蛋白结合的游离胆红素极少。

【胆红素在肝细胞内的代谢】

肝脏是胆红素的主要代谢场所。与白蛋白结合的胆红素随血流运至肝脏时便被肝细胞摄取。胆红素进入肝细胞后便与细胞内的 Y 结合蛋白形成复合物，并在滑面内质网进行酯化形成葡萄糖醛酸胆红素，又称酯型胆红素或结合型胆红素。它与未结合型胆红素不同，其水溶性增强，带电荷，能从肾小球滤过，不能透过半透膜，故对神经组织无毒性。随后，经肝脏酯化的胆红素由肝脏排泄，并随胆汁进入肠道。

【胆红素在小肠中的代谢】

酯型胆红素排至肠道后，既可直接从粪便排出，也可被肠道细菌酶作用形成尿胆原。80%～90%尿胆原可随粪便排出，只有 10%～20%的尿胆原可被小肠吸收，并经门脉回肝，以便重新结合及再次分泌至胆汁中。一部分可经尿排出。

十、黄疸的鉴别诊断

在正常情况下体内胆红素的生成与肝脏的排泄保持着一种动态的平衡。血清胆红素一般维持在 3.4～17 μmol/L。一旦这种平衡被打破，即引起血清内各种类型胆红素浓度上升，并伴有血浆、皮肤、黏膜及内脏器官黄染，称为黄疸。

【黄疸的分类】

1. 按黄疸产生原因可分为：溶血性黄疸；肝细胞性黄疸；阻塞性黄疸。
2. 按胆红素代谢障碍的发生部位可分为：肝前性黄疸；肝性黄疸；肝后性黄疸。
3. 按对黄疸治疗的途径和手段可分为：内科黄疸；外科黄疸；混合性黄疸。
4. 按血清中增高的胆红素种类可分为：以酯型胆红素增高为主的黄疸；以非酯型胆红

素增高为主的黄疸。

【黄疸对机体的影响】

1. 非酯型高胆红素血症的危害　由于非酯型胆红素的水溶性差，故能通过血脑屏障，对脑组织和神经细胞产生毒性作用。常见的病例为新生儿核黄疸。

2. 酯型高胆红素血症的危害　此型多发生于胆道梗阻之后，其主要病理生理变化为：

(1) 梗阻后胆道压力上升，其近端胆管扩张。

(2) 大量已结合的胆红素反流入血导致尿中胆红素阳性而尿胆原减少出现陶土便浓茶尿。

(3) 胆汁中胆汁酸升高，并在肝细胞内淤滞，引起肝损。在皮肤沉积引起皮肤瘙痒性皮炎。

(4) 小肠内缺乏胆酸，引起脂类吸收障碍性脂肪泻及脂溶性维生素吸收不良。

(5) 胆道梗阻致肠道胆汁酸抑制大肠杆菌生长，清除内毒素能力减弱，易致内毒素血症。

(6) 内毒素可引起肾功能损害乃至衰竭。

(7) 阻黄还可使机体免疫功能下降和吞噬细胞活性降低。

(8) 全身感染和内毒素血症加重则导致多器官功能衰竭甚至死亡。

【黄疸的鉴别】

1. 对黄疸的鉴别应通过病史、临床表现、影像学检查和实验室测定达到对其的定性、定因、定位及鉴别。肉眼可见黄疸时，结合血液生化检测则可对黄疸的有无作出定性诊断。化验结果若以非酯型胆红素增高为主，则多为胆红素生成过多、肝细胞处理胆红素能力下降所致。大多属于内科黄疸。

2. 对于诊断为酯型胆红素增高的外科黄疸者，应进一步确定梗阻的确切位置、梗阻的程度和梗阻的原因。临床多采用影像手段加以鉴别，如B超、PTC、ERCP及CT扫描等。根据肝内胆管扩张的有无来判断梗阻部位的高低。可选用PTC、ERCP等造影方法加以确诊。此为黄疸的定位。此外，AFP、CEA可用于肿瘤的诊断。

（孙　谷）

十一、胃迷走神经的局部解剖学

左右迷走神经分为左右两支，在肺门下形成许多分支，互相交通成为食管丛，穿行于食管裂孔至膈下，并在膈肌食管裂孔上方，食管丛的神经汇合成为前、后迷走神经干，迷走神经前干下行于食管腹部前面，前干在胃贲门处分为肝支和胃前支，肝支在小网膜内右行入肝丛；胃前支伴胃左动脉在小网膜内距胃小弯约1 cm右行，发出4～6条分支至胃前壁，其中在角切迹附近的终末分支呈鸦爪形，分布于幽门窦及幽门管的前壁。迷走神经的后干贴食管腹部右后方下行，至贲门处分为腹腔支和胃后支。腹腔支沿胃左动脉始段入腹腔丛。胃后支沿胃小弯深面右行，分支分布于胃后壁，最后也以鸦爪形分布于幽门窦和幽门管的后壁。迷走神经胃支主要支配胃腺与肌层，通常可促进胃酸和胃蛋白酶的分泌，并增强胃的运动。

十二、胃十二指肠溃疡的病因及其发病机制

【相关病因】

1. 幽门螺杆菌感染(HP) 感染是慢性胃炎的主要病因,而慢性胃炎与消化性溃疡密切相关。在我国,胃十二指肠溃疡的 HP 检出率分别为 70%和 90%。幽门螺杆菌感染引起胃酸分泌增加、损害胃酸分泌调节机制是导致胃十二指肠溃疡的重要原因。

2. 胃酸分泌过多 溃疡只发生在与胃酸相接触的黏膜,抑制胃酸分泌可使溃疡愈合,这充分说明胃酸分泌过多是胃十二指肠溃疡的病理生理基础。十二指肠溃疡患者的基础酸分泌和食物等刺激后的胃酸分泌均高于健康人。可能与迷走神经的张力及兴奋性过度增高有关,另外也可能与壁细胞数增多、壁细胞对胃泌素刺激敏感性增高有关。一些胃肠肽如胃泌素和生长抑素的异常释放,能抑制黏膜合成前列腺素,削弱了对胃黏膜的保护作用,增加黏膜受胃酸损害的敏感性。

3. 非甾体类抗炎药与黏膜屏障损害 黏膜屏障损害是溃疡产生的重要环节。非甾体类抗炎药(NSAID),如阿司匹林、消炎痛等能损害黏膜屏障。

4. 其他致病因素 包括遗传、吸烟、心理压力和咖啡因等。遗传因素在十二指肠溃疡的发病中起一定作用。O 型血者患十二指肠溃疡比其他血型者为高。吸烟能刺激胃酸分泌,影响胃十二指肠的运动,导致胆汁反流,还可影响血流量并减少前列腺素产生,损害黏膜屏障。心理压力与十二指肠溃疡的关系也不容忽视。经常过量饮用咖啡者,溃疡的发病风险高于常人。

【发病机制】

总之,正常情况下,酸性胃液对胃黏膜的侵蚀作用和胃黏膜的防御机制,二者处于相对平衡状态。如平衡受到破坏,侵害因子的作用增强,胃黏膜屏障等防御因子的作用削弱,胃酸、胃蛋白酶分泌增加,最终导致溃疡。在十二指肠溃疡的发病机制中,胃酸分泌过多起重要作用。胃黏膜屏障破坏,幽门功能减弱,十二指肠液反流是胃溃疡形成的基础。HP 和 NSAIDs 是两个影响胃粘膜防御机制的外源性因素,促使溃疡形成。胃小弯是胃窦黏膜与富含壁细胞的胃体黏膜的交界部位,又是胃壁纵行肌纤维与斜行肌纤维的接合处,加上该处的黏膜下血管网细小且吻合少,在肌收缩时易引起胃小弯黏膜、黏膜下供血不足,黏膜防御机制较弱,所以是溃疡的好发部位。

(夏建国)

十三、术后机体代谢变化及胃肠营养在普外科患者中的应用

【术后机体代谢变化】

手术创伤等刺激传导至下丘脑,机体发生一系列应激反应,表现为交感神经系统兴奋,肾上腺素、去甲肾上腺素、胰高糖素、抗利尿激素等分泌增加,而胰岛素分泌减少或正

常，机体处于高分解和高代谢状态，蛋白质分解加速，尿中尿素氮的排出量明显增加，出现负氮平衡；糖原分解和异生均增加，出现高血糖，同时机体对葡萄糖的利用率下降，体内出现胰岛素抵抗（insulin resistance）现象；脂肪分解明显增加，患者体重减轻。手术创伤后的分解期一般持续 3～7 天。

此代谢变化有别于单纯禁食状态。禁食时给予外源性营养底物则能量消耗与氮平衡转为正常，短期内体重可增加，而应激状态下，单纯营养物质的补充不能防止氮丢失，只是程度上可减轻。

应激时内分泌激素的上述变化无法解释应激分解的全部现象，而细胞因子的发现增加了人们对分解代谢的认识。目前已知肿瘤坏死因子 α(TNF－α)与白介素－1 及 6(IL－1、IL－6)都是重要的蛋白质分解的刺激因子。

【胃肠营养在普外科患者中的应用】

1. 肠外营养　肠外营养（parenteral nutrition，PN）指通过静脉给予适量氨基酸、脂肪、碳水化合物、电解质、维生素和微量元素，供给患者所需的全部营养或部分营养，以达到营养治疗的一种方法。前者称完全肠外营养（TPN），后者称部分肠外营养（PPN）。根据输入途径可分为经中心静脉肠外营养和经周围静脉肠外营养。

(1) 肠外营养的适应证：凡不能或不宜经口摄食超过 5～7 天的患者都是肠外营养的适应证。从外科角度肠外营养支持主要用于下列情况：

① 不能从胃肠道进食，如高流量消化道瘘、食管胃肠道先天性畸形、短肠综合征、回肠造口、急性坏死性胰腺炎等。

② 消化道需要休息或消化不良，如肠道炎性疾病、长期腹泻时。

③ 严重感染与脓毒症、大面积烧伤、肝肾衰竭等特殊疾病。

④ 营养不良者的术前应用，肿瘤患者放、化疗期间胃肠道反应重者。

(2) 肠外营养液的成分

① 葡萄糖：占非蛋白热能需要的 50%～70%。为提供充足热能常需采用高浓度葡萄糖液，因其渗透压高，宜从中心静脉输入，并添加正规胰岛素，一般为每 4～20 g 葡萄糖给予 1U 胰岛素（可从 10 g∶1 U 左右开始，再按监测血糖、尿糖的结果调整胰岛素剂量）。由于人体利用葡萄糖的能力有限，且在应激状态下其利用率降低，多余的糖将转化为脂肪而沉积在器官，因此，目前 PN 多不以单一的葡萄糖作为能源。

② 脂肪乳剂：占非蛋白热能的 30%～50%为宜，除提供能量外还含有必需脂肪酸（亚油酸、亚麻酸），10%脂肪乳剂为等渗液，可经外周静脉输注。现主张以葡萄糖与脂肪乳剂双能源供给，有助于减轻肝脏负荷和避免发生脂肪肝。成人常用量为每日 1～2 g/kg，如仅用于防治必需脂肪酸缺乏，只需每周给 1～2 次。单独输注时滴速不宜快，500 ml 脂肪乳剂需输注 5～6 h，否则，输注过快可致胸闷、心悸或发热等反应。

③ 氨基酸：是肠外营养的唯一氮源，由结晶 L－氨基酸按一定模式（如鸡蛋白、人乳、WHO/FAO 等模式）配成，有平衡型及特殊型两类。平衡氨基酸溶液含有 8 种必需氨基酸以及 8～12 种非必需氨基酸，其组成符合正常机体代谢的需要，适用于大多数患者。特殊氨基酸溶液专用于不同疾病，配方成分上作了必要调整。普通住院患者氮量供应可根据其体重按 0.20 g/(kg・d)给予，营养不良和应激患者按 0.20～0.25 g/(kg・d)供给，无

肝肾疾病的住院患者其热氮比为100～150 kcal∶1 g。

④ 电解质：根据生化监测结果及时调整每日的供给量。常用制剂有10％氯化钾、10％氯化钠、10％葡萄糖酸钙、25％硫酸镁等。甘油磷酸钠是一种有机磷制剂，含磷10 mmol/10 ml，用于补充磷酸不足。

⑤ 维生素：常用制剂有含脂溶性维生素的维他利匹特以及含水溶性维生素的水乐维他。由于体内无水溶性维生素储备，应每日常规给予；而人体内有一定量的脂溶性维生素贮存，应注意避免过量导致蓄积中毒。

⑥ 微量元素：常用产品安达美含锌、铜、锰、铁、铬、钼、硒、氟、碘9种微量元素。短期禁食者可不予补充，TPN超过2周时应静脉滴注安达美10 ml/d。

⑦ 其他：水的入量成人每日以2 000 ml为基础，根据病情增减。热量估计以公斤体重计，每日基本需要量为104.6 kJ(25 kcal)。

(3) 肠外营养液的配制和输注

① 肠外营养液的配制：近年来采用3 L袋装全营养混合液(TNA)的配制方法，简化了输注步骤，减少了污染和空气栓塞的机会，各营养成分同时均匀输入，有利于机体更好地利用，且混合后液体的渗透压接近10％葡萄糖，使经外周静脉输注的机会增多。

TNA配制程序：a. 将电解质、微量元素、水溶性维生素、胰岛素加入葡萄糖或氨基酸溶液中。b. 将磷制剂加入另一瓶氨基酸溶液中。c. 脂溶性维生素加入脂肪乳剂中。d. 将含有上述添加物的葡萄糖液、氨基酸液借重力注入3 L袋中，最后加入脂肪乳剂。e. 应不间断地一次完成混合、充袋，配好后的TNA在室温下24 h内输完，暂不用者置于4℃保存。

② 肠外营养液的输注：可经周围静脉或中心静脉途径给予。前者适用于需肠外营养支持时间不长(＜2周)、能量需要量不高的患者。后者可经颈内静脉或锁骨下静脉穿刺置管入上腔静脉，主要用于肠外营养支持时间较长、营养素需要量较多以致营养液的渗透压较高的患者。

输注方法：a. 持续输注法：将预定液体24 h内均匀输注，能量与氮同时输入，有节氮作用。临床上常将TNA于12～16 h输完。b. 循环输入法：在24 h输注过程中先停输葡萄糖8～10 h，此间仅输入氨基酸加脂肪乳剂，后单独输入葡萄糖，防止因持续输入高糖营养液刺激胰岛素分泌而抑制体脂分解，促进了脂肪合成。在无糖输注期间机体可以利用以脂肪形式储存的过多热能，不易发生脂肪肝。理论上，循环输入较持续输入更接近生理要求，但实际临床效果有待进一步验证。

(4) 常见并发症

① 与中心静脉插管有关的并发症：如气胸、血胸、水胸、空气栓塞、动脉栓塞、静脉血栓形成等，多与穿刺不熟练、经验不足有关，提高穿刺技术，可得以有效预防。

② 感染性并发症：源于导管，由于输入液的污染、插管处皮肤的感染或其他感染部位的病菌经血行种植于导管，而引起导管脓毒症。当患者突然有原因不明的寒战高热，导管穿出皮肤处发红或有渗出时应考虑有导管脓毒症，做血培养，拔除导管，管端送培养，加用抗生素，病情稳定后再考虑重新置管。

③ 代谢性并发症

a. 高血糖和高渗性非酮性昏迷：输入葡萄糖浓度过高，速度过快，超过患者代谢利用葡萄糖的速率，则出现高血糖，持续发展导致高渗性非酮性昏迷。应立即停输葡萄糖液，输入等渗或低渗盐水和胶体液以纠正脱水、维持血容量，适量使用胰岛素控制血糖。在使用双能源经外周静脉输注时，此类并发症减少。

b. 低血糖：高浓度葡萄糖输入时促使机体持续释放胰岛素，若突然停输葡萄糖后可出现低血糖。

c. 脂肪代谢异常：长期无脂 TPN 可发生必需脂肪酸缺乏，若每周输入 10%长链脂肪乳剂 2 次，每次 500 ml 即可防治。脂肪乳剂输入过多过快可出现高脂血症。

d. 氨基酸代谢异常：若输入氨基酸过量和未能同时供给足够能量，致使氨基酸作为能量而分解产生氮质血症；或者体内氨基酸代谢异常，在大量输入缺乏精氨酸的结晶氨基酸溶液后可引起高氨血症。

e. 肝功能异常：与输入过多糖及能量、必需脂肪酸缺乏、长期 TPN 肠黏膜屏障功能降低、肠内毒素经门静脉入肝损害肝功能等因素有关。

f. 肠黏膜屏障衰竭和淤胆：长期 TPN 时肠道缺乏食物的刺激，影响胃肠激素分泌，可致肠黏膜萎缩、胆囊功能受损，造成肠屏障功能衰竭，肠内细菌和毒素移位，淤胆、胆石等。

此外，经周围静脉肠外营养技术操作简单，并发症较少，已有各种类型的外周静脉导管用于周围静脉肠外营养，血栓性静脉炎是限制其应用的主要技术障碍。

(5) 肠外营养支持的注意事项：

① 熟练掌握插管技术，防止与插管有关的并发症发生。

② 正确处理静脉导管，所有操作均应严格遵守无菌技术原则，定期更换输注装置，每日消毒置管口皮肤，更换无菌敷料。勤巡视，勤观察，保持滴注通畅。

③ 营养液现配现用，不得加入抗生素、激素、升压药等，配制过程由专人负责，在超净台内进行。

④ 正确记录 24 h 液体出入量，维持水、电解质平衡。

⑤ 掌握合适的输注速度，每小时不超过 200 ml，否则利用率下降可致高血糖。不应突然大幅度改变输液速度。

⑥ 定期监测肝肾功能、电解质、血糖、尿糖等，每周称体重，有条件时测氮平衡，评价营养支持效果。

2. 肠内营养　肠内营养（enteral nutrition，EN）是经胃肠道用口服或管饲的方法提供营养基质及其他各种营养素的临床营养支持方法。与肠外营养相比，具有更符合生理、安全、经济等特点，一般在选择时可依据以下原则：能口服者给予天然饮食是首选，当胃肠功能健全或部分功能存在时，优先采用经肠营养，如胃肠功能障碍较重或患者不能耐受经肠营养时可增加肠外营养补充不足。周围静脉 PN 与中心静脉 PN 间优先选用周围静脉 PN，营养需要量较高或期望短期改善营养状况时可用中心静脉 PN，需较长时间营养支持者应设法应用 EN。

(1) 肠内营养的适应证：

① 胃肠道功能正常，但存在营养物质需求增加而摄入不足或不能摄入的因素，如发

热、感染、大面积烧伤、较长时间应激、妊娠、昏迷、味觉异常、精神问题等，此类患者应尽量采用肠内营养支持。

② 胃肠道功能不良，如消化道瘘、短肠综合征、急性坏死性胰腺炎等，营养物质丢失增加或严重吸收不良，应在病情稳定后，尽快由肠外营养过渡到肠内营养。

③ 胃肠道功能基本正常但伴有其他脏器功能不良，如糖尿病、肝肾衰竭等，仍属于肠内营养的适应证，但应减量使用为宜。

(2) 肠内营养的给予途径：多数经管饲进行，种类有鼻胃管、鼻十二指肠管、鼻空肠管、胃造口插管、空肠造口插管或经肠瘘口置管。可经鼻插管或手术造口置管。由于经鼻胃管饲食可能产生胃潴留，胃内容物反流引起呕吐、误吸，最好将饲管前端置入十二指肠或空肠近端。再者，长期放置鼻饲管可引起鼻咽部糜烂，影响排痰，易致肺炎，故预计术后需营养支持者常在术中加作胃造口或空肠造口。近年来可通过胃镜经皮进行胃造口。

(3) 肠内营养制剂的种类和选择：

① 匀浆膳：由天然食物煮熟后经捣碎机捣碎后制成，可按患者的需要量进行搭配。进入胃肠道后需经过正常的消化和吸收，故不适用于有消化吸收障碍、肠道过短(小肠少于150 cm)、炎性肠道疾病的患者。

② 管饲混合膳：适用于患者的胃肠道有较好的消化和吸收功能。混合膳的配方中蛋白质、脂肪和碳水化合物的含量比例近似 1∶1∶3，可根据病情调整这些组分的比例。此外，尚需加入适量电解质、维生素及微量元素。

③ 管饲膳制品：有即用型液体制剂或需配制成一定浓度溶液的粉剂，两者最终浓度为24%，可提供 1 kcal/ml 能量。渗透压较低，适用于胃肠功能正常者。

④ 要素膳：一种化学组成固定的无渣饮食，由容易吸收的单体物质、无机离子及已乳化的脂肪微粒组成，含人体必需的各种营养素。渗透压较高。适用于胃肠道消化、吸收功能不良者。

(4) 肠内营养的给予方式：能口服的患者每日饮用 6～8 次，每次 200～300 ml，必要时加用调味剂。口服不足的能量和氮量可经周围静脉营养补充。经管饲的患者可有下列给予方式：

① 按时分次给予：将配好的胃肠内营养液用注射器缓缓注入，每日 4～8 次，每次250～400 ml。此方式易引起患者腹胀、腹痛、腹泻、恶心、呕吐等胃肠道反应，尽量不采用。

② 间隙重力滴注：将配好的营养液置于吊瓶内，经输注管与饲管相连，借助重力缓慢滴注。每次 250～500 ml，持续 30～60 min，每日滴注 4～6 次。多数患者可以耐受。

③ 连续输注：用与间隙重力滴注相同的装置，在 12～24 h 内持续滴注全天量的营养液。采用输液泵可保持恒定滴速，便于监控管理，尤其适用于病情危重、经十二指肠或空肠造口管饲的患者。输注时应注意营养液的浓度、速度及温度。经胃管给予时开始即可用全浓度(20%～24%)，滴速约 50 ml/h，每日给予 500～1 000 ml，3～4 天内逐渐增加滴速至 100 ml/h，达到一天所需总量 2 000 ml。经空肠管给予时先用 1/4～1/2 全浓度(即等渗液)，滴速宜慢(25～50 ml/h)，从 500～1 000 ml/d 开始，逐日增加滴速、浓度，5～7 天达到患者能耐受和需要的最大输入量。

(5) 肠内营养的常见并发症：包括胃肠道、代谢、感染、机械等方面，最常见的是胃肠道并发症,较严重的并发症是误吸。

① 误吸:由于患者年老体弱,昏迷或存在胃潴留,当通过鼻胃管输入营养液时,可因呃逆后误吸而导致吸入性肺炎。让患者取30°半卧位,输营养液后停输30 min,若回抽液量超过150 ml,应考虑有胃潴留,暂停鼻胃管输注,改用鼻空肠管途径可有效预防误吸的发生。

② 恶心呕吐:与患者病情、配方、输注速度有关,避免胃潴留、配方合适、减慢滴速可有效预防。

③ 腹泻、腹胀:发生率为3%～5%,与输液速度、溶液浓度及渗透压有关,注意营养液应缓慢滴入,温度、浓度适当,避免过量,合理使用抗生素,可有效控制腹泻、腹胀。

(6) 肠内营养的监测与注意事项:

① 饲管妥善固定,防止扭曲、滑脱,输注前确定导管的位置是否恰当,用pH试纸测定抽吸液的酸碱性,或借助X线透视、拍片确定管端位置。长时间置管患者应注意观察饲管在体外的标记,了解是否移位。

② 配制粉剂前详细了解其组成和配制说明,根据患者所需营养量和浓度准确称量,一切用具必须清洁,每日消毒,一次仅配一日用量,分装后置于冰箱备用,并在24 h内用完。输注时保持营养液合适的温度(39℃),如需保温可将输注管通过内置40℃温水的暖水瓶或使用输液加热器。

③ 管道管理,每次输注前后均以温开水20 ml冲洗管道,防止营养液残留堵塞管腔。经常巡视观察,调节合适的滴速,及时处理故障。确保营养管只用于营养液的输注,其他药物由外周静脉给予,防止堵塞管腔。

④ 观察病情,倾听患者主诉,尤其注意有无腹泻、腹胀、恶心、呕吐等胃肠道不耐受症状。如患者出现上述不适,则应查明原因,针对之,采取措施减慢速度或降低浓度,如对乳糖不耐受,应改用无乳糖配方。危重患者每8 h监测生命体征1次。

⑤ 代谢及效果监测:应用要素膳或管饲膳制品的最初3天内,每4 h测尿糖和尿酮1次,以便及时发现高血糖症和高渗性非酮性高血糖性昏迷。每日记录液体出入量。定期监测肝、肾功能及血浆蛋白、电解质变化,进行人体测量,留尿测定氮平衡以评价肠内营养效果。

【营养支持在普外科患者中的应用】

1. 围手术期的营养支持　据统计,普外住院患者40%～50%有营养不良,普外肝胆及胃肠道手术,如肝叶切除、门脉高压症的分流术及胃肠道肿瘤根治术等,该类患者均有不同程度的营养不良。普遍认为,对有营养不良的患者,应及早进行营养支持,术前营养支持的效果远大于术后的营养支持。但在围手术期有营养摄入不足,或手术创伤大及有并发症发生者,术后也需要进行营养支持治疗。对复杂的手术,患者情况很差,估计术后恢复时间长者,可考虑应用术中空肠造瘘置管,以便术后施行肠内营养。

2. 危重患者的营养支持　目的是适应机体高代谢反应的特点,满足机体对能量和蛋白质需要量的增加,维持或增强机体对抗感染的防御能力以及促进损伤后期组织的修复。因为机体的营养状态与免疫功能之间关系密切,故而对危重患者施行早期营养支持显得更为重要,而且由于对肠道细菌移位认识的深入以及它与多器官功能衰竭的发生有重要关系，肠内营养支持具有更重要的临床意义。

3. 普外某些疾病的营养支持　在普外特殊患者如短肠综合征、肠道炎性疾病及肠外瘘、胃肠道术后的胃排空障碍和急性坏死性胰腺炎等疾病的治疗中，营养支持起到了关键的甚至是主要的作用。在短肠综合征患者，营养支持联合应用谷氨酰胺和生长激素，可以加速肠道吸收功能的恢复。肠外营养支持仍然是治疗肠外瘘的重要手段，加用人重组生长激素(rhGH)可进一步提高疗效。在急性坏死性胰腺炎，营养支持可以提供患者所需要的能量和蛋白质以及各种营养底物，以度过急性期；为保护胃肠道黏膜的屏障功能，及时过渡到肠内营养支持是非常重要的。作为恶性肿瘤的辅助治疗，营养支持可以增强患者对手术切除和术后放、化疗的耐受力，家庭肠外营养支持用于恶性肿瘤的辅助治疗，可以缩短患者的住院时间。

4. 新营养物质(包括药物)的应用

(1) 支链氨基酸：指亮氨酸、异亮氨酸及缬氨酸，是唯一在肝外代谢的氨基酸，在创伤应激时它在肌肉中的氧化率加快，为肌肉能量代谢提供底物。还具有独特的促进蛋白质合成、抑制蛋白质分解的作用，可刺激胰岛素分泌，促进糖异生，并对肝性脑病有治疗作用。常用于肝脏疾病、创伤应激等患者。

(2) 中链脂肪酸：与长链脂肪酸不同的是其氧化供能不需要肉毒碱的参与，因此在应激状态下，机体对长链脂肪酸耐受力下降时，中链脂肪酸可作为一种很好的能量来源，氧化快，廓清率高，胆红素生成率低，并有很好的节氮效应，更适合于肝功能障碍和严重创伤与感染的患者。由于单独使用不能提供必需脂肪酸，目前临床应用的是含等量长链、中链甘油三酯物理混合的脂肪乳剂(10%或20%的MCT/LCT)。

(3) 谷氨酰胺：是体内快速增殖细胞的主要能源物质。在创伤、感染等应激状态下，血液中及细胞内谷氨酰胺水平迅速下降，并与应激程度相关。营养支持中联合应用谷氨酰胺可以改善蛋白质合成和氮的平衡，保护肝脏和小肠黏膜的屏障功能，减少肠道细菌移位。现今用于肠外营养的是水溶性好的谷氨酰胺二肽(如甘氨酰-谷氨酰胺、丙氨酰-谷氨酰胺)，进入人体后可很快被分解成谷氨酰胺而被组织利用。适用于严重的分解代谢状况，如严重创伤、严重感染等危重症，以及坏死性肠炎、短肠综合征等肠道疾病和免疫功能不全或恶性肿瘤患者。

(4) 精氨酸：为条件必需氨基酸，可刺激胰岛素和生长激素的释放，从而促进蛋白质合成。还具有免疫刺激作用，增强吞噬细胞活力，同时参与一氧化氮的合成，在肿瘤患者中应用能增加自然杀伤细胞活力。

(5) ω-3脂肪酸：为亚油酸的衍生物，能降低血液黏滞性，对预防血栓形成、降低内毒素毒力有一定作用。

(6) 可溶性纤维素：可被肠道菌群酵解生成短链脂肪酸(乙酸、丙酸、丁酸等)，在促进肠道吸收水分、供应结肠黏膜能量、增加肠系膜血供、促进肠道动力等方面发挥重要作用。

(7) 生长激素：其临床应用与研究日益受到重视，可以促进蛋白质的合成，用于肝切除术后可以促进肝细胞的再生，在临床得到推广应用。

十四、急性腹膜炎的病理生理变化

1. 腹膜受细菌或胃肠道内容物的刺激，立即发生充血、水肿等反应，并失去原有的光泽；继之产生大量浆液性渗出液，以稀释腹腔内的毒素；渗出液中的大量巨噬细胞、中性粒细胞，加以坏死组织、细菌与凝固的纤维蛋白，使渗出液变混浊成为脓液。以大肠杆菌为主的脓液呈黄绿色，常与其他致病菌混合感染而稠厚，并有粪臭味。

2. 腹膜炎的结局除与患者全身和腹膜局部的防御能力有关外，亦取决于污染细菌的性质、数量和时间。其转归可有：

(1) 趋于恶化，细菌及其产物(内毒素)刺激患者的细胞防御机制，激活许多炎性介质，血中肿瘤坏死因子 α(TNF－α)、白介素－1(IL－1)、白介素－6(IL－6)和弹性蛋白酶等可升高，其在腹腔渗出液中的浓度更高。在病情后期，腹腔内的这些细胞因子具有损害器官的作用，其终末介质 NO 将阻断三羧酸循环而致细胞缺氧窒息，导致多器官衰竭和死亡。此外，腹膜严重充血水肿、大量渗出，引起脱水和电解质紊乱、血浆蛋白降低、贫血；腹内脏器浸泡在大量脓液中，肠管麻痹，形成麻痹性肠梗阻，肠腔内大量积液，使血容量明显减少；细菌入血、毒素吸收，易致感染性休克；肠管扩张，可使膈肌上移而影响心肺功能，使血液循环和气体交换受到影响，加重休克，甚至导致死亡。病变轻者，炎症局限于腹腔内的一个部位形成局限性腹膜炎，渗出物逐渐吸收，炎症消散，自行修复而痊愈。如局限部位化脓，积聚于膈下、髂窝、肠袢间、盆腔，则可形成局限性脓肿。

(2) 腹膜炎治愈后，腹腔内多有不同程度的粘连，部分肠管的粘连可造成扭曲或形成锐角，发生粘连性肠梗阻。

(许　勤)

十五、门静脉解剖概要和门脉高压的病理变化

【门静脉解剖概要】

1. 门静脉主干由肠系膜上、下静脉和脾静脉汇合而成，其中约 20%的血液来自脾。门静脉的左、右两支分别进入左、右半肝后逐渐分支，其小分支和肝动脉小分支的血流汇合于肝小叶内的肝窦(肝的毛细血管网)，然后汇入肝小叶的中央静脉，再汇入小叶下静脉、肝静脉，最后汇入下腔静脉。门静脉系位于两个毛细血管网之间，一端是胃、肠、脾、胰的毛细血管网，另一端是肝小叶内的肝窦。

2. 门静脉系与腔静脉系之间存在有 4 个交通支：① 胃底、食管下段交通支；② 直肠下端、肛管交通支；③ 前腹壁交通支；④ 腹膜后交通支。

【门脉高压的病理变化】

1. 病理生理　门静脉高压症按门静脉血流阻力增加的部位可分为肝前、肝内和肝后三型。

(1) 肝前型门静脉高压症的常见病因是肝外门静脉血栓形成(脐炎、腹腔内感染，如急性阑尾炎和胰腺炎、创伤等)、先天性畸形(闭锁、狭窄或海绵样变等)和外在压迫(转移癌、

胰腺炎等)。

(2) 肝内型门静脉高压症又可分为窦前、窦后和窦型。肝炎后肝硬化是引起肝窦和窦后阻塞性门静脉高压症的常见病因。血吸虫病是引起肝内窦前阻塞的常见病因。

(3) 肝后型门静脉高压症的常见病因包括 Budd-Chiari 综合征、缩窄性心包炎、严重右心衰竭等。

2. 病理变化

(1) 脾肿大(splenomegaly)、脾功能亢进(hypersplenism)。

(2) 交通支扩张,引起上消化道大出血、继发性痔、前腹壁静脉曲张等。

(3) 腹水(ascites)。

(4) 其他:门静脉高压性胃病、肝性脑病或门体性脑病。门静脉高压症患者常因胃肠道出血、感染、过量摄入蛋白质、镇静药、利尿剂而诱发肝性脑病。

(孙　蓬　章希炜)

十六、胰腺炎的发病机制和病理生理

【发病机制】

急性胰腺炎的发病机制复杂,迄今尚未完全阐述清楚。有多种因素参与,发展到后期又有新的因素加入,使病情更加复杂。正常情况下,胰液中酶原不具活性,只有在十二指肠内被激活后才有消化功能。在胆道疾病、饮酒、十二指肠液反流、创伤、胰腺血液循环障碍及其他因素存在时,各种胰酶通过不同途径提前在胰管或腺泡内被激活,这些具有活性的胰酶将产生局部和全身损害。在局部对胰腺及其周围组织产生“自身消化”,各种蛋白酶和脂肪酶均可造成组织细胞坏死,特别是磷脂酶 A 可产生有细胞毒性的溶血卵磷脂,可溶解破坏细胞膜和线粒体膜的脂蛋白结构,致细胞死亡。弹力蛋白酶可破坏血管壁和胰腺导管,使胰腺出血和坏死。胰舒血管素可使血管扩张,通透性增加。脂肪酶将脂肪分解成脂肪酸后与钙离子结合形成脂肪酸钙,使血钙降低。此外,细胞内胰蛋白酶造成细胞内的自身消化也与胰腺炎发生有关。

【病理生理】

胰液中各种酶被激活后发挥作用的共同结果是胰腺和胰周围组织广泛充血,甚至出血、坏死,并在腹膜和腹膜后渗出大量液体。患者在早期可出现休克,至疾病后期产生的坏死组织又将因为细菌移位而继发感染,在腹膜后、网膜囊或腹腔形成脓肿。

大量胰酶及有毒物质被腹膜吸收入血可导致心、脑、肺、肝、肾等器官的损害,引起多器官功能障碍。细菌内毒素入血后还可触发体内的单核巨噬细胞、中性粒细胞和淋巴细胞产生并释放大量内源性介质,这将加重全身损害和多器官功能障碍。

胰腺小叶内动脉及其分支之间无吻合存在,属终末动脉,故胰腺组织对缺血高度敏感。胰腺炎时血流动力学改变,如血液黏度增高、红细胞聚集增加和红细胞变形能力下降,这些变化将加重胰腺血循环障碍,促使病情恶化,使水肿性胰腺炎向出血坏死性胰腺炎转化。

十七、脾脏的生理

脾脏是人体最大的外周淋巴器官，其含有大量的淋巴细胞和巨噬细胞，位于血液循环的通路上，有滤过血液和产生免疫反应等重要功能。

【脾脏结构】

脾内含有大量淋巴组织，但其淋巴组织分布规律与淋巴结完全不同。脾脏无皮、髓质之分，而是分为红髓、白髓和边缘带三部分。脾内无淋巴窦，却有大量的血窦。

【脾的功能】

1. 滤血　脾索和边缘区内含大量巨噬细胞，可吞噬清除血液中的病原体和衰老的血细胞。当脾脏肿大或机能亢进时，红细胞破坏过多可引起贫血。

2. 免疫　侵入血内的病原体，如细菌、疟原虫和血吸虫等，可引起脾内发生免疫应答，脾的体积和内部结构也发生变化。体液免疫应答时，淋巴小结增多增大，脾索内浆细胞增多；细胞免疫应答时则动脉周围淋巴鞘显著增厚。脾内淋巴细胞中 T 细胞占 40%，B 细胞占 55%，还有一些 K 细胞和 NK 细胞等。

3. 造血　胚胎早期的脾有造血功能，但自骨髓开始造血后，脾渐变为一种淋巴器官，在抗原刺激下能产生大量淋巴细胞和浆细胞。但脾内仍含有少量造血干细胞，当机体严重缺血或某些病理状态下，脾可以恢复造血功能。

4. 储血　人脾的储血能力较小，约可储血 40 ml，主要储于血窦内。脾肿大时其储血量也增大，当机体需血时，脾内平滑肌的收缩可将所储的血排入血循环，脾随即缩小。

（吴峻立　钱祝银）

十八、甲状腺解剖与生理概要

【甲状腺】

甲状腺呈“H”形，由左右两叶及峡部组成，50%存在锥状叶。甲状腺被膜有内外两层，包膜包绕。内层为甲状腺真包膜，随甲状腺分叶进入腺体实质，使甲状腺形成假小叶结构；外层包膜又称外科包膜，由气管前筋膜形成，内外两层包膜之间有疏松结缔组织、血管神经和甲状旁腺，甲状腺手术应在这两层组织之间进行。由于甲状腺胚胎发育特点，异位甲状腺可以发生在甲状腺下降途径中的任何部位，前纵隔甲状腺较常见，偶可发现舌下甲状腺。

【甲状腺血供】

甲状腺血液供应丰富，主要来自甲状腺上、下动脉，有时有甲状腺最下动脉。甲状腺上动脉来自颈外动脉；甲状腺下动脉由甲状颈干发出，向内下经颈动脉鞘后方至甲状腺侧叶后面与喉返神经交叉后进入腺体；甲状腺最下动脉发自头臂干或主动脉弓，沿气管前行，进入甲状腺峡部。甲状腺静脉有上、中、下三对，上静脉与同名动脉伴行，入颈内静脉；中静脉起自侧叶中部，汇入颈内静脉；甲状腺下静脉和甲状腺最下静脉汇入头臂干。

【甲状腺神经】

甲状腺接受交感神经和副交感神经的支配，交感神经来自交感神经链颈段，伴甲状腺上动脉进入甲状腺，副交感神经来自迷走神经；喉返神经和喉上神经与甲状腺外科关系密切。喉返神经由迷走神经分出后向上行走于气管食管沟内，甲状腺手术时喉返神经易损伤部位有甲状腺下极、甲状腺背面与甲状腺下动脉交叉处以及喉返神经入喉处。喉上神经由迷走神经分出后分成内支和外支。内支为感觉支，支配咽喉部感觉；外支为运动支，支配环甲肌。喉返神经损伤后喝水呛咳，声音低钝。避免喉返神经、喉上神经损伤的关键是手术中紧贴甲状腺包膜操作。

【淋巴回流】

甲状腺淋巴回流的特点是广泛性，流向多个方向，向上达颈部，向下达纵隔。区域淋巴结包括：中央区淋巴结、气管前淋巴结、气管旁淋巴结、腺体旁淋巴结、喉返神经链淋巴结和颈侧区淋巴结：颈深上组、颈深中组、颈深下组淋巴结、颈后三角淋巴结。认识淋巴回流系统有利于甲状腺癌生物学行为的了解，多数甲状腺癌的淋巴转移出现在中央区，另有部分为“跳跃式”转移。

十九、甲状腺功能亢进的发病机制

甲状腺功能亢进(简称甲亢)分为原发性甲亢、继发性甲亢和高功能腺瘤三类。原发性甲亢最常见，患者多在20～40岁，腺体肿大为弥漫性，常伴有突眼。继发性甲亢指在结节性甲状腺肿的基础上发生的甲亢，患者先有结节性甲状腺肿，多为40岁以上，通常患者无突眼。

【发病机制】

原发性甲亢的病因与自身免疫异常有关。已证实甲亢患者血清中存在一种长效甲状腺刺激物(long-acting thyroid stimulator)，目前该物质被证实为免疫球蛋白IgG，由体内淋巴细胞产生，与甲状腺TSH受体(TSHR)结合，激活TSHR，使甲状腺合成和分泌甲状腺激素增加，该IgG称为TSH受体抗体(thyrotropin receptor antibody，TRAB)。再者，临床上发现同卵双胞胎中甲亢的发生率高达30%～60%，远远高于异卵双胞胎3%～9%，因此遗传因素在甲亢的发生中得到考虑；另外，强力的精神刺激等被认为也是甲亢的致病因素之一。

继发性甲亢和高功能腺瘤的发病原因不明，患者体内TRAb等不高，可能是结节自主性分泌紊乱所致。

二十、碘治疗的生理学基础

碘在甲状腺激素的合成中有重要作用，甲状腺球蛋白是甲状腺激素的前身，人甲状腺球蛋白中大约含有110个LUO氨酸残基，LUO氨酸经过碘化后生成甲状腺激素，在蛋白水解酶的作用下甲状腺球蛋白分解出活性激素 T_4 以及少量 T_3。

在抗甲状腺药物和放射性^{131}碘之前无机碘和手术是治疗甲状腺功能亢进的主要方法。药物剂量的碘可使甲状腺激素的分泌急剧减少，使甲亢症状得到控制，其机制可能是碘剂抑制蛋白水解酶的活性，使甲状腺激素释放减少。另外，长时间的抗甲状腺药物使甲状腺充血、质地变脆，而碘剂可使甲状腺血供减少、腺体变硬，此经组织学和放射性同位素检查证实。

药物剂量的无机碘对甲状腺的作用与给药时间有关，给药后 24 h 起效，2 周达到高峰，时间过长甲亢症状爆发，称为碘“脱逸”现象，其机制尚不明确。因此碘剂只能作为甲亢手术前的准备，手术前 2 周起服用，可与抗甲状腺药物或普萘诺尔一起使用。Lugol 氏溶液(碘和碘化钾溶液)10 滴，3 次/d，或自 3 滴起，3 次/d，逐日加 1 滴，至 16 滴，维持至手术，服用时间以 2 周为宜，但不超过 3 周。

(沈美萍)

第二章　基础知识

一、常见乳腺疾病的诊断和治疗原则

急性乳腺炎

急性乳腺炎(acute mastitis)是乳腺的急性化脓性感染，多见于产后哺乳期妇女，以初产妇多见，往往发生在产后 2～4 周。病因为：① 由于乳头内陷和(或)初产妇缺乏授乳经验，导致乳汁淤积，便于入侵细菌的生长繁殖。② 乳头皮肤娇嫩，易破损或皲裂，皮肤周围的细菌或婴儿口咽部的感染通过哺乳途径，使细菌沿淋巴管或直接侵入乳管，上行至腺小叶而致感染。最常见的病原体为葡萄球菌。

【诊断】

1. 临床表现

(1) 发生于哺乳期妇女。

(2) 乳房疼痛，局部红肿、发热等呈蜂窝织炎样表现。

(3) 随着炎症发展，局部疼痛加重，皮肤红肿范围扩大，患侧腋窝淋巴结肿大、压痛。

(4) 局部可形成脓肿，可向外溃破，深部脓肿还可穿至乳房与胸肌间的疏松组织中，形成乳房后脓肿。

(5) 感染严重者，可并发败血症，出现全身中毒症状，如寒战、高热、脉搏加快。

2. 相关检查　血常规化验见白细胞计数增高。

【鉴别诊断】

如果在哺乳期，并有乳房红、肿、热、痛等症状，急性乳腺炎诊断并不困难。但在非哺乳期，要与以下疾病相鉴别：

1. 炎性乳腺癌　不多见，年龄 40 岁左右，特点是发展迅速、预后极差。局部皮肤也可呈炎症样表现，开始时比较局限，不久即扩展到乳房大部分皮肤，皮肤发红、水肿、增厚、粗糙、橘皮样改变、表面温度升高，就诊时半数以上腋窝及锁骨上有肿大淋巴结。乳腺钼靶摄片检查显示：界限不清的大片致密阴影，皮肤增厚，皮下血运丰富。细针穿刺抽吸或皮肤活检可见有癌细胞。

2. 浆细胞性乳腺炎　为乳腺组织的无菌性炎症，炎性细胞中以浆细胞为主。发病年龄在 30～40 岁，主要临床表现为乳房肿痛、乳头溢液、乳头凹陷、乳腺肿块和乳房皮肤发红，腋窝淋巴结呈炎症反应并伴有触痛。本病常反复发作。急性期，抗感染后皮肤红肿可消退，慢性期抗感染效果不佳。细针穿刺抽吸可见有大量炎症细胞。

【治疗原则】

1. 一般治疗　患侧乳房应以吸乳器吸尽乳汁，促使乳汁通畅排出。乳房热敷有利于局部血液循环，促使早期炎症的消散。

2. 药物治疗 主要病原菌为金黄色葡萄球菌，应用青霉素、头孢菌素等抗革兰阳性菌抗生素等。若患者对青霉素过敏，可应用红霉素。中药治疗可用蒲公英、野菊花等清热解毒药物。若感染严重或脓肿引流后能引发乳瘘，应停止哺乳，并采取断奶处理。可口服己烯雌酚 1～2 mg，每日 3 次，共 2～3 日；或肌内注射苯甲酸雌二醇，每次 2 mg，每日 1 次，至乳汁停止分泌为止。

3. 手术治疗 脓肿形成后，主要治疗措施是及时作脓肿切开引流。为避免损伤乳管而形成乳瘘，应做放射状切开，乳晕下脓肿应沿乳晕作弧形切口。深部脓肿或乳房后脓肿可沿乳房下缘做弧形切口，经乳房后间隙引流之。切开前应细针穿刺以定位，切开后以手指轻轻分离脓肿的多房间隔，以利引流。脓腔较大时，可在脓腔的最低部位另加切口作对口引流。并经常换药，直至切口愈合。

乳腺增生症

【概述】

乳腺增生症(hyperplasia of mammary gland)是妇女常见病、多发病，本病常见于中青年妇女，25～40 岁多见。其表现为正常乳腺小叶结构在数量上和形态上的异常，特点为生理性增生与复旧不全造成的乳腺组织结构紊乱。

【诊断】

1. 临床表现

(1) 乳房胀痛和肿块，特点是大部分患者具有周期性，疼痛与月经周期有关，往往在月经前(一般月经来潮前 7 天左右)疼痛加重，月经来潮后减轻或消失，有时整个月经周期都有疼痛。疼痛可向腋下放射。疼痛程度常与情绪紧张有关。严重者可影响患者工作、学习，甚至行走时震动都可加剧疼痛。

(2) 体检发现一侧或两侧乳腺有弥漫性增厚，呈颗粒状、结节状或片状，增厚区与周围乳腺组织分界不明显，质地韧，有弹性，可活动，以外上象限为多，可伴有触痛。少数患者可有乳头溢液，为无色或黄色。腋窝无肿大淋巴结。

2. 相关检查

(1) 钼靶 X 线平片：增生的乳腺组织呈棉絮状或毛玻璃状密度增强影，如有囊性增生可见增强影中有圆形透亮阴影。

(2) 红外透照检查：利用乳腺组织对红外光吸收程度的不同，其透射图像可显示乳腺内部结构。乳腺增生症透光一般无明显异常，增生明显处可透光度减弱，血管图像正常。

(3) B 超检查：具有无创伤、简便等特点，对囊性增生有较大诊断价值，对实质肿块 B 超可显示肿块形状、边缘、内部回声以及血液供应情况。

(4) 细针穿刺检查：对病变性质提供细胞学诊断，但穿刺经验及病理医师诊断水平对该结果有较大影响，且阴性不一定能排除乳腺癌，因此对该检查结果下结论要慎重。

(5) CT、MRI：可立体地显示乳腺肿块的内部结构及周围情况，对乳腺病诊断提供参考途径。

【鉴别诊断】

根据以上临床表现，本病的诊断并不困难。但局限性乳腺增生的肿块要与乳腺癌相区别，因为乳腺增生症为常见病，患者和医师经常会麻痹地将局限性增生归为乳腺增生症，待癌肿明显时已是晚期。乳腺癌肿块比较明确，质地偏硬，与周围乳腺有较明显区别，有时有腋窝淋巴结肿大，当不能有把握确诊时应定期复查，必要时手术活检。

【治疗原则】

针对临床表现为乳腺疼痛和肿块，治疗目的为减除疼痛和排除恶性肿块可能，因此主要治疗方法为对症治疗。

1. 多采用抑制雌激素和平衡雌孕激素治疗，如服用雄激素、三苯氧胺、孕激素等，但不良反应较大。

2. 中药或中成药调理，包括疏肝理气、调和冲任及调整卵巢功能。

3. 对于局限性增生的肿块，应每隔 2～3 个月在月经结束后 1 周至 10 天内复查。

4. 对于 35 岁以上、具有高危因素、长期肿块无明显消退、肿块边界较明显者，应予手术切除并做病理检查，以排除恶性可能。

乳腺纤维腺瘤

乳腺纤维腺瘤(fibroadenoma)是年轻女性的常见肿瘤，发病率在乳腺良性肿瘤中属首位，约为 3/4。该病在 9～68 岁均可见，但最常见的发生年龄在 15～35 岁。本病发病原因尚不清楚，可能原因是与小叶内纤维细胞对雌激素的敏感性异常增高或雌激素水平过高有关。乳腺纤维腺瘤极少数可发生恶变，其纤维成分可恶变为肉瘤，腺上皮成分可恶变为癌。

【诊断】

1. 临床表现

(1) 常见于青年妇女，多为无痛性肿块，多在洗澡、更衣或体检时发现，肿块增大缓慢，月经周期对肿块的大小并无影响。除肿块外，患者常无明显自觉症状。

(2) 好发于乳房外上象限，肿瘤直径多在 1～3 cm，也有直径超过 10 cm。该肿块多呈卵圆形、圆形，质实而不硬，表面光滑，活动度大，不与皮肤与胸肌粘连。患者腋窝淋巴结无肿大。

2. 相关检查

(1) 钼靶 X 线平片：乳腺纤维腺瘤表现为卵圆形、圆形的密度增强影，边缘清楚，无钙化影。

(2) 红外透照检查：可显示乳腺内有一边缘清楚的肿块影，血管影正常。

(3) B 超检查：显示肿块形状为卵圆形、圆形，实质，边界清，内部回声均质，肿块后方回声增强。

【鉴别诊断】

根据年龄及体征，纤维腺瘤诊断较容易，通过病史及触诊即可确诊，但对于 40 岁以后尤其是绝经后患者不要轻易诊断为纤维腺瘤，必须排除恶性肿瘤可能。如短期内肿瘤迅速增大也应考虑有恶变可能。有时肿块不典型者，应与以下乳腺疾病相鉴别：

1. 乳腺癌　肿块质地硬，边缘不清，活动度差，腋窝可有肿大的淋巴结。

2. 乳腺囊性增生病　乳腺疼痛和肿块，并随月经周期性变化，肿块多个，质韧，边界清，活动。

【治疗原则】

乳腺纤维腺瘤虽为良性肿瘤，但有少数恶变可能，各类药物治疗效果多不可靠，治疗原则为手术切除。

1. 手术时机

(1) 小肿块可定期观察。

(2) 35 岁以上的患者应立即手术治疗。

(3) 肿块大于 3 cm、生长较快者，应积极处理。

2. 手术治疗的注意事项

(1) 切口设计应考虑美学，减少对乳管的损伤。并且要考虑肿块可能为恶性，不应影响乳腺癌根治术的切口设计。对于较大的纤维腺瘤，可采用经乳房下弧形切口，将全乳翻起，由乳房后方将肿瘤切除，而不改变乳房外形及留下明显切口。

(2) 应将肿瘤连同其包膜整块切除，以周围包裹少量正常乳腺组织为宜，如残留包膜易复发。

(3) 肿块必须常规做病理检查。

乳腺导管内乳头状瘤

乳腺导管内乳头状瘤(intraductal papilloma)包括大导管内乳头状瘤和中、小导管内乳头状瘤两种类型，发病年龄在 40～50 岁，有 5%～10%会发生恶变。大导管内乳头状瘤是指发生在从乳管开口部至壶腹以下 1.5 cm 左右的一段导管，约占本病的 75%，瘤体位于乳头或乳晕下，多为单发，少数可同时在几个大导管同时发生。中、小乳腺管的乳头状瘤位于乳房周围区域扩张的中、小导管内。瘤体很小，带蒂而有绒毛，且有很多壁薄的血管，故易出血。

【诊断】

1. 临床表现

(1) 大多数表现为乳头溢液，可为鲜红色或暗红色血性，也可为淡黄色浆液性液体，多无疼痛感觉，常在更换内衣时发现有少许污迹。

(2) 挤压乳房相应区域乳头可溢液。肿瘤小，常不能触及，少数可触及乳腺肿块，多位于乳晕下或周围，一般直径不超过 1 cm 小结节，质地中等，边界清楚，同样按压肿块乳头即有液体溢出。

2. 相关检查

(1) 乳腺导管 X 线造影：可在钼靶 X 线上显示扩张的导管及其树状分枝影，并可见芝麻或米粒大小的充盈缺损。

(2) 钼靶 X 线平片：个别瘤体可在平片上显示出一圆形肿瘤影，边界清楚。

(3) 乳头溢液细胞学检查：将乳头溢液进行涂片，显微镜下观察，偶可见肿瘤细胞，但阳性率较低。

(4) 乳管内窥镜检查：乳管内窥镜是新近研究发明的、类似胃镜的内窥镜仪器，其光导纤维束直径为 0.4～0.45 mm，可顺溢液的乳管开口插入，深达一二级乳管，可见乳管内乳头状瘤为黄色或充血样实体肿物，其表面呈颗粒状，突入腔内，质脆易出血。

【鉴别诊断】

1. 乳腺导管扩张症　本病的基本病变为乳腺导管潴留性扩张，导管周围有较多浆细胞浸润，故也称浆细胞性乳腺炎。临床表现为多个乳管开口溢液，以淡黄色、无色液体多见，乳腺内可扪及一个或多个肿块，有压痛。腋淋巴结有时可及肿大。

2. 乳腺增生症　一般双乳头出现溢液，以淡黄色、无色液体多见。

【治疗原则】

1. 5%～10%者会发生恶变，治疗应积极，以手术为主，切除瘤体及其周围病变的乳腺管系统。对瘤体较小的、不能触及肿块的乳腺导管内乳头状瘤，术前需正确定位。

2. 对肿瘤常规进行病理检查，如有恶变应施行乳腺癌根治术。

3. 对年龄较大、乳腺管上皮增生活跃或间变者，可行单纯乳房切除术。

叶状囊肉瘤

叶状囊肉瘤(cystosarcoma phyllodes)曾有巨大纤维腺瘤、腺肉瘤、叶状纤维瘤、分叶状囊肉瘤等名称。由于肉瘤是指来源于间叶组织的恶性肿瘤，但临床表现、病理、预后存在很大差别，目前倾向将良性结果称为巨纤维腺瘤，恶性行为称为叶状囊肉瘤，并将其再分为低度恶性、中度恶性和高度恶性三种。其发病在各年龄段均可见，以中年女性较多。其发病原因尚不清楚，但认为与纤维腺瘤有相关的发病因素。病理上表现为圆形，分叶状，边界清楚，无包膜，肿瘤内可见上皮成分和恶性间叶组织混合组成。

【诊断】

1. 临床表现

(1) 乳腺巨大肿块，多单侧，大多生长缓慢，偶可增长很快，无明显疼痛等不适。

(2) 体格检查：肿块体积较大，多呈圆形，部分区域呈囊性感，凹凸不平，可呈分叶状，质地韧偏硬如橡皮样，边界清楚，与皮肤、胸肌无粘连，表面皮肤菲薄甚至出现溃疡，皮下可见扩张的静脉。腋窝淋巴结肿大少见。

2. 相关检查

(1) 钼靶 X 线平片：可见圆形密度增强影，边缘清楚，边缘无毛刺影。

(2) 红外透照检查：可显示乳腺内有一边缘清楚的肿块暗影，血管影明显扩张。

(3) B 超检查：显示圆形、实质肿块，边界清，内部回声均质。

【鉴别诊断】

1. 乳腺癌　肿块质地硬，边界不清，可与皮肤或胸肌粘连，皮肤可有橘皮样改变，腋窝可有肿大淋巴结。

2. 乳腺纤维腺瘤　小的乳腺纤维腺瘤较易鉴别，多发于年轻女性，无痛性肿块，卵圆形、扁形，质韧，光滑，活动。较大的巨纤维腺瘤，有时临床体检很难鉴别，甚至病理上也很难分清，不过两者都有手术指征。

【治疗原则】

治疗以手术切除术为主，放疗或化疗的效果多不佳。对于年龄轻、肿块体积未超过乳房一半者，可单纯切除肿块，但手术范围要略大，否则易复发。对于年龄较大、肿块体积也比较大，如单纯切除肿块而乳房外形改变明显，可行乳房切除术。术后要定期观察，如复发，可再次手术切除。

男性乳房肥大症

男性乳房肥大症(gynecomastia)是指男性乳腺组织异常发育，组织学表现类似女性正常的乳腺组织。可见于任何年龄，以青春期前后及老年期好发。大多数患者双侧乳房受累，常同时发生，也有先后发生。发病原因较多，主要有：① 内分泌因素：内源性雌激素增高。② 药物因素：雌激素治疗前列腺增生和前列腺癌。其他药物如洋地黄、西咪替丁、螺内酯、异烟肼、甲基多巴、卡托普利、酮康唑、三环类抗抑郁药和安定等也可引起男性乳房肥大。③ 其他：肝硬化后对肾上腺雄激素灭活能力下降，使更多的雄激素转化为雌激素；肺癌、肝癌、结肠癌等肿瘤患者也有发生男性乳房肥大。病理表现为腺管增生而无腺泡增生。

【诊断】

主要临床表现为肿块，盘状，常位于乳晕下，质韧，多伴有结节感，多为单侧，也有双侧者，肿块多数无痛，部分病例可有压痛，肿块小者直径 1～2 cm，大者近乎成年妇女乳房，边界清楚，与乳晕或乳头有粘连，但与胸肌无粘连，极少数有乳头溢液。

本病诊断并不困难，但病因有时很难明确，要排除睾丸疾病、药物因素、肝脏病变后，再考虑常见的青春期肥大和老年期肥大。

【鉴别诊断】

应与男性乳腺癌鉴别。男性乳腺癌质硬，向周围组织浸润，与胸肌粘连，活动度受限，必要时活检。

【治疗原则】

常见的青春期肥大和老年期肥大一般不需治疗，多数患者于发病 1～2 年内自行消失。如因服用雌激素而发病，停药后即逐渐消退。继发性男性乳房肥大症应针对病因治疗。若有疼痛等症状可口服甲睾酮，每日 3 次，每次 5 mg，可连续服用 1 个月左右。三苯氧胺对青春期和大多数老年患者有效。如明显肥大而影响外貌，可手术切除，采用乳晕下弧形切口以保持乳房外形的完整，并保留乳头。

乳 腺 癌

乳腺癌(breast cancer)是女性最常见的恶性肿瘤之一，在我国占全身各种恶性肿瘤的 7%～10%，仅次于子宫颈癌，但发病率逐年升高，部分大城市报道乳腺癌占女性恶性肿瘤之首位。

1. 病因　乳腺癌的病因尚不清楚。45～50 岁发病率较高，绝经后发病率继续上升。月经初潮年龄早、绝经年龄晚、不孕及初次足月产的年龄大等，与乳腺癌发病均有关。一级亲属中有乳腺癌病史者，发病危险性是普通人群的 2～3 倍。乳腺良性疾病与乳腺癌的关系尚有争论，多数认为乳腺小叶上皮高度增生或不典型增生可能与乳腺癌发病有关。另外，营养过剩、环境因素及生活方式等与乳腺癌的发病也有一定关系。

2. 病理类型　乳腺癌有多种分型方法，目前国内多采用以下病理分型。

(1) 非浸润性癌：包括导管内癌、小叶原位癌及乳头湿疹样乳腺癌。此型属早期，预后较好。

(2) 早期浸润性癌：包括早期浸润性导管癌、早期浸润性小叶癌。早期浸润是指癌的浸润成分小于 10%，此型仍属早期，预后较好。

(3) 浸润性特殊癌：包括乳头状癌、髓样癌（伴大量淋巴细胞浸润）、小管癌（高分化腺癌）、腺样囊性癌、黏液腺癌、大汗腺样癌、鳞状细胞癌等。此型分化一般较高，预后尚好。

(4) 浸润性非特殊癌：包括浸润性小叶癌、浸润性导管癌、硬癌、髓样癌（无大量淋巴细胞浸润）、腺癌等。此型一般分化低，预后较上述类型差，且是乳腺癌中最常见的类型，占 80%，但判断预后尚需结合疾病分期等因素。

(5) 其他罕见癌。

3. 转移途径

(1) 局部扩展：癌细胞沿导管或筋膜间隙蔓延，继而侵及 Cooper 韧带和皮肤。

(2) 淋巴转移：主要途径有：① 癌细胞经胸大肌外侧缘淋巴管侵入同侧腋窝淋巴结，然后侵入锁骨下淋巴结以至锁骨上淋巴结，进而可经胸导管（左）或右淋巴管侵入静脉血流而向远处转移。② 癌细胞向内侧淋巴管，沿着乳内血管的肋间穿支引流到胸骨旁淋巴结，继而达到锁骨上淋巴结，并可通过同样途径侵入血流。③ 癌细胞也可通过逆行途径转移到对侧腋窝或腹股沟淋巴结。

(3) 血运转移：癌细胞可经淋巴途径进入静脉，也可直接侵入血循环而致远处转移。最常见的远处转移依次为肺、骨、肝。

【临床表现】

1. 早期表现是患侧乳房出现无痛、单发的小肿块，肿块质硬，表面不光滑，与周围组织分界不很清楚，在乳房内不易被推动。

2. 随着肿瘤增大，可引起乳房局部隆起。若累及 Cooper 韧带，可使其缩短而致肿瘤表面皮肤凹陷，即所谓“酒窝征”。邻近乳头或乳晕的癌肿因侵入乳管使之缩短，可把乳头牵向癌肿一侧，进而可使乳头扁平、回缩、凹陷。癌块继续增大，如皮下淋巴管被癌细胞堵塞，引起淋巴回流障碍，出现真皮水肿，皮肤呈“橘皮样”改变。

3. 乳腺癌发展至晚期，可侵入胸筋膜、胸肌，以致癌块固定于胸壁而不易推动。如癌细胞侵入大片皮肤，可出现多数小结节，进而彼此融合，甚至溃破而形成溃疡。

4. 乳腺癌淋巴转移最初多见于腋窝。肿大淋巴结质硬、无痛、可被推动；以后数目增多，并融合成团，甚至与皮肤或深部组织附着。乳腺癌转移至肺、骨、肝时，可出现相应症状。

5. 特殊类型　炎性乳腺癌（inflammatory breast carcinoma）和乳头湿疹样乳腺癌（paget carcinoma of the breast）。炎性乳腺癌并不多见，特点是发展迅速、预后差。局部皮肤可呈炎症样表现，开始时比较局限，不久即扩展到乳房大部分皮肤，皮肤发红、水肿、增厚、粗糙、表面温度升高。乳头湿疹样乳腺癌少见，恶性程度低，发展慢。乳头有瘙痒、烧灼感，乳头和乳晕的皮肤呈湿疹样改变，进而形成溃疡。部分病例于乳晕区可扪及肿块。

【诊断与鉴别诊断】

详细询问病史及临床检查后，大多数乳房肿块可得出诊断。但出现如局部乳腺腺体增厚、乳头溢液、乳头糜烂、局部皮肤内陷等一些早期乳腺癌的体征，以及对有高危因素的妇女，应进一步检查。诊断时应与下列疾病鉴别：

1. 纤维腺瘤　常见于青年妇女，肿瘤大多为圆形或椭圆形，边界清楚，活动度大，生长缓慢。

2. 乳腺囊性增生病　多见于中年妇女，特点是乳房胀痛和乳房肿块，可随月经周期呈周期性变化。对本病应定期随访，密切观察，可疑者行穿刺或手术活检。

3. 浆细胞性乳腺炎　是乳腺组织的无菌性炎症，炎性细胞中以浆细胞为主。临床上60%呈急性炎症表现，皮肤可呈橘皮样改变。40%患者开始即为慢性炎症，表现为乳晕旁肿块，边界不清，可有皮肤粘连和乳头凹陷。急性期应予抗感染治疗，炎症消退后若肿块仍存在，则需手术切除。

4. 乳腺结核　是由结核杆菌所致乳腺组织的慢性炎症。好发于中、青年女性。病程较长，发展较缓慢。局部表现为乳房内肿块，肿块质硬偏韧，部分区域可有囊性感。治疗包括全身治疗及局部治疗，可作包括周围正常乳腺组织在内的乳腺区段切除。

【临床分期】

乳腺癌的分期方法很多，现多数采用国际抗癌协会建议的 T(原发癌瘤)、N(区域淋巴结)、M(远处转移)分期法(1988 年修订)。内容如下：

T_0:原发癌瘤未查出。

Tis:原位癌(非浸润性癌及未查到肿块的乳头湿疹样乳腺癌)。

T_1:癌瘤长径≤2 cm。

T_2:癌瘤长径>2 cm，但≤5 cm。

T_3:癌瘤长径>5 cm。

T_4:癌瘤大小不计，但侵及皮肤或胸壁(肋骨、肋间肌、前锯肌)，炎性乳腺癌亦属之。

N_0:同侧腋窝无肿大淋巴结。

N_1:同侧腋窝有肿大淋巴结，尚可推动。

N_2:同侧腋窝肿大淋巴结彼此融合，或与周围组织粘连。

N_3:有同侧胸骨旁淋巴结转移。

M_0:无远处转移。

M_1:有锁骨上淋巴结转移或远处转移。

根据以上情况进行组合，可把乳腺癌分为以下各期：

0 期:Tis N_0M_0；

Ⅰ期:$T_1N_0M_0$；

Ⅱ期:$T_{0\sim1}N_1M_0$，$T_2N_{0\sim1}M_0$，$T_3N_0M_0$；

Ⅲ期:$T_{0\sim2}N_2M_0$，$T_3N_{1\sim2}M_0$，T_4任何 N M_0，任何 T N_3M_0；

Ⅳ期:包括 M_1的任何 TN。

以上分期实际上还不很精确，应结合术后病理检查结果进行校正。

【预防】

乳腺癌病因尚不清楚，目前尚难以提出确切的病因学预防（一级预防）。但重视乳腺癌的早期发现（二级预防），经普查检出病例，将提高乳腺癌的生存率。乳房钼靶 X 线检查是目前最有效的影像学诊断方法。

【治疗原则】

手术治疗是乳腺癌的主要治疗方法之一，还有辅助化学药物、内分泌、放射、免疫治疗。

对病灶仍局限于局部及区域淋巴结的患者，手术治疗是首选。手术适应证为国际临床分期的 0、Ⅰ、Ⅱ及部分Ⅲ期的患者。已有远处转移、全身情况差、主要脏器有严重疾病、年老体弱不能耐受手术者属手术禁忌。

1. 手术治疗　目前应用的 5 种手术方式包括保留乳房的手术均属治疗性手术。

(1) 乳腺癌根治术（radical mastectomy）：手术应包括整个乳房、胸大肌、胸小肌、腋窝及锁骨下淋巴结的整块切除。

(2) 乳腺癌扩大根治术（extensive radical mastectomy）：即在上述清除腋下组（胸小肌外侧）、腋中组（胸小肌深面）及腋上组（胸小肌内侧）三组淋巴结的基础上，同时切除胸廓内动、静脉及其周围的淋巴结（即胸骨旁淋巴结）。

(3) 乳腺癌改良根治术（modified radical mastectomy）：有两种术式：一是保留胸大肌，切除胸小肌；二是保留胸大肌、胸小肌。前者淋巴结清除范围与根治术相仿，后者不能清除腋上组淋巴结。根据大量病例观察认为，Ⅰ、Ⅱ期乳腺癌应用根治术及改良根治术的生存率无明显差异，且该术式保留了胸肌，术后外观效果较好。

(4) 全乳房切除术（total mastectomy）：手术范围必须切除整个乳腺，包括腋尾部及胸大肌筋膜。该术式适宜于原位癌、微小癌及年迈体弱不宜做根治术者。

(5) 保留乳房的乳腺癌切除术（lumpectomy and axillary dissection）：手术包括完整切除肿块及腋淋巴结清扫。肿块切除时要求肿块周围包裹适量正常乳腺组织，确保切除标本的边缘无肿瘤细胞浸润。术后必须辅以放疗、化疗。

2. 化学药物治疗　乳腺癌是实体瘤中应用化疗最有效的肿瘤之一，手术尽量去除了肿瘤负荷，残存的肿瘤细胞易被化学抗癌药物杀灭。辅助化疗应早期、联合应用。治疗时间以 6 个月左右为宜，以达到杀灭亚临床型转移灶的目的。

浸润性乳腺癌伴腋淋巴结转移者是应用辅助化疗的指征。对腋淋巴结阴性者是否应用辅助化疗尚有不同意见。有人认为除原位癌及微小癌（$<$1 cm）外均用辅助化疗。腋淋巴结阴性而有高危复发因素诸如原发肿瘤直径大于 2 cm，组织学分类差，雌、孕激素受体阴性，肿瘤 S 期细胞百分率高，癌细胞分裂象多，异倍体肿瘤及癌基因 C－erB－2 有过度表达者，适宜应用术后辅助化疗。

常用的有 CMF 方案（环磷酰胺、甲氨蝶呤、氟尿嘧啶）、CAF 方案（环磷酰胺、阿霉素、氟尿嘧啶）。

术前化疗（新辅助化疗）目前多用于Ⅲ期病例，可探测肿瘤对药物的敏感性，并使肿瘤缩小，减轻与周围组织的粘连。化疗方案多采用 CMF 或 CAF，一般 1～2 个疗程。

3. 内分泌治疗　癌肿细胞中 ER 含量高者，称激素依赖性肿瘤，这些病例大多数对内分泌治疗有效，预后较好；不然反之。目前内分泌治疗最常用的药物是三苯氧胺（tamoxifen）。其为非甾体激素的抗雌激素药物，可在靶器官内与雌二醇争夺 ER，该药可降低乳腺癌术后复发及转移，对 ER、PgR 阳性的绝经后妇女效果尤为明显。同时可减少对侧乳腺癌的发生率。三苯氧胺的用量为每日 20 mg，至少服用 3 年，一般服用 5 年。

4. 放射治疗　是乳腺癌局部治疗的手段之一。在保留乳房的乳腺癌手术后，放射治疗是一重要的组成部分。单纯乳房切除术后可根据患者年龄、疾病分期分类等情况，决定是否应用放疗。根治术后是否应用放疗，多数认为对Ⅰ期病例无益，对Ⅱ期以后病例可能降低局部复发率。放疗指征如下：① 病理报告有腋中或腋上组淋巴结转移者；② 阳性淋巴结占淋巴结总数 1/2 以上或有 4 个以上淋巴结阳性者和 T_3病例；③ 病理证实胸骨旁淋巴结阳性者（照射锁骨上区）；④ 原发灶位于乳房中央或内侧而作根治术后，尤其是腋淋巴结阳性者；⑤ 腋淋巴结阳性少于 4 个和 T_3或腋淋巴结阳性超过 4 个和 $T_{1\sim2}$者为放疗的相对适应证。

（查小明）

二、肠套叠

原发性肠套叠见于 2 岁以内的小儿，原因不明，可能与病毒感染有关。继发性肠套叠多见于成人，占肠套叠的 5%，其中 65%以上的患者肠腔内有息肉样肿瘤。

【临床表现】

临床特点是阵发性腹痛（哭闹）、呕吐、黏液血便和腹部腊肠样肿块四大症状，慢性肠套叠缓解期间肿块可消失。

【诊断】

直肠指检可扪及宫颈样套入部及指染果酱样便。空气灌肠、钡灌肠可见结肠内有杯口样阴影，这是诊断结肠肠套叠的主要手段；小肠套叠需要剖腹探查确诊。

【治疗原则】

原发性肠套叠 48 h 内、无腹膜炎表现者可用空气灌肠试行复位治疗，必要时应手术治疗。继发性肠套叠应手术治疗，不主张用灌肠复位治疗。

（陈思梦）

三、外科感染的诊断和治疗原则

外科感染（surgical infection）是指需要外科治疗的感染，包括创伤、手术、烧伤等并发的感染。按病菌种类和病变性质可分为非特异性感染（nonspecific infection）和特异性感染（specific infection）。非特异性感染多见，常见有疖、痈、丹毒、急性淋巴结炎、急性乳腺炎、急性阑尾炎、急性腹膜炎等，致病菌有金黄葡萄球菌、溶血性链球菌、大肠杆菌、铜绿假单胞菌（绿脓杆菌）等。特异性感染包括结核、破伤风、气性坏疽、炭疽、念珠菌病等，其致病菌为结核杆菌、破伤风梭菌、炭疽杆菌、白念珠菌等。按病程可分为急性、亚急性与慢性感染。按发生条件可分为原发性感染与继发性感染、外源性感染和内源性感染等。

【诊断】

1. 临床表现

（1）局部症状：急性炎症有红、肿、热、痛和功能障碍的典型表现，慢性感染有局部肿胀或硬结肿块，但疼痛大多不明显；脓肿形成时，触诊有波动感。病变位置深则局部症状不明显。

（2）器官、系统功能障碍：如泌尿系统感染有尿频、尿急；肝脓肿有腹痛、黄疸等。

（3）全身症状：轻微感染可无全身症状，感染重时常有发热、乏力、食欲减退等表现；严重者可有尿少、神志不清，甚至休克和多器官功能障碍。

（4）特殊表现：某些特异性感染有特殊的临床表现。如破伤风有肌肉强直痉挛，气性坏疽可出现皮下捻发音等。

（5）临床检查：认真询问病史及体格检查。如波动感是脓肿诊断的主要依据，深部脓肿波动感可不明显，但表面组织常有水肿，局部压痛，穿刺可有助诊断。

2. 相关检查

（1）实验室检查：白细胞计数及分类是常用检测。白细胞总数大于 $12\times10^9/L$ 或小于 $4\times10^9/L$ 或发现未成熟白细胞，提示重症感染。其他化验项目如血常规、肝功能生化等可根据情况选择。病原体鉴定：脓液或病灶渗液涂片革兰染色，显微镜下可分辨病菌菌体形态及革兰染色。脓液、血、尿、痰或穿刺液细菌培养及药敏试验。其他特殊检测手段可明确病因，如结核、巨细胞病毒感染等。

（2）影像学检查：主要用于内在感染的诊断。超声检查可探测肝、胆、肾等的病变，还可发现胸腹腔、关节腔积液。胸部病变可用 X 线检查。CT、MRI 可以发现体内多种病变，诊断率较高。

【治疗原则】

1. 治疗目标　制止病菌生长，促使机体组织修复。为此，应局部治疗与全身性治疗并重，更须防止处理不当反而使病情加重。

2. 局部处理

（1）保护感染部位，不受挤压损伤，限制活动或加以固定，以免感染范围扩展。

（2）浅部的急性病变，未成脓阶段可选用西药湿敷、中药敷贴、热敷。超短波或红外线辐射、封闭疗法等，可促使病变消退或局限成脓。已成脓后应及时使脓液排出，切开或扩大破溃口引流。感染的伤口创面则用换药方法处理。

（3）深在的病变，应视其所在的组织器官以及进展程度，参考全身情况，直接施行手术处理或先用非手术疗法。手术处理为切除或切开病变、留置引流物，或在超声、X 线等引导下穿刺引流。非手术疗法用抗菌药物、补充体液和营养成分等，并密切观察病情变化，病情好转时继续用药，否则应手术处理。

3. 抗菌药物的应用　西药有抗生素类、合成抗菌药类以及其他灭菌药。灭菌药限用于一部分体表病变的换药，例如对厌氧菌感染可用过氧化氢溶液、高锰酸钾溶液等。抗感染的中药以清热解毒药为主，常合用活血化瘀药、益气药等，还可以与西药、手术疗法相配合。

4. 改善全身状态　外科感染可不同程度地影响患者全身。尤其对伤后或手术后的感染、重要器官的感染、较重的脓毒症以及原先有较重的其他病症者，必须改善患者的全身状态。

(1) 体温过高时需用头部冷敷或解热的中、西成药。体温过低时需保暖。

(2) 维持体液平衡和营养代谢，以免脱水、电解质紊乱、能量不足和蛋白质消耗过多。

(3) 如有较重的贫血、低蛋白血症或白细胞减少，需适当输血或补充血液成分。

(4) 按中医辨证施治原则选用方剂，除了起抗菌作用，还可有减轻症状、增加抵抗力和改善生活质量的效果。

(5) 同时治疗感染发生前已有的病症，例如调控糖尿病患者的血糖和纠正酮症。

(6) 并发脓毒性休克或多器官功能不全综合征时，更应加强监测治疗。

四、特异性感染的诊断和治疗原则

特异性感染是指引起一般性感染以外的细菌、真菌等所引起的感染，如结核杆菌，破伤风梭菌，白念珠菌等。此类感染的病菌各有特别的致病作用及特别的病理变化和临床表现。

破伤风

破伤风(tetanus)是由破伤风梭菌引起的一种特异性感染。可能发生在各种创伤后及不洁条件下分娩的产妇和新生儿。破伤风梭菌为革兰染色阳性，专性厌氧菌。以芽孢状态分布于自然界，有很强的抵抗力。创伤时，破伤风梭菌可污染深部组织，如伤口小，局部有坏死组织、缺血等，则形成了适合该菌生长繁殖的缺氧环境。其繁殖并产生大量痉挛毒素与溶血毒素。主要是痉挛毒素引起一系列临床症状和体征。

【诊断】

1. 临床表现

(1) 潜伏期通常是6～12日，个别患者可在伤后1～2日发病。潜伏期越短者，预后越差。亦有在伤后数月或数年因清除病灶或异物而发病。

(2) 前驱症状是全身乏力、头晕、头痛、咀嚼无力、局部肌肉发紧、扯痛、反射亢进等。典型症状是在肌强直、发硬的基础上，阵发性强烈痉挛，通常最先受影响的肌群是咀嚼肌，随后顺序为面部表情肌及颈、背、腹、四肢肌，最后为膈肌。相应出现的征象为：张口困难(牙关紧闭)、蹙眉、口角下缩、咧嘴“苦笑”、颈部强直、头后仰；当背、腹肌同时收缩，因背部肌群较为有力，躯干扭曲成弓、结合颈、四肢的屈膝、弯肘、半握拳等痉挛姿态，形成“角弓”反张或“侧弓”反张；膈肌受影响后，发作时面唇青紫，通气困难，可出现呼吸暂停。上述发作可因轻微刺激，如光、声、接触、饮水等而诱发。间歇期长短不一，发作频繁者，常示病情严重。发作时神志清楚，表情痛苦，每次发作时间由数秒至数分钟不等。强烈的肌痉挛，可使肌肉断裂，甚至发生骨折。膀胱括约肌痉挛可引起尿潴留。持续的呼吸肌和膈肌痉挛，可造成呼吸骤停。患者死亡原因多为窒息、心力衰竭或肺部并发症。

(3) 病程一般为3～4周，如积极治疗、不发生特殊并发症者，发作程度可逐步减轻，缓解期平均约1周。但肌紧张与反射亢进可继续一段时间；恢复期间还可出现一些精神症状，如幻觉，言语、行动错乱等，但多能自行恢复。

(4) 少数患者可仅表现为受伤部位肌肉持续性强直的局部破伤风，可持续数周或数月，预后较好。新生儿患此病时，因肌肉纤弱而症状不典型，表现为不能啼哭和吸乳，少活动，呼吸弱或困难。

2. 相关检查　实验室检查很难诊断破伤风，因脑脊液检查可以正常，伤口厌氧菌培养也难发现该菌。

【诊断与鉴别诊断】

1. 破伤风的症状比较典型，诊断主要根据临床表现。凡有外伤史，不论伤口大小深浅，如果伤后出现肌紧张、扯痛、张口困难、颈部发硬、反射亢进等，均应考虑此病的可能性。

2. 鉴别诊断　需要与下列疾病鉴别

(1) 化脓性脑膜炎：虽有“角弓”反张状和颈项强直等症状，但无阵发性痉挛；有剧烈头痛、高热、喷射性呕吐、神志有时不清；脑脊液检查有压力增高、白细胞计数增多等。

(2) 狂犬病：有被疯狗、猫咬伤史，以吞咽肌抽搐为主。喝水不能下咽，并流大量口涎，患者听见水声或看见水，咽肌立即发生痉挛。

(3) 其他：如颞下颌关节炎、子痫、癔症等。

【预防】

破伤风梭菌是厌氧菌，生长繁殖必须有缺氧的环境。创伤后早期彻底清创，改善局部循环，是预防破伤风发生的关键；此外，还可通过人工免疫产生较稳定的免疫力。

1. 自动免疫法　以破伤风梭菌经多代特殊培养所产生的类毒素为抗原，注射人体后，可产生相当高的抗体。这种类毒素无毒性，也不致发生血清性过敏反应，其作用可靠。具体方法为：前后共注射 3 次，每次 0.5 ml。这种免疫力可保持 10 年以上，随后如 5 年追加注射一次(0.5 ml)，便能保持足够的免疫力。小儿对本病的自动免疫可与百日咳、白喉等免疫联合进行。有基础免疫力的伤员，伤后只要皮下注射类毒素 0.5 ml，便可迅速强化机体的抗破伤风免疫力，不需要注射破伤风抗毒素。

2. 被动免疫法　对伤前未接受自动免疫的伤员，尽早皮下注射破伤风抗毒素(TAT) 1 500～3 000 U。因为破伤风的发病有一潜伏期，尽早注射有预防作用，但其作用短暂，有效期为 10 日左右，因此，对深部创伤，潜在厌氧菌感染可能的患者，可在 1 周后追加注射一次量。

3. 抗毒素易发生过敏反应，注射前必须进行皮内敏感试验。如过敏，应按脱敏法注射。

【治疗原则】

1. 要采取积极的综合治疗措施，包括清除毒素来源，中和游离毒素，控制和解除痉挛，保持呼吸道通畅和防治并发症等。

2. 凡能找到伤口，伤口内存留坏死组织、引流不畅者，应在抗毒血清治疗后，在良好麻醉和控制痉挛下进行伤口处理、充分引流，局部用 3%过氧化氢溶液冲洗。

3. 抗毒素的应用，目的是中和游离的毒素。所以只在早期有效，若毒素已与神经组织结合，则难收效。一般用量是 1 万～6 万 U，分别由肌内注射与静脉滴入。静脉滴入应稀释于5%葡萄糖溶液中，缓慢滴入。用药前应作皮内过敏试验。连续应用或加大剂量并无意义，且易致过敏反应和血清病。破伤风人体免疫球蛋白在早期应用有效，剂量为3 000～6 000 U，一般只用1次。

4. 患者应住隔离病室，避免光、声等刺激；避免骚扰患者。酌情可交替使用镇静、解痉药物，以减少患者的痉挛和痛苦。常用药物有：10%水合氯醛，保留灌肠量每次20～40 ml，苯巴比妥钠肌内注射，每次0.1～0.2 g，地西泮10～20 mg肌内注射或静脉滴注，一般每日1次。病情较重者，可用冬眠1号合剂（由氯丙嗪、异丙嗪各50 mg，哌替啶100 mg及5%葡萄糖溶液250 ml配成）静脉缓慢滴入，但低血容量时忌用。痉挛发作频繁不易控制者，可用2.5%硫喷妥钠缓慢静注，每次0.25～0.5 g，但要警惕发生喉头痉挛和呼吸抑制。用于已作气管切开者比较安全。但新生儿破伤风要慎用镇静解痉药物，应酌情用洛贝林、尼可刹米等。

5. 注意防治并发症　主要并发症是呼吸道并发症，如窒息、肺不张、肺部感染；防止发作时掉下床、骨折、咬伤舌等。对抽搐频繁、药物又不易控制的严重患者，应尽早进行气管切开，以便改善通气，清除呼吸道分泌物，必要时可进行人工辅助呼吸。还可利用高压氧舱辅助治疗。气管切开患者应注意做好呼吸道管理，包括气道雾化、湿化、冲洗等。要定时翻身、拍背，以利排痰，并预防压疮。严格无菌技术，防止交叉感染。已并发肺部感染者，根据菌种选用抗生素。

6. 注意营养（高热、高蛋白、高维生素）补充和水与电解质平衡的调整。必要时可采用中心静脉肠外营养。

7. 青霉素80万～100万U，肌内注射，每4～6 h 1次，或大剂量静脉滴注，可抑制破伤风梭菌。也可给甲硝唑2.5 g/d，分次口服或静脉滴注，持续7～10天。如伤口有混合感染，则相应选用抗菌药物。

气性坏疽

气性坏疽(gas gangrene)是梭状芽孢杆菌所致的肌坏死或肌炎，临床发展急剧，预后严重。主要致病细菌包括产气荚膜梭菌、水肿杆菌、腐败杆菌、溶组织杆菌等。这类细菌在人体内生长繁殖需具备缺氧环境，因此在开放性骨折伴有血管损伤，挤压伤伴有深部肌肉损伤及邻近肛周、会阴部的严重创伤时继发此类感染的几率较高。

【诊断】

1. 临床表现

(1) 创伤后并发此症的时间最早为伤后8～10 h，最迟为5～6日，通常在伤后1～4日。临床特点是病情突然恶化，烦躁不安，有恐惧或欣快感；皮肤、口唇变白，大量出汗，脉搏快速，体温逐步上升。随着病情的发展，可发生溶血性贫血、黄疸、血红蛋白尿、酸中毒，全身情况可在12～24 h内全面迅速恶化。

(2) 患者常诉伤肢沉重或疼痛，持续加重，有如胀裂，程度常超过创伤伤口所能引起者，止痛剂不能奏效；局部肿胀与创伤所能引起的程度不成比例，并迅速向上下蔓延，进行性加重。伤口中有大量浆液性或浆液血性渗出物，可渗湿厚层敷料，当移除敷料时有时可见气泡从伤口中冒出。

(3) 皮下如有积气，由于气、水混杂，可触及捻发音。由于局部张力，皮肤受压而发白，浅部静脉回流发生障碍，故皮肤表面可出现如大理石样斑纹。因组织分解、液化、腐败和大量产气(硫化氢等)，伤口可有恶臭。局部探查时，如属筋膜上型，可发现皮下脂肪变性、肿胀；如为筋膜下型，筋膜张力增高，肌肉切面不出血。

2. 相关检查　渗出物涂片染色可发现革兰阳性染色粗大杆菌。X线照片检查常显示软组织间有积气。

【鉴别诊断】

1. 因病情发展急剧，重在早期诊断，其重要依据是局部表现。伤口内分泌物涂片检查有革兰阳性染色粗大杆菌和X线检查显示患处软组织间积气，有助于确诊。

2. 鉴别诊断

(1) 组织间积气并不限于梭状芽孢杆菌的感染。某些脏器如食管、气管因手术、损伤或病变导致破裂溢气，体检也可出现皮下气肿，捻发音等，但不同之处是不伴有全身中毒症状；局部的水肿、疼痛、皮肤改变均不明显，而且随着时间的推移，气体常逐渐吸收。

(2) 一些兼性需氧菌感染如大肠杆菌、克雷白菌的感染也可产生一定的气体，但主要是 CO_2，属可溶性气体，不易在组织间大量积聚，而且无特殊臭味。

(3) 厌氧性链球菌也可产气，但其所造成的损害如链球菌蜂窝织炎、链球菌肌炎等，病情发展较慢，全身中毒症状较轻，发展较缓。处理及时，切开减张、充分引流，加用抗生素等治疗，预后较好。

【预防】

1. 对容易发生此类感染的创伤应特别注意。如开放性骨折合并大腿、臀部广泛肌肉损伤或挤压伤者，有重要血管损伤或继发血管栓塞者；用止血带时间过长、石膏包扎太紧者。

2. 预防的关键是尽早彻底清创，包括清除失活、缺血的组织，去除异物特别是非金属性异物，对深而不规则的伤口充分敞开引流(避免死腔存在)，筋膜下张力增加者应早期进行筋膜切开减张等。

3. 对已有气性坏疽的伤口，可用3%过氧化氢或1∶1 000高锰酸钾等溶液冲洗、湿敷。挫伤、挤压伤的软组织在早期较难判定其活力，24～36 h后界线才趋明显，这段时间内要密切观察。对腹腔穿透性损伤，特别是结肠、直肠、会阴部创伤，也应警惕此类感染的发生。上述患者均应早期使用大剂量的青霉素和甲硝唑。

【治疗原则】

1. 一经诊断，需立即开始积极治疗，越早越好，可以挽救患者的生命，减少组织的坏死及截肢率。

2. 急诊清创　准备时间应尽量缩短。深部病变往往超过表面显示的范围，故病变区应作广泛、多处切开，包括伤口周围水肿或皮下气肿区，充分显露探查，彻底清除变色、不收缩、不出血的肌肉。因细菌扩散的范围常超过肉眼病变的范围，所以应整块切除肌肉，包括肌肉的起止点。如感染限于某一筋膜腔，应切除该筋膜腔的肌群。如整个肢体已广泛感染，应果断进行截肢以挽救患者生命。如感染已部分超过关节截肢平面，其上的筋膜腔应充分敞开，术后用氧化剂冲洗，湿敷，经常更换敷料，必要时还要再次清创。

3. 应用抗生素　首选青霉素，常见产气荚膜梭菌对青霉素大多敏感，但剂量需大，每日应在 1 000 万 U 以上。大环内酯类（如琥乙红霉素、麦迪霉素等）和硝咪唑类（如甲硝唑、替硝唑）也有一定疗效。氨基糖苷类抗生素（如卡那霉素、庆大霉素等）对此类细菌已证明无效。

4. 高压氧治疗　提高组织间的含氧量，造成不适合细菌生长繁殖的环境，可提高治愈率，减轻伤残率。

5. 全身支持疗法，包括输血、纠正水与电解质失调、营养支持与对症处理等不可或缺。

五、腹部闭合性损伤的诊断和治疗原则

腹部损伤可分为开放性和闭合性两大类。闭合性损伤可能仅局限于腹壁，也可同时兼有内脏损伤，多系坠落、碰撞、冲击、挤压、拳打脚踢等钝性暴力所致。常见受损内脏依次为脾、肾、小肠、肝、肠系膜等。

【诊断】

1. 临床表现

（1）临床表现差异很大，从无明显症状体征到重度休克甚至处于濒死状态。一般腹壁损伤症状和体征较轻，内脏如为挫伤，可有腹痛或无明显临床表现。严重者主要是腹腔出血和腹膜炎。

（2）肝、脾、胰、肾等实质器官或大血管损伤主要临床表现为腹腔内（或腹膜后）出血，包括面色苍白，脉率加快，血压不稳，甚至休克。腹痛呈持续性，一般不很剧烈，腹膜刺激征也并不严重。但肝破裂伴较大胆管断裂、胰腺损伤伴有胰管断裂时可出现明显的腹痛和腹膜刺激征。肝、脾损伤可有肩部放射痛；肾脏损伤可出现血尿；肝、脾包膜下破裂或肠系膜、网膜内出血可表现为腹部包块。

（3）胃肠道、胆道、膀胱等空腔脏器破裂的主要临床表现是弥漫性腹膜炎。除胃肠道症状（恶心、呕吐、便血、呕血等）及感染表现外，最突出的表现是腹膜刺激征，其程度因空腔器官内容物不同而异。胃液、胆汁、胰液刺激最强，肠液次之，血液最轻。可有不同程度的出血，但出血量一般不大，除非合并大血管损伤。伤者可有气腹征、肠麻痹，严重时发生感染性休克。

2. 相关检查

（1）实验室检查：实质性脏器破裂出血时，红细胞、血红蛋白、血细胞比容等数值明显下降，白细胞计数可略有增高。空腔脏器破裂时，白细胞计数明显上升。尿常规检查发现血尿，提示有泌尿器官损伤。

（2）超声检查：B 超检查经济方便，无创，在腹部损伤诊断中备受重视。对肝、脾、肾等实质性脏器损伤，确诊率达 90％左右。对腹腔积液的发现率很高，且可估计腹腔积液的量。

（3）X 线检查：常用的有胸片、腹部平片。大多数胃、十二指肠破裂和少数结肠、小肠破裂者，腹部平片显示膈下新月形阴影，提示有游离气体。

（4）选择性血管造影对实质性器官破裂和血管损伤的诊断帮助很大。但其设备和技

术要求高，属侵入性检查，绝大多数伤者不适合应用。

(5) CT检查：对软组织和实质性器官的分辨率高，能清楚地显示肝、脾、肾包膜是否完整，大小形态结构是否正常。尤其对于胰腺损伤及腹膜后间隙，CT优于B超检查。

(6) 诊断性腹腔穿刺和腹腔灌洗术：通过观察抽出物性状（血液、胃肠内容物、混浊腹水、胆汁或尿液），帮助判断是什么性质的脏器受损。抽出血液不凝固，提示为实质性脏器破裂。胰腺或胃、十二指肠损伤时，穿刺液中淀粉酶含量增高。近年来采用B超指导下腹腔穿刺，使穿刺阳性率得到提高。诊断性腹腔灌洗由于操作不够简单，临床应用较少。

(7) 腹腔镜：上述检查仍不能确定，但仍疑有内脏损伤时，在伤员血流动力学稳定，耐受全麻及人工气腹，无腹腔内广泛粘连的情况下，可考虑行腹腔镜检查，以提高诊断准确性，避免不必要的剖腹探查。

【治疗原则】

1. 非手术治疗　适应证：

(1) 暂时不能确定有无内脏损伤者，在进行非手术治疗的同时，应严密观察病情，反复检查伤情的变化，并根据这些变化，不断综合分析，以便尽早作出结论性诊断，及时抓住手术治疗的时机。

(2) 诊断已明确为轻度的单纯实质性脏器损伤，生命体征稳定或仅轻度变化。

(3) 观察期间需要特别注意的是：① 不要随便搬动伤者，以免加重伤情；② 不要注射止痛剂（诊断明确者除外），以免掩盖伤情。

(4) 治疗措施包括：① 输血补液，防治休克；② 应用广谱抗生素，预防或治疗可能存在的腹内感染；③ 禁食，疑有空腔脏器破裂或有明显腹胀时应行胃肠减压；④ 营养支持。

2. 手术治疗

(1) 手术指征：① 腹痛和腹膜刺激征有进行性加重或范围扩大者。② 肠蠕动音逐渐减少、消失或出现明显腹胀者。③ 全身情况有恶化趋势，出现口渴、烦躁、脉率增快或体温及白细胞计数上升者。④ 膈下有游离气体表现者。⑤ 红细胞计数进行性下降者。⑥ 血压由稳定转为不稳定甚至休克者。或积极救治休克过程中，情况不见好转反而继续恶化者。⑦ 腹腔穿刺吸出气体、不凝血液、胆汁或胃肠内容物者。⑧ 胃肠出血不易控制者。

(2) 手术探查：不能确定受伤的器官时，应选用右侧经腹直肌切口。腹部有开放伤时，不可通过扩大伤口去探查腹腔，以免发生伤口愈合不良、裂开和内脏脱出。切开腹膜时，首先应注意有无气体溢出，有则提示有胃肠道破裂。然后根据腹内积液的性质，初步估计是哪一类脏器的损伤。有出血者，尽快根据血块集中处寻找受损脏器，并迅速控制活动性出血。如有空腔脏器穿破迹象，则可借助于大网膜移行方位和纤维蛋白素较集中的部位找到穿破所在，暂时夹住破口以阻止其内容物继续污染腹腔。进一步开始有步骤的全面探查。探查次序原则上应先探肝、脾等实质性器官，同时探查膈肌有无破损。接着从胃开始，逐段探查十二指肠第一部、空肠、回肠、大肠以及它们的系膜。然后探查盆腔器官。再后则切开胃结肠韧带显露网膜囊，检查胃后壁和胰腺。如属必要，最后还应切开后腹膜探查十二指肠二、三、四段。在探查过程中发现的出血性损伤或脏器破裂，应随时进行止血或夹住破口。待探查结束，对探查所得伤情作全面估计，然后按轻重缓急逐一予以处理。原则上是先处理出血性损伤，后处理穿破性损伤；对于穿破性损伤，应先处理污染重（如下消化道)的损伤,后处理污染轻的损伤。腹腔内损伤处理完后,彻底清除腹内残留的异物、组织碎块、食物残渣或粪便等。用大量生理盐水冲洗腹腔,污染严重的部位应反复冲洗,然后将冲洗液吸净。根据需要放置引流管或双腔引流管。腹壁切口污染不重,可予分层缝合;污染较重者,皮下应留置引流物。

六、脾破裂

脾是腹部内脏中最容易受损伤的器官。病理上,脾外伤分为3种:中央型破裂(破损在脾实质深部)、被膜下破裂(破损在脾实质周边部分)和真性破裂(破损累及被膜)。

【临床表现】

临床所见脾损伤,约85%有脾包膜及脾实质破裂。破裂部位较多见于脾上极及膈面,有时在裂口对应部位有下位肋骨骨折存在。破裂如发生在脏面,尤其是邻近脾门者,有撕裂脾蒂的可能。这种类型的脾破裂,出血量大,腹部膨胀患者可迅速发生休克。

【治疗原则】

1. 脾破裂一经诊断,原则上应紧急手术处理。通常采用脾切除术。如果腹内确无其他脏器破裂,可收集未污染的腹内积血,过滤后进行自体输血。

2. 近年由于对人体免疫功能的深入研究,有人主张以裂口修补术或脾部分切除术替代脾切除术,以免术后出现严重的暴发性感染。对于某些破损严重而难以修补或保留的粉碎性脾破裂,有人主张将切除的脾切成小薄片,在儿童中已比较肯定,在成人,因暴发性感染的发病率不超过1%,实际价值尚无统一意见。

七、肝破裂

右肝破裂较左肝为多。肝外伤的病理分类:

1. 肝破裂　肝包膜和实质均裂伤。

2. 包膜下血肿　实质裂伤但包膜完整。

3. 中央型裂伤　深部实质裂伤,可伴有或无包膜裂伤。肝被膜下破裂也有转为真性破裂的可能,但中央型肝破裂则更易发展为继发性肝脓肿。根据损伤的范围和程度,又将肝外伤分为六度。肝破裂后可能有胆汁溢入腹腔,故腹痛和腹膜刺激征较脾破裂者更为明显。肝破裂后,血液有时可能通过胆管进入十二指肠而出现黑粪或呕血(及胆道出血),诊断中应予注意。

【治疗原则】

1. 手术处理

(1) 暂时控制出血,尽快查明伤情:进腹后可迅速在肝十二指肠韧带绕一细导尿管或细的条带,将其缩紧,阻断入肝血流,剪开肝圆韧带和镰状韧带,直视下探查左右半肝的脏面的膈面。然后根据肝受伤情况,决定选择何种手术方式。在肝外伤的手术处理中,常温下阻断入肝血流是最简便、最有效地暂时控制出血的方法。正常人常温下阻断入肝血流的安全时限可达 30 min 左右；肝有病理改变（如肝硬化）时，阻断入肝血流的时限最好不要超过 15 min。

（2）单纯肝裂伤，裂口深度小于 2 cm，可不必清创，予以单纯缝合修补即可。对于严重的肝外伤，彻底清创和止血是手术的关键步骤之一。

（3）如肝损伤严重，应作清创性肝切除，尽可能多地保留正常肝组织，以减少手术死亡率和术后并发症的发病率。

（4）纱布块填塞法仍有一定的应用价值。不能对严重的肝外伤进行彻底止血手术者，为了尽快地控制肝创口出血，挽救患者的生命，此时应立即用纱布填塞压迫止血，中止手术。

2. 非手术治疗　指征：

（1）入院时患者神志清楚，能正确回答医师提出的问题和配合进行体格检查。

（2）血流动力学稳定，收缩压在 90 mmHg 以上，脉率低于 100 次/分。

（3）无腹膜炎体征。

（4）B 超或 CT 检查确定肝损伤为轻度（Ⅰ～Ⅱ度）。

（5）未发现其他内脏合并伤。在保守治疗过程中，还必须明确如下两点：① 经输液或输血 300～500 ml 后，血压和脉率很快恢复正常，并保持稳定；② 反复 B 超检查，证明肝损伤情况稳定，腹腔内积血量未增加或逐渐减少。但对于非手术治疗指征不确切或把握性不大时，一定要慎用。

八、胰腺损伤

胰腺位于腹膜后，不易受到损伤。胰腺损伤后常并发胰瘘，因胰液侵蚀性强，又影响消化功能，故死亡率高达 10%～20%。

【诊断】

1. 临床表现　胰腺损伤较重者，胰液可积聚于网膜囊内而表现为上腹明显压痛和肌紧张，还可因膈肌受刺激而出现局部疼痛。外渗的胰液经网膜孔或破裂的小网膜进入腹腔后，可很快出现弥漫性腹膜炎。单纯胰腺钝性伤，临床表现不明显，因而往往延误诊断，甚至形成假性囊肿时才被发现。

2. 相关检查

（1）腹腔液和血清淀粉酶升高对诊断有一定参考价值，但不是胰腺损伤特异性指标，如胃、十二指肠和上段空肠破裂时腹腔液和血清淀粉酶也可明显升高。

（2）B 超检查可发现胰腺回声不匀和胰腺周围积血、积液。CT 扫描能显示胰腺轮廓是否完整及周边有无积血、积液，对胰腺损伤的诊断帮助较大。但生命体征不稳定者不可做此项检查，以免因搬动而加重病情。

【治疗原则】

1. 全面探查，弄清胰腺的伤情。更重要的是确定有无主胰管破损或断裂，以便制订正确的处理方案。

2. 手术治疗的原则是彻底清创、完全止血、制止胰液外漏及处理合并伤。

(1) 胰体部分破裂而主胰管未断者，可用丝线做褥式缝合修补之。

(2) 体尾部断裂者，可结扎头侧胰管断端并缝合其断面，尾侧腺体则予切除，一般不致引起胰腺功能不足。

(3) 胰腺头部断裂时，除结扎头侧主胰管断端和缝合腺体断端外，为了保全胰腺功能，尾侧断端可与空肠进行Y式吻合。严重的胰头损伤，特别是合并十二指肠损伤时，应实行十二指肠憩室化手术或胰十二指肠切除术。

(4) 胰腺损伤手术后，腹内均应置放橡皮管引流。因为胰腺手术后并发胰瘘的可能性很大，积聚于腹内的胰液可侵蚀邻近组织而导致严重后果。引流管不仅要保持通畅，而且还不应过早取出。引流管一般留置5～7天，如引流液体多，应根据实际情况延长引流时间。

3. 如发生胰瘘，除加强引流外，应禁食并给予全肠外营养支持。应用生长抑素可明显减少胰液分泌量，有利于胰瘘的愈合。

九、十二指肠损伤

十二指肠位置较深，受伤机会少，损伤多发生于第二或第三部。其周围解剖关系复杂，一旦损伤，处理困难。

【诊断】

1. 临床表现

(1) 十二指肠破裂后，可有胰液和胆汁流入腹腔而引起腹膜炎，故早期发现不难。

(2) 如损伤发生在腹膜后部分，早期常无明显体征，以后可因向腹膜后溢出的空气、胰液和胆汁在腹膜后疏松结缔组织内扩散而引起严重的腹膜后感染，此时可逐渐出现持续而进行性的右上腹和腰背部疼痛(可向右肩和右睾丸放射)，但并无腹膜刺激征。有时可有血性呕吐物出现。

2. 相关检查

(1) 早期X线平片见右肾和腰大肌轮廓模糊。有时可见腹膜后有气泡；积气多时，肾轮廓可清晰显示。口服水溶性造影剂可见其外溢。

(2) 直肠指检有时可在骶前扪及捻发音，提示气体已达到盆腔腹膜后组织。

(3) 必要时可行CT扫描，以帮助诊断。

【治疗原则】

1. 十二指肠损伤治疗成败的关键在于是否能早期手术治疗。如有怀疑，应及时剖腹探查。腹膜后血肿、胆汁染色和捻发音，是十二指肠损伤的典型表现。如术中仅发现腹膜后十二指肠周围有血肿，不能只满足于消除血肿，尚需仔细检查十二指肠、胰腺及肾脏等器官。

2. 十二指肠壁间血肿　如能排除十二指肠穿孔，也可采用保守治疗。方法包括胃肠减压，静脉输液全身支持，一般需治疗5天。许多病例通过保守治疗，血肿逐渐吸收，症状随之缓解。如梗阻症状持续存在，则仍须手术，方法有空肠造瘘或胃空肠吻合。

3. 十二指肠破裂　十二指肠破裂的手术方法，取决于伤口大小和部位。小的破裂口可行缝合修复。如系十二指肠第二段损伤，需加作胆总管切开，并放置“T”管引流至少2周。合并胆总管损伤者，须作胆总管空肠或十二指肠吻合。十二指肠裂口较大不能修补者，根据破裂的部位和肠管是否横断等，选用不同的修补术式，如对十二指肠第二、三段较大缺损而后壁完好者，可采用离空肠起始12～15 cm处，将远侧空肠袢经过结肠后与十二指肠裂口吻合，再将横断的近侧空肠端与距上述吻合口约40 cm处的空肠袢作端侧吻合，即用Roux-en-Y吻合法修补裂口。治疗十二指肠破裂的任何手术方式，都应该附加减压手术，如经胃管、胃造口、空肠造口等，行病灶近、远侧十二指肠的减压，以及胆囊造瘘或胆总管造瘘等，以保证十二指肠创伤的愈合，减少术后并发症的发病率和死亡率。

4. 十二指肠损伤合并胰腺损伤时，可采用十二指肠憩室化或胰十二指肠切除术。

十、小肠破裂

小肠受伤机会比较多。小肠破裂后可在早期产生明显的腹膜炎，故诊断一般并不困难。小肠破裂后，只有少数患者有气腹，但即便如无气腹表现，并不能否定小肠穿孔的诊断。

【治疗原则】

1. 诊断一旦确定，应立即进行手术治疗。

2. 手术方式以简单修补为主。一般采用间断横向缝合以防修补后肠腔发生狭窄。有以下情况时则应采用部分小肠切除吻合术：① 裂口较大或裂口边缘部肠壁组织挫伤严重者；② 小段肠管有多处破裂者；③ 肠管大部分或完全断裂者；④ 肠系膜损伤影响肠管血液循环者。

十一、结肠破裂

结肠损伤的发病率较小肠低，但因结肠内容物液体成分少而细菌含量多，故腹膜炎出现得较晚，但较严重。一部分结肠位于腹膜后，受伤后容易漏诊，常导致严重的腹膜后感染。

【治疗原则】

由于结肠壁薄、血液供应差、含菌量大，除少数裂口小、腹腔污染轻、全身情况良好的患者可以考虑一期修补或一期切除吻合(限于右半结肠)外，大部分患者均需先采用肠造口术或肠外置术处理，待3～4周后患者情况好转时，再行关闭瘘口。即使采用一期修补或切除吻合术，也宜在其近口侧进行造口术，暂时转移粪流并避免肠管膨胀，并在手术结束后即行肛管扩张，以保证良好愈合。

十二、直肠损伤

直肠上段在盆底腹膜返折之上，下段则在返折之下。上述不同部位直肠损伤后的临床表现和处理是不同的。如损伤在腹膜返折之上，其临床表现与结肠破裂基本相同，应剖腹进行修补，同时施行乙状结肠双筒造口术，2～3个月后闭合造口。下段直肠破裂将引起严重的直肠周围感染，而不表现为腹膜炎，故应充分引流直肠周围间隙以防感染扩散。对于这种患者，也应施行乙状结肠造口术，使粪便改道直至伤口愈合。

十三、腹腔脓肿的诊断和治疗原则

脓液在腹腔内积聚，由肠管、内脏、网膜或肠系膜等粘连包围，与游离腹腔隔离，形成腹腔脓肿。腹腔脓肿可分为膈下脓肿、盆腔脓肿和肠间脓肿。一般均继发于急性腹膜炎或腹腔内手术，原发性感染少见。

膈下脓肿

横结肠及其系膜将腹腔分为结肠上区和结肠下区，结肠上区亦称膈下区。脓液积聚在一侧或两侧膈肌下，横结肠及其系膜的间隙内，通称为膈下脓肿（subphrenic abscess）。患者平卧时膈下部位最低，急性腹膜炎时腹腔内的脓液易积聚此处。脓肿位置与原发病有关。十二指肠穿孔、阑尾炎穿孔，脓肿常发生在右膈下；胃穿孔、脾切除术后感染，脓肿常发生在左膈下。

【诊断】

1. 临床表现

（1）全身症状：发热，初为弛张热，脓肿形成后呈持续高热，脉率增快，舌苔厚腻。逐渐出现乏力、衰弱、盗汗、厌食、消瘦。

（2）局部症状：脓肿部位可有持续钝痛，深呼吸时加重。疼痛常位于近中线的肋缘下或剑突下。刺激膈肌可引起呃逆。膈下感染可引起胸膜、肺反应，出现胸水或肺不张，患者咳嗽、胸痛，季肋区叩痛，严重时出现局部皮肤凹陷性水肿，皮温升高。右膈下脓肿可使肝浊音界扩大。患侧胸部下方呼吸音减弱或消失。近年来由于大量应用抗生素，局部症状和体征多不典型。

2. 相关检查

（1）血常规多显示白细胞计数升高、中性粒细胞比例增高。

（2）X线检查可见患侧膈肌升高、肋膈角模糊、胸腔积液、肺下叶部分不张等。膈下可见占位阴影。左膈下脓肿，胃底可受压移位。约有10%～25%的脓肿腔内含有气体，可有液气平面。

（3）B超或CT检查对膈下脓肿的诊断及鉴别诊断帮助较大。特别是在B超指引下穿刺，不仅可帮助诊断，还可同时抽脓、冲洗脓腔并注入有效的抗生素进行治疗。需要指出的是，穿刺阴性者不能排除脓肿的可能。

【治疗原则】

1. 既往膈下脓肿主要采用手术治疗。近年来，采用经皮穿刺置管引流术，取得了较好的治疗效果。同时要加强支持治疗，包括补液、输血、营养支持和抗生素的应用。

2. 经皮穿刺置管引流术　适应证：与体壁较近的、局限性单房脓肿。优点：创伤小，可在局麻下进行，一般不污染游离腹腔，引流效果较好。穿刺置管须由外科医师和超声医师或放射科医师合作进行，一旦穿刺失败或发生并发症，便于及时中转手术。导管接引流袋或减压器，几日后可用无菌盐水或抗生素溶液定期冲洗。待临床症状消失，B超检查显示脓腔明显缩小甚至消失，脓液减少至每日 10 ml 以内，即可拔管。因有的患者经一次抽脓后，临床症状即可消失，残留的少量脓液可慢慢被吸收，脓腔也随之消失。如穿刺抽脓后残留脓肿，可再次穿刺抽脓处理。经此种方法治疗，约有 80%的膈下脓肿可以治愈，已成为膈下脓肿治疗的主要方法。

3. 切开引流术　目前很少应用。术前常规行B超和CT检查确定脓肿部位。根据脓肿所在的部位来选择适当的切口。常用的有两种：

(1) 经前腹壁肋缘下切口：适用于肝右叶上、肝右叶下位置靠前及膈左下靠前的脓肿。局麻或硬膜外麻醉下沿前肋缘下切口，切开腹壁各层至腹膜外，沿腹膜外层向上分离，接近脓肿，用注射器试穿，抽取脓液留作细菌培养和药敏试验。沿穿刺方向和途径进入脓腔，用手指探查脓腔分开间隔，吸尽脓液，置入多孔引流管或双套管引流管，并用负压吸引。脓肿周围一般都有粘连，只要不分破粘连，脓液不会流入腹腔或扩散。引流管周围用凡士林纱布条填充，防止术后脓液外溢。切口皮肤缝合。术后用负压引流脓腔，也可用低压灌洗。

(2) 经后腰部切口：适用于肝右叶下、膈左下靠后及肝右叶上间隙靠后的脓肿。在12肋下缘作切口。骨膜下切除第12肋，平第1腰椎横行切开肋骨床，然后进入腹膜后间隙。检查肝下、肝后，左侧切口检查脾下及脾后有无脓肿。用注射器试穿抽出脓液后再切开脓腔，放置多孔引流管或双套管引流管。需注意避免误入胸腔。

盆腔脓肿

盆腔处于腹腔的最低位，腹腔内的炎性渗出物或脓液易积聚于此而形成盆腔脓肿(pelvic abscess)。盆腔腹膜面积小，吸收毒素能力较低，全身中毒症状较轻。

【诊断】

1. 临床表现

(1) 急性腹膜炎治疗过程中、阑尾穿孔或结直肠手术后，出现体温升高、典型的直肠或膀胱刺激症状，如里急后重、大便频而量少、有黏液便、尿频、排尿困难等，应想到本病的可能。

(2) 腹部检查多无阳性发现。直肠指检可发现肛管括约肌松弛，在直肠前壁可触及向直肠腔内膨起、有触痛、有时有波动感的肿物。在已婚女患者可进行阴道检查，以协助诊断。

2. 相关检查

(1) 下腹部B超及经直肠或阴道B超检查均有助于明确诊断。必要时可做CT检查。

(2) 如果是盆腔炎性包块或脓肿，女性患者还可经后穹隆穿刺抽脓，有助于诊断和治疗。

【治疗原则】

1. 非手术治疗　盆腔脓肿较小或尚未形成时，可以采用非手术治疗。应用抗生素，辅以热水坐浴、温热水灌肠及物理透热等疗法。部分患者经过上述治疗，脓液可自行完全吸收。

2. 手术治疗　脓肿较大者须手术治疗。在骶管或硬膜外麻醉下，取截石位，用肛门镜显露直肠前壁，清洁消毒后，在波动处用长针穿刺，抽出脓液后循穿刺针做一小切口，再用血管钳插入扩大切口，排出脓液，然后放橡皮管引流 3～4 天。已婚女患者可经后穹隆穿刺后切开引流。

肠间脓肿

肠间脓肿(interloop abscess)是指脓液被包围在肠管、肠系膜与网膜之间的脓肿。脓肿可能是单发的，也可能是多个大小不等的脓肿。

【诊断】

1. 临床表现　患者出现化脓感染的症状，并有腹胀、腹痛、腹部压痛或扪及包块。如脓肿周围广泛粘连，可发生不同程度的粘连性肠梗阻。

2. 相关检查　腹部立位 X 线片可见肠壁间距增宽及局部肠管积气，也可见小肠液气平面。

【治疗原则】

1. 非手术治疗　应用抗生素、物理透热及全身支持治疗。如脓肿自行穿破入肠腔或膀胱则形成内瘘，脓液随大小便排出。

2. 手术治疗　如非手术治疗无效或发生肠梗阻时应考虑剖腹探查解除梗阻，清除脓液并行引流术。此病进行手术时，容易分破肠管造成肠瘘，故手术必须小心仔细。如 B 超或 CT 检查提示脓肿较局限且为单房，并与腹壁贴靠，也可采用 B 超引导下经皮穿刺置管引流术。

（吴峻立　戴存才）

十四、结肠直肠癌

结肠直肠癌为肠道常见的恶性肿瘤，半数以上为结肠腺瘤恶变所致。高脂肪、高蛋白、低纤维素饮食以及溃疡性结肠炎、结直肠腺瘤、结直肠血吸虫肉芽肿等与结直肠癌的发生有密切关系。家族性肠息肉病则被认为是癌前病变。

【分型】

1. 结肠癌大体分型　分为：肿块型；浸润型；溃疡型。

2. 直肠癌大体分型　分为：溃疡型；肿块型；狭窄型。

3. 结直肠癌的病理类型　分为：腺癌；黏液癌；未分化癌。

【分期】

我国对 Dukes 法的修正分期为：

Dukes A：(1) 病灶限于黏膜或累及黏膜下层。

(2) 病变侵及浅肌层。

(3) 病变侵入深肌层。

Dukes B：病变穿透肠壁但无淋巴转移。

Dukes C：(1) 有淋巴结转移，但仅限癌肿附近。

(2) 淋巴结转移至系膜和系膜根部淋巴结。

Dukes D：已有远处转移或腹腔转移，或广泛侵及邻近脏器而无法切除。

【诊断】

1. 临床表现

(1) 近期出现排便习惯改变或持续性腹部不适、隐痛或腹胀。

(2) 粪便性状改变，如粪便带血，有脓或黏液。

(3) 进行性贫血和不明原因的体重下降。

(4) 腹部肿块。

2. 相关检查

(1) 大便隐血试验。

(2) 直肠指检：为诊断直肠癌最主要的方法。

(3) 钡剂灌肠 X 线造影。

(4) 内窥镜检查：包括直肠镜、乙状结肠镜与纤维(电子)结肠镜等。

(5) B 超与 CT：可了解腹部其他脏器的侵犯情况或转移情况。

【治疗原则】

1. 手术治疗　结直肠癌的主要治疗方法为根治性切除术。

(1) 结肠癌根据其所处部位分别采取：右半结肠切除术、横结肠切除术、左半结肠切除术、乙状结肠切除术。

(2) 直肠癌要据其所在部位、大小、活动度、侵犯程度等采用局部切除术、腹会阴联合直肠癌根治术(Miles 手术)、经腹直肠癌切除术(Dixon 手术)、经腹直肠癌切除、近端造口术(Hartmann 手术)等。

2. 化疗　结肠癌的化疗公认的是以 5－FU 为基础的联合化疗，常用的有 5－FU ＋ LEV、5－FU ＋ CF 等组合。

3. 放疗　有与手术相结合的综合治疗和单纯放射治疗两种。

十五、急性阑尾炎

急性阑尾炎(appendicitis)为外科最多见的急腹症。

【病因】

1. 阑尾管腔阻塞　淋巴滤泡明显增生，粪石和异物。

2. 细菌入侵。多为肠道内各种革兰阴性杆菌和厌氧菌。

【临床病理分型】

1. 急性单纯性阑尾炎。

2. 急性化脓性阑尾炎。

3. 坏疽性及穿孔性阑尾炎。

4. 阑尾周围脓肿。

【诊断】

1. 症状与体征

(1) 转移性右下腹痛。

(2) 胃肠道症状：厌食、恶心、呕吐或腹胀、里急后重。

(3) 全身症状：发热、脉快等。

(4) 右下腹压痛：多位于麦氏点，压痛点固定。

(5) 腹膜刺激征。

(6) 右下腹包块：形成阑尾脓肿时可触到包块。

(7) 肛指检：直肠右前方触痛。

(8) 其他辅助体征：结肠充气试验阳性、闭孔内肌试验（阳性提示阑尾靠近闭孔内肌）、腰大肌试验（阳性提示阑尾位于腰大肌前方）。

2. 相关检查

(1) 血常规：血白细胞计数和中性粒细胞比例增高。

(2) X线平片：有时可见钙化粪石。

(3) B超：阑尾脓肿时可发现右下腹肿块。

【鉴别诊断】

1. 胃、十二指肠溃疡穿孔　有溃疡史，突然发作剧烈腹痛，腹壁呈板状强直，腹膜刺激症状重，X线检查膈下有游离气体。

2. 右侧输尿管结石　突发中下腹绞痛，疼痛向会阴部放射，腰背部叩痛明显，输尿管径路有压痛。

3. 妇产科疾病　异位妊娠破裂有停经史或阴道不规则出血史，妇检宫颈痛，阴道后穹隆穿刺有血。卵巢囊肿蒂扭转有明显而剧烈的腹痛，可触到痛性肿块，B超有诊断价值。卵巢滤泡黄体破裂临床表现与异位妊娠相似，但症状较轻。

4. 急性肠系膜淋巴结炎　多为儿童，有上呼吸道感染史，腹部压痛偏内侧，不固定。

【治疗原则】

大多数急性阑尾炎一经诊断应早期手术治疗。手术方式为阑尾切除术，因类型不同而采取不同的方法。

【并发症】

1. 急性阑尾炎的并发症

(1) 腹腔脓肿：是及时治疗的结果，B超或CT可定位。争取在非手术保守治疗后3个月左右切除阑尾。

(2) 内、外瘘形成：为阑尾脓肿穿透所致。

(3) 门静脉炎：少见，但为严重并发症，表现为肝肿大、黄疸、寒战、高热。

2. 阑尾切除术后的并发症

(1) 阑尾系膜出血：为结扎线松脱所致。

(2) 切口感染：是最常见的术后并发症。

(3) 粘连性肠梗阻。

(4) 阑尾残株炎：阑尾残株保留超过 1 cm 时，术后可造成炎症复发。

(5) 粪瘘：少见，非手术治疗多能自闭。

十六、先天性直肠肛管畸形

先天性直肠肛管畸形(congenital ano-rectal malformation)为胚胎期后肠发育障碍所致，约 50%以上直肠肛管畸形在直肠与泌尿生殖系间有瘘管形成。

【分类】

采用以耻骨尾骨(P－C)线为界的分类法，直肠盲端以下者为低位型，以上者为高位型。

1. 低位肛管直肠畸形

(1) 肛管直肠低位闭锁或狭窄(包括肛膜闭锁)。

(2) 直肠低位闭锁合并会阴、阴道瘘。

2. 高位肛管直肠畸形

(1) 肛管直肠发育不全(包括闭锁或合并尿道、阴道瘘)。

(2) 肛管存在，直肠闭锁。

【诊断】

1. 临床表现

(1) 生后无胎粪。

(2) 腹部膨胀，腹部可见肠型和蠕动波，呕吐。

(3) 高位直肠闭锁，肛门、肛管正常时，表现为无胎粪排出，或从尿道、阴道排出混浊液。

2. 相关检查

(1) 直肠指检。

(2) 腹部平片。

(3) 瘘管造影。

(4) 膀胱尿道造影。

(5) 倒置位 X 线摄片。

(6) B 超可定位直肠末端。

(7) 核磁共振定位准确，但价格较高。

【治疗】

1. 膜式肛门闭锁　切除肛膜，肛门成形。

2. 低位尿道瘘　肛管成形术。

3. 高位闭锁　先行结肠造瘘，1 岁后行肛门直肠成形术。

十七、先天性巨结肠

先天性巨结肠(congenital megacolon)是病变肠壁神经节细胞缺如的一种肠道发育畸

形。其病理组织基础是位于肠壁层的神经丛和黏膜下神经丛内正常可见到的神经节细胞完全缺如。

【诊断】

1. 临床表现

(1) 新生儿出生后胎粪不排或排出延迟,有时可有急性肠梗阻。需使用辅助方法才能排便,如灌肠、开塞露塞肛。

(2) 呕吐、腹胀、腹部有肠型。

(3) 腹部可触到粪石包块。

2. 相关检查

(1) 腹部 X 线平片:结肠扩张、充气,或有气液平。

(2) 钡灌肠造影:直肠持续收缩,肠管狭窄,近端肠管高度扩张。

(3) 直肠测压。

(4) 直肠黏膜组织检查:取黏膜下及肌层活组织检查有无神经节细胞存在;或进行组化染色观察是否存在乙酰胆碱酯酶阳性的神经纤维。

【治疗】

1. 非手术治疗　对诊断不清,或暂不手术者可采取包括扩肛、盐水灌肠、开塞露塞肛、加强营养等方法。

2. 手术治疗　主要有以下 3 种:

(1) 拖出型直肠、乙状结肠切除术(Swenson 术)。

(2) 直肠后结肠拖出,侧侧吻合术(Duhamel 术)。

(3) 直肠黏膜剥除,结肠经直肠肌鞘拖出与肛管吻合术(Soave 术)。

十八、肛裂、肛周脓肿和痔、瘘

肛周疾病包括肛裂、直肠肛管周围脓肿、肛瘘及痔等。肛裂(anal fissure)是指齿状线下方肛管皮肤裂开形成的溃疡。直肠肛管周围脓肿(perianorectal abscess)是指直肠、肛管周围软组织或间隙感染,并形成脓肿。脓肿一旦破溃,多数转变为肛瘘。肛瘘(anal fistula)是直肠或肛管与肛周皮肤相通的肉芽肿性管道,多为肛门直肠周围脓肿引起,一般由内口、瘘管、外口三部分组成。痔(hemorrhoid)是直肠下端黏膜下和肛管皮肤下的静脉扩张、淤血所形成的静脉团,齿状线以上者为内痔,齿状线以下者为外痔,内外痔相互融合形成混合痔。

【诊断】

1. 肛裂

(1) 排便时疼痛。

(2) 大便出血。

(3) 便秘。主要由排便疼痛引起,反过来便秘又加重排便困难。

(4) 检查时,肛裂为纵形梭状裂口,新鲜裂口较浅,边缘整齐,呈红色;陈旧裂口色灰白,凹陷,边缘不齐。裂口上端的肛乳头可因水肿而肥大肿胀,下端皮肤可因水肿而形成一皮赘，称“哨兵痔”。因肛裂、前哨痔和肛乳头肥大同时存在，故临床上称为“肛裂三联征”。

2. 直肠肛管周围脓肿

(1) 浅表的脓肿表现为局部红、肿、热、痛，如肛门旁皮下脓肿。

(2) 深部脓肿局部表现不明显，主要表现出全身症状如发热、畏寒、乏力、食欲不振、排便时疼痛等。

(3) 检查时浅表脓肿局部可触到硬结或波动，深部脓肿做肛门指检在肛管上方患侧有触痛。穿刺可抽出脓液。

3. 肛瘘

(1) 肛门旁反复流脓或有黏液，有时有气体排出。

(2) 外口愈合后不久可再次形成脓肿，伴有发热、畏寒等症状。

(3) 脓肿破溃后症状缓解，瘘口又出现，经久不愈。

(4) 检查时可发现肛门旁有一至数个外口，挤压外口有脓液溢出。肛门指检可感到条索状的瘘管，沿瘘管可在肛门内触到一硬结，即为内口。瘘管造影可确定瘘管的走向。

4. 痔

(1) 大便出血：是内痔及混合痔常见的症状。

(2) 痔块脱出：Ⅱ度以上的内痔及混合痔均可出现痔块脱出。

(3) 疼痛：外痔常有疼痛，血栓性外痔疼痛剧烈。内痔脱出不能自行回纳可伴有疼痛和坠胀感。

(4) 瘙痒：因痔脱出，黏液刺激肛周皮肤，引起瘙痒，甚至形成肛周皮肤湿疹。

(5) 肛门视诊下可观察到痔块：血栓性外痔可在肛门缘处见到暗紫色圆形或椭圆形肿块，质硬，有触痛。肛门镜检查可看清内痔的分布情况及数目，有无充血、水肿、肿瘤等。直肠指检作用不大，但能排除直肠低位肿瘤、息肉等病变。

【治疗】

1. 非手术治疗　肛周疾病的非手术治疗均包括热水或 1∶5 000 高锰酸钾溶液坐浴、口服缓泻剂、局部用药(栓剂、膏剂和蒸洗剂)和使用抗生素等。

2. 手术治疗

(1) 肛裂的手术治疗

① 肛管内括约肌切除术，即将肛管侧方的内括约肌切断，并扩肛，可同时行肛裂切除术。此法复发率低，已作为治疗肛裂的手术首选，但治疗不当可引起肛门失禁。

② 肛裂切除术，将溃疡连同皮赘、有关肛窦、肛乳头一并切除，创面经引流、换药后愈合。

(2) 肛周脓肿的手术治疗

① 浅部脓肿可在局麻下，于波动最明显处做放射状切口引流，切口应和脓肿等长，以利引流通畅。

② 深部脓肿在全麻或硬膜外麻醉下穿刺定位，明确后做前后方向直切口切开引流，切口距肛缘 3～5 cm 以避免损伤肛门括约肌。

（3）肛瘘的手术治疗

① 肛瘘切开或肛瘘切除术：适用于低位单纯肛瘘。将瘘管切开或全部切除，开放创面换药后愈合。

② 挂线疗法：适用于低位肛瘘或高位复杂肛瘘的辅助治疗。原理为利用橡皮条的弹性使被结扎的瘘管缺血坏死而敞开，创面逐渐愈合。

③ 切开挂线法：适用于高位复杂肛瘘。先将复杂肛瘘所有皮下管切开，使其成为单纯肛瘘，再将高位肛瘘挂线结扎。

（4）痔的治疗

① 注射治疗：用于Ⅰ～Ⅱ度内痔，将硬化剂注入痔核黏膜下，造成局部无菌性炎症，致使黏膜下组织纤维化，将脱出的肛垫附于肌面而起效。

② 冷冻治疗：适用于出血性内痔或脱垂、混合痔和出血性外痔等。是用－196℃的液态氮通过探头接触痔核，使其凝固、坏死。

③ 激光治疗：适用于Ⅱ、Ⅲ度内痔及混合痔、血栓性外痔等。

④ 红外线凝固治疗：适用于Ⅰ、Ⅱ度的内痔。

⑤ 圈套疗法：适用于Ⅰ～Ⅲ度内痔及以内痔为主的混合痔。原理是将特制的乳胶圈套扎于痔核根部，使其缺血、坏死、脱落，创面逐渐愈合。

⑥ 手术治疗：包括痔结扎切除术、痔环切术、血栓性外痔剥离术等。

十九、直肠息肉

直肠息肉（rectal polyp）泛指突向肠腔的直肠黏膜的隆起性病变。

【分类】

1. 肿瘤性息肉　包括管状腺瘤、绒毛状腺瘤和混合性腺瘤。

2. 非肿瘤性腺瘤包括增生性（化生性）息肉、炎性息肉、幼年性息肉等。

【诊断】

1. 临床表现

（1）出血：表现为便后滴出鲜红色血液，不与粪便相混。多为间歇性出血，而且出血量较少。

（2）息肉突出至肛门外，便后自行缩回。

（3）里急后重感、便意频繁、排便不尽感和黏液脓血便，多在息肉合并感染时发生。

【相关检查】

1. 直肠指检　可以触及大部分直肠息肉。

2. 直肠镜、乙状结肠镜　可观察到息肉形态，而且可以进行活检获得组织学诊断。

3. 气钡双重灌肠造影　可见圆形充盈缺损。

【治疗原则】

1. 经肛门切除　适用于直肠下段息肉。

2. 电灼切除　适用于位置较高的直肠息肉，经肛门无法切除者。经直肠镜、乙状结肠镜或纤维结肠镜用圈套器套住息肉蒂部或基底部电灼切除息肉。

3. 肛门镜下显微手术切除　适用于直肠上段的腺瘤和早期直肠癌的局部切除。

4. 开腹手术　适用于内镜下难以彻底切除、位置较高的癌变息肉或直径大于 2 cm 的广基息肉。

（华一兵）

二十、肝脓肿

全身性细菌感染，特别是腹腔内感染时，细菌侵入肝脏，如果患者抵抗力弱，可发生肝脓肿。细菌可经下列途径进入肝脏：① 胆道，是最常见的入侵途径；② 肝动脉；③门静脉；④ 肝外伤；⑤邻近脏器感染的直接蔓延。

最常见的致病菌为大肠杆菌，也可为金黄色葡萄球菌、链球菌、厌氧菌等。肝脓肿可以单发，也可以多发。

【诊断】

1. 临床表现

(1) 骤起寒战、高热、大汗，肝区或右上腹痛并伴有厌食、乏力、恶心、呕吐和体重减轻等症状。

(2) 肝脏肿大和肝区压痛。

2. 化验检查　白细胞计数及中性粒细胞增多，有时出现贫血。肝功能检查可呈不同程度的肝损害。

3. 影像学检查

(1) X 线检查：肝脏阴影增大或局限性隆起。右叶脓肿可见右膈肌升高，运动受限；有时伴有反应性胸膜腔积液。左叶脓肿，X 线钡餐检查常有胃小弯受压、推移征象。

(2) B 超检查在肝内可显示液平段。

(3) CT 扫描阳性率可达 97%，选择性肝动脉造影对诊断有一定价值。

【鉴别诊断】

1. 阿米巴性肝脓肿　细菌性肝脓肿与阿米巴性肝脓肿的鉴别见表 5-1。

表 5-1　细菌性肝脓肿与阿米巴性肝脓肿的鉴别

	细菌性肝脓肿	阿米巴性肝脓肿
病　　史	继发于胆道感染或其他化脓性疾病	继发于阿米巴痢疾后
病　　程	病情急骤严重，全身脓毒血症症状明显	起病较缓慢，病程较长，症状较轻
血液化验	白细胞计数增加，中性粒细胞可高达 90%。有时血液细菌培养阳性	白细胞计数可增加，血液细菌培养阴性
粪便检查	无特殊发现	部分患者可找到阿米巴滋养体
脓肿穿刺	多为黄白色脓液，涂片和培养可发现细菌	大多为棕褐色脓液，镜检有时可找到阿米巴滋养体。若无混合感染，涂片和培养无细菌
诊断性治疗	抗阿米巴药物治疗无效	抗阿米巴药物治疗有好转

2. 右膈下脓肿　多有化脓性腹膜炎或上腹部大手术史。全身反应较轻，但右肩牵涉痛较著，深吸气时尤重。X线检查常有右膈下气液面，右侧横膈升高，膈肌运动受限。

3. 肝癌　肝进行性肿大坚硬、表面高低不平而无明显压痛。血清 AFP 常呈阳性，B超和 CT 检查等有助鉴别。但当肝癌并发高热或癌块坏死合并感染时，可导致误诊。

4. 胆囊炎、胆石症。

5. 右下肺炎。

6. 肝囊肿合并感染。

【治疗】

细菌性肝脓肿是一种严重的疾病，必须早期诊断，早期治疗。

1. 非手术治疗

(1) 全身支持疗法：给予充分营养，纠正水和电解质及酸碱平衡失调，必要时多次小量输血和血浆以增强机体抵抗力。

(2) 抗生素治疗：应使用较大剂量。由于肝脓肿的致病菌以大肠杆菌和金黄色葡萄球菌最为常见，在未确定病原菌之前，可首选对此两种细菌有效的抗生素，然后根据细菌培养和药敏结果选用有效的抗生素。

(3) 中医中药治疗：多与抗生素和手术治疗配合应用。

2. 手术治疗　对于较大脓肿、胆源性脓肿或慢性脓肿，全身症状重，肝脓肿已穿破或估计有穿破可能，在应用有效抗生素的同时，应行脓肿切开术。

(1) 常用的手术途径

① 经腹腔切开引流：适用于多数患者，但术中应注意避免脓液污染腹腔，保证引流通畅。

② 经腹膜外切开引流：主要用于右肝叶后侧脓肿，应注意勿损伤胸膜。

(2) 手术治疗注意事项

① 脓肿已破入胸腔者，应同时引流胸腔。

② 胆道感染引起的肝脓肿，应同时妥善处理胆道病变和行胆道引流。

③ 血源性肝脓肿，应积极治疗原发感染灶。

【常见并发症】

严重并发症是脓肿向膈下、腹腔、胸腔穿破以及胆源性肝脓肿引起胆道大出血。

二十一、肝 肿 瘤

肝肿瘤是对肝脏良性肿瘤与恶性肿瘤的统称。临床最为常见的是原发性肝癌、继发性肝癌与肝血管瘤。这里主要介绍这三种疾病。

【病理类型】

1. 良性肿瘤　主要有：海绵状血管瘤、脂肪瘤、肝细胞腺瘤、肝胆管囊腺瘤、血管平滑肌脂肪瘤、血管脂肪瘤、错构瘤、神经纤维瘤、纤维组织细胞瘤等。

2. 恶性肿瘤　主要有：肝细胞肝癌、胆管细胞癌、肝母细胞瘤、胆管囊腺癌、平滑肌肉瘤、血管内皮肉瘤、纤维肉瘤、脂肪肉瘤、恶性间皮瘤、恶性纤维瘤、组织细胞瘤、类癌等。

肝血管瘤

大多数属海绵状血管瘤(cavernous hemangioma),可发生于任何年龄,但常在成年人出现症状,女性为多。

【诊断】

1. 临床表现

(1) 瘤体小于 4 cm 者多无症状,常于体格检查时偶然发现。

(2) 瘤体在 4 cm 以上者,约 40%的患者伴腹部不适、肝肿大、食欲不振、消化不良等症状。

(3) 肝血管瘤常反复血栓机化造成肿瘤肿胀,引起 Glisson's 包膜牵拉胀痛。

(4) 肿块很少自发破裂。

(5) 肝功能一般正常,大血管瘤罕见的综合征为消耗性凝血障碍、血小板减少及低纤维蛋白血症。

2. 化验　无特异性实验室检查。

3. 特殊检查　多种影像学检查可助诊断。超声波显像;CT 造影剂增强或延迟扫描;MRI;核素血池扫描呈明显填充现象。在诊断和鉴别诊断有困难者,可考虑剖腹探查。针刺活检常可导致严重出血故属禁忌。

【治疗原则】

根据血管瘤的大小、症状、部位、生长速度、机体状态决定治疗方案。

1. 保守治疗　无症状者可定期随访。

2. 手术治疗　肿瘤较大,有压迫症状,影响肝脏功能,局限于一侧可手术切除。

3. 介入治疗。

原发性肝癌(primary hepatic carcinoma,PHC)

【诊断】

1. 临床表现

(1) 肝区疼痛:这是最常见的症状。

(2) 全身和消化道症状。

(3) 肝肿大。

(4) 肿瘤转移引起相应的症状。

2. 化验　甲胎蛋白 (AFP)、血清酶及其他肿瘤标记物。

3. 特殊检查

(1) 影像学检查:超声检查可作为首选。CT 检查更具诊断价值,灵敏度更好。MRI 可较好地鉴别血管瘤与小肝癌。

(2) 肝动脉造影。

(3) 穿刺活检。

【治疗原则】

早期诊断,早期治疗;根据病情综合治疗;早期行手术治疗为首选。

1. 手术治疗　手术切除、肝动脉结扎、液氮冷冻、微波热凝、激光汽化、射频治疗。

2. 化学药物治疗　全身化疗、肝动脉置管化疗。

3. 肝动脉栓塞。

4. 放疗。

5. 局部无水乙醇注射。

6. 免疫治疗。

继发性肝癌

【诊断】

临床表现：以肝外原发性肿瘤引起的症状为主要表现，可伴有消瘦、乏力、肝区疼痛、肝区结节性肿块、黄疸、腹水等。

【化验】

与原发疾病相关的指标的检测。

【特殊检查】

B超、CT、胃镜、肠镜等。

【治疗原则】

治疗原则是先切除原发癌灶，再争取切除肝脏的转移癌。

如原发癌不能切除，肝脏的转移癌即使切除也无助益，可行全身或局部放化疗，综合治疗。

（李　君）

二十二、十二指肠憩室

十二指肠憩室是部分肠壁向腔外凸出所形成的袋状突起。直径从数毫米至数厘米，多数发生于十二指肠降部，可单发也可多发。75％的憩室位于十二指肠乳头周围 2 cm 范围之内。

【病理】

1. 原发性或假性憩室　由于先天性十二指肠局部肠壁肌层缺陷所致，憩室壁由黏膜、黏膜下层与结缔组织构成，肌纤维成分很少。

2. 继发性或真性憩室　周围组织炎症造成粘连，瘢痕牵拉十二指肠壁而形成憩室。

憩室颈部狭小时，食物一旦进入则不易排出，憩室内可形成肠石；因引流不畅、细菌繁殖可引起憩室炎，形成溃疡，导致出血甚至穿孔。

【诊断】

1. 临床表现

(1) 上腹疼痛、饱胀、嗳气、腹泻等。

(2) 并发憩室炎时有中上腹或脐部疼痛，可放射至右上腹或后背，伴恶心、发热、白细胞计数增加。

(3) 体检有时可有上腹压痛。

2. 化验　血常规、尿常规。

3. 特殊检查

(1) X线钡餐检查特别是低张性十二指肠造影，可见圆形或椭圆形腔外光滑的充盈区，立位可见憩室内呈气体、液体及钡剂三层影。

(2) 纤维十二指肠镜检查诊断率比较高。

(3) B超与CT可见十二指肠壁增厚、胰周软组织肿胀、肠外气体存在等，并可发现位于胰腺实质内的十二指肠憩室。

【治疗原则】

1. 无症状者不需治疗。

2. 有憩室炎症状可行抗炎制酸、解痉等治疗。

3. 手术治疗

(1) 手术适应证：内科治疗无效的憩室炎；有穿孔、出血或憩室内肠石形成；因憩室引发胆管炎、胰腺炎等。

(2) 手术术式：憩室切除术、憩室内翻缝合术及消化道转流手术。

二十三、肠梗阻分类诊断和治疗原则

肠内容物不能正常运行、顺利通过肠道，称为肠梗阻。

【肠梗阻分类】

1. 按肠梗阻发生的基本原因　分为3类：

(1) 机械性肠梗阻：是由于各种原因引起肠腔变狭小，因而使肠内容通过发生障碍。可因肠腔堵塞、肠管受压、肠壁病变等引起。

(2) 动力性肠梗阻：是由于神经反射或毒素刺激引起肠壁肌功能紊乱，使肠蠕动丧失或肠管痉挛，以致肠内容物不能正常运行，但无器质性的肠腔狭窄。包括麻痹性肠梗阻和痉挛性肠梗阻。

(3) 血运性肠梗阻：是由于肠系膜血管栓塞或血栓形成，使肠管血运障碍，继而发生肠麻痹而使肠内容物不能运行。

2. 按肠壁有无血运障碍　分为2类：

(1) 单纯性肠梗阻：只是肠内容物通过受阻，而无肠管血运障碍。

(2) 绞窄性肠梗阻：指梗阻并伴有肠壁血运障碍者，可因肠系膜血管受压、血栓形成或栓塞等引起。

3. 其他分类　按梗阻的部位分为高位(如空肠上段)和低位(如回肠末段和结肠)两种；按梗阻的程度，又可分为完全性和不完全性肠梗阻；按发展过程的快慢还可分为急性和慢性肠梗阻。

【肠梗阻的诊断】

1. 临床表现有腹痛、呕吐、腹胀及停止自肛门排气排便。

2. 检查常可见肠型和蠕动波，机械性肠梗阻可有肠鸣音亢进及气过水声或金属音，麻痹性肠梗阻时，则肠鸣音减弱或消失。

3. X线检查一般在肠梗阻发生 4～6 h，即显示出肠腔内气体；立位或侧卧位透视或拍片，可见多数液平面及气胀肠袢。

【肠梗阻诊断的注意事项】

1. 是否肠梗阻　根据腹痛、呕吐、腹胀、停止自肛门排气排便四大症状和腹部见肠型或蠕动波、肠鸣音亢进等，一般可做出诊断。

2. 是机械性还是动力性梗阻　机械性肠梗阻具有典型临床表现，麻痹性肠梗阻无阵发性绞痛等肠蠕动亢进的表现，为肠蠕动减弱或消失，腹胀显著。

3. 是单纯性还是绞窄性梗阻　有下列表现者，应考虑绞窄性肠梗阻的可能：

(1) 腹痛发作急骤，起始即为持续性剧烈疼痛，或在阵发性加重之间仍有持续性疼痛。肠鸣音可不亢进。有时出现腰背部痛，呕吐出现早、剧烈而频繁。

(2) 病情发展迅速，早期出现休克，抗休克治疗后改善不显著。

(3) 有明显腹膜刺激征，体温上升、脉率增快、白细胞计数增高。

(4) 腹胀不对称，腹部有局部隆起或触及有压痛的肿块(胀大的肠袢)。

(5) 呕吐物、胃肠减压抽出液、肛门排出物为血性，或腹腔穿刺抽出血性液体。

(6) 经积极非手术治疗而症状、体征无明显改善。

(7) 腹部X线检查见孤立、突出胀大的肠袢，不因时间而改变位置，或有假肿瘤状阴影；或肠间隙增宽，提示有腹腔积液。

4. 是高位还是低位梗阻　高位小肠梗阻的特点是呕吐发生早而频繁，腹胀不明显。低位肠梗阻的特点是腹胀明显，呕吐出现晚而次数少，并可吐粪样物。

5. 是完全性还是不完全性梗阻　完全性梗阻呕吐频繁，不完全性梗阻呕吐与腹胀都较轻或无呕吐。

6. 是什么原因引起梗阻　应根据年龄、病史、体征、X线检查等几方面分析。

【治疗原则】

1. 矫正因肠梗阻所引起的全身生理紊乱和解除梗阻。

2. 基础疗法

(1) 胃肠减压。

(2) 纠正水、电解质紊乱和酸碱失衡：输液所需容量和种类须根据呕吐情况、缺水体征、血液浓缩程度、尿排出量和比重，并结合血清钾、钠、氯和血气分析监测结果而定。

(3) 防治感染和中毒。

(4) 可应用镇静剂、解痉剂等一般对症治疗，止痛剂的应用则应遵循急腹症治疗的原则。

3. 解除梗阻　可分手术治疗和非手术治疗两大类。

(1) 手术治疗

① 各种类型的绞窄性肠梗阻、肿瘤及先天性肠道畸形引起的肠梗阻，以及非手术治疗无效的患者，适应手术治疗。

② 手术的原则和目的：在最短手术时间内，以最简单的方法解除梗阻或恢复肠腔的通畅。具体手术方法要根据梗阻的病因、性质、部位及患者全身情况而定。

③ 手术大体可归纳为下述 4 种：解决引起梗阻的原因、肠切除肠吻合术、短路手术、肠造口或肠外置术。

(2) 非手术治疗：主要适用于单纯性粘连性(特别是不完全性)肠梗阻，麻痹性或痉挛性肠梗阻，蛔虫或粪块堵塞引起的肠梗阻，肠结核等炎症引起的不完全性肠梗阻，肠套叠早期等。非手术治疗除前述基础疗法外，还包括：中医中药治疗、口服或胃肠道灌注生植物油、针刺疗法，以及根据不同病因采用低压空气或钡灌肠，经乙状结肠镜插管，腹部按摩等各种复位法。

二十四、粘连性肠梗阻

粘连性肠梗阻是肠粘连或腹腔内粘连所致的肠梗阻，较为常见，发生率占各类肠梗阻的 40%～60%。

【粘连性肠梗阻的病因】

1. 先天性粘连　较为少见，多因发育异常或胎粪性腹膜炎所致。

2. 后天性粘连　较为多见，常由于腹腔内手术、炎症、创伤、出血、异物等引起。临床上以手术后所致的粘连性肠梗阻为多。

【粘连性肠梗阻的病理】

肠粘连在一定条件下，由于肠道功能紊乱、暴饮暴食、突然改变体位等诱因，引起肠梗阻的发生。常见原因如下：

1. 肠袢间紧密粘连成团或固定于腹壁，使肠腔变窄或影响了肠管的蠕动和扩张。

2. 肠管因粘连牵扯扭折成锐角。

3. 粘连带压迫肠管。

4. 肠袢套入粘连带构成的环孔。

5. 肠袢以粘连处为支点发生了扭转等。

【诊断】

1. 临床表现

(1) 患者多有腹腔手术、创伤或感染的病史，以往有慢性肠梗阻症状和多次急性发作史。

(2) 长期无症状，突然出现急性梗阻症状，腹痛较重，出现腹部局部压痛，甚至腹肌紧张者。

(3) 有腹痛、呕吐、腹胀及停止自肛门排气排便。

(4) 检查常可见肠型和蠕动波，可有肠鸣音亢进及气过水声或金属音。

2. 化验　血常规、尿常规。

3. 特殊检查

(1) 胸腹透视：可见膈肌上抬及肠腔内积气、积液。

(2) 立位或侧卧位摄片：可见多数液平面及气胀肠袢，X 线检查一般在肠梗阻发生 4～6 h，即显示出肠腔内气体。

【治疗原则】

1. 粘连性肠梗阻最重要的是要区别是单纯性还是绞窄性、是完全性还是不完全性，因为手术治疗并不能消除粘连，相反术后还可能形成新的粘连。

2. 对单纯性、不完全性肠梗阻，特别是广泛性粘连者，一般选用非手术治疗。

3. 术后早期炎性肠梗阻，与术后早期腹腔炎症反应有关，既有肠壁水肿、肠腔梗阻，又存在炎症引起的局部肠动力性障碍，一般应采用非手术治疗。

4. 粘连性肠梗阻如经非手术治疗不见好转甚至病情加重，或怀疑为绞窄性肠梗阻，须尽早手术。

5. 对反复频繁发作的粘连性肠梗阻也应考虑手术治疗。

【手术方法】

1. 粘连带和小片粘连可施行简单的切断和分离。

2. 广泛粘连不易分离，且容易损伤肠壁浆膜和引起渗血或肠瘘，并再度引起粘连，所以对那些并未引起梗阻的部分，不应分离；如因广泛粘连而屡次引起肠梗阻，可采用小肠插管内固定排列术。

3. 如一组肠袢紧密粘连成团引起梗阻，又不能分离，可将此段肠袢切除作一期肠吻合；倘若无法切除，则作梗阻部分近、远端肠侧侧吻合的短路手术；或在梗阻部位以上切断肠管，远断端闭合，近断端与梗阻以下的肠管行端侧吻合。

【预防】

1. 防止医源性粘连的因素

(1) 腹腔手术彻底止血以防血肿的形成。

(2) 防止肠管暴露在腹腔外过久或纱布敷料长时间覆盖接触损伤浆膜。

(3) 避免手套上未洗净的滑石粉等异物带入腹腔。

(4) 防止腹膜撕裂、缺损，大块组织结扎，注意腹腔引流物的放置，腹腔或腹壁切口感染等。

2. 术后处理

(1) 强调术后早期活动。

(2) 促进肠蠕动及早恢复，有利于防止粘连的形成。

（刘金龙）

二十五、胆石病

胆石病(cholelithiasis)包括发生在胆囊和胆管的结石，是常见病、多发病。胆石根据其化学组成成分的不同分为3类：

(1) 胆固醇结石：组成成分以胆固醇为主，含量占80%以上。

(2) 胆色素结石：组成成分以胆色素为主。

(3) 混合性结石：由胆色素、胆固醇、钙盐等多种成分混合组成。

胆囊结石

胆囊结石主要为胆固醇性结石或以胆固醇为主的混合性结石。本病主要见于成年人，女性常见，可能与雌激素在胆囊结石形成中的作用有关。

【诊断】

1. 临床表现

(1) 消化不良等胃肠道症状。

(2) 胆绞痛是其典型表现，疼痛位于上腹部或右上腹部，呈阵发性，可向肩胛部和背部放射，多伴恶心、呕吐。

(3) Mirizzi综合征：由持续嵌顿或压迫胆囊壶腹部和颈部的较大结石所致，表现为胆总管狭窄或胆囊胆管瘘，以及反复发作的胆囊炎、胆管炎及梗阻性黄疸。

(4) 胆囊积液。

(5) 其他：如继发性胆管结石、胆源性胰腺炎、胆石性肠梗阻、胆囊癌变等。

2. 特殊检查　临床病史和体检可为诊断提供有益线索，但确诊需依靠影像学检查。

(1) B超检查发现胆囊结石即可确诊，正确诊断率达96%。

(2) 口服法胆囊造影显示为胆囊内充填缺损，对诊断有一定帮助，且可了解胆囊功能。

(3) CT、MRI也可显示胆囊结石，但价格昂贵，不宜常规采用。

【治疗原则】

胆囊切除是治疗胆囊结石的首选方法。总的原则是对年轻人采取较积极的手术态度，对老年人采取较保守的态度。

胆囊切除术的手术指征：

1. 口服胆囊造影胆囊不显影。
2. 结石直径超过2～3 cm。
3. 合并瓷化胆囊。
4. 合并糖尿病，在糖尿病已经控制时。
5. 有心肺功能障碍者。

肝外胆管结石

肝外胆管结石指发生于左、右肝管会合部以下的结石。

【病理变化】

1. 胆管梗阻。
2. 继发感染。
3. 梗阻合并感染可引起肝细胞损害。
4. 胆石嵌顿于壶腹可引起胰腺的急性和(或)慢性炎症，称胆源性胰腺炎。

【诊断】

1. 临床表现　典型的表现为Charcot三联征，即腹痛；寒战、高热；黄疸。

2. 化验　血常规、尿常规、大便常规。

3. 特殊检查

(1) B超检查可发现胆管内的结石及胆管扩张影像。

(2) PTC、ERCP、MRCP可提供结石的部位、数量、大小以及胆管梗阻的部位和程度。

(3) CT仅在上述检查不明确时采用。

【治疗原则】

胆管结石现仍以手术治疗为主。

1. 手术原则

(1) 术中尽可能取尽结石。

(2) 解除胆道狭窄和梗阻，去除感染病灶。

(3) 术后保持胆汁引流通畅，预防结石复发。

2. 手术方式

(1) 胆总管切开取石加 T 管引流术。

(2) 胆肠 Roux-en-Y 吻合术。

(3) Oddi's 括约肌成形术。

(4) 经内镜下括约肌切开取石术。

肝内胆管结石

肝内胆管结石病因复杂，与肝内感染、胆汁淤积、胆道蛔虫等因素有关。

【病理变化】

1. 肝内胆管狭窄。

2. 胆管炎。

3. 肝胆管癌。

【诊断】

1. 临床表现

(1) 肝区和胸背部胀痛不适。

(2) 肝呈不对称性肿大。

(3) 肝区压痛和叩击痛。

(4) 合并感染和并发症时，有相应的体征。

2. 特殊检查

(1) B 超和 PTC 检查可显示肝内胆管结石的分布和肝胆管的狭窄和扩张情况。

(2) CT、MRI 也有重要的诊断价值，尤其对于并发胆汁性肝硬化和癌变者。

【治疗原则】

肝内胆管结石的治疗宜采用以手术为主的综合治疗。

1. 手术原则

(1) 术中尽可能取尽结石。

(2) 解除胆道狭窄和梗阻。

(3) 去除肝内感染病灶。

(4) 建立和恢复通畅的胆汁引流，预防结石复发。

解除狭窄是手术的关键。

2. 手术方法

(1) 高位胆管切开及取石。

(2) 胆肠内引流。

(3) 去除肝内感染性病灶。

二十六、胆囊炎

急性胆囊炎

急性胆囊炎是胆囊发生的急性化学性和(或)细菌性炎症。约95%的患者合并有胆囊结石,称结石性胆囊炎;5%的患者未合并胆囊结石,称非结石性胆囊炎。

急性结石性胆囊炎

急性结石性胆囊炎是胆囊发生的急性化学性和(或)细菌性炎症,合并有胆囊结石存在。

【病理变化】

1. 急性单纯性胆囊炎。

2. 急性化脓性胆囊炎。

3. 坏疽性胆囊炎,常伴穿孔。

【诊断】

1. 临床表现

(1) 突发右上腹阵发性绞痛。

(2) 疼痛向右肩部、肩胛部和背部放射。

(3) 伴恶心、呕吐、厌食等消化道症状。

(4) 右上腹压痛、反跳痛、肌紧张,Murphy征阳性。

(5) 扪及肿大的胆囊。

2. 化验　血常规、肝功能检查。

3. 特殊检查

(1) B超检查,准确率达65%～90%。

(2) ^{99m}Tc-EHIDA检查,敏感性达100%。

【治疗原则】

急性结石性胆囊炎的最终治疗为手术治疗。

1. 非手术疗法

(1) 禁食,输液,纠正水、电解质及酸碱代谢失衡,全身支持疗法。

(2) 选用广谱抗生素或联合用药。

(3) 对症治疗。

2. 手术治疗

(1) 急诊手术时机:

① 发病在48～72 h之内者。

② 经非手术治疗无效且病情恶化者。

③ 有胆囊穿孔、弥漫性腹膜炎、急性化脓性胆管炎、急性坏死性胰腺炎等并发症者。

(2) 手术方法：

① 胆囊切除术。

② 胆囊造口术。

慢性胆囊炎

慢性胆囊炎是急性胆囊炎反复发作的结果，约 70%～90%的患者合并胆囊结石。

【病理变化】

1. 慢性炎症变化。

2. 胆囊萎缩。

【诊断】

1. 临床表现

(1) 常不典型，多有胆绞痛史。

(2) 右上腹胆囊区有轻压痛和不适感。

(3) Murphy 征可呈阳性。

2. 特殊检查

(1) B 超为首选。

(2) 口服胆囊造影。

(3) 纤维胃镜检查和上消化道钡餐可鉴别诊断。

【治疗原则】

1. 伴胆石者应行胆囊切除术。

2. 未伴胆石，症状较轻，影像学检查胆囊功能尚可，无明显萎缩者，特别是女性患者，手术要慎重，可行消炎、利胆、制酸等治疗。

3. 年老体弱者可行保守治疗。

二十七、急性梗阻性化脓性胆管炎

急性胆管炎是细菌感染引起的胆道系统的急性炎症，大多数在胆道梗阻的基础上发生。如胆道梗阻未能解除，感染未能控制，则可发展为急性梗阻性化脓性胆管炎(acute obstructive suppurative cholangitis，ASSC)。

【病理变化】

1. 胆管完全性梗阻。

2. 胆管内化脓性感染。

3. 胆血反流。

【诊断】

1. 临床表现　Reynold 五联征

(1) Charcot 三联症(腹痛、寒战高热、黄疸)。

(2) 休克。

(3) 神经中枢系统受抑制表现。

2. 化验　血常规、凝血酶原时间、肝功能。

3. 特殊检查

(1) B 超最为实用,可在床边进行。

(2) 必要时可行 CT、MRI 检查。

【治疗原则】

原则是紧急手术解决胆道梗阻并引流,尽早有效地降低胆管压力。

1. 非手术治疗

(1) 联合使用足量有效的广谱抗生素。

(2) 纠正水、电解质紊乱。

(3) 恢复血容量,改善并保证组织器官的良好灌流和氧供。

(4) 对症治疗。

2. 手术治疗　目的在于抢救患者生命,手术力求简单有效,通常采用胆总管切开减压、"T"管引流术。

3. 非手术方法胆管减压引流

(1) PTCD。

(2) 经内镜鼻胆管引流术(ENAD)。

(孙　谷)

二十八、腹腔镜技术在外科的应用

腹腔镜应用于临床已有百年历史,但由于科学技术的落后以及其应用范围的狭窄,以致在相当长的时间内得不到发展。随着计算机集成电路、微型摄像机的发明,带来了腹腔镜技术的革命。1987 年,法国医师 Mouret 完成了第一例腹腔镜胆囊切除术,开辟了腹腔镜技术在外科应用的新时代。人们发现了腹腔镜技术运用的广阔前景,开始探索其在各个领域中的治疗作用,短短几年很快在世界各地广泛推广,手术领域不断扩大,已涉及肝、胆、胰、脾、胃肠、急腹症、外伤、疝、妇产科、泌尿科、胸外科等,手术种类不断增多。

【腹腔镜技术在普通外科中的应用】

1. 胆道手术　已从腹腔镜胆囊切除术拓展到腹腔镜胆总管切开取石术、腹腔镜胆总管切开肝内胆管取石术、腹腔镜胆肠内引流术。

2. 肝脏手术　从腹腔镜肝囊肿开窗引流到肝脓肿引流术、肝叶切除、半肝切除。

3. 胰腺手术　已开展腹腔镜胰体尾切除术、胰岛细胞瘤切除术、胰十二指肠切除术。

4. 脾脏手术　一般为血液病脾和外伤性脾破裂,中度以下大小的门脉高压脾肿大也可考虑行腹腔镜手术。

5. 胃肠手术　已开展腹腔镜胃大部切除术、迷走神经切断术、腹腔镜 Nissen 胃底折叠术、胃减容术、食管裂孔疝修补术、胃癌根治术、腹腔镜小肠切除术、结直肠切除术、结直肠癌根治术。

6. 急腹症手术　急腹症的明确诊断;腹腔镜阑尾切除术、急性腹膜炎的诊治、急性胆囊炎手术、急性胆管炎手术、急性胰腺炎的诊治、消化道穿孔修补术;肝破裂修补、脾切除术。

7. 腹腔镜疝修补术

(1) 腹腔镜甲状腺次全切除术、甲状旁腺切除术、腹腔镜乳腺癌腋窝淋巴清扫术。

(2) 腹腔镜剖腹探查术。

【腹腔镜技术在泌尿外科中的应用】

1. 从腹腔镜肾囊肿开窗引流到肾切除术、肾上腺切除术、精索静脉曲张术、输尿管切开取石术、输尿管狭窄成型术、乳糜尿手术。

2. 已开展腹腔镜肾癌根治术、输尿管癌根治术、前列腺癌根治术、膀胱癌根治术以及睾丸癌腹膜后淋巴清扫术等。

【腹腔镜技术在胸外科中的应用】

已开展腹腔镜肺大疱手术、肺叶切除术、肺癌根治术、食管癌根治术等。

(孙跃明)

二十九、胃、十二指肠溃疡外科治疗的指征

胃、十二指肠溃疡是消化道常见疾病,随着各种新药和治疗方法的不断出现,如 H_2 受体拮抗剂、质子泵抑制剂等,以及幽门螺杆菌在溃疡病发病机制中作用的阐明,临床上绝大多数胃、十二指肠溃疡属内科治疗范畴,溃疡病的手术指征已有较大的改观,外科主要针对一些特殊类型的、难治性的溃疡及其并发症者,手术有趋于微创的倾向。

【胃溃疡外科手术治疗的适应证】

胃溃疡患者发病年龄偏大,常伴有慢性胃炎,幽门螺杆菌感染率高,溃疡愈合后胃炎依然存在,溃疡极易复发,且有5%的恶变率。因此临床上对胃溃疡手术治疗的适应证掌握得较宽。

1. 发生溃疡出血、瘢痕性幽门梗阻、溃疡穿孔及溃疡恶变者。

2. 胃、十二指肠复合性溃疡。

3. 溃疡巨大(直径>2.5 cm)或疑为恶性变者。

4. 严格内科治疗 8～12 周,溃疡不愈合或短期内复发者。

5. 内科治疗后溃疡愈合且继续用药,但 6～12 个月内即复发者。手术方法为胃大部切除术,以毕Ⅰ式为宜,有困难时行毕Ⅱ式术式。

【十二指肠溃疡外科手术治疗的适应证】

对无严重并发症的十二指肠溃疡以内科治疗为主。外科手术治疗的适应证为:

1. 溃疡急性穿孔、大出血和瘢痕性幽门梗阻。

2. 经正规内科治疗无效的十二指肠溃疡。正规内科治疗包括应用制酸药、抗幽门螺杆菌药物和黏膜保护药等,若停药 4 周后经纤维胃镜复查溃疡未愈者,按上述方案重复治疗,共 3 个疗程溃疡仍不愈合者,视无效,应手术治疗。

3. 有“溃疡病素质”和漫长溃疡病病程者,为避免过度延长内科治疗时间而增加发生

严重并发症的危险，有以下情况之一者，可考虑手术治疗：① 溃疡病史较长、发作频繁、症状严重；② 纤维胃镜观察溃疡深大，X线钡餐检查有较大龛影、球部严重变形者；③ 既往有严重溃疡并发症而溃疡仍反复活动者。

三十、胃、十二指肠溃疡的主要手术方式、特点及手术方式的选择

【手术方式】

胃、十二指肠溃疡手术方式分胃切除术和迷走神经切断术两大类。对十二指肠溃疡患者常采用胃大部切除术，也可采用选择性或高选择性迷走神经切断术，均有满意疗效；对胃溃疡患者常用的术式是胃大部切除术，根据溃疡所在部位的不同，选择近端或远端胃大部切除术。对溃疡恶变病例，应行根治性胃大部切除术。

1. 胃切除术包括胃切除及胃肠道重建两大部分　胃切除分为全胃切除、近端胃大部切除和远端胃大部切除。目前在我国胃大部切除术仍然是公认的治疗胃、十二指肠溃疡首选术式，切除范围是胃的远侧2/3～3/4，包括胃体的远侧部分、胃窦部、幽门和十二指肠球部的近胃部分。切除后胃肠道重建有多种不同方式和操作方法，基本方法是胃、十二指肠吻合或胃空肠吻合。

(1) 毕(Billroth)Ⅰ式胃大部切除术，即胃大部切除胃、十二指肠吻合术。远端胃大部切除后，将残胃与十二指肠吻合。一般认为胃溃疡尽量采用毕Ⅰ式吻合，其优点是吻合后的胃肠道接近正常解剖生理状态，术后因胃肠功能紊乱而引起的并发症较少。对十二指肠溃疡较大，炎症、水肿较重，瘢痕或粘连较多的病例，残胃与十二指肠吻合有一定张力，行毕Ⅰ式手术较困难且易致胃切除范围不够，术后溃疡复发率较毕Ⅱ式高2倍，故以毕Ⅱ式为宜(此点尚有不同意见)。因此，毕Ⅰ式胃切除多适用于胃溃疡。

(2) 毕(Billroth)Ⅱ式胃大部切除术，即切除远端胃后，缝合关闭十二指肠残端，残胃和上端空肠端侧吻合。优点是即使胃切除较多，胃空肠吻合也不致张力过大，术后溃疡复发率低。十二指肠溃疡切除困难时允许行溃疡旷置。但这种吻合改变了正常解剖生理关系，术后并发症和后遗症较毕Ⅰ式多。

(3) 胃切除容量，胃溃疡要求切除胃的60%。选择胃切除范围，从胃小弯胃左动脉第一分支的右侧向胃大弯胃网膜左动脉最下第一个垂直分支的左侧作一连线，按此连线大致可切除胃的60%。十二指肠溃疡要求切除胃2/3～3/4。既切除了胃体大部壁细胞和主细胞，又切除胃窦及此部的G细胞，大大减少了胃酸分泌。

2. 胃迷走神经切断术可以完全消除神经性胃酸分泌，也可消除迷走神经引起的胃泌素分泌，减少体液性胃酸分泌。

胃迷走神经切断术的类型：

(1) 迷走神经干切断术(truncal vagotomy)：目前已很少应用。

(2) 选择性迷走神经切断术(selective vagotomy)：在迷走神经左干分出肝支、右干分出腹腔支以后再将神经予以切断，切断了到胃的所有迷走神经的支配，术后胃蠕动减退，需同时加作幽门成形或胃空肠吻合术，或胃窦切除胃空肠吻合术。该术式保留了肝、胆、

胰、小肠的迷走神经支配，能避免其他内脏功能紊乱。

(3) 高选择性迷走神经切断术(highly selective vagotomy)：是紧贴胃壁切断前、后迷走神经分布至胃底、体的分支，保留迷走神经前后干、肝支、腹腔支及分布到胃窦的“鸦爪”神经支。

胃大部切除术和胃迷走神经切断术治疗胃、十二指肠溃病都有良好的疗效，但也各有一定的缺陷。疗效的好坏除与术式的选定有关外，还与手术者操作是否规范密切相关。手术治疗胃溃疡应首选胃大部切除术，胃肠道重建应争取毕Ⅰ式。对十二指肠溃疡的外科治疗，国内数十年来的治疗结果显示胃大部切除术(毕Ⅱ式重建)有较好的疗效，但当今发达国家多采用选择性和高选择性胃迷走神经切断术，且疗效也很满意。相信选择性胃迷走神经切断术特别是高选择性胃迷走神经切断术，也将逐步成为我国(特别是大中型医疗机构)治疗十二指肠溃疡的首选或主流术式。

三十一、胃切除术后的常见并发症及处理

各类胃十二指肠溃疡手术术后均有一些并发症，其中有些与手术操作不当有关，有些则是由于术式设计的不理想导致术后解剖、生理功能失常及代谢障碍所致。

(一) 术后胃出血

正常情况下，胃大部切除术后，可自胃管抽出少许暗红色或咖啡色胃液，一般不超出300 ml，24 h以内胃液颜色逐渐变浅变清，多为术中残留或缝合创面少量渗血所致。若术后不断吸出新鲜血液，尤其在24 h后仍继续出血者，可定为术后出血。术后胃出血多可采用非手术治疗止血，必要时可作纤维胃镜检查或行选择性血管造影，明确出血部位和原因，还可局部应用血管收缩剂或栓塞相关的动脉止血。当非手术疗法不能止血或出血量大于500 ml/24 h，应手术止血。

(二) 吻合口破裂或漏

术后早期发生的吻合口破裂或漏，多因手术操作不当所致；术后5～7日后发生的吻合口破裂或漏，可能与患者严重贫血、低蛋白血症、组织水肿等使组织愈合能力差有关。吻合口破裂或漏会引起弥漫性腹膜炎或局限性脓肿。诊断明确后，应手术治疗。

(三) 十二指肠残端破裂

为术后严重并发症，应立即再手术，术中行十二指肠造瘘，并尽量妥善关闭十二指肠残端。

1. 十二指肠溃疡切除困难时，应行溃疡旷置，而不可勉强切除。

2. 关闭十二指肠残端时，缝合应细致，操作应轻柔；缝线撕破肠壁或残端游离太多致血供障碍均可导致术后破裂的发生。

3. 避免胃空肠吻合口输入袢排空不畅。

(四) 术后梗阻

包括输入袢梗阻、吻合口梗阻和输出袢梗阻。

1. 输入袢梗阻是毕Ⅱ式胃大部切除术后常见并发症之一。急性完全性输入袢梗阻属闭袢性肠梗阻易发生肠绞窄，多发生于毕Ⅱ式结肠前输入袢对胃小弯作吻合的术式。特

别是输出袢系膜过紧压迫输入袢时，更易发生；输入袢过长也是发生输入袢综合征的主要原因，术中应注意避免。对症保守治疗不缓解者应行手术治疗，以解除梗阻；慢性不全性输入袢梗阻产生的原因是输入袢过长、过短或与吻合口呈锐角。处理：内科保守治疗 1～2 个月，若无缓解，应再次手术，可作输入袢输出袢侧侧吻合(Brown's 吻合)术，以解除梗阻。

2. 吻合口梗阻常由于吻合口太小、吻合时胃肠壁内翻过多形成“堤坝”而引起，部分病例可因术后吻合口炎症水肿出现暂时性吻合口机械性梗阻。吻合口梗阻保守治疗数周后，若未解除，应再次手术，以解除梗阻。

3. 输出袢梗阻，常因吻合口下方输出段肠管受压或扭曲所致。结肠后毕Ⅱ式，将横结肠系膜裂口错误地固定在小肠侧，是该并发症的常见原因。另外，血管弓外游离胃大弯侧，致术后大网膜水肿粘连压迫输出袢肠管也可导致此并发症，术中需予以避免。

4. 术后胃无力　属动力性胃通过障碍。临床表现主要有：术后拔除胃管后，患者出现上腹持续性饱胀、钝痛，并有呕吐，为带有食物和胆汁的胃液。绝大多数患者经 2～3 周保守治疗多能好转，若未见好转可行纤维胃镜检查，观察有无机械性梗阻因素存在。

5. 胆汁反流性胃炎　其临床特征表现是上腹烧灼痛、呕吐胆汁和体重减轻三联征。常在术后数月到数年发生，较为顽固。治疗可服用胃粘膜保护剂、胃动力药及消胆胺。症状严重，影响正常生活者可行手术治疗，术式一般采用 Roux-en-Y 吻合术。

6. 吻合口溃疡　多由于胃切除量不够所致术后高胃酸状态或吻合口空肠距十二指肠过远致抗酸能力差等因素所引起。保守治疗无效者应再次手术，以减少胃酸分泌量。

7. 倾倒综合征(dumping syndrome)　根据进食后出现症状的时间可分为速发型和迟发型，有时两型同时存在。

(1) 速发型倾倒综合征：在进食后 30 min 内发生，多发生于毕Ⅱ式胃大部切除术后。治疗主要采用饮食调整疗法，即少量多餐、低糖固体食物为主和餐后平卧休息。长期症状不能缓解者，可慎重选用手术治疗，改作毕Ⅰ式或 Roux-en-Y 吻合。

(2) 迟发型倾倒综合征症状出现在餐后 2～4 h，系由先期胃排空过快刺激胰岛素大量分泌，继而出现的低血糖症候群，故以往也称之为低血糖综合征。治疗也以饮食调整疗法为主。

8. 后期营养不良性症候群　由于手术切除了胃的大部，加之重建的消化道失去了部分原有的解剖结构，可引起消化道生理机能紊乱，影响消化吸收过程，久之可出现体重减轻、贫血、腹泻等症状，晚期甚至会引起钙代谢紊乱，出现骨质疏松、软化。治疗以对症补充为主，通过食物构成的调整结合相应药物的补充，常能得以控制。

三十二、胃癌的分期、诊断和治疗原则

【胃癌分期】

胃癌 TNM 国际分期法：T 代表原发肿瘤穿透胃壁的深度；N 表示局部淋巴结的转移情况；M 则代表肿瘤远处转移的情况。T_0：无原发肿瘤证据；T_1：肿瘤侵及黏膜或黏膜下层；T_2：肿瘤浸润至肌层或浆膜下；T_3：肿瘤穿透浆膜层；T_4：肿瘤直接侵及邻近结构或器官，如侵及肝脏、胰腺等。N_0：无局部或区域淋巴结转移；N_1：距原发灶边缘 3 cm 的胃周淋

巴结受累；N_2：距原发灶边缘 3 cm 以外的胃周淋巴结受累。M_0：无远处转移；M_1：有远处转移，有第 12、13、14 组淋巴结转移者也视为有远处转移。根据 TNM 的不同组合可将胃癌划分为Ⅰ～Ⅳ个临床病理分期。

胃癌的临床病理分期见表 5－2。

表 5－2　胃癌的临床病理分期

		M_0			M_1
		N_0	N_1	N_2	
M_0	T_1	Ia	Ib	Ⅱ	Ⅳ
	T_2	Ia	Ⅱ	Ⅱa	
	T_3	Ⅱ	Ⅲa	Ⅲb	
	T_4	Ⅲa	Ⅲb		
M_1		Ⅳ			

【诊断】

通过 X 线钡餐检查和纤维胃镜加活组织检查，诊断各期胃癌已不再困难。但由于早期胃癌无特异性症状，患者的就诊率低，故目前国内大中型医院中早期胃癌占胃癌总人数的比例还不到 10%。目前临床上用于诊断胃癌的检查主要有以下 4 种：

1. X 线钡餐检查　无痛苦，易被患者接受，对胃癌可作出定位及定性诊断，确诊率达 86.2%。

2. 纤维胃镜检查　是确诊胃癌的主要方法。胃镜检查结合活检可获得细胞病理学诊断。

3. 超声诊断　将胃壁分为 5 层，可判断胃癌浸润的深度和广度，可判断胃癌的胃外侵犯及肝、淋巴结的转移情况。超声胃镜检查，在观察内镜原有图像的同时，能观察到黏膜下各层次和胃周围邻近脏器，明确胃周围淋巴结有无转移，有助于胃癌术前临床分期。

4. 多排螺旋 CT 检查　对胃进行容积扫描，结合应用三维立体重建和模拟内腔镜技术，为胃癌的早期诊断和术前临床分期增添了一种新型无痛苦手段。此方法因费用较昂贵，目前仅在部分大型医疗机构中开展。

【治疗原则】

1. 手术是目前唯一有可能治愈胃癌的方法，应按照胃癌的严格分期及个体化原则制订治疗方案，争取及早手术治疗。

2. 对中晚期胃癌，因有较高的复发及转移率，必须积极地辅以手术前、后的化疗、放疗及免疫治疗等综合治疗以提高疗效，治疗方法应根据胃癌的病期、生物学特征以及患者的全身状况选择。

3. 病期较晚或主要脏器有严重并发症而不能做根治性切除，也应视具体情况争取做原发灶的姑息切除，以利进行综合治疗。

4. 对无法切除的晚期胃癌，应积极采用综合治疗，多能达到改善患者症状、延长患者生命的效果。

（夏建国）

三十三、门静脉高压症

门静脉血流受阻、血液淤滞，引起门静脉系统压力增高，出现脾肿大和脾功能亢进、食管胃底静脉曲张和呕血、腹水等症状的疾病称为门静脉高压症。门静脉正常压力为 1.27～2.35 kPa(13～24 cmH_2O)，平均值为 1.76 kPa(18 cmH_2O)。门静脉高压症时，压力大都增至 2.9～4.9 kPa(30～50 cmH_2O)。

【诊断】

1. 病史　肝炎和血吸虫病等肝病病史。

2. 临床表现

(1) 脾肿大、脾功能亢进。

(2) 呕血或黑便。

(3) 腹水。

(4) 非特异性全身症状(如疲乏、嗜睡、厌食)。

3. 相关检查

(1) 血常规：脾功能亢进时，血细胞计数减少，贫血，白细胞计数降至 3×10^9/L 以下，血小板计数降至(70～80)$\times10^9$/L 以下。

(2) 肝功能检查：肝功能减退，AST 和 ALT 升高、血清胆红素升高、血浆白蛋白降低而球蛋白增高、凝血酶原时间(PT)延长等。

(3) 超声检查(包括 B 型超声、Doppler 超声、内镜超声)：腹水、肝密度及质地异常、门静脉扩张(门静脉内径＞1.3 cm)。

(4) X 线钡餐检查：在食管为钡剂充盈时，曲张的静脉使食管的轮廓呈虫蚀状改变；钡剂排空时，曲张的静脉表现为蚯蚓样或串珠状负影。

(5) 内镜检查：能判断有无食管胃底静脉曲张及其程度，是否存在活动性出血及出血部位，可同时进行内镜下急诊或择期止血治疗。

(6) 其他检查方法：直接或间接门静脉造影、CT 扫描、磁共振显像(MRI)、核素扫描。

【治疗原则】

1. 食管胃底曲张静脉破裂出血

(1) 非手术治疗：对于有黄疸、大量腹水、肝功能严重受损的患者发生大出血，如果进行外科手术，死亡率可高达 60%～70%。对这类患者应尽量采用非手术疗法，重点是输血、注射垂体加压素以及应用三腔管压迫止血。但目前公认的控制急性出血的首选方法是经内镜硬化剂注射治疗(EVS)和经内镜食管曲张静脉套扎术(EVL)。上述治疗无效者，可采用经颈静脉肝内门体分流术(TIPS)。

(2) 手术治疗：对于没有黄疸、没有明显腹水的患者发生大出血，应争取即时或经短时间准备后即行手术。手术方式分为：① 门体分流术(选择性分流、非选择性分流)② 断流手术(首选脾切除加贲门周围血管离断术)③ 分流＋断流术(限制性分流术联合小范围的断流术)。

2. 严重脾肿大，合并明显的脾功能亢进，单纯行脾切除术效果良好。

3. 肝硬化引起的顽固性腹水　有效的治疗方法是肝移植。其他疗法包括 TIPS 和腹腔-上腔静脉转流术。肝移植是治疗终末期肝病并发门静脉高压食管胃底曲张静脉出血患者的理想方法。

三十四、布-加综合征

布-加综合征(Budd-Chiari syndrome)也名巴德-吉亚里综合征(Budd-Chiari 综合征)，是指由肝静脉或其开口以上的下腔静脉阻塞引起的以门静脉高压或门静脉和下腔静脉高压为特征的一组疾病。

【病因】

1. 肝静脉开口以上的下腔静脉隔膜。

2. 肝内静脉血栓形成。

3. 肝静脉隔膜。

【分型】

按病变部位分为 3 型：A 型为局限性下腔静脉阻塞；B 型为长段性下腔静脉阻塞；C 型为肝静脉阻塞。

【诊断】

1. 临床表现

(1) 早期：有劳累后右上腹胀痛、肝脾肿大。

(2) 发展期：有腹水、双下肢水肿、胸腹壁乃至腰背部静脉曲张及食管静脉曲张以至破裂出血。

(3) 晚期：患者呈恶病质状态，腹大如鼓、骨瘦如柴，如“蜘蛛人”。

2. 相关检查

(1) 彩超检查。

(2) 下腔和(或)肝静脉造影。

(3) CTA 或 MRA 血管造影检查。

【治疗原则】

1. 由急性肝、腔静脉血栓引起者　应经诊断时所插入的肝静脉或下腔静脉导管进行纤溶治疗。

2. A 型病变　首选球囊扩张和支架疗法。

3. B 型病变　采用各种转流术(下腔静脉-右心房、肠系膜上静脉-右心房、脾静脉-右心房、肠系膜上静脉-颈内静脉)。

4. C 型病变　采用各种门体分流术。

5. 晚期病例　采用肝移植术。

三十五、周围血管和淋巴管疾病的临床表现

周围血管和淋巴管疾病种类繁多，主要是由于狭窄、闭塞、扩张、破裂及静脉瓣膜关闭

不全等引起并出现下列临床表现。

1. 疼痛

(1) 间歇性疼痛:与下列3种因素有关。

① 肢体活动:慢性动脉阻塞或静脉功能不全时,步行时可以出现小腿疼痛,迫使患者止步,休息片刻后疼痛缓解,称为"间歇性跛行"。从开始行走到出现疼痛的时间,称为跛行时间,其行程称为跛行距离。

② 肢体体位:动脉阻塞性疾病时,抬高患肢因供血减少而加重疼痛;患肢下垂则可增加血供而缓解疼痛,但浅静脉充盈延迟。静脉病变时,抬高患肢有利于静脉回流而减轻胀痛;患肢下垂则因加重淤血而诱发或加重胀痛。

③ 温度变化:动脉阻塞性疾病时,热环境能舒张血管并促进组织代谢,减轻症状;如果后者超过了血管舒张所能提供的血液循环,则疼痛加剧。血管痉挛性疾病,热环境能使血管舒张、疼痛减轻,冷环境则使血管痉挛及疼痛加重。血管扩张性疾病则在热环境下症状加重。

(2) 持续性疼痛:严重的血管病变,在静息状态下仍有持续疼痛,称为静息痛。

① 动脉性静息痛:无论急性或慢性动脉阻塞,都可因组织缺血及缺血性神经炎引起持续性疼痛。

② 静脉性静息痛:急性主干静脉阻塞时,肢体远侧因严重淤血而有持续性胀痛。

③ 炎症及缺血坏死性静息痛:动脉、静脉或淋巴管的急性炎症,局部有持续性疼痛。

2. 水肿　静脉或淋巴回流障碍时,组织液积聚于组织间隙,引起肢体水肿。

(1) 静脉性水肿:水肿呈凹陷性,以踝部与小腿最明显,但不累及足。除浅静脉曲张外,常伴有小腿胀痛、色素沉着或足靴区(即小腿下1/3)溃疡等表现。抬高患肢,水肿可以明显或完全消退。

(2) 淋巴性水肿:水肿呈凹陷性或坚实,具海绵状特性,即加压后凹陷,解除压迫后恢复原状。以足及踝部明显,逐渐向近侧扩展,形成范围广泛的水肿。抬高患肢无明显改善。皮肤增厚且粗糙,后期形成典型的"象皮肿"。

3. 感觉异常

(1) 沉重:行走不久,肢体出现沉重、疲倦,提示早期动脉供血不足。久站、久走后出现倦怠,提示静脉病变。

(2) 感觉异常:动脉缺血影响神经干时,可有麻木、麻痹、针刺或蚁行等异样感觉。慢性静脉功能不全而肿胀时间较久者,皮肤感觉减退。

(3) 感觉丧失:严重的动脉狭窄继发血栓形成,或急性动脉阻塞时,缺血肢体远侧浅感觉减退或丧失。如病情进展,深感觉随之丧失,足(腕)下垂及主动活动不能。

4. 皮肤温度改变

(1) 动脉阻塞性病变时,血流量减少,皮温降低。

(2) 静脉阻塞性病变时,血液淤积,皮温升高。

(3) 动静脉瘘时,局部血量增多,皮温明显升高。

(4) 皮肤测温检查　用指背比较肢体两侧对称部位,可以感觉出皮温的差别,或在同一肢体的不同部位可以查出皮温改变的平面。亦可利用测温计测试,在恒温环境下,对比测试双侧肢体对应部位的皮温，如相差2℃以上有临床意义。

5. 色泽改变

(1) 正常和异常色泽：正常皮肤温暖，呈淡红色。皮色苍白，提示动脉供血不足；皮色暗红，提示静脉淤血。

(2) 指压性色泽改变：以手指重压皮肤数秒钟后，正常者呈苍白色，骤然放开后迅速复原。动脉缺血时，复原时间延缓。在发绀区指压后不出现色泽改变，提示局部组织已发生不可逆性坏死。

(3) 运动性色泽改变：静息时正常，但在运动后肢体远侧皮肤呈苍白色者，提示动脉供血不足。

(4) 体位性色泽改变：又称Buerger试验：先抬高下肢70°～80°，或高举上肢过头，持续60秒，正常人肢体远端皮肤保持淡红色或稍微发白，如呈苍白或蜡白色，提示动脉供血不足；再将下肢下垂于床沿或上肢下垂于身旁，正常人皮肤色泽可在10秒内恢复，如恢复时间超过45秒，且色泽不均匀者，进一步提示动脉供血障碍。肢体持续下垂，正常人至多仅有轻度潮红，凡出现明显潮红或发绀者，提示为静脉逆流或回流障碍性疾病。

6. 形态改变

(1) 动脉形态改变：有：① 动脉搏动减弱或消失：见于管腔狭窄或闭塞性改变。② 杂音和震颤：动脉狭窄或局限性扩张，或在动静脉间存在异常交通，血液流速骤然改变，在体表位置听到杂音，扪到震颤。③ 形态和质地：当动脉有粥样硬化或炎症病变后，可扪及屈曲状、增硬或结节等变化。

(2) 静脉形态改变：主要表现为静脉曲张。曲张静脉炎症时，局部出现硬结、压痛，并与皮肤粘连。

7. 肿块

(1) 搏动性肿块：单个、边界清楚、表面光滑的膨胀性搏动性肿块，提示动脉瘤或假性动脉瘤。肿块边界不甚清楚，或范围较大，可能为蔓状血管瘤。与动脉走向一致、范围较大的管状搏动性肿块，多由动脉扩张所致。

(2) 无搏动性肿块：浅表静脉的局限性扩张，透过皮肤可见蓝色肿块，常见于颈外静脉、肢体浅静脉及浅表的海绵状血管瘤。深部海绵状血管瘤及颈内静脉扩张，肿块部位深在，边界不清。静脉性肿块具有质地柔软，压迫后可缩小的特点。淋巴管瘤呈囊性，色白透亮。

8. 营养性改变

(1) 皮肤营养障碍性改变：动脉缺血性改变表现为皮肤松弛，汗毛脱落，趾(指)甲生长缓慢、变形发脆，肌萎缩。静脉淤血性改变表现为皮肤光薄，色素沉着，伴有皮炎、湿疹、皮下脂质硬化及皮肤萎缩。淋巴回流障碍时，皮肤干燥、粗糙，出现疣状增生，后期呈典型的"象皮肿"。

(2) 溃疡或坏疽：动脉性溃疡好发于肢体远侧，趾(指)端或足跟。溃疡边缘常呈锯齿状，底为灰白色肉芽组织，挤压时不易出血；有剧烈疼痛。静脉性溃疡好发于足靴区。溃疡底部常为湿润的肉芽组织覆盖，易出血，周围有皮炎、水肿和色素沉着等，愈合缓慢且易复发。肢体动脉供血不能满足静息时组织代谢的需要时，出现干性坏疽性病灶，继发感染后可转变为湿性坏疽。

(3) 肢体增长变粗：先天性动静脉瘘者，肢体增长、软组织肥厚、骨骼增长肥大。

三十六、单纯性下肢静脉曲张

单纯性下肢静脉曲张(simplex varicose veins of lower extremity)是指下肢深静脉及交通静脉通畅且瓣膜功能正常情况下，下肢浅静脉瓣膜关闭不全，使浅静脉内血液倒流，远端静脉淤滞，继而病变静脉壁扩张、变性，出现不规则膨出和扭曲。包括大隐静脉曲张和小隐静脉曲张。多因长期站立、重体力劳动、妊娠、慢性咳嗽、习惯性便秘等诱发。

【病因】

1. 浅静脉壁软弱。

2. 浅静脉瓣膜缺陷。

3. 浅静脉内压力升高。

【诊断】

1. 临床表现

(1) 下肢浅静脉扭曲和节段性扩张，以大隐静脉曲张多见，单独的小隐静脉曲张少见。

(2) 当交通静脉瓣膜破坏后，可出现踝部轻度肿胀和足靴区皮肤营养性变化，包括皮肤萎缩、脱屑、瘙痒、色素沉着、皮肤和皮下组织硬结、湿疹和溃疡形成。

2. 相关检查

(1) 隐静脉瓣膜功能试验(Trendelenburg 试验)：患者平卧，抬高下肢使静脉排空，在大腿根部扎止血带，阻断大隐静脉，然后让患者站立，10 秒钟内释放止血带，如出现自上而下的静脉逆向充盈，提示隐股瓣瓣膜关闭功能不全。应用同样原理，在腘窝部扎止血带，可以检测小隐静脉瓣膜的功能。如在未放开止血带前，止血带下方的静脉在 30 秒内已充盈，则表明有交通静脉瓣膜关闭功能不全。

(2) 深静脉通畅试验(Perthes 试验)：用止血带阻断大腿浅静脉主干，嘱患者用力踢腿或做下蹬活动连续十余次。此时，由于小腿肌泵收缩迫使静脉血液向深静脉回流，使曲张静脉排空。如在活动后浅静脉曲张更为明显，张力增高，甚至有胀痛，则表明深静脉不通畅。

(3) 交通静脉瓣膜功能试验(Pratt 试验)：患者仰卧，抬高受检下肢，在大腿根部扎止血带。然后从足趾向上至腘窝缚缠第一根弹力绷带，再自止血带处向下，缠绕第两根弹力绷带。让患者站立，一边向下解开第一根弹力绷带，一边向下继续缚缠第二根弹力绷带，如果在两根绷带之间的间隙内出现曲张静脉，即意味着该处有功能不全的交通静脉。

(4) 下肢静脉造影检查是金标准。

(5) 超声多普勒、容积描记、下肢静脉压测定等方法也可选用。

【鉴别诊断】

1. 原发性下肢深静脉瓣膜功能不全(primary lower extremity deep vein valve insufficiency，PDVI)。

2. 下肢深静脉血栓形成(deep venous thrombosis，DVT)及其后遗综合征。

3. 动静脉瘘。

【治疗】

1. 非手术疗法

(1) 患肢穿弹力袜或用弹力绷带，使曲张静脉处于萎瘪状态。

(2) 避免久站、久坐，须间歇抬高患肢。非手术疗法仅能改善症状，适用于：① 病变局限，症状轻微又不愿手术者；② 妊娠期发病者；③ 症状虽然明显，但手术耐受力极差者。

2. 硬化剂注射和压迫疗法

利用硬化剂注入曲张静脉后引起的炎症反应使之闭塞。适用于：

(1) 少量、局限的病变。

(2) 作为手术的辅助疗法，处理残留的曲张静脉。

3. 手术疗法　传统手术包括：大隐静脉或小隐静脉高位结扎及主干与曲张静脉剥脱术。已确定交通静脉功能不全的，可作交通静脉结扎术。凡有症状且无禁忌证者都应手术治疗。手术是根本的治疗方法。

4. 微创手术　具有切口小、创伤小、并发症少、治疗彻底等优点，包括：经皮浅静脉连续环形缝扎术（PCCS）、静脉腔内激光治疗术（EVLT）、曲张静脉微创刨吸术（TriVexTM）、激光联合透光直视旋切术、腔镜深筋膜下结扎交通静脉（SEPS）等。

【常见并发症】

1. 血栓性浅静脉炎　曲张静脉内血流缓慢，容易引起血栓形成，并伴有感染性静脉炎及曲张静脉周围炎。处理方法：可用抗生素及局部热敷治疗，症状消退后，应施行静脉曲张的手术治疗。

2. 溃疡形成　多发生于踝上足靴区，溃疡经久不愈，常并发感染，愈合后常复发。处理方法：创面湿敷，抬高患肢以利回流，较浅的溃疡一般都能愈合，接着应采取手术治疗；较大或较深的溃疡还应同时作清创植皮，可以缩短创面愈合期。

3. 曲张静脉破裂出血　多发生于足靴区及踝部。处理方法：抬高患肢，局部加压包扎或缝扎止血。

（孙　蓬　章希炜）

三十七、急性胰腺炎

急性胰腺炎（acute pancreatitis）是常见的急腹症之一，它是由于胆道梗阻、胆道感染、酗酒、外伤或某些药物等原因致胰腺消化液从胰管壁及胰泡壁溢出，对胰腺本身组织及血管自身消化所引起的化学性炎症，它不仅是胰腺的局部病变，同时也是波及主要脏器的全身性疾病。其病理改变分为水肿性和出血坏死性。

【诊断】

1. 临床表现

(1) 腹痛：为本病主要症状。常于饱餐和饮酒后突然发作，疼痛呈持续性，开始位于上腹中部或偏左侧，可放射至后背或左肩；胆源性者腹痛始发于右上腹，逐渐向左侧转移。

(2) 恶心、呕吐和腹胀：起病时即可发生恶心、呕吐。继而可出现腹胀，为腹腔神经丛受刺激产生肠麻痹所致。腹腔积液可加重腹胀。排气、排便停止。

（3）腹膜炎体征：上腹部或全腹部有压痛、反跳痛和肌紧张。肠鸣音减弱或消失，可反映腹膜炎的程度。并发深度休克时，压痛、反跳痛和肌紧张反而减弱。

（4）休克：表现为脉搏加快、血压下降、呼吸加快、面色苍白、表情淡漠或烦躁不安、出冷汗、肢端厥冷、尿少等，是本病加重的常见征兆。

（5）出血征象：可出现皮肤出血斑点、腰部蓝棕色斑（Grey-Turnner 征）或脐周蓝色改变（Cullen 征）。

（6）其他：并发感染时可有寒战、高热；伴有胆石症、胆道感染时可出现黄疸；病情严重时，可出现呼吸困难、烦躁不安、谵妄等。

2. 相关检查

（1）胰酶测定：血清淀粉酶、尿淀粉酶测定是最常用的诊断方法。血淀粉酶发病后数小时开始升高，24 h 达高峰，4～5 天后降至正常；尿淀粉酶 24 h 开始升高，48 h 到高峰，下降缓慢，1～2 周恢复正常。血清淀粉酶超过 500 U/dl（Somogyi 法，正常值 40～180 U/dl），尿淀粉酶也明显升高（正常值 80～300 U/dl）有诊断价值。但淀粉酶升高的程度与病变严重程度不成正相关。血清淀粉酶同工酶的测定提高了本病诊断的准确性。

（2）其他检查：白细胞增高，高血糖，肝功能异常，低血钙，血气分析及 DIC 指标异常等。诊断性腹腔穿刺若抽出血性渗出液且淀粉酶值高对诊断很有帮助。

（3）B 超：可显示胰腺肿大、胆石或胆系其他病变、腹腔积液等。

（4）增强 CT 检查：不仅能诊断急性胰腺炎，而且对鉴别水肿性和坏死性提供有价值的依据。

3. 诊断

（1）轻型急性胰腺炎（mild acute pancreatitis）：引起极轻微的脏器功能紊乱，临床恢复顺利，缺少重症急性胰腺炎的临床表现，对及时的液体治疗反应良好，临床体征和生化异常恢复迅速。病理特点：肉眼和显微镜下的病理表现为间质水肿，少数情况下可见胰腺实质坏死，可伴有或不伴有胰周脂肪坏死。

（2）重症急性胰腺炎（severe acute pancreatitis，SAP）：指急性胰腺炎伴有脏器功能衰竭，或出现坏死、脓肿或假性囊肿等局部并发症者，或两者兼有者。可并发一个或多个脏器功能衰竭，也可伴有严重代谢紊乱，包括低钙血症。APACHE Ⅱ 评分在 8 分或 8 分以上。

（3）病程分期：全病程大体可以分为 3 期：① 急性反应期：自发病至 2 周左右，常可有休克、呼吸功能衰竭、肾衰竭、脑病等主要并发症；② 全身感染期：发病约 2 周至 2 个月，以全身细菌感染、深部真菌感染（后期）或双重感染为其主要临床表现；③ 残余感染期：发病 2～3 个月以后，主要临床表现为全身营养不良，存在腹膜后或腹腔内感染残腔，常常引流不畅，窦道经久不愈，伴有消化道瘘。

【鉴别诊断】

1. 急性胃肠炎　多与饮食不洁或不消化有关。可有腹痛、恶心、呕吐、腹泻等。但腹痛多为阵发性，压痛不固定，无肌紧张，肠鸣音常呈亢进；血、尿淀粉酶正常。

2. 消化性溃疡穿孔　多数有消化性溃疡病史。突然发生剧烈的全腹痛，腹肌紧张如板样硬，肝浊音界缩小或消失。X线可见膈下游离气体。

3. 急性胆囊炎　疼痛起于右上腹，常向右肩背部放射。右上腹触痛明显，墨菲征阳性。可触知胆囊肿大或右上腹腹肌紧张。B型超声检查可发现胆石、胆囊病变等。

4. 急性肠梗阻　阵发性腹痛（多位于脐周）、呕吐、腹胀、排气中止。腹部触痛不明显，听诊可有气过水声等。至发生绞窄性肠梗阻时，有腹膜炎体征。X线腹部检查可辅助诊断。

5. 心肌梗死　一般有冠心病史。突发心前区压迫感或疼痛。呈现心源性休克时需与暴发型胰腺炎鉴别。除追问病史和注意胸、腹体征，需行心电图检查诊断。

6. 精神神经病　以精神神经症状为首要表现的急性胰腺炎容易被误诊而入精神病院。

【治疗原则】

1. 轻型急性胰腺炎仅需采取禁食、补液等一般性治疗即可迅速康复。

2. 重症急性胰腺炎的病因不同，病期不同，治疗方法亦不完全相同。

（1）胆源性重症急性胰腺炎的治疗原则：首先需鉴别有无胆道梗阻。凡伴有胆道梗阻者，应急诊手术或早期手术，以解除胆道梗阻。手术方法可选经内镜行胆胰壶腹括约肌切开取石及鼻胆管引流，或行开腹手术，无胆道梗阻者先行非手术治疗，待病情缓解后，择期做胆石症手术。胆源性急性胰腺炎以胰腺病变为主的治疗原则与非胆源性重症急性胰腺炎相同。

（2）非胆源性重症急性胰腺炎的治疗原则：根据病程的不同期别，采取不同的治疗措施。

① 急性反应期的治疗：先行非手术治疗，治疗重点是加强监护治疗，纠正血流动力学异常，营养支持，防治休克、肺水肿、ARDS、急性肾功能障碍及脑病等严重并发症。对治疗中出现感染者应中转手术：凡证实有感染者，且行正规的非手术治疗已超过24 h病情仍无好转，则应立即转手术治疗；对疾病发展迅猛、非手术治疗无效者应及时引流，引流方法可以采用剖腹引流，也可以做腹腔灌洗引流或通过腹腔镜做引流术。

② 全身感染期的治疗：a. 有针对性地选择敏感的、能透过血胰屏障的抗生素如喹诺酮类、头孢他啶或亚胺培南等。b. 结合临床征象做动态CT监测，明确感染灶所在部位，对感染病灶进行积极的手术处理。c. 警惕深部真菌感染，根据菌种选用氟康唑或两性霉素B。d. 注意有无导管相关性感染。e. 加强全身支持治疗。

③ 残余感染期的治疗：a. 通过造影明确感染残腔的部位、范围及毗邻关系，注意有无胰瘘、胆瘘及消化道瘘存在。b. 强化全身支持疗法，加强肠内营养支持，改善营养状况。c. 及时做残腔扩创引流。

3. 局部并发症的治疗原则

（1）急性液体积聚：多会自行吸收，无需手术，也不必穿刺。

（2）胰腺及胰周组织坏死：只有坏死感染经加强治疗观察24 h反应不佳，一般情况继续恶化时才做手术，手术为坏死组织清除术加局部灌洗引流。对无临床症状的无菌坏死，严密观察，不要急于穿刺或手术。

（3）急性胰腺假性囊肿：囊肿小于6 cm，无症状，不做处理，随访观察；若出现症状，或体积增大，可以先行经皮穿刺引流术。若继发感染则需要行外引流术。囊肿大于 6 cm 做 B 超、CT、MRI 检查证实确实无感染坏死组织块者，可行经皮穿刺引流术。囊肿经过 3 个月仍不吸收者，行内引流术，术前可行 ERCP 检查，明确假性囊肿与主胰管的关系。

(4) 胰腺脓肿：胰腺及胰外侵犯区经临床及 CT 证实确有脓肿形成者，应立即做手术引流。

(5) 肠外瘘：对十二指肠或空肠瘘可采用持续双腔管低负压引流，有自愈的可能。结肠瘘者宜行近端造口以减轻胰周病灶的感染，后期行结肠造口还纳。

三十八、胰腺癌

胰腺癌(cancer of the pancreas)是临床较常见的恶性肿瘤之一，国内外发病率逐年上升。早期缺乏特异表现，易被忽视或误诊，临床患者 3/4 为Ⅲ、Ⅳ期，治疗效果很不理想，一经诊断为胰腺癌后，90%的患者在 1 年内死亡，98%在 3 年内死亡，胰头癌手术切除率为 15%～20%，切除后 5 年生存率为 1%～3%，内引流术后平均生存期 6 个月，胰体尾癌的治疗效果更差。

【诊断】

1. 临床表现

(1) 上腹痛和上腹饱胀、不适是常见的首发症状，腹痛可为隐痛、胀痛、钝痛，后期可呈持续性疼痛并逐渐加重，向腰背部放射，夜间疼痛明显。

(2) 黄疸：梗阻性黄疸是胰腺癌最突出、最主要的症状。大部分患者出现黄疸时已属中晚期，黄疸呈进行性加重，常伴有皮肤瘙痒、小便深黄、大便呈陶土色。

(3) 消瘦、乏力是胰腺癌的常见症状。

(4) 消化道症状：食欲减退、腹胀、消化不良、腹泻或便秘，部分患者可有恶心、呕吐，晚期癌肿侵及十二指肠可出现上消化道梗阻或消化道出血。

(5) 其他：部分患者早期表现为轻度糖尿病，故对中老年人突发糖尿病应提高警惕，有患胰腺癌可能。少数为胆道感染表现，偶可扪及上腹包块。晚期还可有锁骨上淋巴结肿大、肛门指检触及直肠外转移灶。

2. 相关检查

(1) 血清生化检查：转氨酶、碱性磷酸酶、胆红素、淀粉酶可增高，血糖和糖耐量试验可呈糖尿病性改变。

(2) 肿瘤学指标　血 CA19-9、CA242、CA50、CEA 可增高，联合检测可提高检测效率。CA19-9 是最常用的胰腺癌辅助诊断和随访项目。

(3) B 超：是被疑为胰腺癌患者的首选检查方法。但 B 超检查易受肠道气体干扰，对诊断小于 2 cm 的肿瘤较困难。

(4) CT：是现代胰腺影像的金标准，尤其是胰腺区域动态薄层增强扫描是诊断胰腺癌的最佳方法，可以显示胰腺肿块大小、位置、密度以及有无胆胰管扩张，血管是否受侵犯，肿瘤是否局部扩散，淋巴结及器官是否转移及腹水等。

(5) 内窥镜逆行胰胆管造影(ERCP)：可以直接显示壶腹区病变，并可通过活检或刷洗取得标本，作出明确的病理诊断。显示肿瘤引起的主胰管中断现象及双管征（即胆管、胰管均有狭窄和扩张），能检出肿瘤小于 2 cm 的胰管病变，是诊断小胰癌最准确的方法之一。

(6) 经皮经肝穿刺胆管造影(PTC)：适用于有肝内外胆管扩张的患者，对确定胆道梗阻的部位和性质有价值。另外，PTCD 可减轻黄疸，改善患者一般状况，为手术创造条件。

(7) MRI 或磁共振胰胆管成像(MRCP)：MRCP 利用水成像原理显示胰、胆管梗阻部位、扩张程度，具有无创、多角度成像、定位准确、不需使用造影剂、无并发症等优点。对肝内胆管的显示优于 ERCP。

(8) 选择性血管造影术(SAG)：可显示胰腺周围动静脉、肝动脉及胃十二指肠动脉的情况，对判断有无肿瘤侵犯及肿瘤的可切除性有很重要意义。

(9) 正电子发射断层扫描(positron emission tomography，PET)：PET 诊断胰腺病变的敏感性、特异性高达 93%。尤为适用于经其他影像学方法尚不能明确胰腺病变性质的鉴别。

(10) 细胞学检查：十二指肠引流液细胞学检查；内窥镜检查收集胰液行细胞学检查；B 超或 CT 导引下细针穿刺胰腺肿块行细胞学检查(FNAB)。

【治疗原则】

1. 手术治疗

(1) 围手术期处理

① 改善营养，必要时可鼻饲要素饮食或行胃肠外营养；维持水、电解质、酸碱平衡。

② 补充钙剂、胆盐及胰酶制剂；补充脂溶性维生素，尤其是维生素 K。术前需肌注维生素 K_1，使凝血酶原时间恢复或接近正常。一般至少术前 5～7 天开始应用，20～50 mg/d。

③ 保肝治疗。

④ 合并糖尿病者宜用胰岛素控制血糖。

⑤ 恢复血液成分：根据实验室检查使血容量、红细胞计数、血小板达到正常范围。一般以成分输血为好。

⑥ 抗生素应用：根据感染情况及血象，适当选用对肝肾无损伤的广谱抗生素。

⑦ 术前减黄：可用非手术逆行胆管内置管(ERBD)、经皮经肝胆管外引流(PTCD)、胆囊穿刺造瘘，亦可分期手术，先作胆囊造口术，引流 2 周左右，胆红素一般下降到原水平的 50%，再择期手术。但最近多数学者不主张分期手术。

(2) 手术方式

① 胰十二指肠切除术：适用于胰头部、壶腹部、胆总管下端及十二指肠乳头部肿瘤，且无远处转移，门静脉、下腔静脉及肠系膜上静脉未受浸润或仅局限浸润，全身情况允许时。

② 保留幽门的胰十二指肠切除术(PPPD)：适用于幽门上下淋巴结无转移，十二指肠切缘无癌细胞残留者。

③ 全胰切除术：适用于无远处转移的全胰癌，胰头及体尾部的多发癌，胰腺癌合并慢性胰腺炎及癌肿侵犯或压迫胰管，致胰尾侧胰管闭塞而伴有胰液滞留者。

④ 胰体尾切除术：适用于胰体尾癌，将脾脏、脾动静脉、胰体尾连同肿瘤及周围淋巴

结、神经丛一并切除。

⑤ 姑息性手术：a. 胆道旁路；b. 十二指肠旁路；c. 胰头、体部肿瘤引起胰管高度扩张时可行胰管空肠吻合术。

⑥ 术中其他处理：a. 为缓解顽固性腰背痛，可行腹腔神经丛封闭，或行胰周神经切断及内脏神经切断术。b. 可在术中进行胃十二指肠动脉、脾动脉插管化疗或留置化疗泵。c. 留置金属夹以利放疗精确定位。d. 获取病理诊断。

2. 辅助治疗

(1) 化疗：常用方案有 FCM，DMF 和 FAM 方案。现阶段胰腺癌化疗为最佳选择。

(2) 放疗。

(3) 其他：使用他莫西酚的内分泌治疗以及单克隆抗体、白细胞介素-2、LAK 细胞和干扰素等的免疫治疗都初步显示了抗肿瘤作用，传统的中医药抗癌，以及术前、术后对患者机体状况的调整也已广泛在临床使用。对于无法切除的肿瘤，超声聚焦、射频等也有一定疗效，可根据具体情况选用。

三十九、壶腹癌

壶腹部癌是指胆总管末端、壶腹部及十二指肠乳头附近的癌肿，主要包括壶腹癌(ampullary adenocarcinoma)、十二指肠癌和胆总管下端癌。壶腹部癌的恶性程度明显低于胰头癌，手术切除率和 5 年生存率都明显高于胰头癌。

【诊断】

1. 临床表现

(1) 常见临床症状为黄疸、消瘦和腹痛，与胰头癌临床表现易于混淆。

(2) 壶腹癌黄疸出现早，可呈波动性，与肿瘤坏死脱落有关。常合并胆管感染类似胆总管结石；十二指肠癌位于十二指肠乳头附近，胆道梗阻不完全，黄疸出现较晚，黄疸不深，进展较慢；胆总管下端癌恶性程度较高。黄疸进行性加重，出现陶土样大便。多无胆道感染。

2. 相关检查

(1) 术前诊断，包括化验及影像学检查方法与胰头癌基本相同。

(2) ERCP 在诊断和鉴别诊断上有重要价值。

【治疗原则】

行胰十二指肠切除术(Whipple)或保留幽门的胰十二指肠切除术(PPPD)远期效果较好，5 年生存率可达 40%～60%。

四十、胰腺内分泌肿瘤

胰岛素瘤

胰岛素瘤(insulinoma)是来源于胰岛 B 细胞的一种罕见肿瘤，在胰腺内分泌肿瘤中最为多见。好发于青壮年，男：女约为 2：1，约 95%为良性，单发肿瘤约占 92%，肿瘤直径多在 1.0～2.5 cm。胰岛素瘤能持续分泌胰岛素而不受正常生理反馈控制，使血糖持续处于低水平，严重者脑细胞缺乏葡萄糖供应能量，发生神经性低血糖昏迷。若能早期诊断，手术治疗大多预后良好。

【诊断】

1. 临床表现　主要为低血糖表现：一般在清晨空腹、劳累或情绪激动时发作，病程可达数年。典型者有 Whipple 三联征：阵发性低血糖昏迷；发作时血糖低于 2.8 mmol/L；口服或静脉注射葡萄糖后症状立即消失。

临床表现分两类：(1) 低血糖诱发儿茶酚胺释放症，表现为心慌、发抖、手足颤软、面色苍白、出冷汗、饥饿等。(2) 神经性低血糖症：因低血糖造成脑组织缺乏葡萄糖而引起的症状，如人格改变、精神错乱、癫痫发作和昏迷等。为避免发作，患者常因加餐而致肥胖。

2. 相关检查

(1) 反复测定空腹血糖可低至 2.2 mmol/L，葡萄糖耐量试验呈低平曲线。

(2) 禁食后发生的症状性低血糖常伴有血清胰岛素水平升高(大于 25 μU/ml)。

(3) 患者经一夜禁食，胰岛素(μU/ml)与血糖(mg/dl)比值(胰岛素释放指数)＞0.4 为诊断的重要证据。

(4) 影像学检查：B 超、CT、MRI 等检查均有助于诊断和定位。选择性动脉造影(SAG)受肿瘤血供影响，阳性率差别较大，经皮肝门静脉置管分段取血测定胰岛素(PTPC)准确率较高。

【治疗原则】

1. 胰岛素瘤一经确诊，应及早手术切除。否则可因反复低血糖致脑细胞不可逆性损害，且恶性胰岛素瘤还可发生转移。

2. 手术治疗

(1) 单纯肿瘤摘除术：适用于肿瘤较小，良性，浅表单发或分散多发的胰岛素瘤。

(2) 胰体尾部切除术：适用于肿瘤位于胰体尾部，边界不清，较大且深，良恶性难以鉴别或多发者。

(3) 胰腺楔形切除、胰空肠 Roux-Y 式吻合或胰十二指肠切除术：适用于胰头部较大、较深的肿瘤或恶性胰岛素瘤。

3. 非手术治疗　仅用于术前准备或不能手术及拒绝手术的患者，加餐、给糖、避免劳累或应用氯苯甲噻嗪、苯妥英钠、链佐星(链脲霉素)、奥曲肽、二氮嗪、5-FU、门冬酰胺酶等能够改善低血糖症状。

四十一、胃泌素瘤

胃泌素瘤(gastrinoma)又称卓-艾综合征(Zollinger-Ellison syndrome)，是胰岛 G 细胞肿瘤分泌过多的胃泌素，造成高胃酸分泌，以致临床上出现消化道溃疡及由此引起的一系列症状。约 75%为单发，恶性肿瘤占 60%～70%。部分位于胰腺外，十二指肠为其好发部位。

【诊断】

1. 临床表现　消化性溃疡的症状和腹泻是最常见的临床表现。溃疡最常见于十二指肠球部。半数还可有反复持续性腹泻，也有一部分以顽固性腹泻为唯一症状。部分患者胃大部切除术后发生吻合口溃疡。

下述情况应疑为胃泌素瘤而需进一步检查确诊：溃疡病手术后复发，溃疡病伴腹泻并大量胃酸分泌，溃疡病伴高钙血症，多发溃疡或远端十二指肠、近端空肠溃疡，多发内分泌肿瘤Ⅰ型患者及有多发性内分泌肿瘤家族史等。

2. 相关检查

(1) 实验室检查：① 胃液分析：无胃手术史者最大胃酸分泌量(MAO)＞15 mmol/h，或溃疡病胃大部切除术后患者 BAO＞5 mmol/L，BAO/MAO＞0.6 时，应考虑为胃泌素瘤。② 血浆胃泌素放射免疫法测定：当胃泌素＞1 000 pg/ml(正常 100～200 pg/ml)时，可诊断为本病，大多在 200～1 000 pg/ml 之间。③ 胃泌素刺激试验：静脉注射胰泌素 2 U/kg 后 30 min 内分次测定血清胃泌素，若其峰值比基础值增加 200 pg/ml 以上，则可诊断为本病。

(2) 影像学检查：① X线钡餐可发现胃内潴留，黏膜皱襞肥大，在十二指肠、胃、食管或空肠等部位可见典型的消化性溃疡，有时为多发性。② 纤维胃镜：可直视下观察胃、十二指肠球部溃疡病变，胰腺外肿瘤中约 20%肿瘤位于十二指肠第二段，故内镜检查可有助发现。③ B超、CT 检查。④ 选择性腹腔动脉造影和经皮经肝门静脉插管(PTPC)分段测定胃泌素对肿瘤的定位有一定作用。

【治疗原则】

1. 手术治疗

(1) 肿瘤切除术：对于胃泌素瘤位于十二指肠壁、胃、脾门、空肠等异位单发肿瘤可行单纯肿瘤切除术，即可治愈。因胃泌素瘤位于胰腺内有 60%～70%为恶性，并大多数已有转移，能根治的机会不多。

(2) 高选择性迷走神经切断术：这类手术术后应仔细观察胃酸变化和测定胃泌素，定期内镜随访溃疡的变化，一旦疗效不佳则及时改作全胃切除术。

(3) 全胃切除术：对使用 H_2 受体阻滞剂不能控制的胃泌素瘤，可行全胃切除术，对有转移者也可考虑全胃切除，此术式去除了胃泌素瘤作用的靶器官，对大多数患者疗效肯定。

(4) 对于胃泌素瘤属多发性内分泌肿瘤Ⅰ型(MEN Ⅰ)者，如血钙过高，可能有甲状旁腺功能亢进，对这类患者应先手术处理甲状旁腺疾病，再根据病情确定治疗方法。

2. 非手术治疗　适用于诊断不十分明确或恶性胃泌素瘤广泛转移无法切除者。组胺 H_2 受体阻滞剂如西咪替丁等可控制高胃酸分泌，约 80%患者的腹痛、腹泻等症状可得到控制，目前质子泵抑制剂已取代了 H_2 受体阻滞剂，如奥美拉唑。恶性者可予链佐星、5-FU 等治疗。

(吴峻立　钱祝银)

四十二、甲亢的外科治疗

甲状腺功能亢进症(以下简称甲亢)是甲状腺分泌过多甲状腺激素引起全身性代谢亢

进、神经兴奋性增强为主要表现的疾病，是常见的内分泌疾病。甲亢包括原发性甲亢（或称 Graves' 病）、继发性甲亢和高功能腺瘤。原发性甲亢占 85％以上，发病年龄以 20～40 岁为多，女性多见，男女发病率之比为 1∶4～1∶5。以下以原发性甲亢为例进行分析讨论。

【诊断】

有甲亢症状，结合血清 T_3和（或）T_4增高可以诊断甲亢。症状不典型或血清 T_3、T_4无明显增高者结合 TRH 刺激试验可以诊断。必要时可以进行抗甲状腺试验性治疗，有效者则可以帮助诊断。

【治疗原则】

以手术治疗为主。

手术适应证：① 中度以上甲亢；② 内科治疗无效或复发者；③ 腺体较大有压迫症状者，尤其是胸骨后甲状腺；④ 高功能腺瘤，继发性甲亢；⑤ 有并发症存在，如妊娠期甲亢、甲亢性心脏病等。

【术前准备】

术前准备是很重要的环节，是避免术后并发症的关键。

1. 抗甲状腺药物　甲巯咪唑（他巴唑）或丙硫氧嘧啶 4～6 周，甲亢症状控制。

2. 碘剂　手术前 2 周使用。复方碘溶液（卢戈氏液）3 滴，3 次/d，逐日加 1 滴，至 16 滴维持至手术日；或复方碘溶液 10 滴，3 次/d，2 周左右。

3. 普萘诺尔　甲亢症状明显、心率大于 80 次/分者加用普萘诺尔 40～60 mg/d，分 3～4 次服用。通常采用抗甲状腺药物加碘剂或加普萘诺尔作术前准备，安全有效，但时间较长，需要 2 个月左右。也有单采用碘剂和（或）普萘诺尔作为术前准备的方法，所需时间较短，但不能有效控制体内甲状腺激素水平。

4. 其他准备　如：① 气管 M－V 摄片，了解有无气管软化；② 喉镜检查，明确声带运动状况；③ EKG，了解心脏状况；④ 基础代谢率测定，达到基本正常。

【手术方法】

甲状腺次全切除。手术中如有气管软化则行气管悬吊或气管切开手术。甲状腺的保留量与甲亢类型有关。原发性甲亢通常保留 6～8 g，可以根据比重估算法，即甲亢组织的比重约为 1.06 g/cm^3；高功能腺瘤和继发性甲亢则以完全切除病变组织（包括其他无功能结节）为准。

四十三、甲状腺癌

甲状腺癌病理上分为乳头状癌、滤泡状癌、髓样癌和未分化癌四类，为全身恶性肿瘤第 14 位。男女发病率为 1∶4，男性高发年龄为 60 岁，女性高发年龄为 40 岁。甲状腺癌病因尚不完全明了，离子辐射是唯一较确定的环境因素，儿童对辐射更敏感；甲状腺癌与遗传有关，尤其是乳头状癌。流行病学调查显示高碘或低碘地区甲状腺癌的发病率增高。

甲状腺乳头状癌和滤泡状癌起源于甲状腺滤泡细胞，病理上分化较好又称为分化性癌，其临床表现、诊断和治疗原则基本相同，占甲状腺癌的 80％～90％。

【诊断】

1. 临床表现

(1) 颈部肿块,早期无不适感,通常无意中发现或体检时被发现;少数患者可有胀痛感;晚期患者有声音嘶哑、呼吸困难或吞咽困难,一侧面部出汗、眼睑下垂等症状提示颈交感神经受累。

(2) 少数患者有面部潮红、顽固性腹泻,通常为水泻,提示髓样癌可能。

(3) 有甲状腺腺瘤或结节性甲状腺肿病史。

(4) 甲状旁腺机能亢进或髓样癌或嗜铬细胞瘤者注意多发性内分泌肿瘤的可能。

(5) 可有颈部辐射史,尤其是儿童时期;直系亲属中有甲状腺癌的病史,其发病率增加。

(6) 甲状腺肿块质地硬、表面不光滑、有浸润感,晚期肿块固定不可推动。颈部淋巴结肿大,初时同侧、单个淋巴结肿大,可活动,以后淋巴结可融合成团,固定不动,或两侧淋巴结肿大。

2. 辅助检查

(1) 甲状腺功能测定:T_3、T_4 和 TSH,以了解甲状腺功能状况,排除继发性甲亢或高功能腺瘤。

(2) 降钙素测定:正常值通常低于 75 ng/L,对于髓样癌诊断和随访有重要意义。

(3) B超:确定肿块大小、部位和颈部淋巴结状况,根据不同回声状况确定肿块性状;甲状腺癌的超声图形表现为肿块边缘不清,或肿块不规则,或有密集细小的钙化点等。

(4) 同位素扫描(ECT):^{131}I扫描或^{99}Tc扫描,甲状腺癌摄碘能力降低,呈“冷结节”,但是“冷结节”不都是恶性,实质性肿块表现为冷结节者有意义,15%左右为恶性。

(5) 细针穿刺细胞学检查(Fine Needle Aspiration Biopsy FNAB):是最有效的术前辅助诊断措施,国外报道准确性与冰冻切片相当,达到95%～98%。

(6) X线检查:颈、胸部X线摄片检查能发现颈部甲状腺肿块或胸内甲状腺肿,和肿块对周围器官压迫征。肿块较大,或压迫、侵犯周围器官、组织,或胸内甲状腺肿时作进一步CT、MRI检查。

【治疗原则】

病理类型不同则治疗方案有所不同。乳头状癌和滤泡状癌称为分化性甲状腺癌,其治疗原则基本相同,通常放在一起讨论;未分化癌恶性度高,最终都会死亡。髓样癌恶性度高于分化性癌而低于未分化癌。治疗原则是以手术为主,辅以内分泌治疗和(或)同位素治疗。

1. 手术治疗　甲状腺癌的手术治疗包括甲状腺和颈部淋巴结手术。

(1) 甲状腺切除:切除范围目前尚有争议,多数人主张病侧甲状腺腺叶全切峡部切除加对侧腺叶次全切除;而有人主张行甲状腺全切除;对于 1 cm 以下的微小癌、颈部无放射史等其他高危因素者行甲状腺腺叶切除是没有争议的。

(2) 淋巴结清扫:目前观点较趋于一致,即不主张预防性颈淋巴结清扫手术。颈淋巴结清扫术包括经典根治术、改良根治术和中央区淋巴结切除。前者手术创伤较大,手术后生活质量受到影响,目前已经基本不用;但如果有前 3 个组织的侵犯,可选择性切除某个组织。

2. 内分泌治疗　分化性甲状腺癌适用，口服甲状腺激素，包括甲状腺干制剂，80～160 mg/d，或左旋甲状腺(LT4)100～200 μg/d，分次服用，或后者可一次性服用。动态监测 TSH 水平，以无甲亢症状、TSH 为正常值低界以下为佳。

3. 同位素治疗　同位素治疗其潜在的危害尚不明了，因此并不主张常规使用。分化性甲状腺癌同位素治疗的适应证：有远处转移；或肿瘤未完全切除；或有下列高危因素者：年龄小于 16 岁或大于 45 岁，伴有广泛包膜浸润或分化差的滤泡状癌，或肿块大伴有腺体外浸润者；或手术后 TG 持续升高 3 个月以上者。髓样癌和未分化癌不适合同位素治疗。

4. 化疗或放疗　分化性甲状腺癌对化疗和放疗不敏感，仅用于局部不能完全切除有肿瘤残留者。未分化癌化疗和放疗后生存期延长无改善，但有益于改善局部症状。

（沈美萍）

第三章　基本技能

一、肢体浅表(四肢、腹壁、乳房)良性肿瘤切除

【手术适应证】

皮肤乳头状瘤、脂肪瘤、纤维瘤及瘤样纤维病变、神经纤维瘤、血管瘤、囊性肿瘤。

【术前准备】

1. 该术式因病变浅表和为良性肿瘤，常在门诊局部麻醉下进行，全身检查可简化，但要询问既往疾病史，尤其注意有无出凝血疾患、心脏病、高血压、糖尿病等，女性患者应避开月经期。

2. 术前皮肤准备，包括清除术野毛发、保持局部清洁。

3. 如肿瘤较大，为预防术后感染，可在术前口服抗生素。

【手术要点】

1. 切口多沿着皮肤纹理的方向进行，以减小皮肤张力和瘢痕，在四肢关节处应考虑瘢痕收缩影响四肢活动。

2. 消毒前最好用标记画出肿瘤部位和大小，便于指示注射局麻药和预防小肿瘤在注射局麻药后不易寻找。

3. 常用 0.25%～0.5%利多卡因(一次限量为 400 mg)注射肿瘤皮肤表面、周围和基底，为减小出血可在药中加入肾上腺素，其浓度可达 1∶40 万。

4. 分层切开，切口应足够大，暴露充分，严密止血。

5. 一定要将肿瘤包膜连同肿瘤一并切除，最好连同肿瘤周围部分正常组织，若遗留易复发。

6. 皮肤缝合应仔细，如创面较大较深，可置皮片引流。切口处可用绷带加压包扎或嘱患者按压以防止渗血。

7. 切下肿瘤标本，发送病理检查。

【术后处理】

1. 切口区保持清洁及干燥，观察切口有无出血，若敷料湿透或有鲜红出血，局部加压，立即去医院诊治。

2. 按医嘱到医院换药，观察切口愈合情况。有皮片引流要求在术后 1～2 日拔出。拆线时间为腹部 7～8 日，胸部 8～10 日，四肢 10～12 日(近关节处可延长)，拆线时视切口愈合情况可采用间断拆线，青少年患者可缩短拆线时间，年老者可延迟拆线时间。

【常见并发症】

1. 切口出血　多为血管结扎不牢所致，麻醉剂中加入肾上腺素可导致创面迟发性渗血。表现为切口渗血和皮下淤斑。处理：局部加压包扎，如出血较多、渗血明显可再次手

术彻底止血。

2. 切口感染　多为手术无菌措施不当，或皮下血肿继发感染所致，表现为局部红、肿、热、痛。处理：使用有效抗生素，局部热敷、理疗、换药，有脓肿形成应予敞开创面引流。

3. 切口裂开　原因为拆线时间过早，局部张力，如四肢切口；局部组织愈合能力差，如患者有糖尿病、营养不良；切口缝合技术有缺点，如切口对合不佳等。处理：可用无菌胶带拉合切口两边，以利进一步愈合。

二、单纯乳腺切除

【手术适应证】

1. 乳腺癌患者全身情况较差，不宜行根治术。
2. 晚期乳腺癌伴有局部破溃者，为减轻患者痛苦。
3. 早期乳腺癌，无腋窝淋巴结转移者。
4. 乳房肉瘤。
5. 乳房巨大或多发性良性肿瘤。
6. 乳房结核。
7. 慢性囊性乳腺病、细胞增生活跃、病变广泛者。

【手术要点】

1. 切口选择　以乳头为中心，作横梭形切口，外侧点为腋窝毛发区最低点，内侧到胸骨内 2.0 cm，上下切口边缘旁开肿块大于 3 cm。

2. 分离皮瓣　切开皮肤、皮下组织，用巾钳或组织钳将皮瓣牵开，以电刀或手术刀在皮肤、皮下脂肪之间做潜行分离，内侧到胸骨旁，外侧到背阔肌前缘，上到锁骨下 2.0 cm，下到肋弓上。分离中毛细血管可用电刀直接电凝止血，较大小血管予以分离、结扎。

3. 切除乳腺组织　将乳腺提起，由内到外，由上到下，连同胸肌筋膜，将乳腺从胸大、小肌表面切下。内乳血管穿支可予结扎。

4. 创面置引流，缝合切口。

【术后处理】

1. 皮下创面用引流管引流，可根据引流量多少而决定拔除引流管时间。
2. 术后切口用绷带加压包扎。
3. 预防感染处理。
4. 如为乳腺癌者，可根据病理和全身情况决定是否行化疗或放疗。

【常见并发症】

1. 出血　原因有术中止血不彻底、血管结扎不牢结扎线脱落等。处理：保持引流管通畅，若出血量小，可对术野加压包扎；若出血量较多，不能有效控制，应拆开切口，清除积血，找到出血点予以结扎。

2. 皮瓣坏死　由于皮瓣过薄、切口张力过大、电刀使用不当、术后加压包扎过紧、皮下积液等所致。分为表皮坏死和全层坏死两种类型。表皮坏死，予以 75%乙醇纱布湿敷，保持创面干燥，表皮结痂自行脱落。如全层坏死宽度小于 2.0 cm，仍可用 75%乙醇纱布湿敷，待其干燥，自然脱落，如坏死面积过大则需要植皮处理。

3. 皮下积液　由于创面过大渗血较多、引流不畅、引流管拔除过早、死腔形成、合并感染等原因所致。处理：创面加压包扎，穿刺引流。

4. 切口感染　局部原因有切口细菌感染、局部缺血抵抗力差、引流管留置时间过长等，全身原因有营养状况差、严重贫血、糖尿病、术前放化疗等。处理：如切口红肿予以75％乙醇纱布湿敷，口服或静脉应用抗生素；如已形成化脓性感染切口，予清创、引流。

三、肢体浅表异物取出

【处理原则】

1. 各种异物（如铁钉、铁屑、玻璃、缝针、砂石、气枪子弹等）进入人体，原则上均应取出，但要根据患者情况、医疗条件等考虑是否取出和手术时机是否成熟等具体问题。对于留存肢体浅表组织内，局部无明显污染者，可以考虑急诊手术取出；对于污染严重或已有感染者，需要考虑手术可能造成的弊处。同时要考虑到取异物可能遇到的困难，以及不能完全取出的可能。

2. 对于用手可触及的异物，可在肢体表面作一异物投影标志，金属异物需备好X线透视设备，以帮助术中异物定位。手术可采用局部浸润或神经阻滞麻醉，根据异物形状、体表位置，在标志线附近切开皮肤、皮下组织，仔细解剖分离，直至寻及并取出异物。局部用生理盐水反复冲洗。

3. 如果异物较深，体表不易扪及，可采用针戳定位法。术者右手持一注射针头，于异物可能的位置皮肤表面刺入，反复提插针头，并改变针头方向，如针头有阻挡或听到针头与异物触碰声时，将针头位置固定，然后沿针体直接切入，达异物处取出异物。

4. 深部金属异物可在麻醉下借助X线透视定位，再开始切皮手术。采用上述插针探物法，在预定切口两侧，透视引导下分别将两根针交替刺向异物，使针尖都到达异物所在位置或其深部，根据针的走向，判断交会处所在，以减少手术探查所带来的伤害。

5. 术后应用抗生素，并予TAT注射。必要时复查X线以判断有无异物的残留。

四、痈切开引流

痈是多个毛囊及其所属皮脂腺内的葡萄球菌化脓性感染，易见于发汗、污染部皮肤，尤其是糖尿病患者多发。

【处理原则】

1. 痈病患者要适当休息，加强营养，全身应用抗生素，积极控制糖尿病、贫血等。局部未破溃的可适当湿热敷。

2. 若红肿范围较大，中央多处组织坏死，全身中毒症状较重时，应在局麻下手术切开病灶引流，常用的切口有“＋”、“＋＋”、“♯”形，切口的长度要超过炎症区稍许，深达深筋膜，尽量除去坏死组织，伤口内用纱布填塞止血。

3. 术后要及时换药，若创面较大、肉芽组织新鲜时，可考虑创面植皮，以缩短病程。

五、腋臭切除

腋窝处汗腺发育异常，其分泌物中含有类脂物，经细菌酵解后产生臭味，且汗液呈黄色。

【手术方法】

1. 梭形切除术　沿腋毛边缘作梭形切口，用组织钳夹住切除皮肤一端，切除梭形区域皮肤及皮下浅层组织，切割不要过深，以免损伤深部血管和神经，创面止血后，拉拢皮肤缝合切口。

2. 舌形皮瓣剥离术　手术时先作手术切口标志线，切口呈舌形，沿标志线切开皮肤全层，紧贴皮下浅层剥离皮瓣至蒂部，翻转皮瓣，切除皮瓣上的全部脂肪，以破坏汗腺和毛囊。创面止血后，皮瓣原位缝合。

术后局部可加棉垫压迫，用绷带包扎，要注意皮瓣的血运，并预防感染。

六、腹股沟疝修补或高位结扎

腹股沟疝是外科常见疾病，主要表现为腹股沟区的肿物突出，主要见于年幼儿童和中老年人。因常发生嵌顿和绞窄，故应以手术治疗为主。嵌顿和绞窄须急诊手术。但1岁以内婴儿和年老体弱伴有心肺疼痛者可采取非手术治疗。疝手术分为疝囊高位结扎术和疝修补术两大类。

【手术要点】

1. 腹股沟疝手术的第一个关键是疝囊的高位游离。要做到疝囊完全游离于腹横筋膜，可以自由进出腹膜前间隙。

2. 疝囊高位加扎术主要适用于内环基本正常，腹横筋膜无薄弱、破坏的儿童和年轻患者。大多数疝修补术需要做疝囊高位结扎术，但是，网塞修补术不能在高位结扎疝囊，只需将疝囊回纳入腹腔即可。可以采用缝闭、贯穿结扎和内荷包结扎等多种方式。

3. 疝修补术的目的是修复或加强薄弱的腹横筋膜，以避免疝复发和腹股沟区的疝再发。从修复角度看，疝囊切除(高位结扎)并不重要，关键是疝囊送回筋膜后不再复出。

4. 疝修补分为传统的组织缝合修补法和应用人工补片的无张力疝修补法，后者尤其适用于中老年患者和复发疝的治疗。根据补片的形状、功能、放置位置，补片有不同的固定方式。

5. 疝囊高位结扎、缝合组织的层次、缝合的张力是传统疝修补术成功的关键。

6. 疝囊高位游离，补片-组织固定正确、可靠，是无张力疝修补术成功的关键。

7. 术后早期下床活动有利于早期恢复、减少手术并发症。

（陈思梦）

七、切口裂开的减张缝合

【适应证】

术后急性切口裂开。

【手术要点】

1. 一般选用全麻，保证良好的肌肉松弛。

2. 去除敷料，脱出肠管及切口周围皮肤生理盐水清洗，回纳肠管。常规术野消毒铺巾，拆除切口残留缝线，条件许可尽量逐层缝合，腹膜和腹直肌后鞘做一层连续或间断缝合，距切口 2～3 cm 处用大弯三角针穿 10 号不吸收线、合成线或不锈钢丝，自皮肤进针，从腹直肌后鞘前方穿出；再由对侧相应部位穿出，将缝线穿过一段小橡皮管，以此为衬垫防止缝线切割皮肤，暂不收紧打结。一般间隔 3～4 cm 缝合一针，缝合 3～5 针。逐层缝合腹直肌前鞘、皮下组织及皮肤，最后将减张缝线收紧打结。

3. 注意减张缝合，打结不宜过紧，以免局部血供受影响，引起水肿甚至组织坏死。

【术后处理】

1. 卧床、腹带使用有利于保护切口，腹胀明显应行胃肠减压。

2. 术后加强营养支持促进切口愈合，尽量不用或少用激素。

3. 注意观察切口局部有无组织缺血坏死表现。

4. 减张缝线术后 2 周拆除。

八、鸡眼切除

【适应证】

经非手术治疗无效的顽固性足底鸡眼，疼痛明显影响活动者。

【手术要点】

1. 术前 10 天局部停用药物治疗，局部皮肤清洗。

2. 一般采用局部浸润麻醉。

3. 以鸡眼为中心取梭形切口，距病变边缘约 0.3～0.5 cm 切开皮肤、皮下组织，钳夹住鸡眼，牵拉切除，直达深筋膜，切除包括鸡眼在内的圆锥形组织块；若病变伴有骨性隆起，可凿除一部分骨质。间断缝合切口，覆盖敷料，包扎固定。

【术后处理】

1. 卧床休息。

2. 酌情应用抗生素及镇痛药。

3. 术后 10～12 天拆线。

（吴峻立　戴存才）

九、痔核、肛裂切除

痔核切除

【手术指征】

适用于二、三、四期内痔，特别是以外痔为主的混合痔。

【术前准备】

1. 术前 2 天少渣饮食，术前 1 天流汁饮食。

2. 术晨清洁灌肠，便秘的患者术前 3 天服石蜡油，每晚 30 ml。

3. 严重贫血患者术前适当输血。

【手术要点】

1. 局麻后扩肛。

2. 用组织钳夹住痔块部位皮肤，向外牵拉，暴露内痔。

3. 止血钳夹持痔基底部，切除止血钳上方痔组织。

4. 用 2-0 肠线连续缝合痔蒂部。

5. 皮肤切口不必缝合，以利引流。

6. 同法切除其他两个母痔。一般在切除的两个痔块之间，必须保留一条宽约 1 cm 的正常黏膜和皮肤，以免发生肛门狭窄。创面敷以凡士林纱布。

【术后处理】

1. 术后 1 日进流汁，2～4 日进半流质。

2. 术后 2～3 天后口服石蜡油或麻仁丸通便。

3. 每日换药 1 次，或用 1∶5 000 高锰酸钾溶液坐浴，每日 3 次，每次 20 min。

【术后并发症】

1. 出血　少量出血用凡士林填压，出血量大者重新缝扎止血。

2. 尿潴留　膀胱区热敷，或针刺足三里、气海、三阴交等。无效者导尿。

3. 肛门狭窄　定期扩肛。

4. 外痔切除。

【手术指征】

外痔血栓发作不满 48 h，有剧痛者。

【术前准备】

同"痔核切除术"。

【手术要点】

1. 局部麻醉。

2. 在血栓部位做放射形切口或梭形切口切除小块皮肤，即可见暗红色的血块。

3. 用止血钳在其两侧轻压即可取出。

4. 有粘连时，可加作分离或分块切除。不缝伤口，用油纱布堵塞。

【术后处理】

同"痔核切除术"。

【术后并发症】

同"痔核切除术"。

肛裂切除

【手术指征】

1. 具有肛裂三联征。

2. 经久不愈，非手术治疗无效的慢性陈旧性肛裂。

【术前准备】

1. 术前 1 日进流汁。

2. 术前 2～3 h 清洁灌肠。

【手术要点】

1. 局麻、鞍麻或骶丛麻醉。

2. 截石位、消毒、扩肛。

3. 切口　由齿线至肛门口外 2 cm，围绕肛裂溃疡面做一梭形或扇形切口，深达溃疡的基底层。

4. 切除肛裂　沿切口血管钳夹住溃疡边缘，锐性分离至溃疡基底部，全部切除肛裂、隐窝、肥大的肛乳头和皮垂。

5. 创面敞开，凡士林压迫包扎。

【术后处理】

1. 每次便后用 1∶5 000 高锰酸钾温水坐浴，坐浴后更换敷料。

2. 保持大便通畅。

3. 注意观察创面愈合是否从基底部开始，形成桥状愈合时，应将其分开。

【术后并发症】

尿潴留　处理同"痔核切除"。

（华一兵）

十、肿块穿刺活检

【适应证】

1. 腹腔、腹膜后肿块。

2. 肝囊肿、肿瘤、脓肿、弥漫性病变、移植术后。

3. 肾囊肿、肿瘤、脓肿、弥漫性病变、移植术后。

4. 胰腺组织、囊肿、肿块。

5. 脾组织、囊肿、肿块。

【术前准备】

1. 详细询问过去史、出血史、过敏史。

2. 凝血功能检查。

【操作要点】

为了准确定位，减少损伤，常在B超或CT指导下进行。

1. 彻底排尽注射器内的空气，避免影响超声图像。

2. 合理应用引导针，避免因腹壁阻力而造成穿刺针偏离引导线。

3. 快速进针、出针。

4. 在患者屏气时进针，防止穿刺过程中目标移动。

5. 妥善固定探头和针具。

【术后处理】

1. 术后患者留观30 min，对实质脏器的穿刺酌情延长观察时间。

2. 2～3日内避免剧烈活动。

3. 必要时给予口服止痛剂。

【并发症】

1. 出血。

2. 感染。

3. 各种瘘，如胆瘘、胰瘘、肠瘘等。

4. 肿瘤经针道种植转移。

十一、阑尾切除

【适应证】

1. 明确诊断的各种类型，如急性、慢性阑尾炎。

2. 阑尾周围脓肿经切开引流或经非手术治疗后3个月仍有症状者。

3. 阑尾肿瘤和息肉。

4. 先天性变异，包括异位和畸变的阑尾。

5. 阑尾寄生虫病和其他病变，如阑尾套叠、扭转等。

【手术要点】

1. 切口选择　一般情况下采用右下腹麦氏切口（McBurney切口）或横切口。如诊断不明确或腹膜炎较广泛应采用右下腹经腹直肌探查切口，以便术中进一步探查和清除脓液。皮肤、皮下组织和腹外斜肌腱膜逐层切开，钝性分离牵开腹内斜肌、腹横肌，腹膜切开后应加以保护，将腹膜提起固定于皮肤中，避免腹腔内渗液污染切口。

2. 寻找阑尾　部分患者阑尾在切口下方，容易显露。大部分患者沿结肠带向盲肠顶端追踪，3条结肠带汇总处即是阑尾根部所在；循回肠至回盲部亦可找到阑尾。如仍未找到，应考虑盲肠后位阑尾可能，需探查盲肠后方或打开盲肠外侧腹膜，将盲肠向内翻转即可显露盲肠后方的阑尾。

3. 阑尾系膜处理　用阑尾钳钳夹阑尾系膜，将阑尾提起显露系膜，如系膜菲薄，可贴近阑尾根部戳孔带线一次结扎阑尾系膜，包括阑尾血管在内，再剪断系膜；如阑尾系膜肥厚或较宽，一般应分次钳夹、切断结扎或缝扎系膜。

4. 阑尾根部处理　距盲肠 0.5 cm 处轻轻钳夹阑尾后用丝线或肠线结扎阑尾，再于结扎线远侧 0.5 cm 处切断阑尾，残端依次用苯酚（或碘酊）、乙醇和生理盐水擦拭处理。距阑尾根部结扎线 0.5～1.0 cm 左右盲肠壁荷包缝合，结扎将阑尾残端埋入，荷包缝合不宜过大，防止肠壁内翻过多，形成死腔；也可做"8"字缝合，将阑尾残端埋入同时结扎。最后在无张力下将系膜绑扎在盲肠端缝线下或覆盖加固。

5. 将盲肠放回原处，查无活动性出血，清点器械纱布无误后，4 号线连续或间断缝合腹膜，腹横肌、腹内斜肌间断缝合，腹外斜肌腱膜、皮下组织及皮肤逐层间断缝合。

6. 特殊情况下阑尾切除

（1）阑尾尖端粘连固定，可行阑尾逆行切除。先将阑尾根部结扎切断，残端处理后再分段切断系膜，最后切除整个阑尾。

（2）盲肠后位阑尾，宜剪开侧腹膜，将盲肠向内翻，显露阑尾切除，再将侧腹膜缝合。

（3）盲肠水肿不宜荷包缝合埋入时，宜用"8"字或"U"字缝合，缝在结肠带上，将系膜一并结扎在缝线上。

（4）如合并移动盲肠，阑尾切除后，应同时将盲肠皱襞折叠紧缩缝合。

【术后处理】

1. 一般阑尾切除术后无需特殊处理，宜早期下床活动，促进肠蠕动恢复，预防肠粘连。

2. 术后当日禁食，肠蠕动恢复后即可进食；炎症较重及根部处理不满意者可适当延长禁食时间。

3. 术后继续应用抗生素 3～5 天。妊娠期阑尾炎术后可给予镇静药物，继续使用黄体酮。

4. 放置引流者，根据引流量术后 24～72 小时拔除。

【常见并发症】

1. 出血　阑尾系膜结扎线松脱，引起系膜血管出血。表现为腹痛、腹胀和失血性休克等症状。关键在于预防，阑尾系膜结扎确切，系膜肥厚者应分段结扎，结扎线距切断的系膜缘要有一定的距离，系膜结扎线及时剪除不要再次牵拉以免松脱。一旦发生出血表现，应立即输血补液，紧急再次手术止血。

2. 切口感染　是最常见的术后并发症。在化脓或穿孔性急性阑尾炎中多见。术中加强切口保护，切口冲洗，彻底止血，消灭死腔等措施可预防切口感染。临床表现包括，术后 2～3 日体温升高，切口胀痛或跳痛，局部红肿、压痛等。处理原则：可先行试穿抽出脓液，或于波动处拆除缝线，排出脓液，放置引流，定期换药，短期可治愈。

3. 粘连性肠梗阻　与局部炎症重、手术损伤、术后卧床等多种原因有关。早期手术、早期离床活动可适当预防此并发症。病情重者须手术治疗。

4. 阑尾残株炎　阑尾残端保留过长、超过 1 cm 时，术后残株可炎症复发，仍表现为阑尾炎的症状。应行 X 线钡剂检查以明确诊断。也偶见术中未能切除病变阑尾，而将其遗留，术后炎症复发。症状较重时应再次手术切除阑尾残株。

5. 粪瘘　很少见。原因有多种，阑尾残端单纯结扎，其结扎线脱落；盲肠原为结核、癌症等；盲肠组织水肿脆弱术中缝合时裂伤。粪瘘发生时如已局限化，不致发生弥漫性腹膜炎，类似阑尾周围脓肿的临床表现。一般经非手术治疗粪瘘可闭合自愈。

十二、肝破裂修补术

【适应证】

1. 单纯性肝实质表浅裂伤。
2. 分布在不同肝叶或肝段相距较远的多发性肝组织破坏较轻的裂伤。
3. 肝包膜下血肿清除后肝实质单纯裂伤。

【术前准备】

1. 出血量大伴不同程度的休克者，先抗休克和复苏治疗。
2. 呼吸困难者，应及早气管内插管维持良好通气并给氧。
3. 预防性使用抗生素。
4. 术前放置胃管和导尿管。

【手术要点】

1. 右肋缘下短斜切口或者右上腹旁正中切口。
2. 若肝表面无明显损伤，要考虑中央破裂的可能，可穿刺证实。
3. 如伴急剧出血可先用拇指及食指捏压，或作肝门暂时阻断，时间不宜超过 15 min。
4. 肝裂伤断面所显露出来的尚未离断的血管和肝内胆管，应予钳夹，切断并结扎。用肝针穿过剑突做“U”形缝合，避开血管、胆囊。
5. 结扎缝线时，应慢慢拉紧，使创缘挤压靠拢间断缝合或交锁褥式缝合，避免割裂肝脏。
6. 有较大的肝内胆管损伤时，应修补，同时切开胆总管放置“T”管。

【术后处理】

1. 监测生命体征。
2. 注意水、电解质平衡。
3. 纠正出血倾向，可给予维生素 K、新鲜血液或其他止血药。
4. 保持腹腔引流管通畅。
5. 应用广谱抗生素预防感染。

【术后并发症】

1. 出血。
2. 感染。
3. 胆漏。
4. 创伤性肝囊肿或脓肿。

十三、小肠吻合术

【手术指征】

1. 各种原因引起的肠管坏死。

2. 小肠广泛损伤或多处穿孔而无法切除。

3. 小肠局部炎性变，如局限性肠炎、结核、肠瘘等伴有肠管狭窄而无法修复。

4. 小肠肿瘤。

5. 部分小肠严重粘连引起肠梗阻而无法分离，或分离后肠管有不可修复的损伤。

【术前准备】

1. 急症手术应先行抗休克。纠正水、电解质紊乱，尽快改善患者全身情况并持续胃肠减压。

2. 择期手术者须纠正贫血、营养不良、低蛋白血症，手术前日改用流质饮食，手术前晚灌肠，手术早晨放置胃肠减压管。

3. 有全身感染者使用抗生素。

【手术要点】

1. 开始吻合前，须再次确认远端肠管没有梗阻性病变。

2. 术中要加强无菌操作。

3. 吻合口两端组织要色泽红润、血供良好，吻合端之系膜缘侧的游离应注意无血。管附着的肠管长度不能长于 1 cm，肠系膜边缘动脉可及明显搏动；吻合口应取斜切口即肠管的对系膜缘应多切些，以保证该处的血运。

4. 吻合口处应无张力，肠钳不可夹得太紧。

5. 吻合系膜侧肠管时，特别要注意缝闭肠管系膜基部的无腹膜三角区。

6. 术时若有严重感染须放置引流管，引流管不可与吻合口直接接触。术后保持引流管通畅。

【术后处理】

1. 持续胃肠减压和支持疗法，维持水、电解质平衡，待肠蠕动恢复后进食少量流质。

2. 使用抗生素。

3. 术后吻合口出血多系肠黏膜下血管出血所致，予全身性药物并补充血容量后多能止血。若出血量多或休克则须再次剖腹止血。

4. 术后 1 周内禁用泻药。

【术后并发症】

1. 吻合口瘘及肠瘘　精心做好肠吻合口是防止吻合口泄漏及肠瘘的关键。

2. 吻合口狭窄　小肠吻合口狭窄多因原发病在吻合口局部复发所致。故预防的重点是炎症性肠病时吻合应注意远离病变肠段。

3. 内疝　系膜的缝合应注意不能因为顾忌缝住系膜血管而仅缝过少的系膜组织，造成术后撕裂。

4. 肠梗阻　术后应尽早促使肠蠕动恢复。

5. 切口及腹腔感染　肠吻合时肠腔的开放是感染的来源。术中应严守无菌操作规范，必要时放置腹腔引流。

6. 盲袢综合征　预防上应注意肠切除后，宜采用端端式吻合。如果必须做肠侧侧式吻合或端侧式吻合术，应尽可能将盲袢留得短些，吻合口要做得大些，术后尽早做旷置袢切除术。

十四、结肠吻合术(Anastomosis of colon)

【手术指征】

1. 各种原因引起的肠管坏死。

2. 结肠广泛损伤或多处穿孔而无法切除。

3. 结肠局部炎性变,如溃疡性结肠炎、结核、肠瘘等伴有肠管狭窄而无法修复。

4. 结肠肿瘤。

5. 部分结肠严重粘连引起肠梗阻而无法分离,或分离后肠管有不可修复的损伤。

【术前准备】

除小肠吻合术术前准备外,要特别注意肠道准备。

1. 饮食　术前3~5天开始进食半流质,术前1~2天改为清淡流质。

2. 口服泻药　术前3天每晚口服25% $MgSO_4$ 30 ml或蓖麻油30 ml。

3. 机械性肠道灌洗　术前3天,每晚盐水灌肠一次。术前晚清洁灌肠。

4. 口服抗生素　卡那霉素1 g,甲硝唑0.4 g,术前3日,tid。同时可加用维生素K 4~8 mg,qid。

5. 为避免结肠准备中的营养不足,可服用要素饮食以替代半流食和清流食。要素饮食可引起轻微腹泻,故应减少或不用泻药。要素饮食连续用1周可免去泻药及肠道灌洗,但仍须使用抗生素及维生素K。

6. 近来有使用全肠道灌洗。术前一日中餐予流食,中餐后3 h开始灌洗。灌洗液为等渗电解质液,从胃管注入,2 000~3 000 ml/h,直至肛门排出液体清洁无粪汁。此法优点是快速、效果好;缺点是易致腹胀,可引起水钠潴留。故心、肝、肾功能不全者不宜。

【手术要点】

除小肠部分要点外,还须注意:

1. 左侧结肠手术,一期切除吻合相对危险性较大,可先做近端结肠造瘘,经2~3周减压及准备后再做吻合术;如行一期切除吻合,术中应对结肠近段清洁灌洗。右侧结肠则可行一期切除吻合,病情严重者亦先做盲肠或近端结肠造瘘。

2. 确保吻合口无张力。

3. 左侧结肠手术前放置导尿管。

4. 手术早晨放置胃管。

【术后处理】

1. 持续胃肠减压直至肛门排气即可拔除。

2. 拔除胃管后进食流质,鼓励下床活动。

3. 抗生素使用。

4. 术后2周内禁行灌肠。

5. 术后5天口服液体石蜡30 ml,共3~4次。

【手术并发症】

1. 吻合口瘘　炎症明显应开腹引流;若炎症局限、症状轻,可将切口拆除几针并引流。

2. 吻合口狭窄　轻者多可自行缓解；重者须再次手术。

3. 感染。

（李　君）

十五、直肠镜、乙状结肠镜检查活检

【适应证】

1. 不明原因的慢性腹泻或下消化道出血。

2. 疑有直肠、乙状结肠炎症，溃疡，息肉及肿瘤等需要进一步明确诊断者。

3. X线钡灌肠提示乙状结肠部位以下有病变需鉴别诊断者。

4. 拟做乙状结肠或直肠黏膜活组织检查。

【禁忌证】

1. 腹腔、盆腔或肠道有急性炎症，严重心肺疾患患者。

2. 先天性或后天性直肠或乙状结肠狭窄者。

3. 孕妇和重度腹水者以及精神病不能合作者。

【并发症】

主要并发症为肠出血和肠穿孔。

【术前准备】

1. 拟做活检者查凝血酶原时间或部分凝血酶活化时间。

2. 检查前一天晚给患者流质饮食；晚饭后给予蓖麻油 30 ml，口服。

3. 检查当日上午排清大便，必要时检查前 1 h 清洁灌肠 1 次。

【操作要点】

1. 患者取膝胸位，体弱者可取左侧卧位。镜检之前应先做肛门视诊和直肠指检，如有局部炎症、肛裂、妇女月经期或指检时患者已感到剧烈疼痛，应暂缓肛门镜检查。直肠指检以了解有无直肠肿物、狭窄等。

2. 将直肠镜或乙状结肠镜涂以润滑剂，连同闭孔器从肛门徐徐送入，镜筒与患者纵轴平行，沿骶骨缓慢滑入肠道，遇有阻力停止送入。

3. 取出闭孔器接上光源，在直视下沿肠腔向前推进，至 13～15 cm 左右（直肠与乙状结肠交界处）镜筒前端稍向左偏进入乙状结肠，沿肠腔继续前进。如肠腔痉挛无法进入，嘱患者放松，张口哈气，不见肠腔不得盲目进镜。插入深度：直肠镜约为 12～15 cm，乙状结肠镜为 25～28 cm。

4. 缓慢退镜，仔细观察肠壁血管纹理和黏膜变化，有无溃疡、出血、息肉、肿瘤及异物等，在齿状线处注意内痔、肛瘘内口、肛乳头及肛隐窝有无炎症等。如有脓血便或分泌物，可用棉签拭去，留供培养或涂片检查。

5. 病变部位用活检钳采取组织送病理检查或直接压片观察，活检局部可用止血粉或海绵止血。活检组织应被钳下，绝不可撕下，否则肠壁撕裂可致大出血；亦不可将活检钳用力顶住肠壁，以免造成肠穿孔。

6. 退至肛门注意观察有无内痔和肛裂。

【术后处理】

术后应注意观察是否有并发症(大量便血或严重腹痛)的发生,并及时给予处理。活检者术后要休息半天,嘱勿用力解大便。

(刘金龙)

十六、剖腹探查术

【手术指征】

1. 凡已明确诊断或怀疑有空腔脏器穿孔,或有内出血。

2. 开放性腹部损伤,在作清创处理时发现损伤与腹腔相通者。

3. 开放创口有气体排出,或有肠内容物、胆汁外流者。

4. 腹腔的贯通伤。

5. 弥漫性腹膜炎,或虽然腹膜炎体征不明显,但经腹腔穿刺证明有炎症、出血、穿孔等。

【术前准备】

1. 输血、补液,抗休克。

2. 纠正水、电解质、酸碱平衡紊乱。

3. 有效的胃肠减压。

4. 控制感染。

5. 留置尿管。

6. 对症治疗。

【手术要点】

1. 切口应就近受伤脏器,开放性损伤的切口一般不经伤口。

2. 探查要细致而准确有序,逐一脏器进行,要掌握"先止血、后修补"的原则。

3. 腹腔内大出血时应先压迫控制出血,切忌在血泊中钳夹止血,以免不必要的损伤。

4. 全面探查,警惕一脏器多处损伤和多脏器损伤的存在。

5. 尤其要注意腹膜后器官如十二指肠、胰、肾等的损伤。

6. 术后应留置引流管,以便于观察有无术后出血、漏及残余感染。

【术后处理】

1. 术前、术中发生休克的患者,术后应严密观察生命体征,继续积极抗休克治疗。

2. 维持水、电解质、酸碱平衡。

3. 注意腹膜炎体征变化。

4. 早期静脉内营养支持,尽早恢复肠道营养。

5. 应用抗生素控制感染。

6. 观察引流的质和量。

【术后并发症】

1. 近期并发症　出血、胆漏、肠漏、腹腔感染。

2. 远期并发症　粘连性肠梗阻、迟发性出血、感染等。

十七、肠套叠复位术

【手术指征】

1. 空气灌肠复位不成功。
2. 疑有肠坏死。
3. 灌肠后穿孔者。
4. 小肠套叠者。

【术前准备】

1. 有效胃肠减压。
2. 纠正水、电解质、酸碱平衡紊乱。
3. 应用抗生素。

【手术要点】

1. 一般采用旁正中或经腹直肌切口。
2. 寻找套叠肠管。
3. 复位手法　轻柔而均匀地由远及近推挤套入的肠管,切忌粗暴和直接牵拉。
4. 合并阑尾嵌入套鞘中,可考虑将其切除。
5. 不能复位或有肠坏死者,做病变肠管切除术。
6. 成人肠套叠常伴有器质性病变,需作相应处理。

【术后处理】

1. 注意生命体征和腹膜炎体征变化。
2. 维持水、电解质、酸碱平衡。
3. 早期静脉内营养支持,尽早恢复肠道营养。
4. 应用抗生素。

【术后并发症】

1. 近期并发症　行肠切除的可出现吻合口瘘等并发症。
2. 远期并发症　已有腹膜炎者可出现粘连性肠梗阻。

十八、肠梗阻粘连松解术

【手术指征】

粘连性肠梗阻。

【术前准备】

1. 有效胃肠减压。
2. 纠正水、电解质、酸碱平衡紊乱。
3. 应用抗生素。

【手术要点】

1. 用探查切口，如旁正中切口或腹直肌切口。
2. 查找梗阻部位和原因。
3. 如为束带状粘连，可将其切断。
4. 广泛粘连松解时，认清界限，防止肠损伤。
5. 肠壁浆肌层损伤应间断缝合修补。
6. 肠壁缺损时做肠修补或局部切除。
7. 肠管粘连成团且分离困难时，可考虑作肠切除或短路手术。
8. 无小肠坏死者，不需肠切除。
9. 反复发作者作小肠折叠术。

【术后处理】

1. 注意生命体征和腹膜炎体征变化。
2. 维持水、电解质、酸碱平衡。
3. 早期静脉内营养支持，尽早恢复肠道营养。
4. 应用抗生素。

【术后并发症】

1. 近期并发症　行肠切除的可出现吻合口瘘等。
2. 远期并发症　再次出现粘连性肠梗阻。

十九、肠穿孔修补术

【手术指征】

1. 较小、分散、不影响肠壁血供的小肠穿孔。
2. 早期的盲肠、升结肠的较小穿孔。

【术前准备】

1. 有效胃肠减压。
2. 纠正水、电解质、酸碱平衡紊乱。
3. 应用抗生素。

【手术要点】

1. 采用腹部探查切口。
2. 顺序探查胃、小肠、结肠，找到穿孔部位。
3. 注意穿通伤和多处损伤的可能。
4. 注意肠系膜有无损伤，观察肠壁血供情况。
5. 修整创缘，缝闭裂口。

【术后处理】

1. 禁食至肠蠕动恢复。
2. 持续有效的胃肠减压。

3. 维持水、电解质平衡。

4. 全身应用抗生素。

【术后并发症】

吻合口瘘。

二十、空肠、结肠造瘘术

【手术指征】

1. 幽门梗阻、十二指肠瘘、胃空肠吻合口瘘等不能进食而需行肠内营养者，可做空肠造瘘。

2. 左半结肠或直肠损伤。

3. 结肠梗阻，如直肠、结肠癌。

4. 粪便转流，如远端结肠粪瘘可行近端结肠造瘘。

5. 结直肠切除术的第一期手术。

【术前准备】

1. 常规心、肺、肝、肾功能的检查和调整。

2. 老年患者应注意有无高血压病和糖尿病。

3. 术前良好的肠道准备。

【手术要点】

1. 切口选择　空肠造瘘选用左上腹直肌切口，盲肠和乙状结肠造瘘选用下腹斜切口，横结肠造瘘选用右上腹横切口。

2. 造瘘方式　可根据手术目的及需要(临时性，永久性)选用置管造瘘、单腔造瘘、襻式造瘘、双腔造瘘。

3. 无论何种造瘘方法，一定要使造瘘口固定牢固，并保证有良好的血供。

4. 腹壁的开窗大小要适合。

【术后处理】

1. 积极治疗原发疾病。

2. 空肠造瘘待肠蠕动恢复后给予肠内营养。

3. 结肠造瘘目的完成后行造瘘关闭术，一般在第一次手术 6 周后进行。

【术后并发症】

1. 瘘口狭窄。

2. 瘘口回缩。

3. 结肠坏死。

4. 切口疝及肠管脱出。

二十一、腹腔镜基本技术

腹腔镜外科手术的基本技术与传统开腹手术一样都是暴露、分离、止血、结扎、缝合，但在具体操作方面却完全不一样。其特点是：

1. 腹腔镜手术使立体视觉变成了平面视觉。

2. 腹腔镜手术失去了手的触觉。

3. 腹腔镜下只能以专用钳牵引，暴露不如开腹手术好。

4. 腹腔镜下各穿刺套管将操作器械限制于一个立体锥形的活动范围内，使很多操作变得困难。

5. 腹腔镜手术良好的照明和放大的图像使许多开腹操作变得简单方便。

【手术要点】

1. 暴露

(1) 腹腔镜手术时患者的体位与暴露关系密切，一般应抬高靶器官所在的位置，使周围脏器因重力作用而远离。

(2) 良好的肠道准备是清晰暴露的基础。

(3) 术中暴露时应以钝头钳按压。

(4) 良好的气腹是手术空间和暴露的保证。

(5) 合理的穿刺套管的位置是术中暴露的重要因素。

2. 分离

(1) 电钩分离：腹腔镜手术中应用广泛，易热传导而灼伤周围组织，忌大块电烧。

(2) 剪刀分离：一般用长弯剪，多用于分离无血管区，易出血时带电分离，但电灼易使剪刀变钝。不用时应拔出穿刺套管以免损伤。

(3) 撕剥分离：解剖无血管的疏松结缔组织和粘连实用快捷，遇有血管时可接电线，先凝后撕。

(4) 钝性分离：以钝头钳或自制剥离子(“花生米”)剥离实用、方便、安全。

(5) 超声刀分离：既可分离又可切割，且止血效果好，同时不产生烟雾。一般 3 mm 以下的动脉都能离断而不出血。

(6) 另外还有激光分离、水射流分离等，临床上应用较少。

3. 止血

(1) 电凝止血：术中应用广泛，根据电压峰值不同可分为软凝和强力电凝，使用时应注意传导损伤。

(2) 超声止血：止血效果好，3 mm 以下的动脉能离断而不出血，正确的使用方法是超声刀止血功能发挥的关键。

(3) 氩气刀止血：其特点是减少了组织凝结的深度，减少电极焦痂干扰和烟雾，对渗血效果好。

(4) 腔镜下血管结扎：7 mm 以下的动脉能离断而不出血。

(5) 腔镜下切割缝合器止血：安全可靠，但应选择合适的钉高且价格昂贵。

(6) 结扎缝合止血：难度较大，需熟练的镜下操作技术和默契的配合。

4. 结扎缝合　腹腔镜下打结和缝合技术需要经过一段时间的练习方能应用得得心应手。

(1) 缝合时应选择合适的针持，缝合的组织不要太厚，缝线不要太长。

(2) 缝合时针持相对固定常将组织去靠针，缝针不用时可将针缝置在腹膜上，以防丢失。

(3) 打结法有多种多样，如：体外法有路德结(Roeder Knot)、渔人结(Fishman Knot)、修正结(revising knot)等；体内法有传统结(conventional knot)、时钟结(clock knot)、阿伯丁结(Aberdeen knot)、中国结(Chinese knot)等。临床应用时用自己最熟悉的方法即可，操作熟练后一般用传统结。

二十二、胆囊造瘘术

【手术指征】

1. 急性胆囊炎病情危重，不宜行胆囊切除者。
2. 急性胆囊炎局部解剖不清，为避免负损伤。
3. 合并急性梗阻性化脓性胆管炎。
4. 存在严重合并症的急性胆囊炎，如心、肾功能不全，不能耐受胆囊切除术。
5. 壶腹周围癌合并胆道感染或重度黄疸的术前准备。

【术前准备】

1. 纠正休克及水、电解质紊乱。
2. 应用有效的抗生素。
3. 阻黄患者使用维生素 K_1。
4. 有严重感染征象者，适量使用皮质激素。
5. 胃肠减压。

【手术要点】

1. 可以选用局麻。
2. 切口选择　在右上腹肿块或压痛最明显的部位做肋缘下斜切口。
3. 将胆囊周围用纱布保护，做荷包缝合，再刺入套管针吸净胆汁。
4. 取尽结石并于胆囊内放置蕈状引流管，扎紧荷包，必要时可在外侧再做荷包缝合加固。
5. 条件允许应探查胆总管。
6. 胆囊底部固定在腹膜上以防胆漏。
7. 造瘘管要妥善固定。

【术后处理】

1. 继续静脉补液，尽早给予肠道营养。
2. 应用抗生素。
3. 术后 2 周根据引流胆汁的质和量以及造瘘管造影情况决定是否拔管。
4. 二期手术在 2～3 个月后进行。

二十三、胆囊切除术

【手术指征】

1. 胆囊结石。
2. 慢性胆囊炎反复发作，经非手术治疗无效者。
3. 急性胆囊炎症状严重，非手术治疗症状不缓解。
4. 慢性萎缩性胆囊炎，胆囊已无功能者。
5. Oddi's 括约肌切开、成形术或胆-肠内引流术的同时，需切除胆囊。
6. 胆囊良性肿瘤。
7. 胆囊外伤穿孔。
8. 胆囊内瘘或外瘘。

【术前准备】

1. 术前全面检查心、肺、肝、肾等功能情况。
2. 急症患者应给予适当的治疗和调整。
3. 老年患者应注意有无高血压病和糖尿病。

【手术要点】

1. 切口选择　根据患者体型选用右上腹经腹直肌切口或右肋缘下斜切口。
2. 先详细探查胆囊、胆管及胃、十二指肠、胰腺或邻近脏器。
3. 顺逆结合法切除胆囊；calot 三角解剖不清者，可逆行切除。
4. 术中警惕胆管变异，胆囊管距胆总管 0.5 cm 切断。
5. 要确认胆囊动脉再处理。
6. 胆囊床彻底止血。
7. 酌情放置腹腔引流。

【术后处理】

1. 静脉补液。
2. 应用抗生素。
3. 注意生命体征和腹部情况变化。

【术后并发症】

1. 出血。
2. 胆瘘。
3. 胆道损伤。

（孙跃明）

二十四、胃造瘘

【适应证】

1. 恶性肿瘤引起食管梗阻，由于病期太晚或其他原因而不能手术切除肿瘤，患者经口腔进食困难者。

2. 颌面部或食管严重损伤、食管良性狭窄患者。术前胃造瘘给予胃肠营养，改善全身状况；术后为保证吻合口愈合良好，可通过胃造瘘给予胃肠营养。

3. 作为某些腹部手术后的胃肠减压　如老年患者或有慢性阻塞性肺病患者，为减少呼吸系统并发症，可在原发病手术同时行暂时性胃造瘘术。

【手术要点】

1. 暂时性胃造瘘(temporary gastrostomy)

(1) 荷包式胃造瘘

① 通常采用局部浸润麻醉或硬脊膜外腔阻滞麻醉，亦可采用全身麻醉。

② 通常选择上腹部正中切口或左上腹经腹直肌切口。

③ 胃体前壁相对无血管区行浆肌层同心双荷包缝合，内层荷包直径约 2.0 cm。

④ 荷包缝合周围垫以干纱布保护，以免切开胃壁时胃内容物污染腹腔。于荷包中心切开胃壁，吸净胃内容物，结扎黏膜下出血点，从胃壁切口插入蕈形导管(20～26 F)，进入胃腔 3～4 cm，由内层开始收紧荷包缝线结扎，使胃浆膜层内翻。导管尾端经左上腹戳口引出体外。

⑤ 造口处胃壁与戳口处腹膜缝合 2～3 针固定，最后以皮肤缝线在戳口处固定导管，逐层缝合腹壁切口。

(2) 隧道式胃造瘘

①、② 同荷包式胃造瘘术。

③ 先在胃体前壁相对无血管区作一浆肌层荷包缝合，于荷包缝线中央切开胃壁，插入一根普通导管(20～24 F)，深入胃腔 5 cm，收紧并结扎荷包缝线。

④ 将导管沿胃的长轴放置，于导管两侧行浆肌层间断缝合，使导管埋入胃壁隧道内，潜行隧道长约 5 cm。导管尾端经左上腹戳口引出体外。

⑤ 同“荷包式胃造瘘术”。

2. 永久性胃造瘘术(permanent gastrostomy)

管式胃造瘘术

①、② 同“荷包式胃造瘘术”。

③ 在胃体中部大、小弯之间作“匚”形切开胃壁，制作胃壁瓣。胃壁瓣基底位于大弯侧，以保证胃壁瓣的血供。逐层切开浆肌层及黏膜层，吸净胃内容物，缝扎黏膜下血管。

④ 向大弯侧翻开胃壁瓣，由胃部缺口顶端中点开始，全层间断缝合胃壁切口。

⑤ 将 18～20 F 造口导管置入胃腔 5～7 cm，沿造口导管间断全层缝合胃壁瓣边缘，再加一层浆肌层间断缝合，使之成为带蒂“胃管”，在左侧腹直肌外缘，距离切口 3～5 cm 处戳孔引出。行“胃管”与皮肤固定时最好使黏膜轻微外翻，以防止造口狭窄。

3. 注意事项

(1) 胃造瘘术中要做到黏膜确切止血，防止术后胃内出血；术后应细心护理造口导管，勿使脱落。

(2) 荷包式胃造瘘术：待肠蠕动恢复后即可经造瘘管注流质饮食。建议术后每日冲洗造口导管 1～2 次，以防止黏液堵塞。

(3) 隧道式胃造瘘术：可将造瘘导管接在持续引流瓶上减压，至胃肠蠕动恢复时即可夹管进食。如进食后无不适，术后 12～14 天可拔管。管饲饮食时，将造瘘导管开放减压 24～48 h，再注入流质食物，以后逐渐过渡为半流质食物。

(4) 管式胃造瘘术：术后待肠蠕动恢复即可灌注流质食物。切口愈合后可以拔除造瘘导管，以后在灌注饮食时再临时插入。

【主要并发症】

1. 切口感染、裂开　易发生于导管经切口拖出者。

2. 导管滑脱　导管不慎脱出，应立即插入。暂时性胃造瘘术后若在 2 天内导管滑脱，再插入时有阻塞感时不要盲目插入，否则有可能在插管时使胃壁从腹壁上撕脱。

3. 导管周围皮肤糜烂　多见于维持时间较长的暂时性胃造瘘术，应加强局部清洁和处理。

二十五、胃肠吻合

(一) 胃肠道侧侧吻合(side-to-side gastrointestinal anastomosis)

【手术要点】

1. 选择正常的胃肠道组织用于吻合，游离肠道应有足够的长度。

2. 胃壁与肠壁预定吻合部位两端各缝合一针牵引线，将肠管与胃壁靠拢，1 号丝线行浆肌层间断缝合，针距 0.3～0.4 cm，此层为吻合口后壁外层的浆肌层缝合。

3. 肠钳暂时夹闭胃壁、肠壁，距缝合线 0.4～0.5 cm 与其平行切开胃壁浆肌层，显露黏膜下层及其血管。

4. 缝扎黏膜下血管，切开胃粘膜层。距浆肌层缝线 0.3～0.4 cm 处与其平行切开肠壁。

5. 缝合吻合口后壁　1 号丝线全层间断缝合，针距 0.3～0.4 cm，缝合深度不超过浆肌层缝合线。

6. 缝合吻合口前壁　1 号丝线全层间断缝合，缝合至两端与后壁缝线相连接，然后 1 号丝线行吻合口前壁浆肌层缝合。

(二) 胃肠道端端吻合(end-to-end gastrointestinal anastomosis)

【手术要点】

1. 距待吻合肠道两个断端 4～5 cm 各上一把肠钳。将两端靠拢，系膜侧应在同一方向。

2. 缝合前壁　1 号丝线全层间断缝合，针距 0.3～0.4 cm。

3. 缝合后壁　将肠钳及肠管翻转 180°，使吻合口后壁转到前面，1 号丝线行全层间断缝合。

4. 去除肠钳，行吻合口外层的浆肌层缝合，以 1 号丝线作间断缝合，针距 0.3～0.4 cm。注意缝合勿内翻组织过多。完成整圈浆肌层缝合后，再将肠系膜对拢缝合。

(三) 胃肠道端侧吻合(end-to-side gastrointestinal anastomosis)

1. 用于断端吻合的肠管肠钳夹住，用于侧面吻合的肠管于肠系膜侧及对肠系膜侧分别缝合一针作牵引。提起牵引线使小肠呈折叠状，距折叠端 2～3 cm 处上肠钳。

2. 将两段肠管靠拢，肠系膜侧对肠系膜侧。根据断端肠管大小于侧面吻合肠壁对系膜侧切开适当长度肠管。

3. 吻合口后壁与前壁以 1 号丝线行全层间断内翻缝合，缝至两端时应加缝一针以防遗漏。

4. 去除肠钳，吻合口一周以 1 号丝线行浆肌层间断缝合加强，完成端侧吻合，肠系膜间隙间断缝合关闭。

（四）胃肠道吻合注意事项

1. 用于吻合部位必须是正常的胃肠壁组织，不能在有炎症或有肿瘤的部位行吻合手术。

2. 吻合部位应有良好的血运，且无张力。

3. 防止和减少污染。术中应保护术野，尽量减少污染。切开胃肠壁之前应上肠钳，暂时夹闭胃肠腔，并及时吸尽胃肠内容物。

4. 胃壁血管极为丰富。行胃肠吻合时，胃壁黏膜下血管必须缝扎，以防吻合口出血。

5. 吻合口组织内翻不能过多，以防引起吻合口狭窄。

二十六、胃穿孔修补术

【适应证】

1. 穿孔时间较长(超过 12 h)，腹腔感染严重，不宜行胃大部切除者。

2. 高龄、体弱或伴有心、肺、肝、肾等脏器严重疾病，全身情况差，不能耐受较大手术者。

3. 年轻患者(小于 14 岁)，溃疡病史短，过去无幽门梗阻、出血等并发症，术中发现穿孔较小，穿孔周围无明显瘢痕者。

【手术要点】

1. 麻醉　一般采用全身麻醉或硬脊膜外腔阻滞麻醉，高危患者可采用局部浸润麻醉。

2. 通常取上腹部正中、右上腹旁正中或右上腹经腹直肌切口。

3. 腹腔探查　进入腹腔后吸净腹腔内积液及胃内漏出物。穿孔多发生在胃前壁，将胃向左下方牵引，一般可发现穿孔部位。有时穿孔被食物或纤维蛋白渗出物堵塞或被大网膜等周围组织粘连覆盖，应仔细分离粘连物，显露穿孔部位。若前壁未发现穿孔，须打开胃结肠韧带，将胃向上翻开，检查胃后壁。根据穿孔的特点初步判断导致穿孔的原发性疾病，如消化性溃疡、胃癌等。

4. 穿孔修补　沿胃纵轴距穿孔边缘约 0.5 cm，以 1 号或 4 号丝线作全层间断对合缝合，一般在穿孔上、中、下各缝一针结扎缝线。取大网膜集束用修补缝线疏松打结固定。若穿孔较大，周边组织脆硬、水肿、缝合困难时，可先用大网膜堵塞穿孔，缝合穿孔后，再用丝线将大网膜缝在穿孔胃壁上。

5. 清理腹腔　吸尽腹腔内积液，特别注意膈下、右髂窝和盆腔内积液。若腹腔污染严重，可用温生理盐水冲洗。逐层缝合腹壁各层。腹腔污染严重，穿孔修补不够完善者可放置引流。

【术后处理】

1. 取半卧位，防止形成膈下脓肿。

2. 禁食，持续胃肠减压，待胃肠蠕动恢复正常、肛门排气后开始进食流质。

3. 补液维持水、电解质平衡，应用广谱抗生素。

【注意事项】

1. 胃溃疡穿孔者，穿孔修补前应在穿孔边缘取组织，行病理检查。

2. 游离及结扎大网膜时，应注意勿影响大网膜的血液循环。

3. 腹腔污染严重者应注意仔细清理腹腔，以避免形成膈下、肠间或盆腔脓肿。

4. 穿孔修补术对溃疡病本身来说不是彻底的手术，术后应注意溃疡病的药物治疗。

（吴峻立　钱祝银）

二十七、四肢大血管吻合术

血管吻合术有3种，即端端吻合术、端侧吻合术和侧侧吻合术。

【手术要点】

1. 端端吻合术　血管端端吻合术是血管移植、断肢再植术中最常应用的血管吻合技术，其优点符合血流动力学的生理特点，效果较为理想。

(1) 具体操作有两种方法：

① 两定点吻合法：首先在两血管断端的两侧各作一单纯贯穿或褥式外翻缝合，打结后缝线的短头作牵引，用带针的长线连续贯穿缝合血管的前壁，当缝合至另一端时，与该处缝线的短头线打结，剪去缝合过来的带针线，短头仍留作牵引用。两牵引线单方向位置交换，并将吻合口两侧血管阻断夹（钳）翻180°，则将未缝合的血管后壁翻至前面，用另一侧定点带针的长线同样连续贯穿缝合后壁至对侧与其短头线打结完成吻合，剪去缝线，使血管回复原位。如系动脉缝合，先松开远端血管阻断夹（钳），如为静脉吻合，则先松开近端血管阻断夹（钳），再松开另一侧阻断夹（钳），恢复血流。遇有明显的吻合口出血时，则重新阻断血流，间断增补缝合；否则，去除血管阻断夹（钳）恢复血流，同时吻合口敷以温盐水纱布或干纱布数分钟，即不会再有漏渗血。

② 三定点吻合法：在吻合较小的血管尤其是静脉时，可用三定点吻合法，即血管周围壁分为三等分，每处缝一牵引线，牵拉三根牵引线时血管壁则成等边三角线，缝合时牵引两根缝线进行其间的缝合可避免缝上对侧血管壁。若作连续贯穿缝合时，每缝至牵引线处就同该处牵引线（短头）打结，而其带针长线继续缝合，直至完成吻合，如此可预防或减轻连续缝合所引起的“荷包口效应”的吻合口狭窄。

(2) 二头带针的单一缝线，由后壁先做外翻褥式缝合，打结后，两缝线分别由一侧向对侧行连续缝合，至前壁会师并打结。此法适于大、中血管的吻合，如主动脉、腔静脉及髂股动、静脉等。

(3) 扩大吻合口径的吻合方法：遇到两血管口径不对称或小血管（直径3～5 mm）吻合口径小，可采用以下方法扩大吻合口径：

① 将小口径血管纵行剪开或剪成斜面。

② 两血管口径较小时，将两血管均剪成斜面或两血管均纵行剪开。

③ 血管发生痉挛后可用血管钳轻轻扩张，然后进行吻合。

④ 两端口径悬殊较大时，将小口径血管剪成斜面，两血管口径仍不对称，采用大血管口径皱褶(即小口径血管针距小，大口径血管针距略大)吻合，以适应小口径血管。其缺点是皱褶吻合的血管内面不规则，欠光滑，应尽量少用。

⑤ 改为端侧吻合，其缺点是“受体”血管有盲端形成，血流发生漩涡，应尽量少用。

2. 端侧吻合术　端侧吻合术是动脉架桥转流、门体静脉分流等最常用的手术，其吻合的基本技术与端端吻合术相似。

(1) 注意“受体”血管应做纵行切开或纵行椭圆形“开窗”，即全层切除部分血管壁组织。移植血管通常剪成略成“S”形斜面，使两端不致成尖角，并使其口径为移植血管直径的 1.5～2 倍，以防吻合后形成钝角，有利于保持血流通畅。两血管吻合后动脉呈 30°～45°的锐角；大静脉在 60°以内为宜。

(2) 尚需保持“受体”血管与移植血管吻合口径的一致，防止吻合口处皱褶。

(3) 吻合时首先在“受体”血管切开的两端和移植血管的两角作两定点单纯贯穿或褥式缝合，打结后短线作为牵引线，带针长线向对侧做连续贯穿缝合，由“受体”血管侧进针，自移植血管侧拔出，这样可使移植血管的端面贴在侧孔上。反之，易使移植血管的端面突入吻合口腔内，造成吻合口狭窄或血栓形成。

(4) 若血管不宜翻转缝合时，后壁缝合需在腔内进行，即将两定点缝线打结后，一侧带针长线由血管腔外穿入后壁腔内，做连续贯穿或连续褥式外翻缝合后壁，至另一端缝针穿出后壁与该处牵引线短头打结后剪去。该处之带针长线连续外翻缝合吻合口之前壁，至对侧同样与该处之牵引线打结，完成吻合，剪去缝线和牵引线，放松阻断钳恢复血流，松钳方法同端端吻合术。

(5) 用自体静脉作移植的端侧吻合术，可将静脉之吻合口端适当纵行剪开，以扩大吻合口。用人造血管端侧吻合时，除将其剪成斜面外，也可剪取分叉人造血管的一个支。

3. 侧侧吻合术　侧侧吻合术临床应用较少，主要是门腔和肠腔血管侧侧分流术等。

具体操作方法是：用两把 Satinsky 血管钳或三翼钳平行夹住两血管部分血管壁，然后在钳夹两血管的两端各缝合一条固定牵引线，在两线之间分别纵行切开两血管壁或椭圆形切除部分血管壁。吻合时应先缝合后壁，用固定线带针的长线由一侧血管壁外进入血管腔内，作连续贯穿或连续褥式缝合后壁，至对侧与固定线之短线打结后剪去，该侧带针的长线同法缝合前壁，完成缝合。也可以用一根两头带针的缝线，由一侧缝合，先缝合后壁，再缝前壁，至两缝线会师后打结。松钳时先松门静脉或肠系膜静脉阻断钳，若无出血，再松腔静脉阻断钳；若有出血时则须重新阻断门静脉或肠系膜静脉，加针缝合。

【血管吻合中应注意的问题】

1. 保持吻合的两血管无张力、无扭曲、无旋转，否则会影响血流通畅，甚至术后早期血栓形成而致手术失败。

2. 吻合过程中助手应轻轻拉紧缝线，使缝线均匀地作用于吻合口上，过紧易损伤内膜，甚至撕破血管，过松吻合口容易漏血。

3. 不断用肝素生理盐水冲洗血管腔及吻合口，防止内膜干燥，预防渗血凝集在吻合口内。

【血管修复与重建的原则】

1. 皮肤切口　应选择与血管最接近且与血管走行相一致。

2. 血管分离　提倡用剪刀贴近血管壁锐性切断分离。

3. 血管外膜处理　用镊子将外膜呈袖状拉出一段后再剪掉，剩下的外膜沿血管壁推向远端约 2 cm，以确保吻合时外膜不翻入其吻合口内。

4. 血管切开　必须掌握好切开的深度，切勿切伤对侧血管壁，最好用尖刀切开一小口，然后用剪刀扩大切口。至于做纵行切开还是横行切开，取决于要切开血管的部位和目的。纵行切开便于延长切口，手术野开阔，但纵行缝合后易招致血管狭窄，而横行切开则与其相反，多适于 5 mm 以下的血管切开。小于 4 mm 的血管纵行切开时，可用自体静脉或人工血管补片移植修补，以扩大血管口径。

5. 吻合　大血管针距为 2 mm，边距为 2 mm；中小血管针距为 1 mm，边距为 1 mm。应保持人工血管宿主血管的进针顺序为外里里外，进针方向为宿主血管由内膜向外膜。

6. 缝线选择　普罗纶(Prolene)线以聚丙烯合成，强度高，组织反应小，且在污染切口的感染率极低，适用于大血管手术，需打 4～5 重结。肱、髂、股动脉吻合选用 5-0 或 6-0 缝线，通常静脉吻合所用缝线比同等直径动脉吻合所用缝线细些。

【术后处理】

1. 应用抗生素。

2. 每日给予低分子右旋糖酐 500 ml，连用 7 天左右。

3. 抗凝、溶栓、扩血管药物应用与否应根据术中情况而定。

4. 注意患肢的血运、皮温、颜色、感觉、运动等情况并及时处理。

二十八、大隐静脉高位结扎与剥脱术

【手术适应证】

1. 适用于单纯性大隐静脉曲张。

2. 作为各种下肢深静脉瓣膜修复术的一部分。

【手术禁忌证】

1. 近期发生急性栓塞性静脉炎、深静脉血栓形成等深静脉阻塞性疾病。

2. 小腿溃疡有急性感染。

3. 有主要脏器功能不全、对手术耐受极差者。

【手术要点】

1. 大隐静脉高位结扎术

(1) 切口：以腹股沟韧带中、内 1/3 交界点下方 3 cm 处隐股点为中心作一与腹股沟韧带平行的斜切口或纵切口（隐股点是卵圆窝的体表投影，解剖标志为耻骨结节外下方 3～4 cm 处），长约 6 cm。

(2) 结扎各属支：切开皮肤、皮下组织、浅筋膜，显露卵圆窝，解剖大隐静脉与股静脉汇合处。解剖出旋髂浅静脉、腹壁浅静脉、阴部外静脉及股内、外侧静脉，分别予以结扎切断。

(3) 高位结扎：游离大隐静脉至与股静脉交界处，在距股静脉 0.5 cm 处结扎并切断大隐静脉。近端双重结扎或贯穿缝扎，远端用止血钳暂时钳夹等待剥离。

2. 大隐静脉剥脱术　向远端大隐静脉腔内插入静脉剥离器，并用粗丝线松松结扎控制出血，将剥离器送向远端。在不能前伸处做一横切口，分离静脉，在剥离器头部的远近端丝线结扎，将其切断，再将剥离器慢慢向上抽出，助手以棉纱垫压迫已剥离区皮肤止血。用此法逐段向下剥脱远端静脉。对于曲张成团的静脉可直接切开皮肤将其切除。

3. 结扎切断交通静脉　术前将瓣膜关闭不全的交通支一一标出，术中予以仔细结扎、切断。

【术后并发症】

1. 切口出血或血肿形成。

2. 股静脉损伤。

3. 隐神经损伤。

4. 下肢深静脉血栓形成(DVT)。

【注意事项】

1. 术前标出站立位曲张的隐静脉主干、主要的曲张分支及怀疑有功能不全的交通静脉处。

2. 术中应注意大隐静脉属支的解剖变异，应充分暴露，分别予以结扎、切断。若有遗漏，术后容易复发。

3. 术后处理　包括：① 患肢应用弹力绷带从足部至腹股沟处加压包扎，以防剥离部位出血，也可预防静脉炎。② 抬高患肢 20°～30°，并鼓励早期离床活动，有利于下肢静脉回流，防止深静脉血栓形成。③ 腹股沟切口 9 天拆线、其下各切口 14 天拆线。④ 继续穿弹力袜 4 周。

二十九、颈内静脉结扎术

【解剖】

颈内静脉是颈部最粗的静脉干，自颈静脉孔起于乙状窦，伴颈内动脉下降，先位于动脉的后方，再位于外侧，继之沿颈总动脉外侧下行，并与迷走神经一起被包于颈动脉鞘内。

【手术适应证】

1. 适用于颈内静脉损伤。

2. 作为恶性肿瘤病例行根治性颈清扫术、乙状窦血栓性静脉炎、先天性颈静脉扩张、腹水-颈内静脉转流术等手术的一部分。

【麻醉与体位】

仰卧，肩垫高，头稍后仰且偏向对侧，局麻或全身麻醉。

【手术要点】

1. 以舌骨大角为中点，经胸锁乳突肌前缘做长约 6 cm 之皮肤切口。

2. 切开皮下组织、浅筋膜及颈阔肌，显露并切开颈深筋膜，该筋膜浅面的耳大神经尽量保留，颈外静脉可以切断结扎。将胸锁乳突肌向后拉开，小心切开动脉鞘。横跨颈外动脉的面静脉可以结扎切断。

3. 颈内静脉呈蓝灰色，术中易于辨认。于颈动脉鞘内钝性分离颈内静脉，用弯止血钳引过两根中号丝线，双重结扎颈内静脉。依次缝合筋膜、颈阔肌、皮下组织及皮肤，敷料包扎固定。

4. 术中注意事项

(1) 颈内静脉平舌骨高度，有面总静脉和舌静脉汇入，另外，还接收咽静脉、甲状腺上静脉和甲状腺中静脉。结扎一侧颈内静脉，不影响脑的血液回流。

(2) 当颈内静脉壁损伤时，由于管腔不能闭锁，加之胸腔负压对颈内静脉血的吸引，因此有引起空气栓塞的危险。

(3) 防止损伤颈动脉及舌下、迷走、舌咽神经　细致地解剖和分离组织，轻巧地进行操作，这是防止重要神经、血管损伤的保证。

【术后处理】

1. 避免颈部过度活动。

2. 术后 5～7 天拆线。

三十、颈外动脉结扎术

【解剖】

颈外动脉分支有颞浅动脉、上颌动脉、甲状腺上动脉、舌动脉、面动脉、枕动脉、耳后动脉、咽升动脉。

【手术适应证】

1. 面颌部、上颈部由于外伤、手术或恶性肿瘤感染、坏死及侵蚀血管而致严重出血，一般止血方法无效者。

2. 上述部位手术可能发生严重出血，可做预防性颈外动脉结扎。

【麻醉与体位】

仰卧，肩垫高，头稍后仰且偏向对侧，局麻或全身麻醉。

【手术要点】

1. 以舌骨大角为中点，经胸锁乳突肌前缘做长约 6 cm 之皮肤切口。

2. 切开皮下组织、浅筋膜及颈阔肌，显露并切开颈深筋膜，该筋膜浅面的耳大神经尽量保留，颈外静脉可以切断结扎。将胸锁乳突肌向后拉开，小心切开动脉鞘。横跨颈外动脉的面静脉可以结扎切断。

3. 在颈总动脉分叉处周围以 1% 利多卡因浸润后，将颈内静脉牵向后侧。用手指触及搏动部位，钝性分离找到位于颈内动脉外前方的颈外动脉，此时可见颈外动脉向前方发出的甲状腺上动脉及舌动脉，将确定无误的颈外动脉于甲状腺上动脉及舌动脉之间钝性分离，用弯止血钳引过两根中号丝线，双重结扎颈外动脉。依次缝合筋膜、颈阔肌、皮下组织及皮肤，敷料包扎固定。

4. 术中注意事项

(1) 防止误扎颈内动脉：颞浅动脉为颈外动脉的一个终支，在颧弓根部处位置表浅，容易触及搏动。术中结扎颈外动脉之前，可先试行阻断颈外动脉，再触摸颞浅动脉搏动是否消失，根据这一方法确认颈外动脉。如结扎一侧颈内动脉，部分患者可出现偏瘫或脑软化症，甚至死亡。

(2) 防止损伤颈内静脉及舌下、迷走、舌咽神经：细致地解剖和分离组织，轻巧地进行操作，这是防止重要神经、血管损伤的保证。

【术后处理】

1. 避免颈部过度活动。

2. 术后 5～7 天拆线。

(孙　蓬　章希炜)

三十一、甲状腺腺叶次全切除术

【手术指征】

1. 较大的甲状腺腺瘤。

2. 结节性甲状腺肿，双叶病变者行双叶手术。

3. 巨大单纯性甲状腺肿有邻近器官压迫症状者，必要时行双叶次全切除。

4. 原发性甲状腺功能亢进症行双叶腺体次全切除。

【术前准备】

1. 甲状腺功能测定。

2. B超检查，了解甲状腺肿块数目、大小以及与周围组织的关系。

3. 胸片检查尤其是胸骨后甲状腺肿，必要时行 CT、MRI 检查。

4. 气管 M－V 摄片检查，病史较长、甲状腺结节大或有呼吸困难等症状者。

5. 甲状腺功能亢进者行抗甲状腺药物和(或)碘剂术前准备，测定基础代谢率。

6. 检查声带功能，尤其是有声音嘶哑或甲状腺手术史者。

7. 心、肺、肝、肾等重要脏器功能检查，出、凝血功能检查。

【手术要点】

1. 麻醉　颈丛或气管插管全身麻醉。

2. 体位　仰卧、头颈过伸位，手术台上身抬高 15°～20°，有利于头颈部回流。

3. 常规手术区皮肤准备。

4. 颈前胸骨切迹上方 2～3 cm 处做横弧形切口，切口要有隐蔽性，注意美观性。

5. 切开皮肤皮下，上下分离皮瓣，切开中线，向外侧牵开颈前肌群暴露甲状腺。

6. 沿甲状腺上下极及甲状腺真包膜外分离、结扎甲状腺上下极血管，忌大把结扎，注意甲状腺下动脉与甲状腺下静脉不伴行，通常甲状腺下动脉保留。

7. 处理甲状腺中静脉后甲状腺游离。

8. 沿气管前筋膜分离甲状腺峡部，离断；或先离断甲状腺峡部，再分离甲状腺上下极。

9. 预设甲状腺切除平面作标记，这样不会在手术过程中迷失方向。

10. 切除腺体时切面呈楔形，注意甲状腺后包膜的完整。分离、切除甲状腺过程中注意辨认甲状旁腺并加以保护，尤其注意保护甲状旁腺的血供。

11. 手术操作仔细、轻柔，止血彻底。

12. 甲状腺床置引流管。

【术后处理】

1. 一般情况观察　观察生命体征，尤其是呼吸状况，术后呼吸困难多为进行性吸气性呼吸困难，严重者有“三凹征”出现，伴有烦躁、发绀等，甚至窒息，应紧急处理。

2. 保持引流通畅　观察记录引流量、颜色等，同时观察颈部皮瓣有无肿胀、皮下淤血等。

3. 可以进食，如有喝水呛咳则进干食。

4. 适当补液，选用革兰阳性球菌敏感抗生素。

5. 术后 4～5 日拆线。

【术后并发症】

1. 呼吸困难　多发生于术后 48 h 内，进行性呼吸困难，烦躁，发绀，严重者窒息，是最危急的术后并发症。

(1) 切口出血、血肿形成可能，如果情况紧急则即行床边抢救，拆开缝线，敞开伤口去除血肿，经过上述处理无效则行气管切开；情况好转后送手术室进一步处理。床边可备切开包以备急用。

(2) 如术后发生突然而严重的呼吸困难则考虑气管塌陷可能，紧急行气管切开；如有气管悬吊线则提起该线，保持气道通畅，必要时再行气管切开。

(3) 术后 2～3 天后出现的呼吸困难要考虑喉头水肿可能，此时通常伴有颈部或面部肿胀。预防喉头水肿的发生很重要。

(4) 双侧喉返神经损伤可导致呼吸困难，虽发生几率很小，但一旦发生则十分严重，应即行气管切开，多需终身带管。

2. 手足麻木、抽搐　术后 1～3 天出现，少数数小时内即可以发生，多数患者感到手足、面部或口唇针刺样麻木或强直感；严重患者面肌和手足持续性痉挛，呈“爪”形手，可多次发作；严重者发生喉和膈肌痉挛，可引起窒息死亡。限制肉类、蛋类和乳品等食品以免影响钙的吸收，抽搐发生时静脉注射 10%葡萄糖酸钙 10～20 ml。症状轻者可以口服葡萄糖酸钙或乳酸钙 2～4 g，每日 3 次。症状重或持续时间较长者可以加服维生素 D_3，5 万～10 万 U。永久性甲状旁腺功能减退者可以考虑甲状旁腺移植。此并发症重在预防，措施包括：① 避免误切甲状旁腺，辨认甲状旁腺很重要；② 保留甲状旁腺的良好血供；③ 术中如发现甲状旁腺被误切即行甲状旁腺自体移植，即切成 1 mm×1 mm 的薄片移植于同侧胸锁乳突肌内。

3. 喉返神经损伤　发生率为 1%左右。喉返神经被切断、结扎或缝扎、过度牵拉、钳夹、血肿压迫等造成暂时性或永久性损伤。有效的预防很重要。通常喉返神经损伤发生在以下 3 个部位：甲状腺下极、甲状腺背面与甲状腺下动脉交叉处以及喉返神经入喉处。总的原则是：① 保留后包膜的完整性，呈楔形切除腺体；② 缝合甲状腺后包膜时进针不宜过深，以免将喉返神经缝扎在内；③ 处理下极时紧靠腺体，处理甲状腺下动脉时结扎其分支或远离腺体结扎其主干；④ 处理喉返神经入喉处时应仔细，忌大把结扎。

4. 喉上神经损伤　饮水呛咳为喉上神经损伤可能，通常为一侧损伤，尤其是甲状腺上极位置较高时。如有发音费力、声音低钝则提示有喉上神经外支损伤。通常无需特殊处理，1 周后症状消失。应加强护理，给予固体食物，可静脉补充水分。手术操作时尽量预防喉上神经的损伤，处理甲状腺上极时靠近腺体表面，离断甲状腺上血管的分支，禁忌大把结扎。

5. 甲亢危象处理　甲亢危象是甲亢的严重并发症，死亡率高达 20%。

(1) 甲亢危象是可以预防的，预防措施包括：① 充分的术前准备、适当的手术时机，即控制甲亢症状，血清 T_3、T_4 水平正常或基本正常，患者情绪稳定；② 术后预防性应用碘剂，复方碘溶液 16 滴，3 次/d，逐日减 1 滴，至 5 滴左右；③ 糖皮质激素，地塞米松 10～20 mg 或氢化可的松 1 00～200 mg/d，连用 2～3 日；④ 其他措施如吸氧、镇静、高糖营养以及抗感染等措施。

(2) 甲亢危象发生后的治疗措施包括：① 肾上腺素能阻滞剂：利舍平 1～2 mg 肌内注射，或普萘洛尔 5 mg 加入 5%～10%葡萄糖溶液 100 ml 内。② 碘剂：复方碘化钾溶液，首次为 3～5 ml，或 10%碘化钠溶液 5～10 ml 加入 10%葡萄糖溶液 500 ml 中静脉滴注。③ 肾上腺皮质激素：氢化可的松 200～400 mg 或地塞米松 20～30 mg 分次静脉滴注。④ 镇静剂：常用冬眠合剂Ⅱ号半量，肌内注射，6～8 h 1 次。⑤ 其他措施：吸氧、输入高糖，如有心力衰竭加用洋地黄制剂。

（沈美萍）

第六篇　泌尿外科

第一章　基本理论

一、肾上腺的应用解剖

1. 肾上腺位于肾上极之上，并倾向前内侧，表面呈棕黄色；右侧为三角形，左侧为半月形。右肾上腺与肝右叶相接触，上部内侧被下腔静脉遮盖，下部的前方为十二指肠。左肾上腺的上部前方为网膜囊及胃底，下部和胰腺相接触。肾上腺位于肾周围筋膜中，与肾上极之间有肾周筋膜延伸的疏松纤维组织相隔。肾下垂时，肾上腺可不下垂。正常成人肾上腺的重量每侧约 4～6 g。

2. 肾上腺的动脉供应　极为丰富来源有三，且变异较多：

(1) 肾上腺动脉为膈下动脉的分支，分为 3～4 支入肾上腺。

(2) 肾上腺中动脉大多由腹主动脉直接发出，少数由膈下动脉或腹腔动脉分出。

(3) 肾上腺下动脉为肾动脉的分支。

3. 肾上腺的静脉由肾上腺腹面穿出，每侧一般只有一条，较动脉粗大，右侧较短，流入下腔静脉，左侧流入左肾静脉。左侧膈下静脉与肾上腺相连。

4. 肾上腺的淋巴与神经

(1) 肾上腺的淋巴流入腹主动脉旁淋巴结。

(2) 肾上腺的神经供应来自膈神经丛、腹腔神经丛、腹主动脉丛及肾神经丛。

二、肾上腺的组织结构与疾病

肾上腺组织由外向内分别是被膜、皮质及髓质三层。在成人的肾上腺切面上，皮质约占 90%，呈黄色；10%为髓质，呈灰色。

(一) 肾上腺皮质

由三个带组成。由外向内分别是：

1. 球状带(zona glomerulosa)　紧贴肾上腺被膜，较薄，约占皮质的 15%。细胞较小，排列呈球状、团块或拱形，细胞间有窦状毛细血管和少许结缔组织。分泌盐皮质激素，可以引发醛固酮增多症(原发或继发)。

2. 束状带(zona fasciculate)　在球状带内侧，最厚，约占皮质的 75%。细胞较大呈多边形，细胞排列成条索状，或呈放射状伸向内方。主要分泌糖皮质激素，可以引发皮质醇增多症(库欣综合征)。

3. 网状带(zona reticulate)　在皮质的最内层,与髓质相邻,约占皮质的7%～10%,细胞索交叉吻合成网状,网眼内有网状结缔组织和窦状毛细血管。主要分泌脱氢异雄酮及其硫化物,可以引发肾上腺性征异常症。

(二) 肾上腺髓质

位于皮质内,与皮质的交界参差不齐。由高度分化的嗜铬细胞组成。胞浆内棕色的含铬盐颗粒分别为肾上腺支的嗜铬颗粒(大)和去甲肾上腺支的嗜铬颗粒(小)。可引发儿茶酚胺增多症。

三、泌尿、男性生殖系统疾病症状

(一) 与排尿或尿液有关的症状

1. 尿频　排尿次数增多且每次尿量减少,原因为泌尿、生殖道炎症,膀胱容量减少,下尿路梗阻残余尿增多。排尿次数增多且每次尿量不减少,原因为多饮水,食用利尿剂,糖尿病,尿崩症,肾浓缩功能障碍。

2. 尿急　有尿意即迫不及待要排尿而不能自制,通常为严重急性炎症或膀胱容量偏小。

3. 尿痛　排尿前、中、后感尿道疼痛,为炎症表现。

4. 排尿困难　由膀胱以下尿路梗阻引起的排尿延迟、费力、不畅、尿无力、变细、滴沥等。

5. 遗尿　入睡后不自主排尿而湿床。3岁前为生理性,3岁后可由于神经源性膀胱、感染、尿道瓣膜。狭窄导致。

6. 尿失禁

(1) 真性尿失禁:膀胱空虚,不能控制尿液。为尿道括约肌损伤,先天性或获得性神经源性疾患。

(2) 压力性尿失禁:腹压增加时尿液不自主流出,为女性分娩或产伤致膀胱支持组织和盆底松弛所致。

(3) 急迫性尿失禁:严重尿频、尿急时不能控制尿液而失禁。

(4) 充盈性尿失禁:膀胱过度充盈,压力超过尿道压力致尿液溢出,常见慢性尿潴留。

7. 尿潴留

(1) 急性:膀胱颈部以下严重梗阻,突然不能排尿,尿液潴留,膀胱充盈过度,逼尿肌弹性疲劳,暂时失去功能。

(2) 慢性:膀胱出口以下尿路不完全梗阻或神经源性膀胱,表现为排尿困难,膀胱充盈。

8. 尿液中断　排尿过程中尿流突然中断,常伴尿道剧痛,可为膀胱结石或带蒂之肿瘤。

(二) 与尿液有关的症状

1. 血尿(hematuria)

(1) 肉眼血尿:1 000 ml尿中含1 ml血液即呈肉眼血尿。需与红色尿、血红蛋白尿、尿道滴血相鉴别。

(2) 初始血尿(initial hematuria):血尿见于排尿初,提示尿道或膀胱颈部出血。

(3) 终末血尿(terminal hematuria):血尿见于排尿末,提示后尿道、膀胱颈、膀胱三角区出血。

(4) 全程血尿(total hematuria):血尿见于尿液全程,提示膀胱或以上部位出血。

(5) 镜下血尿(microscopic hematuria):离心尿每高倍视野见 2 个以上的红细胞。

2. 脓尿(pyuria) 离心尿每高倍视野白细胞大于 3 个,提示感染。

3. 气尿(pneumaturia) 气体随尿排出,可能是泌尿道与肠道相通或有产气细菌感染。

4. 乳糜尿(chyluria) 尿液乳白色,含乳糜,可混有血红蛋白。

5. 晶体尿(crystal uria) 尿中有机物或无机物沉淀、晶体析出。

(三) 少尿或无尿(oliguria or anuria)

每日尿量少于 400 ml 为少尿,少于 100 ml 为无尿,为急性肾衰竭所致。

(四) 尿道分泌物

血性分泌物提示尿道癌;脓性分泌物为淋菌性尿道炎;白色稀薄分泌物为支原体、衣原体所致非淋菌性尿道炎。

(五) 局部和放射性疼痛

1. 肾和输尿管疼痛 输尿管肾盂连接处或输尿管急性完全梗阻导致肾绞痛,为阵发性剧痛,伴呕吐,疼痛由肋脊角向下沿输尿管行径放射至下腹、膀胱、大腿内侧,男性可至同侧阴囊或睾丸,女性至大阴唇。

2. 膀胱疼痛 耻骨上区局部疼痛,若膀胱颈三脚区激惹,疼痛放射至阴茎头部及远端尿道。

3. 前列腺病 炎症侵及会阴、直肠、腰骶部、耻骨上区、腹股沟区和睾丸等处,引起疼痛等不适感。

4. 睾丸病 睾丸扭转和急性附睾炎致阴囊剧痛。

(六) 性功能症状

1. 阳痿(impotence) 阴茎勃起不坚或不能勃起而不能性交。

2. 早泄(premature ejaculation) 性交时阴茎未插入或刚进入阴道即射精。

3. 血精(hematospermia) 精液中含血液,常为精道炎症表现。

(孟小鑫)

四、尿路上皮及其特性

尿路上皮(urothelium)又称为移行上皮(transitional epithelium)。最近,用许多识别尿路表层细胞-伞状细胞的特异抗体染色表明伞状细胞和基底膜之间由染色阴性的尿路上皮细胞分割,从而证明尿路上皮确实为复层上皮。因此,移行上皮的名称已逐渐为尿路上皮所代替。尿路上皮异常与临床上很多泌尿系统疾病有关,各种致癌因素可引起尿路上皮癌变,其中膀胱癌最为多见,其他疾病的发生也与尿路上皮功能结构相关如尿路感染等。

【微观结构】

1. 正常哺乳动物的膀胱上皮由3个分界明显的细胞区组成。各区的细胞形态随排尿周期时膀胱的充盈与收缩而发生变化。基底区由单层小细胞组成，其形态随膀胱的充盈由空虚时的立方体渐变为充盈时的扁平状，基底细胞通过半桥粒与连续的基底膜相连。中间区细胞在正常人排空的膀胱由6～8层细胞组成。在膀胱完全充盈时，该区的细胞层次减少，约4～5层。表层区由单层扁平的大细胞(伞状细胞)组成，它们与尿液直接接触。表层细胞可能由中间区细胞融合而成，双核与多核常见。表层伞状细胞明显大于间区和基底区细胞，尤其在膀胱充盈时，其直径比中间区或基底区细胞直径大5～10倍。大的伞状细胞是尿路上皮分化的标志。然而，这种伞状细胞在膀胱上皮较肾盂和输尿管上皮多见，可能与它们的收缩/扩张程度不同有关。

2. 尿路上皮细胞之间有丰富的粘连和连接，主要包括桥粒、半桥粒，紧密粘连和紧密连接。带样粘连主要存在于表层分化好的尿路上皮，它与紧密连接和桥粒三者共同构成表层尿路上皮细胞间特征性的连接。半桥粒位于基底细胞和黏膜下间质之间，使得基底细胞黏附于基底膜。另外，尿路上皮细胞之间还存在有少量的缝隙连接。

3. 尿路上皮的最显著结构特点是其特异的表面膜结构。扫描电镜显示尿路上皮腔面覆盖有大量直径0.2～0.5 μm的多角形斑块。这些斑块覆盖大约80%的尿路上皮腔面，透射电镜显示这些斑块样膜结构比经典的对称性单位膜厚。此外，其腔面外层厚度(8 nm)约是胞浆内层厚度(4 nm)的2倍，因此被称为不对称单位膜(asymmetric unit membrane，AUM)。尿路上皮的这种斑块样结构可能有以下功能：① 通过和胞浆内细胞骨架结合，稳定和强化腔面细胞膜，防止膀胱充盈时膜的破裂；② 参与构成通透屏障，维持尿液与组织液成分的稳定；③ 调整尿路上皮腔面细胞膜表面积，以适应膀胱充盈和收缩时膀胱容积的变化。

【功能特性】

1. 通透屏障　哺乳动物尿路上皮的最重要生理功能是其通透屏障作用，它对于保持尿液的浓度和渗透压梯度以及保护上皮下组织至关重要。哺乳动物尿路上皮细胞的离子通透性是现有检测到的上皮细胞中最低的，除主动运输之外，血和尿中的所有成分均极难通过尿路上皮。

2. 储存功能　哺乳动物膀胱的最主要功能为临时储存尿液，并周期性排空。随尿液的充盈，膀胱的容积发生极大的变化——正常人膀胱充盈时容量可达200～400 ml。在某些病理状态下，如下尿路梗阻，膀胱的容量可高达数升。理想情况下，膀胱上皮表面积与尿容积应保持最小比例，以便尽量减少通透。

3. 运输功能　尿路上皮的另一个生理功能是其离子跨膜运输功能，以此来交换血液和尿液中的一些生理成分。尿路上皮可以主动吸收 Na^+，醛固酮可增加尿路上皮对 Na^+ 的吸收。与此同时，Cl^- 被动地吸收，而 K^+ 则由细胞外经由细胞底侧面膜进入表层细胞。在血浆渗透压改变时，这些通道与交换对于维持细胞的正常体积发挥着重要作用。

4. 惰性　维持膀胱正常功能的必要条件之一是尿液成分不会影响膀胱黏膜的特性，即膀胱上皮的惰性。研究表明，生理范围内的尿pH、钙和尿素的改变不影响膀胱上皮的通透性。非生理条件下，如酸性尿、低钙和高尿素（＞4 m）以及细菌产生的一些毒素可以引起膀胱上皮表面膜及紧密接的结构改变，从而增加上皮对离子的通透性。然而，当这些参数恢复生理范围后，上皮的通透性也会恢复正常。

5. 分泌功能　尿路上皮能表达人生长激素。尿路上皮所表达的生长激素可以分泌到尿液中，并维持较长时间。此外，哺乳动物的尿路上皮在正常生理状况下也可以主动地分泌一些可溶性的蛋白质，从而影响尿液的构成成分。分泌的一些蛋白酶类可能参与保持尿路的顺滑，防止异物的黏附以及参与尿路上皮的修复重建等。

（钱立新）

五、血　尿

正常人尿内有红细胞 0～3 个/每高倍视野，或每小时红细胞排出率＜30 000 个，或 12 h 尿艾迪（Addis）计数红细胞＜500 000 个，如果多次超过正常值即可诊断为血尿。血尿可以是显微镜下，又称镜下血尿，如超 1 ml/1 000 ml 尿则可出现红色尿即肉眼血尿。

血尿是泌尿系统疾病或全身性疾病的常见症状，不是一个独立的疾病。血尿的诊断是要寻找引起血尿的原发疾病，而血尿的处理主要是针对原发疾病。

引起血尿的疾病可分为：① 泌尿男生殖系统自身的疾病。② 泌尿男生殖系统周围疾病的直接侵犯。③ 全身性疾病，包括药物等因素在内。④ 仍有很少部分血尿一时或随访中未能明确原发疾病的，称为特发性血尿或良性反应发作性血尿。

【诊断】

1. 对血尿患者病史中询问的注意点

（1）是否属血尿：要排除假性血尿：① 排除由于内服某些药物和食物引起尿液呈红色，如氯基比、酚酞、伊红、利福平等。② 排除属血色素尿，血红蛋白尿和肌红蛋白尿，它们常见于溶血性疾病、挤压综合征、大面积烧伤、蛇咬伤及中毒等。③ 排除是否因月经或痔出血引起血的污染。

（2）有关病史可能与血尿的发生有关，重点包括：① 肾病家族史；② 出血倾向；③ 咽喉疼痛史；④ 上呼吸道感染；⑤ 泌尿系统感染；⑥ 结核病史；⑦ 前列腺炎及附睾炎史；⑧ 血精史；⑨ 糖尿病；⑩ 肝炎史；⑪ 药物反应史；⑫ 过敏反应史；⑬ 肾创伤史；⑭ 导尿史；⑮ 排尿排结石史等。

2. 血尿的定位诊断

一般定位：① 尿三杯试验：初血尿表示尿道疾病，终末血尿表示膀胱三角区及后尿道病变，全程血尿表示膀胱或上尿路疾病。② 血尿的性状：尿色鲜红伴血块是膀胱和尿道疾病血尿的特点；尿色暗红表明血尿来自肾脏；而血尿伴长条状血块则表示血尿可能来自输尿管或肾脏。③ 尿内红细胞形态检查：肾小球疾病引起的血尿其红细胞呈异型。

3. 血尿伴随症状与疾病的关系

（1）血尿伴腰痛（或肾绞痛）是输尿管肾结石的特点。

（2）排尿痛和排尿中断伴血尿常见于膀胱结石和尿道结石。

（3）短期发作的下尿路症状伴血尿提示膀胱、尿道或前列腺的炎症。

(4) 长期反复发作、久治不愈的下尿路症状要注意排除尿路结核。

(5) 腰痛，下坠，久站立血尿明显，平卧后好转是肾下垂血尿的特点。

(6) 40 岁以上无痛性肉眼血尿要注意排除肾、膀胱肿瘤。

(7) 血尿伴高血压、水肿、蛋白尿或管型尿要考虑到肾炎。

以上这些情况是一般性规律，在临床上需要有客观检查的依据来证实。

4. 血尿原发疾病的筛选诊断　可分为两个途径：

(1) 血尿不伴蛋白尿或管型尿，如图 6-1。

(2) 血尿伴蛋白尿，如图 6-2。

【治疗原则】

1. 要针对引起血尿的原发疾病作相应的治疗，这是治疗的主要目的。

2. 暂时寻找不到血尿病因的，可行对症治疗。要制定随访方案，即随访的内容(项目)和时间。开始复查间隔 3 个月，以后半年复查一次，其间可能发现血尿的原发疾病。

3. 对症治疗　包括使用抗炎、抗组胺药物及中药、止血剂(如抗纤溶活性的药物)等。

4. 对原发疾病适合外科治疗的则进行相应的治疗。

(眭元庚)

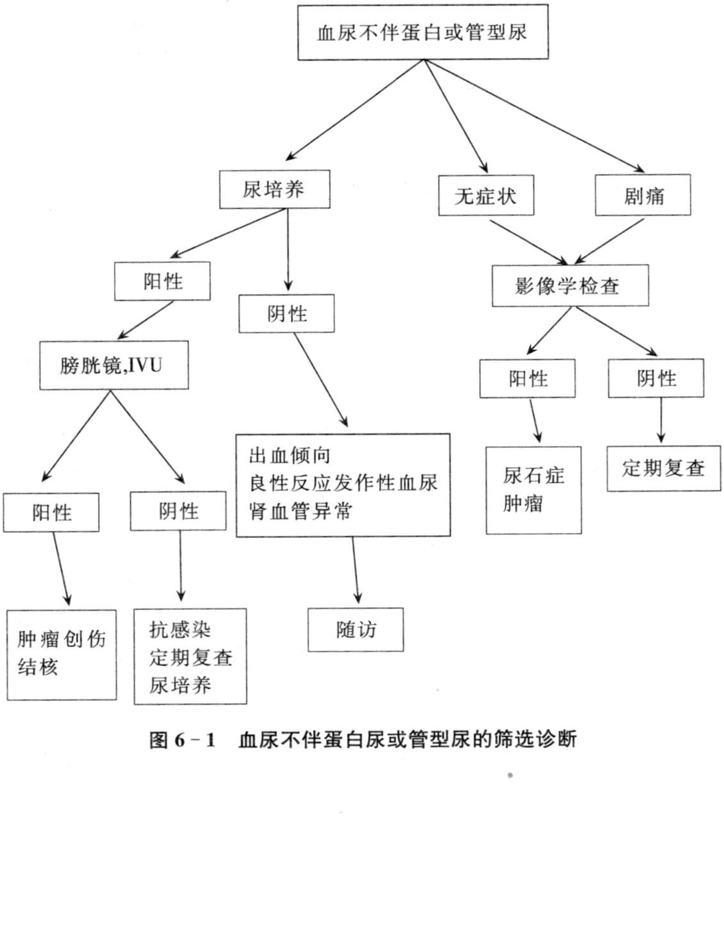

图 6-1　血尿不伴蛋白尿或管型尿的筛选诊断

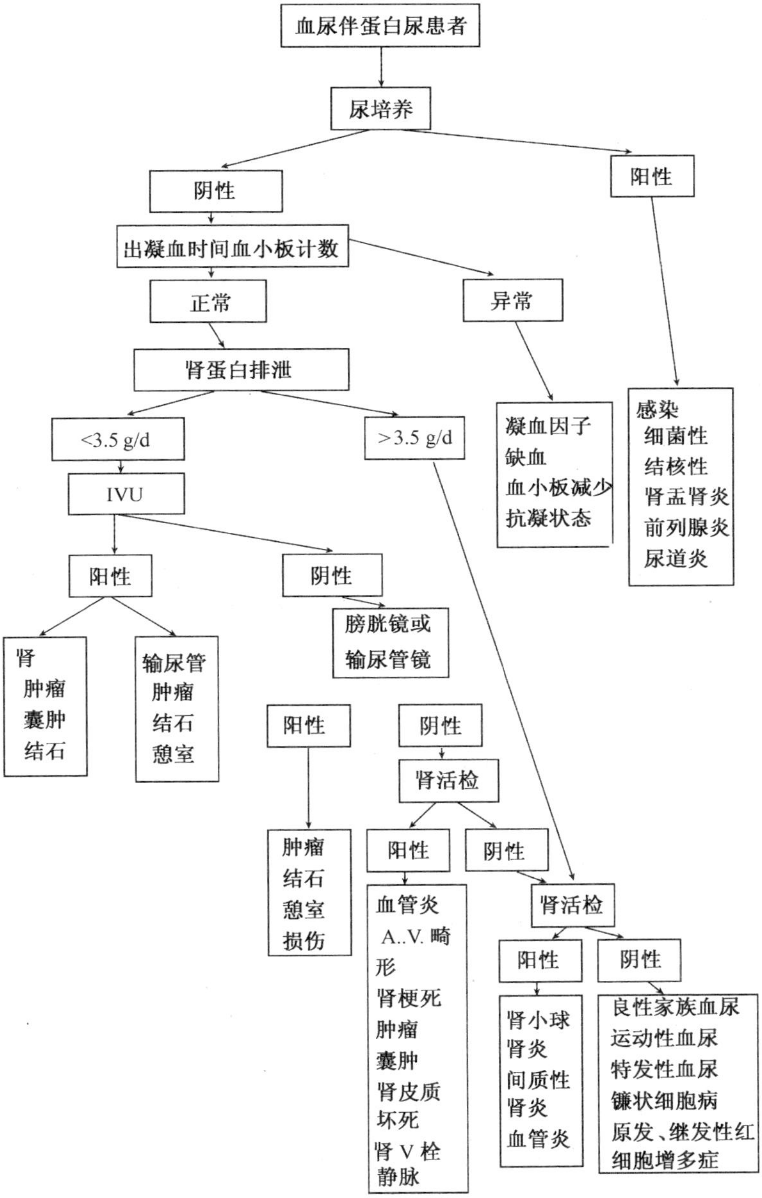

图 6-2　血尿伴蛋白尿的筛选诊断

六、泌尿系统梗阻的病理生理变化

泌尿系统梗阻在泌尿外科中占有很重要的地位，泌尿系统任何部位出现的梗阻最后均出现该侧肾实质病变及肾功能丧失，如为双侧梗阻，将导致临床上的尿毒症。

【梗阻的分类】

一般按部位分为 4 类：肾脏水平的梗阻、输尿管水平的梗阻、膀胱水平的梗阻、尿道水平的梗阻。最常见的是输尿管和尿道水平的梗阻。按梗阻原因分为机械性梗阻、动力性梗阻。

【梗阻的病理生理】

1. 尿路梗阻性疾病对肾脏的损害

(1) 单侧输尿管完全梗阻：梗阻初期，肾脏水肿，肾体积和重量均增加，此时机体代偿性地增加肾血流量和输尿管内压。4～6 周后，肾实质的萎缩改变逐渐明显，肾盂积水量增加。90 天后，肾脏重量和积水量开始下降。至 231 天，正常肾单位消失。急性梗阻时，不引起收集系统的表现，常需几天后才能出现明显的扩张。慢性梗阻时，肾脏可能增大、正常或者萎缩，形态学改变取决于梗阻时间的长短和梗阻程度的轻重。

(2) 单侧输尿管部分梗阻：轻度梗阻后虽然可引起明显的肾盂积水和梗阻近端尿路扩张，但造成肾实质的形态学改变较轻。重度梗阻后，肾小球体积萎缩，进行性肾小球硬化萎缩和间质纤维化。

(3) 双侧输尿管完全梗阻：此时肾血流量急剧下降，肾内压力显著增高，输尿管内压力进行性增高。数日后，肾小球滤过率明显降低，但能够较长时期维持在低水平。急性双侧输尿管完全梗阻可以造成肾衰竭。

(4) 慢性尿路梗阻的特点：慢性尿路梗阻后肾脏代谢的途径从有氧代谢变为无氧代谢；慢性尿路梗阻可影响肾的发育；引起红细胞增多、贫血等。

2. 尿路梗阻解除后肾功能的恢复

(1) 术前评估梗阻解除后肾功能的恢复：肾图、多普勒血管阻力检测、静脉尿路造影、CT 扫描等。

(2) 梗阻解除后肾功能恢复的评价：肾血流量及肾小球滤过率、肾小管功能。

3. 下尿路梗阻的病理生理学

(1) 膀胱的改变：膀胱为了克服出口的压力被迫增加膀胱压力以帮助排尿，出现肌肉代偿性肥大。膀胱黏膜表面有小梁形成，膀胱壁向外突出形成假性憩室，易继发结石、感染、肿瘤。如果梗阻未解除，膀胱腔逐渐扩张，肌肉收缩无力，残尿量逐渐增加，输尿管排空障碍，膀胱输尿管反流，可继发膀胱逼尿肌不稳定。

(2) 输尿管的改变：输尿管反流，输尿管肌肉肥大、变长变粗。输尿管压力升高和积水加重，将最终引起双侧肾功能的损害。

（殷长军）

七、急性肾衰竭

急性肾衰竭(acute renal failure,ARF)是多种原因引起的临床综合征。表现为在数小时至数周内肾小球滤过功能(GFR)下降达正常值的50%以下,引起BUN及SCr升高,水、电解质及酸碱平衡紊乱。若原有慢性肾功能不全,则SCr较原水平下降大于15%,即判定为ARF。

【临床分类】

1. ARF按病因　分为肾前性、肾性和肾后性3类

(1) 肾前性ARF由于脱水、血容量减少或心排出量不足所致。

(2) 肾后性ARF系结石、肿瘤等原因压迫,使尿流排出受阻所致。

(3) 肾性ARF则是由于大出血、感染性休克、肾毒性物质所致急性肾小管坏死,或急进性肾炎、急性间质性肾炎所致。

2. 按尿量　分　少尿型(尿量<400 ml/d)、非少尿型(尿量500～1 000 ml/d或以上)非少尿型ARF发生率为30%～60%,临床表现较少尿型轻,但病死率可达26%。

【临床分期】

典型急性肾衰竭(少尿型)分少尿期、多尿期、恢复期等3个阶段。

1. 少尿期

(1) 尿量减少:可出现少尿(<400 ml/d)或无尿。

(2) 水、电解质和酸碱失衡:全身水肿;血压轻、中度升高;高钾血症(>6.5 mmol/L);低钙及高磷血症;低钠及低氯血症;代谢性酸中毒。

(3) 胸闷,气急,恶心呕吐,头痛,烦躁,意识模糊或昏迷,出血倾向。

2. 多尿期　少尿期后尿量>400 ml/d,可达3 000 ml/d,持续1～3周,是肾功能开始恢复的标志。但可出现低血钾等水、电解质失衡等表现,全身情况差,容易感染。

3. 恢复期　尿量正常,SCr及BUN下降至正常,肾小管上皮再生修复,一般3～12个月肾功能逐渐恢复,少数遗留永久性损害。

【诊断要点】

1. 病史　有创伤、感染、休克、血容量低、盆腔肿瘤等病史。

2. 临床表现　根据所处临床阶段不同有不同的临床表现,详见前述。

3. 实验室检查

(1) 血液化验

① SCr、BUN:SCr在353.6～884 μmol/L,BUN在3.6～10.7 mmol/L。

② 血钾:多大于5.5 mmol/L。

③ 血钠:降低。

④ 血钙、血磷:血钙低,血磷高。

⑤ 血气分析:了解酸碱平衡状态。

(2) 尿液检查:

① 尿量:少尿或无尿。

② 尿蛋白：+～++或以上，呈小管性蛋白尿。

③ 尿相对密度：1.015 以下。

④ 尿渗透压：<400 mmol/L。

⑤ 尿中尿素氮测定：<180 mmol/(L·d)。

⑥ 自由水清除率：趋于“0”或正值。

3. 特殊检查

(1) B超：观察肾轮廓和肾积水。

(2) X射线：KUB平片、逆行尿路造影了解有无结石或梗阻。

(3) 放射性核素肾图：观察分泌段和排泄段有无异常。

(4) 肾穿刺：了解肾病变性质。

【鉴别诊断】

1. 慢性肾衰竭　病史、症状及B超检查。

2. 急进性肾炎　起病急；短期内发展至尿毒症；肾活检有大量新月体形成；预后差。

3. 急性间质性肾炎　有药物过敏史及表现；尿中嗜酸性粒细胞增多；肾活检间质病变较重；预后可。

【治疗原则】

1. 内科治疗

(1) 少尿期：

① 卧床休息。

② 控制入水量：基础入液量+丧失体液量。

③ 营养支持：控制蛋白质量在 0.5 g/(kg·d)，可用必需氨基酸、脂肪乳剂、葡萄糖及各种维生素，适当应用胰岛素。

④ 蛋白合成激素：苯丙酸诺龙或丙酸睾酮 25 mg，im，qd。

⑤ 抗感染：选用无肾毒性的抗生素。

⑥ 纠正高钾血症：5%碳酸氢钠 250 ml，iv；10%葡萄糖酸钙 10 ml，iv；或 25%葡萄糖溶液 500 ml+胰岛素 16～20 U，iv gtt；必要时紧急血液透析。

⑦ 纠正酸中毒：5%碳酸氢钠 100～250 ml，iv gtt。

(2) 多尿期：维持水、电解质及酸碱平衡，增加营养和蛋白质，防止并发症。

(3) 恢复期：无特殊治疗，避免使用肾毒性药物。

2. 透析治疗

(1) 适应证：① 尿毒症综合征；② 脑水肿、肺水肿、高血压；③ 尿毒症性神经、精神症状；④ 尿毒症性心包炎；⑤ BUN>30 mmol/L，SCr>500 μmol/L；⑥ 血钾>6.5 mmol/L；⑦ HCO_3^- <6.8 mmol/L；⑧ 尿毒症性贫血，Hb<60 g/L。

(2) 禁忌证：无绝对禁忌证，有相对禁忌证。包括：① 恶性肿瘤晚期。② 非容量依赖性高血压。③ 严重心脏病变。④ 颅内出血。⑤ 严重休克，顽固性心衰，低血压。

【预后】

死亡率高达 50%，约有 5%转为慢性肾功能不全，需终身透析。

【预防】

1. 预防肾缺血，任何严重创伤、休克、输血反应、大出血均应警惕。

2. 创伤或大手术前充分纠正水、电解质失衡。

3. 发现误输异型血后，纠正低血压的同时应利尿和碱化尿液。

4. 休克伴肾衰时，用不引起肾血管收缩的多巴胺升压；出现 DIC 时，及时用肝素治疗。

（华立新）

八、前列腺结构与功能

【解剖结构】

1. 前列腺外形如同一个倒放的栗子，医学书中常称其为圆锥体。它的底部横径 4 cm，纵径 3 cm，前后径 2 cm。它位于膀胱颈的下方，包绕着膀胱口与尿道结合部位，尿道的这部分因此被称为“尿道前列腺部”。前列腺位于盆腔的底部，其上方是膀胱，下方是尿道，前方是耻骨，后方是直肠，前列腺的左右由许多韧带和筋膜固定，从而决定了它位置隐蔽的特点。前列腺与输精管、精囊紧密相邻，射精管由上部进入前列腺，并开口于前列腺中间的隐窝之中。

2. 前列腺分为 5 叶，分别是前叶、中叶、后叶和 2 个侧叶。其中，前叶很小，位于左右两侧叶和尿道之间，临床没有重要意义。后叶位于中叶和两侧叶的后面，在直肠指检时摸到的即为此叶，其中间有一个生理中央沟，在直肠指检时，常根据该中央沟是否变浅或消失来判断前列腺是否增大。前列腺经常产生增生的部位主要是中叶和两个侧叶。现在分为：前基质带，移性带，外周带，中央带。

3. 前列腺的内部结构　前列腺由腺组织和平滑肌构成，内有 30～50 个管状腺埋藏于肌肉组织中，形成 15～30 个排泄管开口在前列腺中间两侧的隐窝中，前列腺分泌的前列腺液即由此排出。如果把前列腺构成的尿道看作是一个纵行的管道，而射精管与排泄管则如同横排的细管道，二者形成“非”字形交叉结构，这种生理位置引发了许多与前列病有关的并发症。

4. 前列腺的表面有被膜覆盖包住，由 3 层组成：① 外层：为丰富的静脉和疏松结缔组织；② 纤维鞘；③ 肌层。肌层与间质组织内的大量肌肉纤维相连。这样，可以知道前列腺的被膜是由十分柔韧、丰富的纤维及肌肉组织构成，成为前列腺的一道具有保护意义的“屏障”，口服药不易被吸收进入腺组织因而疗效不满意的道理即在于此。

5. 前列腺的血供

(1) 动脉：前列腺的动脉血供是多源性的，可来自于阴部内动脉、直肠下动脉和膀胱下动脉等，但主要血供来自于膀胱下动脉的前列腺动脉。

(2) 静脉回流：前列腺的静脉流入前列腺静脉丛。位于两阴茎海绵体之间及白膜下的阴茎背深静脉穿过尿生殖膈后分成 3 个主要分支：浅表支及左右侧静脉丛。浅表支走行于耻骨前列腺韧带之间，并覆盖前列腺及膀胱颈的中部。两侧静脉丛走行于前列腺的后外侧并与阴部静脉、闭孔静脉及膀胱静脉丛有广泛的交通。由于前列腺的静脉丛与其他静脉有广泛的交通，故任何分支静脉撕脱均可造成严重的出血。

【功能】

前列腺是人体非常少有的，具有内、外双重分泌功能的性分泌腺。这决定了它在性功能活动中的重要性。前列腺分泌的前列腺液经排泄管输送到尿道，这是它最重要的功能，因而具有外分泌功能。作为外分泌腺，前列腺每日分泌约 2 ml 前列腺液，是构成精液的主要成分，它是均匀、稀薄的乳白色浆液性液体，正常时呈弱碱性(pH 为 7.2)，含有多种酶。精液由精浆和悬浮于精浆中的精子组成，精浆占射精总量的 95%以上，而前列腺液则占精浆的1/3 左右。射精时，前列腺液连同精囊、输精管的分泌物与精子一起射出，碱性液体可以中和女性阴道的酸性分泌物，使其适于精子的生存和活动。前列腺液中其他小分子和酶的成分，能够稀释子宫颈部的黏稠分泌物，有利于活精子递送至女性生殖器官中，以便受孕。作为内分泌腺，前列腺分泌的激素称为前列腺素，它可促进精子生长成熟。

(夏国伟)

九、尿结石发生的诱因

尿石症是泌尿外科的常见病、多发病，且发病率还在逐渐增加。近 40 年来，我国上尿路(肾、输尿管)结石发病率明显上升，而下尿路(膀胱)结石日趋少见。尿石症发病率及复发率是泌尿外科界面临的挑战性问题。

根据上尿路结石形成机制的不同，可分为与代谢因素有关的结石和感染性结石。尿石的成分也较复杂，如草酸钙结石、磷酸钙结石、磷酸镁铵结石、尿酸结石、胱氨酸结石等，其中草酸钙结石最常见，约占上尿路结石的 80%。不同成分的结石其形成原因各不相同，即使为同一成分结石，其形成原因及形成过程亦不尽相同。

尿石症不是单一原因的疾病，而是由多种因素促成，称为尿结石的诱发因素。

【影响尿路结石形成的因素】

1. 流行病学因素　包括年龄、性别、职业、社会经济地位、饮食成分和结构、水分摄入量、气候、代谢和遗传等因素，可以分为内在和外在因素。

(1) 内在因素：尿石发病有明显的个体差异，不同性别、年龄、种族发病情况也不相同，有家庭发病倾向。

① 性别分布：尿石发病男性多于女性，约为 3∶1，主要与雄激素增加尿中枸橼酸盐浓度，并抑制甲状旁腺激素活性降低尿钙有关。

② 年龄分布：尿石高发年龄为 20～40 多岁，多数在 20 多岁开始。我国尿石症患者发病年龄高峰为 21～50 岁，该年龄段患者占 67.70%～89.62%。可能与该年龄段人群的力消耗大，体内环境及性激素的分泌代谢旺盛，出汗多，饮水等成石因素增多有关。膀胱结石多见于老年男性和婴幼儿。

③ 种族遗传因素：一般认为黑色人种罹患尿石率要比其他人种低。尿石症患者中的 13%～46%有家族患尿石症病史，少数尿石症患者可有典型的遗传性疾病，如胱氨酸尿症和原发性高草酸尿症都是常染色体隐性遗传性疾病，原发性远端肾小管性酸中毒为一种常染色体显性遗传性疾病。原发性黄嘌呤尿、部分高尿酸血症和高尿酸尿症也与遗传因素有关。

(2) 外在因素

① 自然环境:地理位置、气候、水质与尿结石的形成有明显关系。

② 社会环境:社会经济发展状况对结石的发生以至结石类型都有相当深刻的影响。在经济比较发达的地区,随着营养水平的提高,上尿路结石有不断增加的趋势,原先发病率很高的地方性膀胱结石现很罕见,但在经济落后的贫困地区,下尿路结石仍占一定比重。

③ 职业:在同一地区,不同职业的尿石发病率亦不同。有调查显示脑力劳动者中尿石症的发病率正逐渐提高,高温条件下工作,患肾结石亦较多。

④ 饮食:食物和营养对尿石形成有很大影响,尤其是高蛋白、高脂肪饮食,高蔗糖,谷物,蔬菜,食物纤维,乳制品,维生素,矿物质,盐类,对尿石的形成或预防起着重要作用。

2. 尿液因素

(1) 形成结石物质排出过多:尿液中钙、草酸、尿酸等排出量增加,其中主要由于代谢紊乱所致。

① 钙、磷代谢异常:a. 甲状旁腺功能亢进,甲状腺激素(PTH)过量分泌,溶骨释出钙,增加肾对钙的重吸收和增加肠吸收钙,引发高血钙和高尿钙。b. 恶性肿瘤。c. 特发性高尿钙症:吸收性高尿钙症肠道吸收钙增多,肾性高尿钙症肾小管再吸收钙减少。d. 制动综合征:由于疾病或创伤而长期卧床的患者,由骨质废用性脱钙而引起骨钙及尿钙增加。e. 皮质醇增多症:即 Cushing 综合征,过多的糖皮质激素引起的骨质脱钙可发生高血钙和高尿钙,可并发尿石。f. 结节病:为一种少见,原因尚不清楚的肉芽肿性疾病,可引起肠钙吸收增加溶骨现象,可并发结石。

② 草酸代谢异常:草酸是形成含钙结石的重要因素。尿中草酸的来源主要为内生的(85%～90%),其中 20%～40%来自维生素 C,从食物中直接摄取的只占 10%～15%。原发性高草酸尿症,由于草酸合成过多,引起高草酸尿症,极易形成结石。维生素 B_6 在草酸钙结石形成方面有很重要的作用,维生素 B_6 缺乏时草酸合成增加,肠管主动吸收草酸增加。

③ 尿酸代谢紊乱:高尿酸尿和尿 pH 值降低是形成尿酸结石的危险因素。

④ 胱氨酸代谢紊乱:常见于先天性胱氨酸尿钙症的患者,此时易形成胱氨酸结石,占全部结石不足 1%。

⑤ 黄嘌呤代谢紊乱:由于黄嘌呤氧化酶缺乏,也可形成黄嘌呤结石,但很罕见。

2. 尿 pH 改变　不同性质的尿石形成和尿的酸碱度有关。尿酸结石和胱氨酸结石在酸性尿中形成,酸性尿还使草酸钙结晶容易形成。磷酸镁铵及磷酸钙结石在碱性尿中形成。

3. 尿量减少　尿量减少使盐类和有机物质的浓度增高。尿量减少是所有尿石形成的重要因素。

4. 尿中抑制晶体形成物质含量减少　如枸橼酸、焦磷酸盐、镁、葡胺聚糖类(GAGs),旧称酸性粘糖、某些微量元素等含量减少。

5. 尿路解剖结构异常　如尿路梗阻,导致晶体或基质在引流较差、尿流淤滞部位易于沉积,梗阻继发尿路感染,有利于结石形成。

6. 尿路感染　感染的细菌，脓块可能成为结石的核心。由于产生尿脲酶的细菌分解尿液中的尿素而产生氨，使尿液碱化，尿中磷酸钙与磷酸镁铵晶体易于析出沉淀。感染性结石多为含磷结石，最多者为磷酸镁胺结石，其次为磷酸钙等结石。

7. 尿路内异物　均可成为结石形成的核心，尿内晶体易于附着，沉积于其上形成结石。最常见的异物为留置导尿管。其他植物性、金属性、塑料等均可引起结石。

（徐承良）

十、尿路感染的定位诊断与治疗原则

尿路任何部位发生感染统称为尿路感染，这种感染系指泌尿系非特异性感染。最近几十年来虽有不少新的抗生素问世，但尿路感染的发病率、复发率、再感染率和病死率仍未降低。尿路感染通过4个途径到达尿路，即尿路逆行性、血源性、淋巴途径和邻近器官的感染侵犯。尿路感染绝大多数的致病菌为革兰阴性杆菌，80%为大肠埃希菌；其次为变形杆菌，克雷伯菌，革兰阳性菌多系葡萄球菌及绿脓杆菌等；其他如衣原体、支原体、白色念珠菌及病毒均可引起尿路感染。输尿管及以上部位的感染称为上尿路感染，以下部位包括膀胱称为下尿路感染，当然在发病时也有相互的影响。

【定位与诊断】

1. 上尿路感染一般以全身症状为主，下尿路感染以膀胱刺激症状为主，但单纯依靠症状和体征来区分上、下尿路感染尚感不足。有显著细菌尿者可毫无症状，肾盂肾炎患者也可无发热、白细胞增高。尿细菌的计数培养，上、下尿路感染的定位检查及尿路造影等对尿路感染的诊断及治疗具有重要意义。

2. 输尿管插管收集尿液及膀胱冲洗法　过去采用此种方法鉴别上、下尿路感染，但在感染时进行插管、冲洗，有增加感染扩散的可能，并加剧患者的痛苦。

3. 免疫荧光试验　可检查尿内有无抗体覆盖细菌，进而对感染作出定位。其原理是当细菌进入肾脏后，作为抗原，在肾内产生抗体覆盖细菌。被覆盖的细菌与荧光抗人类球蛋白结合产生免疫荧光反应，而膀胱炎患者则无此类细菌产生。慢性前列腺炎患者也可产生抗体覆盖细菌。

4. 测定 B_2 微球蛋白　是体内有核细胞产生的一种低分子量蛋白，它全部经肾小球滤过，99.9%由肾小管重吸收。当近端肾小管有病变时，则微球蛋白的重吸收减退，尿内含量增高。肾盂肾炎患者此类蛋白显著增高，而膀胱炎患者及正常对照者均正常。但本法无特异性，其他肾小管病变，该蛋白也可排泄增多。

5. 单次剂量药物治疗　下尿路感染患者，单次剂量药物如卡那霉素 0.5 g肌注，复方新诺明2片，阿莫西林 3 g，即能将膀胱炎治愈，对上尿路感染则不能奏效，故认为单次剂量药物治疗也是一种简单有效的定位方法。

6. ^{67}镓肾扫描　诊断肾盂肾炎的正确率达86%。

7. 尿路造影　可用于尿路梗阻、畸形、输尿管反流造成的感染的诊断。

【治疗原则】

目的在于消灭细菌减轻症状，防止肾脏损害及感染的扩散。应注意营养、休息，多饮水以保持每日尿量在2 000 ml,使得对膀胱的冲洗作用加强。治疗前应作中段尿细菌培养及药敏试验,但不必等待培养结果,应先根据经验选择抗菌药物进行治疗,待药敏试验结果出来后再做调整。使用抗菌药物时,应注意肾脏功能状况及药物对肾脏的影响。

1. 急性肾盂肾炎　需住院治疗,10～14天为1个疗程,宜先经静脉给药,待病情稳定后改为口服。根据尿培养和药敏试验选用氨苄西林或头孢菌素类药物,于用药后第三日行尿培养观察疗效。治疗后复发或反应不佳者应进一步了解尿路有无异常情况。有外科适应证者,应进行外科治疗。

2. 单纯性膀胱炎　多为大肠杆菌引起,磺胺、磺胺增效剂(TMP)、呋喃妥因、喹诺酮类、四环素、氨苄西林均有效,TMP与呋喃妥因联用不易发生耐药菌株,而且TMP可透过阴道壁杀灭阴道内移居生长的细菌,故对易再感染的患者效果较好。一般采用3～5天的疗程即可。

3. 无症状细菌尿　患者多为中年及老年妇女,虽经治愈,仍易复发或再感染,故现多主张采取保守态度,待症状发生时再进行治疗。但对妊娠妇女及小儿,尤其是膀胱输尿管反流者,则主张积极治疗,保持尿内无细菌,以减少肾脏损害及妊娠后期肾盂肾炎的发生。

4. 妊娠期尿路感染　可采用氨苄西林或阿莫西林,妊娠早期可使用磺胺,晚期则禁用。

5. 再感染　女性中有80%～90%的感染为再感染,感染限于下尿路。如果发作次数不多,可于每次发作时给予单次剂量或短期治疗,发作频繁者则采用长期预防方法。预防前先给予1个疗程药物治疗,2周后培养阴性方采用预防措施。预防方法为呋喃妥因50 mg或SMZ+TMP半片每晚服用,疗程6个月。

【预后】

尿路感染对治疗的反应有4种表现:

1. 治愈　治疗时或治疗2周后,尿培养阴性。

2. 感染持续存在　使用抗生素及药物治疗48 h后尿内仍有大量细菌,表明细菌对药物可能有耐药性或尿内药物浓度过低不足以消灭细菌。治疗时细菌数有所减少,但停药后细菌尿很快出现,说明细菌仍存在于肾实质、结石或前列腺内,未能彻底消灭。

3. 感染复发　停药后2周内复发感染,致病菌仍为原来的细菌,表明肾内有感染灶,或有尿路畸形、结石、前列腺炎等。复发可能与生长在髓质内的L型变异细菌转变为正常细菌有关。

4. 再感染　致病菌与原来的细菌不同,一般在治疗1～6个月后发生。

(钱立新)

十一、泌尿生殖系结核的病理变化

1. 结核杆菌进入生殖系的途径有两个:① 经尿路下行至后尿道,通过前列腺管口进入前列腺和精道。② 从较远病灶经血行途径到达前列腺、睾丸和附睾。所以,男性生殖系统结核常先侵犯前列腺和精囊,再经过输精管到达附睾和睾丸。

2. 泌尿系结核的病理变化主要是结核结节及结核肉芽肿形成,继之发展为干酪样坏死及空洞或溃疡形成，再进一步纤维化钙化。

3. 肾皮质结核以干酪样坏死及空洞形成为主。肾盏、肾盂、输尿管及膀胱结核以结节、溃疡及纤维化为主。输尿管结核使输尿管增粗、变硬，导致不同程度的管腔狭窄，加速肾脏的破坏，使肾功能损害。同时可侵犯膀胱，结核可使膀胱壁失去伸展性，导致容量减少并形成挛缩膀胱，继而引起健侧肾及输尿管积水称为晚期肾结核。

4. 尿道结核常导致尿道狭窄。前列腺、精囊及附睾结核常形成结核性肉芽肿、干酪样坏死成为坚硬的肿块。输精管结核常纤维化成串珠状结节。

5. 纤维钙化型肾结核。如全肾钙化，输尿管完全闭合，膀胱的继发结核亦自行愈合，称为"肾自截"。

泌尿男生殖系统结核中最多见的是肾结核，男性生殖系结核大多继发于肾结核，主要发生在前列腺、精囊、附睾，偶可发生于睾丸和阴茎。肾结核的病变愈严重，并发男性生殖系结核的可能性愈大。由于附睾结核常有临床表现，故易早期被患者或医师发现；而前列腺结核较为隐蔽，较难发现。泌尿系结核伴发男性生殖系结核约占 32.2%～58.2%。尸检资料显示 63%的患者往往前列腺、精囊、阴茎三者均有感染。

（夏国伟）

十二、排尿的控制

控制排尿涉及中枢和周围神经结构以及肌肉结构的解剖学、生理学及药理学。

【解剖】

1. 与排尿有关的神经　包括三组神经和两个中枢。

(1) 三组神经：交感神经、副交感神经和体神经，每组神经有运动支和感觉支。交感运动支脊髓 T_{11}～L_2，感觉神经达到 T_9～L_2。副交感神经的运动支来自脊髓 S_2～S_4，感觉神经亦达到 S_2～S_4。体神经的运动支来自脊髓S_2～S_4。

(2) 两个神经中枢：脊髓反射中枢和脊上反射中枢，后者包括大脑层、下视丘和脑干等几个水平。

2. 与排尿有关的肌肉

(1) 逼尿肌：膀胱壁由网状的平滑肌纤维组成，在膀胱颈排列成内纵、中环和外纵三层。

(2) 尿道外括约肌：处于原生殖膈的两层筋膜之间，由横纹肌组成，女性位于尿道的中1/3 周围，男性位于膜部尿道。此外，肛提肌对尿道也有括约肌作用。

(3) 横膈及腹肌：对排尿有辅助作用。

3. 与排尿有关的自主神经受体　肾上腺支 α、β 受体和胆碱能受体。

【功能】

正常成人的膀胱排尿功能特点：

1. 具有外来和本体感觉，如痛、胀、尿意等。

2. 由于脊上中枢对脊髓中枢的抑制，膀胱在充盈时，膀胱容量为 300～500 ml。

3. 在排尿前不论膀胱内尿液多少，其压力始终保持很低。

4. 排尿完毕时膀胱内无残余尿。

5. 能随意起始和停止排尿。

（张　炜小）

十三、尿动力学概论

【尿动力学生理基础】

与排尿生理活动密切相关的两个因素是膀胱尿道的肌肉与其支配的神经系统。近年来泌尿外科医师关心的重点已转向排尿障碍时受累终末器官——膀胱、尿道的功能缺陷方面，而不再是原发的病理改变与水平(即神经系统病变的定性与定位)。因此膀胱的贮尿与排尿生理学已成为正常排尿生理学的主要内容，并成为现代尿流动力学的基础。

【尿动力学检查方法】

1. 上尿路尿动力学检查方法

(1) 经皮肾盂穿刺灌注测压法：检查时，需在透视或超声指引下经皮做肾盂穿刺，并置入一测压导管。由于肾盂压力与膀胱内压有一定关系，故需同时经尿道插管记录膀胱压。肾盂插管后先作一次测压，为肾盂静止压力与导管阻力。然后，以 10 ml/s 的流量向肾盂内灌注生理盐水，至平衡状态或压力陡增时为止，记录此时的肾盂灌注压，用此值减去肾盂静止压及膀胱压即为肾盂灌注时的相对压力，一般此值应小于 118 kPa (12 cmH_2O)。此压力越高，说明上尿路梗阻愈重。此方法对上尿路疑似梗阻的鉴别诊断有较大意义。

(2) 上尿路动态放射学检查：在常规或大剂量静脉滴注尿路造影时，通过荧光屏对肾盂输尿管在输送尿液过程中的收缩、舒张、蠕动等情况作连续的动态观察。肾盂输尿管收缩蠕动频率改变或出现扩张、狭窄、充盈缺损等情况，常可反映疾病的部位及性质。借助电视录像或电影摄影还可将所观察到的图像记录下来。此项检查需要性能良好的 X 线检查设备。

2. 下尿路尿动力学检查方法

(1)尿流率的测定：尿流率定义为单位时间内经尿道排出的液体量，其单位为毫升/秒(ml/s)。同时应说明检测尿流率时的其他基本情况如：尿量、检测环境及患者的体位是卧位、坐位还是站位。另外还应阐明膀胱是自然充盈还是经导尿管灌注(耻骨上或经尿道)、所灌注液体的种类、是否有大量饮水、是否应用利尿剂、本次尿流率检查是否为其他检查如尿流压力测定的一部分。主要参数：

① 最大尿流率(QM)：是所测得尿流率的最大值，正常为 20～25 ml/s。

② 排尿量(vv)：是经尿道排出的总液体量。

③ 排尿时间：是整个排尿过程所用的时间。

④ 平均尿流率：是排尿量除以尿流时间。

⑤ 最大尿流时间：是由排尿开始到尿流率最大时所持续的时间。

⑥ 间歇性尿流：它与描述持续性尿流曲线采用相同的方法。但必须仔细测量排尿时间：忽略排尿间期的中断时间。排尿时间包括排尿中断在内的整个排尿过程。而在持续排尿时，尿流时间就等于排尿时间。但曲线下的面积代表了所排尿量。

(2) 膀胱压力测定：膀胱测压是研究贮尿期与排尿期膀胱与尿道的功能。标准的膀胱内压检测法在测定膀胱压力(膀胱内压)的同时测量腹腔内的压力(腹压，常通过直肠内压力获得)。膀胱内压的测量反映逼尿肌活性。腹压测定，由于膈肌或腰壁肌肉收缩产生的腹腔内压力。同时测量膀胱内压相应内压可使检查者评估膀胱内压力的改变仅是由于膀胱的收缩或由于腹肌紧张导致。

在膀胱测压时得到 4 个可能的诊断，例如：在贮尿期，逼尿肌功能正常，尿道功能下降(患者漏尿)；在排尿期，逼尿肌功能低下(尿流率低、排尿费力)，尿道功能正常。为得到上述诊断，临床医师将患者主诉及体检的异常发现联系起来。通过这种方式来了解检查结果之间的关系，若此方式仍未能解决临床问题，则需做进一步有计划的检查。

(3) 排尿时压力-流率测定：下尿路尿动力学检查的一项基本联合检查技术，可对逼尿肌收缩能力及下尿路梗阻作出准确判断。

这一检查需要同步测定排尿时的膀胱内压、腹内压(即直肠压)、逼尿肌收缩压(膀胱内压减腹内压)及尿流率。检查时需向膀胱(经尿道或耻骨上穿刺)和直肠置入测压导管，并与各自的压力传感器相连。受检者排尿作尿流率测定时，记录器可同时描记出 4 条相应的曲线。其中，逼尿肌压力曲线由仪器内电子线路运算后绘出。

(4) 尿道压力分布测定：沿尿道全长连续测定记录其内压力即称做 UPP。主要用以了解尿道功能。UPP 有两种类型，即非排尿状态时的静态测定及排尿时的动态测定。前者主要反映处于闭合状态下尿道控制排尿之能力，后者则反映排尿时尿道压力发生相应变化的能力。

UPP 的方法有 3 种：① 液体或气体灌注测压法；② 气囊尿管测压法；③ 微型压力传感器尿管测压法。其中液体或气体灌注测压法使用较普遍。

检查时需经尿道置入测压尿管至膀胱，再借助机械装置匀速地将该尿管沿尿道拉出。使用液体或气体灌注测压法时，需同时不断以恒定流量向测压尿管内灌注液体或气体，灌注的液(气)体推开闭合的尿道壁进入尿道腔内的压力近似该处闭合压，故随着测压尿管不断拉出，可记录到尿道内各点压力，并由记录器绘出相应尿道压力分布曲线。

(5) 括约肌肌电图：此检查主要用来了解尿道外括约肌功能。由于肛门外括约肌与尿道外括约肌同受阴部神经支配，故肛门外括约肌肌电图一般可反映尿道外括约肌的活动情况。

检查时需将一电极放置在括约肌表面(表面电极)或刺入该括约肌内(针形电极)。一般前者操作简便，患者痛苦小；后者操作复杂，患者有一定痛苦，但结果较为精确。

(6) 排尿时膀胱尿道造影：本方法属动态放射学检查技术，目前常作为下尿路尿流动力学联合同步检查内容之一。检查时需先向患者膀胱注入造影剂，然后于病人排尿时在荧光屏上直接观察膀胱颈、尿道外括约肌相应的动态变化。

(7)下尿路尿流动力学的同步联合检查：上述检查各自侧重于反映下尿路某个方面的功能，因此为全面了解下尿路功能，则需结合患者具体情况，有选择地将这些检查技术联合使用。临床上较常用的同步联合检查技术有：① 尿流率/压力/肌电图检查；② 膀胱压力容积/肌电图检查；③ 尿道压力分布/压力/肌电图检查等。

(张　炜小)

十四、泌尿、男生殖道肿瘤的瘤标及应用

所谓肿瘤标志物(tumor marker,TM)是指可从血、尿、渗出液及各种体液或组织中测定,揭示肿瘤存在的物质(如糖蛋白或多肽),在正常人很少或完全不出现。理想的TM应能:早期定性诊断肿瘤,鉴别良、恶性,评估肿瘤分级、分期,反映治疗效果等。而TM实际上是根据统计学结果来确定某一物质最有价值的阈值并作为该标志特定量标准。理想的阈值应必须有最低假阳性率和最低假阴性率。

【分类】

TM可分为3大类:

1. 由肿瘤分泌的标志物 胚胎性蛋白(如胎儿肿瘤抗原ACE、AFP,胎盘蛋白,BHCG),成熟细胞标志物(如激素、胺及其衍生物,蛋白及肽,PSA,CA)。

2. 证实宿主对肿瘤侵犯的反应标志物 铁蛋白、β_2微球蛋白、甲状腺球蛋白等。

3. 只出现在肿瘤本身而不分泌到循环体液中的标志物,必须通过免疫组化、细胞测量学、闪烁摄影等技术检测组织标本方可获得,如性激素受体、基因蛋白表达等。

【应用】

1. 用于膀胱癌的相关TM

(1) ABO(H)抗原。

(2) 端粒酶(telomerase):端粒酶阳性均见于早期膀胱癌,表明端粒酶活化是肿瘤浸润所必需。早期肿瘤无端粒酶活性则有恶性可能。

(3) β_2微球蛋白(β_2-microglobulin,β_2MG)。

(4) 膀胱肿瘤抗原(Bladder tumour antigen,BTA)。

(5) 周期蛋白D_1(cyclin D_1)

(6) P53、mdm2基因、P16基因表达。

(7) 微血管计数(micro-vessels,MV)。

(8) 层粘蛋白等。

2. 用于前列腺癌的TM

(1) 前列腺特异性抗原:前列腺特异性抗原(prostate specific antigen,PSA)是一种相对分子质量为34 000的大分子糖蛋白,仅由前列腺上皮细胞产生,是前列腺组织特异性的抗原。我国PSA正常上限:酶免疫法(EIA)为3.6 μg/L,放免法(RIA)为3.0 μg/L,不同药盒正常值略有差异。可作为前列腺癌的筛选,由其对疗效、复发预后的观察很重要。前列腺的其他疾病及操作,药物对PSA均有影响。

(2) 前列腺酸性磷酸酶:前列腺组织中酸性磷酸酶(prostate acid phosphatase,PAP)因血清PSA的特异性、敏感性高于PAP,故PAP有被淘汰的趋势。

(3) 前列腺特异膜抗原:前列腺特异膜抗原(PSM)是胞膜内前列腺组织特异性抗原。在PCa的淋巴结或骨转移灶中呈阳性,激素难治性PCa反应更明显。而且有助于发现临床不能确诊的早期PCa血行转移灶。

(4) 其他P16、P53、c-erb B_2、nm23、Rb、c-myc等基因表达、微血管计数等。

3. 与肾癌有关的 TM

(1) 染色体倍体。

(2) γ-烯醇化酶。

(3) 性激素受体。

(4) PCNA、EGFR。

(5) 黏附分子 P 选择素。

(6) 甲状旁腺激素相关蛋白等,但缺乏特异性。

4. 用于睾丸癌的 TM

(1) 甲胎蛋白(alpha-fetoprotein,AFP)是睾丸癌的特异性 TM。

(2) β-HCG 也具有特异性。

(3) 胎盘碱性磷酸酶:特异性差。对吸烟的睾丸肿瘤患者应注意有假阳性的可能。

(4) 其他有特异性 LDH、血清或尿癌胚抗原、nm23 基因表达蛋白。

(钱立新)

十五、精索静脉曲张与男性不育

精索静脉曲张是一种常见病,其中相当一部分病例可引起睾丸、附睾形态结构的改变和功能障碍,影响精液的质量,引发男性不育。精索静脉曲张引起男性不育已做了许多研究,目前已有一些公认的发病机制。

【精索静脉曲张的病因】

睾丸的静脉包括深部静脉网和与之相吻合的表浅静脉网。深部静脉网由精索外静脉、输精管静脉和精索内静脉组成,精索内外静脉在精索内彼此吻合,输精管静脉与精索内静脉在睾丸、附睾内相互交通。精索内静脉在腹股沟内环处变成 1～2 支,至后腹膜常为 1 支。左侧精索静脉曲张多发生于右侧,原因是:

1. 左侧精索静脉行程长,以 90°垂直进入左肾静脉。肾静脉的压力明显大于下腔静脉压力,这样左精索静脉血流阻力大于右精索内静脉阻力。

2. 左精索内静脉易受到前侧乙状结肠的压迫。

3. 易受到来自外部压力的影响,为淋巴结的压力、肠系膜下动脉及主动脉波动时压力的影响,从而增加了左精索内静脉回流的阻力。

4. 先天性静脉内瓣膜缺乏或瓣膜功能不全(关闭)。尸体解剖研究证实,左精索静脉的瓣膜功能不全可使左肾的血流、左肾上腺静脉的血流反流到左精索内静脉,使蔓状静脉充血扩张。这种改变也可导致继发性静脉壁变薄或纤维化,也使瓣膜功能发生障碍。

5. 精索内静脉壁比较非薄,在一定程度上有利于静脉的曲张。

6. 筋膜肌肉泵是由精索周围的肉膜筋膜、精索外筋膜和精索筋膜所组成,此泵的作用可促使静脉内的血回流,如果这种功能受损,精索静脉和蔓状静脉丛在精索内静脉存在反流时,就会促此泵的结构扩张与松弛,有利于精索静脉曲张的形成。根据此原理,临床上可以精索筋膜肌肉管束来治疗静脉曲张。

【精索静脉曲张引发不育的机制】

精索静脉曲张可以引起男性不育已是不争的事实，可以引起曲细精管生精细胞脱落、间质水肿和血管病变以及对侧睾丸的病变。引起的原因，目前已公认的有：

1. 温度增高影响精子的发生　精索静脉曲张时，血液滞留在曲张静脉内，阴囊的温度调节系统紊乱，造成阴囊和睾丸局部温度增高，平均增高 0.6℃，此现象可以由阴囊热图像证实。

2. 体内某些物质的有害生精作用　精索静脉血反流，包括来自肾上腺静脉、肾静脉血在内，在蔓状静脉丛中逆向交换，并被转运至睾丸内，反流的血中有高浓度的血管活性物质如儿茶酚胺、去甲肾上腺素、肾上腺素及肾上腺甾体类物质，进入睾丸后均可对睾丸产生毒性作用，干扰精子的发生。这些物质可使睾丸小动脉收缩，睾丸血流降低，对生精细胞和支持细胞的代谢产生不良影响。此外，还有 5-羟色胺在损伤睾丸精子生成中也起毒性作用，使局部血管收缩，生精障碍。

3. 精子发生的营养障碍　一定的内环境，氧气和营养物质的交换是精子生成的必要条件。这些必要的条件又是通过血液循环，在组织间液和生精细胞间发生的，其中一个环节的功能或结构损坏都会使精子的产生发生不同程度的障碍。精索静脉曲张时血液循环缓慢，血液淤滞，静脉压力增加，使睾丸缺少了必要的氧供和营养支持，直接造成睾丸生精细胞的病理变化。

4. 生殖内分泌的影响　性腺轴(下丘脑-垂体-性腺)的功能是曲细精管精子生成的依赖因素。这些精索静脉曲张不育的患者存在一定程度的内分泌障碍。临床上对这些患者采用绒毛膜促性腺激素可以治疗精索静脉曲张精子质量低下，改善精液质量，增加受孕机会，这就提示这些患者睾丸间质细胞功能紊乱与精子发生障碍间存在一定的关系。

以上机制并不是孤立的，而是互相联系或互为因果关系的，而且，不同个体在不同发育阶段可以某一因素为突出因素，需作出判断，以针对性地处理和纠正。

(张　炜大)

十六、经尿道前列腺电切综合征(TURP 综合征)

【病因】

在经尿道前列腺电切除(TURP)时，短时间内大量冲洗液被吸收，其原因是：

1. 前列腺周围静脉窦被切开。
2. 前列腺被膜穿孔。
3. 冲洗压力过高，超过 5.89 kPa(60 cmH_2O)。
4. 手术时间过长，在高压冲洗下超过 90 min。
5. 低渗冲洗液，如用高压冲洗蒸馏水等。

【病理生理】

1. 血容量过多　冲洗液进入循环，心脏负荷超载，容易发生左心衰竭和肺水肿。

2. 血钠降低　冲洗液中不含电解质，吸收量大即发生电解质稀释失衡，血钠降低到一定水平影响神经冲动的传导、心肌的收缩及脑和腺体的分泌功能。

3. 血浆渗透压降低　因血液稀释，血钠浓度下降，可引起血管内的溶血，肾的水肿，发生急性肾衰竭。

4. 血钾变化　冲洗液破坏红细胞，加上手术创伤，使细胞内的钾离子大量释放，可致血钾一过性升高。

【临床表现】

在手术接近完毕或术后数小时内发生。

1. 血容量增加　心率增快，早期血压上升约 30 min，后期下降，心律过缓。

2. 肺水肿　呼吸困难，急促，喘息和发绀缺氧表现。

3. 脑水肿　头痛、烦躁、恶心、呕吐、视力模糊、意识障碍、呼吸表浅等。

4. 肾水肿　可引发少尿或无尿。

【诊断】

除临床表现外，主要依据血清钠的测定。血清钠降至 120 mmol/L 时，临床症状已经明显；低于 110 mmol/L 时，可发生抽搐、知觉丢失、昏迷、休克甚至心搏骤停。

【治疗】

1. 静脉利尿剂　如呋塞米 40 mg，数小时后可重复使用，促使水排出。

2. 纠正低渗、低血钠　静脉滴注 3%～5%的高渗氯化钠溶液 200～500 ml，边治疗边监测有无肺水肿及血清钠水平，再调整剂量。

3. 吸氧　用面罩加压以改善肺水肿和缺氧状态。

4. 抗心衰　可酌情使用洋地黄类药物。

5. 有脑水肿征象时，用脱水剂和地塞米松等激素。

6. 抗感染。

【预防】

1. 采用低压冲洗，压力控制在 3.93 kPa(40 cmH_2O)以下。

2. 高压冲洗时(未膀胱穿刺引流)要防止膀胱过度充盈。

3. 避免前列腺被膜穿孔，如外渗吸收应尽早结束手术。

4. 使用高渗冲洗液。

5. 技术熟练者，对较大前列腺(超过 60 g)，在高压下进行 TURP，应限制在 90 min 内结束手术。

（顾　民）

十七、肠道(袢)在泌尿外科的应用

泌尿系统除肾实质部分外，是一个管腔系统。其中不少疾病，如肿瘤、结核、创伤和先天畸形等，都可引起不同程度的组织损伤、破坏，甚至发生不可恢复的病变，在治疗上需要一种具有管道和能排空的器官，来替代某一尿路管腔(如膀胱、输尿管)的全部或部分缺损，以便将尿液顺利地排出体外。肠道具有管道并有贮存和排空的特点，应用一段完整的肠道或一段游离的肠袢，是治疗某些泌尿系统疾病的必要手段。目前肠道在泌尿外科的应用范围不断扩大，手术方法和吻合技术等均有许多进步。

【应用类型】

按应用的目的可分为3类：

1. 尿流改道　大多数为尿路外改道(包括可控型的)及内改道各种手术。

2. 建立尿路器官的连续，如重建膀胱及替代全部或部分输尿管。

3. 利用肠道血运促使新的血管形成，以增加肾血供。这类应用少。

【取材】

1. 结肠(乙状结肠、横结肠、回盲肠及阑尾)

(1) 乙状结肠的优点(目前多主张应用)：

① 分泌黏液较少。

② 肠壁厚，可做抗逆流吻合。

③ 收缩力强，残余尿少。

④ 吸收少，术后电解质变化不大。

⑤ 可腹膜外操作，减少腹腔并发症。

(2) 乙状结肠的缺点：

① 肠道难准备，无菌较困难。

② 应用的长度受限制。

2. 回肠(末端回肠)和空肠

(1) 末端回肠的优点：

① 肠系膜宽而长，便于应用。

② 肠道的血供丰富。

③ 应用的肠道长度不受限制。

④ 管腔较细，适合输尿管替代的应用。

⑤ 容易准备，无菌操作。

(2) 末端回肠的缺点：

① 吸收力强，可发生电解质紊乱。

② 分泌黏液多，容易发生堵塞影响排空。

③ 远期可能发生回肠管道的失功能状态。

【并发症】

1. 血电解质失衡，可引起程度不同的高氯性酸中毒。原因是：

(1) 肠道内吸收电解质，Cl^- 的吸收多于 Na^+ 的吸收，产生酸中毒是由于肠道选择性吸收的结果。酸中毒又促使 PO_4^{3-} 的排出，使碱储备下降，加重酸中毒。如肾功能不好，在肠道内可再次吸收氯化钠和氯化铵，形成恶性循环。

(2) 肠吸收面积和不同肠段的差异：结肠吸收电解质与部位，接触尿的时间和面积成正比，盲肠最多，直肠、乙状结肠较少。

2. 反流问题　与肠腔和膀胱及输尿管和肾盂的压力有关。

3. 输尿管与肠道吻合方法不同的影响而产生反流、狭窄等问题。

4. 对肾功能的不良影响。

5. 其他并发症　伤口感染、肠梗阻、吻合口瘘或梗阻，过多小肠的应用对营养吸收的影响等。

十八、泌尿外科专科药物及作用机制

（一）前列腺增生症治疗药物

1. 激素类　传统的雌激素现已很少使用，现主要用4-氢甾体激素化合物，对5α还原酶有特异性抑制作用，抑制睾酮代谢成更强效的雄激素双氢睾酮，从而使循环及前列腺内的双氢睾酮显著减少，使前列腺腺体缩小，降低前列腺的静体压，如非那雄胺（保列治）。

2. α受体阻滞剂　可以降低前列腺、尿道周围、膀胱逼尿肌内的α受体的张力，减少排尿时的动态压力。有α受体阻滞剂（酚苄明）、α_1受体阻滞剂如特拉唑嗪及高选择性α_{1a}受体阻滞剂（坦索罗辛、萘哌地尔、阿夫唑嗪等）。

3. 植物海洋生物类　作用尚不明确，可以缓解症状，如天然花粉制剂、麦胚脂醇等。

（二）前列腺癌药物治疗

1. LHRH促进剂，用药后促进LH、睾丸素分泌，后者主要是由于垂体反应性降低，抑制LH及睾丸素分泌，达到“药物去势”的目的。

2. 抗雄激素，非甾体类雄激素拮抗剂，与雄激素竞争受体，并结合成受体复合物，进入细胞核内与核蛋白结合，从而抑制依赖雄激素的肿瘤细胞生长，代表药物有氟硝丁酰胺（氟他胺，即缓退瘤）、尼鲁胺和比长鲁胺以及新型的非甾体抗雄激素制剂Casodex（康士得），还有甾体类抗雄激素药物如醋酸环丙孕酮和3-磷酸雌二醇。氮芥为雌二醇和氮芥的化合物，属于细胞毒化疗制剂，并有弱的雌激素和抗促性腺激素的作用，多作为二线用药。

（三）尿路解痉剂

1. 黄酮哌脂　对泌尿生殖系统平滑肌有选择性解痉、镇痛作用，不增加残余尿，不同于一般抗胆碱能药物，不良反应少。

2. 奥苷布宁　具有较强的平滑肌解痉作用和抗胆碱能作用，也有镇痛作用，可选择性地作用于逼尿肌，降低膀胱内压，增加容量，减少不自主的膀胱收缩，从而缓解尿急、尿频和尿失禁。

3. 非那吡啶　是一种偶氮染料，除具有抗菌作用外，还有独特的尿道局部止痛作用。

（四）治疗勃起功能障碍的药物

1. 作用于阴茎勃起的中枢性药物　如：① 双向α_2受体阻滞剂（育享宾）；② 多巴胺类（阿扑吗啡）；③ 5-羟色胺受体阻滞剂等。

2. 作用于外周使阴茎平滑肌松弛的药物

（1）选择性磷酸二酯酶Ⅴ型（PDE_5）抑制剂，通过NO/CGMP途径，通过抑制PDE_5水解活性使勃起组织细胞中的CGMP增加，引起阴茎海绵体平滑肌和阴茎小动脉平滑肌松弛，血液流入海绵窦，产生勃起。

（2）α_1肾上腺受体阻滞剂酚妥拉明，使交感张力降低，导致动脉和平滑肌扩张，从而使海绵窦血流增加，白膜平滑肌受压阻断静脉回流，使阴茎勃起。

3. 海绵体内注射的血管活性药物

(1) 罂粟碱是非特异性磷酸二酯酶抑制剂。

(2) 酚妥拉明。

(3) 前列腺素 E_1(PGE_1)是强有力的平滑肌松弛剂。

(五) 溶石

1. 亚甲蓝片剂　使尿液呈碱性,从而改变致病菌生存环境,干扰结石成核现象,减少结石表面张力,防止晶体尿症。适用于泌尿系感染、尿石症,临床用于诊断膀胱癌,治疗浅表性膀胱上皮肿瘤,并预防术后复发。

2. 中性正磷酸盐片　抑制草酸钙结晶的形成和凝聚、吸附并结合于晶体表面,从而封闭晶体表面尿钙浓度,使结石停止生长并皱缩。治疗尿路结石,预防结石生长,特别对高钙性草酸钙结石具有显著疗效。

(六) 利尿剂

1. 高效利尿药　有呋塞米、依他尼酸及布美他尼等。作用于髓袢升支粗段,能特异性地与 Cl^- 竞争 Na^+-K^+-$2Cl^-$ 共同转运系统的 Cl^- 结合部位,抑制 NaCl 再吸收而发挥强大的利尿作用。

2. 中效利尿药　包括噻嗪类利尿药及氯酞酮等。作用于髓袢升支粗段皮质部(远曲小管开始部位),抑制 NaCl 的再吸收,此段排 Na^+ 量达原尿 Na^+ 的 10%～15%,尿中除含较多的 Cl^- 及 Na^+ 外,还含 K^+。长期服用可致低血钾、低血镁。本类药物具有磺酰氨基的结构,对碳酸酐酶有轻度抑制作用,所以也略增加 HCO_3^- 的排泄。

3. 低效利尿药　包括留钾利尿药如螺内酯,氨苯蝶啶、阿米洛利、碳酸酐酶抑制剂乙酰唑胺。

十九、肾代偿

这里所指的肾代偿(compensation of the kidney)是指一侧肾切除后,留存肾将发生的代偿性生长。此问题涉及一侧肾切除后对患者的健康、寿命有无影响。多年的临床实验已证明肾代偿可以弥补一侧肾切除后的功能,同时也发现许多因素可以影响到肾代偿性生长的速度和质量。

【肾代偿性生长的表现】

一侧肾切除后,另一侧留存肾可以发生下列代偿性变化:

1. 肾脏代偿性肥大(hypertrophy)　留存肾在对侧肾切除后 1～2 日内即可发生体积的增大,数周肉眼即可看到肾的体积增大。实验表明术后 1 个月肾重增加 45%,2 个月达到平衡,留存肾重量约增加 80%,但不可能达到原来两个肾的重量。代偿性生长的位置主要在肾皮质,而髓质很少发生细胞的肥大性改变。在显微镜下可见肾近曲小管细胞有丝分裂活动明显增加,表明细胞数目的增多,即发生代偿性增生(hyperplasia)。

2. 留存肾上的动脉对应性代偿改变　以 BVB、PSP 作肾功能观察指标,一侧肾切除后留存肾功能正常。而观察肾小球滤过率(GFR)、有效肾血浆流量(ERPF)、肾血流量(RBF)和肾小管最大分泌量(Tm)则可观察到存留肾的这些功能有代偿性改变。观察到肾对溶质(钠、钾、氮、钙等)排泄能力增加1倍,而GFR在3～5周后可增加80%。这些功能的改变是逐渐进行的,与肾的代偿性生长相一致,而且是肾单位普遍性增加的。

3. 留存肾的细胞合成代谢增加,相应的酶活力增强,而分解代谢减少,使得细胞代偿性肥大　分子生物学的研究也证实,一侧肾切除后,对侧留存肾内的DNA合成增加,核酸代谢增加,蛋白质合成增加。

【影响肾代偿的因素】

1. 年龄　不同的年龄阶段肾代偿的速度和程度不同。实验证明低幼年代偿生长明显迅速,而老年则迟缓。若肾切除在肾组织发育完全前,则肾脏的大小、GFR的增加亦最明显。故对老年人的肾切除要慎重。老年人一侧肾切除后代偿可能不全,肌酐清除率(Ccr)不能达到术前的双肾水平,对50岁以上的人而言Ccr可恢复到术前的45%～70%。

2. 内分泌　实验证明,垂体、肾上腺、甲状腺及性腺的功能可影响到留存肾的代偿功能。

3. 尿路梗阻　一侧输尿管完全梗阻后对侧肾可以发生代偿,但梗阻解除后,梗阻的肾功能损害不能恢复,甚至继续发展。梗阻越久,功能恢复越差。

4. 化学药物对肾代偿性生长的影响　因肾肿瘤而引起的肾切除是主要的临床事件,往往涉及化学药物的使用,多数实验已证明化学药物的应用对肾代偿性生长有抑制作用。肾代偿的活跃期主要发生在肾切除后的早期阶段,此期肾细胞的核酸、蛋白质代谢活跃,因此肾切除后如何合理地使用化学药物,既不影响留存肾的代偿性生长,又能得到化疗效果,是值得思考的。

因此,在临床工作中不但要考虑肾切除后留存肾的代偿功能,同时也要注意尽量减少可能影响肾代偿生长的诸多不利因素。

(张　炜大)

第二章　基本知识

一、肾积水

肾积水(hydronephrosis)是由于肾内尿液的正常排流受阻，肾脏和肾盂内尿液积聚，使肾内的压力升高，肾盂肾盏扩张，肾实质萎缩，称为肾积水。肾积水多见于儿童，小儿发病率为 0.1%，男性约占 2/3，左侧多于右侧，双侧占 1/5。

【分型】

肾积水因梗阻原因不同可分为多种类型：

1. 管腔内梗阻。

2. 管腔外压迫。

3. 神经机能失调。

4. 反流性肾积水。

【诊断标准】

1. 临床表现

(1) 腰痛。

(2) 腰、腹部肿块。

(3) 消化道症状。

2. 化验

(1) 尿常规检查。

(2) 肾功能检查：包括尿素氮、肌酐测定以及廓清试验等。双侧肾积水肾功能严重受损时，血肌酐、尿素氮升高。

3. 特殊检查

(1) B超：表现为无回声区。

(2) CT：可了解积水及肾功能情况，但确定梗阻部位较静脉尿路造影无明显优势。

(3) MRI：影像清晰但费用昂贵，在静脉尿路造影及逆行造影不能明确诊断时尤为适用。

【治疗原则】

治疗原则为尽早确定病因和影响病因的因素，尽快解除梗阻。

1. 非手术治疗

(1) 肾积水较轻，病情进展缓慢，肾功能已达平衡和稳定状态可观察，但应定期检查了解积水进展情况。

(2) 可自行解除的梗阻，如孕妇生理性肾积水。

2. 手术治疗

(1) 手术指征：肾积水进行性加重，临床症状明显，肾功能不断下降，梗阻病因明确，有并发症存在者，应手术治疗。

(2) 手术治疗原则：

① 解除造成肾积水的梗阻性疾病。

② 严重的肾积水致患侧肾功能全部丧失或有严重感染积脓，但对侧肾功能良好，可行患肾切除术。

③ 肾积水所致患侧肾功能极差，对侧肾由于其他疾病功能不佳，甚至严重尿毒症，积水肾宜先行肾造瘘术，待肾功能有所恢复，再进一步处理梗阻。

④ 双侧肾积水应注意下尿路梗阻原因。如果一侧积水严重，一侧较轻，根据“对抗平衡”原则，可先治疗严重侧，这样不致造成肾功能不全，以后再做对侧；如果两侧积水严重，仍以先处理较重侧为好。

⑤ 肾小盏积水，漏斗部梗阻多由结石引起，如无临床症状，一般无需手术。

⑥ 整形手术原则为注意正常的肾输尿管解剖关系，保持肾输尿管的畅通引流，吻合处应在肾盂的最低处，吻合时防止内翻，力争缝合成漏斗状。修复时尽量将纤维组织粘连瘢痕切除干净，勿伤及血供，适当保留周围脂肪组织，以覆盖手术野。

二、肾 损 伤

肾损伤(injury of the kidney)是泌尿系统中仅次于尿道的常见的损伤，暴力的作用，尤其是车祸造成肾脏损伤的发生率越来越高，而且常有合并伤存在，尤其在肾脏存在积水等病理疾患的基础上，组织韧性降低，损伤可能性更大。

【损伤类型】

按病理类型可分为：

1. 肾挫伤　损伤局限于部分肾实质，肾包膜及肾盂黏膜完整。

2. 肾部分裂伤。

3. 肾全层裂伤。

4. 肾蒂损伤　肾蒂血管或肾段血管部分或全部撕裂。

【诊断】

1. 临床表现

(1) 病史：有腰部或肾区受伤史。

(2) 血尿：可轻重不等，但血尿的严重程度与肾脏损伤程度不一定一致。

(3) 肾区疼痛：局限于上腹部及腰部。

(4) 腰腹部包块：因内出血和尿外渗引起腰部不规则的弥漫性胀大的肿块，常伴肌强直。

(5) 休克：面色苍白、心率加快、血压降低、烦躁不安等。

(6) 感染：血肿、尿外渗的感染或腹腔内的感染。

2. 化验

(1) 尿常规。

(2) 血常规。

3. 特殊检查　有助于肾损伤的部位、程度、有无尿外渗或血肿、肾血管损伤及对侧肾情况。

(1) 影像学检查:B超为无创检查首选,CT可显示肾皮质裂伤,静脉尿路造影(IVU)还可了解对侧肾情况。

(2) 动脉造影:以上检查不能明确时采用DSA技术可以明确诊断及治疗,但要慎用。

【治疗原则】

轻度肾损伤予保守治疗。肾挫裂伤患者只要血压平稳、无继发性出血、尿外渗,亦可非手术治疗。严重肾损伤患者,一旦诊断明确,应尽早手术。

1. 紧急处理　有严重休克的患者,应迅速纠正休克,维持生命,作必要的手术准备,特别是有多发器官损伤的患者。

2. 保守治疗　适合于绝大多数肾挫伤。

(1) 绝对卧床2～4周,恢复后2～3个月内不宜体力活动。

(2) 密切观察生命体征,注意腰、腹部体征,定期测血红蛋白和尿常规。

(3) 补充血容量,维持水、电解质平衡。

(4) 早期使用抗生素预防感染。

(5) 对症治疗。

3. 手术治疗　适应证:

(1) 开放性肾损伤;

(2) 经检查证实为肾粉碎伤或肾盂破裂;

(3) 合并腹腔器官损伤;

(4) 经积极抗休克治疗不见好转,继续内出血者。

常采用上腹正中切口探察,先控制肾蒂制止出血,再检查肾损伤情况,清除血肿,去除失活组织,采用可吸收缝线修复肾裂伤,对无法修复、对侧肾功能正常者可行肾切除。

(殷长军)

三、膀胱损伤

膀胱为盆腔内器官,四周有骨盆保护,在排空时一般不易受伤。只有在膀胱充盈且伸展至下腹部时,才有可能发生损伤。临床上遇到的膀胱损伤(injury of the bladder)主要指膀胱破裂,多由于碰撞伤、骨盆骨折、利器伤以及医源性损伤如剖宫产手术、根治性全子宫切除术等因素所致。

【损伤类型】

根据病因、破裂的位置以及与腹膜的关系可分为:

1. 膀胱挫伤　是指膀胱遭受暴力打击后,虽然发生了损伤,但其壁尚完整无损。临床出现血尿。膀胱造影正常,仅在膀胱镜下见膀胱黏膜有淤斑或出血。约占整个膀胱损伤的69%。

2. 腹膜内破裂　发生率为11%～15%。

3. 腹膜外破裂　约占整个膀胱破裂的25%。

4. 腹膜内与腹膜外联合伤　此型发生率较低(0～12%)，多系强烈外力所致，伤情重。

5. 自发性破裂。

一般来说，充盈的膀胱倾向于腹膜内破裂，而空虚的膀胱则倾向于腹膜外破裂。

【诊断】

1. 临床表现

(1) 病史：有下腹部创伤史、盆腔手术史以及膀胱内器械操作史。

(2) 排尿困难：患者有尿意感，但无尿液排出或仅排出少量血尿。主要因尿外渗或尿液漏入腹腔而使膀膀空虚所致。

(3) 腹痛：尿外渗引起下腹部剧痛；尿液流入腹腔则出现腹痛、腹胀、肠麻痹、腹肌紧张等尿性腹膜炎征象。当继发细菌感染时，上述症状加重。

(4) 休克：因创伤和出血引起，尤其在伴有骨盆骨折时。另外，尿液漏入腹腔，继发急性腹膜炎、剧烈腹痛也可引起休克。

(5) 膀胱内注水试验：导尿时发现膀胱空虚，或仅有少量血尿。经导尿管向膀胱内注入一定量(100～150 ml)的无菌生理盐水，稍等片刻后再抽出：若抽出液体量明显少于或多于注入量，则提示有膀胱破裂可能。

2. 实验室检查　血常规检查示白细胞增高；尿常规示红细胞满视野，尿潜血试验阳性。由于尿液吸收，血生化检查示尿素氮、肌酐值增高。

3. 特殊检查

(1) 膀胱造影：向膀胱内注入造影剂300～400 ml，于前后位、斜位或排出造影剂时摄片，根据造影剂的外漏，可明确膀胱破裂诊断以及破裂的类型和严重程度。

(2) 膀胱镜检查：可明确膀胱挫伤的诊断。

【鉴别诊断】

1. 尿道损伤　常因骨盆骨折或骑跨伤所致。患者可有休克、排尿困难、尿道滴血症状，但无腹痛、腹胀、肠麻痹、腹肌紧张等症状。体格检查膀胱充盈，导尿或耻骨上区穿刺抽尿检查示尿液清亮，无血尿。骨盆骨折导致膜部尿道断裂时，直肠指检可触到前列腺尖部后移，有飘浮感。以上可与单纯膀胱损伤相鉴别。

2. 腹腔脏器损伤　主要为肝、脾破裂，表现为腹痛、出血性休克等危急症状。合并明显的腹膜刺激症状和体征。无排尿困难和血尿症状。腹腔穿刺抽出血性液体，尿液检查无红细胞。行导尿、膀胱内注水试验或膀胀造影均有助于鉴别诊断。

3. 卵巢破裂　多见于14～30岁女性，主要表现为剧烈下腹痛、下腹坠胀伴尿意及里急后重感。可出现腹膜刺激症状和体征，严重者可引起出血性休克。该病多发生于排卵期和排卵后，无停经史，无排尿困难、血尿及尿外渗表现。经导尿、膀胱内注水试验或膀胱造影检查可鉴别。

【治疗】

1. 非手术治疗　膀胱挫伤可自行排尿者，只需休息和多饮水；排尿困难者，可留置气囊导尿管，并给予预防性抗生素治疗。对于膀胱破裂口小、损伤发生时间短、先前无尿路感染尤其是腹膜外破裂者，也可采用留置导尿管、预防感染、密切观察等保守措施。导尿管留置1.5周。

2. 手术治疗　手术应以探查方式进行，必要时剖腹探查，观察有无腹腔脏器损伤及尿液进入腹腔。首先要积极治疗休克，尤其在合并骨盆骨折时，措施包括镇痛、输血、补液等。如为腹膜内型膀胱破裂，应及时分层缝合修补破裂口，腹腔内置烟卷引流，并放置导尿管引流。如为腹膜外型膀胱破裂，除手术修补裂口外，还要充分引流膀胱周围外渗的尿液和血肿，并同时做耻骨上膀胱造瘘，以引流尿液。

（华立新）

四、肾脓肿

肾脓肿(pyonephrosis)为肾脏严重化脓性感染，肾实质全部破坏，形成一个充满脓液的"肾囊"。以上尿路结石引起梗阻，继发感染为最常见；其次是肾和输尿管畸形引起感染性肾积水；亦可继发于肾盂肾炎。致病菌以大肠杆菌属为多见。

【诊断】

1. 临床表现　临床表现有两大类型：一类为急性发作型，以寒战、高热、全身无力、呕吐和腰部疼痛为主。另一类型为慢性病程型，患者常有长期感染病史，或有上尿路结石病史，反复发作腰痛，腰部可扪及肿块。

2. 化验　血液中白细胞升高，患者均有不同程度的贫血，如尿路有不完全梗阻，尿液常规检查有大量脓细胞，尿液细菌培养阳性。若尿路已完全梗阻，尿液常规检查改变不显著，尿液细菌培养可呈阳性。

3. 特殊检查

(1) 腹部平片。

(2) 静脉尿路造影。

(3) B超。

(4) CT可显示肾实质破坏程度。

【治疗】

根据全身情况，如对侧肾功能良好者，应行患侧肾切除术，术中密切注意脓肾与周围重要脏器和大血管之间粘连情况，仔细分离，以免损伤，必要时可行肾包膜内切除术。有时因脓肾与肾周围粘连较紧，肾体积过大，估计肾切除有困难，且手术分离易引起感染扩散，甚至出现败血症，可先行肾造瘘引流，以后再行肾切除术。

（殷长军）

五、急性膀胱炎

急性膀胱炎(acute cystitis)为临床常见病，主要致病菌包括大肠杆菌、葡萄球菌、变形杆菌、链球菌等。感染途径以上行性为主，下行性感染也常可见，血行及淋巴途径感染较少。女性解剖结构特殊，尿道较短，且距离阴道和肛门较近，容易被污染而发病。因此，膀胱炎的预防很重要，特别是女性应注意会阴部清洁卫生。

【诊断】

1. 临床表现

(1) 全身症状：多数起病较急，但发热、血白细胞升高等全身症状不明显。

(2) 下尿路刺激症状：主要有尿频、尿急，严重者尿终末时有里急后重。尿痛明显，排尿时感尿道及耻骨上区疼痛，排尿终末时加重。

(3) 血尿：部分患者有终末血尿，也可发生肉眼血尿或全程血尿。

(4) 脓尿：部分患者出现尿液混浊或脓尿。

(5) 体格检查时可发现耻骨上区压痛 。

2. 实验室检查

(1) 尿常规 WBC>5 个/HP 即有临床意义。

(2) 早晨第一次尿沉淀涂片细菌数 15～20 个/HP，中段尿培养菌落数常>10^5/ml。

(3) 中段尿细菌培养及药物敏感试验，可多次重复以提高诊断率。

对反复发作者，应做泌尿系统或全身检查以除外是否合并泌尿系病变或全身病变。

【鉴别诊断】

1. 急性肾盂肾炎　主要表现为发热等全身感染症状，尿液检查可有脓细胞和红细胞。也常伴有尿频、尿急、尿痛等尿路刺激症状，有腰痛及肾区叩压痛。

2. 急性前列腺炎　也主要表现为尿频、尿急、尿痛等尿路刺激症状，并有耻骨上疼痛。患者常有不同程度的排尿困难，且直肠指检可发现前列腺肿大伴压痛。

3. 间质性膀胱炎　也主要表现为尿频、尿急、尿痛等尿路刺激症状，并有耻骨上疼痛。耻骨上膀胱区疼痛与压痛尤其明显，膀胱充盈时加剧。尿常规检查多数正常，极少有脓细胞。

4. 输尿管下段结石　输尿管结石降至壁间段时也可产生膀胱刺激症状。如同时合并感染，则不易与膀胱炎鉴别。通过 KUB 平片及 IVP 可以显示结石的部位并判断有无合并梗阻。

5. 滴虫性膀胱炎　也主要表现为尿频、尿急、尿痛等尿路刺激症状。但患者常有不洁性交史，尿道多有分泌物，且分泌物检查可找到滴虫。

【治疗原则】

1. 急性发作时应注意休息，多饮水，酌用解痉剂以减轻症状，如膀胱灵、舍尼亭等。

2. 抗生素应用原则　应用抗生素前需做新鲜中段尿培养及药敏试验，根据培养结果选用适当的抗生素，并考虑抗生素应在尿液中有较高浓度，对肠道及阴道菌群影响小。

(1) 短程疗法(3 日疗法)：复方磺胺甲噁唑 1.0 g，每日 2 次；或氨苄西林 0.5 g，每日 4 次；或诺氟沙星 0.4 g，每日 2 次。

2. 两周疗法，药物剂量同短程疗法，用于有发热或临床症状较重或单程疗法失败者。新一代的抗生素如氧氟沙星等也可视情选用。一段不需联合应用两种抗生素，氨基糖苷类抗生素应慎用。

（华立新）

六、精囊炎

精囊炎(seminal vesiculitis)是很少见的,精囊可以发生细菌感染毋庸置疑,但临床常无法证实。急性精囊炎可有精液潴留,患者感胀痛,慢性精囊炎可有血精。

【病理】

精囊炎分为非特异性精囊炎和特异性精囊炎两大类,前者包括急性精囊炎和慢性精囊炎,后者包括精囊结核和淋菌性精囊炎,其中非特异性精囊炎最为常见。

【诊断】

1. 血精　常常是慢性精囊炎的特征。
2. 性功能障碍　多数因为害怕血精而避免性交,时间较长会有性欲减退。
3. 尿路症状　并无尿路刺激症状,但可以有会阴和下腹部不适。
4. 精液检查

(1) 细菌培养。

(2) 精浆果糖测定,长期的慢性精囊炎会引起果糖降低。

5. 经直肠 B 超检查　可见精囊增大和囊壁增厚,囊内为密集的细小点状回声紊乱。
6. 直肠指诊　有时可以摸到质地较硬的精囊。
7. 精囊造影。
8. 尿道镜检查。

【治疗原则】

进行综合治疗,尤其注意心理治疗。

1. 一般治疗　热水坐浴,理疗。
2. 全身治疗　使用抗生素,中药治疗。
3. 手术治疗。

七、前列腺炎

前列腺炎(prostatitis)是泌尿外科常见的疾病之一,常见于处于性活跃期的男性。1978 年 Drach 将前列腺炎分为 4 类:急性细菌性前列腺炎、慢性细菌性前列腺炎、慢性非细菌性前列腺炎、前列腺痛。1995 年美国国立糖尿病、消化病和肾病研究委员会(NIDDK)推荐的分类方法是:

1. 急性细菌性前列腺炎。
2. 慢性细菌性前列腺炎。
3. 慢性非细菌性前列腺炎-慢性骨盆疼痛综合征。
4. 无症状性前列腺炎。

前列腺炎不是单一的疾病,而是各自独特形式的综合征。

【病理类型】

1. 急性细菌性前列腺炎　大致分为 3 个阶段:充血期、小泡期、实质期,最后整个前列腺出现明显的炎症。

2. 慢性细菌性前列腺炎　主要是非特异性的炎症反应比急性前列腺炎局限和不明显。前列腺腺泡内及其周围有不同程度的浆细胞和巨噬细胞和区域性的淋巴细胞聚集，腺叶中叶纤维组织增生明显。

3. 慢性非细菌性前列腺炎　组织学检查无特异性病变，和慢性细菌性前列腺炎相似，只是各种检查都没有发现致病细菌。

4. 前列腺痛的病理改变目前还不是很清楚。

【诊断】

1. 病史　急性细菌性前列腺炎发病突然，有寒战和高热。

2. 膀胱刺激症状　前列腺炎可以有尿频、尿急、尿痛，但前列腺痛以会阴部、阴囊、耻骨上或尿道疼痛为主。

3. 直肠指检　急性前列腺炎指检可有波动感、肿胀和压痛，慢性前列腺炎可有前列腺萎缩变硬。

4. 前列腺液检查　前列腺液白细胞>10 个/HP，卵磷脂小体减少，为慢性前列腺炎的重要依据。另可见前列腺液中的 IgA 增高，锌含量下降，而前列腺痛的患者可以正常。

5. 尿常规和尿三杯实验　尿液常有炎症表现，前列腺炎时尿三杯可有以下表现：第一杯有碎屑及脓尿；第二杯较清晰；第三杯混浊，有碎屑及上皮细胞，排尿末脓尿增多反映前列腺的炎症。

6. 尿动力学检查　可有尿流率下降。

【治疗原则】

综合治疗。

1. 急性前列腺炎的治疗

(1) 一般治疗：卧床休息，加强全身支持。

(2) 抗生素：常用喹诺酮和氨基糖苷类。

2. 慢性前列腺炎的治疗　生活调节，理疗，前列腺按摩，抗生素的使用。

（夏国伟）

八、肾和输尿管结石

尿路结石主要在肾内形成，因此肾结石在尿路结石中占有重要地位。随着生活水平的提高，我国上尿路结石（肾和输尿管结石）的发病率显著上升，而下尿路结石发病率下降。

尿石的成分有草酸盐、磷酸盐和尿酸盐等。大部分结石由多种成分组成，而以一种为主，我国含钙结石约占 90%。结石可以引起尿路损伤、梗阻、感染和肾功能损害，肾结石长期存在可增加肾脏恶性肿瘤发生几率。

肾结石是输尿管结石和膀胱结石的来源。输尿管结石常停留在肾盂输尿管交界、髂血管水平和入膀胱壁处。

【诊断】

1. 临床表现

(1) 腰痛：肾盂内大结石及肾盏结石可无明显症状。巨大结石或继发梗阻、肾积水可有腰部钝痛、胀痛。小结石容易引起肾盂输尿管连接部梗阻而出现肾绞痛。

(2) 血尿：可表现为肉眼或镜下血尿，以后者更为常见，在肾绞痛时多伴血尿。

(3) 无尿：常见于双侧肾结石先后发生梗阻或孤立肾引起的梗阻。

(4) 结石伴感染：可有尿频、尿痛、脓尿等尿路刺激症状，继发急性肾盂肾炎或肾积脓时，可有发热、畏寒、寒战等全身症状。

2. 化验

(1) 尿常规：大多数患者可见到红细胞，若运动后尿中红细胞多于运动前，有诊断意义。伴感染时，可见到脓细胞。

(2) 尿培养及细菌药物敏感试验：伴感染时，尿细菌培养常阳性。

(3) 24 h 尿定量分析：测定钙、磷、尿酸、草酸等含量升高。

(4) 血液检测：血清钙、磷、尿酸、尿素氮、肌酐等，必要时测定甲状旁腺激素(PTH)。

3. 特殊检查

(1) 泌尿系 X 线平片(KUB)：90%以上的患者 KUB 肾区显示结石阴影，纯尿酸结石不显影。必要时摄侧位片，以与腹腔内其他钙化灶相鉴别。

(2) 静脉尿路造影(IVU)：可以了解结石位置，肾盏、肾盂形态，有无肾积水及对侧肾功能状态。阴性结石在显影的肾盂内可表现为充盈缺损。

(3) 逆行尿路造影(RGP)：逆行造影不作为常规检查，但经 KUB、IVU 不能确诊，高度怀疑上尿路结石者，RGP 是重要的检查手段，可同时了解结石以下输尿管有无狭窄及通畅程度。

(4) B 超检查：结石表现为特殊声影，有助于对囊性、占位性、结石等病变的鉴别，特别是对 X 线不显影的结石意义更大，亦能显示肾结构改变和肾积水等。

(5) CT：一般不作为结石的首选检查，而对 X 线检查阴性结石或者怀疑合并肾肿瘤者有重要的诊断价值。

(6) 肾图：可了解肾功能损害的程度，提示有无梗阻。

【治疗方案】

肾和输尿管结石治疗的目的是解除梗阻，保护肾脏功能，防治结石复发。根据每个患者的全身状况、结石大小、结石成分、有无梗阻、感染、积水、肾实质损害程度以及结石复发趋势等，制订治疗方案。

1. 保守治疗　一般非手术治疗。适用于结石直径小于 0.6 cm 的小结石，无尿路梗阻及感染，肾功能正常者。

(1) 大量饮水。

(2) 饮食调节。

(3) 防石药物。

(4) 控制感染。

(5) 肾绞痛的治疗：可静脉或肌内注射解痉止痛类药物如阿托品或山莨菪碱(654 -

2)、哌替啶(杜冷丁)、吗啡、吲哚美辛等。

(6) 排石治疗。

2. 体外冲击波碎石(extracorporeal shock wave lithotripsy,ESWL) 常作为首选治疗方法最适合小于 2.5 cm 的结石。有出血倾向,心肺功能不良,肥胖难以定位,尿路有梗阻和感染者不宜做 ESWL。

3. 输尿管肾镜取石或碎石(ureteropyeloscopic lithotomy or lithotripsy)主要适用于中下段输尿管结石。

4. 经皮肾镜取石或碎石术(percutaneous nephrostolithotomy,PCNL)。

5. 开放手术

(1) 手术常用方式:

① 肾盂切开取石术(pyelolithotomy):适用于大于 1 cm 的肾盂结石,特别适用于肾外型肾盂结石。

② 肾窦内肾盂切开取石术(intrasinusalpyelolithotomy)。

③ 肾实质切开取石术。

④ 无萎缩性肾切开取石术。

⑤ 肾部分切除术。

⑥ 肾切除术。

(2) 双侧肾结石手术原则:根据结石情况及肾功能决定,应尽可能保留肾,一般先处理有梗阻、感染、结石易于取出和安全的一侧,输尿管结石优先于肾结石处理。若肾功能极坏,梗阻严重,全身情况差,宜先行经皮肾造瘘,待情况改善后再处理结石。

(殷　辉)

九、膀胱结石

膀胱结石(vesical calculi)在经济发达地区主要发生于老年男性,而在贫困地区则多见于儿童,女性少见。原发性膀胱结石多由于营养不良引起,多发于儿童,现已呈下降趋势。继发性膀胱结石主要来源于上尿路或继发于下尿路梗阻、感染、膀胱异物或神经源性膀胱。膀胱结石通常为单发,但在出现尿潴留后也可以为多发结石;如果有膀胱憩室,多发结石就更为常见。单发结石多呈卵圆形;多发结石一般大小不一,呈多面形。

【按成分分类】

1. 尿酸结石　多见于非感染性尿。

2. 磷酸盐结石　多见于感染性尿。

3. 草酸钙结石或胱氨酸结石　当膀胱中出现草酸钙结石或胱氨酸结石时多提示也可能存在肾脏结石。

【诊断】

1. 临床表现

(1) 尿痛:疼痛可为下腹部和会阴部钝痛,亦可为明显或剧烈疼痛,排尿终末时疼痛加剧。常伴有尿频、尿急。

(2) 排尿障碍：结石嵌于膀胱颈口时可出现明显排尿困难，并有典型的排尿中断观象，还可引起急性尿潴留。

(3) 血尿：大多为终末血尿。

(4) 膀胱刺激症状：膀胱结石合并感染时可出现。

2. 实验室检查　尿常规常可查见镜下血尿，若合并感染时尿常规可见镜下脓细胞增多，血常规示白细胞增高。

3. 特殊检查

(1) B超：对诊断膀胱结石很有价值，经常被作为首选检查方法。

(2) 膀胱X线平片：能直观显示膀胱内结石数目、大小和形状。

(3) 膀胱镜检查：是诊断膀胱结石最可靠的方法，不论结石是否透X线均可查知，且可查清结石的具体特征，有无合并其他病变，如前列腺增生、膀胱憩室、炎症及肿瘤等。

【鉴别诊断】

1. 膀胱异物　膀胱异物可引起排尿困难、尿频、尿急、尿痛和血尿。有膀胱异物置入史，但常被掩盖。X线平片对不透X线的异物有诊断价值。膀胱镜检查是主要鉴别手段。

2. 前列腺增生症　主要表现为排尿不畅和尿频、夜尿增多，也可有排尿疼痛和血尿。但主要发生在老年人，病程长，呈渐进性发展。肛门指检可发现前列腺增大。B超检查显示前列腺体积增大，向膀胱内突出；膀胱内无结石的强回声光团。膀胱镜检查示前列腺向尿道或膀胱内突出，膀胱颈部抬高；膀胱内无结石。

3. 尿道结石　尿道结石可表现为排尿困难、尿痛、排尿中断等症状，容易与膀胱结石混淆。体检时男性前尿道结石在阴茎或会阴部可摸到硬结和压痛，后尿道结石可经直肠摸到，女性患者可经阴道触及。用尿道探条检查可有与结石相遇的摩擦感和声响。尿道平片也可显示尿道部位的致密影。尿道镜检查可明确诊断并发现同时存在的其他尿道病变。

【治疗】

膀胱结石的治疗必须遵循两个原则：一是取出结石；二是纠正形成结石的原因和因素。

1. 腔内手术　对直径较小、质地较疏松的结石可采用经尿道膀胱镜碎石术，碎石方法有机械、液电、超声、气压弹道、激光等。

2. ESWL　可在俯卧位下行ESWL治疗。

3. 开放手术　对结石较大或需同时处理膀胱其他疾病者可行膀胱切开取石术。

（华立新）

十、肾　癌

原发性肾细胞癌约占成人全部恶性肿瘤的2%～3%，占肾肿瘤的85%。国内报道发病率男性为3.66/10万，女性为1.56/10万，居泌尿系恶性肿瘤的第二位。发病年龄多超过40岁，中位数为65岁。男/女发病率约为2∶1。近年肾癌的发病年龄有提前的趋向，早期病变所占的比例有所加大。

肾癌有家族发病倾向，有视网膜血管瘤家族性肾癌，可为多灶性或囊内癌，遗传因素越来越受到重视。影响因素有吸烟、肥胖、放射线、利尿剂、糖尿病等。

【诊断标准】

1. 临床表现

(1) 血尿：是肾细胞癌最常见的临床表现之一，由肿瘤侵犯肾盂或肾盏黏膜而引起，通常为间歇性全程。

(2) 疼痛：多发生在腰部，性质为钝痛。

(3) 腹部包块：肾癌患者有腹部包块的约占 20%，位于上腹部肋弓下，可随呼吸上下运动。血尿、疼痛、腹部包块称为肾癌“三联征”。

(4) 肾外表现：血沉快、发热、高血压、高血钙、红细胞增多症、肝功能异常、贫血、体重下降、血清碱性磷酸酶升高、淀粉样变及神经病变、精索静脉曲张等二十余种。其中，血沉增快明显者，预后不良。

2. 特殊检查

(1) X 线：静脉尿路造影所见取决于肾脏肿瘤的大小、部位及对集合系统的侵犯程度。IVU 可见肾盂肾盏受压、变形、拉长、肾影增大等。

(2) 超声检查：一般为低回声，境界可不很清楚。肾癌直径小于 2 cm 或声像图形不典型，诊断有一定困难。彩色多普勒超声主要用于了解静脉受侵犯的程度。

(3) CT：是目前最可靠的诊断肾癌的影像学方法。典型的肾癌呈圆形、椭圆形或不规则占位，平扫时肾癌的密度略低于肾实质，也可能呈现高于正常肾实质的密度。增强扫描时，肾癌的密度明显低于肾实质。肾癌侵犯肾脏周围组织时，CT 表现为肾表面不平整，肾周围脂肪囊模糊或消失，肿物影与腰大肌、膈肌角或周围脏器相连。累及患侧肾静脉时，肾静脉不规则增粗。肾静脉或下腔静脉内发生癌栓时，可见低密度区，增强时可见管腔中断或腔内有充盈缺损区。凡大于 2 cm 直径的淋巴结为肿瘤转移淋巴结。

(4) MRI：MRI 对肾癌诊断的敏感度及准确性与 CT 相仿。但在显示肾静脉或下腔静脉受累、周围器官受侵犯与良性肿瘤或囊性占位鉴别方面优于 CT。

(5) 肾动脉造影：血管造影可以清楚显示病变，表现有新生血管、动静脉瘘、造影剂池样聚集等。

【分期】

1. Robson 分期

Ⅰ期：肿瘤局限于肾包膜内。

Ⅱ期：肿瘤穿破肾包膜侵犯肾周围脂肪，但局限在肾周筋膜以内，肾静脉和淋巴结无浸润。

Ⅲ期：肿瘤侵犯肾静脉或局部淋巴结，有或无下腔静脉、肾周脂肪受累。

Ⅳ期：远处转移或侵犯邻近器官。

2. TMN 分期

T_0：无原发肿瘤。

T_1：肿瘤最大直径≤2.5 cm，局限在肾内。

T_2：肿瘤最大直径>2.5 cm，局限在肾内。

T_3：侵犯大血管、肾上腺和肾周围组织，局限在肾周围筋膜内。

T_{3a}：侵犯肾周围脂肪组织或肾上腺。

T_{3b}：肉眼可见侵犯肾静脉或下腔静脉。

T_4：侵犯肾周筋膜以外。

N_0：无淋巴结转移。

N_1：单个、单侧淋巴结转移，最大直径≤2 cm。

N_2：多个局部淋巴结转移，或单个淋巴结最大直径为 2～5 cm。

N_3：局部转移淋巴结最大直径超过 5 cm。

M_1：远处转移。

【治疗原则】

目前外科手术仍是肾癌的主要治疗手段。放射治疗可以使局部复发的出现得到延迟，但不能改善存活率。化疗的治疗效果不理想。生物免疫治疗目前发展很快，并取得了一定的效果。

1. 根治性肾癌肾切除术　手术范围包括：癌肿及周围组织及 Gerota's 筋膜；受累侧的肾上腺；区域淋巴结。肾静脉或下腔静脉中的瘤栓应尽量手术取尽。

2. 肾癌肾单纯切除术　手术范围与根治术相似，但不做淋巴结切除。适用于姑息性肾癌肾切除及肾癌较小、无局部浸润及淋巴结转移者。

3. 肾单位节约的肾切除术（NSN）　主要有肾部分切除术和肿瘤挖除术。适用于：① 孤立肾肾癌的肿瘤切除；② 单侧肾癌对侧肾因某些病变功能丧失或不全的肾癌切除术；③ 双肾肾癌，对侧肾需行或已行全肾切除；④ 对侧有正常肾功能，而患侧肿瘤较小，无转移表现（有争议）。

4. 介入栓塞术　适用于晚期无法切除的肾癌患者的治疗。

5. 腹腔镜肾脏肿瘤肾切除术。

6. 生物治疗

（1）白介素-2（IL-2）：1992 年美国食品与药品管理局（FDA）批准用于治疗晚期肾癌。

（2）干扰素 α：1983 年开始用于转移性肾癌。

（殷　辉）

十一、膀胱肿瘤

膀胱肿瘤（bladder tumor）是泌尿系最常见的肿瘤。一般 40 岁以上发病，平均 55～60 岁，男女发病率之比为 4∶1，具有多器官、多中心性，复发率高，近年来发病有升高趋势，肿瘤发病与癌基因特别是 ras 基因的活化表达有关。其主要诱因有从事与苯胺染料和芳香胺类物质有密切接触的印染、橡胶、皮革塑料行业以及重金属加工等职业；食物中致癌物如亚硝胺、人工甜味品等；吸烟；遗传因素；内源性色氨酸代谢异常；长期服用非那西丁，应用环磷酰胺；慢性炎症、结石、血吸虫病；病毒感染等。

【分类及分期】

1. 分类　膀胱肿瘤可分为上皮性及非上皮性肿瘤。

(1) 上皮性肿瘤：占膀胱肿瘤的95%以上，其中移行上皮肿瘤占90%，其发生具有多器官多中心性，好发于三角区、侧壁及颈部，约7%可伴有肾盂、输尿管肿瘤。移行上皮肿瘤包括原位癌、乳头状癌及浸润性癌。

(2) 非移行上皮肿瘤：包括腺癌、鳞状细胞癌及脐尿管癌，这些肿瘤少见但恶性程度高。非上皮性发生的肿瘤约占2%，为间叶组织肿瘤，包括(平滑肌、横纹肌)肉瘤、癌肉瘤、淋巴癌、嗜铬细胞癌、血管瘤、小细胞癌以及转移性肿瘤等。膀胱肿瘤淋巴转移最多见，血行转移常发生在晚期，可转移至肺、肝、骨，可直接侵犯精囊、前列腺或后尿道，直接种植常发生于手术过程中。

2. 分期

(1) TNM分期：

T_0：未见原发肿瘤。

T_{iS}：原位癌。

T_a：非浸润性乳头状癌。

T_1：肿瘤侵犯黏膜下层。

T_2：肿瘤侵犯浅肌层。

T_{3a}：肿瘤侵犯深肌层。

T_{3b}：肿瘤侵犯膀胱周围组织。

T_{4a}、$N_{1\sim3}$：肿瘤固定并有盆腔内转移。

T_{4b}、N_4、M_1：肿瘤固定并有盆腔外转移。

N_0：无局部淋巴结转移。

N_1：同侧盆腔淋巴结转移，直径<2 cm。

N_2：同侧淋巴结<5 cm，或对侧(双侧)淋巴结<5 cm。

N_3：盆腔淋巴结>5 cm。

N_4：盆腔外淋巴结转移。

M_0：无远处转移。

M_1：有远处转移。

(2) 目前临床常用的分期依据浸润深度分为：

Tis：原位癌。

Ta：乳头状无浸润。

T_1：限于固有层内。

T_2：浸润成肌层。

T_3：浸润深肌层或已穿透膀胱壁。

T_4：浸润膀胱周围组织。

【临床表现】

1. 血尿　为间歇性无痛性肉眼血尿，常突然出现，可伴有血凝块。

2. 尿路刺激症状　25%膀胱癌患者伴有尿频、尿急、尿痛等尿路刺激症状，出现膀胱刺激征常提示继发感染，肿瘤过大、为数过多，或肿瘤为浸润性或肿瘤位于颈部或三角区远端。

3. 排尿困难、尿潴留 颈部肿块可引起排尿困难，若肿瘤浸润输尿管口，可造成上尿路梗阻积水。

4. 其他症状 晚期侵犯膀胱周围组织或有淋巴结转移者，则有膀胱区疼痛和盆腔包块，转移后出现骨痛、贫血、下肢水肿、咳嗽等症状。

【诊断】

凡中年以上有血尿病史者，均应考虑尿路肿瘤可能，早期诊断是恶性肿瘤诊治的重点，也是提高疗效的关键。膀胱肿瘤的诊断不能仅满足于癌肿的发现以及大小、数目、位置的确定，还需对癌肿的性质、浸润深度、恶性程度等作出判断。对于临床表现可疑患者，需进一步检查。

1. B超检查 可发现直径＞0.5 cm的肿瘤，并了解肿瘤浸润深度，可协助分期。

2. IVP检查 可发现膀胱区充盈缺损，同时排除肾盂输尿管肿瘤。

3. 尿沉渣脱落细胞检查 留晨起第二次尿行尿沉渣脱落细胞学检查，可用于早期诊断，尤其适用于原位癌无乳头状癌或憩室内癌。

4. CT、MRI检查 可判断肿瘤浸润程度及淋巴转移情况。

5. 膀胱镜检查 是最重要的检查项目，对肿瘤大小、数目、形态、部位、基底情况等均可直接观察，并可做活检。

6. 膀胱肿瘤标记物检查 膀胱镜检辅以B超及CT检查是最常用的有效检查手段。注意需与上尿路肿瘤、泌尿系结核、膀胱炎及前列腺癌等相鉴别。

【治疗】

以手术治疗为主，辅以放射治疗、化学治疗、免疫治疗等综合治疗，是当今公认的治疗方法。治疗的基本原则为：表浅性膀胱癌尽量保留膀胱，多发性或(和)浸润性膀胱癌施行膀胱全切术，部分病例可酌情先行部分切除，定期复查。

1. 手术治疗

(1)经尿道膀胱肿瘤电切术(TURBT)：是表浅性膀胱癌的主要治疗方法，适用于单个或少量直径＜2 cm或有蒂而浅表的乳头状肿块，5年生存率＞70%，一半以上病例可复发，需加强随诊，配合膀胱灌注治疗。

(2) 膀胱部分切除术：适用于较小的乳头状肿瘤或较局限的广基性肿瘤，距膀胱颈＞3 cm，术中切除肿块周围2 cm以上“正常”全层膀胱壁组织，必要时行输尿管口移植，术中遵循无癌原则防止切口种植。

(3) 膀胱全切术：适用于恶性程度高、浸润深、体积大、数目多、位于底部或颈部的肿瘤，或反复发作，黏膜广泛病变病例，应行膀胱全切术。切除范围男性应包括整个膀胱，双输尿管下端，精囊，前列腺(或后尿道)；女性包括后尿道及输尿管下端。切除后行尿流改道。超出膀胱外，疑有盆腔器官或淋巴结转移患者，除全切范围外，还包括自髂总血管中段以下全部盆腔淋巴组织，包括覆盖的腹膜在内均应清扫。

(4) 对于晚期转移病例，肾功能差难以忍受根治性膀胱切除、改道或重建者，可行输尿管皮肤造口。

2. 辅助治疗

(1) 化学治疗及免疫治疗：浅表癌占膀胱肿瘤的80%，TURBT术后50%～70%有复发可能，膀胱灌药化疗可明显降低复发率并可治疗早期膀胱癌。常用药物有塞替哌、丝裂霉素、吡柔比星、卡介苗(BCG)等。其中BCG疗效最肯定，BCG＋IL－2效果更佳。多柔比星适用于浅表性肿瘤术后预防，而丝裂霉素多用于较深的肿瘤术后预防。

(2) 放射治疗：手术前后及体外放射治疗有减轻症状、止血镇痛等作用。对浸润性膀胱肿瘤术前照射4～6周，总量40～60 Gy，可为根治性切除创造条件，减少复发。

(钱立新)

十二、前列腺癌

前列腺癌(carcinoma of prostate)在欧洲和北美洲男性的发病率和死亡率均名列前茅，最近有证据表明亚洲男性的前列腺癌发病率也呈持续增长趋势。前列腺癌是老年男性常见的肿瘤。病因可能和遗传、环境、食物、性激素等有关。前列腺癌可经局部、淋巴和血行扩散，血行转移以脊柱和骨盆最常见。

【病理类型】

1. 前列腺腺癌。
2. 前列腺黏液性腺癌。
3. 有神经内分泌分化的前列腺腺癌。
4. 腺管性前列腺腺癌。
5. 前列腺鳞状上皮癌。
6. 前列腺肉瘤。
7. 前列腺的淋巴瘤和白血病。

【分期】

Ⅰ期：前列腺增生标本中的偶发病灶。

Ⅱ期：局限在前列腺包膜以内。

Ⅲ期：前列腺癌已穿破包膜，可浸润膀胱周围、精囊和尿道。

Ⅳ期：有转移，局部淋巴结或远处转移。

【诊断】

1. 早期症状　多无明显的症状，都是偶然发现。

2. 排尿症状　前列腺癌较大时可引起尿频、尿急、尿痛、排尿困难、尿潴留、尿失禁、血尿。

3. 前列腺癌转移症状　可引起骨痛、脊髓压迫症状、病理骨折。

4. 直肠指检　发现前列腺结节，腺体质硬。

5. 血清前列腺特异性抗原(PSA)升高　PSA＞4 ng/ml，极度升高者多数有转移症状。

6. 经直肠B超　发现前列腺内低回声病灶(主要位于外周带)及其范围。

7. 盆腔CT或MRI　不常规做。若PSA＞20 ng/ml，活检示低分化肿瘤，直肠指检示有局部浸润时行盆腔 CT 或 MRI 检查。全身骨扫描对发现早期骨转移灶有意义。

8. 前列腺活检　是确诊的方法。

【治疗原则】

前列腺的治疗方法很多，包括随访观察、经尿道前列腺切除(TURP)、根治性前列腺切除、放射治疗、冷冻治疗、内分泌治疗、综合治疗等。

1. 对局限性病变的治疗　根治性前列腺切除主要适合Ⅱ期、放射治疗、冷冻治疗、经直肠高能聚焦治疗。

2. 对晚期前列腺癌的治疗　内分泌治疗，联合雄激素阻断。

（夏国伟）

十三、阴囊内肿块的鉴别诊断

正常阴囊内可触及睾丸、附睾和精索，当阴囊内容物发生病变或腹腔内容物进入阴囊时，可出现阴囊肿块。病史和体检为鉴别诊断的基本手段，仔细了解病史和全面体检能对大部分患者作出正确诊断，有些疾病往往都缺乏特异性表现，因此仍有部分患者误诊误治。随着实验室及影像学检查技术的发展，一般不难作出正确诊断。

阴囊肿块主要由于疝、积液、炎症、结核、肿瘤所致。

【鉴别诊断】

1. 腹股沟斜疝　腹腔内容物自腹股沟环突出至腹股沟管的疝称为腹股沟斜疝(简称斜疝)，斜疝肿块可进入同侧阴囊。常见的为易复性斜疝，除腹股沟区有肿块和偶有腹痛外，并无其他症状。肿块常在活动腹内压增加时出现，并可降至阴囊或大阴唇。平卧或用手法按摩后，肿块可回纳而消失。用手指紧压腹股沟内环处，嘱患者站立并咳嗽，肿块不再出现，移开手指后肿块再次进入阴囊。难复性斜疝临床表现除胀痛稍重外，其主要特点是疝块不能完全回纳。嵌顿性疝为疝块突然增大，并伴有明显疼痛，不能回纳。嵌顿内容物如为肠袢，还可伴有机械性肠梗阻病象，甚至成为绞窄性疝。

2. 鞘膜积液　本病为阴囊内有囊性肿块，分 4 种类型：睾丸鞘膜积液、精索鞘膜积液、睾丸精索鞘膜积液、交通性鞘膜积液。少量鞘膜积液无不适，积液量较多，于直立位时牵引精索引起牵扯感，巨大睾丸鞘膜积液，阴茎缩入包皮内，影响排尿、活动。睾丸鞘膜积液多呈卵圆形，质软，表面光滑，有囊性感，触不到睾丸和附睾，透光试验阳性。精索鞘膜积液位于腹股沟或睾丸上方，积液囊与睾丸有明显分界。睾丸精索鞘膜积液时阴囊有梨形肿物，睾丸亦摸不清。交通性鞘膜积液，立位时阴囊肿大，卧位时积液流入腹腔，积液囊缩小或消失，则睾丸可触及。必要时行 B 超检查。

3. 精液囊肿　精液囊肿是附睾头部、精索部位含有精子的潴留性囊肿，可能与输精管管道部分梗阻有关。多发生于 20～40 岁，偶有轻度疼痛及下坠感。于睾丸后上方或在精索近附睾段触及界限清楚、表面光滑、有弹性感的小囊肿。穿刺抽液为乳白色，镜检可见不活动的精子。

4. 急性睾丸炎、附睾炎

(1) 急性睾丸炎：多发生尿道炎、膀胱炎、前列腺炎、前列腺增生切除术后及长期留置导尿管的患者。多为单侧性，患者高热、寒战、睾丸疼痛并向腹股沟处放射。阴囊皮肤发红、水肿，睾丸肿大、压痛，可触及肿大的腹股沟淋巴结。血常规检查中性粒细胞明显增多，血培养可能有致病菌生长。B超有助诊断。

(2) 急性附睾炎：是阴囊内最常见的感染性疾病，常见于中青年，多由后尿道炎、前列腺炎及精囊炎沿输精管逆行感染，尿道内器械使用不当、留置导尿管以及前列腺手术后逆行感染所致。发病急，患侧阴囊肿胀疼痛可放射至腹股沟区及下腹部，严重时伴全身不适、寒战、发热。患侧附睾增大与睾丸界限清楚，压痛明显，炎症可蔓延至睾丸。严重时阴囊皮肤红肿，患侧精索增粗。血白细胞升高，中性粒细胞计数明显增高。B超有助鉴别附睾其他疾病。

5. 睾丸、附睾结核

(1) 睾丸结核：常由附睾结核直接蔓延而来，罕见于血行感染。有泌尿系结核或其他部位结核的病史。阴囊部不适或坠痛，偶有血精。进而阴囊部疼痛、肿胀，甚至破溃、流脓。阴囊肿胀，附睾和睾丸的分界消失，浸润和硬结部与阴囊粘连，形成窦道，按压可挤出脓液，输精管增粗，呈串珠状改变。分泌物涂片染色、结核杆菌培养或动物接种可发现结核杆菌。

(2) 附睾结核：一般继发于肾结核，前列腺、精囊结核病变沿输精管蔓延而来，始于附睾尾部，再逐步发展到整个附睾，甚至延及睾丸。有泌尿系结核或其他部位结核病史。病变局限在附睾时，可因发病缓慢而无明显疼痛，少数可有急性发作，有红、肿、痛的表现。检查尤其是附睾尾部有不规则的局限性结节、质硬和末端输精管的串珠样改变，附睾结核可形成脓肿和经久不愈之阴囊窦道。B超及X线检查有助诊断。分泌物检查可发现结核杆菌。

6. 睾丸、附睾肿瘤

(1) 睾丸肿瘤：睾丸肿大是主要临床表现，自觉坠胀，睾丸呈球形，质地坚硬而有沉重感。约35%患者就诊时即已有远处转移，并出现相应的症状如腹部包块、发热、消瘦等。目前临床上常用的有特异诊断价值的肿瘤标记物测定有两种，即甲胎蛋白(AFP)及人类绒毛膜促性腺激素(HCG)。非精原细胞瘤性生殖细胞肿瘤75%～90%AFP升高，绒毛膜上皮癌和精原细胞瘤AFP正常。生殖细胞瘤β-HCG常增高，其中绒毛膜上皮癌100%增高，胚胎癌40%～60%升高，纯精原细胞瘤仅5%～10%增高。以上两种瘤标增高，表示肿瘤在发展，比临床出现症状和体征要早几个月。B超、放射学检查包括胸部检查、淋巴造影、CT及MRI有助诊断。确诊需病理证实。

(2) 附睾肿瘤：临床甚为少见，多为良性肿瘤，约占80%。肿瘤过大可引起阴囊坠胀疼痛。附睾肿块多发生于附睾尾部，良性肿瘤表面光滑，界限清楚，呈球形或卵圆形，较小，有弹性感。恶性肿瘤表面不光滑，结节状，界限不清，质地硬韧。B超、淋巴造影有助诊断。附睾肿块病理检查可见肿瘤细胞。

7. 睾丸扭转　又称精索扭转。常有剧烈运动及阴囊部损伤史。表现突发性阴囊部剧烈疼痛，可向下腹部或股内侧放射，伴恶心、呕吐等症状，睾丸肿大上移、呈横位是本病特异性体征，触痛明显，精索呈麻绳状扭曲、缩短。托起阴囊或移动睾丸时疼痛不减或加剧即Prehn征阳性。睾丸、附睾均肿大，界限不清。透光试验阴性。Doppler超声检查，睾丸血流减少。放射性核素^{99m}锝睾丸扫描，显示扭转侧睾丸血流灌注减少，呈放射性冷区。确诊的方法是手术探查，对高度怀疑者，应毫不迟疑地进行外科探查。

8. 精索静脉曲张　多见于青壮年，患侧阴囊坠胀感、隐痛，向同侧会阴部和腹股沟处放射。行走、站立过久则症状加重，平卧后症状可缓解或消失。立位检查可见患侧较健侧阴囊明显松弛下垂，严重者视诊和触诊时曲张的精索内静脉似蚯蚓团块。改平卧位后，曲张静脉随即缩小或消失。严重者可伴睾丸萎缩和精子生成障碍。精液检查精子数目减少，活动度降低。Doppler超声检查有助诊断。

9. 其他　如精索炎、输精管炎亦可产生局部肿块；输精管结核呈串珠样改变；阴囊水肿、血肿、象皮肿、炎症、脓肿等均可引起阴囊肿块；血丝虫病附睾和精索肿大或有结节等。

十四、皮质醇增多症

皮质醇增多症(hypercortisolism)又称库欣综合征(Cushing's syndrome)，是最常见的肾上腺皮质疾病，系肾上腺皮质长期分泌过量糖皮质激素所引起的一系列临床症候群，其中某些类型还伴有雄激素、泌乳素、盐皮质激素、ACTH分泌过多的表现。

【病因分类】

皮质醇增多症按病因，主要可分为ACTH依赖性和ACTH非依赖性两大类。

1. ACTH依赖性(下丘脑-垂体性皮质醇增多症)

(1) 垂体性皮质醇增多症主要病症为：① 垂体ACTH分泌瘤，垂体肿瘤都很小，多数是良性的。② 下丘脑功能异常。③ 鞍内神经节细胞瘤。

(2) 异位ACTH综合征或异位促皮质激素释放激素综合征，主要病症为异位ACTH分泌瘤，最常见的是小细胞肺癌。

2. ACTH非依赖性(肾腺性皮质醇增多症)

(1)肾上腺皮质腺瘤：体积较小，重量很少超过50 g。

(2) 肾上腺皮质腺癌：体积较大，重量常超过100 g，甚至达数千克。

(3) 原发性肾上腺皮质结节性增生。

【诊断】

1. 临床表现

(1) 向心性肥胖。

(2) 高血压和低血钾。高血压一般为轻至中度，为高容量、低肾素、低醛固酮性高血压。

(3) 负氮平衡表现：皮肤菲薄，宽大紫纹，肌肉萎缩，骨质疏松等。

(4) 糖耐量异常或糖尿病。

(5) 生长发育障碍：在儿童期常导致生长停滞，青春期延迟。

(6) 性机能紊乱与副性征的变化：女性表现为多毛痤疮，月经紊乱及停经不育；成年男性表现为阳痿或性功能低下。

2. 实验室检查

(1) 血、尿皮质醇及其代谢产物的测定：

① 血浆皮质醇(PF)的测定：正常人一天皮质醇的分泌具有昼夜节律性，测定一天不同时间血浆皮质醇(早晨 8 点最高，下午 4 点次高，午夜 0 点最低)，其分泌节律性的丧失对早期提示本病有重大意义。

② 24 h 尿游离皮质醇(UFC)测定：约 98%患者高于正常，是诊断的重要指标之一。

③ 24 h 尿 17-羟皮质类固醇(17-OHCS)测定，代表体内皮质醇代谢产物的水平，患者每日尿中排泄量明显升高。

④ 24 h 尿 17-生酮类固醇(17-KGS)测定：反映人体内盐皮质激素的水平。在皮质醇增多症患者中可正常，而异位 ACTH 综合征及肾上腺皮质癌患者常大大高于正常值。

(2) 地塞米松抑制试验：

① 小剂量地塞米松抑制试验：是检验 ACTH 与皮质醇之间相互依存和相互制约的生理关系是否正常的重要方法。地塞米松 0.5 mg，每 6 h 口服 1 次，共 8 次，测定服药前一天及第二天的尿 24 h UFC 和 17-OHCS 水平。正常人分泌明显受抑，而皮质醇增多症患者不被抑制。

② 大剂量地塞米松抑制试验：方法同小剂量试验，每次服用剂量改为 2 mg。以服药第二天的尿 24 h UFC 与 17-OHCS 测定值下降到服药前 50%以下为被抑制的标准。垂体性皮质醇增多症常被抑制，而肾上腺皮质腺瘤和异位 ACTH 综合征的患者不被抑制。

(3) 胰岛素诱发低血糖试验：可了解下丘脑-垂体-肾上腺轴的整体功能状态，是皮质醇增多症定性诊断的重要方法之一。该试验有一定危险性，应事先备好高渗葡萄糖。有效的低血糖(<2.2 mmol/L)刺激后血浆皮质醇水平，正常人升高，而皮质醇增多症患者并不能升高。

(4) 血 ACTH 测定：对皮质醇的病因鉴别有较大价值。肾上腺皮质肿瘤患者其 ACTH 水平低于正常，而 ACTH 依赖的库欣病及异位 ACTH 综合征患者血中 ACTH 水平升高，有显性肿瘤的异位 ACTH 综合征者，显著高于库欣病者。

(5) 促肾上腺皮质激素释放激素(CRH)兴奋试验：对鉴别 ACTH 依赖性皮质醇增多症有重要意义。库欣病患者应用 CRH 兴奋后血 ACTH 明显增高，而异位 ACTH 综合征和肾上腺肿瘤则无反应。

3. 影像学检查

(1) B 超：对肾上腺肿瘤诊断率达 80%。

(2) CT、MRI：对肾上腺肿瘤和垂体(微)腺瘤确诊率可高达 90%。疑有异位 ACTH 征者，CT 对寻找原发性肿瘤有用。

(3) ^{131}I-标记胆固醇肾上腺皮质扫描：可用于判断肾上腺皮质腺瘤或腺癌的准确部位和有无功能，提示肾上腺双侧增生改变。目前已不作常规检查。

(4) 骨骼系统 X 线检查：可发现患者骨质疏松及有无脊椎压缩性骨折和肋骨多发性骨折等病变。

【鉴别诊断】

1. 单纯性肥胖　通常单纯性肥胖为对称性肥胖，尿 17-OHCS 可升高，但 PF 正常且保持正常昼夜节律性，小剂量地塞米松抑制试验阳性。

2. Ⅱ型糖尿病性肥胖　该病常有肥胖、高血压、糖耐量异常、尿 17-OHCS 偏高等类似症状，但 PF 不高，节律性存在，UFC 正常。

【治疗原则】

皮质醇增多症的治疗因病因而异。治疗原则一方面是去除病因，减少体内皮质醇；另一方面是尽量保证垂体及肾上腺的正常功能不受损害。

1. 手术治疗

(1) ACTH 依赖性皮质醇增多症以经蝶窦垂体瘤摘除术为首选，手术失败或不能手术者应行放疗或行一侧肾上腺切除，对侧次全切除或药物治疗。原发性肾上腺肿瘤首选肿瘤切除术，近年来已采用微创的腹腔镜下肾上腺腺瘤切除术，肾上腺皮质癌以手术为主，辅以药物或局部放疗，异位 ACTH 综合征首选异位 ACTH 分泌瘤切除，必要时行肾上腺切除。

(2) 围手术期处理：除一般常规处理外，肾上腺肿瘤患者应从手术前一天开始给予糖皮质激素，通常手术前一天肌注醋酸可的松 100～200 mg，每 6 h 一次，术中切除肿瘤时，应加用氢化可的松 200 mg，以免出现肾上腺危象。对皮质醇增多症患者行肾上腺肿瘤切除术或肾上腺一侧全切，另一侧大部切除后，应给予糖皮质激素的替代治疗。术后 24 h 内给氢化可的松 200～300 mg，逐渐减量，2 周左右减至 20 mg，小剂量补充约需维持 6～12 个月。

2. 放射治疗　垂体放疗可用于治疗垂体疾患所致的皮质醇增多症，目前多用于垂体手术后疗效不理想，又不愿做第二次垂体手术者，以及施行肾上腺次全切除术后复发的患者，垂体放疗前必须确定肾上腺无肿瘤。经垂体放疗后临床缓解率较高，但仍有近 30%不能控制，而且复发率较高。近年来立体定向放疗效果明显提高。对肾上腺肿瘤或异位 ACTH 瘤不能手术切除者，也可局部放疗。

3. 药物治疗　只作为辅助疗法之一，仅能对皮质醇暂时缓解症状。主要用于术前准备或其他治疗效果不佳时。第一类药物是皮质醇生物合成抑制剂如氨鲁米特、密妥坦、甲吡酮和酮康唑等。另一类是直接作用于下丘脑-垂体水平，抑制 ACTH 释放的药物，如赛庚啶和溴隐亭等。

十五、原发性醛固酮增多症

原发性醛固酮增多症(primary aldosteronism)(简称原醛症)是指肾上腺或异位组织自主或部分自主分泌过多的醛固酮，抑制肾素分泌，产生以高血压、低血钾为特征的综合征。而继发性醛固酮增多症则由于肾上腺外的因素引起肾素-血管紧张素系统兴奋，肾素分泌增多，导致醛固酮继发性分泌增加，引起一系列的临床症状。高水平的肾素活性是两者鉴别的主要特征之一。

【病因分类】

1. 肾上腺皮质腺瘤(APA)　腺瘤发生在肾上腺皮质球状带，约占原醛症的 60%～80%，单一腺瘤多见，双侧或多发肿瘤占 10%～15%，偶可见一侧腺瘤，另一侧增生，肿瘤多较小(直径<3 cm)。

2. 特发性肾上腺皮质增生(IAH)　仅次于腺瘤型，占原醛症的 20%～30%，病因未明，可能不在肾上腺本身。

3. 肾上腺皮质腺癌(APC) 约占原醛症的1%，肿瘤直径大于3 cm，除分泌大量醛固酮外，还分泌糖皮质激素和性激素。

4. 原发性肾上腺皮质增生(PAH) 较罕见，约占原醛症的0.5%，其内分泌和生化测定结果酷似皮质腺癌。

5. 糖皮质激素可抑制的原醛症(GSA) 临床上罕见，有家族史，为常染色体显性遗传，病因未明，可能是17α-羟化酶缺乏致醛固酮合成增多和性激素合成减少。

6. 肾上腺外分泌醛固酮的肿瘤 此类极为罕见，认为是胚胎发育过程中残留在某些器官的肾上腺皮质组织发生的恶性肿瘤，是唯一完全自主性分泌醛固酮的肾上腺外的病变。

【诊断】

1. 临床表现

(1) 高血压：一般在中等或稍严重的水平，恶性高血压少见。对一般抗高血压药物反应甚差是本病的另一大特征。

(2) 低血钾：呈持续低血钾者占70%，间歇性低血钾占30%。可出现肌无力及肌麻痹，心律失常，夜尿增多，烦渴及低比重尿，空腹血糖升高等低血钾症状。

(3) 水、钠潴留，碱中毒，低钙、低镁血症。

2. 实验室检查

(1)电解质的测定：包括血钠、钾、钙、镁和24 h尿钾的测定，还应作血钾连续测定，患者血钠常>140 mmol/L，多数患者呈持续性低血钾(<3.5 mmol/L)，也有出现间歇性低血钾，24 h尿钾>30 mmol/L有临床意义。

(2) 醛固酮及肾素活性测定：测血浆24 h尿醛固酮浓度和血浆肾素活性。患者一般为高醛固酮低肾素活性现象，其比值>25应考虑原醛症的存在。

(3) 醛固酮抑制试验：是确诊原醛症的重要方法，原醛症的醛固酮分泌相对为自主性的，醛固酮分泌不能被抑制或部分抑制，就能将原发性高血压和继发性醛固酮相区别。

(4) 肾素、醛固酮刺激试验：其原理同醛固酮抑制试验，原醛症患者，肾素增值<1.64 nmol/(L·h)，而非原醛症患者，肾素增值>1.64 nmol/(L·h)。

(5) 体位试验及血浆18-羟皮质酮(18-OHB)测定：鉴别APA与IHA有一定价值，立位IHA醛固酮值比原水平增加33.0%以上，而APA未见明显增加，正确性为85%。APA清晨8时血浆18-OHB值超过2 770 pmol/L，而IHA则少于2 770 pmol/L，正确性为80%。

3. 影像学检查

(1) B超：可检出直径1 cm以上的肿瘤，一般APC肿块>5 cm，APA肿块很少超过2 cm，IHA多为双侧肾上腺增大或大小正常。

(2) CT：1 cm以上肿瘤检出率达90%，1 cm以下只有60%小肿瘤需做肾上腺腺薄层扫描。

(3) MRI：在原醛症定位诊断上并不比CT有更多的优越性，但在CT定位有可疑者，可再做MRI检查，主要观察T_2加权在肾上腺区域出现高信号肿块。

(4) ^{131}I-胆固醇肾上腺扫描、超选择性肾上腺静脉插管术，这两种检查可用于鉴别疑难病例，不列为常规检查项目。

【鉴别诊断】

1. 原发性高血压和继发性醛固酮增多症

(1) 醛固酮抑制试验，原醛症的醛固酮分泌不被抑制，而一般性高血压患者，肾素-血管紧张素-醛固酮系统受到抑制，醛固酮分泌减少。

(2) 停用利尿剂，给予补钾，2 周后再查血钾、尿钾。原醛症患者对补钾有相对抗拒性，即补钾后血钾不上升或上升很少。

(3) 醛固酮肾素活性测定，原醛症为高醛固酮同低肾素活性，而继发性醛固酮增多症为高肾素活性。

2. 腺瘤型、特发型增生

(1) 腺瘤型对体位试验醛固酮增加不明显，而增生型明显增加。

(2) 腺瘤型患者对 ACTH 较敏感，而增生型其醛固酮分泌与 ACTH 不相平行。

(3) 影像学检查腺瘤多为单侧，而增生型多为双侧病变。

3. 皮质癌

(1) 肿瘤直径多大于 5 cm。

(2) 可以分泌过量的雄激素和皮质醇。

(3) CT 示瘤体内部明显钙化。

(4) 明确诊断时已发生转移。

【治疗原则】

原醛症应根据其不同类型，选择药物治疗或手术治疗。

1. 药物治疗

(1) 适应证：

① 特发性肾上腺皮质增生；

② 有手术禁忌证的腺瘤型患者；

③ 糖皮质激素可控制的原醛症；

④ 不能根治切除的皮质癌；

⑤ 术前准备。

(2) 常用药物：

① 螺内酯：120～480 mg/d，口服，拮抗醛固酮的作用效应。

② 阿米洛利：每日 15～30 mg，口服，可控制症状。

③ 其他药物：如血管紧张素转换酶抑制剂、钙离子通道阻滞剂等也可选用。而米托坦(双氯苯二氯乙烷)只适用于不能手术或手术后复发的皮质癌患者，可使皮质组织坏死萎缩。

2. 手术治疗　肾上腺皮质腺瘤宜做腺瘤剜除术；皮质增生可做一侧肾上腺全切或次全切除，必要时术后辅以药物治疗；皮质癌及异位产生醛固酮的肿瘤做肿瘤切除。手术前常用螺内酯准备 2～6 周，并进低钠饮食，补充钾盐，若低血钾纠正不理想，可加用氨苯蝶啶，高血压、低血钾、碱中毒好转或消失后方可手术。近年来，对于定位准确的原醛症，可在腹腔镜下切除腺瘤或一侧肾上腺。

十六、儿茶酚胺增多症

由于肾上腺嗜铬细胞瘤(pheochromocytoma)、异位嗜铬细胞瘤及肾上腺髓质增生(adrenal medulla hyperplasia)均分泌过量的儿茶酚胺并由此产生相似的症状,统称为儿茶酚胺增多症。发病年龄以 30～50 岁居多,其中绝大部分为嗜铬细胞瘤,而肾上腺髓质增生只约占 2%。嗜铬细胞瘤约有 10%为多发性,5%～10%为恶性,15%～20%异位。

【诊断】

1. 临床表现

(1) 高血压,阵发性或持续性高血压是该病的典型特征。

(2) 代谢紊乱是另一显著特点,常有高血糖、糖尿、糖耐量异常,表现为多汗、心悸、神经质,血中胆固醇增高,体重下降,并可诱使血管硬化。

(3) 心肌损害,心律失常如早搏、阵发性心动过速及室颤,儿茶酚胺心肌病,局灶性心肌坏死。本病临床表现涉及多个系统且表现多样。

2. 实验室检查　血和尿中儿茶酚胺及代谢产物的测定对定性诊断意义最大。24 h 尿中三甲氧基四羟基苦杏仁酸(VMA)及血浆儿茶酚胺明显升高结合临床即可诊断。定性诊断如有疑问,可采用苄胺唑啉抑制试验和组胺激发试验来验证。

3. 影像学检查　随着现代影像技术的提高,定位诊断的准确性越来越高。

(1) B 超:阳性率为 80%～90%。

(2) CT、MRI:阳性率为 90%,能准确检测出大于 1 cm 的肿瘤。

(3) ^{131}I－MIBG(间位碘代苄胍):肾上腺髓质显像具有良好的定位、定性价值,对静止期、异位及多发的嗜铬细胞瘤、恶性嗜铬细胞瘤转移灶、肾上腺髓质增生的诊断价值优于其他检查,准确率大于 90%。同时可用于原发性高血压及其他占位性病变与儿茶酚胺增多症的鉴别诊断。

【鉴别诊断】

1. 原发性高血压　尤其是不稳定型,有头痛、心悸、血压波动大等表现。但尿中儿茶酚胺与 VMA 正常,药物激发试验阴性。

2. 肾上腺节细胞神经瘤　是发生于交感神经系统节细胞的肿瘤,有 40%发生在肾上腺髓质,一般是无功能肿瘤,但偶可分泌儿茶酚胺,CT 表现为均匀密度的软组织影,尿 VMA 常正常。

【治疗原则】

本病原则上应手术治疗,但为将手术风险减至最低,妥善的围手术期处理至关重要。高血压发作危象应作紧急处理,儿茶酚胺心肌病及高血压危象致心力衰竭者需延长术前准备时间至少半年,经治疗使心肌损害恢复至较好状态后手术。

围手术期处理:

1. 控制血压　术前应用肾上腺素能受体阻滞剂,使血压缓慢下降,血管床扩张,血容量逐渐增加。一般用酚苄明从 10 mg q8h 开始,逐渐加量(最大可达 20 mg q6h)至血压良好控制。如血压控制不理想可加用钙通道阻滞剂(硝苯地平等),一般准备时间不少于

10～14 日，血压平稳 3～5 日行手术。

2. 纠正心律失常　常用药为普萘洛尔，一般为每日 20～40 mg，但一般在使用 α 受体阻滞剂的基础上加用。

3. 术前扩容　在控制血压的前提下补充一定血容量可使术中血压下降减缓，术后血压恢复快而稳定。通常术前一天输血 400 ml，平衡液 1 000 ml。

4. 术前禁用阿托品，而改用东莨菪碱，以免诱发心动过速。麻醉一般选择全麻以便及时处理术中可能出现的各种危象，可采用硝普钠等药物防治术中血压的急剧波动。术后须持续监测各项生命指标，及时发现问题，果断处理。

【手术方式】

本治疗可分为两类：开放手术和腹腔镜手术。肿瘤体积小可选用腹腔镜手术或经腰切口手术，肿瘤体积大（>5 cm）、疑恶性或异位时，可选用肋缘下经腹斜切口等手术。

（徐承良）

十七、前列腺增生症

前列腺增生是尿道周围前列腺的良性增生，是老年男性的常见疾病。发病率随年龄递增，男性自 35 岁以后前列腺可有不同程度的增生，50 岁以后出现临床症状，症状决定于梗阻的程度、病变发展的速度以及是否合并感染和结石，而不在于前列腺本身的增生程度。增生未引起梗阻或轻度梗阻可无症状，对健康没有影响。老龄和有功能的睾丸是发病的基础，两者缺一不可。上皮和基质的相互影响，各种生长因子的作用，睾酮、双氢睾酮以及雌激素的改变和失去平衡是导致前列腺增生的重要病因。正常前列腺的重量大约为 15～25 g。

【病理类型】

前列腺发生增生改变时，首先在前列腺段尿道黏膜下腺体区域内出现多个中心的纤维肌肉结节及基质增生，进而才有腺上皮的增生。病理可分为腺型结节和基质结节两种。有人将增生的不同组织成分分为 5 型：纤维肌肉增生、肌肉增生、纤维肌肉腺瘤样增生、纤维腺瘤样增生和基质增生，其中基质增生是前列腺增生的重要特征。

【诊断】

1. 年龄　多见于 50 岁以上的男性。

2. 尿频　是前列腺早期充血刺激引起的，夜间症状明显。

3. 排尿困难　进行性排尿困难是前列腺增生最重要的症状，发展缓慢。梗阻重时排尿费力，射程短，尿线细而无力，呈滴沥状，尿时延长。

4. 尿潴留　梗阻加重到一定程度时会出现尿潴留。

5. 膀胱刺激症状　合并感染时会有尿频、尿急、尿痛等膀胱刺激症状，有结石时更明显。

6. 血尿、肾功能不全　可发生无痛肉眼血尿，晚期可出现肾功能不全和双肾积水。

7. 直肠指检　可触及前列腺增大，中等硬度，中央沟变浅或消失。

8. 尿流率检测　最大尿流率<15 ml/s，说明排尿不畅；<10 ml/s 说明梗阻严重必须

治疗。

9. 超声检查　经直肠超声最正确，可以测出前列腺的前后、左右、上下各条径线，算出前列腺的体积。前列腺的体积＝0.52×三条径线。

10. 尿动力学检查　压力-流率测定是膀胱出口梗阻的金标准。

11. 泌尿系造影　可以通过静脉肾盂造影和尿道造影来协助诊断。

12. 膀胱镜检查　可以明确下尿路梗阻是否由前列腺增生引起。

【治疗原则】

前列腺增生的治疗目的在于改善排尿症状，缓解并发症，保护肾功能。由于不是所有的前列腺增生症都有排尿困难的症状，排尿困难的症状也和前列腺增生程度不成比例，所以治疗与否看有没有排尿困难的症状。不同的患者应该接受个体化的治疗。目前认为治疗方法有以下 4 种：

1. 密切随访与观察。

2. 药物治疗　包括：

(1) 激素类药物；

(2) 5α-还原酶抑制剂、α_1 受体阻滞剂、抑制肠道吸收胆固醇的药物。

(3) 天然植物类药物。

3. 手术治疗。

4. 微创手术治疗　若无排尿困难的症状就不必治疗，只要注意气候的变化，防止受凉和感染，禁酒和辛辣食物，注意保健。大部分有症状的前列腺增生症采用药物治疗有效。大约只有 8%的患者需要手术干预，部分患者可以通过微创改善症状。前列腺增生症可以引起梗阻，使膀胱功能损害甚至肾功能损害，因此，前列腺增生症的治疗原则是首先解除梗阻，保护膀胱和肾功能。

（夏国伟）

十八、勃起功能障碍

【概述】

勃起功能障碍(erectile dysfunction，ED)是指“不能达到和维持足以进行满意性交的勃起”。1990 年前又称为性无能(impotence)和性功能障碍(sexual dysfunction)，有时包括了我国称之的阳痿和性欲、性高潮及射精功能障碍。其患病率还很难得出结论，因 ED 的诊断有较大的主观性。

ED 的常见病因及其发生机制见表 6－1。

表 6－1　ED 常见病因及其发生机制

类　型	机　制
心理性	易患因素 促成因素 维持因素

续表 6－1

类　型	机　制
内分泌性	性腺功能低下 高催乳素血症 甲状腺功能亢进 甲状腺功能减退
神经性	大脑勃起中枢障碍 脊髓传导勃起反射异常 盆腔骶髓交感传出神经障碍
动脉性	动脉粥样硬化 外伤 医源性
静脉性	原发静脉病变 手术后静脉异常 阴茎白膜异常 海绵体平滑肌受损
医源性	药源性 手术 放射治疗

还有一些危险因素如年龄、躯体疾病（心血管疾病、高血压和糖尿病）、精神心理因素、不良生活方式等。

【诊断】

1. 临床表现

（1）ED的相关病史（系统回顾），性生活史。

（2）11EF ED的症状评分。

（3）一般体检：注意体形、毛发及皮下脂肪分布，肌肉力量；神经系统检查，特别注意下腰、下肢及会阴的感痛觉，球海绵体肌反射；外生殖器检查；阴茎大小、外形，睾丸大小及质地等。

2. 实验室检查

（1）血、尿常规，血糖测定，血脂分析。

（2）睾酮、泌乳素、甲状腺素测定。

3. 特殊检查

（1）夜间阴茎胀大试验。

（2）阴茎肱动脉血压指数：PBI＝阴茎动脉血压/肱动脉血压，PBI＞0.75属正常。

（3）阴茎海绵体注射血管活性药物试验，常用罂粟碱、酚妥拉明及前列腺素 E_1。

(4) 彩色双功能超声检查。

(5) 阴茎海绵体测压。

(6) 阴茎海绵体造影。

(7) 选择性阴茎动脉造影。

(8) 勃起功能障碍的神经检测(自主神经检测,躯体神经检测)。

(9) 海绵体活检。

(10) VISER(vascular indication of sexual excitation response)。

特殊检查是在病史、体检及实验室三项最基本的诊断上,有选择地进行检查,这要取决于患者要求的强烈性。

【治疗原则】

诊断和治疗常同步进行,其程序步骤如下:

1. 口服药物　周围启动剂如西地那非(sildenafil);中枢调节剂如阿扑吗啡。

2. 局部用药

(1) 经皮肤:硝酸甘油治疗,米诺地尔(minoxidil)乳剂和前列腺素 E_1 乳剂(PGE1)。

(2) 经尿道:前列腺素 E_1 的合成化学药物(前列地尔,MUSE)。

3. 性心理治疗　必要时配合 NPT 和药物治疗刺激联合治疗。

4. 体内注射(ICI)疗法　应用罂粟碱、酚妥拉明、PGE_1。

5. 手术治疗

(1) 阴茎假体植入(半硬性可屈性假体和液体充胀性膨胀性假体)。

(2) 阴茎静脉手术:先行海绵体测压和造影证实静脉瘘。

(3) 阴茎动脉手术:先行阴茎动脉造瘘证实有供血障碍。

十九、男性不育症

WHO 推荐,夫妇婚后同居 1 年以上(国内主张 2 年),未采取避孕措施,由男性方面原因造成女方不孕者,谓之男性不育症(male infertility)。完全无精子(特发性)者称绝对不育,而因少精、精子质量差、生育能力差者称相对不育。各国男性不育病因不同,我国各地的报告也不一。引起男性不育的原因包括:

1. 生殖器发育异常。

2. 内分泌异常。

3. 免疫性不育。

4. 感染不育。

5. 输精管道梗阻。

6. 性功能障碍。

7. 理化因素。

8. 精索静脉曲张。

9. 不明原因　有:① 性功能正常,精液常规检查亦正常占男性不育的 48.8%。② 没有查出确切病因:仅出现精液异常,如特发性精子畸形、弱精症、死精症及无精症等。

【诊断】

要区别绝对不育还是相对不育，并要将配偶情况综合考虑。

1. 临床表现

(1) 相关病史：家族史、个人史(生长发育史、先天性疾患、全身性疾病、手术史、婚姻史)中与不育有关的相关情况。

(2) 体检包括全身体检，生殖器官的检查(阴囊、睾丸、精索)，肛查等。

2. 精液检查　包括对精子特征和精浆的评估。

3. 内分泌检查　主要测性腺轴(FSH、LH、T、PRL)。

4. 免疫学检查　测夫妇双方血清或分泌物(精液、宫颈黏液)的抗精子抗体。

5. 染色体分析　核染色质检查、染色体核型测定等。

6. X线检查　精道造影、头颅摄片等。

7. 男生殖系统的细菌学和脱落细胞的检查。

8. 睾丸活检　进行 Johnsen 评分，共 10 分评价抗精子的组织学表现，积分越高，精子发生越好。

【治疗原则】

1. 不育夫妇双方共同治疗。

2. 非手术治疗　要采取不同情况采取作用机制不同的药物：

(1) 促性腺激素；

(2) 脉冲式 GnRH 治疗；

(3) 促进内源性促性腺激素分泌(氯米芬)；

(4) 睾丸反跳治疗(testosterone rebound)；

(5) 免疫性不育的治疗(应用避孕套，洗涤精子人工授精，肾上腺皮质激素，中药等)。

3. 手术治疗

(1) 精索静脉高位结扎术和隐睾固定术。

(2) 解除输精管的梗阻。

4. 医疗辅助受孕技术

(1) 精子体外处理。

(2) 丈夫精液人工授精(AIH)。

(3) 卵胞浆内精子显微注射(ICSI)，可使用不同来源的精子。

(4) 供者精液人工授精(AID)。

5. 预防治疗　对可能引起男性不育的情况如性传播疾病进行治疗，睾丸下降不全应在儿童期治疗，环境有害物及肿瘤需先保存精液。

(张　炜大)

二十、肾下垂

正常肾盂的位置在第一、第二腰椎之间，左肾稍高于右肾，肾脏可随呼吸活动，体位改变亦可使之上下移动，但其活动范围不到一个椎体，约 2～4 cm，超过上述范围即为肾下垂

(nephroptosis)。少数患者肾蒂较长，腹肌薄弱，肾被腹膜包裹，肾脏在腹部广泛移动，此类又称游走肾。

【诊断标准】

1. 临床表现

(1) 腰痛：可钝痛或牵引痛，平卧后消失。

(2) Dietl 危象：肾绞痛、恶心、呕吐、脉搏增快等。

(3) 消化道症状：消化不良、腹胀、嗳气、恶心、呕吐。

(4) 神经官能症：伴有失眠、眩晕、心悸、乏力。

(5) 泌尿系症状：血尿、尿路感染。

(6) 体格检查：平位和坐位比较肾的位置和活动度。

2. 特殊检查

(1) B 型超声显像：比较卧位及直立位的肾下极位置和活动度，即可作出诊断。

(2) 排泄性或逆行性肾盂造影：先摄 X 线平卧片及直立位片，了解肾盂位置。如肾盂较正常下降一个椎体即为肾下垂。若下降至第三腰椎水平即为一度，降至第四腰椎为二度，降至第五腰椎为三度，降至第五腰椎以下为四度。

第(1)、(2)项阳性可确诊本病。

【治疗原则】

1. 根据症状、下垂程度及有无并发症决定。

2. 肾下垂无明显症状及并发症时，不需特殊治疗　不同程度的肾下垂，均宜先行非手术治疗。尤其是仅有临床表现而无并发症时，一般均以非手术治疗为宜。非手术治疗包括休息、加强营养增加体重、腹肌锻炼、注射苯丙酸诺龙等。局部在起床前束宽弹性腰带或肾托。

3. 症状明显或经非手术治疗无效者需行手术治疗　手术治疗包括肾固定术和纠正并发症。

(1) 手术指征：① 症状确系肾下垂所致，且严重影响生活和工作。② 合并肾积水、结石可手术治疗。③ 反复上尿路感染或血尿又确为肾下垂所致，经非手术治疗无效，亦可考虑行肾固定术。

(2) 禁忌证：① 合并有全内脏下垂。② 明显神经官能症且无明显泌尿系并发症。

(3) 手术方法：行肾固定术方法很多，常应用肾周筋膜、脂肪、肾包膜，将下垂肾悬吊于肋骨、腰肋韧带上，再与腰肌缝合固定。术后卧床 3 周，3 个月内不做重体力劳动。

肾周筋膜内注射硬化剂或硅橡胶也可治疗本病，但因疗效不肯定和并发症较多，目前国内很少使用。

(殷长军)

二十一、乳 糜 尿

乳糜尿(chyluria)是指乳糜或淋巴液进入尿中，使尿液呈乳白色或米汤样的一种病症。若乳糜尿中含有血液，使尿液呈酱油色，则称为乳糜血尿。乳糜尿及乳糜血尿是班氏丝虫感染的并发症。2%～10%的丝虫感染者可发生乳糜尿，一般发生于感染后3～5年。多发生于青壮年，以20～40岁男性多见。长期反复发作的乳糜尿可丢失大量的蛋白，从而导致营养不良和肝功能的改变。

【临床意义】

1. 淋巴管阻塞，常见于丝虫病，丝虫在淋巴系统中引起炎症反复发作，大量纤维组织增生，使腹部淋巴管或胸导管广泛阻塞，由于肾的淋巴最脆弱，故易于肾盂及输尿管处破裂，出现乳糜尿。如为丝虫症引起的，可在尿沉渣中于显微镜下见到微丝蚴。先天淋巴畸形/腹部结核/肿瘤压迫等也可以出现乳糜尿。

2. 胸腹创伤/手术伤及腹腔淋巴管或胸导管也可出现乳糜尿，但少见。

3. 过度疲劳/妊娠及分娩后/糖尿病脂血症、肾盂肾炎、包虫病、疟疾等也偶见乳糜尿。

【诊断】

1. 临床表现　患者常有丝虫病流行区居住史或丝虫感染史。尿液呈乳白色或酱油色，或夹杂有乳糜凝块，静置后上浮脂滴。多呈间歇性发作，严重者可呈持续性，每次持续数日或数周。常因高脂饮食、劳累、受凉后诱发或加重。出现单侧或双侧腰背部酸胀或钝痛，有时可因乳糜块和血块阻塞输尿管而发生肾绞痛；如阻塞尿道，还可发生排尿困难或尿潴留。长期反复发作的乳糜尿可出现乏力、消瘦、水肿、贫血等营养不良症状。

2. 实验室检查

(1) 尿液检查：尿液在玻璃容器内静置后可分3层：上层为白色脂质，中层为乳糜块，底层为红、白细胞。尿蛋白阳性，尿乳糜试验阳性(尿标本中加入乙醚后混浊消失，离心后上有脂肪环)。尿中微丝蚴检查可阳性。

(2) 血液检查：夜间抽血可查到微丝蚴。急性期血白细胞计数增多，嗜酸性粒细胞亦显著增多。

3. 辅助检查

(1) 膀胱镜检查：嘱患者检查前2～3 h进高脂性食物，如油煎荷包蛋、重油炒饭等，并加强活动。待看到尿液呈乳白色时立即进行检查，以观察乳糜自何侧输尿管口喷出。另外，还可行逆行输尿管插管收集肾盂尿做镜检及乳糜试验。逆行肾盂造影时可见明显的肾盂淋巴反流。

(2) 淋巴造影：可显示淋巴系与泌尿道间病理性交通的部位、数目和程度。通常采用经足背淋巴管管造影。正常淋巴管造影时，肾区无造影剂显示，乳糜尿患者患侧可显示肾蒂淋巴管迂曲扩张，可见肾盂肾盏轮廓；腹膜后淋巴管粗细不均，甚至呈竹节状；淋巴结可有充盈缺损。

【鉴别诊断】

1. 脓尿　泌尿生殖系感染出现脓尿时，尿液呈乳白色混浊状，甚至伴脓块，表面上酷似乳糜尿。但脓尿患者常有泌尿生殖系感染史，有明显尿路刺激症状。尿常规检查可见大量的脓细胞与白细胞。尿液静置后无上浮脂滴，尿乳糜试验阴性。同时，尿细菌培养计数＞10^5 ml。

2. 结晶尿　尿液排出时较清亮，而静置后呈乳白色混浊。此类患者常无泌尿系统症状，尿液镜检可见较多的结晶，以草酸盐、尿酸盐、磷酸盐为主。尿液静置后无上浮脂滴，乳糜试验阴性。

3. 蛋白尿　尿液中蛋白质含量较多时可呈混浊状，有泡沫。但此类患者常有急、慢性肾病史，且伴有水肿、高血压等症状。尿沉渣镜检可见许多红、白细胞和管型，24 h 尿蛋白定量为 1.0～3.5 g。

4. 慢性前列腺炎　小便起始或终末时有乳白色黏液自尿道口溢出，并可使尿液变混浊。此类患者常伴有尿频、尿道刺痛，下腹部、会阴部、腰部及睾丸酸胀不适，性功能减退等症状。直肠指检示前列腺质韧，有轻度压痛。前列腺液常规检查可发现大量脓细胞、白细胞，卵磷脂小体减少或消失。

【治疗】

1. 非手术治疗

(1) 卧床休息，低脂类饮食，多饮水，避免过度劳累，轻度乳糜尿者可自行消失。

(2) 抗丝虫药物治疗：血和尿中查到微丝蚴者，可给予抗丝虫药物。① 枸橼酸乙胺嗪(海群生)：对成虫及微丝蚴均有杀灭作用。一般采用 7 日疗法，每次 200 mg，每日 3 次，7～10 日为 1 个疗程。也可采用 1～1.5 g 顿服，连服 2～3 日。② 左旋咪唑：疗效较海群生差，每日剂量 4～5 m/kg 体重，分 2 次服，5 日为 1 个疗程。

(3) 硝酸银肾盂冲洗治疗：经膀胱镜行患侧逆行输尿管插管至肾盂内，用 1%～2%硝酸银溶液 10～20 ml 行低压肾盂冲洗，2～3 ml 后再用生理盐水冲洗肾盂。此方法是通过刺激性药物的作用使乳糜瘘口闭合，如果一次无效，可重复数次，每周 1 次。

(4) 肾囊内注射高渗糖治疗：局麻后在 B 超引导下，用腰穿针垂直刺入至肾周脂肪囊，回抽无血后，缓慢注入 25%～50%葡萄糖 40 ml 和维生素 C 500 mg。注药后臀部垫高，仰卧 4～6 h，每 3～5 日注药 1 次，5 次为 1 个疗程。

2. 手术治疗　对严重或反复发作的患者出现贫血、低蛋白血症或引起泌尿系统的梗阻感染以及用非手术治疗无效者，可采用手术治疗。

(1) 肾蒂淋巴管剥脱(结扎)术：即将通向肾蒂的淋巴管、脂肪和结缔组织一一钳夹切断，两断端分别结扎。要求不能漏扎一根淋巴管，否则易引起复发。

(2) 胸导管-半奇静脉吻合术：适用于胸导管阻塞的患者，但手术远期疗效不佳。

(3) 腰干淋巴管或淋巴结-精索(卵巢)内静脉吻合术，手术疗效较好。

(4) 腹股沟淋巴结-大隐静脉分支吻合术。

二十二、尿失禁

尿液不受主观控制而自尿道口点滴溢出或流出称为尿失禁。尿失禁是由于膀胱括约肌损伤或神经功能障碍而丧失排尿自控能力。

【分类】

尿失禁按其发生机制可分为：

1. 真性尿失禁　由于膀胱逼尿肌过度收缩、括约肌松弛或麻痹，膀胱失去储尿作用，尿液不自主地由尿道流出。常见于下列原因：

(1) 膀胱功能异常：如逼尿肌激惹(功能亢进)，逼尿肌不稳定，逼尿肌反射增强，膀胱顺应性降低。

(2) 神经病变：主要是可能影响到膀胱和尿道括约肌的神经系统病变，如多发性硬化、脊髓损伤、糖尿病、脊髓发育不良、脑卒中、帕金森病等。

(3) 括约肌功能异常：如尿道运动过度和内括约肌功能障碍。

2. 假性尿失禁　由于各种原因的排尿障碍引起的慢性尿潴留，造成膀胱过度充盈，尿液被迫溢出，此类尿失禁亦称充盈性尿失禁。假性尿失禁实为排尿困难的一种形式，常见于：

(1) 下尿路梗阻：常见于膀胱颈梗阻、前列腺增生、尿道狭窄、尿道瓣膜等。

(2) 神经病变：脊髓病变或损伤，或因膀胱感觉麻痹，或因支配膀胱的运动神经功能损害，使膀胱颈痉挛，致膀胱过度充盈而表现为充盈性尿失禁。

3. 压力性尿失禁　逼尿肌功能正常，尿道括约肌或盆底及尿道周围肌肉松弛，尿道阻力下降，平时尚能控制排尿，但在腹部压力突然增高的同时如大笑、咳嗽、喷嚏等，膀胱内压力突然增高，超过已降低的尿道压力，立即流出少量尿液，当腹压解除时溢尿停止。

4. 逼尿肌运动失调性尿失禁　逼尿肌异常收缩，尿道外括约肌功能减退，虽无尿意，但尿液自尿道口溢出。其原因尚不明确。

5. 紧迫性尿失禁　膀胱内病变强烈刺激使膀胱收缩，或脊髓上中枢抑制功能减退致膀胱异常收缩，尿急紧迫而出现尿失禁。常见于急性膀胱炎、间质性膀胱炎。

【诊断】

1. 病史

(1) 现病史：详细询问患者白天和夜间排尿次数，尿失禁发生时自我能否感觉到，尿失禁发生前是否有尿意，有尿意时还能憋尿多长时间，是否为急迫性尿失禁，咳嗽、擤鼻涕等腹部用力时有无尿失禁，尿失禁是否与体位有关，出现尿线前是否需要等待、需要用力等。

(2) 过去史：详细了解患者过去病史中可能影响到膀胱和尿道括约肌的神经系统病变，是否做过前列腺、阴道或盆腔其他器官手术，是否经受过放疗，是否用过交感神经类药物等。

2. 体格检查

(1) 神经系统检查：主要包括观察患者的举止和步态，肢体的协调能力，面部是否对称。测试球海绵体肌反射时，应突然按压患者的阴茎头或阴蒂，观察肛门括约肌是否收缩。

(2) 腰腹部检查：注意是否有包块、疝，膀胱是否充盈，直肠指诊了解前列腺的大小和硬度，肛门括约肌的张力、肛门周围的感觉等，以此了解盆腔器官情况和患者有无尿失禁或阴道膨出。

(3) 压力性尿失禁征：患者自觉膀胱充盈或膀胱内灌注 300～350 ml 生理盐水后，嘱患者取截石位及站立位，咳嗽或腹部用力，观察尿道口有无尿液溢出。

(4) 棉签试验(Q 试验)：患者取截石位，将蘸有润滑剂的棉签插至膀胱颈部，记录静止情况下棉签与水平位的角度，然后嘱患者咳嗽或增加腹压，注意棉签此时与水平面的角度变化，超过 30°者即为阳性。

(5) 膀胱颈抬高试验：患者取截石位，膀胱充盈后，嘱患者增加腹压。可见膀胱颈下降，出现尿失禁。此时检查者手指插入阴道抬高膀胱颈，尿失禁停止，提示试验阳性。

3. 实验室检查

(1) 中段尿培养：以排除可能的泌尿系感染对排尿的影响。

(2) 肉眼尿动力学检查：患者排尿后取截石位，尿道内插入气囊导尿管。尿管与 50 ml 注射器外鞘相连，向注射器外鞘内不断灌入生理盐水，让盐水靠自身重力流入膀胱内(正常时膀胱容量 350～550 ml)。当鞘内液面稳定时，测定膀胱容量，读出高于耻骨联合的液面高度即为大致的膀胱压。操作过程中随时询问患者的感觉，感觉减退时即为神经系统异常。如尿从尿管周围难以控制地溢出，则为压力性尿失禁。

(3) 实验室尿动力学检查：主要为测定 Valsava 漏点压和逼尿肌漏点压。Valsava 漏点压的操作如下：膀胱充盈至患者能忍受或预定的数值，嘱患者逐渐呼气后屏气，至腹压增加，尿道口有尿溢出。测定此时的腹压和膀胱压，即为引起尿失禁的最低膀胱压，称作 Valsava 漏点压。逼尿肌漏点压的操作如下：膀胱充盈至尿道口有尿溢出，操作过程中不需增加腹压，此时的膀胱压即为逼尿肌漏点压。

4. 影像学检查

(1) 尿道膀胱造影：患者排尿后，插入导尿管排空残余尿，12%碘化钠液 150 ml 加温至 37℃后，缓缓注入膀胱，再注入温碘油 15 ml。将金属珠链嵌入纵形劈开的导管槽中，将导管槽插入膀胱内，导管槽与珠链分离后，取出导管槽。珠链外端以导线固定，防止珠链掉进膀胱。在立位自然状态和增加腹压的情况下分别拍摄前后位和侧位 X 光片。侧位片更能显示膀胱颈和尿道的关系。

(2) B 超：可以测定膀胱内残余尿的体积，发现膀胱内有无肿瘤占位、结石等病变。

【治疗】

1. 药物治疗

(1) 抗胆碱能药物：如普鲁苯辛 7.5～15 mg，3 次/d，每隔 3～5 天剂量递增 1 次，最后剂量可达 105 mg，4 次/d。

(2) 三环类抗抑郁药物：如丙咪嗪 25 mg，每晚睡前服用，以后每周递增 25 mg，最大剂量可达 150 mg，完全停药。

(3) 雌激素软膏：2 g，涂敷阴道，每晚 1 次。用于经绝期前后的妇女。

(4) 尿道周围注射药物：有胶原、白体脂肪、Polytef 等。

2. 辅助治疗

(1) 电刺激治疗：原理是引起括约肌和盆底肌肉的收缩，反射性地抑制逼尿肌。前者用于治疗括约肌功能障碍，后者用于治疗逼尿肌不稳定或反射过强。方法为经阴道或直肠内置入电极，每日电刺激时间 6～24 h。但效果尚不肯定。

(2) 盆底肌肉锻炼：患者重复进行提肛、收缩会阴练习。

(3) 生物反馈治疗：患者阴道内塞入不同重量的锥形物，保留并行走 1 min；然后保留 15 min，进行随意性的收缩盆底肌肉的练习，每日 2 次。疗程不定，每 3 个月随访 1 次。

3. 手术治疗

(1) 膀胱尿道固定术：手术的目的是将尿道周围的阴道壁缝合于耻骨后，使膀胱和尿道进入盆腔。适用于Ⅱ型压力性尿失禁患者。

(2) 针穿法阴道悬吊术:适用于Ⅱ型压力性尿失禁患者。

(3) 膀胱颈管形化术:适应证为男女尿道上裂、尿道外伤、前列腺摘除术后尿失禁。

(4) 膀胱三角区管状化术:尤适用于儿童,尿动力学检查尿道闭合压低而逼尿肌顺应性正常。

(5) 阴道耻骨悬吊术:适用于行尿动力学检查确定患者的尿失禁源自尿道,逼尿肌收缩力正常者。脊髓膨出患者往往兼有尿失禁和膀胱顺应性差两方面问题,除行悬吊术外,还须行膀胱扩大术。适用于Ⅲ型尿失禁。

(6) 人工括约肌置入术:适用于Ⅲ型尿失禁患者,但并发症发生率较高。患有脊膜膨出及其他神经源性膀胱者,宜选用袖套经过特殊处理的人工括约肌。

(7) 阴道前壁折叠术:适用于阴道前壁松弛,膀胱壁脱垂,伴有尿失禁者。

(钱立新)

二十三、精索静脉曲张

精索静脉曲张(varicocele)系精索的静脉回流受阻或瓣膜失效血液反流引起血液淤滞,导致蔓状静脉丛迂曲扩张。此病多见于青壮年。发病率在男性人群中为10%～15%,男性不育人群中精索静脉曲张约为21%～42%。80%～98%的精索静脉曲张发生在左侧,双侧者可高达20%～58%。多数人认为精索静脉曲张可以影响精子的发生和精液质量而造成不育,手术治疗后部分患者能恢复生育能力。

【病因】

1. 人的直立姿势影响精索静脉回流。

2. 静脉壁及其周围结缔组织薄弱或提睾肌发育不全。

3. 静脉瓣膜缺损或关闭不全。

4. 左侧精索内静脉行程长并呈直角进入肾静脉,静水压力高。

5. 左精索内静脉可能受乙状结肠压迫。

6. 左肾静脉在主动脉与肠系膜上动脉间可能受压,影响精索静脉回流,形成所谓的近端钳夹现象。

7. 右髂总动脉可压迫左髂总静脉,使左输精管静脉回流受阻,形成所谓的远端钳夹现象。

上述前三项因素同时影响两侧精索内静脉,一部分右精索内静脉直接进入右肾静脉,两侧蔓状静脉丛之间存在交通支,右侧精索静脉曲张的发病率不低。

肾肿瘤在肾静脉、下腔静脉内形成癌栓或腹膜后肿瘤压迫、肾积水或异位血管等均可引起精索静脉曲张,称为症状性或继发性精索静脉曲张。

【临床表现】

主要症状为站立时阴囊胀大、坠胀不适,有时坠痛,可向下腹部、腹股沟或腰部放射。症状多于劳累、久立后加重,平卧休息后症状可减轻或消失。亦有许多患者平时无自觉症状,而体检时偶然发现。站立位时,阴囊松弛下垂,阴囊内可扪及柔软的蚯蚓样或团块性肿块。平卧时，团状物明显减轻或消失。有时有神经衰弱症状。

【诊断】

1. 体检　精索静脉曲张程度分为 3 级：① 轻度：触诊不明显，患者屏气增加腹压（Valsalva 法）时方可摸到曲张静脉。② 中度：触诊即可摸到曲张静脉但外观正常。③ 重度：曲张静脉如成团蚯蚓，触诊及视诊时均极明显。

精索静脉曲张在平卧时可完全消失，如不消失应考虑为症状性精索静脉曲张。

2. B超　一部分不育患者虽无精索静脉曲张的体征，但通过其他检查方法却能发现静脉曲张病变。应用的检查方法有多普勒超声、红外线或接触性阴囊测温、实时 B 型超声波检查、放射性同位素阴囊血池扫描及精索内静脉造影等。

3. 造影　精索内静脉造影是一种可靠的诊断方法。造影结果可分 3 级：① 轻度：造影剂在精索静脉内逆流长度达 5 cm。② 中度：造影剂逆流至腰椎 4～5 水平。③ 重度：造影剂逆流至阴囊内。

精索内静脉造影有助于减少高位结扎手术的失败率和分析手术失败的原因。

【治疗】

亚临床型精索静脉曲张亦会造成对睾丸功能的影响，主张积极治疗各种类型的精索静脉曲张患者。精索静脉曲张伴有不育或精液异常者不论症状轻重均为手术治疗指征。有人主张在青少年时如发现有精索静脉曲张，应早行手术以免影响以后的生育能力。也有人认为精索静脉曲张无明显症状并有正常生育者，一般不需手术。

常用手术为精索内静脉高位结扎术，加做分流术并无必要。手术失败的主要原因为漏扎静脉分支。

精索内静脉栓塞术可在精索内静脉造影证实有逆流后进行。栓塞材料有明胶海绵、金属圈、金属伞、可脱离气囊或硬化剂如 5%鱼肝油酸钠、Aethoxysclerol 等。如肾静脉有解剖变异，精索内静脉有多个分支或侧支时，不宜行栓塞术。

精索内静脉手术后精液改善率可达 50%～80%。精索静脉曲张如系左髂总静脉受压（即远端钳夹现象）所致，则结扎精索内静脉后病变更为加重。术前精子数目大于每毫升 1 000 万时，术后精液改善率达 85%，妊娠率为 70%；如精子数目小于每毫升 1 000 万，精液改善率仅 35%，妊娠率为 37%。无精子症者术后恢复生育能力的可能性极微。

二十四、鞘膜积液

胎儿在发育过程中，睾丸从腹膜后经腹股沟管下降至阴囊。在睾丸下降过程中，带有一部分腹膜随之一同下降，沿精索及睾丸形成鞘突。精索部的鞘突一般在出生前或出生后短期内自行闭锁形成纤维索，睾丸部的鞘突覆盖在睾丸与附睾表面，称为睾丸鞘膜。内外两层之间形成一潜在腔隙，称为鞘腹腔。正常情况下，鞘膜腔内有少量液体。当鞘膜本身或睾丸、附睾发生病变时，液体的分泌与吸收失去平衡，鞘膜腔内的液体量超过正常量形成囊肿，称为鞘膜积液（hydrocele）。

【分类】

根据鞘膜积液所在的部位与鞘突闭锁的情况分为以下类型：

1. 睾丸鞘膜积液　最常见，积液发生在睾丸鞘膜腔内。

2. 精索鞘膜积液　由于精索部鞘突未闭锁而形成囊性积液。

3. 混合型　同时有睾丸及精索鞘膜积液存在。

4. 婴儿型鞘膜积液　1.75%的新生儿在出生时有鞘膜积液，1/4 为双侧性，多数随小儿生长逐渐消退。

5. 交通性鞘膜积液　鞘突未闭锁，鞘腹腔与腹腔相通，鞘膜内积液为腹腔内液体。积液量随体位改变而变化，此型又称为先天性鞘膜积液。如鞘突与腹腔的通道较大，可同时出现腹股沟斜疝。

【病因】

鞘膜积液有原发性和继发性两种。原发者病因不清，可能与慢性炎症和创伤有关，积液为淡黄色清亮液；继发者可续发于急性睾丸炎、急性附睾炎、创伤、丝虫病、血吸虫病等，积液多混浊，甚至呈血性、脓性或乳糜性。

【临床表现】

1. 症状　一般无自觉症状。当积液量较多时，站立位可有下垂感或牵扯痛。巨大鞘膜积液时，阴茎缩入包皮内，影响排尿、性生活和行动。

2. 体检　睾丸鞘膜积液多数呈卵圆形，位于阴囊内，表面光滑，无压痛，有囊性感，睾丸、附睾触摸不清，透光试验阳性。精索鞘膜积液位于睾丸上方或腹股沟内，其下方可触及睾丸与附睾。婴儿型鞘膜积液阴囊内有梨形肿物，睾丸与附睾亦触摸不清。交通性鞘膜积液与体位有关，站立位积液增多，卧位挤压积液可减少或消失。

【诊断与鉴别诊断】

根据病史与体检，鞘膜积液的诊断一般不困难。鞘膜积液应与下列疾病鉴别：

1. 腹股沟疝　交通性鞘膜积液应与腹股沟疝鉴别，腹股沟疝透光试验阴性，咳嗽时有冲击感。有时可听到肠鸣音，较易回纳入腹腔。

2. 睾丸肿瘤　睾丸肿瘤有时可被误诊为鞘膜积液。睾丸肿瘤为实质性包块，较沉重，透光试验阴性，一般肿物呈持续性增长，B 超检查有助于鉴别。

3. 精液囊肿　精液囊肿位于阴囊内，透光试验亦为阳性，容易与鞘膜积液混淆。精液囊肿通常发生于附睾头部，触诊一般可清楚摸到睾丸。如行囊肿穿刺检查，囊液为淡黄色微浊。镜检可见大量死精子。

【治疗】

婴儿鞘膜积液常可自行消退，不必治疗。成人无症状的小鞘膜积液亦可不做治疗。

1. 保守疗法　较少采用。方法有穿刺抽液，但极易复发；尚有人在抽液后向鞘膜腔内注入各种硬化剂，使鞘膜纤维化，不再产生积液。

2. 手术治疗　是主要的治疗方法。

(1) 鞘膜翻转术：是最常用的手术方法。该手术是将多余的鞘膜壁层切除，然后再将其边缘翻转缝在一起，达到使鞘膜分泌减少，加快液体吸收的目的。

(2) Lord 手术：适用于鞘膜比较薄、无并发症的鞘膜积液。该手术是将鞘膜壁层切开后，再将其拆褶缝合至睾丸、附睾周围，同样能达到上述手术目的。该手术的优点是操作较简单，并发症较少。

(3) 交通性鞘膜积液应采用腹股沟切口，高位结扎并切断未闭锁的鞘突，睾丸鞘膜的处理同上。

(4) 精索鞘膜积液需行鞘膜切除术。

(5) 继发性鞘膜积液应同时处理原发病。

二十五、神经源性膀胱

因中枢或周围神经系统损害所引起的下尿路贮尿、排尿功能障碍称为神经源性膀胱。现在一般多用神经病性膀胱尿道功能异常（neuropathic vesico-urethral dysfunction）代替传统的神经源性膀胱（neurogenic bladder）来命名此类疾病。

神经源性膀胱尿道功能障碍是指由于神经疾病所致的膀胱尿道功能障碍，影响膀胱的正常贮尿与排尿功能。按原发病的解剖部位及发病机制，可分为脊髓上损害所致的膀胱尿道功能障碍、脊髓损害所致的膀胱尿道功能障碍、周围神经损害所致的膀胱尿道功能障碍及多发性硬化症所致的膀胱尿道功能障碍。为叙述简便，以下仍沿用神经源性膀胱。

【病因】

1. 脊髓损伤。

2. 马尾及盆腔丛损伤。

3. 影响下尿路功能的颅内损害　如脑血管病（cerebral accidents）、帕金森病（Parkinson disease）、亨廷顿舞蹈病（Huntington chorea）、脑共济失调（cerebral ataxia）、痴呆（dementia）、脑动脉瘤（cerebral aneurysm）、脑外伤（brain trauma）、常压脑积水（normal pressure hydrocephalus）、赛-德拉格综合征（Shy-Drager syndrome）。

4. 多发性硬化。

5. 糖尿病及其他外周神经病

(1) 自主神经病。

(2) 代谢性疾病：糖尿病；维生素 E、维生素 B_{12} 缺乏；酒精性多发神经病；中毒（如铅中毒）；甲状腺功能低下、血卟啉症。

(3) 感染后疾病：神经梅毒；带状疱疹；兰德利综合征。

(4) 血管结缔组织病：系统性红斑狼疮。

(5) 脊柱疾病：

① 先天：脊髓发育不良；骶骨发育不良；脊柱闭合不全。

② 后天：马尾综合征；椎间盘突出症；椎管狭窄；脊椎蛛网膜炎；脊髓肿瘤。

(6) 退行性病变：先天感觉性神经病；赛-德拉格综合征。

【分类】

神经源性膀胱目前分类较多（见表 6－2）。从神经泌尿学的角度，以膀胱尿道功能异常的类型进行分类，能为治疗提供更直接的依据。

表 6－2　神经源性膀胱分类方法

逼尿肌反射亢进	逼尿肌无反射
A　括约肌协调正常	A　括约肌协调正常
B　外括约肌协同失调	B　外括约肌痉挛
C　内括约肌协同失调	C　外括约肌去神经
	D　内括约肌痉挛

【临床表现】

1. 逼尿肌反射亢进的症状是由无抑制性收缩引起，主要表现为尿频、尿急及急迫性尿失禁，部分表现为压力性尿失禁或遗尿。

2. 逼尿肌无反射的患者在排尿时膀胱颈部不能张开或张开不充分，可表现为排尿困难、尿潴留、充盈性尿失禁等。

3. 一些患者可伴有便秘、大便失禁、会阴部感觉减退或丧失、肌体瘫痪等症状。

目前根据尿动力学检查所示的神经源性膀胱异常类型进行治疗是此类疾病治疗的主要进展。

4. 不同类型尿动力学的典型表现

(1) 逼尿肌反射亢进：膀胱压力测定可显示：① 贮尿期出现意识不能控制的逼尿肌收缩。② 常伴有膀胱顺应性下降。③ 膀胱感觉功能异常。④ 神经损害严重者常不能随意启动逼尿肌收缩排尿，此时逼尿肌收缩常表现为间断的不规则收缩。

(2) 逼尿肌尿道外括约肌协同失调：膀胱压尿道外括约肌肌电图检查：典型表现是排尿时尿道外括约肌肌电活动不消失、消失不全、不规则变化甚至进一步增强。尿流率随肌电活动而变化。尿流的出现和尿流率的大小与逼尿肌压大小不相关。

(3) 逼尿肌尿道内括约肌协同失调：尿道压力图显示膀胱颈压力增加，长度延长；酚妥拉明试验(静脉注射酚妥拉明 10 mg)显示膀胱颈压力和长度均下降。尿动力学电视膀胱尿道造影显示逼尿肌收缩时膀胱颈不开放或开放不全。

(4) 逼尿肌无反射：其典型表现为：膀胱测压显示膀胱容量增加，感觉消失，高顺应性膀胱及逼尿肌无收缩，膀胱神经超敏试验阳性。其中尿道外括约肌去神经类型、尿道内括约肌痉挛类型及尿道外括约肌痉挛类型的尿流动力学又有不同的表现。

【治疗】

关于神经源性膀胱尿道功能障碍的治疗没有一个统一的方案，治疗的目的与实际可行性亦因人而异，但最重要的是保护上尿路的功能，有效地控制感染，避免肾功能损害。

1. 药物治疗

(1) 逼尿肌无反射者，如膀胱残余尿较少(50 ml 以下)，可应用胆碱能制剂如氨基甲酰甲基胆碱(氯贝胆碱)或新斯的明等可增加逼尿肌收缩。

(2) 逼尿肌反射亢进者，用药物抑制逼尿肌收缩，解除逼尿肌痉挛，如脱特罗定、奥西布宁、维拉帕米(异搏定)、泌尿灵及普鲁苯辛。

(3) 对于膀胱残余尿量较多的患者，不论是否有逼尿肌亢进(尿频、尿急、急迫性尿失禁)，应首先应用 α 受体阻滞剂(如酚苄明、胍乙啶、利血平等)，抑制膀胱颈部和后尿道的收缩，以减少残余尿，如效果不佳，可联合应用胆碱能制剂如新斯的明、氯贝胆碱等以加强逼尿肌的收缩作用。若膀胱内压力持续高于 40 cm H_2O，为避免肾脏损害，不再适合药物治疗。

2. 非手术治疗

(1) 导尿术：在家间歇清洁导尿。

(2) 辅助训练方法：使患者建立正确的排尿和尿液控制方法。

① 训练扳机点排尿(trigger voiding)：适用于逼尿肌反射亢进患者。

② crede 手法排尿：适用于逼尿肌无反射患者。

③ Kegel 训练：适用于尿道外括约肌尿液控制功能不全患者。

(3) 封闭疗法：减轻和消除膀胱反射亢进以及减轻或消除外括约肌痉挛，主要有膀胱黏膜封闭，阴部神经阻滞术及选择性骶神经根阻滞术或联合封闭(对逼尿肌无反射者无效)。

(4) 电刺激疗法：骶神经根电刺激是一种较好的治疗方法。开展这一治疗的适应证：

① 骶髓上损害且骶髓完整。

② 以胸段脊髓横断性损害较好。

③ 逼尿肌收缩功能较好，最大收缩压力幅度≥40 cmH_2O。

④ 病程半年至 1 年，神经病损已稳定。

(5) 人工尿道括约肌：使用该治疗首先应排除尿道梗阻和严重的逼尿肌反射亢进，以保证获得通畅的排尿和避免因膀胱高压造成肾脏损害，有人在开展该治疗前作经尿道括约肌切开，并行骶 2～4 神经根切除，使膀胱无反射。人工尿道括约肌置入后用 crede 手法排成。

3. 手术疗法

(1) 排除梗阻：下尿路有机械性梗阻者应首先去除梗阻。

(2) 经尿道外括约肌切开或部分切除术：适用于膀胱有足够容量，逼尿肌收缩功能较好，尿道压力分布显示括约肌压力≥逼尿肌压力。

(3) 阴部神经切断术或骶神经根切断术：可降低外括约肌产生的阻力，改善排尿，并增加膀胱容量。双侧切断应慎重，否则可引起男性勃起功能障碍。

(4) 经尿道膀胱颈切开术和膀胱颈成形术：目的是要减少膀胱出口的阻力。

(5) 尿流改道术：上述手术失败者可考虑尿流改道，如耻骨上膀胱造瘘术等。

(张　炜小)

第三章　基本技能

一、泌尿外科体检

1. 肾脏检查

（1）望诊：肋脊角、腰部、上腹部有无隆起。

（2）触诊：平卧位，左手置肋脊角向上托起，右手置上腹部双手触诊，正常不可及。疑是肾下垂者可立位检查。

（3）叩诊：肾区叩痛阳性提示有炎症。

（4）听诊：上腹两侧腰部听诊有无杂音，可疑肾动脉狭窄有时可及。

2. 输尿管检查　沿输尿管行径行深部触诊，有无触痛。

3. 膀胱检查　由耻骨联合处向上叩诊，膀胱充盈呈浊音，必要时行膀胱排空后腹部直肠或腹部阴道双合诊。

4. 男性生殖系统检查

（1）阴茎及尿道外口：查有无包茎、包皮过长，龟头有无溃疡、肿块，尿道口有无红肿、分泌物。阴毛之分布，海绵体及尿道有无硬结、压痛。

（2）阴囊内容物检查：查阴囊有无红肿、破溃，双手触诊睾丸、精索、附睾，注意质地、肿块、粗细。睾丸鞘膜积液做透光试验。

（3）前列腺和精囊检查：做直肠指检，注意大小、质地、有无结节压痛、活动度、中央沟情况。

（孟小鑫）

二、导尿术

【适应证】

1. 作为留中间尿培养、菌落计数及导尿药物敏感试验。

2. 解除尿潴留（包括前列腺增生、下尿路梗阻的患者以及神经源性膀胱和手术后因麻醉而引起尿潴留）。

3. 膀胱测压及测定排尿后膀胱有无残余尿。

4. 注入造影剂，了解有无尿道狭窄及有无造影剂外渗。

5. 做膀胱尿道造影了解有无膀胱尿道损伤或膀胱输尿管反流。

6. 下尿路梗阻，因患者情况差不能或暂不能接受手术治疗而作为长期引流。

7. 尿道整形手术或膀胱手术后。

【操作步骤】

1. 操作人员戴上口罩和帽子。在治疗室以无菌操作打开导尿包，准备消毒物品。

2. 备齐用品，携至患者处，说明目的以取得患者合作，并适当遮挡患者。

3. 可让患者自己用肥皂水和清水洗净外阴。生活不能自理者，协助进行。女患者清洗范围包括前庭部、大小阴唇和周围皮肤；男患者包括阴茎和包皮，包皮过长时应翻转，清除包皮垢。

4. 术者站在患者右侧。患者仰卧，脱去裤管并适当遮盖。两腿屈膝，自然外展分开。将橡胶布及治疗巾垫于臀下。导尿盘放于两膝之间，打开导尿包。

5. 用无菌镊子夹消毒液棉球（氯己定或消毒净等），第一遍消毒以尿道口为中心，由外向内，从上到下（女患者顺序是阴阜、前庭、大小阴唇、尿道口；男患者是阴阜、阴囊、阴茎）。第二遍从内到外消毒。

6. 导尿盘放于两膝之间，倒消毒液于小药杯内，戴手套，铺洞巾，进行插管。女患者：以左手分开并固定小阴唇，右手持血管钳夹消毒液棉球再消毒尿道口一次，然后夹持导尿管蘸无菌液状石蜡轻轻插入尿道，插入深度约 4～6 cm，见尿液流出，再插入 1 cm，将尿引入盘内。男患者：一手持阴茎，另一手将导尿管插入尿道，深度约 20 cm，见尿液流出，再插入 2 cm，用弯盘接取尿液。排尿毕，需保留导尿管者，依留置导管法操作；无需保留者，取出导尿管，并擦净外阴，协助穿好衣裤。整理用品及床铺，记录尿量及性状。

7. 需留尿培养者，无菌试管口在留尿前后均须经火焰灭菌，直接导尿入试管，以防污染。

【操作要点】

1. 严格执行无菌操作，导尿管误插入阴道或脱出时，应更换无菌导尿管重插。

2. 选择光滑和粗细适宜的导尿管。插入及拔出导尿管动作务必轻柔，切忌粗暴，以免损伤尿道黏膜。

3. 膀胱高度膨胀的尿潴留患者插导尿管后不要一次很快将尿液全部引流，第一次导尿不应超过 500 ml，以免导致虚脱或血尿。应分次引流，以免造成膀胱突然缩小而导致膀胱黏膜出血。

4. 上导尿管时操作应轻，避免造成尿道的损伤。

5. 气囊导尿管的选择应合适，如为儿童应选择直径细的，成人可选择直径粗的气囊导尿管以便引流。

6. 如为持续导尿，每日应行膀胱冲洗，甚至可加抗菌药物，如庆大霉素冲洗可避免长期上导尿管引起的感染。

7. 需长期上导尿管者，每月至少更换一次尿管以免发生感染及形成结石。

8. 在引流过程中，可能由于血块、脓块或沉渣阻塞了引流管，可以用盐水冲洗，保持通畅。另外，由于体位的改变使导尿管侧孔附壁不利于引流，可以调整导尿管位置以便引流。

9. 拔管时先清除固定的胶布和抽空气囊的液体后方可拔除导尿管，否则会造成尿道的损伤。

（钱立新）

三、前列腺液采集

【适应证】

主要用于慢性前列腺炎的诊断。

【操作要点】

1. 患者排尿后取站立弯腰体位、胸膝位、平卧位或侧卧位。

2. 检查者右手食指戴指套，涂润滑剂后置入肛门，在前列腺两侧叶自外向上方向内下方按压2～3次，再在中央沟右上向肛门口按压2～3次，然后挤压会阴部尿道，即有乳白色前列腺液流出。

3. 玻璃片或无菌试管接取检查。由于前列腺的病变不同则前列腺液的取得速度不同，如无菌性前列腺炎前列腺触之敏感，略施按摩即可取得前列腺液。

4. 注意事项

(1) 前列腺有急性炎症时，禁忌前列腺按摩检查。

(2) 按摩时用力应均匀，切忌使用暴力，以免引起疼痛及损伤。

(3) 按摩时要按一定方向，不应往返按摩。不合理的手法往往会使检查失败。同时应注意前列腺液的外观。

(4) 在按摩中应注意前列腺的大小、硬度，表面是否光滑，有无结节与压痛，中央沟是否存在、变浅或消失，腺体是否固定，触痛时有否捻发音，从而达到检查的目的。

(5) 按摩失败或检查阴性，如有临床指征，需隔3～5天再重复进行。

四、尿道探查及尿道扩张

【适应证】

1. 探查尿道有无狭窄或确定狭窄的部位及程度。

2. 探查尿道及膀胱内有无结石或异物，或用于检诊尿道、膀胱瘘。

3. 扩张尿道，以治疗尿道狭窄。

4. 用于治疗某些慢性尿道炎、前列腺炎及不射精等病。

【操作要点】

1. 患者平卧，用肥皂水和无菌水清洗尿道口及其周围。

2. 先行外阴及尿道口消毒，尿道表面麻醉(利多卡因或丁卡因糊剂)。

3. 术者立于患者的左侧，左手执阴茎，右手执金属扩张器并涂上润滑剂，然后轻轻插入尿道，达尿道球部，探杆渐成直力方向，探杆抵达尿道膜部时，稍感阻力，可嘱患者做深呼吸，使肌肉松弛，将探杆与阴茎向两腿之间倒下放平，亦可用手在会阴部上托继续推进，探杆就会进入膀胱。如探子不能放平或放平后不能左右转动，表示未进入膀胱。

4. 如尿道狭窄严重，金属探子不能通过时，可用丝状探子引导，即用1～3根探丝插入尿道，内心探索，当其中一根通过狭窄区，进入膀胱时，接上金属探子随从探子进行扩张。

开始用 15 号探子，每次不超过 3 号。扩张时间为 1 周，以后则可相应延长至半个月、1 个月、3 个月、半年，视病情而定。

对尿道扩张的要求：首次尿道扩张必须达到 7～8 mm 直径的尿道扩张器，以后每次扩张不能低于此号。第 1 个月内每周 1 次，第 2～3 个月内每半个月 1 次，第 4～6 个月内每月 1 次，以后根据情况停扩或延长时职时间。防止假道形成及正确的手法都是不应忽略的必备条件。

【术后并发症】

1. 尿道出血　多发生于狭窄的膜部，若暴力强行通过，则可造成粘膜挫伤或破裂出血。操作应轻柔，扩张要循序渐进，每次只宜调增 2～3 个号码。术后多饮水，必要时需留置导尿管引流，应用止血药及抗生素等。

2. 假道形成　假道形成是由于尿道狭窄较重，探子过细，用力较重，对尿道生理弯曲、病理狭窄了解不够引起。表现为扩张后仍不能正常排尿。可停止扩张 1～2 周。严重者需膀胱造瘘，以利假道愈合。

3. 感染　尿道探查术除可引起上尿路感染和生殖系统感染外，还可引起尿道热和败血症。由于扩张尿道时，细菌可由挫伤处进入血循环，较短时间内患者突然寒战、高热、恶心、呕吐，严重者可出现中毒性休克表现。血培养可与尿道分泌物培养的细菌相同，多数为革兰阴性杆菌。应采取积极有效治疗。

五、膀胱测压

【适应证】

膀胱测压(cystometry)可用于临床疾病的诊断和研究，也用于基础理论的研究和实验。

1. 疾病诊断

(1) 膀胱功能障碍性疾病的诊断、鉴别诊断及病因分析：充盈性膀胱测压能反映储尿期和排尿期的膀胱功能，因此从广义上讲对有储尿期或(和)排尿期症状者，均可行此项检查，如尿频、尿急、尿失禁、遗尿、下腹及会阴部疼痛不适、排尿困难。有上述症状但病因不明者，充盈性膀胱测压是最常见的检查项目。

(2) 指导选择治疗膀胱功能障碍的方法和评价治疗效果，准确了解膀胱功能状况是确定治疗方法的最主要依据，对于一些疗效差的疾病可在膀胱测压下进行实验性治疗以选择最佳治疗方法。由于充盈性膀胱测压可提供量化、可比性高的资料，因此常用于膀胱功能障碍治疗的效果评估。

2. 实验性研究　如膀胱生理学研究、膀胱疾病病理学研究、与排尿有关的药理学研究、膀胱神经生理学研究。

【操作步骤】

膀胱测压方法：先嘱患者排尽尿液，常规消毒外阴部皮肤后，膀胱内留置 18 号 Foley's 导尿管，先测残余尿量后再用 Y 形管连接导尿管和测量压力的高度计，测压时零点压力定在耻骨联合上缘水平。采用生理盐水，温度为室温。生理盐水经导尿管进入膀胱，液体速度控制在50～100 ml/min，注入50 ml生理盐水后即予阻断，并开放导尿管和测压的高度计通道，记录压力（单位：kPa）。然后关闭此通道，重复上述步骤，完成膀胱测压。

六、膀胱尿道镜检查

【手术指征】

1. 不明原因的血尿，尤其是肉眼血尿，需要进一步明确血尿原因和部位者。

2. 膀胱疾病的确诊，如肿瘤、异物和结石。

3. 需要进行输尿管插管，以备逆行肾盂造影，或收集两侧肾盂尿做特殊检查，或行乳糜尿的硝酸银肾盂内灌洗治疗。

4. 需经膀胱尿道镜进行治疗，如取异物、活检、电灼、电切。

5. 膀胱周围有病变，如腹后壁肿瘤、盆腔肿瘤、子宫肿瘤、直肠肿瘤等，有时通过镜检帮助了解其对膀胱的侵犯程度。

【术前准备】

1. 患者准备　做一些必要的说明，使他们认识此项检查的必要性，以消除其恐惧心理，取得患者的配合；无需常规使用预防性抗生素，除非心内膜炎患者。

2. 器械准备　检查膀胱镜是否清晰，膀胱尿道镜类型，纤维导光束的亮度；膀胱冲洗液最好是37℃无菌水，灌水装置高度宜在1 m内；消毒器械用前一定要用无菌水冲洗，以减少对黏膜的刺激；检查器械配件是否齐全，是否在镜鞘上涂用石蜡油润滑剂。

【手术要点】

1. 患者取膀胱截石位，臀部与检查台边缘平齐；单纯膀胱尿道检查时，女性患者可用无菌棉签蘸4%可卡因插入尿道内5～10 min，男性患者可向尿道内注入专做黏膜表面麻醉药，如0.25%～0.5%丁卡因溶液10 ml，并注入少量空气，再轻轻按摩尿道球部。若做膀胱尿道镜检查同时准备行膀胱肿瘤取活检、电灼、切除或碎石等治疗时，宜用硬膜外麻醉或骶麻。

2. 插入镜鞘时，应取已装闭孔器的膀胱尿道镜镜鞘，前端浸以润滑剂。女性患者注意避免将镜鞘插入阴道。男性患者的尿道解剖较复杂，插放前先提起阴茎，以消除尿道悬垂部弯曲，右手执镜鞘，轻轻将镜鞘放至尿道球部，此时轻轻向下压镜体，则可缩小第二个弯曲的角度，镜体可以自然滑入膀胱。当镜鞘插至膀胱颈时，患者易引起膀胱痉挛，此时应动作轻柔。为防止尿道损伤，同时观察尿道情况，可在直视下插放。

3. 镜鞘进入膀胱后，拔出闭孔器，用玻璃杯收集尿液，以测定残余尿量，并观察尿的颜色及清晰度。尿液混浊时应先用无菌水冲洗膀胱，待尿液转清时可边冲水边观察，看到黏膜皱褶变平即可停止灌水。一般冲水量为150～250 ml，不要灌入过多空气以免影响观察效果。

4. 观察顺序　检查尿道时，先用0°观察镜。持续灌水可清晰地看到尿道腔内的全貌。检查膀胱时要求有顺序地观察，以免遗漏，一般顺序为前壁、顶壁、两侧壁、底壁、三角区及膀胱颈。方法是利用膀胱镜的旋转、进退、角度变化及膀胱充盈变化观察，注意观察膀胱腔内有无结石、异物、血块、黏膜有无出血、结节、滤泡、溃疡和新生物。膀胱三角区和底部是病变最好发的部位，其次是两侧输尿管开口，位于4点、8点处，输尿管间嵴的两侧，呈裂隙状。膀胱前壁是视野的死角，应将膀胱内的冲洗液放空，让前壁自行下垂，然后再缓慢注水，使前壁被水逐渐托起，此时可仔细观察。注水时难免进入少量气泡，聚集在顶部形成一较大的气泡，不可忽视气泡下膀胱黏膜存在的病变。

【并发症】

1. 出血　膀胱镜插入对尿道或膀胱黏膜轻微擦伤或刺激，可引起少量出血或血尿，一般1～2日后消失，多饮水即可，无需治疗。但在前列腺增生或膀胱肿瘤患者，镜鞘损伤腺体或病变组织可引起大量出血，使视野模糊不清，虽注水冲洗无用，此时需中止检查，插Forley导尿管，囊内注水向外牵拉压迫膀胱颈部，同时持续冲洗膀胱，使用止血药物。

2. 感染　尿道热多发生在检查后24 h内，患者可有寒战、高热等全身不适，给予抗生素，多饮水，适当休息，一般3～4天可恢复。若发展成败血症，可出现感染性休克。尿道和膀胱炎症表现为尿频、尿急、尿痛症状。细菌进入前列腺开口或射精管开口可引起前列腺炎和附睾炎。

3. 尿道损伤　多见于尿道有梗阻病变的患者，如尿道狭窄及前列腺增生。一旦发生，应及时做膀胱引流。引流管通过尿道放置有困难时，可经耻骨上穿刺置管，10日后多可自愈，一般无需手术修补。

4. 膀胱损伤　黏膜擦伤，一般血尿较轻，可自愈。膀胱穿孔发生在膀胱容量明显缩小时，如挛缩膀胱，若能及时发现，只需留置导尿管引流膀胱即可；若膀胱穿孔后未及时发现，出现严重尿外渗者，需手术引流，同时修补膀胱裂孔。

七、输尿管双J支架管的放置

【手术指征】

1. 肾盂切开取石术、独肾手术、肾和输尿管结石碎石术。

2. 肾盂输尿管连接部(PUJ)狭窄成形术、输尿管切开取石术、输尿管狭窄段切除端端吻合术、巨输尿管症成形术、膀胱壁瓣输尿管术、输尿管膀胱再植术。

3. 输尿管腔外压迫，如腹膜后肿瘤或纤维化压迫输尿管而引起输尿管梗阻。

4. 肾移植时，输尿管膀胱吻合术。

5. 输尿管小结石引起的疼痛，如输尿管内保留双J管2周，可缓解绞痛，拔管后促使排石。

6. 医源性输尿管损伤，如钳夹伤、结扎伤后行再吻合术。

7. 输尿管狭窄扩张术后。

8. 输尿管皮肤造口术，如术后出现外口狭窄，可留置双J管。

9. 肾盂或输尿管手术后尿瘘。

10. 输尿管镜治疗结石、息肉、狭窄术后或肾镜手术。

【术前准备】

1. 患者准备　做一些必要的说明，使他们认识此项检查的必要性，以消除患者的恐惧心理，取得患者的配合；无需常规使用预防性抗生素，除非心内膜炎患者。

2. 器械准备　检查膀胱镜是否清晰，膀胱尿道镜类型，纤维导光束的亮度；膀胱冲洗液最好是 37℃无菌水，灌水装置高度宜在 1 m 内；消毒器械前一定要用无菌水冲洗，以减少对黏膜的刺激；检查器械配件是否齐全，是否在镜鞘上涂用石蜡油润滑剂；检查输尿管双 J 管是否完好，导丝推杆是否齐全。

【手术要点】

置管方法主要有两种：

1. 逆行置管法　根据 IVP 或 RGP 片选择一定长度的双 J 管。行局麻，借膀胱镜找到输尿管开口。倘若存在狭窄，一般可先做同轴输尿管顺序扩张或输尿管狭窄处气囊扩张，双 J 管内用导丝支撑使其伸直，后面连接推管，应用插输尿管导管法将双 J 管头端插入输尿管，当双 J 管末端插入膀胱镜后，即用推管将双 J 管继续向上推进，直至导管上最末刻度标记至输尿管开口处，先拔去导丝再拔出推管，即能顺利留置双 J 管于输尿管内。若系结石 ESWL 术前置管或尿瘘患者置管则不需要扩张。

2. 术中插管法

(1) 逆行法：即找到输尿管开口后先将导丝柔软端轻巧地插入输尿管约 30 cm，并经 C 臂 X 线机透视证实近端已盘曲于肾盂、肾盏内后，将两末端开口的双 J 管沿导丝用推管向上推进，镜下观察导管末端刻度至输尿管开口处，先拔出导丝再拔出推管即可。术毕，常规做 X 线床边透视，观察双 J 管两端盘曲固定是否可靠。

(2) 顺行法：术前根据患者身高，参考静脉肾盂造影术(IVP)或逆行造影(RGP)的 X 线片，测定输尿管膀胱开口处至肾盂距离；选择适当长度的双 J 管。在 PUJ 成形术或肾盏切开取石时，先用导丝插入双 J 管内使其伸直，双 J 管通过切口先插入膀胱再退出导丝，近端再在肾盂内放妥。

(3) 行输尿管切开或端端吻合，先将导丝由双 J 管侧孔置入，伸直一端放入膀胱或肾盂，然后拔出导丝，再从侧孔置入导丝伸直另一端放入，关闭切口。

(4) 行输尿管膀胱吻合术时，先将双 J 管插入输尿管留置远端直视下弯曲于膀胱内。

【术后处理】

1. 尿常规检查每周 1 次，必要时中段尿培养＋药敏试验，每 2 周 1 次。

2. 肾功能改善情况的随访。

3. 有无下腹不适、膀胱刺激征、腰疼和发热。

4. 导管留置时间　PUJ 成形术，双 J 管平均留置 4～6 周；肾盂、输尿管切开手术置管 2～3 周；输尿管膀胱再植术后平均置管 2～3 周；腹膜后肿瘤或腹腔内肿瘤压迫、输尿管纤维化等需要长期置管，放置高质量的双 J 管，可 6～12 个月换管 1 次；肾移植时，输尿管内双 J 管留置 2 周时间。

5. 若置管时间在 1 个月以上，要定期摄 X 线片观察有无导管移位、滑脱或钙盐沉积等。

【并发症】

1. 尿液逆流　双 J 管留置后使上、下尿路贯通，当膀胱内压高于肾盂内压时，即发生膀胱内尿液向上逆流。由于留置导尿管时间长，膀胱内必然带菌，尿液逆流后又可引起上尿路感染。逆流可发生于膀胱过度充盈、腹内压增加或排尿开始时，患者表现为排尿时术侧腰痛。防止方法是嘱患者定时排尿，避免膀胱过度充盈，避免卧位排尿等。

2. 双J管移位　向上或向下移位是国内外均常见的并发症。向下移位，且膀胱刺激征严重者可提前拔管；向上移位，可先嘱患者多饮水，服呋塞米 40 mg、山莨菪碱(654－2) 10 mg，增加输尿管内尿液的冲刷作用，并降低输尿管张力，有可能使双J管下端迁移入膀胱内，否则需经输尿管镜取管。为防止双J管向上移位，一是置管时注意输尿管及双J管各自长度的匹配；二是在双J管末端系一根黑线，以供双J管上移时膀胱镜下寻找、拔管。

3. 尿垢沉积　双J管虽系硅胶制成，组织相容性好，但其毕竟是人体内的异物，长时间留置双J管可能导致尿垢沉积，甚至形成异物性结石。若系病情需要长期置管，可根据导管的质量定期换管，一般为8周左右。引流不畅可引起肾积水。

4. 尿路刺激症状　留置双J管往往排尿终末膀胱区有疼痛。主要原因有：一是J管末端弯曲部分朝向膀胱颈部；二是双J管膀胱段过长。预防措施：一是尽量使双J管末端向膀胱顶部和侧方弯曲；二是最好放置长度合适的双J管。

5. 血尿　放置双J管后1～2日内出现血尿，多因手术操作时损伤尿路黏膜所致，1～2日后血尿可自行停止。后期血尿则多由导管刺激、肾盂或膀胱黏膜溃破、继发感染所致。治疗在于抗生素和止血药物的使用，必要时提前拔管。

6. 感染　留置双J管引起的尿路感染多系原有感染灶存在或插管操作时无菌操作不严格所致。逆行感染多由于膀胱与肾盂已相通，感染尿可直接引起肾盂肾炎。

7. 双J管放置失败　经膀胱逆行置管有一定的技术难度，若经验不足可致失败。双J管或导丝穿入肾实质和输尿管外现象也会发生。

8. 双J管断裂　双J管留置时间过长可发生断裂。

（夏国伟）

八、输尿管镜检查

【适应证】

1. 排泄性尿路造影或逆行造影时肾盂、输尿管有充盈缺损，需明确其性质。
2. 输尿管口喷血或找到肿瘤细胞及不明原因的输尿管狭窄或梗阻者。
3. 肾盂或输尿管肿瘤局部非根治性切除术后随诊。
4. 可透X线的阴性结石或钙化阴影与结石的鉴别。
5. 上尿路原位癌。
6. 在直视下取石(套石篮套石、取石钳取石)、碎石(液电碎石、超声碎石、气压弹道碎石、激光碎石)、切除或电灼肿瘤、取活体组织检查、狭窄扩张或内切开。

【禁忌证】

1. 泌尿系感染急性期。
2. 膀胱挛缩。
3. 尿道狭窄。
4. 有盆腔外伤手术史、放射治疗史。
5. 输尿管固定、扭曲、纤维化。

6. 前列腺增生症。

7. 输尿管口狭窄。

【术前准备】

1. 术前常规行 KUB 平片(尿路平片)加 IVP 了解泌尿系情况。

2. 应用抗生素预防感染。

3. 有前列腺增生及尿道狭窄者,应先行有效治疗。

【手术要点】

1. 插入方法　由于目前的输尿管镜一般较细(F 7～F 10.5),不需进行输尿管口和壁段输尿管的扩张,可在输尿管液压灌注下顺导丝直接进镜。如遇输尿管扭曲或狭窄时,切忌粗暴用力,应先设法使输尿管伸直或扩张狭窄段后再向上推进镜体。

2. 观察方法　输尿管镜进入壁段输尿管后有一定程度的紧束感,镜端穿过壁段后有突破感,随后看见黏膜光滑、管腔宽敞的输尿管。在输尿管跨过髂总动脉时,其走行发生变化,此时应抬高镜端方可看清管腔,同时也可见到输尿管壁出现脉冲式搏动。输尿管镜进入输尿管上段时,可观察到患者吸气时上段出现一定角度,需在呼气时推进镜体。镜端抵达肾盂输尿管连接部时,可见该处黏膜呈环状隆起。

【术后处理】

1. 术后常规留置双 J 导管。

2. 酌情使用抗生素预防感染。

3. 嘱患者多饮水增加尿量以做自我冲洗。

【常见并发症】

1. 输尿管穿孔　多为视野不清时盲目推镜所致。如原发病已处理完毕且安全导丝可越过穿孔处,可沿导丝留置双 J 导管,否则应改行开放手术处理。

2. 出血　为输尿管镜及操作器械对输尿管黏膜的损伤所致,一般经对症治疗后可缓解。

(华立新)

九、肾固定术

【手术适应证】

1. 肾下垂合并结石、感染、肾积水引起严重症状。

2. 症状严重影响工作,而平卧位症状缓解。

【术前准备】

1. 明确诊断,有感染时先控制感染。

2. 术前备血。

【手术要点】

1. 做第 12 肋处切口。

2. 固定肾脏　在肾包膜上做一切口,12 肋骨尖从中穿过,于肾下极处将腹膜、肾周筋膜和肾周脂肪组织缝于腰肌上。

3. 缝合切口各层组织。

4. 另一种方法是将肾周筋膜缝于腰肌，托起肾脏。

【术后处理】

1. 术后抗感染、止血。

2. 卧床 2 周，不可随意转动体位，第 3 周可在床上坐起，第 4 周扎腹带下床活动。

【术后并发症】

1. 出血。

2. 感染。

3. 再次肾下垂。

（殷长军）

十、肾盂切开取石术

【手术适应证】

各种肾盂结石和可经肾盂取出的肾盏结石。

【术前准备】

1. 术前摄 KUB 片核实结石位置。

2. 有尿路感染者，应行脓培养并使用抗生素控制感染。

【手术要点】

1. 切口　采用腰部斜切口。

2. 显露肾盂　在肾下极切开肾周筋膜。游离输尿管上段；用牵引带提起。沿输尿管向上分离肾盂背侧的脂肪组织，显露肾盂背侧面。

3. 切开肾盂　于肾盂侧与肾门处触摸结石。在预计切开线两侧缝牵引线，然后切开。

4. 取出结石　在直视下取出结石。

5. 缝合肾盂　仔细检查结石形状和数目，和 X 线片核对以确认，然后置双 J 管，再全层缝合肾盂。

6. 关闭切口　留置引流管。

【术后处理】

1. 术后抗炎、止血。

2. 引流管在术后 3～5 日没有引流物时拔除。

3. 双 J 管在术后 2～4 周拔除。

【术后并发症】

1. 出血。

2. 感染。

3. 尿瘘。

4. 结石残留。

5. 结石复发。

（殷长军）

十一、肾周脓肿引流

【手术适应证】

肾周脓肿需要先引流者。

【术前准备】

1. 了解双肾功能。
2. 尿路感染者，给予有效抗感染药物治疗。
3. 排除血液疾病及出血倾向者。
4. 行 B 型超声检查，选择穿刺点。

【手术要点】

1. 仰卧位，患侧垫高 25°～30°。
2. 穿刺点选在第 12 肋缘下与腋后线的交点，穿刺角度约 90°，沿术前 B 超定位路径穿刺，将金属丝沿穿刺针进入，再放入导管，最后将导管固定。

【术后处理】

1. 观察肾引流物情况，注意体温变化。
2. 用抗生素防治感染。
3. 观察生命体征的变化。
4. 必要时复查肾功能。

【术后并发症】

1. 肾脏损伤。
2. 出血。
3. 肾周积尿。

（殷长军）

十二、单纯肾切除

【手术指征】

一侧肾切除术前必须肯定对侧肾脏确实存在并且功能确实良好，足以负担患者一侧肾切除后的全部功能。手术适应证有：

1. 肾、肾盂或输尿管的恶性肿瘤。
2. 肾脏严重碎裂伤大量出血无法控制者，或肾血管破裂无法修复及严重肾蒂损伤。
3. 严重的肾性高血压，一侧肾动脉严重狭窄或单侧肾实质病变（如慢性肾盂肾炎致肾萎缩）。
4. 肾结核破坏范围广泛，已无功能。

5. 肾积水严重，剩余的肾实质过少，或伴有严重感染即肾积脓时。

6. 结石引起肾脏严重破坏、丧失功能或合并肾积脓时。

7. 肾尿毒症期并发严重感染或出血。

8. 肾血管平滑肌脂肪瘤巨大肿瘤，肾功能严重损害或有大出血。

【术前准备】

1. 全面了解病史、体格检查、心电图、胸片和常规化验结果。对患者重要器官的功能，如心、肺、肝、肾的功能要着重了解，对患者的代偿功能和对麻醉、手术的耐受性也应有全面的估计。

2. 明确肾脏病变决定肾切除的适应证。

3. 肾脏有明显感染者，可用敏感的抗生素控制感染。如有泌尿系结核，应在术前使用抗结核药物 2～3 周，以免结核扩散。术前有大量血尿、贫血及全身衰竭的患者，术前应加强支持疗法，给予人体白蛋白制剂、输血、输液，改善患者一般情况。

4. 术前备血 400～800 ml。

【手术要点】

1. 切口选择　采用第 11 肋处切口或者腰部斜切口。

2. 游离肾脏　一般都做肾周脂肪囊内肾切除，需注意异位血管的处理。

3. 肾蒂的处理　这是手术最为关键的步骤。肾蒂游离后，轻轻提起，并向外侧稍牵拉，可显露肾蒂，便于在直视下处理肾蒂。处理肾蒂的方法有个别结扎法和集束结扎法两种。

4. 输尿管的处理　输尿管分离后，应尽可能切除长一些。

5. 严重粘连者可行包膜下肾切除。

【术后处理】

1. 患者回病房后　密切观察患者全身情况，每小时测血压及脉搏，直至稳定。

2. 注意观察尿量　必要时可给予留置导尿管并记录 24 h 尿量。尿量少者应寻找原因，在补足血容量的基础上，如尿仍少可用呋塞米。

3. 经腹腔手术者一般应置胃肠减压，并禁食。

4. 术后常规应用抗生素及止血药　抗生素用至拆线方停，止血剂在 48 h 内停用。

5. 伤口引流物于术后 48～72 h 拔除，术后 7～9 天切口拆线。

【术后并发症】

1. 出血。

2. 十二指肠穿孔。

3. 输尿管残端综合征。

4. 肾动静脉瘘。

5. 术后无尿。

（殷长军）

十三、经皮肾造口术(PCN)

【手术指征】

1. 解除上尿路梗阻和感染　结石、肿瘤、创伤、炎症等所致上尿路梗阻而又不能做输尿管逆行插管，梗阻引起一侧或双侧肾积水，合并氮质血症或尿毒症；肾积水引起肾衰竭，需行开放手术危险性大者；合并感染的脓性肾。

2. 姑息性经皮尿流改道　因宫颈、直肠、结肠、前列腺、膀胱等恶性肿瘤直接浸润或压迫引起上尿路梗阻，需要解决肾的引流问题。

3. 膀胱以上的尿瘘或输尿管狭窄　PCN 可顺利地向输尿管内放入支架，使某些尿瘘自愈。

4. 肾积水引流后的功能评估　作为病肾取舍的依据。PCN 持续引流一段时间，以便进一步判断肾功能恢复的最佳程度，决定手术修复或切除。

5. 经皮肾镜取石的术前准备　对某些结石可通过经皮肾造口持续滴入药物进行溶石。

【术前准备】

1. 患者准备　做一些必要的说明，使他们认识此项检查的必要性，以消除患者的恐惧心理，取得患者的配合；常规使用预防性抗生素。

2. 器械准备　检查器械配件是否齐全，C 臂 X 线透视机的功能。

【手术要点】

PCN 包括 5 个基本步骤：

1. 集合小管系统的定位　在 X 线荧光透视下显示集合小管系统可采用以下几种方法：① 倘若患者肾功能正常，静脉注射 60%～76%泛影葡胺 40 ml，或静脉快速滴注上述浓度的泛影葡胺 80～100 ml。对碘过敏者选用非离子型的造影剂，在给药后 5～15 min 内可清楚显示集合小管系统。② 输尿管逆行插管注入造影剂显示集合小管系统。③ 倘若肾积水明显，静脉尿路造影方法显影不满意时，可用 22～23 F 细的肾穿刺针直接试穿刺入肾，再经穿刺针注入造影剂。有条件者可在超声引导下进行。

2. 集合小管系统的穿刺　腰部穿刺通常在腋后线与第 12 肋交叉点以下 2 cm 处。用小刀将穿刺处皮肤切开 1～1.5 cm，然后用弯血管钳将皮下组织、肌层直至腰背筋膜撑开，穿刺须在 X 线荧光透视下用造影剂显示集合小管系统后进行。根据体位，使穿刺针与 X 线检查台或患者体表垂直穿入欲穿刺的肾盏。当针进入肾窦后，转动 C 臂 X 线机透视监控装置，核对针尖确实处在欲穿刺的肾盏时，将穿刺针向前推进 2～3 cm。一旦穿刺成功，拔出针芯即可有尿液或造影剂自针鞘流出。若无，可用一支 5 ml 注射器接在穿刺针上，然后一边回抽一边前后小距离移动穿刺针，直至抽到尿液和造影剂。

3. 放入导丝　一般放置软"J"形导丝。在 X 线透视下，尽可能将导丝插入输尿管内。

4. 扩张皮肾通道　单纯肾引流，引流管一般为 8～10 F，皮肾通道扩张可用半硬弹性扩张器，每次扩张均应在 X 线透视下进行，扩张器通过腰背筋膜与肾筋膜时有阻力感，应将扩张器边旋转边推进，直至肾盂内。同时应将导丝向外轻轻牵拉，使导丝保持一定的张力，有利于扩张器沿导丝进入肾盂。一旦导丝弯曲或扭结，扩张器不能进入集合小管系统，必须更换导丝。方法是在扭曲的导丝上套上一根 5 F 导管，并将其送入集合小管系统内，抽出扭曲的导丝，然后再通过 5 F 导管置入新的导丝。经皮肾镜取石，皮肾通道需要扩张较粗（24～34 F)，一般放置两根导丝：一根为扩张用的工作导丝，选用较硬韧的环扭导丝；另一根作为备用。在整个扩张过程中，必须注意每根扩张器经过相同的径路进入肾的集合小管系统内。

5. 放置肾造口管　将口径与扩张通道相适应的肾引流管套在导丝上置入肾盂内，皮肤上缝线固定扎牢。

【术后并发症】

1. 出血　原因为肾血管损伤。通常是轻微的、自限性的，偶尔需要输血，甚至栓塞处理。所有 PCN 患者均有镜下血尿，肉眼血尿也常见，通常持续几日。若大血块在集合小管系统内形成，妨碍导管引流，可轻轻反复用等渗盐水冲洗。若肉眼血尿持续数日，或肾盂内有心血凝块形成，或血细胞比容明显下降，有可能形成出血性假动脉瘤或动静脉瘘，此时有行动脉造影诊断及栓塞治疗的指征。

2. 感染　PCN 相关的感染常发生在尿培养阳性、尿路有梗阻、有感染性尿结石的患者。对于这些高危患者，PCN 术前 24 h 静脉应用适当的抗生素及减少肾内操作和造影剂注射，直到梗阻解除，肾皮质可达到较高的抗生素浓度，可减少感染的发生。尿无菌的低危患者术前一个剂量的抗生素可有效预防感染。

3. 导管相关的并发症　包括：① 引流管错放。引流管放置在肾集合小管系统以外，常发生在集合小管系统不扩张或减压后，或结石占满集合小管系统。注入造影剂后见有造影剂外渗便可诊断，需重新置管。② 引流管移位。大多无明显原因，皮肤处固定可起预防作用。移位和重新放管时间的间隔越长，处理越困难。若不能从原通道置管，需重新开一条 PCN 通道。③ 引流不畅。常与引流管位置不当、体外管的扭曲或打结、上皮或黏膜碎片及结石沉渣阻塞有关。慢性肾积水导致肾功能差也可使引流不畅，尿液分析有助于诊断。等渗盐水轻轻冲洗及定期换管是主要的治疗措施。

（夏国伟）

十四、输尿管吻合术

（一）输尿管端端吻合术

输尿管上段或中段狭窄或缺损应尽可能施行吻合术。缺损段较短者，可将输尿管缺损段的两端游离，行端端吻合术；缺损段较长者，则必须将肾脏游离和下降，右侧甚至必须将右肾静脉移至低位与下腔静脉吻合，再行输尿管端端吻合。

【适应证】

输尿管损伤（断裂、切断、部分切除或压榨伤），输尿管损伤性、先天性或炎性狭窄。

【禁忌证】

恶性肿瘤，长段输尿管损伤、缺如及狭窄，局部及全身性炎症尚未得到控制等。

【术前准备】

有肾功能损害者应先行肾盂造瘘引流 1～3 个月。术前抗炎及做肠道准备。

【手术要点】

1. 圆形吻合法　游离输尿管两断端并剪除坏死组织，用 4－0 号肠线间断缝合断端，缝线不穿透黏膜层。

2. 斜形吻合法　将输尿管两断端各作相应的 45°斜行修剪，斜面长度应超过 1 cm，用 4－0 号肠线间断缝合两断端，缝线不穿透黏膜层。

3. 匙形吻合法　在斜形吻合法的基础上，再于两斜面的下角各作 1.5 cm 长的纵形切口，以形成匙状管口。用 4－0 号肠线间断缝合两断端，缝线不穿透黏膜层。

采用斜形或匙形吻合的目的是使输尿管吻合口增宽。

【并发症】

主要的并发症为尿漏，多由于吻合不严密或局部组织坏死脱落所致。一般保留固定支架管，充分引流，可望自愈，必要时应再次手术。

（二）输尿管端侧吻合术

输尿管长段损伤、缺如，无法行端端吻合，也无法行与膀胱或膀胱瓣吻合时，可与对侧输尿管做端侧吻合。

【适应证】

长段输尿管损伤、良性狭窄或良性肿瘤；一侧肾切除，输尿管正常，而对侧输尿管损伤、长段狭窄或良性肿瘤；异位输尿管扩张。

【禁忌证】

晚期恶性肿瘤、结核、结石，对侧输尿管存在病变。

【术前准备】

有肾功能损害者应先行肾盂造瘘引流 1～3 个月。术前抗炎及做肠道准备。

【手术要点】

1. 切开患侧后腹膜，游离出输尿管，切除病灶，结扎远端输尿管。

2. 切开对侧后腹膜，于乙状结肠系膜后分离出一隧道通向对侧输尿管。

3. 作输尿管端侧吻合，放置引流管。

【并发症】

主要并发症是尿漏，多由吻合不严密造成，一旦尿漏形成，应充分引流，必要时应再次手术。

十五、输尿管造口术

【适应证】

根据患者病情，可行临时性或永久性输尿管皮肤造口术。

1. 临时性输尿管造口的适应证

（1）婴儿先天性尿道瓣膜。

(2) 严重的膀胱出口梗阻。

(3) 巨膀胱综合征，腹壁肌肉萎缩。

(4) 严重反流性巨大输尿管。

2. 永久性输尿管造口的适应证

(1) 无法纠正的膀胱尿流梗阻。

(2) 神经源性膀胱，特别是与脊髓脊膜膨出有关的神经源性膀胱病变。

(3) 膀胱肿瘤伴有输尿管扩张积水。

【术前准备】

手术前须纠正水、电解质平衡失调及贫血等，补充维生素，控制感染及改善肾功能。术前留置导尿管，排空膀胱内尿液。

【手术要点】

1. 腹壁皮肤造口取平卧位，一侧高位输尿管皮肤造口取45°斜卧位。

2. 临时性输尿管皮肤造口法有襻形输尿管造口、"Y"形输尿管造口及环形输尿管造口等，其中环形输尿管造口术能在上段尿流减压后使肾功能恢复，部分尿液可经环形吻合口引流至下段进入膀胱。在梗阻因素去除后，造口切除关闭简便，因而最为常用。

3. 手术取平卧位，腹壁皮肤在选定部位做"V"形切口，切口的大小根据年龄及腹壁厚度，如儿童皮瓣的大小约5 cm已足够。将全层"V"形皮瓣揭开后即钝性分离肌肉层，直达腹膜。在腹膜外将腹膜向后推即可见扩张的输尿管，保护其周围的血运循环，并将输尿管拉出创口。用5-0号铬制羊肠线连续侧侧吻合上下段输尿管，随即将三角皮瓣从侧侧吻合口与拉出输尿管之间穿过，缝合皮瓣之顶部后，被拉出的输尿管段即固定于腹壁皮肤外，输尿管不会回缩。拉出之输尿管做一纵行切开。翻开边缘用3-0号铬制羊肠线间断缝合于皮肤，即可形成环形输尿管造口。

4. 永久性输尿管皮肤造口有双管形输尿管皮肤造口及输尿管-输尿管吻合造口术，其中以前者最为常用。造口的位置与两输尿管的长度有关，必须精心用量尺测量最适合放置集尿袋装置的位置和角度，以减少术后使用集尿袋的麻烦。估计在造口位置之对侧做腹部正中旁切口，进入作腹膜外分离两侧输尿管直至近膀胱处切断，一侧输尿管在腹膜外绕过至另一侧，两断端用5-0号铬制羊肠线间断缝合成一个管口拉出。预先精心设计之皮肤圆切口外2 cm深部周围用0号丝线间断固定，缝合在腹直肌鞘或腹外斜肌腱膜上。造口袖套式翻转1 cm，切缘缝合于皮肤周围，造口完成后突出于皮肤1 cm，以便佩带集尿袋收集尿液。

【术后处理】

术后密切观察造口的色泽，防止造口坏死和回缩。造口内插入粗细合适的导管引流尿液，保持造口周围干燥，并记录24 h尿量。双管型输尿管皮肤造口须两输尿管分别做导管引流，观察术后尿量。

【并发症】

1. 输尿管末端坏死　在输尿管近端再做一新的造口，或行肾造口术，甚至切除该侧肾脏。

2. 皮瓣坏死、裂开或回缩，待炎症消退后，重新整形。

3. 尿瘘　术后尿瘘多见于皮管与腹壁交接处或输尿管输尿管端侧吻合处。尿瘘形成后难以愈合，再次手术也非常困难，应尽量避免尿瘘的发生。

4. 输尿管造口狭窄　如拔除引流管后发现管口排尿不够通畅，可延长引流管留置时间，换管时逐渐增大引流管管径，直至 16 号。待 3～6 个月后瘢痕组织软化，一般可解除管口狭窄，如管口仍不够大，可将管口切开或切除狭窄环再与皮肤缝合，并留置引流管。

5. 输尿管炎和输尿管周围炎　抗感染治疗，保持引流通畅。

（华立新）

十六、输尿管膀胱吻合

【手术指征】

1. 输尿管下段损伤及损伤后输尿管狭窄，输尿管阴道瘘，靠近输尿管膀胱连接部的膀胱阴道瘘。

2. 其他非损伤性疾患，如输尿管下段的先天性、炎症性或结核性狭窄，输尿管口异位，输尿管囊肿，膀胱肿瘤或憩室手术需切除输尿管口周围的膀胱壁者。

【术前准备】

如有泌尿系感染须应用抗生素和适当引流。

【手术要点】

1. 从尿道插入导尿管，于输尿管断端插入 F8 双 J 管达肾盂，留作支架引流之用。将输尿管下段游离 8～10 cm，注意保存其血液供应。将输尿管末段前壁劈开 1.5～2 cm，使吻合口成斜形。

2. 游离同侧膀胱底部至三角区附近。注入等渗盐水使膀胱呈半充盈状态，在输尿管残端内侧的膀胱壁上做长约 3 cm 的纵形切口，切开肌层后，作黏膜下剥离，使有足够位置形成黏膜下输尿管隧道。

3. 于膀胱切口远侧作一黏膜小切口，将双 J 管另端由此纳入膀胱腔内。用 5～0 号肠线将输尿管断端与膀胱黏膜切口创缘间断或连续缝合。再用 3～0 号肠线间断缝合膀胱肌层，将输尿管包埋于膀胱黏膜下，用 1 号丝线固定输尿管外膜于周围的外层膀胱壁。

4. 留置导尿管引流膀胱，输尿管吻合口附近置皮管引流，由腹壁切口引出，缝合腹壁切口。

【术后处理】

1. 创口皮管引流于术后 3～4 日拔除。

2. 注意保持导尿管引流通畅，术后 5～7 日拔除导尿管。

3. 拔除导尿管后，嘱患者勤排尿，直至术后 3～4 周拔除输尿管支架管，以防憋尿引起膀胱尿液反流并增加感染，吻合口裂开。

4. 应用抗生素防治感染。

【手后并发症】

1. 尿液反流　本术式采取了抗尿液反流的措施，较其他术式的输尿管膀胱吻合可减少尿液反流的发生。

2. 尿瘘　输尿管膀胱吻合口部分裂开，或输尿管断端血供不足而出现部分坏死，膀胱切口愈合不良等因素均可引起尿瘘的形成。

3. 吻合口狭窄　吻合口如局部缺血，吻合口呈圆形吻合易造成管腔狭窄，注意保留局部血供，输尿管末段适当劈开，放置输尿管支架管可以有效地减少吻合口狭窄。

（徐承良）

十七、膀胱造口术

膀胱造口术常用的方法有开放性耻骨上膀胱造口术和耻骨上穿刺膀胱造口术。

（一）耻骨上穿刺膀胱造口术

【手术指征】

1. 尿道损伤，尿道内不能插入导尿管，又不宜急诊手术者。

2. 泌尿道手术后需暂时尿流改道，如尿道下裂修复术。

3. 经尿道前列腺电切术时，用以冲洗和减压。

4. 梗阻性膀胱排空障碍所致的急性尿潴留，尿道内无法插入导尿管，如前列腺增生症、尿道狭窄等。

5. 少数不适宜手术治疗而有慢性尿潴留的前列腺增生或前列腺癌患者。

6. 化脓性前列腺炎、尿道炎、尿道周围脓肿等。

7. 危重患者及神经源性膀胱功能障碍者。

【术前准备】

1. 局部备皮。

2. 备好消毒的膀胱穿刺造口器械、硅胶导尿管或 Foley 导尿管。

3. 倘若膀胱充盈不够，须等待，或有可能注水入膀胱，使膀胱内充盈达耻骨上三横指以上，以防穿刺误入腹腔。

【手术要点】

1. 在耻骨联合上两横指中线处先以长针作试穿，当抽到尿液确认为膀胱后再作皮肤小切口，切口大小以能通过造口套管为度，深度以切开腹白线为度。

2. 由切口插入膀胱造口导管针，与皮肤呈垂直方向或 70°～80°进针。偏离中线的穿刺，有可能损伤腹壁下动脉，过于向肛门方向易误伤膀胱及前列腺静脉而引起血肿。

3. 穿刺时有突破感，示套管针已刺入膀胱，再适度进针，拔出套管针芯，见有尿液流出，随即将相应直径的导管经套管针的侧孔插入膀胱。注意穿刺进针勿用力过猛，以免伤及膀胱后壁或突入膀胱内的前列腺，招致大出血的危险。

4. 最后调整好导尿管位置。可先将膀胱内液引流尽，使之空虚，再注水 10～20 ml。若收集的引出液与注入水量持平，表示置管于膀胱内深度适宜。若置管过浅，尿液引流不尽，留有残存尿；置管过深，导管刺激膀胱黏膜易致膀胱痉挛。最好采用特殊套管穿刺针，留置 Foley 导尿管，以便术中、术后调节置管深度，也可以防止导尿管不慎滑脱。退出套管针，关闭切口，用缝线将导管固定于腹壁。

【手术处理】

1. 保持造口管尿液引流通畅。遇有不畅，应寻找原因，如果是造口管移位，或血块、尿盐结晶、感染脓苔堵塞管腔所致，必须调整造口管位置或膀胱冲洗。

2. 手术可能出现的并发症有血尿、尿外渗、膀胱壁损伤、膀胱前壁血肿及腹内脏器损伤等。术后尤其需要观察腹内脏器有无损伤。若有腹部症状、造口管无尿液引出时，应立即作 X 线造影检查，证实有腹内脏器损伤时，应严密观察。必要时进行手术治疗。

3. 定期更换造口管，一般 2～4 周更换 1 次，首次时间宜为术后 1 个月左右。导尿管接消毒集尿袋，每周换袋不少于 2 次，注意局部清洁；预防感染。

4. 若为暂时性造口，拔除造口管时间一般不能早于 12 天。因过早拔管，膀胱内尿液可经拔管后膀胱壁孔漏入耻骨后间隙而引起感染。12 日后膀胱壁至皮肤已由纤维结缔组织包绕，即使漏尿，尿液也不会流入耻骨后间隙。拔管前应做夹管试验，证实经尿道排尿通畅，无明显残余尿时才能拔管。若拔管后造口有持久的尿漏而无法愈合时，可采用保留导尿管的方法，以促进瘘口的愈合。

【术后并发症】

手术可能出现的并发症有血尿、尿外渗、膀胱壁损伤、膀胱前壁血肿及腹内脏器损伤等。术后尤其需要观察腹内脏器有无损伤。若有腹部症状、造口管无尿液引出时，应立即做 X 线造影检查，证实有腹内脏器损伤时，应严密观察。必要时进行手术治疗。

（二）开放性耻骨上膀胱造口术

【手术指征】

同"耻骨上穿刺膀胱造口术"。

【术前准备】

1. 局部备皮。

2. 备好消毒的膀胱穿刺造口器械、硅胶导尿管或 Foley 导尿管。

3. 倘若膀胱充盈不够，须等待，或有可能注水入膀胱，使膀胱内充盈达耻骨上三横指以上，以防误入腹腔。

【手术要点】

1. 体位　仰卧位略头低脚高位，使腹内肠管移向头侧。

2. 切口　做耻骨上正中切口，长 6～10 cm，将腹直肌与锥状肌向两旁分开，直达膀胱前间隙。

3. 显露膀胱前壁　用纱布裹手指向上钝性分离腹膜前脂肪与腹膜反折，显露出有纵行血管的膀胱前壁。分离腹膜反折时，应避免分破，以防漏尿而污染腹腔。在膀胱空虚、挛缩、破裂时应防止将腹膜当作膀胱而误切入腹腔。一旦分破腹膜，应立即缝合。

4. 切开膀胱前壁　在膀胱前壁稍高位置的中线两旁，用两把组织钳夹住，提起膀胱壁，在两钳之间用注射器穿刺，抽吸出充盈膀胱的盐水后切开膀胱。做膀胱造瘘术时切开 1～2 cm，可容手指探查即可；其他手术可酌情扩大。溢出的灌洗液用吸引器吸尽。膀胱壁上的动脉止血，必须当即结扎出血，以免回缩再出血。

5. 探查膀胱　用手指伸入膀胱内探查，明确病变情况，如有可能，应同时将病变去除。

6. 缝合膀胱前壁　将气囊导尿管、伞状或蕈状导尿管置入膀胱切口内。分两层缝合膀胱壁。内层用 2－0 铬制肠线全层间断缝合(在无肠线的情况下,也可采用丝线间断缝合肌层,但不可穿过黏膜层,以免导致术后结石形成);外层再以 4－0 号丝线间断缝合。导管经腹壁切口的上角引出。

7. 引流、缝合　用等渗盐水冲洗伤口,在膀胱前间隙置一香烟引流,由腹壁切口的下角引出。逐层缝合腹直肌前鞘、皮下组织和皮肤。缝合腹直肌时,可在膀胱顶部固定一针,以免膀胱挛缩。导尿管需用皮肤缝线环绕结扎固定,以免脱出。伞状或蕈状导尿管需自膀胱及腹壁切口高位引出,以防长期引流后膀胱挛缩。

【术后处理】

1. 保持造口管尿液引流通畅。遇有不畅,应寻找原因,如果是造口管移位,或血块、尿盐结晶、感染脓苔堵塞管腔所致,必须调整造口管位置或做膀胱冲洗。

2. 手术可能出现的并发症有血尿、尿外渗、膀胱壁损伤、膀胱前壁血肿及腹内脏器损伤等。术后尤其需要观察腹内脏器有无损伤。若有腹部症状、造口管无尿液引出时,应立即做 X 线造影检查,证实有腹内脏器损伤时,应严密观察。必要时进行手术治疗。

3. 定期更换造口管　一般 2～4 周更换 1 次,首次时间宜为术后 1 个月左右。导尿管接消毒集尿袋,每周换袋不少于 2 次,注意局部清洁;预防感染。

4. 若为暂时性造口,拔除造口管时间一般不能早于 12 日。因过早拔管,膀胱内尿液可经拔管后膀胱壁孔漏入耻骨后间隙而引起感染。12 日之后膀胱壁至皮肤已由纤维结缔组织包绕,即使漏尿,尿液也不会流入耻骨后间隙。拔管前应作夹管试验,证实经尿道排尿通畅,无明显残余尿时才能拔管。若拔管后造口有持久的尿漏而无法愈合时,可采用保留导尿管的方法,以促进瘘口的愈合。

【术后并发症】

手术可能出现的并发症有血尿、尿外渗、膀胱壁损伤、膀胱前壁血肿及腹内脏器损伤等。术后尤其需要观察腹内脏器有无损伤。若有腹部症状、造口管无尿液引出时,应立即做 X 线造影检查,证实有腹内脏器损伤时,应严密观察。必要时进行手术治疗。

(夏国伟)

十八、膀胱部分切除

【手术指征】

1. 膀胱肿瘤较大,基底较宽并已侵及肌层。
2. 位于输尿管开口附近 2 cm 之内的肿瘤。
3. 盆腔其他器官肿瘤浸润膀胱壁。
4. 肿瘤有全膀胱切除指征,但患者不具备全切除的手术条件,或不愿接受该手术。

【术前准备】

1. 备一种抗肿瘤药物,如氮芥 20 mg,噻替哌 20 mg,丝裂霉素 20 mg。
2. 备消毒蒸馏水 1 000 ml。
3. 备血 400～600 ml。

【手术要点】

1. 采用下腹部正中切口或弧形切口。

2. 于靠近肿瘤的一侧切开膀胱，将切口延长至肿瘤附近，注意肿瘤位置与输尿管口关系及有无其他病变。

3. 于膀胱外朝肿瘤部位进行分离，肿瘤连同周围 2 cm 的正常膀胱壁可用电刀一并切除。

4. 如果膀胱部分切除范围包括一侧的输尿管膀胱连接部，应做输尿管膀胱吻合术。

5. 用 1～2 mg %氮芥生理盐水或噻替哌、丝裂霉素稀释液浸泡创口 5～10 min，吸尽后再用消毒蒸馏水浸泡冲洗。

6. 用可吸收线缝合膀胱黏膜及肌层。

7. 留置三腔气囊导尿管，必要时亦可同时行膀胱造瘘。

8. 于耻骨后间隙放置皮管引流，缝合腹壁切口。

【术后处理】

1. 注意保持导管引流通畅，多饮水增加尿液以作自我冲洗，如有血尿则需持续膀胱冲洗。

2. 一般耻骨后引流管术后 3～4 日拔除，导尿管或膀胱造瘘管术后 9～14 日拔除，如有输尿管内支架管术后 1 个月内拔除。

3. 酌情使用抗生素。

4. 术后 2 周应用免疫制剂或抗癌药物膀胱灌注，每周 1 次，共 8 次，以后每月 1 次。定期膀胱镜复查。

【术后并发症】

1. 出血　可出现严重肉眼血尿，甚至血块阻塞性尿潴留。

2. 膀胱痉挛　可出现难以耐受的膀胱内疼痛和尿道不适，且可造成尿液引流不畅或加重出血。

3. 尿漏　有 3～5 日，严重者可延续几周，极少见形成尿瘘。

（徐承良）

十九、尿道外口狭窄切开

【适应证】

先天或后天性尿道狭窄，反复尿道扩张不理想。

【手术要点】

1. 阴茎根部阻滞麻醉或尿道外口处局麻。

2. 剪开尿道腹侧狭窄段至正常处，4-0 可吸收缝线间断缝合创面。

3. 术后抗炎，定期尿扩。

（孟小鑫）

二十、尿道取石术

尿道取石的方法视结石的大小、位置及有无尿道狭窄或其他伴发疾病如尿道憩室而定。手术方法可以分为经尿道途径及经耻骨途径。经尿道的腔内途径亦可以加用液电、激光及气压弹道的能量辅以碎石。个别情况需尿道切开取石。

(一) 经尿道途径

【手术指征】

较小的结石,无合并尿道狭窄,结石位于前尿道或离尿道口较近。

【手术准备】

无菌液体石蜡,取石钩(亦可自制,将金属探针末端弯成钩状,或五官科用的小刮匙)。

【手术要点】

1. 尿道结石的近端用止血带扎紧,局部用药和注入润滑剂(液体石蜡)。

2. 钩去结石,刮取结石要避免损伤尿道黏膜。

3. 如取石困难,可用金属尿道探杆将结石推入膀胱内。

【术后处理】

应用抗菌药物 3 天。

【并发症】

结石本身及取石的过程均可发生尿道狭窄,取石后要注意随访,如有尿道狭窄要及时处理。

(二) 经耻骨上膀胱切开取石

【手术指征】

大的且嵌顿于后尿道的尿道结石,或前尿道结石推入膀胱者。

【手术要点】

1. 耻骨上膀胱切开。

2. 用取石钳经膀胱颈伸入后尿道,钳住结石取出。

3. 若取石困难,可经尿道插入金属尿道探(F20～24),至结石后,将结石撬起,取出结石。

4. 注意膀胱颈、输尿管间嵴及膀胱内有无憩室,可酌情处理。

5. 保留导尿管,缝合膀胱,耻骨后引流。

【术后处理】

1. 保持引流管通畅,48 h 后可拔引流管,7 日拔除导尿管。

2. 应用抗菌药物。

【并发症】

较常见的是后尿道狭窄,要注意随访。

（三）尿道切开取石

【手术指征】

1. 嵌顿于前尿道的结石，无法取出。

2. 位于尿道狭窄部位或尿道憩室内的结石。

【手术要点】

1. 根据结石的不同位置和有无尿道憩室采取相应的切口：尿道会阴直切口，或倒“Y”形切口。

2. 在结石的尿道表面切开尿道各层，暴露结石，游离后取出。

3. 如有尿道憩室，则按尿道憩室的要求手术，切除憩室后，需做尿道重建。

4. 缝合尿道各层，涉及尿道黏膜层的用可吸收缝线，会阴置引流物。

5. 做耻骨上膀胱造瘘，尿道内不置导尿管。

【术后处理】

1. 应用抗菌药物。

2. 24 h后拔除引流物。

3. 9～14 日后拔膀胱造瘘管，如排尿通畅，可拔除膀胱造瘘管。

【并发症】

1. 尿道狭窄。

2. 会阴感染。

3. 尿道瘘。

（张　炜大）

二十一、精索静脉高位结扎术

【手术指征】

1. 精索静脉曲张症状显著，而平卧后曲张症状可显著减轻。

2. 合并存在生精功能不良(不育症)，腹股沟疝或鞘膜积液。

【手术要点】

可采用经腹股沟途径和髂窝途径行精索内静脉的高位结扎。

1. 切口可取腹股沟上斜切口或腹股沟韧带中点上 3 cm 外的横切口。

2. 切开腹外斜肌腱膜和提睾肌。

3. 游离 4 cm 长精索静脉，保留精索和精索动脉，将精索向上牵引提吊睾丸向上。

4. 也可在内环口上切开腹外斜肌腱膜，钝性分离腹内斜肌和腹横肌，切开腹横筋膜，在疏松的结缔组织中分离精索内静脉和动脉，将静脉结扎(通常只有 1 条，偶尔可有 2～3 条)。

【术后处理】

术后早期需托起阴囊。

（孟小鑫）

二十二、包皮环切

【手术指征】

1. 患儿包茎或包皮口狭窄妨碍排尿或反复感染。

2. 成人包茎或包皮过长覆盖尿道外口。

【手术要点】

1. 有包皮口狭窄，包皮与龟头粘连者要先扩大而分离，有包皮垢也应清除，使龟头充分暴露。

2. 采用包皮分瓣切除，包皮内板应距离冠状沟 0.5 cm。

3. 系带部内板要多保留，以免系带过紧。

4. 要充分止血，对位间断缝合，小儿可用肠线缝合。

【术后处理】

1. 术后 3～5 日应用镇静剂或雌激素以免阴茎勃起，减轻疼痛或出血。

2. 被尿液浸湿的敷料要及时更换。

3. 注意出血，并观察处理。

（张　炜大）

二十三、睾丸活检术

睾丸活检主要用于判断睾丸的生精功能。

【适应证】

男性不育症：无精子或少精子。

【禁忌证】

急性睾丸炎或附睾炎，睾丸肿瘤。

【操作要点】

1. 常规消毒皮肤后，由助手以拇指、食指将睾丸固定在阴囊前壁皮下。用 1%普鲁卡因做局部麻醉，必要时精索内应给予神经阻滞。

2. 做 0.5 cm 长的皮肤切口，逐层分开阴囊各层，直至睾丸白膜。

3. 在睾丸白膜上做“L”形小切口，挤压睾丸使睾丸组织从小切口突出，以锐剪刀将突出部分睾丸组织切下，组织块大小要求在 4 mm^3 左右。

4. 置于 10%甲醛液的小瓶内，并注明左右侧别。

5. 睾丸白膜切口用 3－0 丝线或 5－0 肠线缝合，皮肤切口用 0 号丝线褥式缝合。必要时采用同样方法做对侧睾丸活检。

【注意事项】

通常一次只需进行一侧睾丸活检。

【术后处理】

1. 卧床休息 24 h。

2. 注意观察阴囊切口渗血情况。

3. 应用抗生素预防感染。

【并发症】

1. 阴囊皮肤出血。

2. 皮下血肿。

3. 感染。

4. 精子肉芽肿。

目前,睾丸切开活检术亦可用经皮穿刺活检法。

（张　炜小）

二十四、睾丸固定术

睾丸下降不全(隐睾)或异位睾丸病情的复杂性不同,睾丸停留的位置差异很大,也可合并疝或鞘膜积液,因此睾丸下降固定手术的方法很多,有简单的睾丸固定、分期睾丸固定术后复杂的睾丸自体移植。这里介绍常用的方法和手术原则。

(标准)睾丸固定术

【手术指征】

适用于所有能触及的睾丸下降不全及睾丸异位。所谓能触及的睾丸是指体检时可能及,或影像学检查能定位,或术中探查可及的睾丸。手术的年龄目前倾向 2 岁上下。

【手术要点】

1. 做下腹横纹切口或腹股沟上斜切口。

2. 打开腹股沟前壁,探查睾丸。

3. 游离精索,在内环远端精索前内侧有鞘状突(疝囊),需分离高位结扎。

4. 暴露内环口周围组织及精索,充分游离(必要时可游离至肾下水平)。

5. 使精索直接进入阴囊,可分离腹股沟管后壁的血管(腹壁下动静脉),必要时切断。

6. 充分扩张阴囊腔,将睾丸固定在阴囊腔下或肉膜外窝,要防止睾丸精索的扭转。但精索张力不可过大,以免影响睾丸血供。

【术后处理】

1. 应用抗菌药物。

2. 随访睾丸位置、生育情况及有无恶变问题。

（张　炜大）

二十五、附睾切除术

【手术适应证】

1. 附睾结核棱柱经抗结核治疗无效者。

2. 慢性附睾炎，非手术治疗长期不愈者。

3. 附睾良性肿瘤。

【相对禁忌证】

未婚未育者。

【术前准备】

1. 附睾结核者术前至少抗结核治疗2周。

2. 合并混合感染者，术前应用抗菌药物控制感染。

3. 术前1日剃去阴毛，彻底清洗会阴部。

【麻醉与体位】

腰麻、硬膜外麻醉或局麻。仰卧位。

【手术要点】

1. 切口的选择　阴囊根部前外侧纵行切口，逐层切开阴囊各层至睾丸鞘膜壁层，将鞘膜囊包裹的阴囊内容物一并挤出切口外。

2. 附睾的探查、游离和切除　避开精索，切开睾丸鞘膜，显露睾丸、附睾及精索，检查附睾病变大小、范围及与周围粘连程度。组织钳提起附睾头部，用小圆刀或剪刀自附睾头部与睾丸间锐性分离附睾头，将其自睾丸上游离出来，注意不要损伤邻近的精索血管。进一步向下游离附睾体、尾部。如粘连紧密也可在附睾的脏层鞘膜表面进行游离，以避免损伤精索血管。附睾完全游离后，于高位切断输精管。

3. 输精管残端处理　切断的输精管残端用苯酚、乙醇及盐水涂拭，再用丝线结扎。若为附睾结核，应将输精管残端经阴囊根部另一皮肤戳口拉出，固定于皮肤上，以免残端引起切口感染。

4. 切口的缝合　若病变累及睾丸，根据睾丸受累的范围、程度做睾丸部分切除或全切除。若为双侧性病变则应尽量保留睾丸组织。睾丸创面用细丝线间断缝合。切除多余的睾丸鞘膜，彻底止血，翻转缝合。缝合精索外筋膜，以覆盖精索血管。还纳睾丸，于切口下缘或从阴囊底部另戳一小切口，置入橡皮片引流（结核患者应尽量不放引流）。阴囊皮肤切口用细丝线作间断垂直褥式缝合。

5. 注意要点

(1) 附睾结核合并有阴囊窦道者，应环绕窦道口作梭形切口，以减少窦道污染。

(2) 精索血管在附睾头部内侧进入睾丸，剥离附睾头部时，应紧贴附睾壁进行以免损伤精索血管。

(3) 术中应彻底止血，尤其是附睾结核患者，经仔细止血后，尽量不要放置引流。

【术后处理】

1. 术后卧床休息。

2. 合理使用抗生素预防感染。

3. 24～48 h拔除橡皮条引流。

4. 附睾结核患者，术后继续抗结核治疗至少6个月以上。

5. 术后5～7天拆除缝线。

【术后并发症】

1. 阴囊血肿　多由于术中止血不彻底引起。术后适当加压包扎或局部冷敷，可防止血肿形成。发生阴囊血肿后须积极治疗并严密观察，早期可采用理疗以促进血肿吸收，若血肿逐渐增大，应积极手术止血。

2. 感染　附睾切除术后感染分为阴囊切口感染和阴囊内感染。往往由于皮肤准备不充分、无菌技术不严格、手术区皮肤或阴囊内炎症未治愈、术中组织损伤较多以及引流不畅所造成。一旦感染形成应加强抗感染治疗，局部理疗，通畅引流，若脓肿形成应切开引流。

3. 睾丸鞘膜积液　由手术刺激、感染等因素引起。早期应用抗生素治疗，特别是阴囊内有感染者。后期治疗主要根据积液量多少而定，量少而张力低者不必治疗，张力大或量多影响生活者施行鞘膜翻转术。

4. 睾丸萎缩　多数由于附睾病变使精索与附睾紧密粘连，术中将精索内动脉结扎所致。对于单纯萎缩无其他并发症者，可不予处理；对于合并感染、疼痛者可行睾丸切除术。

5. 睾丸扭转　亦称精索扭转。手术中扭转位还纳睾丸为术后睾丸扭转的主要原因。一旦怀疑应积极早期手术探查，精索睾丸复位后睾丸颜色恢复，可施行睾丸固定术。若睾丸已坏死，则应将其切除。

二十六、睾丸切除术

【手术适应证】

1. 单纯性睾丸切除术　适用于：

(1) 睾丸良性肿瘤。

(2) 睾丸结核或附睾结核广泛累及睾丸者。

(3) 睾丸扭转坏死或外伤性睾丸破碎。

(4) 前列腺增生症及前列腺癌的内分泌治疗。

2. 根治性高位睾丸切除术　适用于睾丸、附睾及精索的恶性肿瘤。

【术前准备】

术前1日皮肤准备及清洗。

【手术要点】

1. 单纯性睾丸切除术

(1) 皮肤消毒，采用阴囊根部切口，切口长5 cm。切开皮肤及皮下各层。

(2) 游离出精索，分别结扎精索中输精管、精索动脉和静脉，并切断。

(3) 向下游离，切断睾丸系带可剥离切除整个睾丸及附睾。

(4) 局部放置橡皮引流条一根；切口作间断缝合，创面加压包扎。

2. 根治性高位睾丸切除术

(1) 施行腹股沟内韧带上方斜切口。

(2) 经腹股沟管显露并游离精索。

(3) 首先用无损伤的血管钳在腹股沟内环处分别夹住精索血管和输精管。钝性分离阴囊根部腔隙及睾丸周围，轻提精索将睾丸移出阴囊。钳夹、切断睾丸引带，残端结扎。

(4) 于腹股沟管内环处，分别钳夹、切断、结扎精索动脉和输精管，游离睾丸时切勿损伤睾丸白膜及肿瘤包膜。

(5) 仔细止血，阴囊底部戳创置引流物。伤口加压包扎或压砂袋。

【注意事项】

睾丸肿瘤根治性手术中应避免挤压睾丸，以防癌肿扩散。若肿瘤浸润周围组织及阴囊壁，应一并切除受浸润的组织，部分甚至切除全部病侧阴囊。

【术后处理】

1. 应用抗菌药物预防感染。
2. 引流条在术后 24～48 h 内拔去。
3. 抬高阴囊，防止血肿。
4. 切除的睾丸送病理学检查。

【术后并发症】

1. 阴囊血肿　阴囊组织疏松，血运丰富，极易渗出。
2. 感染　多由术前皮肤准备不充分、无菌技术不严格及阴囊内血肿引起。
3. 根治性睾丸切除术后最严重的并发症为局部肿瘤复发。主要原因为癌肿浸润或切除不彻底。

二十七、尿道肉阜电灼、电切

【适应证】

基底较宽或环绕尿道口生长，症状明显者。

【手术要点】

1. 术前抗炎，局部用药。
2. 局部麻醉，截石位。
3. 带蒂者直接电灼，直至基底部，广基者可手术切除，3－0 可吸收线缝合创面。
4. 必要时留置尿管。
5. 术后抗炎，伤口出血可压迫止血。
6. 切除标本要送病理检查。

（张　炜小）

第七篇　骨　科

第一章　基本理论

一、软骨和骨的发生、组成结构、生长方式

【软骨的发生】

软骨(cartilage)起源于胚胎中胚层体节的生骨节，生骨节为疏松间充质，其中间充质细胞是分化很低的细胞，衍变为成软骨细胞而形成软骨。

【软骨的生长方式】

1. 附加生长(appositional growth)　又称软骨膜下生长。软骨膜内层的细胞不断增殖分化为成软骨细胞(chondrocyte)，附加在软骨组织表面，同时分泌纤维和基质，将自身埋于基质的陷窝内，成熟为新的软骨细胞。

2. 间质性生长(interstitial growth)　又称内积生长。软骨细胞在软骨陷窝内进行分裂繁殖，产生新的软骨细胞，由新的软骨细胞再产生新的基质和纤维，使软骨由内向外生长。

【软骨种类和结构组成】

1. 软骨的种类　根据基质内所含纤维成分不同，分为3种类型。

(1) 透明软骨(hyaline cartilage)：分布于鼻、喉、气管、支气管、软肋骨等。结构特点是，新鲜时为淡蓝色半透明，基质内的胶原纤维交织排列，纤维和基质的折光率一致，软骨较脆，弹性较小。

(2) 弹性软骨(elastic cartilage)：分布于耳郭、会厌等，结构特点是新鲜时呈黄色，基质内含大量的弹性纤维，交织成网，具有较大的弹性。

(3) 纤维软骨(fibrocartilage)：分布于椎间盘、耻骨联合、关节面等，结构特点是基质内含大量胶原纤维，平行或交叉排列。

2. 软骨的结构　由软骨组织和软骨膜构成。软骨组织由软骨细胞、基质及纤维构成。

(1) 软骨细胞(chondrocyte)包埋在软骨基质内，所存在的部位为一空腔，叫陷窝(cartilage lacuna)。软骨表面是扁平椭圆形的细胞；到深层，细胞变为圆形，核小而圆，可见1～2个核。软骨细胞的超微结构特点是胞质内有丰富的粗面内质网和发达的高尔基复合体，还有一些糖原和脂滴，线粒体较少。软骨细胞主要以糖酵解方式获得能量。

(2) 基质呈半固态，有韧性，其化学成分是软骨粘蛋白和水。软骨粘蛋白由酸性粘多糖和蛋白质构成，水分占75%。

(3) 纤维埋于基质内，使软骨具有强的韧性或弹性，不同类型的软骨中纤维成分的种

类和数量有差别。

(4) 软骨膜(perichondrium)为软骨表面覆有的较致密的结缔组织。软骨膜分内、外两层。外层纤维多,细胞少,主要起保护作用;内层纤维少,细胞较多,其中有些梭形小细胞,称骨原细胞,可增殖分化为软骨细胞。软骨的营养来自软骨周围的血管,血管营养软骨,并运走代谢产物,主要起保护作用。

【软骨的营养和修复】

1. 软骨的营养　来源于软骨下骨组织的血运、关节囊与软骨交接的骨膜下血管、滑液。

2. 软骨的修复　成年软骨是通过无丝分裂而成长。软骨受损伤时,其损伤程度不同,修复方式不同。表浅损伤的修复愈合依赖于软骨细胞的代谢活性,但其精确重建结构的能力有限,即使软骨细胞能够合成蛋白多糖和胶原分子,并能够释放入基质,这些新合成的分子并未相互结合形成络合物,因此构建的结构并不完美,愈合组织的功能也较差。如损伤累及软骨下骨或软骨膜时,损伤处的血肿形成及纤维蛋白凝集,在修复过程中起网架作用。修复组织更似纤维软骨,并有退行性纤维化倾向。

【骨的发生和生长方式】

1. 骨与软骨同样起源于胚胎中胚层体节的生骨节。生骨节为疏松间充质,其中一些间充质细胞衍变为骨原细胞、成骨细胞而形成骨组织。骨的发育经历为不断生长与改建的复杂演变,具体表现为两个方面,即骨组织形成与骨组织分解吸收,两者相辅相成。

2. 骨的发生又称骨化或成骨(ossification),骨化过程有骨组织形成、吸收和改建。

(1) 骨组织的形成是由骨原细胞增殖分化为成骨细胞,它合成和分泌基质及纤维,将本身埋于其中,成骨细胞变为骨细胞经钙盐沉积,而成骨组织。

(2) 骨组织的吸收是由破骨细胞贴附在骨组织吸收部位,通过释放溶酶体酶等溶解吸收骨组织。

(3) 改建是在骨化过程中,通过骨组织形成与吸收,使骨的结构与外形不断适应机体的发育及机能活动。

(4) 骨的骨化有 2 种方式,即膜性骨化、软骨性骨化。

① 膜性骨化(intramembranous ossification):是骨化的基本过程,在胚胎发生早期。膜内成骨的具体过程是:在将要形成骨的部位,血管增生,营养及氧供丰富;间充质细胞渐密集并分裂分化为骨原细胞,其中部分骨原细胞增大,成为成骨细胞;成骨细胞分泌类骨质,并被包埋其中,成为骨细胞;继而类骨质钙化成骨基质,形成最早出现的骨组织。最早形成骨组织的部位称为骨化中心(ossification center)。新形成的骨组织表面始终有成骨细胞或骨原细胞附着,它们向周围成骨,逐渐形成初级骨小梁,构成初级骨松质。随后,初级骨松质周围的间充质分化为骨膜,此后即进入生长与改建阶段。如颅骨、锁骨。

② 软骨性骨化(endochondral ossification):主要形成骨的部位,由间充质细胞先形成软骨模型,为软骨雏形,分成骨干、骨骺、外有软骨膜,在此基础上进行软骨性骨化。包括软骨周骨化和软骨内骨化 2 种形成。软骨周骨化、软骨膜内的骨原细胞分化为成骨细胞,形成一薄层骨组织,环绕软骨中段,称骨领。软骨膜改称为骨膜。随生长发育骨领增厚、加长,成为骨干。软骨内骨化:在骨领形成同时,被包围的软骨干中央形成初级骨化中心,

此后骨小梁形成。初级骨化中心形成之初，血管连同破骨细胞及间充质等经骨外膜穿越骨领，进入退化软骨区，通过破骨细胞分解吸收钙化的软骨基质，形成许多与原始骨干长轴平行的隧道。隧道的壁为残存的钙化软骨基质，隧道的腔即初级骨髓腔。腔内充以来自间充质的骨原细胞和成骨细胞，以及破骨细胞和正在形成中的造血组织等，统称初级骨髓(primary bone marrow)。长骨两端的软骨中央出现次级骨化中心。在骨骺与骨干之间留一层软骨为骺板。其软骨细胞仍保持增殖能力，直到青春期末停止。骺板停止生长而被骨小梁取代，在长骨的干、骺之间留下线性痕迹，称为骺线(epiphyseal line)。

【骨的结构和组成】

1. 骨由骨皮质、松质骨、骨髓、骨膜、血管和神经等构成。

2. 骨皮质(compact bone)　结构十分致密，主要分布于骨表面或长骨骨干。骨干由板层骨构成。有3种骨板：

(1) 环骨板(circumferential lamella)：分布于长骨干的外侧面及近骨髓腔的内侧面，分别称为外环骨板及内环骨板。外环骨板较厚，约有10～40层，较整齐地环绕骨干排列。内环骨板较薄，仅由数层骨板组成，排列不甚规则。外环骨板及内环骨板均有横向穿越的小管，统称穿通管(perforating canal，又称 Volkmann 管)。穿通管与纵行排列的骨单位中央管相通连，它们都是小血管、神经及骨膜成分的通道，并含有组织液。

(2) 骨单位(Osteon)：又称哈佛氏系统(Haversian system)，位于内外环骨板之间，数量很多，构成密质骨的大部分，每个骨单位中央有一纵行小管，称为中央管或哈佛氏管。中央管外有10～20层同心圆排列的圆管形骨板，为哈佛多骨板。骨板间和板内分别有骨陷窝和骨小管，内容有骨细胞及其突起。骨小管与中央管相通。

(3) 间骨板是充填在骨单位之间的一些不规则骨板，是骨改造中骨单位被吸收后所残留的部分。

3. 松质骨(cancellous)　位于骨骺的深部，是由大量针状或片状骨小梁连接而成的多孔网架，为海绵状，内充红骨髓。

4. 骨膜(periosteum)　除关节面外，在骨的内、外表面均覆一层结缔组织膜，称为骨膜。分为：

(1) 骨外膜：覆于骨的外表面，又分2层：外层致密，有固定的骨膜作用；内层疏松，含有骨原细胞、成纤维细胞，参与骨组织修复作用。

(2) 骨内膜：为一薄层结缔组织，纤维细而少，富含骨原细胞和血管，衬于骨髓腔、骨小梁、中央管和穿通管的表面，并引导血管和神经通入中央管和穿通管，对骨组织有营养作用。

5. 骨髓　充满骨髓腔及骨骺小梁的网孔内，是一种造血组织。胚胎期骨髓腔内全部为红骨髓，行造血功能。成年后红骨髓在骨骺，骨髓腔内为黄骨髓，保持造血潜能。

二、骨细胞的功能

骨组织的细胞包括骨原细胞(osteogenic cell)、成骨细胞(osteoblast)、骨细胞(osteocyte)和破骨细胞(osteoclast)。

骨原细胞存在于骨内膜内层及哈佛氏管内，具有很强的分裂增殖能力。在骨的生长或骨改造及骨折愈合过程中，分裂增殖并分化为成骨细胞。

成骨细胞具有合成和分泌纤维及基质的功能。当骨生长和骨再生时，成骨细胞在骨组织表面排列成一层，并向周围分泌纤维和基质，将自身包埋，形成类骨质，经钙盐沉积后成为骨组织，成骨细胞成熟为骨细胞。

破骨细胞内含大量线粒体、溶酶体及高尔基复合体，可释放溶体酶和乳酸等，溶解骨组织。在皱褶缘基部的胞质内有大量的吞饮小泡、初级溶酶体、次级溶酶体和线粒体，都与活跃的破骨功能有关。

三、骨基质

1. 骨基质(bone matrix)　即骨的细胞间质，由有机成分和无机成分构成，含水极少。有机成分由成骨细胞分泌形成，包括大量胶原纤维(占有机成分的95%)及少量无定形基质。无定形基质为凝胶，内含中性或弱碱性糖胺多糖，有粘着胶原纤维的作用。基质中还含有两种钙结合蛋白：骨钙蛋白和骨磷蛋白。钙结合蛋白与钙化及钙的运输有关。无机成分又称骨盐，主要为羟磷灰石结晶[hydroxyapatite crystal，$Ca_{10}(PO_4)_6(OH)_2$]，属不溶性中性盐，呈细针状，长 10～20 nm，沿胶原纤维长轴规则排列并与之结合。有机成分与无机成分的紧密结合使骨十分坚硬。包埋着胶原纤维，以增加基质的连接作用。基质是无定形的物质，呈凝胶状，化学成分为糖-蛋白复合物，包括唾液蛋白、硫酸软骨素、硫酸角质素和透明质酸等，呈嗜酸性。骨基质结构呈板层状，称为骨板，成层排列的骨板犹如多层木质胶合板。同一骨板内的纤维相互平行，相邻骨板的纤维则相互垂直，这种结构形式有效地增强了骨的支持力。

2. 骨生长和再生时，成骨细胞于骨组织表面规则地排列形成一层，并向周围分泌纤维和基质，将自身包埋其中形成骨样组织，成骨细胞以顶浆分泌的方式向基质释放有膜包裹的小泡——基质小泡，内含大量的碱性磷酸酶、磷脂及小的钙盐结晶。小泡破裂后，所含物质释放于局部，导致骨样组织迅速钙化为骨组织。

四、骨的塑形

在骨生成的过程中，要经过塑形(moulding)。随着骨的增长增粗，每个骨的形状需要经过不断改建才能与身体的生长和体型相适应。最初形成的原始骨小梁，纤维排列较乱，含骨细胞较多，支持性能较差，经过多次改建后才具有整齐的骨板，骨单位也增多，骨小梁依照张力和应力排列，以适应机体的运动和负重。骨单位是长骨的重要支持性结构，它在1岁后才开始出现，此后不断增多和改建，增强长骨的支持力。骨单位的形成是由一端开始，向另一端进展。先由破骨细胞分解吸收陈旧骨质，形成锥形隧道，在隧道最宽处出现转变区，此处破骨细胞消失，成骨细胞前体形成成骨细胞，开始形成黏合线并分泌类骨质，钙化形成骨板。骨板由外向内逐层增加，使隧道缩小形成中央管。骨单位形成后，中央管内则无成骨细胞，仅衬有一层扁平的成骨细胞前体。这样，新的骨单位不断形成，旧的骨单位不断被分解吸收，与此同时，环骨板也不断地改建，间骨板则是陈旧骨的残余。人一生中骨的改建是始终进行的，幼年时骨的生成速率大于吸收，成年人渐趋于平衡，老年人则骨质的吸收速率往往大于生成，使骨质变得疏松，坚固性与支持力也减弱。

五、骨代谢与相关疾病

【骨的无机盐代谢】

1. 钙盐和磷酸盐是人体内含量最大的无机盐，约99%钙和86%以上的磷存在骨骼和牙齿中，它们是构成骨骼和牙齿的主要成分。通过钙、磷代谢的调节使骨骼和血液间保持着动态平衡，即新骨不断生成——成骨，旧骨不断吸收——溶骨。通过骨盐的沉积与溶解，使血钙与血磷相互依赖、相互转化，既保证了骨骼的正常生长，亦维持了血钙、磷浓度的相对恒定，以发挥其正常的生理功能。机体往往是动员骨钙，以保持血钙的水平。

2. 血钙、磷浓度之间有一定关系，正常成人每100 ml血浆中钙、磷浓度以毫克数表示时，它们的乘积在36～40，即正[Ca]·[P]＝36～40。钙、磷代谢的这种动态平衡是在体液调节下，即通过维生素D、甲状旁腺素和降钙素的调节来实现。

3. 氟(F^-)是骨盐中的一种微量无机盐，以氟化物的形式存在。骨盐中的羟基被F^-取代后骨骼硬度增加，溶解度降低，所以适量的氟有助于预防龋齿。氟过多又可造成斑釉症或氟中毒（氟骨病）。

【磷酸酶的生化及与骨病的关系】

1. 碱性磷酸酶能分解多种磷酸酯，提供充分的无机磷酸盐，作为骨盐沉积的原料。

2. 磷酸酶能水解焦磷酸盐，因焦磷酸盐对骨盐结晶的形成有抑制作用，所以磷酸酶对焦磷酸盐的水解不仅增加局部磷酸盐的浓度，而且消除了其对骨盐形成的抑制作用，更加有利于成骨。而碱性磷酸酶是含锌的酶，锌的充裕与否影响其活性。

3. 佝偻病患者血清碱性磷酸酶活性增高。

4. 骨折患者，由于骨内膜、骨外膜增殖的幼稚细胞转变成软骨细胞和成骨细胞，放出了磷酸酶，即骨酶，该酶可水解血浆内有机结合磷酸释放出的磷酸盐与局部储存的钙结合，饱和在骨周围的组织中，磷酸钙的沉积，使骨样组织逐渐钙化为骨组织。

5. 磷酸酶可反映成骨活动，所以骨肉瘤的患者碱性磷酸酶明显升高。

转移性骨肿瘤如为成骨性，则血清磷酸酶增高。男性前列腺癌转移时或晚期则酸性磷酸酶升高。

六、内分泌对骨生长的影响

（一）甲状旁腺素

甲状旁腺分泌甲状旁腺素(parathyroid hormone，PTH)，是维持血钙正常水平的重要调节因素。它有升高血钙、降低血磷和酸化血液等作用。其靶组织主要为骨骼和肾小管，其次为小肠黏膜。其对骨的作用：

1. PTH作用于几种骨细胞，使胞浆[Ca^{2+}]浓度增加，促进溶骨，增高血钙。如使破骨细胞胞浆[Ca^{2+}]增加,促进溶骨;成骨细胞胞浆[Ca^{2+}]增加,使胶原生成受到抑制,骨基质的合成代谢受阻亦产生溶骨作用。

2. 甲状旁腺腺瘤或腺癌,可使 PTH 分泌过多,导致骨质疏松,脱钙。PTH 分泌不足,血钙降低,低于 7 mg/dl 即可因肌肉兴奋性增加而发生抽搐。PTH 调节钙磷代谢,从而影响骨的代谢。

(二) 降钙素(calcitonin)

降钙素由鳃后体来源的滤泡旁细胞合成和分泌,这些细胞在人类为甲状腺 C 细胞。降钙素可静息破骨细胞,从而降低血钙水平。降钙素通过与破骨细胞膜上降钙素受体结合,可使破骨细胞皱褶缘消失,细胞内 cAMP 含量升高,抑制破骨细胞的破骨功能。

(三) 肾上腺的糖皮质激素和盐皮质激素(Glucocorticoid & mineralocorticoid)

肾上腺皮质在垂体分泌的 ACTH 作用下分泌类固醇激素,其中糖皮质激素的主要作用是影响糖、脂肪与水盐代谢,对血红细胞、血小板、中性粒细胞、神经系统及血管舒缩、肌力都有一定影响,在应激反应中起重要作用。盐皮质激素(以醛固酮为主)主要通过 Na^+ 的运转影响水盐代谢并有增强血管对儿茶酚胺敏感性的作用。

肾上腺髓质与交感神经构成交感-肾上腺髓质系统。它的生物学作用与交感神经系统基本一致。

(四) 生长激素(growth hormtone)

腺垂体是体内最重要的内分泌腺,它所分泌的激素至少有 7 种,其中对骨影响最大的为生长激素 (GH)。生长激素对机体生长起关键作用。人在幼年时期缺乏 GH,将患侏儒症;GH 过多则发生巨人症。成年后,长骨不再生长,如 GH 增多,将刺激骨端骨、面骨等增生,出现典型的肢端肥大症;GH 分泌过多亦可使肝、肾等内脏器官肥大。GH 还有促进蛋白质合成,增强脂肪分解,使能量来源由糖向脂肪转移,有利于机体的生长与修复。

(五) 性激素(gonadal hormone)

睾丸的间质细胞产生雄激素,称为睾酮,有促进男性特征的出现,使骨骼粗大,肌肉发达,促进蛋白质合成,特别是肌肉、骨骼的蛋白质合成,骨中钙、磷沉积增加等作用。青春期因睾酮的促蛋白合成作用,可使骨的增长显著,但睾酮亦有使骨骺融合过程加快的作用,骺板过早闭合有时反而使骨增长受阻。雌激素和雄激素都有促进成骨细胞合成代谢的作用。成骨细胞活跃时,产生的骨钙素也增多,有利于钙化作用。雌激素不足时,成骨细胞处于不活跃状态,破骨细胞的活动相对增强,往往出现重吸收过多的失骨现象。若成年前的雌激素分泌过少,其软骨内成骨和膜内成骨都受到影响,具体表现为骺骨化中心延迟出现,骨骺和骨干的融合以及缝的闭合也因而推迟。成年后雌激素不足,对骨改建中的骨形成有直接影响,以致骨丢失多于骨形成。在绝经期妇女常出现的骨质疏松症,即与雌激素分泌过少有关。性腺发育不全时,因骨的生长障碍而影响身高。

(六) 细胞因子对骨及软骨生长发育的影响

1. 生长因子　很多细胞分泌的局部蛋白质与特异性的受体结合导致信号转换,从而调节细胞的增殖和分化,这种蛋白质被称为生长因子。一般通过自分泌和旁分泌的方式作用于其他细胞。

转化生长因子 β(TGF－β)能刺激间质细胞的增殖,在关节软骨中,TGF－β 刺激蛋白多糖的合成并可逆转如 IL－1 等其他细胞因子的作用。在骨组织，TGF－β 刺激成骨细胞增殖以及基质的合成。TGF－β 以无活性的形式贮存在骨基质中，当骨吸收时，TGF－β 从骨基质中释放，环境中偏酸性的 pH 值激活该蛋白质，从而发挥局部调节成骨/破骨的作用。

骨形成蛋白(BMPs)参与骨与软骨生长和发育的调控。BMP_1 是一种金属蛋白酶，其功能是胶原Ⅰ、Ⅱ和Ⅲ型的 C－前肽酶。BMP_2 是一种骨诱导因子，诱导间质细胞向软骨细胞的分化。BMP_5、BMP_6 和 BMP_7 密切相关，也是有效的骨诱导因子。BMP_6 和 BMP_7 在肥大的软骨中表达，发挥促进软骨成熟的作用并开启软骨内钙化成骨的通路。BMP_4 的过度表达可导致纤维发育不良及异位骨化。

PTH 相关蛋白(PTHrP)以旁分泌的形式作用于生长板的软骨细胞受体，刺激软骨细胞增殖并阻止它们过早地肥大，它与 IHH 等因子控制着软骨细胞的增殖和成熟的速率。PTHrP 基因缺乏导致围生期致命性侏儒表现。IHH 基因缺乏则引起骨质钙化不能。

胰岛素样生长因子(IGFs)在骨组织中起着重要的调节作用。IGF－Ⅰ具有刺激蛋白多糖的合成以及促进细胞增殖的作用，并可能有激素样刺激长骨生长的作用。IGF－Ⅱ刺激成骨细胞的增殖和基质合成。

2. 溶骨性细胞因子　主要有 IL－1、IL－6 和 TNF－α。它们刺激软骨细胞分泌基质金属蛋白酶(MMP)，导致软骨的降解和可聚蛋白聚糖酶的产生，引起蛋白多糖的分解。这些因子使关节软骨合成胶原减少并使蛋白多糖合成和分泌减少。目前，临床上应用这些因子的拮抗剂可改善关节炎的症状。另外，溶骨性因子能刺激破骨细胞从未分化的颗粒/巨噬细胞系向破骨细胞分化并使破骨细胞成熟。

七、维生素对骨的影响

1. 维生素 A 是构成视觉细胞内感光物质和维持一切上皮组织健全发育的必需物质，有促进生长、发育及繁殖的作用。维生素 A 缺乏时可使暗适应时间延长甚至形成夜盲症；上皮组织细胞干枯并角化。维生素 A 缺乏，可使生长停滞，发育不良，尤以骨骼成长及神经系统的发育受损显著，使成年丧失生殖能力。大量口服维生素 A，每日超过 50 万 U 可引起维生素 A 过多症，出现中毒症状。

2. 维生素 D 亦称为抗佝偻病维生素。维生素 D 缺乏时儿童发生佝偻病，成人发生骨软化症。过量服用维生素 D，可引起维生素过多症，出现中毒症状。急性中毒症状表现为：食欲减退、恶心、呕吐、腹泻、多尿、烦渴。慢性中毒出现体重减轻，骨化过度甚至软组织沉积钙盐，严重时出现肾衰竭。尿钙过多，可形成尿结石症等。

3. 维生素 C 又名抗坏血酸。当维生素 C 缺乏时，可使胶原合成减少，细胞间隙增大，影响结缔组织的坚韧性和羟化作用，导致血浆胆固醇增高。

（马益民）

八、脊柱、椎间盘结构与脊髓神经节段

【脊柱的构成】

脊柱由26块椎骨连接而成(儿童33块),即颈椎7块,胸椎12块,腰椎5块,骶骨1块(小儿为5块,成人融合成1块),尾骨1块(小儿为4块,成人融合成1块)。脊柱关节由椎体间、椎弓间关节及连接组成。椎体间连接由椎间盘和前、后纵韧带构成。椎弓间关节和连接尚由关节突关节、黄韧带、棘上韧带、棘间韧带和横突间韧带等构成。前、后纵韧带及棘上韧带,起自颅骨底部,到达尾骨部。

【椎间盘的结构】

椎间盘位于椎体之间,无神经和血液供应,由上、下软骨板及髓核和纤维环组成。软骨板厚约1 mm,是透明软骨,连接于椎体和椎间盘之间,有许多微孔,为椎间盘内水分、营养物质和代谢产物的出入通道;髓核为胶冻样胶原物质,内有软骨细胞、胶原纤维和胶原纤维网状结构,含水分80%,因富于蛋白粘多糖,故具有弹性和膨胀性能。在髓核周围是纤维环,为同心环状多层结构。共分3层,外中层为胶原纤维,内层为纤维软骨。各层纤维附着于软骨板,平行排列于两椎体之间,相邻层的纤维彼此交叉呈30°～60°,可以增强其韧性和弹性。纤维环的后部分最薄弱,前方和两侧较厚,约等于后侧的2倍。纤维环含70%水分,仅外层有神经支配。纤维环是椎间盘维持负重的最主要组织,髓核内的水分具有不可压缩的特性,故髓核具有轴承和液压作用。纤维环有韧性和弹性,髓核、纤维环和软骨终板共同组成对抗张力和重力的闭合缓冲系统,脊柱活动可使髓核发生位置和纤维环与软骨板发生位置上的应力变化。腰椎间盘的负荷仰卧时最小,其次为挺胸直腰站立时,坐位时较大,坐位前倾20°时负荷最大。

【脊髓神经节段】

脊髓位于椎管内,并从每一节段发出一对脊神经。脊髓有3个主要功能区,颈膨大为臂丛发出处,胸段脊髓周径大致相同,腰骶膨大为腰骶丛发出处。胎儿1～3个月脊髓与椎管长度一致,自胚胎第4个月起,脊髓生长速度落后于椎骨,脊髓逐渐上移。新生儿脊髓下端相对第三腰椎,成人则相当于第1腰椎下缘或第2腰椎上缘。由第12胸椎向下,脊髓逐渐变细成为圆锥。脊髓与椎体的关系:上颈髓$C_{1\sim4}$大致与同序数椎体相对应,在$C_{5\sim8}$和$T_{1\sim4}$与上一节椎体相对,在中胸部与上2节椎体相对,在下胸部与上3节椎体相对,腰段脊髓位于胸椎11～12之间,骶尾段脊髓约平对第1腰椎。从脊髓每一节段发出的脊神经颈段有8对,胸段12对,腰段5对,骶段5对及尾段1对,其中上7对颈神经由相应颈椎上方穿出,第八对颈神经自第7颈椎和第1胸椎之间穿出,以下的脊神经则按上述分别从相应椎间孔穿出。了解各个椎骨与脊髓节段间的关系,对于判断脊髓损伤的平面有重要意义。

九、脊神经的传导与支配

【脊髓主要传导通路】

脊髓属中枢神经系统。脊髓内为灰质，灰质之外是白质，每侧脊髓的白质分为前索、侧索和后索，由众多上、下行传导纤维组成，是脊髓与脑之间和脊髓节段间的联络纤维，根据传导的冲动分为下行和上行传导束。

1. 主要下行传导束

(1) 皮质脊髓前束：位于前索中，主要由小部分未在延髓交叉的锥体束纤维组成，下行到相应节段后交叉到对侧，支配对侧的前角细胞，传导大脑皮层的运动冲动。

(2) 皮质脊髓侧束：位于侧索中，由大部分已在延髓交叉的锥体束纤维组成，下行到相应节段后支配前角细胞，传导大脑皮层的运动冲动。皮质脊髓侧束神经纤维的排列有一定的顺序，由外向内分别为支配下肢、躯干及上肢的神经纤维。因此，脊髓外部受伤累及侧束时，同侧下肢先出现运动障碍，而内部受伤时，同侧上肢先受到伤害。

(3) 红核脊髓束：起于中脑的红核，交叉止于对侧，进入脊髓后位于皮质脊髓侧束的前侧，主要控制屈肌的张力。

(4) 前庭脊髓束：前庭神经外侧核接受古小脑和顶核发出的纤维，经不交叉的前庭脊髓束至脊髓的灰质。它们的机能主要是调节肌张力，维持体态姿势，在保持适宜的姿势和肌张力的情况下，锥体束得以进行精细的随意运动。

(5) 顶盖脊髓束：起于中脑的顶盖，经交叉后下行至脊髓的前索。参与在黑暗中引起瞳孔扩大反射弧的组成。

(6) 网状脊髓束：起于脑桥和延髓的网状结构，此束较分散，行于白质前索和侧索前内部，主要参与对躯干和肢体近端肌肉运动的控制。

(1)和(2)属于锥体束，(3)～(6)组成锥体外系，锥体束控制骨骼肌的随意运动，而锥体外系调整锥体系的活动和张力，协调肌肉活动，维持姿势。

2. 主要上行传导束

(1) 脊髓丘脑前束：位于前索中，其纤维由对侧后角经中央管前方交叉上行，传导部分触觉。

(2) 脊髓丘脑侧束：位于侧索中，其纤维来自对侧后角，经中央管交叉上行，传导痛、温觉。

(3) 薄束、楔状束：位于后索中，其纤维来自同侧后根，在同侧后中索中上行，传导深感觉及精细或辨别性触觉。

(4) 脊髓小脑后束和脊髓小脑前束：传导躯干和肢体的固有感觉至小脑。

【皮肤神经的支配】

人体皮肤感觉神经阶段性分布即皮节在颈部和躯干较有规律。四肢皮节分布较为复杂，但仍按一定规律，相邻皮节神经分布互有重叠。每一皮节(除第二颈节)总有相邻上、下位皮节的神经纤维参加支配，至少有3个后根同时损坏，才有一个皮节区的感觉完全丧失，单独破坏一个脊神经后根，只会出现感觉减退，而不出现感觉丧失。

颈部的脊神经根性分布自耳后达肩部，属于 $C_{2\sim4}$ 节来的皮支；上肢的脊神经根性分布主要来自 $C_{5\sim8}$ 及 T_1；胸腹壁由 $T_{2\sim12}$ 及 L_1 节皮支分布，阶段性明显，剑突相当于 T_7，脐部相当于 T_{10}，腹股沟相当于 T_{12} 及 L_1；下肢由来自 $T_{12}\sim S_3$ 节的皮支分布，大腿前侧为 $L_{2\sim4}$ 分布，小腿前内为 L_4，小腿前外为 L_5，踇趾为 $L_{4\sim5}$，小趾及足跟为 S_1。

十、脊髓的血供

1. 脊髓的动脉主要有脊髓前、后动脉，形成血管链，在下行过程中有来自肋间后动脉、腰动脉和骶外侧动脉的节段性动脉的加入，以营养脊髓。

(1) 脊髓前动脉：来自两侧椎动脉，在椎体交叉附近合成一干，沿脊髓前正中裂走行，供应前角及脊髓前部 1/4。

(2) 脊髓后动脉：有两条，来自椎动脉或小脑下后动脉，脊髓后动脉循脊髓后外侧沟下行，供应脊髓的后 1/4，它们在下行过程中，相继与来自肋间后动脉和腰动脉的脊髓支吻合，下行至脊髓圆锥。

(3) 根动脉：来自椎动脉、肋间后动脉、腰动脉、骶外侧动脉等，分为脊髓前、后根动脉，沿脊髓前后根走行，分别加入脊髓前、后动脉。

(4) 脊髓冠状动脉：由脊髓前后动脉的吻合支构成，环绕每节脊髓走形，将脊髓前、后动脉联系在一起。在第 1～4 节胸髓和第 1 腰节的腹面血供不充分，称“危险区”，血供受损后不易恢复。

2. 脊髓的静脉分布大致和动脉相似，位于脊髓的前后面，它们注入脊髓硬膜外隙的椎内静脉丛。

十一、植物神经系统脊髓中枢、交感神经节前和节后纤维的分布

植物神经系统包括交感神经和副交感神经系统。无论交感系统还是副交感系统都包括两个神经元。位于脊髓灰质外侧柱和脑内的称为节前神经元，由此发出节前纤维；位于神经节内的称为节后神经元，与节前纤维的末梢相突触，并发出节后纤维，终于所支配的器官。中脑以下的脑干，特别是延髓，是交感系统和副交感系统的主要反射中枢。

【脊髓交感神经中枢分布】

交感神经的低级中枢位于脊髓胸、腰段灰质外侧柱，由此发出节前纤维。交感干神经节分为 2 种，一种位于椎体的两侧，称为椎旁节；另一种位于椎体之前，称为椎前节。椎旁节在脊柱两侧形成 2 条交感干，颈部分为上、中、下 3 节，胸部 12 节，腰部和骶部各 4 节，两侧的交感干向下在骶骨前会合形成奇节。椎旁节的节后纤维主要分布于血管壁的平滑肌、立毛肌和汗腺。椎前节位于腹后壁，其节后纤维分布于内脏。比较重要的椎前节包括腹腔节、肾节及肠系膜上、下节。

【脊髓副交感神经中枢分布】

副交感神经的低级中枢位于脑干的副交感神经核和脊髓骶部第 2～4 节段灰质的副

交感核。副交感神经的节后神经元包括器官旁节和器官内节。节前纤维从中枢发出后，其传出纤维到达节后神经元，由此再发出节后纤维分布于直肠、膀胱及生殖器等。

【交感神经节前纤维和节后纤维的分布】

交感神经的周围部分包括交感神经节(椎旁节及椎前节)及由节发出的分支和交感神经丛等。交感干借白交通支和灰交通支与相应的脊神经相连接。

1. 节前纤维自胸、腰段脊髓侧柱细胞发出，具有髓鞘的节前纤维经前根、白交通支进入椎旁神经节(交感干内)，因节前神经元的胞体仅存在于胸、腰脊髓灰质侧柱，所以白交通支只见胸、腰段15对脊神经中，白交通支的节前纤维传入相应的椎旁节后，由此再发出节后纤维经灰交通支重复进入脊神经，31对脊神经都有灰交通支联系，其分支一般都含有交感神经节后纤维，随脊神经分布于躯干和四肢的血管、汗腺、立毛肌等，还有一些节前纤维在椎旁节并不停留，到达椎前节，由此再发出节后纤维分布于内脏。在椎旁节，也有一些节后纤维分布于内脏，内脏的神经纤维一般均围绕血管主干组成密织的网，根据其与所围绕的血管而命名。

2. 颈交感干位于颈椎横突的前方，一般每侧有3个交感节(椎旁节)，来自脊髓上胸段(胸1～胸6)侧角的节前纤维在白交通支内进入交感干内上升到颈交感干的椎旁节。颈交感干经灰交通支连于8对颈神经，并随颈神经分支分布到头颈和上肢的血管、汗腺、竖毛肌等；颈神经节还发出分支至邻近的动脉，形成颈内动脉丛、颈外动脉丛、锁骨下动脉丛等，伴随这些动脉分支分布于头颈和上肢的平滑肌、腺体，颈神经节发出的咽支，直接进入咽壁和迷走神经、舌咽神经的咽支，共同组成咽丛，还发出神经加入心丛。

3. 胸部交感干发出以下分支　经灰交通支连接12对胸神经，并随胸神经分支分布到胸腹壁的血管、汗腺、竖毛肌等；从上5对胸交感干神经节发出许多分支，参加胸主动脉丛、食管丛、肺丛和心丛；内脏大、小神经由经过胸交感干的节前纤维组成，然后分别终于腹腔节和主动脉肾节，再发出节后纤维分布于腹腔实质性脏器和肠左曲以上的消化管。

4. 腰部交感神经节前、后神经纤维分布　腰部有4对交感神经节，位于腰椎体的前外侧，腰大肌的内侧缘。腰交感神经的节前纤维通过灰交通支连接5对腰神经并随之分布；另外，节前纤维还组成腰内脏神经，终于腹主动脉丛和肠系膜丛，并在这些丛的神经节内换神经元，节后纤维分布至肠左曲以下的消化管和盆腔脏器，并有纤维伴随血管分布至下肢。当下肢血管痉挛时，可以切除腰交感干以获得缓解。

5. 盆部有2～3对骶交感干神经节和一个奇神经节，分支通过骶尾神经分布于下肢和会阴部的血管、汗腺、竖毛肌等；一些小支还加入盆丛，分布于盆腔脏器。

十二、排尿的生理

膀胱的排尿是神经反射性活动。膀胱由交感神经、副交感神经、脊神经3种不同的神经支配。中枢神经系统对排尿有调节作用。

交感神经的节后纤维支配膀胱壁平滑肌和尿道内括约肌，抑制膀胱壁平滑肌纤维使其松弛，同时使尿道内括约肌收缩，从而贮存尿液。其传入神经纤维则传达膀胱壁充盈和痛觉。

阴部神经起自脊髓骶段2～4节的前角细胞，属于脊神经，支配尿道外括约肌，使其收缩，维持其紧张性，在排尿时松弛，排尿完毕压迫尿道将残余尿液排出体外。其传入纤维传导尿道前列腺部的感觉。

盆神经（副交感神经）从脊髓骶段2～4节侧柱发出，到达膀胱。副交感神经是膀胱的运动神经，其传出冲动能引起膀胱逼尿肌收缩（兴奋性传出纤维），内括约肌松弛（抑制性传出纤维），因而促使膀胱排尿。其传入纤维传导排尿的意图与胀满的感觉。

正常情况下，膀胱逼尿肌在副交感神经紧张性冲动的影响下，处于持续性收缩状态，使膀胱内压经常保持在10 cmH_2O(0.98 kPa)以下。因膀胱具有较大的伸展性，其容积能随尿量的增多而增大，因此，当膀胱内尿量增多时，膀胱内压可稍升高，但总的升高很少。当尿量增加到400～500 ml时，膀胱内压明显升高，刺激膀胱壁的牵张感受器，冲动沿盆神经传入，到达腰骶部的排尿反射初级中枢；同时，冲动也到达脑干和大脑皮质的排尿反射高级中枢，并产生尿意。如当时无排尿机会，脊髓的初级排尿中枢便受到大脑皮质的抑制，直到有适当排尿机会时，抑制才被解除。如果膀胱内尿量增加到700 ml时，就难以为大脑皮质所控制，排尿反射不能被抑制而产生痛觉。排尿反射进行时，冲动沿盆神经传出，引起逼尿肌收缩，内括约肌松弛，尿液进入后尿道，此时尿液还可刺激后尿道的感受器，冲动沿盆神经再次传到脊髓排尿中枢，反射性地抑制阴部神经，使外括约肌松弛，尿液被排出。在排尿末期因尿道海绵体的收缩，可将残留于尿道的尿液排出体外。此外，腹肌、膈肌强有力的收缩，还可产生很高的压力，来协助克服排尿的阻力。排尿时膀胱内压可达150 cmH_2O(14.7 kPa)。

小儿大脑皮质的发育尚不完善，对初级排尿中枢的抑制能力较弱，所以小儿排尿次数多，且易发生夜间遗尿现象。

（崔维顶）

十三、臂丛、腰丛、骶丛的构成与分布

（一）臂丛

由第5～8颈神经前支和第1胸神经前支大部分组成，各神经根离开椎体，由前、中斜角肌之间穿过，颈5和颈6合并成上干；颈7单独构成中干；颈8和胸1神经根组成下干。各干在相当于锁骨中1/3处分出前后股，由上干和中干的前股构成外侧束，下干的前股形成内侧束；而上、中、下三干的后股互相会合构成后束。三束分别从内、外、后三面包围腋动脉。

1. 臂丛在锁骨上部分由根和干发出一些短的肌支，主要有：

(1) 肩胛背神经：支配菱形肌和肩胛提肌。

(2) 胸长神经：支配前锯肌，此神经损伤可导致"翼状肩"。

(3) 肩胛上神经：支配冈上、下肌。

(4) 锁骨下神经：支配锁骨下肌。

2. 臂丛在锁骨下部的主要分支多为长支，起自3个束，分为肌支和皮支。

(1) 肌皮神经：发自外侧束，支配肱二头肌、肱肌和喙肱肌，其终支在肘关节稍下方穿

出深筋膜延续为前臂外侧皮神经，分布于前臂外侧皮肤。

（2）腋神经：起自后束，绕过肱骨外科颈后侧，支配三角肌，皮支延续为臂外侧上皮神经，分布于肩部和臂外侧上部的神经。

（3）尺神经：由内侧束发出，在前臂发出肌支支配尺侧腕屈肌和指深屈肌的尺侧半。尺神经到达手部后，由小指展肌及小指短屈肌之间穿入深部，在骨间肌表面斜向下外侧，分布于小指鱼际肌、第3、4蚓状肌及所有骨间肌、拇收肌及拇短屈肌的深支；皮支，在手的掌面分布于小鱼际及尺侧一个半指的皮肤；在手的背面，分布到手背尺侧1/2及尺侧二个半指的皮肤（第3、4两指毗邻侧只分布于近节）。

（4）正中神经：由发自外侧束的支和内侧束的支合并而成。肌支：分布至除肱桡肌、尺侧腕屈肌和指深屈肌尺侧半以外的前臂屈肌群，在手部支配拇收肌以外的鱼际肌和第1、2蚓状肌。皮支：分布于掌心、鱼际和桡侧三个半指掌面的皮肤，以及这三个半指背面末两节的皮肤。

（5）桡神经：起自后束，沿桡神经沟向下外行，到肱骨外上髁前方分为浅、深两支。在臂部，桡神经支配肱三头肌、肱桡肌和桡侧腕长、短伸肌。桡神经浅支：为皮支，与桡动脉伴行，至前臂下1/3处转向手背，分布于手背桡侧半和桡侧两个半指近节背面的皮肤。桡神经深支：主要为肌支，穿旋后肌至前臂背侧，分支支配前臂所有的伸肌。

（二）腰丛

由第12胸神经前支的一部分、第1～3腰神经前支和第4腰神经前支一部分共同构成，位于腰大肌深面。其分支有：

1. 髂腹下神经　从腰大肌外缘走出，向外下方穿入腹内斜肌与腹膜肌之间前行，到腹前壁时又穿至腹外斜肌腱膜向下内侧走行，在腹股沟管皮下环的上方穿出腹外斜肌腱膜，分布于附近的皮肤，肌支支配腹壁肌。

2. 髂腹股沟神经　与髂腹下神经的下方并行，以后进入腹股沟管并随精索或子宫圆韧带出皮下环，分布于附近的皮肤，肌支支配腹壁肌。

3. 股神经　是腰丛中最大的分支，在腰大肌和髂肌之间下行，经腹股沟韧带深面入股三角内，位于股动脉之外侧，肌支配耻骨肌、股四头肌和缝匠肌，皮支分布于大腿和膝关节前面的皮肤。其终支称为隐神经，与大隐静脉伴行，向下分布于小腿内侧面及足内侧缘的皮肤。

4. 闭孔神经　从腰大肌内侧缘下行，沿小骨盆壁，穿闭孔管到闭孔膜前面，分支到闭孔外肌及髋关节，然后分成前后两支。前支分布于长收肌、股薄肌及耻骨肌；后支分布于短收肌和大收肌，并有穿支到膝关节。皮支分布于大腿内侧的皮肤。

（三）骶丛

由第4腰神经前支一部分，第5腰神经前支组成的腰骶干和全部骶神经、尾神经前支组成，位于骨盆后壁，梨状肌的前面，骨盆筋膜的后面。整个丛呈三角形，其尖向坐骨大孔。骶丛除直接发出许多短小的肌支支配梨状肌、闭孔内肌和股方肌外，主要分支有：

1. 臀上神经　支配臀中、小肌及阔筋膜张肌。

2. 臀下神经　支配臀大肌。

3. 阴部神经　与阴部内动、静脉一同经梨状肌下孔出骨盆，绕坐骨棘经坐骨小孔入坐骨直肠窝，沿窝的外侧壁向前分支至尿生殖三角区的结构和皮肤，其中阴茎(阴蒂)背神经，分布于阴茎(阴蒂)的皮肤，肛神经分布于肛门外括约肌及肛门部皮肤，会阴神经分布于会阴诸肌和阴囊或大阴唇的皮肤。

4. 坐骨神经　是全身最粗大的神经，由腰4、5和骶1、2、3神经的前支构成。经梨状肌下孔出骨盆，在臀大肌深面，过大转子与坐骨结节之间至大腿后面，约在腘窝上部附近分为胫神经和腓总神经两终支。在大腿后面从坐骨神经本干发出肌支支配大腿肌后群。胫神经为坐骨神经干的直接延续，沿腘窝中线向下，在小腿三头肌深面伴胫后动脉下行，通过内踝后方至足底，分成足底内侧神经和足底外侧神经。胫神经分支分布于小腿后肌群和足底肌，以及小腿后面和足底皮肤。腓总神经：自坐骨神经发出后，沿腘窝上外侧缘向外下方行，在腓骨颈至小腿前面，分为腓浅神经和腓深神经。腓浅神经行于小腿外侧肌群内，支配腓骨长、短肌，其末支为皮支，分布于小腿前外侧面下部以及足背和趾背的皮肤。腓深神经在小腿肌前群之间伴胫前动脉下行，分支支配胫前肌、拇长伸肌和趾长伸肌以及足背的短伸肌，其末支至第一、二趾毗邻侧背面皮肤。

十四、骨相关应用解剖

(一) 髋关节解剖、股骨头的血运

1. 股骨上端有球形的股骨头与髋臼形成关节。头下外侧的狭细部分称为股骨颈。颈与体交界处有两个隆起，上外侧方隆起为大转子，下内侧为小转子，都有肌腱附着。大转子可在体表扪到，是重要的体表标志。股骨颈的轴心线与股骨干的纵轴线形成一个颈干角。正常范围是110°～140°，平均为127°。大于此角为髋外翻，小于此角为髋内翻。在矢状面上，股骨颈的长轴与股骨干的额状面又形成一个角度，称为前倾角。在儿童生长过程中，它随年龄增长而逐渐减少，至成人约为12°～15°。

2. 股骨头与髋臼构成髋关节，关节囊与髂股韧带包裹髋关节的前、上方，关节的后、内、上方由关节囊和坐股韧带覆盖，而股骨颈的后、外、下方则暴露于关节囊之外。股骨大转子有臀小肌、臀中肌、股外侧肌和臀大肌附着；小转子有髂腰肌附着。

3. 营养髋关节的动脉主要来自旋股内侧动脉、旋股外侧动脉、闭孔动脉和股骨滋养动脉。此外，髂内动脉发出的营养支及臀上动脉的深支，还供应髋臼的上部和关节囊的上部，臀下动脉的关节支供应髋臼的后下部及其邻近的关节囊。旋股内侧动脉和旋股外侧动脉升支的分支在大转子处形成吻合，继而发出分支经股骨颈基底部穿髋关节囊至股骨颈，供应股骨颈和股骨头的部分血液。股骨滋养动脉自骨髓腔上行，于股骨颈处与其他动脉相吻合。闭孔动脉出闭膜管后，发出髋臼支经髋臼横韧带深面进入髋臼，再分为2支：一支分布于髋臼窝的软组织；另一支经股骨头韧带分布于股骨头，此支可因发育不全而缺如，即使存在，其血液也仅供股骨头凹的有限区域，故股骨头的血供比股骨颈为少。若股骨颈骨折损伤上述血管或脱位，易引起骨折不愈合及股骨头缺血坏死。此外，在切开关节囊施行髋关节手术时，应注意保护关节囊在股骨颈上的附着部，不宜剥离过多，以免影响股骨头的血液循环。

（二）膝关节的解剖特点

膝关节是一个不稳定关节，其稳定性主要靠骨、韧带、关节囊、半月板和有关肌肉的完整与否决定，其中尤以韧带最为重要。

1. 胫侧副韧带　扁宽带状，起于股骨收肌结节下方，止于胫骨内侧髁内侧。其前部纤维较垂直紧张，与关节囊分离，其间有疏松结缔组织和滑液囊，同时有半膜肌腱的扩展部和膝中、下血管穿行。后部纤维向后、下方斜行，继而斜向前方止于胫骨，并与关节囊、半月板紧密相连。当膝关节半屈时，胫侧副韧带与内侧半月板易受损伤。

2. 腓侧副韧带　呈圆索状，起于股骨外上髁上方，止于腓骨头下方。该韧带不与关节囊相连，膝下血管从其深面穿过。屈膝时此韧带较松弛，其他位置时紧张。腓侧副韧带一般不易受损，若发生损伤，常伴随腓总神经的牵拉或断裂。

3. 膝交叉韧带　可分为前、后两条，位于关节囊内，但在滑膜之外。前交叉韧带起于胫骨上端、髁间隆起前部和内、外侧半月板前角，斜向后上止于股骨髁间窝外侧面。其作用可防止胫骨向前移位，限制膝关节过伸。当小腿固定时，还可防止股骨内旋。后交叉韧带起自胫骨上端、髁间隆起后部和内、外侧半月板后角，斜向前上方，止于股骨髁间窝的内侧面。其功能是防止胫骨向后移位，限制膝关节过屈。二者的共同作用是维持膝关节的稳定性。

4. 内、外侧半月板　由纤维软骨构成，位于股骨内、外侧髁和胫骨内、外侧髁之间，上面微凹，下面平坦，呈半月形，有内、外两缘和前、后角。其外缘肥厚，内缘较薄。外侧半月板较小，略呈“O”形，其外缘不与腓侧副韧带相连，故其活动性较大，手术摘除较内侧半月板摘除容易。内侧半月板较大，呈“C”形，其外缘与胫侧副韧带后份紧密相贴，故胫侧副韧带损伤常合并内侧半月板撕裂。半月板具有一定弹性，关节运动时可减少震荡。半月板的损伤，多发生在其下面，探查时应予注意。

这些韧带和关节囊一起构成一个完整的韧带关节囊网，成为稳定膝关节的基本结构。这些韧带在功能上是一个整体，一旦某一韧带遭受损伤，必将引起失衡。

（三）胫骨的滋养血管、足部血管分布

1. 胫骨的滋养血管　自胫后动脉的起始部发出，沿胫骨后面下降，在胫骨上、中 1/3 交接处后方的滋养孔进入骨内，在胫骨皮质内下行 3～4 cm 后进入髓腔。当胫骨中、下 1/3 处发生骨折时，滋养动脉容易发生断裂，从而可引起骨折的延迟愈合。

2. 足部的血管　主要来自胫前和胫后动脉的分支，胫前动脉的末端到达足背移行于足背动脉；胫后动脉的末端至足底部分为足底外侧动脉和足底内侧动脉两支。足背动脉又分为跗内侧动脉、跗外侧动脉、弓形动脉、第一跖骨背动脉及足底深支。足底内侧动脉，是胫后动脉较细的终支，沿足底内缘经拇展肌及趾短屈肌之间前进，分布于拇趾侧诸肌、趾短屈肌及足底内 1/3 的皮肤；足底外侧动脉比内侧动脉大，过趾短屈肌与跖方肌之间，发小支至小趾诸肌，再向外侧斜进，到第五跖骨底附近向胫侧弯曲，过骨间肌与拇收肌斜头之间至第一跖骨间隙与足背动脉的足底深支吻合，构成足底弓。

（四）腕和手的解剖特点

1. 腕　腕是前臂的屈、伸肌腱和血管、神经到达手的通路，可分为腕前区与腕后区。

（1）腕前区

① 表面解剖：腕前区的表面有 3 条腕横纹，即腕近侧纹、腕中纹和腕远侧纹。当用力握拳时还可见到 3 条纵行的肌腱隆起。掌长肌腱居中线上，其深面有正中神经通过。该腱的桡侧为桡侧腕屈肌腱，与桡骨茎突之间有桡动脉，是常用的诊脉部位。该腱的尺侧是尺侧腕屈肌腱。

② 深层结构

a. 屈肌支持带：位于腕掌侧韧带的远侧深面，又名腕横韧带，其尺侧端附于豌豆骨和钩骨钩，桡侧端附于手舟骨和大多角骨结节。

b. 腕尺侧管：腕掌侧韧带的远侧部分与屈肌支持带之间的间隙称为腕尺侧管，内有尺神经和尺动、静脉通过。尺神经在腕部表浅，易受损伤。

c. 腕管：由屈肌支持带与腕骨沟共同围成。管内有指浅、深屈肌腱及屈肌总腱鞘、拇长屈肌腱及其腱鞘和正中神经通过。腕骨骨折时可压迫正中神经，导致腕管综合征。

d. 腕桡侧管：屈肌支持带桡侧端分两层附着于舟骨结节和大多角骨结节，其间的间隙称为腕桡侧管，内有桡侧腕屈肌腱及其腱鞘通过。

e. 桡动脉及静脉：在屈肌支持带的浅面，位于肱桡肌与桡侧腕屈肌腱之间。桡动脉在平桡骨茎突水平发出掌浅支，向下入手掌。桡动脉本干绕过桡骨茎突的下方，经腕桡侧副韧带和拇长屈肌腱之间达腕后区。

f. 掌长肌腱：细而表浅，在腕上部贴正中神经表面下行，至屈肌支持带上缘分开，正中神经进入腕管，掌长肌腱经该带的浅面下行入手掌，续为掌腱膜。

（2）腕后区

① 表面解剖

a. 骨性标志：在腕背部可触及桡骨背侧结节，又称 Lister 结节。

b. “鼻烟壶”：位于腕和手背桡侧。当拇指充分外展和后伸时，形成一尖向拇指的三角形凹陷。

② 深层结构

a. 伸肌支持带：由腕背部深筋膜增厚形成，又名腕背侧韧带，其内侧附于尺骨茎突和三角骨，外侧附于桡骨远端外侧缘。伸肌支持带向深方发出 5 个纤维隔，附于尺、桡骨的背面，使之形成 6 个骨纤维性管道，9 块前臂后群肌的肌腱及腱鞘在管内通过。

b. 腕伸肌腱：从桡侧向尺侧排列，依次通过各骨纤维性管的肌腱为：拇长展肌和拇短伸肌腱及腱鞘；桡侧腕长、短伸肌腱及腱鞘；拇长伸肌腱及腱鞘；指伸肌腱与食指伸肌腱及腱鞘；小指伸肌腱及腱鞘；尺侧腕伸肌腱及腱鞘。

c. “鼻烟壶”的境界与内容：“鼻烟壶”的桡侧界为拇长展肌腱和拇短伸肌腱，尺侧界为拇长伸肌腱，近侧界为桡骨茎突，窝底为手舟骨和大多角骨。在“鼻烟壶”窝内有桡动脉通过。舟骨骨折时，“鼻烟壶”可因肿胀而消失，且可有压痛。

2. 手掌

（1）表面解剖：手掌有 3 条掌纹。鱼际纹斜行于鱼际尺侧，其近端正对腕远侧纹中点，远端达手掌桡侧缘。此纹深面有正中神经通过。掌中纹形式不一，也为斜行纹。掌中纹与掌中线的交点大多标志掌浅弓的顶点。掌中线为腕远侧纹中点至中指近侧横纹中点的连线。掌远纹为横行纹，适对第 3～5 掌指关节的连线。

（2）深层结构

① 手部肌群有 3 个，外侧群包括拇短展肌、拇短屈肌、拇对掌肌和拇收肌。中间群包括蚓状肌、骨间掌侧肌和骨间背侧肌。内侧群包括小指展肌、小指短屈肌和小指对掌肌。

② 血管：手的血液供应来自桡动脉和尺动脉的分支，两动脉的分支彼此吻合成掌浅弓和掌深弓。

a. 掌浅弓：由尺动脉终支和桡动脉的掌浅支吻合而成。该弓位于掌腱膜和掌短肌的深方，指屈肌腱及其总腱鞘，蚓状肌和正中神经及尺神经各分支的浅面，掌浅弓凸向远侧，并发出数条分支至手指。

b. 掌深弓：由桡动脉终支和尺动脉的掌深支吻合而成。该弓位于掌骨和骨间肌的浅面，指屈肌腱和屈肌总腱鞘的深面。手是劳动器官，由于抓握功能，手掌极易受到压迫。但指掌侧总动脉不仅接受掌浅弓的分支，同时还接受掌深弓的分支，因此保证了手掌和手指的血液供应。

（3）神经：手掌面有尺神经、正中神经及其分支分布。

① 尺神经：主干经屈肌支持带的浅面，尺动脉的尺侧下行进入手掌，至豌豆骨的外下方分为浅、深两支。尺神经在腕部走行的一段位置表浅，易受损伤。损伤后，因拇收肌、骨间肌和小指展肌瘫痪，使各手指不能内收和外展，表现为“爪形手”；小指及小鱼际尺侧缘皮肤感觉完全丧失。

② 正中神经：经腕管进入手掌，在屈肌支持带的深方发出 3 支指掌侧总神经，随指屈肌腱走行于掌浅弓的深面。返支是由第 1 指掌侧总神经在屈肌支持带下缘处发出，进入鱼际肌内，分支支配拇短屈肌、拇短展肌和拇对掌肌。返支在手部位置表浅，易受损伤。损伤时拇指功能部分丧失。

3. 手背　手背的皮肤和皮下组织都较薄，因此伸指肌腱在皮肤表面的隆起清晰可见。全部掌骨也皆可触及。

（1）浅层结构：皮肤薄而柔软，富有弹性，有毛和皮脂腺。手背皮肤只有横行的张力线而没有螺纹，故握拳时皮肤紧张，伸指时也不太松弛。皮肤切口应按张力线方向切开。手背的浅筋膜很薄而疏松，使皮肤的移动性较大，其内布满静脉和皮神经。

① 手背静脉网：浅筋膜内丰富的浅静脉互相吻合形成手背静脉网。手的静脉回流一般由掌侧流向背侧，从深层流向浅层。

② 浅淋巴管手背的淋巴回流与静脉相似，也形成丰富的淋巴管网。手掌远端的浅淋巴管网在指蹼间隙处流向手背淋巴管网，因此，当手部有感染时，手背较手掌肿胀明显。

③ 桡神经浅支分布于手背桡侧半皮肤，并发出 5 条指背神经分布于拇指、食指和中指近节相对缘的皮肤。

④ 尺神经手背支在手背发出，分布于手背尺侧半皮肤，再分出 5 条指背神经分布于小指、环指和中指相对缘的皮肤。

（2）深层结构

① 手背筋膜：为手背部的深筋膜，分浅、深两层。浅层是腕后区伸肌支持带的延续，深层为骨间背侧筋膜。

② 筋膜间隙：由于手背的筋膜在掌骨的近、远端彼此结合，因此在浅筋膜、手背腱膜和骨间背侧筋膜之间形成2个筋膜间隙：手背皮下间隙及腱膜下间隙。这两个间隙均比较疏松，且常有交通。因此，当手背有感染时，炎症可互相扩散，致使整个手背肿胀。

③ 指伸肌腱：在手背有4条，分别走向第2～5指，并在近节指骨底移行为指背腱膜。指伸肌腱扁而薄，在接近掌骨头处，各腱之间被3束斜行的腱纤维束连接，称为腱间结合。由于腱间结合的存在，伸指时各腱彼此牵扯，协同动作。

4. 手指　手指借掌指关节与手掌相连，运动灵活。拇指腕掌关节为鞍状关节，能完成拇指的对掌运动，运动范围最大，是实现手的握、持、捏、拿功能的重要部分。

(1) 浅层结构

① 皮肤掌侧的皮肤比背侧厚，富有汗腺，但无皮脂腺。指端掌面为指腹，有丰富的神经末梢。

② 手指的血管和神经：各手指均有2条指掌侧固有动脉和两条指背动脉，并分别与同名神经伴行。

(2) 深层结构

① 指屈肌腱：指浅屈肌腱在近节指骨处变扁，并包绕指深屈肌腱，继而向远侧分成两股，附于中节指骨的两侧缘，其中间形成腱裂孔，容指深屈肌腱通过。指深屈肌腱出腱裂孔后，止于远节指骨底。指浅屈肌主要屈近侧指关节，而指深屈肌主要屈远侧指关节。

② 指腱鞘：包绕指浅、深屈肌腱，由腱纤维鞘和腱滑膜鞘两部分构成。

a. 腱纤维鞘：手指深筋膜增厚，附着于指骨及关节囊的两侧，形成一骨纤维性管道，对肌腱起约束、支持和滑车作用，并增强肌拉力。

b. 腱滑膜鞘：为包绕肌腱的双层套管状结构，位于腱纤维鞘内。此鞘由滑膜构成，分脏、壁两层。脏层紧贴肌腱包绕其表面，壁层贴附于腱纤维鞘的内面和骨面。腱滑膜鞘的两端封闭，从骨面移行到肌腱的双层滑膜称为腱系膜或腱纽，内有出入肌腱的血管和神经。

③ 指伸肌腱越过掌骨头后向两侧扩展，包绕掌骨头和近节指骨背面，形成指背腱膜，又称腱帽。指背腱膜向远侧分成3束，中间束止于中节指骨底，2条侧束在中节指骨背面合并后，止于远节指骨底。各束都有肌腱加强。指伸肌腱可伸全部指关节，与骨间肌和蚓状肌协同作用可屈掌指关节，同时伸指关节。指伸肌腱断裂，各关节呈屈曲状态；中间束断裂，近侧指关节不能伸直；2条侧束断裂，远侧指关节不能伸直。

(五) 肩袖

肩袖也称旋肌袖，由4条肌肉构成，其中3条肌肉止于肱骨大结节的部位。这3条肌肉是冈上肌、冈下肌和小圆肌。肩袖的第4条肌肉是肩胛下肌。

肩袖在临床上很重要，由于其腱部变性，往往发生撕裂，是常见的一种病变，可导致肩关节活动受限，主要是影响肩部的外展活动。上臂运动时，冈上肌在上，冈下肌及小圆肌在后，肩胛下肌在前悬吊肱骨头，使其固定于关节盂。上臂外展，肱骨头由关节盂下降时，则冈上肌为肱二头肌长头由上方予以固定。冈下肌及小圆肌收缩时肩外旋，肩胛下肌收缩时肩内旋。冈上肌或肩胛下肌腱的终止部分撕裂可使肌腱帽松弛，引起习惯性肩关节脱位。

（六）锁骨

为长形骨，横位于颈根皮下。锁骨内端为胸骨端，与胸骨柄构成关节。外侧端为肩峰端，与肩胛骨肩峰的关节构成关节。锁骨有 2 个弯曲，靠内侧的弯曲向前，靠外侧的弯曲向后。锁骨的内侧 2/3 可分为 3 个面，前上面和后面是光滑面，下面靠胸骨端有一肋粗隆。下面靠近肩峰端有一喙突粗隆。这两个隆起上均有韧带附着。锁骨的最大作用是支撑肩胛骨，供颈部和胸部肌肉附着，使上肢的游离部分与躯干骨发生关系，从而使躯干承受上肢的重量。锁骨虽为长形骨，但无髓腔，内部纯为松质。

（七）足弓

足骨形成纵、横两弓，以保持站立姿势。人的足弓是一个可变的机构，随姿势改变而有所不同，似一弹簧。足骨除籽骨和距骨外，各骨都是背宽跖窄。组合成纵弓和横弓。内侧纵弓较高，由跟骨、距骨、舟骨及第一、二、三跖骨组成。外侧纵弓较低，由跟骨、骰骨及第四、五跖骨组成。横弓即足底前部横行的弓形结构，在各跖骨头处最显著。

足弓正常时，站立和行走主要由跟骨及第一、五跖骨头负重。在这 3 个支点上，就是纵横两足弓。足弓的两臂由于关节囊韧带及肌肉的协同作用，成为富有弹性的两个杠杆。体重自上而下至足弓时，即被均匀而分散地承担。正常人足弓在足着地时，足弓适当降低，使重力传达至韧带。当韧带达到一定紧张度时，通过神经反射，足的内在、外在肌立即收缩，协助韧带维持足弓于最低高度。通过这些生理过程，可以缓冲人在行走时所产生的震荡。

足弓靠关节囊、韧带、小腿和足部肌肉维持。

1. 维持足弓的韧带　主要有：

(1) 跟舟跖侧韧带，或称弹力韧带，从跟骨载距突至舟骨内下面，是足底内缘最坚强而具弹性的韧带，直接支持距骨头防止其下降或内倾。

(2) 跖侧长、短韧带，连接跟骨及骰骨的跖面。

(3) 跖腱膜，从跟骨结节起，向前分成 5 个腱条，止于屈肌腱鞘和跖骨头横韧带，维持纵弓，犹如弓弦。

(4) 内侧三角韧带，呈扇形在踝关节内侧连接内踝与跟骨，防止足外翻。

(5) 背侧和跖侧骨间韧带及跖骨头横韧带，是维持横弓和连续各跖骨的主要韧带。

2. 足的肌肉　足的肌肉，特别是由小腿下行的各外在肌肌腱是维持足弓最主要的结构。

(1) 胫骨后肌从足的内侧进入足底，附着于除第一、五跖骨及距骨以外的其他跗、跖骨，主要止于舟骨。加强跟舟跖侧韧带，防止跖骨头下陷内倾并使前足内收。

(2) 腓骨长肌止第一楔骨及第一跖骨基部的内侧及跖侧，它与胫骨后肌像两条坚强的悬带绕过足底，将足弓向上提起。

(3) 胫骨前肌止于第一跖骨和第一楔骨内侧，可提起足弓的内侧。

(4) 跖长和拇长屈肌也有提升足弓的作用。

（八）FROHSE 氏弓

桡神经浅支进入前臂后为肱桡肌覆盖。

桡神经深支即骨间背侧神经。紧靠肱桡关节，绕过桡骨头进入旋后肌的深层与浅层之间，然后穿过旋后肌，沿前臂骨间膜背面走向远端。旋后肌表面的近侧部分类似肌腱，形成一个纤维性弓，称为 Frohse 腱弓。孟氏骨折只是在桡骨头向前脱位时，才能牵扯和压迫桡神经。

（九）腕管

腕管位于掌长肌的深面，有 4 个可触到的骨突起形成腕管的界限：近位端是豌豆骨和舟骨结节，远位端是钩骨钩和大多角骨。腕横韧带是腕掌侧韧带的一部分，附着在这些骨突之上，形成纤维鞘，构成腕管的前壁。腕管的后面是腕骨。腕管内通过的是由前臂走向手的正中神经和手指的屈肌腱。

（十）跖管

跖管由内踝后方的屈肌支持带和距骨与距骨的内侧面形成。该韧带附着于内踝和跟骨，因此跖管也是一个坚韧的韧带——骨隧道。它的后口较宽，前口窄。在此隧道中通过的结构有：胫后肌腱、拇长屈肌腱、趾长屈肌腱、胫后动脉和胫神经。屈肌支持带深面有几条纤维隔连在跟骨骨膜上。跖管内的血管神经束就附着在纤维隔上，它们的活动度较小，因此容易在此发生神经血管的压迫征象。

（十一）肘管

肘管位于肘后内侧。肘管的前壁（底壁）为肘关节的尺侧副韧带，后壁为连接尺侧腕屈肌两个头的三角韧带，内侧壁是肱骨内上髁及尺侧腕屈肌的肱骨头，外侧壁是尺骨鹰嘴和尺侧腕屈肌的尺骨头。

肘管内不仅通过尺神经，而且通过尺侧后返动脉，多在尺神经的外侧或前外侧。尺神经由肘管向下潜入尺侧腕屈肌肱骨小头的深面，行于指深屈肌之前。一般在肘管远侧，尺神经发出支配尺侧腕屈肌、指深屈肌和手肌的运动支。

尺神经的位置接近内上髁及尺侧副韧带。一旦肘后病变引起软组织增厚或骨与软骨增生，可使肘管容积变小，发生肘管综合征。

（十二）Guyon 氏管

此管由豌豆骨、钩骨钩与豆钩韧带形成，管内通过尺神经和尺动脉。管上方有很厚的软组织覆盖。血管和神经都不易摸清。若此处受压可引起尺神经损伤之临床表现。

（十三）小腿筋膜间隙

小腿筋膜间隙在横切面上，小腿由胫、腓骨骨间隙深筋膜、小腿前外侧肌间隔及小腿后外侧肌间隔分为 4 个间隙，其中有肌肉、血管和神经。这 4 个间隙从立体上看即延伸为 4 个骨筋膜室。前室即为胫前间隙，包括胫骨前肌、拇长伸肌、趾长伸肌、第三腓骨肌及胫前动、静脉和腓神经等。胫前间隙为一被骨性筋膜所包围的锥形、近乎密闭的腔隙。当胫前间隙内容物突然增加时，其周围组织不能相应扩大，容易使间隙内之组织受压，特别是易发生肌肉内微循环障碍，导致肌肉缺血性坏死。

除前室外，还有侧室、浅后室和深后室。深后室由胫腓骨、骨间膜及小腿筋膜深层围成。腘动脉在比目鱼肌腱弓下通过进入深后室时，发出胫后动脉与腓动脉。胫后动脉在胫骨中上 1/3 交界处发出至胫骨的滋养动脉。胫骨骨折时可能使此动脉受伤，腓动脉恰在腓骨的内侧。两动脉虽彼此分开走行，但彼此有吻合，在足踝部与胫前动脉相吻合。如某一动脉受阻断，依靠侧支，血供应可维持，但出血可使室内压力增大而引起骨筋膜室综合征。

小腿骨筋膜室压力增大的原因有：过度疲劳引起细胞外液的积聚，可使肌肉重量增加20％；小腿外伤；胫前动脉栓塞。

（十四）股骨

股骨是人体最长、最粗的管状骨，可承受较大的压力，对负重、行走、跑跳等活动起重要的传导和支撑作用。骨的两端有较多的松质骨，而骨干皮质很致密，所以骨干骨折后愈合需较长时间的塑形，才能恢复正常强度。

股骨干有一轻度向前向外的弧形，骨干后面有一条隆起的粗线，称股骨嵴，是股后肌群的附着处，在切开复位时，可用此作为对合正确与否的标志。在股骨干的后外侧，有4根股深动脉的分支，股骨的滋养动脉来自4根穿通动脉的分支，沿股骨嵴进入股骨，因此在手术时，应避免损伤股骨的后侧。如果做髓内钉固定，滋养动脉必将被破坏，从而可使骨折愈合所需时间延长。

（十五）距骨

距骨分为3部分，即体、颈、头。体的上部称滑车，与胫骨下端的关节面相接，内侧的半月形关节面与内踝相关节，外侧三角形关节面与外踝相关节。距骨体中间凹进，两边突出成鞍形，前宽后窄。跖屈时，距骨体较宽的前部滑出关节之外，而较窄的后部进入踝关节，此时踝关节不稳定。常为踝关节扭伤的主要原因。

距骨体下部有2个关节面，形成跟距关节和距舟关节。足内翻主要是在跟距、距舟与跟骰关节处发生，这种缓冲作用大大减少了踝关节损伤的机会。一旦踝关节因某种原因融合时，仍可有内、外翻活动。

距骨的关节面均覆衬软骨，仅有小部分覆以骨膜，借以维持血供。

（十六）跗骨

足跗骨包括舟骨、骰骨和楔骨。

舟骨的后面凹陷，有关节面与距骨头相接，前面有3个大小不同的关节面，分别与第一、二、三楔骨相接。舟骨位于足内侧纵弓的中央部分，其内缘有一个向下垂的舟骨粗隆，为足部明显标志。骰骨后面有关节面与跟骨相接，前面与第四、五跖骨相接。骰骨下面有一沟，有腓骨长肌通过，其后的突起名为骰骨粗隆，位于跟骨的平面下。骰骨的跟突贴近跟骨，足弓稳定良好时，能进一步限制跟骨旋前。

踝骨由内向外为第一、二、三楔骨，第一楔骨最大，第三楔骨其次，第二楔骨最小。第二跖骨底与楔骨相接的部分较第一、三楔骨位于较后的平面。最为固定。各骨上下面的大小并非一致，第一、三楔骨的宽面朝上，窄面朝下，第二楔骨窄面朝上，宽面朝下，两者互相嵌合，较为稳定。

十五、骨折愈合机制

骨折愈合是指骨折断端间的组织修复反应，这种反应表现为愈合过程，最终结局是恢复骨的正常结构与功能。

（一）管状骨的愈合

1. 原发性骨痂反应　管状骨骨折后，局部骨髓、骨膜和邻近软组织以及活骨本身均受到损伤，加之骨折区微循环改变，使这些组织中的某些细胞死亡，因而在骨折端会发生一定范围的骨坏死，故在骨折早期，骨折端不能直接愈合，而是先由坏死骨邻近活骨增殖新的组织，把它们连接起来，称之为原发性骨痂反应。

2. 内、外骨痂的形成和连接　在原发性骨痂反应进行的同时，来自骨折端邻近的非特殊性结缔组织的成骨细胞也开始活动，它们的活动几乎是均匀地分布于骨折区，而不只是发生于接近骨折端的细胞。这些骨痂的形成大致可分为 4 期：肉芽组织修复期、原始骨痂形成期、成熟骨板期、塑型期。

骨折愈合过程中塑型，在骨愈合过程中已开始，在骨折愈合后，仍持续较长的一段时间，最初塑型较快，当骨折牢固愈合后逐渐变慢。使骨折愈合处塑造结实，髓腔再通，骨髓组织恢复，骨折线消失，恢复以前的正常结构，通常要几个月至几年。

（二）骨松质的愈合

骨松质的结构不同于骨皮质，骨松质的骨小梁相对较细，骨小梁之间的间隙较大，血运比较丰富，因此骨细胞可以借扩散作用获得营养，而管状骨的骨皮质主要靠髓腔的营养动脉供给血运，约占骨皮质内的 2/3，仅外部的 1/3 靠骨外膜的血管营养。

由于骨松质血运丰富，愈合过程较管状骨快，除特殊部位骨折外，断端发生骨坏死程度轻，甚至无坏死发生，通过骨小梁直接接触，骨愈合的发生较快。

由于骨松质缺乏骨痂，骨折部位骨小梁间的直接愈合不够坚固，由于重力和应力的作用可发生压缩而变形，因此不适宜过早负重。

（三）牢固内固定中的骨愈合

采用牢固内固定后发现骨折端 X 线摄影无骨痂，形成无外骨痂的骨愈合，称为一期愈合或直接愈合，把通常发生的骨愈合称为二期愈合或间接愈合。实验发现稳定性骨折的间隙，首先被骨膜骨痂形成的软骨充填，以后由骨髓形成的骨小梁进入骨折间隙而形成愈合。在不稳定性骨折，则先由纤维骨膜增殖的纤维组织充填骨折断端，持续一段时间后，最终由骨化的骨膜骨痂形成的骨小梁侵入骨折间隙而完成愈合。因此，骨折的稳定程度决定了其愈合的方式。

（四）骨愈合的时间

不同条件的骨折，即使在同一部位，愈合时间也可有很大差别。简单的闭合骨折在 3 个月尚未愈合，有可能是延迟愈合；复杂的开放性骨折，即使在半年愈合，也不一定是延迟愈合。就是同一部位条件相近似的骨折，也可因个体和年龄的差异而有所不同。因此判断骨折的愈合，主要根据临床体征和 X 线所见，要有时间的概念，但只能作为参考。根据临床需要，一般将骨折愈合分为临床愈合与牢固愈合两阶段。前者是指骨折断端由网质骨连接，X 线片显示明显的连续骨痂，仍可见骨折线，断端无异常活动，承受轻微应力时疼痛，骨痂仍然不结实，虽然可以去除外固定，但不允许负重；后者是指骨折断端的网质骨被牢固的板状骨替代，X 线显示骨折线完全消失，愈合牢固，承受应力时无疼痛，允许肢体负重。

十六、骨折延迟愈合与不愈合

1. 骨折经治疗超过一般愈合所需的时间，骨折断端仍未出现骨折连接，称骨折延迟愈合。X线片显示骨折端骨痂少，轻度脱钙，骨折线仍明显，但无骨硬化表现。

骨折延迟愈合除患者全身营养不良等因素外，主要原因是骨折复位后固定不确实，骨折端存在剪力和旋转力或者牵引过度所致的骨端分离。骨折延迟愈合表现为骨折愈合较慢，但仍有继续愈合的能力和可能性，针对原因经过适当的处理，仍可达到骨折愈合。

2. 骨折不愈合　骨折经过治疗，超过一般愈合时间，且经再度延长治疗时间，仍达不到骨性愈合。X线片显示骨折端骨痂少，骨端分离，两断端萎缩光滑，骨髓腔被致密硬化的骨质所封闭。临床上骨折处有假关节活动，称为骨折不愈合或骨不连接。

骨折不愈合多由于骨折端间嵌夹较多软组织，开放性骨折清创时去除的骨片较多造成的骨缺损，多次手术对骨的血液供应破坏较大等因素所致。骨折不愈合，不可能再通过延长治疗时间而达到愈合，而需切除硬化骨，打通骨髓腔，修复骨缺损。一般需行植骨、内固定，必要时还需加用石膏绷带外固定予以治疗。带血管蒂的骨膜和骨移植以及吻合血管的游离骨膜和骨移植已成为治疗骨折不愈合的重要方法。

十七、脊髓损伤病理

脊髓损伤病理按脊髓损伤的部位和程度，可分为：

1. 脊髓震荡　与脑震荡相似，脊髓震荡是最轻微的脊髓损伤。脊髓遭受强烈震荡后立即发生弛缓性瘫痪，损伤平面以下感觉、运动、反射及括约肌功能全部丧失。因在组织形态学上并无病理变化发生，只是暂时性功能抑制，在数分钟或数小时内即可完全恢复。

2. 脊髓挫伤与出血　为脊髓的实质性破坏，外观虽完整，但脊髓内部可有出血、水肿、神经细胞破坏和神经传导纤维束的中断。脊髓挫伤的程度有很大的差别，轻的为少量的水肿和点状出血，重者则有成片挫伤、出血，可有脊髓软化及瘢痕的形成，因此预后极不相同。

3. 脊髓断裂　即脊髓的连续性中断，可为完全性或不完全性，不完全性常伴有挫伤，又称挫裂伤。脊髓断裂后恢复无望，预后极差。

4. 脊髓受压　骨折移位，碎骨片与破碎的椎间盘挤入椎管内可直接压迫脊髓，而皱褶的黄韧带与急速形成的血肿亦可以压迫脊髓，使脊髓产生一系列脊髓损伤的病理变化。及时去除压迫物后脊髓的功能可望部分或全部恢复；如果压迫时间过久，脊髓因血液循环障碍而发生软化、萎缩或瘢痕形成，则瘫痪难以恢复。

5. 马尾神经损伤　第2腰椎以下骨折脱位可产生马尾神经损伤，表现为受伤平面以下出现弛缓性瘫痪。马尾神经完全断裂者少见。

此外，各种较重的脊髓损伤后均可立即发生损伤平面以下弛缓性瘫痪。这是失去高级中枢控制的一种病理现象，称之为脊髓休克。2～4周后这一现象可根据脊髓实质性损害程度的不同而发生损伤平面以下不同程度的痉挛性瘫痪。因此，脊髓休克与脊髓震荡是两个完全不同的概念。

十八、损伤神经的变性和再生

神经断裂后，其近、远端神经纤维将发生变性。远端轴索及髓鞘伤后数小时即发生结构改变，2～3日渐分解成小段或碎片，5～6日后，吞噬细胞增生，吞噬清除碎裂溶解的轴索与髓鞘。与此同时，施万细胞增生，约在伤后3日达到高峰，持续2～3周，使施万鞘形成中空的管道，近端再生的神经纤维可长入其中。近端亦发生类似变化，但仅限于1～2个郎飞节。神经断伤，其胞体亦发生改变，称为轴索反应，即胞体肿大，胞浆尼氏体溶解或消失。损伤部位距胞体愈近反应愈明显，甚至可致细胞死亡。

伤后1周，近端轴索长出许多再生的支芽，如神经两断端连接，再生的支芽中如有一根长入远端的施万鞘的空管内，并继续以2～4 mm/d的速度向远端生长，直至终末器官，恢复其功能，其余的支芽则萎缩消失，而且施万细胞逐渐围绕轴索形成再生的髓鞘。如神经两端不连接，近端再生的神经元纤维组织，迂曲呈球形膨大，称为假性神经瘤。远端施万细胞和成纤维细胞增生，形成神经胶质瘤。

周围神经内含有感觉神经和运动神经纤维，两者在神经内相互交叉，修复神经时需准确对合，各自长入相应的远端才能发挥功能。近年来研究证明，伤后神经远端分泌释放一些神经活性物质，可吸引、引导近端再生的神经纤维定向生长。神经断伤，其终末器官肌纤维和感觉小体发生萎缩，久后运动终板亦同时变性消失，而影响功能恢复。近年来研究证明，将运动神经植入失神经的肌肉内，可通过再生的运动终板而重建新的神经肌肉连接，恢复其功能。感觉神经亦可植入皮下而恢复功能。

神经修复后，要经过变性、再生，穿越吻合瘢痕及终末器官生长成熟等过程，其再生速度平均每日以1～2 mm计算。

（陈哲峰）

十九、骨筋膜室综合征

骨筋膜室综合征系肢体创伤后发生在四肢特定的筋膜间隙内的进行性病变，即由于间隙内容物的增加，压力增高，致间隙内容物，主要是肌肉与神经干，发生进行性缺血坏死。凡可使筋膜间隙内容物体积增加、压力增高或使筋膜间隔区的容积减小，致其内容物体积相对增加者，均可发生骨筋膜室综合征。骨筋膜室综合征以小腿和前臂最为常见。常见的原因有：肢体的挤压伤、肢体血管损伤、肢体骨折内出血、石膏或夹板固定不当等。

【临床表现】

有患肢受挤压等受伤史。伤肢普遍肿胀，并有剧烈疼痛。筋膜间隙触之张力增高，明显压痛；筋膜间隙内的肌肉被动牵拉疼痛，在前臂掌侧间隙，被动牵拉手指伸直时，明显疼痛，大都不能完全伸直手指。在小腿胫前间隙，被动牵拉足趾跖屈引起疼痛，而在胫后深间隙则被动牵拉足趾背屈引起疼痛。肌肉活动障碍，在前臂表现为手指伸屈障碍，小腿表现为足趾背屈及跖屈障碍。通过间隙的神经干的功能障碍，感觉障碍早于运动障碍。血管搏动减弱甚至消失。

【治疗】

采用制动，抬高患肢，20%甘露醇脱水，严密观察；对于有手术指征的应及时行手术切开筋膜减压，做好术后处理，促进患肢的恢复。一经确诊，早期应立即手术切开筋膜减压。

手术指征：① 肢体明显肿胀疼痛；② 筋膜间隙张力大、压痛；③ 该组肌肉被动牵拉痛；④ 有或无神经功能障碍；⑤ 筋膜间隙测压在 4.0 kPa 以上。具有这些体征者应立即行筋膜间隙切开术。

二十、骨移植

（一）自体骨移植

目前认为自体骨移植是加强骨折修复的最佳方法和材料。自体松质骨的效果最佳，因为松质骨具备了骨再生所需的 3 个基本要素：骨传导、骨诱导及骨生成细胞。松质骨具有良好的骨传导性，其多孔三维结构有利于受体部位纤维血管组织的快速长入。在其基质中含有多种生长因子，特别是骨形态生成蛋白可诱导间充质细胞生长分化为成骨细胞系细胞。松质骨带有的活的骨外膜和成骨细胞可直接形成新骨。植入后，受体部位组织侵入松质骨内，在其骨小梁表面形成新骨，并与周围骨组织形成一个整体。最后松质骨受局部机械应力的影响而改建，从而获得结构强度，并完全融入受体骨组织。

皮质骨移植具有类似的过程，但由于其比较致密，缺乏必要的空隙，整个愈合过程相对要慢。移植的皮质骨必须经过一段时间的吸收以增加孔隙，才能有利于血管的侵入以及随后的骨性结合。皮质骨常用于较大的骨缺损，以利用其最初的结构性支撑作用。但是手术医师必须了解随着结合过程的进行，皮质骨将很快失去其结构强度。在 6～18 个月内，其强度将减少 30%。

带血管皮质骨移植可维持其活性，避免大块无血管皮质骨所具有的一些问题。带血管腓骨是最常用的带血管皮质骨，其次为肋骨和髂骨嵴。当要对长度超过 12 cm 的缺损部位进行桥接移植时，带血管腓骨被认为要优于不带血管的移植骨。带血管腓骨移植的主要缺点是造成供体部位的缺损和较大的手术创伤。有人认为植入 6 个月后，带与不带血管的移植骨具有相似的强度。自体腓骨移植可增强受体部位的骨的质量，因而可增强骨不连内固定后的稳定性，尤其是肱骨。创造性地运用这种方法可增强手术医师治疗因骨不连造成的大块骨丢失的能力。

自体骨移植的缺点主要有：供体部位的缺损、来源有限以及偶尔的移植骨生物力学强度较低。

（二）异体骨移植

异体骨已被广泛地运用于骨骼重建手术中。按照处理方法的不同，可分为新鲜深冻骨、冻干骨和脱钙骨。其主要用于大块骨骼缺损的替代治疗。将异体骨用于骨折治疗的文献报道极少。异体移植可产生较大的免疫反应，干扰植入物与宿主的结合，这在免疫失配（immune-mismatch）的情况下尤为明显。尽管深冻可降低免疫排斥，但深冻骨移植的效果不及新鲜自体骨移植。异体骨的结合过程要比自体骨慢，这就需要有坚强的内固定在其结合过程中提供良好的支持，而且不管哪种类型的异体骨，其与宿主骨结合的能力也肯定不及自体骨，因为异体骨的骨生成性和骨诱导性均有相当程度的减弱。

异体骨移植最为人们担心的是其潜在的疾病传播的可能性。尽管经过一系列的加工处理并去除骨髓，异体骨仍旧很容易传染逆转录病毒。要避免这种情况发生，就必须对供体进行严格的筛选。但筛选过程中发生人为错误的可能性依旧存在。因此，工程化的骨移植替代物引起了人们极大的兴趣。

（三）人工合成骨移植替代物

运用人工合成或工程化骨移植材料可促进骨折愈合，而不用担心传染疾病。这些人工合成材料一般只具有骨传导性，不过可在其中加入骨诱导蛋白质和（或）骨母细胞，改善其骨诱导性和骨生成性。一些由钙-磷陶瓷制成的骨传导材料已被运用于临床。钙-磷陶瓷既可被制成多孔或无孔致密植入物，也可被制成多孔颗粒。羟基磷灰石的最佳孔径在200～600 pm，而且还必须有较高的空隙连通率。珊瑚羟基磷灰石基本符合这些要求，其临床应用前景引起广泛的关注。虽然羟基磷灰石不被吸收，但其引起的炎症非常轻微，干骺端部位对其耐受性良好。不过，由于其容易碎裂、被塑型的可能性很小，因此羟基磷灰石治疗长骨骨干缺损的成功率较低。由羟基磷灰石、磷酸三钙、Ⅰ型胶原组成的复合骨传导移植材料在治疗长骨骨折时具有与自体松质骨相似的效果。多中心研究显示，这种复合移植材料的有效性与松质骨类似，可避免松质骨采集对髂嵴部位的损伤，缩短手术时间，降低感染率。目前这种复合材料已获得 FDA 的批准，用于治疗长骨骨折。

尚未见在人体运用骨诱导成分的报道。不过，已有商品供应的、由异体骨经酸性抽提而得到的脱钙骨基质除骨传导性外，还有一定的骨诱导性，其临床试验结果非常鼓舞人心。到目前为止，这是除自体骨外唯一一种可靠的骨诱导成分来源。

自体骨髓可提供骨祖细胞。在实验中将自体骨髓加入人工骨内取得了很好的效果。将重组的骨形态生成蛋白、骨祖细胞和骨传导性载体结合在一起可能有极佳的效果，但对此的研究目前仍处于早期阶段。

二十一、人工关节松动

经过数十年的努力，人工全髋、全膝关节的近中期良好疗效已得到普遍认可，但发现假体界面磨损及其磨屑是人工关节远期松动的主要原因。

【分类】

1. 磨屑引起的溶骨性假体松动，是临床最常见也是最主要方面。假体界面间有磨耗碎屑，碎屑进入假体各部分之间的界面，并从一点扩大到一片，引起生物学磨屑反应。

2. 感染引起的炎症性松动——感染松动。

3. 安装技术失当——安装技术性松动。骨水泥安装技术不当，固定不牢，假体不稳。或由于髋臼磨锉规格及运用技术失当，股骨髓腔锉规格或运用不恰当，而引起人工全髋关节假体的松动。一般在术后近期内发生。

4. 外伤性机械松动——由于跌倒、坠（跳）落、撞击、车祸等原因，引起髋假体插入、松动、陷落、骨折和假体变形、折断、移位、翻转等情况。

【诊断】

一系列的 X 线检查是评价假体固定状态的主要方法。

（王　青）

第二章　基本知识

.骨与关节结核

脊柱结核

脊柱结核占全身关节结核的首位，其中以椎体结核占大多数，附件结核十分罕见。椎体以松质骨为主，它的滋养动脉为终末动脉，结核杆菌容易停留在椎体部位。椎体结核分为中心型和边缘型两种。前者多见于10岁以下儿童，好发于胸椎；后者多见于成人，腰椎为好发部位。

【诊断】

1. 临床表现

(1) 起病缓慢，有低热、疲倦、消瘦、盗汗、食欲不振与贫血等结核中毒症状。

(2) 病变部位疼痛。

(3) 后期患者可有寒性脓肿形成。

(4) 后期患者可有脊髓受压迫的临床表现。

2. 相关检查

(1) 有轻度贫血，白细胞计数一般正常，红细胞沉降率在活动期明显增快，病变趋向静止或治愈，则血沉逐渐下降至正常。

(2) X线片表现以骨质破坏和椎间隙狭窄为主。

(3) CT检查可以清晰地显示病灶部位，有无空洞、死骨形成和椎旁脓肿。

(4) MRI具有早期诊断价值，主要用于观察脊髓有无受压和变性。

【鉴别诊断】

1. 强直性脊柱炎　本病均有骶髂关节炎症，没有全身中毒症状，X线检查看不到骨破坏与死骨，胸椎受累后会出现胸廓扩张受限等临床表现。

2. 化脓性脊柱炎　发病急，有高热及明显疼痛，进展很快，早期血培养可检出致病菌。

3. 腰椎间盘突出　无全身症状，有下肢神经根受压症状，血沉不快。CT检查可发现突出的髓核。

4. 脊柱肿瘤　多见于老人，疼痛逐日加重，X线片可见骨破坏累及椎弓根，椎间隙高度正常，一般没有椎旁软组织块影。

5. 嗜酸性肉芽肿　多见于胸椎，患者年龄通常不满12岁，整个椎体均匀性压扁呈线条状，上下椎间隙完全正常。没有发热等全身症状。

6. 退行性脊椎骨关节病　为老年性疾病，椎间隙普遍变窄，邻近椎体上、下缘硬化发白，有骨桥形成，没有骨质破坏与全身症状。

【治疗原则】

1. 全身治疗

(1) 支持疗法:注意休息、营养,每日摄入足够的蛋白质和维生素。

(2) 抗结核药物疗法:目前以异烟肼、利福平和乙胺丁醇为第一线药物,尤以异烟肼与利福平为首选药物。

2. 局部治疗

(1) 局部制动:有石膏和支架等。

(2) 手术治疗:适用于:① 有明显的死骨或大脓肿形成;② 窦道流脓经久不愈者;③ 有脊髓受压表现者,包括切开排脓,病灶清除术和矫形手术。

【常见并发症】

截瘫　脊柱结核并发截瘫的发生率大约在10%,以胸椎结核发生截瘫最多见,颈椎结核发生四肢瘫痪次之,腰椎结核并发马尾神经受压的极为罕见。

髋关节结核

【概述】

髋关节结核占全身骨与关节结核发病率的第三位。儿童多见,单侧性居多。早期髋关节结核为单纯性滑膜结核或单纯性骨结核,后期病变进一步发展为全关节结核。

【诊断】

1. 临床表现

(1) 起病缓慢,有低热、疲倦、消瘦、盗汗、食欲不振与贫血等结核中毒症状。

(2) 髋部疼痛与跛行。

(3) 患侧腹股沟部肿胀,腹股沟韧带中点下方压痛。患肢活动受限。Thomas征阳性。

(4) 后期表现腹股沟内侧与臀部出现寒性脓肿,髋关节畸形。

2. 相关检查

(1) 实验室检查:同“脊柱结核”。

(2) X线片:表现为进行性关节间隙变窄与边缘性骨破坏病灶。

(3) CT与MRI检查:可早期诊断,清楚显示髋关节内积液和微小骨破坏病灶。

【鉴别诊断】

1. 暂时性滑膜炎　多见于8岁以下儿童,主诉为髋或膝关节疼痛、跛行或不肯走路,髋关节活动受限,卧床休息及患肢皮肤牵引数周后即愈。

2. 儿童股骨头骨软骨病　典型的X线特征:股骨头骺致密扁平,关节间隙增宽,以后可出现股骨头碎块化、坏死及囊性变,股骨颈粗而短。临床检查髋关节很少受限,血沉正常。

3. 类风湿性关节炎　儿童型类风湿性关节炎也有发热、血沉增高,尤其是初发时为单关节性时很难区别。但本病的特征为多发性和对称性,经过短期观察不难区别。

4. 化脓性关节炎　发病急骤,有高热。急性期有脓毒症表现,血液和关节液中可检出化脓性致病菌。X线表现破坏迅速,并有增生性改变,后期会发生骨性强直。

【治疗原则】

全身治疗和局部治疗同样重要。

1. 全身治疗　包括支持治疗和抗结核药物治疗。

2. 局部治疗

(1) 局部制动:可以用皮肤牵引或髋人形石膏固定。

(2) 手术治疗:包括滑膜切除术、病灶清除术、髋关节融合术、全髋关节置换术等。

膝关节结核

【概述】

膝关节结核占全身骨与关节结核发病率的第二位,儿童和青少年患者多见。

【诊断】

1. 临床表现

(1) 起病缓慢,有低热、疲倦、消瘦、盗汗、食欲不振与贫血等结核中毒症状。

(2) 膝部疼痛与跛行。

(3) 膝关节肿胀,浮髌试验阳性。关节部位压痛。膝关节伸屈活动障碍,甚至关节强直。

2. 相关检查

(1) 实验室检查同脊柱结核。

(2) X线片:表现为病灶区的骨破坏、死骨、空洞形成,关节面破坏,关节间隙狭窄,骨质疏松等。

(3) CT与MRI检查:可早期诊断,清楚显示微小骨破坏病灶。

(4) 关节镜检查对早期诊断膝关节滑膜结核具有独特价值,还可做活组织检查及镜下滑膜切除术。

【鉴别诊断】

1. 化脓性关节炎　发病急骤,有高热。急性期有脓毒症表现,局部有明显的红、肿、热、痛表现。血液和关节液中可检出化脓性致病菌。X线表现破坏迅速,并有增生性改变,后期会发生骨性强直。

2. 类风湿性关节炎　常为多关节发病,手足小关节受累。有关节肿胀,不红。类风湿因子试验常为阳性。

3. 风湿性关节炎　均为多发性及游走性,且呈间歇性发作,关节液内无脓细胞,无细菌,血清抗链球菌溶血素“O”试验常为阳性。

【治疗原则】

全身治疗和局部治疗同样重要。

1. 全身治疗　包括支持治疗和抗结核药物治疗。

2. 局部治疗

(1) 局部制动:可以用皮肤牵引或石膏固定。

(2) 手术治疗:包括滑膜切除术、病灶清除术、膝关节融合术等。

二、非化脓性关节炎

骨关节炎

【概述】

骨关节炎是一种常见的慢性关节疾病。其主要病变是关节软骨的退行性变和继发性骨质增生。多见于中老年人，女性多于男性。好发于负重较大的膝关节、髋关节、脊柱及手指关节等部位。

【诊断】

1. 临床表现

(1) 主要症状是疼痛，初期轻微钝痛，逐步加重。活动多时疼痛加剧，休息后好转。有的患者表现为休息痛，稍微活动后减轻，活动过量又产生疼痛。

(2) 检查见关节肿胀，有中度渗液，肌肉萎缩。不论是自动还是被动活动，关节都有吱嘎声，并有不同程度的活动受限和肌痉挛。

2. 相关检查

(1) 实验室检查：一般都在正常范围内。关节液检查可见白细胞增高，偶见红细胞。

(2) X线片：早期无明显变化。晚期时关节间隙狭窄，关节边缘有骨赘形成。后期骨端变形，关节表面不平整，边缘骨质增生明显。软骨下骨有硬化和囊腔形成。

【治疗原则】

1. 一般疗法　避免过度负重活动或损伤，可采用适当的康复治疗。

2. 药物疗法　活血化瘀中草药内服及外敷可缓解症状，延缓病程。非甾体抗炎镇痛药物可以缓解疼痛。关节内注射透明质酸钠可以起到润滑关节、保护关节软骨的作用。

3. 功能锻炼　适当的关节活动可增强肌力，改善关节的稳定性。

4. 手术疗法　对于早期患者，可行关节清理术。晚期出现畸形或持续性疼痛，生活不能自理时，可行截骨术或人工关节置换术。

类风湿性关节炎

【概述】

类风湿性关节炎是一种非特异性炎症的多发性和对称性的关节炎，特征是病程慢、关节痛和肿胀反复发作，关节畸形逐渐形成，是一种全身性结缔组织疾病的局部表现。好发年龄在15岁以后，高峰在35～45岁，以女性为多。

【诊断】

1. 临床表现

(1) 早期的全身表现有低热、乏力、消瘦、贫血等。

(2) 局部症状：多关节性疼痛，为隐痛，关节僵硬，晨起时特别明显。受累关节多为双侧性、对称性，近侧指间关节常见，其次为手、腕、膝、肘、足、肩和髋。

(3) 检查见关节有压痛，主动活动和被动活动均受限。日久有关节畸形，常见的有手指的鹅颈畸形，掌指关节向尺侧半脱位，腕、肘、膝、髋等关节强直于屈曲位。

2. 相关检查

(1) 实验室检查：血红蛋白减少，白细胞计数正常或降低，但淋巴细胞计数增加。约70%的病例可出现类风湿因子阳性。关节滑液较混浊，黏稠度降低，粘蛋白凝固力差，糖含量降低。

(2) X线片：早期可见周围软组织阴影肿大，骨质疏松，骨密度减少，正常骨小梁排列消失，关节间隙因积液而增宽。以后关节软骨下有囊腔形成，附近骨组织呈磨砂玻璃样改变。关节间隙变窄。晚期，关节间隙逐渐消失，最终出现骨性强直。

【鉴别诊断】

1. 风湿性关节炎　均为多发性及游走性，累及大关节，且呈间歇性发作，血清抗链球菌溶血素"O"试验常为阳性。

2. 关节结核　起病缓慢，常有低热、盗汗和面颊潮红等全身症状。多为单关节，关节局部肿胀、疼痛，活动受限，无急性炎症症状。

【治疗原则】

1. 缓解疼痛。

2. 抑制炎性反应，消散关节肿胀。

3. 保持关节功能，防止畸形的发生。

4. 纠正关节畸形，改善肢体功能。

强直性脊椎炎

【概述】

强直性脊椎炎属结缔组织的血清阴性反应疾病，基本见于男性，极少见于女性。好发年龄在16～30岁。有明显家族史，发生于父系较多。病因尚不清楚。基本病理是原发性、慢性血管翳破坏性炎症。

【诊断】

1. 临床表现

(1) 主要症状是骶髂关节痛和下背痛，向臀部和大腿放射；疼痛休息后可缓解，活动时加剧。

(2) 检查见腰骶部和骶髂关节有深压痛，脊柱和髋关节活动受限。晚期病例可见驼背畸形，典型体态是胸椎后凸，骨性强直而头部前伸。

2. 相关检查

(1) 组织相容性抗原($HLA-B_{27}$)的阳性率很高。

(2) X线表现特征是骶髂关节骨性强直，椎间隙边缘的桥样骨赘。

【治疗原则】

1. 缓解疼痛，预防畸形，使椎体强直于功能位。

2. 手术治疗　有严重驼背而影响前视时，可考虑行腰椎截骨术；若两侧髋关节强直而影响行走和活动，可行髋关节置换术或其他髋关节成形术。

三、周围神经卡压综合征

腕管综合征

腕管由腕骨构成底和两侧壁，其上为腕横韧带覆盖成一个骨-纤维隧道。腕管内有拇长屈肌腱，2～4 指的屈指深、浅肌腱和正中神经通过。正中神经在腕管内受压而表现出的一组症状和体征称为腕管综合征。多数患者病因不明，任何能使腕管内容物增多、增大或使腕管容积缩小的因素均可导致本病。多见于中年女性。

【诊断】

1. 临床表现

(1) 腕部、手掌面桡侧、拇指、食指、中指和环指桡侧麻、痛，症状夜间或清晨加重；活动及甩手后减轻。有时疼痛可牵涉到前臂。

(2) 上述区域感觉减弱或消失，拇外展、屈曲和对掌肌力减弱，压迫腕掌侧可加重症状。

(3) 病程久者，可见鱼际肌萎缩、瘫痪。

(4) 屈腕试验和神经干叩击试验(Tinel 征)均阳性。

2. 相关检查　肌电图检查示正中神经传导速度有改变。

【鉴别诊断】

与神经根型颈椎病进行鉴别。颈椎病的神经根损害除手指外，尚有前臂屈肌运动障碍，屈腕试验及腕部 Tinel 征均阴性。电生理检查两者有明显的区别。

【治疗原则】

1. 外固定　症状明显者，用石膏托或夹板固定腕部于轻度背伸位 1～2 周。

2. 腕管封闭　用 1%普鲁卡因 2 ml 和泼尼松龙 12.5 mg 做腕管内注射，每周 1 次，共 3～4 次。

3. 口服消炎止痛类药物。

4. 手术治疗　非手术治疗无效或症状加重或有大鱼际肌萎缩者，应及早行手术治疗。切断腕横韧带，解除对正中神经的压迫。有时需同时进行正中神经束间松解术。

肘管综合征

肘管综合征指尺神经在肘部尺神经沟内的一种慢性损伤，较为常见。

【诊断】

1. 临床表现

(1) 手背尺侧、小鱼际、小指及环指尺侧半麻木或刺痛。一段时间后可出现小指对掌无力及手指收、展不灵活。

(2) 检查见手部小鱼际肌、骨间肌萎缩，环、小指呈爪状畸形。手掌尺侧和尺侧一个半手指的感觉过敏、减退和消失，肘管处的 Tinel 征阳性和夹纸试验阳性。

2. 相关检查

(1) 电生理检查示肘下尺神经传导速度减慢，小鱼际肌及骨间肌肌电图异常。

(2) X线片可显示一些肘部基础疾病，如肘外翻、肘部陈旧性骨折畸形愈合、肘关节骨关节炎等改变。

【鉴别诊断】

1. 颈椎病神经根型　下颈段之颈椎病的颈8神经根刺激症状以手尺侧麻木、乏力为主要表现，主要区别在于颈椎病时肘管区无异常发现。

2. 神经鞘膜瘤　本病检查时多可扪及节段性增粗的尺神经，Tinel征阳性，而无肘部骨关节病变。有时鉴别困难需在手术中或经病理检查来确定诊断。

【治疗原则】

尺神经前置术是基本治疗方法。

旋后肌综合征

旋后肌综合征是桡神经深支（骨间背神经）在旋后肌腱弓附近被卡压，使前臂伸肌功能障碍为主要表现的一种综合征。

【诊断】

1. 临床表现　拇指外展、伸直障碍，2～5指掌指关节不能主动伸直，腕关节可以主动伸直，但有桡偏。没有虎口区感觉异常。

2. 相关检查　肌电图检查示桡神经深支支配的肌肉的失神经改变和前臂段桡神经运动传导速度减慢，而感觉传导速度正常。

【治疗原则】

一旦诊断成立，应行神经探查术。

梨状肌综合征

梨状肌综合征是坐骨神经在臀部受到卡压的一种综合征，在下肢神经慢性损伤中最为多见。

【诊断】

1. 临床表现

(1) 以坐骨神经痛为主要表现，疼痛从臀部经大腿后方向小腿和足部放射。

(2) 检查时患者有疼痛性跛行，轻度小腿肌萎缩，小腿以下皮肤感觉异常。

(3) "4"字试验时予以外力拮抗可加重或诱发坐骨神经痛，臀部加压处Tinel征可阳性。

2. 相关检查　肌电图检查示坐骨神经传导速度有改变。

【鉴别诊断】

1. 腰椎间盘突出症　本病常有腰痛伴坐骨神经痛，腰椎代偿性侧弯畸形。直腿抬高试验与加强试验阳性，而"4"字试验则可为阴性。

2. 神经鞘膜瘤　症状呈进行性加重，与活动或休息无关。有时可在B型超声图像上发现沿坐骨神经表面均匀增厚的回声带。手术和病理检查是最终确诊手段。

【治疗原则】

早期可经保守治疗得到缓解，如局部形成较重瘢痕粘连或有骨痂压迫、神经行径变异则需手术治疗。

（金正帅）

四、骨质疏松症

骨质疏松症是老年患者的一种常见疾病，其并发症包括骨折（常见的部位有脊柱、髋部和前臂等）、骨骼畸形和慢性疼痛等。骨质疏松症包括原发性骨质疏松症、继发性骨质疏松症、特发性骨质疏松症。原发性骨质疏松症是一种以骨矿含量降低和骨组织微结构破坏为特征，导致骨脆性增加、易发生骨折的全身性代谢性疾病。骨质疏松症又可分为绝经后骨质疏松和老年性骨质疏松。

【诊断】

WHO推荐以骨矿密度（BMD）作为骨质疏松的诊断标准，并将骨量变化分为正常骨量、低骨量（BMD在同性别峰值骨量的1.0～2.5 s之间）、骨质疏松（BMD小于峰值骨量的2.5 s以上）和严重骨质疏松（骨质疏松伴一处或多处骨折）。

【治疗】

1. 非药物性治疗　摄入钙含量丰富的食物如奶制品、虾皮等，使每日钙摄入量达800～1 000 mg；冬季适当晒太阳，以改善机体维生素D营养状况从而增加钙吸收；适当运动；对于视力欠佳的老年人，须避免跌跤等意外事故等。

2. 药物治疗　钙和维生素D_3的应用是基础性药物治疗。刺激骨形成的药物包括甲状旁腺素（PTH）、氟化物、他汀类药物等；抑制骨吸收的药物有二膦酸盐（如阿仑膦酸钠、依替膦酸钠、利塞膦酸盐）、雌激素、选择性雌激素受体调节剂（如雷诺昔芬）及降钙素等。应根据患者的不同情况针对性选择应用。

3. 继发性骨质疏松症　原发疾病的治疗。

4. 骨质疏松骨折的治疗　针对不同部位骨折的特点进行综合治疗，包括手术治疗和非手术治疗。

五、骨软骨瘤

骨软骨瘤是一种较常见的良性骨肿瘤，又称外生骨疣。分为单发性和多发性两种。单发性约占90%；多发性者与遗传有一定的关系。骨软骨瘤很少恶变。如肿瘤在短时间内生长迅速，尤其是成人后生长迅速者，应怀疑恶变之可能。

【诊断】

1. 多发于青少年，好发于长骨干骺端，单发或多发，多发者常伴有骨骼发育异常。

2. 肿瘤起自干骺端，形状不一，可出现神经、血管压迫症状或关节功能障碍。

3. 恶变少见。如成年后肿瘤继续生长，且迅速，应疑恶变为软骨肉瘤。

4. X线摄片显示在干骺端有蒂状、鹿角状或丘状骨性凸起，有的肿瘤表面有散在的钙化点。当肿瘤生长迅速，有大量棉絮状钙化影时，提示有恶变的可能。

5. 病理检查可确诊。

【治疗原则】

1. 肿瘤体积较小的无需特殊治疗，可继续观察。

2. 如局部疼痛，肿瘤较大并压迫周围组织产生症状应手术切除。切除时应将包括肿瘤的纤维包膜、软骨帽、瘤体连同基底部分正常骨组织一起切除。

六、骨巨细胞瘤

骨巨细胞瘤在我国是较常见的原发性骨肿瘤之一，此瘤生长活跃，对骨质侵蚀破坏性大，如得不到及时、妥善的治疗，可造成严重残废而导致截肢，少数病例尚可转移而致命。Jaffe分类分为3度：一度：约有一半的巨细胞瘤属于此类，为明显良性，巨细胞很多，少有细胞分裂，需注意全部肿瘤都是一度才能判断为一度肿瘤；二度：恶性或良性不易区别，间质细胞较多，巨细胞较一度为少；三度：为明显恶性，发生较少，间质细胞多，细胞核大，形态如肉瘤，细胞分裂多，巨细胞较少而小，核数目亦少。一、二度可转化为三度。此分类仅供参考。

【诊断】

1. 发病的高峰年龄在20～40岁，女性所占比例略高。

2. 一般发生在骨骺融合后的成熟骨的骺端，尤其常见于股骨下端和胫骨近端。其他常见的部位有桡骨远端、骶骨和肱骨近端。

3. 局部疼痛和压痛。疼痛初为间歇性隐痛。疼痛的严重程度与肿瘤生长速度有关，变为持续性剧痛者表示为恶性变可能。

4. X线表现为发生在长骨骨端偏心性生长的膨胀性溶骨破坏。溶骨区可呈多房肥皂泡沫样，或单房而膨胀不明显，无骨化或钙化。

5. 病理检查可确诊。

【治疗原则】

1. 局部切除　如病变部分切除后对功能影响不大，最好完全切除，如腓骨上端、尺骨下端、桡骨上端、手骨、足骨等。

2. 彻底刮除，50%氯化锌烧灼加植骨术。为了减少复发，可直视下彻底刮除肿瘤组织，必要时用磨钻磨壁，然后以50%氯化锌全面周到地烧灼骨壁，以杀灭残存的瘤细胞，经用等渗盐水彻底冲洗干净后，再用自体松质骨植骨(必要时植部分同种异体骨)。

3. 瘤段切除，然后以同种骨关节或人工假体置换。

4. 切除或截肢　如为恶性，范围较大，有软组织浸润或术后复发，应根据具体情况考虑局部切除或截肢。

5. 放射治疗　在手术不易达到，或切除后对功能影响过大者，如椎体骨巨细胞瘤，可考虑放射治疗，剂量要足够。有一定疗效，少数患者照射后会发生恶变。

七、软骨肉瘤

软骨肉瘤是发生于软骨细胞或间胚叶组织之恶性骨肿瘤。按其发生过程分为原发性和继发性。原发性病程短，发展快，预后差。而继发性来自良性肿瘤或其他疾病，如软骨瘤、骨软骨瘤、畸形性骨炎等之恶变，病程长，发展较慢，预后较好。按肿瘤发生之部位，可分为中央型软骨肉瘤和外周型软骨肉瘤。前者发生于骨髓腔内，后者发生于骨皮质表面。

【诊断】

1. 原发性软骨肉瘤多见于青少年，发生于四肢长骨及躯干各骨。

2. 局部疼痛剧烈，肿块生长迅速，有压痛和关节功能障碍。

3. 继发性软骨肉瘤多继发于原有的良性骨肿瘤，病程长，一旦恶变，肿瘤生长迅速，症状重。

4. X线摄片　原发性中央型软骨肉瘤可见髓腔扩大，骨皮质破坏，骨膜反应和新骨生成，出现 codman 三角。病程短、进展迅速者可见骨质明显破坏，并有软组织阴影，干骺端的肿瘤可破坏松质骨，发生囊性变，内有散在的钙化点或絮状斑片。病理检查可确诊。

【治疗原则】

1. 原发性软骨肉瘤以手术为主，手术方式：应尽早行截肢或关节离断术。放疗和化疗均不敏感。

2. 对不能施行手术治疗者，可用放疗抑制肿瘤生长。

3. 继发性软骨肉瘤可采用肿瘤段切除＋大块植骨术，或人工关节代替术。

八、骨肉瘤

骨肉瘤又称成骨肉瘤，是原发性恶性骨肿瘤中最常见、恶性程度最高的骨肿瘤，易发生肺转移。本病以 15～25 岁发病者居多，预后不良。70％以上的患者发生在股骨远端和胫骨近端。

【诊断】

1. 多发于青少年，好发于四肢长管骨干骺端。膝关节上下部位最常见。

2. 主要症状是局部疼痛，初为间歇性隐痛，迅速转为持续性剧痛，夜间尤甚。

3. 局部皮温高，静脉怒张，肿块生长迅速，压痛，可出现震颤和血管杂音，可有病理性骨折，关节功能障碍。

4. 全身毒性反应，食欲不振，体重减轻，最后衰竭，出现恶病质。

5. 贫血，白细胞增高，血沉快，碱性磷酸酶增高。

6. X线摄片　基本表现为新生骨形成和溶骨性破坏相结合。在长管骨干骺端偏心性骨质疏松，继之溶骨性破坏和骨质硬化，边缘模糊。当骨皮质破坏，可见软组织阴影和不规则的骨膜反应，呈 Codman 氏三角或日光放射状阴影。

7. 病理检查可明确诊断。

【治疗原则】

1. 强调早期综合治疗，以手术和化疗为主。治疗模式为术前化疗-手术-术后化疗。合并单一肺转移源者可同时施行局部手术和肺转移源切除术。

2. 放射治疗对骨肉瘤不敏感，仅用于手术前、后之辅助治疗，或肿瘤不能切除或肺转移时应用。

九、尤文氏肉瘤

尤文氏肉瘤又称为未分化网状细胞瘤。原发于骨髓内的原始细胞，是常见的骨的恶性肿瘤。常见于 10～15 岁少年，早期即可发生肺转移，预后差，但放射治疗敏感。

【诊断】

1. 多见于儿童及少年，好发于四肢长骨和骨盆。

2. 局部疼痛重和压痛，皮温高，皮肤潮红，浅静脉怒张充盈。肿瘤生长较快，可有发热、白细胞增多，血沉加快。很少合并病理性骨折。

3. X 线摄片显示骨质虫蚀样破坏，骨髓腔扩大可呈蜂窝状，范围广泛，界线不清。有时骨干处可见葱皮状骨膜反应。

4. 病理检查可确诊。

【治疗原则】

1. 放疗、手术、化疗联合应用较单一治疗效果好。

2. 本病对放疗敏感，放疗后肿瘤迅速缩小，疼痛减轻。但放疗不能阻止其发展和转移。

3. 对孤立性肺转移瘤，可行肺叶切除后化疗，或局部放疗，可减轻症状，延长生命。

十、滑膜肉瘤

滑膜肉瘤是恶性程度较高的软组织恶性肿瘤，源于关节、滑膜及腱鞘滑膜组织。发病部位以四肢的大关节为多，也可发生于前臂、大腿、腰背部的肌膜和筋膜上。主要以手术治疗为主。

【诊断】

1. 多见于 20～40 岁成年人，好发于四肢大关节附近。以膝、踝关节多见。

2. 肿块疼痛和压痛，边缘欠清，偶可见分叶状，可有区域性淋巴结或肺转移。

3. X 线摄片可见软组织肿块，肿瘤内有不规则钙化影，骨骼可无任何改变，压迫侵犯关节端松质骨，呈不规则之囊性破坏区。骨膜反应少。

4. 病理检查可确诊。

【治疗原则】

1. 对滑膜肉瘤之治疗以截肢或局部广泛切除术为主，包括区域性淋巴结清除。

2. 本病恶性程度高，病程急促者，常早期出现区域性淋巴结或肺转移，宜行截肢或关节离断术加区域淋巴结清扫。

3. 病程缓慢者可行扩大切除术加区域淋巴结清扫术，术后辅以化疗及放疗。

十一、转移性骨肿瘤

转移性骨肿瘤是指原发于骨外的恶性肿瘤，通过血行、淋巴等途径转移至骨骼，继续生长，形成子瘤。恶性肿瘤骨转移的发生率较高，且有时原发恶性肿瘤较难发现，甚至死后都无法找到。好发于成年和老年人。转移性骨肿瘤好发部位为躯干骨骼和四肢松质骨，以骨盆、胸腰椎和肩胛骨较多见。

【诊断】

1. 转移性骨肿瘤是中老年人最常见的恶性骨肿瘤。原发癌部位常见于乳腺、前列腺、肺、肾、甲状腺、胃肠道等。

2. 躯干骨、骨盆、股骨和肱骨近端为好发部位。

3. 局部疼痛持续性、进行性加重，夜间明显，局部压痛，贫血，消瘦，可有恶病质。

4. 实验室检查　贫血，血沉快，血碱性磷酸酶或酸性磷酸酶增高，血钙、磷正常。

5. X线摄片有骨质破坏和病理性骨折，表现为溶骨性、成骨性和混合性三种，以溶骨性多见。同位素(ECT)扫描有助于诊断。

6. 病理检查可确诊。

【治疗原则】

1. 为延长寿命，减轻患者的痛苦，应治疗原发癌和转移瘤。

2. 根据原发癌的性质，选择有效的化疗、放疗和内分泌治疗。局部放疗可减慢转移瘤的生长和减轻疼痛。

3. 对椎体转移瘤并发截瘫者可施行椎板减压，并做内固定。

4. 长管骨病理性骨折应考虑做内固定术。

5. 应用强有效的止痛药物；对难以忍受的疼痛可切断神经根或脊髓感觉束或行姑息性截肢。

十二、先天性髋关节脱位

先天性髋关节脱位是较常见的先天性畸形。平均发病率为3.9‰，女多于男，男女发病率之比约为1∶6；左侧髋关节比右侧多1倍，双侧者较少；不同种族、地区发病率差别很大。病因迄今尚不十分清楚，可能的因素包括遗传，髋臼发育不良及关节韧带松弛，胎儿在子宫内胎位异常，承受不正常的机械性压力，影响髋关节的发育。

【诊断】

1. 可分为站立前期和脱位期。

2. 站立前期症状较轻，常常不明显；两侧大腿内侧皮肤皱褶不对称，患侧皮皱加深增多；患儿会阴部增宽，双侧脱位更明显；患侧髋关节活动少，活动受限；患侧肢体短缩；牵拉患侧下肢有弹响声或弹响感，患儿会哭闹。

3. 站立步行迟，跛行。单侧脱位为短腿跛行，双侧脱位呈左右摇摆之鸭步。

4. 双侧脱位时，臀部后耸，腰前凸。Ortolani 试验（＋），Barlow 试验（＋），Allis 征（＋）和 Trendelenburs 征（＋）。

5. 骨盆正位 X 线摄片可明确诊断，可见股骨头骨化中心出现较晚，发育迟。骨性髋臼顶呈斜坡状。股骨头骨化中心位置向外方或上外方移位。见髋臼角增大，闭孔颈弧线中断，股骨头脱位。

【治疗原则】

1. 及早诊断，及时治疗。治疗越早，效果越好。不同年龄治疗方法不同。

2. 1 岁以内，穿外展布兜（亦称连衣袜套）办法，将两髋保持在屈曲 90°外展外旋位。穿用时间 4 个月以上。

3. 1～3 岁，采用手法重定蛙式石膏外固定或外展支架固定 6 个月，每 3 个月更换 1 次。6 个月后改用双侧外展内旋髋伸直位长腿石膏外固定 3～6 个月。

4. 4 岁以上，手术治疗，Salter 骨盆截骨术，前倾角大于 45°，加做股骨旋转截骨术；成人可行 Chiari 骨盆内移截骨术，严重者行转子下截骨术。

十三、先天性马蹄内翻足

先天性马蹄内翻足是较常见的先天性足畸形。男性发病较多，可为单侧发病，也可双侧性。畸形明显，一出生就能发现，多能及早治疗，效果也较好。但畸形也易复发，应定期随访至骨骼成熟（约 14 岁以后）。病因可能与胚胎早期受内外因素的影响引起发育异常所致，或与胎儿足在子宫内位置不正有关。

【诊断】

1. 婴儿出生后即有一侧或双侧足部跖屈内翻畸形。

2. 足前部内收内翻，足跖面出现皱褶，背伸外展有弹性阻力。

3. 站立行走时跖外缘负重，严重时足背外缘负重，负重区产生滑囊炎和胼胝。

4. 单侧畸形，走路跛行；双侧畸形，走路摇摆。

5. X 线摄片　显示跟骨下垂，其纵轴与距骨纵轴平行，足跗骨序列紊乱。

【鉴别诊断】

1. 先天性多发性关节挛缩症。

2. 脑性瘫痪。

3. 脊髓灰质炎后遗马蹄内翻足。

【治疗原则】

从出生后即开始，愈早治疗，效果愈好。治疗方法根据年龄和畸形程度而不同。

1. 手法矫正法　一般适宜 1 岁以内者。从出生后即开始，愈早愈好。由医师教会母亲或带领患儿，先矫正足前部内收，再矫正距骨下关节内翻，然后矫正踝关节的跖屈。手法应轻柔，以免损伤骨骺。每种矫正位置保持 10 秒钟，每日 2 次，每次 10～15 min。

2. 石膏管形外固定矫正　适用于 1～3 岁的儿童。应定期更换石膏。

3. 手术治疗　一般适用于3岁以上，手法无法矫正者。术式按年龄而异。

(1) 足内后侧软组织松解术，适用于6个月至6岁患儿。

(2) 足外侧柱缩短术，适用于3岁以上畸形严重患儿，在足内侧、后侧软组织松解术同时，行跟骰关节骰骨或跟骨楔形切除，或行跟骨外侧楔形截骨术。

(3) 三关节融合术，适应于12岁以上畸形严重之患者。

十四、脊柱侧凸

脊柱的某一段偏离中线，形成曲线，称脊柱侧凸。侧凸畸形可与超过生理性的前凸或后凸畸形同时存在，也可伴有旋转畸形，侧凸程度愈大，旋转愈严重。使肋骨和胸廓变形，两侧不对称，严重影响心肺功能。产生侧凸的原因很多，分为功能性脊柱侧凸和结构性脊柱侧凸。幼年及少年多发，女性多于男性。

【诊断】

1. 早期畸形可不明显，后有两肩、两髂前上棘和胸廓不对称及剃刀背畸形。

2. 内脏压迫症状　最主要的是循环系统的压迫，心脏移位，心功能受限，心跳加速；其次是肺活量减少，呼吸加速；再次是消化系统受压而致消化不良、食欲不振。神经系统方面可产生神经根性疼痛及脊髓麻痹症。

3. X线表现可明确诊断及进行角度测量。

【治疗原则】

1. 治疗目的是矫正畸形和保持矫正位置不再继续发展。

2. 非手术治疗

(1) 对轻度、20°以下特发性侧凸者，主要是体操、游泳等锻炼和端正姿势，加强凸侧背肌的力量。

(2) 对20°以上的特发性侧凸，除进行体操锻炼外，需使用外固定支架来矫正和维持。

3. 手术治疗

(1) 适应证：侧凸曲线大于40°～50°，或并发疼痛，影响肺活量者。

(2) 术式：常用后路手术、如单纯脊柱后融合术、Harringtons术、C～D术式等。前路术式只适用于胸腰段和腰椎侧凸药，如Dwyers术和Zielkes。

十五、扁平足

扁平足主要是由于某些原因使足骨形态异常、肌肉萎缩、韧带挛缩或慢性劳损造成足纵弓塌陷或弹性消失所引起的足痛，又称为平足症。其病因主要有：① 遗传因素；② 先天性足骨畸形；③ 足部外伤或慢性劳损；④ 足内在肌或外在肌力弱或麻痹、痉挛。临床上分为姿势性平足症和痉挛性平足症。

【诊断】

1. 部分患者有家族史或先天性足骨畸形或外伤史。

2. 久站或行走时足部疼痛或不适，跟外翻足扁平，前足外翻，舟骨结节处肿胀和压痛，休息可减轻或消失。晚期为痉挛性平足，经较长时间休息，症状亦难改善。

3. 站立位X线足正侧位片可见舟骨结节完全塌陷，与载距突的距离增加。自跟骨结节底部至第一距骨头底部作连线，并从舟骨结节至此连线作垂直线，其长度多小于1 cm。

【治疗原则】

1. 预防措施　有遗传倾向或经常站立工作者，要常用足底外缘着地练习行走，避免足部长期处于一种姿势。防止疲劳。适当的跑跳动作有助于锻炼足部肌肉，减轻韧带负担。穿有跟的鞋或在鞋的中部加一个薄垫。

2. 非手术疗法　适用于姿势性平足症和大多数痉挛性平足症。可以理疗、按摩，加强足内、外在肌锻炼，穿用平足矫形鞋或平足鞋垫矫正。但应以加强肌力锻炼为主。对痉挛性平足症患者应注意休息，严重者可在麻醉下先行手法矫枉过正，尔后用小腿石膏靴固定足于内翻内收位。症状消失后，再穿平足矫形鞋和鞋垫。

3. 手术疗法　少数患者经各种非手术疗法不见效者，可行三关节（即跟骰关节、距舟关节和距跟关节）固定术。

十六、足拇外翻

第一跖骨内翻，拇趾斜向外侧称拇外翻。其病因主要有：① 遗传因素；② 长久站立或行走过久、负重过度；③ 经常穿尖头鞋或高跟鞋。本病好发于成年人，有遗传因素者，青年时即可发生，老年时常加重，女多于男，双侧多见，国外发病率高于国内。本病重在预防，非手术疗法和手术疗法均可取得较好的疗效。

【诊断】

1. 患者常合并有平足，部分有家族史或长久站立工作或经常穿尖头鞋史。

2. 足拇趾外翻、旋转畸形，局部疼痛，行走困难。

3. 第一跖骨头的突出部分形成足拇囊炎，第二趾锤状趾，第二、三跖骨头跖面形成胼胝。

4. X线摄片　可见：① 第一、二跖骨夹角大于10°以上；② 各跖骨头张开，第一跖骨头跖面的子骨向外移位；③ 第一跖趾关节内侧关节附近处可有骨赘形成，严重者可产生骨性关节炎；④ 足拇的跖趾关节轻度脱位。

【治疗原则】

1. 预防措施　应预防和治疗平足症。穿鞋应合适，鞋帮不宜过硬，鞋跟不宜过高，鞋头不宜过尖。

2. 非手术疗法　轻度外翻、疼痛较轻者，可按摩，搬动足拇趾向足内侧，理疗，穿鞋合适，亦可在第一、二足拇趾间用棉卷垫起或夜间在足的内侧缚一直夹板，使足拇趾变直。同时在沙土上赤足行走，锻炼足部肌肉或穿矫形鞋、平足鞋垫矫正平足。

3. 手术疗法　适用于疼痛严重或畸形严重者。术式：① 切断足拇收肌，并将其移植到第一跖骨颈外侧；② 切除外侧子骨；③ 切除滑囊及骨赘，重叠缝合内侧关节囊，使其紧缩；④ 第一跖骨基底部截骨术，以矫正跖骨内翻；⑤ 近节趾骨部分切除术（Kellers 手术）；

适用于骨关节炎严重者。

（韦永中）

十七、骨折概论

骨质发生连续性完全或部分性中断称骨折。骨折的病因可分为外伤性和病理性两大类。外伤性骨折可由直接暴力或间接暴力引起。病理性骨折乃骨骼本身有病，在正常或轻伤情况下而造成的骨折。

【骨折分类】

1. 依据骨折是否和外界相通分类　分为：

（1）开放性骨折：骨折附近的皮肤和黏膜破裂，骨折处与外界相通。

（2）闭合性骨折：骨折处皮肤或黏膜完整，不与外界相通。

2. 依据骨折的程度分类　分为：

（1）完全性骨折：骨的完整性或连续性全部中断。

（2）不完全性骨折：骨的完整性或连续性仅有部分中断。

3. 依据骨折的形态和程度分类　分为：

（1）裂缝骨折：如长骨干或颅骨伤后可有骨折线，但未通过全部骨质。

（2）青枝骨折：多发生在小儿，骨质部分断裂，骨膜及部分骨质未断。

（3）横形、斜形及螺旋形骨折：多发生在骨干部。

（4）粉碎性骨折：骨碎裂成两块以上，称粉碎性骨折。

（5）嵌入骨折：发生在长管骨干骺端皮质骨和松质骨交界处。骨折后，皮质骨嵌插入松质骨内。

（6）压缩骨折：松质骨因压缩而变形，如椎体和跟骨。

（7）凹陷骨折：如颅骨因外力使之发生部分凹陷。

（8）骨骺分离：通过骨骺的骨折，骨骺的断面可带有数量不等的骨组织，是骨折的一种。

4. 依据骨折稳定程度分类　分为：

（1）稳定性骨折：骨折复位后经适当的外固定不易发生再移位者称稳定性骨折。

（2）不稳定性骨折：骨折复位后易于发生再移位者称不稳定性骨折。

【骨折的移位】

1. 侧方移位　远侧骨折端移向侧方。

2. 成角移位　两骨折段之轴线交叉成角。

3. 旋转移位　骨折段围绕骨的纵轴而旋转。

4. 分离移位　骨折段在同一纵轴上互相分离。

5. 缩短移位　骨折段互相重叠或嵌插，骨长度因而缩短。

【诊断】

1. 临床表现

（1）休克：多见于多发性骨折、股骨骨折、骨盆骨折、脊柱骨折和严重的开放性骨折。

(2) 体温增高:只有在严重损伤如股骨骨折、骨盆骨折有大量内出血,血肿吸收时,体温略有升高。开放性骨折时,应考虑感染。

(3) 畸形:骨折段移位后,受伤体部的形状改变,并可出现特有畸形。

(4) 反常活动:在肢体非关节部位,骨折后出现不正常的活动。

(5) 骨擦音或骨擦感:骨折端接触及互相摩擦时,可听到骨擦音或摸到骨擦感。

(6) 疼痛与压痛:骨折处均感疼痛,在移动肢体时疼痛加剧,骨折处有直接压痛及间接叩击痛。

(7) 肿胀及淤斑:因骨折发生后局部有出血、创伤性炎症和水肿改变,可产生张力性水疱。浅表的骨折及骨盆骨折皮下可见淤血。

(8) 功能障碍:由于骨折失去了骨骼的支架和杠杆作用,活动时引起骨折部位的疼痛,使肢体活动受限。

2. 相关检查

(1) X线:用X线照片或透视来确定骨折类型和移位情况,为骨折诊断提供依据。

(2) 一般实验室检查:血常规检查,由于失血可以有血红蛋白降低,开放性骨折患者如果发生伤口感染,可以有白细胞的升高。

(3) 其他特殊检查:有些部位的骨折在普通的X线片上难以显示清楚,通过CT检查可以明确显示骨折的部位、类型及骨折移位情况。

【骨折的并发症】

1. 早期并发症

(1) 脂肪栓塞综合征:骨折暴力和手法复位使骨髓腔内脂肪进入破裂的血管内,可引起肺或脑血管脂肪栓塞。

(2) 内脏损伤:颅骨骨折常合并颅脑损伤、颅内出血;肋骨骨折可刺破胸膜和肺引起血气胸;骨盆骨折,可刺破膀胱、尿道和直肠。

(3) 血管损伤:骨折后邻近骨折的大血管可被刺破或受压,引起肢体循环障碍。

(4) 神经损伤:对骨折伤员,都应检查患肢的运动和感觉,判断有无神经损伤。

(5) 骨筋膜室综合征:多发生在前臂和小腿。原因包括小夹板或石膏过紧影响静脉回流和动脉血供;肢动脉受压、血管破裂、血栓形成和血管痉挛引起。

2. 晚期并发症

(1) 坠积性肺炎:年老体弱的骨折患者,由于长期卧床,翻身困难,抵抗力低下,易发生坠积性肺炎。

(2) 压疮:多由于长期卧床,自己不能翻身或石膏压迫引起。脊柱骨折合并截瘫时更易发生。

(3) 下肢深静脉栓塞:较为少见,因血管挫伤引起,多发生在股骨骨折,有股静脉或髂外静脉栓塞。

(4) 感染:开放性骨折容易发生感染,如化脓性骨髓炎、蜂窝织炎、败血症、破伤风与气性坏疽等。

(5) 损伤性骨化:骨折后骨膜被撕裂移位,其下有血肿形成,机化成肉芽组织,然后骨化,并非因肌肉创伤形成骨质。因此又称损伤性骨化。

(6) 创伤性关节炎:关节内骨折或骨折刺入关节,关节面不平整,晚期形成创伤性关节炎等。

(7) 关节僵硬:关节的长期固定可引起关节僵硬,关节内的骨折由于关节粘连,可发生关节强直。

(8) 急性骨萎缩:长期的肢体制动可引起费用性骨质疏松和肌肉的萎缩。

(9) 缺血性骨坏死:即骨折后因循环不足引起骨质坏死。

(10) 缺血性挛缩:肢体由于严重缺血,造成肌肉坏死或挛缩,因神经缺血和瘢痕压迫,常有神经部分瘫痪,使肢体严重残废。

【骨折的急诊处理】

1. 抢救休克　首先应判断伤员有无心脏骤停、窒息、大出血、休克及开放性气胸等,有针对性地进行急救。

2. 包扎伤口　伤员情况平稳后再进行骨折的处理。

3. 妥善固定　可以避免加重损伤,减少活动性疼痛,便于转运。

4. 迅速转移。

【治疗原则】

1. 骨折的复位

(1) 手法复位:凡能手法达到功能复位和用外固定保持的,都应采用手法复位。

(2) 持续牵引复位:多用于肌肉较强有移位的复位,或用于手法复位困难,局部肿胀较重的情况,以及不能用外固定保持对应的骨折。持续牵引使肌肉松弛,恢复骨骼的长度及轴线,达到逐渐复位的目的。持续牵引有一定的固定作用。牵引可分为皮肤牵引和骨牵引。

(3) 手术切开复位:切开复位指征包括:手法复位与外固定未能达到功能复位的标准而将严重影响功能者;关节内骨折手法复位后对位不好,将影响关节功能者;骨折并发主要的血管损伤,在处理血管时,宜同时开放复位与内固定手术;骨折端间有肌肉、膜或肌腱等软组织嵌入;多处骨折为了便于护理及治疗,防止并发症,可选择适当的部位切开复位和内固定。

2. 骨折的固定

(1) 石膏外固定:固定应包括骨折处上下关节,固定作用可靠。

(2) 小夹板的固定:治疗四肢闭合性骨折,复位后采用夹板做固定物。这种夹板不超过骨折上、下关节。

(3) 牵引固定法:持续牵引既可用于复位,也可用来固定。

(4) 内固定:手术暴露骨折部位,在直视下复位,同时做内固定,如接骨板、螺丝钉、髓内钉。

(5) 其他:如外固定器和外展架。

3. 功能锻炼　骨折或关节损伤后功能的恢复必须通过患者的自主锻炼才能获得,任何治疗都无法代替。通过功能锻炼,也有利于损伤后出现的一系列病理反应的消退。

十八、上肢骨关节损伤

锁骨骨折

锁骨骨折为常见骨折，多见于儿童。侧向伤力常引起锁骨中段骨折；直接伤力常引起锁骨内侧段骨折；自上而下的伤力常引起外侧段骨折；严重伤力可并发锁骨下血管神经损伤或肋骨骨折。

【诊断】

1. 锁骨伤处疼痛、肿胀。

2. 锁骨畸形，可摸到移位的骨折端，局部压痛；可有骨擦音、骨擦感；患肢有活动障碍。

3. X线检查，锁骨正位摄片，了解骨折的类型。

【治疗原则】

1. 非手术治疗

(1) 新生儿：骨折仅需加强护理和休息，常易在2周内愈合。

(2) 幼儿和年龄较大的儿童：无移位者，用吊带或三角巾保护3周。有移位者，常用“8”绷带固定3周。

(3) 成人：无移位者，用吊带或三角巾保护3～4周。有移位者，需手法复位+“8”绷带或锁骨带固定5～6周。全身情况较差者和老年人，也可仅用吊带或三角巾保护。

2. 手术治疗

(1) 手术适应证：合并血管神经损伤；骨折断端间有软组织嵌入；开放性或多发性骨折；非手术疗法不能改善骨折的严重移位者；骨不愈合者。

(2) 内固定方法：钢针髓腔内固定；接骨板内固定；螺钉内固定；经皮内固定。

(3) 术后处理：术后需用三角巾固定3～6周；术后至少半年才可去除接骨板；骨不连者至少在术后1年才能去除接骨板。

肱骨外科颈骨折

肱骨外科颈位于解剖颈下2～3 cm，即肱骨大结节之下，胸大肌止点之上，也就是肱骨干坚质骨与肱骨头松质骨交接处，最易发生骨折，故名为外科颈骨折。此种骨折好发于中老年人。

【病因和分类】

1. 无移位肱骨外科颈骨折　包括裂缝型和无移位嵌入型骨折。直接暴力较小，可产生裂缝骨折。

2. 外展型骨折　间接暴力造成骨折。跌倒时上肢外展，手掌触地，在外科颈处发生骨折。

3. 内收型骨折　较少见。与外展型骨折相反。

4. 粉碎性骨折　发生于强大暴力或骨质疏松患者。

【诊断】

1. 外伤史　了解受伤过程可理解发病机制。

2. 伤后肩部疼痛、肿胀、皮下淤血、肩关节活动受限。

3. 大结节下方骨折处有压痛。

4. 根据肩部正位X片可显示外展或内收骨折类型。侧位片(穿胸位)了解肱骨头有无旋转、嵌插、前后重叠移位畸形。

【治疗原则】

1. 无移位骨折或某些严重粉碎性骨折全身情况不适合做手术患者,采用三角巾悬吊患侧上肢3周。

2. 外展型骨折　移位明显肱骨外科颈骨折在局麻下行手法整复,超肩关节夹板固定,或用石膏固定于贴胸位3周,固定后强调早期功能锻炼。内收型骨折治疗原则与外展型相同,手法及固定形式相反。

3. 手术复位及内固定　手法复位不成功,复位不满意,或骨折后3～4周未经复位,仍有明显移位青壮年,以及粉碎性骨折,应采用手术复位,骨圆针或螺钉内固定。

肱骨干骨折

肱骨干指外科颈下1～2 cm至髁上2 cm段。沿肱二头肌内缘有血管神经束,含肱动脉和静脉、正中神经、肌皮神经、尺神经,后部含桡神经。故此骨折可并发血管神经损伤。

【诊断】

1. 上臂局部疼痛、压痛、肿胀。

2. 有局部畸形及反常活动。

3. 有骨擦音(感)。

4. 合并桡神经损伤时,有垂腕,各掌指关节不能伸直,拇指不能伸直,手背桡侧皮肤有大小不等的感觉麻木区。

5. 肱骨干正侧位摄片,可了解骨折的类型。

【治疗方案】

肱骨干骨折复位要求不高,接触面达1/4～1/3,成角畸形不超过30°、短缩<2.5 cm,都可以获得良好的功能和外观。对于闭合性骨折,多次复位是肱骨干骨折骨不连的常见原因之一。

1. 手法复位外固定

(1) 悬垂石膏:适用于肱骨中、下段长斜形、螺旋形和粉碎性骨折伴重叠移位者。为管型长臂石膏,利用石膏的重量作持续牵引。在石膏固定后的2周内,患者只能取坐位或半卧位而不能平卧,可通过改变石膏的厚度来调整牵引的力量。治疗时石膏重量要适宜,防止骨断端分离,尤其在老年人,应防止肩关节半脱位。

(2) 手法复位和小夹板固定:采用相应手法整复移位,再在上臂前、后、内、外侧共用4块小夹板作外固定,并注意定期观察,常能获得满意疗效。

(3) 其他方法:有“U”形石膏、塑料支架、肩人字形石膏、胸肱石膏、尺骨鹰嘴突牵引、外固定器等。

2. 手术治疗

(1) 手术适应证:闭合性骨折整复不良、不能保持整复位或伴有血管损伤者;开放性骨折尤其是伴有神经或血管损伤;多发性骨折;病理性骨折;骨不连。

(2) 内固定方法:髓内针内固定;加压接骨板内固定。

(3) 术后处理:术后注意有无手术引起的桡神经损伤。髓内针内固定术后常用颈腕吊带固定或石膏托保护3周。加压接骨板内固定术后,2～3周开始腕肘关节运动,6～8周开始肩关节活动。

肱骨髁上骨折

骨折常由间接暴力引起,若处理不当易引起缺血性肌挛缩、关节功能障碍和肘内翻畸形,故应给予足够的重视。肱骨髁上骨折血管、神经损伤的发生率较高,检查时须注意伤肢远端的血循环和神经功能。

【诊断】

1. 诊断依据

(1) 肘部疼痛、压痛、肿胀。

(2) 可有畸形及反常活动。

(3) 可有骨擦音(感)。

(4) 可有桡动脉、正中神经、桡神经、尺神经损伤的表现。

(5) 特殊检查,肘关节正侧位摄片,以了解骨折的类型。

2. 分类诊断

(1) 伸直型骨折:近骨折端向前下移位,远骨折端向后上移位。

(2) 屈曲型骨折:近骨折端向后下移位,远骨折端向前移位。

【治疗原则】

1. 非手术治疗　手法复位石膏或夹板外固定是肱骨髁上骨折最常用的治疗方法。受伤时间短、局部肿胀轻、无血运障碍者的骨折,均可采用。伸直型骨折用石膏或夹板至少屈肘110°固定。对于不稳定的骨折,闭合复位经皮穿针固定的优点:① 操作简单,可缩短住院时间;② 手术中可准确评估提携角;③ 穿针足以维持复位,术后屈肘小于90°固定,可减少骨筋膜室综合征的发生;④ 治疗效果满意。

2. 手术治疗　对多次手法复位仍严重移位、陈旧性骨折影响功能、开放性骨折及合并血管神经损伤等严重型骨折应手术治疗。

尺桡骨骨干骨折

前臂由尺骨和桡骨组成。骨间膜是附着于桡骨、尺骨间缘上的坚韧的膜状纤维组织,其作用除供前臂肌附着外,还将两骨连在一起,可稳定上、下尺桡关节和维持前臂旋转活动。前臂肌肉分四组,即屈肌、伸肌、旋前肌和旋后肌。前臂骨折单纯维持骨的长度是不够的,对线和旋转成线是极为重要的。

【诊断】

1. 诊断依据

(1) 前臂伤处疼痛、压痛、肿胀。

(2) 可有畸形、骨擦音(感)。

(3) 可有反常活动。

(4) X线检查,前臂尺、桡骨正侧位摄片。

3. 特殊类型骨折

(1) 孟氏(Monteggia)骨折:为尺骨中、上 1/3 骨折伴上尺桡关节脱位。

(2) 盖氏(Galeazzi)骨折:为桡骨中、下 1/3 骨折伴下尺桡关节脱位。

【治疗方案】

1. 非手术治疗　对于无移位骨折者,成人用长臂石膏管形固定 8～10 周。但在最初的几周内应每周摄片,明确有无移位,如有移位,可作为移位骨折处理。

2. 手术治疗　移位骨折:在大多数情况下,闭合复位常不够满意,若要取得骨折的纵向对线和旋转对线的准确无误,常需切开复位内固定。内固定的方法有:① 动力加压接骨板内固定;② 髓内针内固定。

桡骨远端骨折

桡骨远端关节面呈双凹形,与舟骨、月骨构成桡腕关节;其尺侧有另一凹形关节面,与尺骨头构成下尺桡关节;尺骨下端关节面被三角纤维软骨覆盖。桡骨远端骨折为常见损伤,多见于 6～10 岁的儿童和 60～70 岁的妇女。

【诊断】

1. 诊断依据

(1) 腕部疼痛、压痛、肿胀。

(2) 有骨擦音(感)。

(3) 可有局部畸形;腕关节功能障碍。

(4) X线检查,腕关节正侧位摄片。

2. 分型诊断

(1) 伸直型骨折(Colles 骨折):是指桡骨远端 3 cm 以内的骨折,跌倒时手掌着地,远折段向背侧移位、向掌侧成角。

(2) 屈曲型骨折(Smith 骨折):是指桡骨远端骨折,跌倒时腕背着地,远折段向掌侧移位、向背侧成角,其临床特征与柯雷氏骨折相反,也称反柯雷氏骨折。

(3) 桡骨远端关节面骨折伴腕关节脱位(Barton 骨折):是指桡骨远端背侧骨折,骨折线通过腕关节,远折段向背侧和近侧移位。

【治疗方案】

1. 非手术治疗　治疗的原则是尽可能用较简单的方法整复和保持复位。整复后稳定者,可用石膏固定。

2. 手术治疗　整复后不稳定者,可考虑用经皮穿针内固定或外固定器治疗;不能整复者,应切开复位内固定;对于极少数严重的粉碎性关节内骨折,可做关节融合术。

十九、股骨颈骨折

股骨颈骨折常发生于老年人，随着寿命的延长，其发病率日渐增高。老年人骨折多由于骨质疏松，加之股骨颈上区滋养血管孔密布，均可使股骨颈生物力学结构削弱，使股骨颈脆弱。另外，老年人髋周肌群退变，反应迟钝，不能有效地抵消髋部有害应力，髋部受到应力较大，局部应力复杂多变，因此不需要多大的暴力，如平地滑倒，由床上跌下，或下肢突然扭转，甚至在无明显受外伤的情况下都可以发生骨折。

【骨折分型】

1. 按骨折线部位分类

(1) 股骨头下骨折：骨折线位于股骨头与股骨颈的交界处。骨折后由于股骨头完全游离，可以在髋臼和关节囊中自由旋转移动，同时股骨头的血液循环大部中断，即使圆韧带内的小凹动脉存在，也只供应圆韧带凹周围股骨头的血运，如果小凹动脉闭塞，则股骨头完全失去血运，因此此类骨折愈合困难，股骨头易发生缺血坏死。

(2) 股骨颈中部骨折：骨折线通过股骨颈中段，由于旋股内侧动脉分支，骺外侧动脉，干骺端上侧及下侧动脉，经关节囊的滑膜下进入股骨头，供应股骨头的血液循环，因此骨折尚能愈合。

(3) 股骨头基底部骨折：骨折线位于股骨颈与大转子之间，由于骨折两端的血液循环良好，骨折容易愈合。

2. 骨折线的方向分类

(1) 外展骨折：在跌倒时下肢常处于外展位。两折端之间呈外展关系，压力骨小梁折断向内成角，颈干角加大，骨端嵌插，位置稳定，骨折线的 Pauwel 角小于 30°或 Linton 角小于 30°。这种骨折端的剪力小，骨折比较稳定，同时由于髋周围肌肉张力和收缩力促使骨折端靠拢并施以一定压力，有利于骨折愈合。

(2) 内收骨折：在跌倒时下肢常处在内收位。股骨头呈内收位，骨折远端向上错位，骨折线的 Pauwel 角大于 50°或骨折线的 Limon 角大于 50°。此种骨折端极少嵌插，骨折线之间剪力大，骨折不稳定，多有移位，远端因肌肉牵引而上升，又因下肢重量而外旋，关节囊血运破坏较大，因而愈合率比外展骨折低，股骨头坏死率高。

3. 骨折移位程度分类(Ganden 分型)

Ⅰ型：骨折没有穿过整个股骨颈，股骨颈有部分皮质连接，骨折无移位。

Ⅱ型：完全骨折无移位，股骨颈虽然完全断裂，但对位良好。

Ⅲ型：为部分移位骨折，股骨颈完全骨折，并有部分移位。

Ⅳ型：股骨颈骨折完全移位，两侧的骨折端完全分离。

【诊断】

1. 病史　有跌倒后髋部疼痛，不能站立和走路。

2. 患肢畸形　患肢轻度屈髋屈膝及外旋畸形，患肢短缩；在患肢足跟或大粗隆部叩打时，髋部也感疼痛；在腹股沟韧带中点下方常有压痛；患侧大粗隆升高，表现为：大粗隆在髂-坐骨结节连线 Nelaton 线之上；大粗隆与髂前上棘间的水平距离缩短，短于健侧。

3. 功能障碍　移位骨折患者在伤后就不能坐起或站立。但也有一些无移位的线状骨折或嵌插骨折病例，在伤后仍能走路或骑自行车。

4. 髋正侧位X线检查　最后确诊需要髋正侧位X线检查，尤其对线状骨折或嵌插骨折更为重要。X线检查作为骨折的分类和治疗上的参考也不可缺少。应提起注意的是有些无移位的骨折在伤后立即拍摄的X线片上可以看不见骨折线。2～3周后，因骨折处部分骨质发生吸收现象，骨折线才清楚地显示出来。因此，凡在临床上怀疑股骨颈骨折的，虽X线片上暂时未见骨折线，仍应按嵌插骨折处理，3周后再拍片复查。

【治疗】

1. 股骨颈基底骨折、不完全骨折、外展嵌插骨折　可采用皮肤牵引或骨牵引，保持患肢于中立位，8～12周后拆除牵引，练习扶双拐下地活动。为使患者能够早期下床活动，也可以采用内固定。

2. 股骨颈中段骨折　可行单钉、多针类或加压螺钉内固定。

3. 股骨颈头下型骨折　此类骨折由于近端缺少血液供给，不但愈合困难，且常发生坏死，对60岁以上老年人多主张施行人工全髋关节置换。对60岁以下患者，宜选择多枚针或加压螺纹钉内固定。

4. 儿童股骨颈骨折　儿童股骨颈的主要血供来自髓内动脉。股骨颈骨折移位使干骺端来的血供中断，颈与头骺之间为骺板，无血运交通，因而骨折远侧的股骨颈缺血，其坏死发生率可高达40%以上，从而容易发生髋内翻和骨骺早期闭合等并发症，因而疗效不理想。对无移位的骨折可用髋人字石膏固定或牵引治疗。有移位者，最好采用4枚2 mm克氏针，经皮穿针内固定，损伤较少。术后髋人字石膏固定12周，并密切观察有无股骨颈坏死发生。

5. 单针或多针固定加股骨颈植骨术　对50岁以下的股骨颈头下型或头颈型骨折，骨折不易愈合并有股骨头坏死可能者，或陈旧性股骨颈骨折不愈合，可以采用多根针或加压钉固定加股骨颈植骨手术。植骨方法多采用带肌蒂骨瓣或带血管蒂骨瓣，如股方肌骨瓣移植或带旋髂血管的髂骨瓣移植较为常用。

二十、股骨粗隆间骨折

股骨粗隆间骨折是老年人常见损伤，由于粗隆部血运丰富，骨折后很少不愈合，但甚易发生髋内翻，高龄患者长期卧床引起并发症较多。老年人骨质疏松，肢体不灵活，当下肢突然扭转、跌倒或使大粗隆直接触地致伤，甚易造成骨折。由于粗隆部受到内翻及向前成角的复合应力，引起髋内翻畸形和以小粗隆为支点的嵌压形成小粗隆蝶形骨折，亦可由髂腰肌突然收缩造成小粗隆撕脱骨折。粗隆部骨质松脆，故骨折常为粉碎型。

【骨折类型】

根据骨折部位、骨折线的形状及方向、骨折块数目等情况，有多种分法。常用的有Evans分型：

Ⅰ型：顺粗隆间骨折，无骨折移位，为稳定性骨折。

Ⅱ型：在Ⅰ型基础上骨折发生移位，合并小转子撕脱骨折，但股骨距完整。

Ⅲ型：合并小转子骨折，骨折累及股骨距，有移位。

Ⅳ型：伴有大小转子粉碎性骨折，可出现股骨颈和大转子冠状面骨折。

Ⅴ型：反转子间骨折，骨折线由内上斜向外下，可伴有小转子骨折，股骨距破坏。

【诊断】

1. 髋部疼痛　不能站立或行走。

2. 下肢畸形　下肢短缩及外旋畸形明显，无移位的嵌插骨折或移位较少的稳定骨折，上述症状比较轻微。检查时可见患侧大粗隆升高，局部可见肿胀及淤斑，局部压痛明显。叩击足跟部常引起患处剧烈疼痛。

3. X线检查　经X线检查，可确定诊断，并根据X线片进行分型。

【治疗】

1. 非手术治疗　采用胫骨结节或股骨髁上外展位骨牵引，6～8周扶拐下地，对稳定性骨折并有较重内脏疾患不适于手术者、骨折严重粉碎、不适宜内固定者均适用。此方法的缺点是，膝关节长期处于伸直位，易于发僵，需要很好地康复以恢复膝关节屈伸活动。

2. 手术治疗　牵引治疗需长期卧床，易形成坠积性肺炎等并发症，死亡率高，骨折畸形愈合多。故近来多倾向内固定治疗。手术治疗的目的是尽可能达到解剖复位，避免髋内翻畸形，加强内固定，早日活动，避免并发症。常用的内固定有麦氏鹅头钉、Ender钉、角型钢板、Richards钉、γ钉等。

二十一、股骨干骨折

股骨是人体中最长的管状骨。骨干由皮质骨构成，表面光滑，后方有一股骨粗线，是骨折切开复位对位的标志。股骨干呈轻度向前外侧突的弧形弯曲，其髓腔略呈圆形，上、中1/3的内径大体一致，以中上1/3交界处最窄。由于大腿的肌肉发达，股骨干直径相对较小，故除不完全性骨折外，骨折后多有错位及重叠。股动、静脉，在股骨上、中1/3骨折时，由于有肌肉相隔不易被损伤；而在股骨下1/3骨折时，骨折断端常向后成角，故易刺伤该处的腘动、静脉。

【病因与病理】

多数骨折由强大的直接暴力所致，一部分骨折由间接暴力所致。前者多引起横断或粉碎性骨折，而后者多引起斜面或螺旋形骨折。儿童的股骨干骨折可能为不全或青枝骨折。成人股骨干骨折后，内出血可达500～1 000 ml，出血多者，在骨折数小时后可能出现休克现象。由挤压伤所致骨股干骨折，有引起挤压综合征的可能性。股骨干上1/3骨折时，骨折近段易产生屈曲、外展及外旋移位；远骨折段则向后上，内移位。股骨干中1/3骨折时，骨折端移位，无一定规律性。股骨干下1/3骨折时，骨折远端多向后倾斜，有压迫或损伤腘动、静脉和胫、腓总神经的危险，而骨折近端内收向前移位。

【诊断标准】

1. 外伤史　多有跌倒或外伤史。

2. 伤部疼痛　伤后肢体剧痛，局部肿胀压痛。

3. 活动障碍　有异常活动。

4. 畸形　患肢短缩，远端肢体常外旋。

5. X线检查　X线片检查可以做出诊断。

【治疗】

1. 非手术治疗　适于稳定的股骨干骨折和软组织条件较差者。采用胫骨结节或股骨髁上牵引。复位后利用小夹板固定，同时继续维持牵引。成人采用布朗支架或 Tomas 架维持牵引。3岁以下儿童可以采用垂直悬吊皮肤牵引。成人牵引时间 8～10 周拍片证实有骨愈合后可以开始做关节活动和肌肉收缩训练。

2. 手术治疗

(1) 适用于：非手术治疗失败；同一肢体或其他部位有多处骨折；合并血管神经损伤；老年人的骨折，不宜长期卧床者；陈旧性骨折不愈合或有功能障碍的畸形愈合；无污染或污染很轻的开放骨。

(2) 内固定方法：常用的有 AO 加压钢板内固定和带锁髓内针固定。

二十二、髌骨骨折

髌骨是人体中最大的籽骨，它是膝关节的一个组成部分。髌骨能起到保护膝关节、增强股四头肌力、伸直膝关节的作用。除不能复位的粉碎性骨折外，应尽量保留髌骨。

【发病机制】

骨折为直接暴力和间接暴力所致。直接暴力多因外力直接打击在髌骨上；间接暴力多由于股四头肌猛力收缩所形成的牵拉性损伤。间接暴力多造成髌骨横骨折，移位大，髌前筋膜及两侧扩张部撕裂严重。

【诊断标准】

1. 外伤史　有明显外伤史。

2. 疼痛　局部疼痛，不能活动，有压痛。

3. 伤部肿胀畸形　骨折后，关节内大量积血，髌前皮下淤血、肿胀，严重者皮肤可发生水泡。移位的骨折，可触及骨折线间的空隙。

4. X线检查　髌骨正侧位 X 线片可证实。对可疑髌骨纵形或边缘形骨折，须拍轴位片证实。

【治疗原则】

对新鲜髌骨骨折的治疗，应最大限度地恢复其原关节面的形态，力争使骨折解剖复位，关节面平滑，给予较强内固定，早期活动膝关节，恢复其功能，防止创伤性关节炎的发生。

1. 非手术治疗　无移位的骨折和移位小于 0.5 cm 的骨折采用非手术方法治疗。患肢抬高石膏托固定于伸直位，关节腔内的积血可以穿刺抽出。4～6 周后，逐步开始肌肉收缩训练。

2. 手术治疗　移位超过 0.5 cm 的骨折应采用手术治疗，切开复位后张力带钢丝内固定，或钢丝捆绑固定。对于上下极的小骨折块可以切除，用钢丝缝合髌韧带。粉碎性骨折应当尽量设法恢复关节面的平整，可采用钢丝环形捆绑。如实在无法恢复平整，可以摘除髌骨，修复韧带和关节，术后3～4周开始功能锻炼。

二十三、胫骨髁骨折

胫骨髁部为海绵骨所构成，其外髁皮质不如内髁皮质坚硬，因受损伤时多为膝外翻位，故胫骨外髁骨折的发生多于内髁骨折。

【分类】

1. 单纯胫骨外髁劈裂骨折。

2. 外髁劈裂合并髁塌陷骨折。

3. 单纯髁中央塌陷骨折。

4. 内侧髁骨折，可表现为单纯胫骨内髁劈裂骨折或内侧髁塌陷骨。

5. 胫骨内、外髁骨折。

6. 胫骨髁骨折同时有胫骨干骺端或胫骨干骨折。

【诊断】

1. 外伤史　应注意询问受伤史，是外翻或内翻损伤。

2. 伤部疼痛肿胀　伤后膝关节肿胀疼痛。

3. 活动障碍　因系关节内骨折，均有关节内积血。

4. 关节稳定性检查　常受到疼痛、肌肉紧张的限制，特别是在双髁粉碎性骨折者。在单髁骨折者，其侧副韧带损伤在对侧，该侧副韧带的压痛点，即为其损伤的部位。在断裂者，侧方稳定性试验为阳性。

5. X线检查　清晰的膝正侧位X线片，可显示骨折情况，特别对于无移位骨折者。

【治疗原则】

治疗的目的在于恢复关节面的平整和韧带的完整性，保持膝关节的活动。

1. 单纯劈裂骨折若无明显移位　采用下肢石膏托固定4～6周。移位明显者，应切开复位，松质骨螺钉内固定或支撑钢板固定。

2. 伴有髁塌陷的劈裂骨折　应切开复位，撬起塌陷的骨块，恢复关节面平滑，同时植骨，保持塌陷骨块的复位位置，用松质骨螺钉固定。

3. 胫骨髁中央的塌陷骨折　由于不是重要负重区，在1 cm以内的塌陷，只需用下肢膏固定4～6周，即可开始功能训练。若骨折块塌陷超过1 cm或有膝关节不稳定者，行手术切开复位，撬起骨折块，在骨折块下植骨，石膏固定4～6周。

4. 无移位的胫骨内侧髁骨折　只需石膏固定4～6周即可进行功能训练。伴有骨塌陷、合并交叉韧带损伤者，应切开复位，恢复髁的平整及交叉韧带张力，重建交叉韧带。骨折块复位后遗留的间隙，应植骨充填。术后用石膏固定4～6周。

5. 第5型骨折　为不稳定骨折，应切开复位，用螺栓或松质骨螺钉固定。

6. 第6型骨折　也属不稳定骨折，非术疗法难以奏效，采用切开复位，髁钢板或“T”形钢板固定。若内固定确实可靠，可在术后早期用CPM机制活动。

胫骨平台为松质骨，位于关节内，骨的类型多种多样，无论用什么治疗方法，都难以绝对恢复软骨面的平滑，加之损伤软骨的再生能力极低，后期常遗留骨关节炎改变或关节稳定性差。

二十四、胫腓骨干骨折

【病因与病理】

1. 直接暴力　胫腓骨干骨折以重物打击、踢伤、撞击伤或车轮碾轧伤等多见，暴力多来自小腿的外前侧。骨折线多呈横断形或短斜形。巨大暴力或交通事故伤多为粉碎性骨折。骨折线常在同一平面，如横断骨折，可在暴力作用侧有一三角形碎骨片，骨折后，骨折端多有重叠、成角、旋转移位。因胫骨前面位于皮下，所以骨折端穿破皮肤的可能性极大。较大暴力的碾挫、绞轧伤可有大面积皮肤剥脱、肌肉撕裂和骨折端裸露。骨折部位以中下1/3较多见，由于营养血管损伤、软组织覆盖少、血运较差等特点，延迟愈合及不愈合的发生率较高。

2. 间接暴力　是由高处坠下、旋转暴力扭伤或滑倒等所致的骨折，特点是骨折线多呈斜型或螺旋型，腓骨骨折线较胫骨骨折线高，软组织损伤小，但骨折移位骨折尖端穿破皮肤形成穿刺性开放伤的机会较多。

【诊断标准】

1. 明显的外伤史。

2. 小腿局部肿胀青紫、疼痛压痛。

3. 有骨擦音或骨擦感，患肢可有畸形。

4. X线摄片可明确骨折类型。

【治疗】

胫腓骨骨折的治疗目的是矫正成角、旋转畸形，恢复胫骨上下关节面平行关系，恢复肢体长度。

1. 非手术治疗　无移位骨折采用小夹板或石膏固定。有移位的稳定性骨折手法复位后，以及不稳定性骨折行牵引3周左右，待有纤维愈合后，再用石膏进行外固定。固定时间6～8周。

2. 手术治疗　以下情况需要切开复位内固定，包括：手法复位失败；严重粉碎性骨折或双段骨折；污染不重，受伤时间短的开放性骨折。常用的固定方法包括钢板螺丝钉固定和髓内钉内固定。对于有皮肤严重损伤的胫腓骨骨折，外固定架可使骨折得到确实固定，并便于观察和处理软组织损伤，尤其适用于肢体有烧伤或脱套伤的创面处理。粉碎性骨折或骨缺损时，外固定架可以维持肢体的长度，有利于晚期植骨。

二十五、踝部骨折

踝部骨折是最常见的关节内骨折，约占全身骨折的3.92%，青壮年最易发生。

【分类】

踝关节骨折多由间接暴力引起，临床上常将踝关节骨折分为以下3类：

1. Ⅰ型内翻内收型　造成胫腓下韧带平面以下的外踝骨折，可同时造成内踝的斜形骨折。

2. Ⅱ型骨折　可以分为两个亚型，均为三踝骨折，胫腓下韧带完整、不发生踝关节脱位是此型骨折的特征。

(1) 外翻外展型：首先是内踝牵拉造成骨折，然后因撞击造成外踝斜形骨折和后踝骨折，骨折多在胫腓下韧带平面。

(2) 内翻外旋型：暴力首先造成外踝粉碎性骨折和后踝骨折，然后经传导造成内踝撕脱骨折。

3. Ⅲ型外翻外旋型　造成内踝撕脱骨折，可同时伴有胫腓下韧带断裂和胫腓下关节分离，甚至胫腓下韧带平面以上腓骨的斜形或粉碎性骨折。

【诊断】

1. 外伤后局部肿胀、疼痛。

2. 功能障碍。

3. X线检查显示骨折的类型，分析造成损伤的机制。

【治疗】

1. 无移位骨折　用小腿石膏固定踝关节于背伸 90°中立位，1～2 周待肿胀消退石膏松动后，可更换 1 次，并在铁足镫保护下，锻炼行走。石膏固定时间一般为 6～8 周。

2. 有移位骨折

(1) 手法复位外固定：手法复位的原则是采取与受伤机制相反的方向，手法推压移位的骨块使之复位。骨折复位后，小腿石膏固定 6～8 周。

(2) 手术复位内固定：踝关节骨折的治疗，应要求解剖复位。对手法复位不能达到治疗要求者，多主张手术治疗。手术治疗原则：踝穴要求解剖对位；内固定必须坚强，以便早期功能锻炼；须彻底清除关节内骨与软骨碎片；如决定手术应尽早施行，如果延迟，尤其在多次手法操作之后再行手术，关节面不易正确对位，影响手术效果。

二十六、脊柱骨折

脊柱骨折以胸腰段脊柱骨折多见，可以并发脊髓或马尾神经损伤，特别是颈椎骨折-脱位合并脊髓损伤者，会造成严重致残甚至丧失生命。

1. 胸腰椎骨折的分类

(1) 单纯性楔形压缩性骨折：脊柱前柱损伤，为脊柱向前屈曲所致，椎体通常成楔形，脊柱仍保持其稳定性。此类骨折通常为高空坠落伤，身体猛烈屈曲，产生了椎体前半部压缩。

(2) 稳定性爆破型骨折：为脊柱前柱和中柱损伤，脊柱的后柱则不受影响，因而仍保留了脊柱的稳定性。破碎的椎体与椎间盘可以突出于椎管前方，损伤了脊髓而产生神经症状。

(3) 不稳定性爆破型骨折：前、中、后三柱同时损伤，后柱出现断裂，出现创伤后脊柱后突和进行性神经症状。

(4) Chance 骨折：为椎体水平状撕裂性损伤，也是不稳定性骨折，临床上比较少见。

(5) 屈曲-牵拉型损伤：前柱部分因压缩力量而损伤，而中、后柱则因牵拉的张力力量而损伤；中柱部分损伤形成后纵韧带断裂；后柱部分损伤表现为脊椎关节囊破裂、关节突脱位、半脱位或骨折。为潜在性不稳定性骨折。

(6) 脊柱骨折-脱位：又名移动性损伤。在损伤平面，脊椎沿横面产生移位。通常 3 个柱均毁于剪力，脱位程度重于骨折，形成关节突交锁。这类损伤极为严重，脊髓损伤难免，预后差。

另外还有一些单纯性附件骨折，如椎板骨折与横突骨折，不会产生脊椎的不稳定，称为稳定型骨折。特别是横突骨折，往往是背部受到撞击后腰部肌肉猛烈收缩而产生的撕脱性骨折。

2. 颈椎骨折的分类

(1) 屈曲型损伤：这是前柱压缩、后柱牵张损伤的结果。临床上常见的有：

① 前方半脱位(过屈型扭伤)：脊椎后柱韧带破裂，有完全性与不完全性两种。完全性的棘上韧带、棘间韧带，甚至脊椎关节囊和横韧带都有撕裂，而不完全性的则仅有棘上韧带和部分棘间韧带撕裂。这种损伤可以有 30%～50%的迟发性脊椎畸形及四肢瘫痪发生率，因此是一种隐匿型颈椎损伤。

② 双侧脊椎间关节脱位：因过度屈曲后中后柱韧带断裂，暴力使脱位的脊椎关节突超越至下一个节段小关节的前方与上方。椎体脱位程度至少要超过椎体前后径的 1/2。部分病例可有小关节突骨折，该类病例大都有脊髓损伤。

③ 单纯性楔形(压缩性)骨折：较为多见。X 线侧位片为椎体前缘骨皮质嵌插成角，或为椎体上缘终板破裂压缩，该种情况多见于骨质疏松者。病理变化除有椎体骨折外，还有不同程度的后方韧带结构破裂。

(2) 垂直压缩所致损伤：

① 第一颈椎双侧性前、后弓骨折：又名 Jefferson 骨折。CT 检查可以清晰地显示骨折部位、数量及移位情况，MRI 显示脊髓受损情况。

② 爆破型骨折：为下颈椎椎体粉碎性骨折，多见于 C_5、C_6 椎体，破碎的骨折片不同程度地凸向椎管内，因此瘫痪发生率很高。

(3) 过伸损伤：

① 过伸性脱位：前纵韧带破裂，椎间盘水平状破裂，上一节椎体前下缘撕脱骨折和后纵韧带断裂。使颈椎向后移动，脊柱后凸，脊髓中央管周围损伤。

② 损伤性枢椎椎弓骨折：颈椎过度仰伸，在枢椎的后半部形成强大的剪切力量，使枢椎的椎弓发生垂直骨折。以往多见于被缢死者，故又名缢死者骨折。

(4) 不甚了解机制的骨折：齿状突骨折：引起齿状突骨折的机制还不甚了解，暴力可能来自水平方向，从前至后，经颅骨至齿状突。可能还有好几种复合暴力。骨折可以分成 3 型：第 1 型，齿状突尖端撕脱骨折；第 2 型，齿状突基部、枢椎体上方横形骨折；第 3 型，枢椎体上部骨折，累及枢椎的上关节突，为一侧或双侧性。

【诊断】

1. 有严重外伤病史。

2. 局部疼痛，站立及翻身困难。脊髓和神经根压迫引起截瘫或神经根症状。腹膜后血肿刺激了腹腔神经节，使肠蠕动减慢，常出现腹痛、腹胀甚至出现肠麻痹症状。

3. 体检发现相应骨折椎体棘突的压痛和叩击痛。脊髓损伤者损伤区域以下感觉运动功能减退或丧失。胸腰段脊柱骨折常可摸到后突畸形。

4. 影像学检查有助于明确诊断，确定损伤部位、类型和移位情况。X线摄片是首选的检查方法。老年人感觉迟钝，胸腰段脊柱骨折往往主诉为下腰痛，因此必须摄片部位应包括下胸椎在内。通常要拍摄正侧位片，必要时加拍斜位片。有中柱损伤或有神经症状者均须做CT检查。必要时应做MRI检查。在MRI片上可以看到椎体骨折出血所致的信号改变和前方的血肿，以及脊髓损伤所表现出的异常高信号。

【治疗】

1. 单纯性压缩性骨折的治疗

(1) 椎体压缩不到1/5者，或不能耐受复位及固定者，卧床休息加腰背肌锻炼，3个月后逐渐下地。

(2) 椎体压缩高度超过1/5的青少年及中年伤者，用两桌法过仰复位。复位后包过伸位石膏背心，固定时间约3个月。固定期间，坚持背肌锻炼。复位也可以采用双踝悬吊法。

2. 爆破型骨折的治疗　对没有神经症状的爆破型骨折的伤员，经CT证实没有骨块挤入椎管内者，可以采用双踝悬吊法复位，相对比较安全。对有神经症状和有骨折块挤入椎管内者，可经侧前方途径，去除突出椎管内的骨折片以及椎间盘组织，然后施行椎体间植骨融合术，必要时还可置入前路内固定物。后柱有损伤者必要时做后路内固定术。

3. Chance骨折　屈曲-牵拉型损伤及脊柱移动性骨折-脱位者，都需做经前后路复位及内固定术。

【治疗】

1. 对颈椎半脱位病例这类隐匿型颈椎损伤应予以石膏颈围固定3个月，对出现后期颈椎不稳定与畸形的病例可采用经前路或经后路的脊柱融合术。

2. 对稳定型的颈椎骨折如轻度压缩的可采用颌枕带卧位牵引复位。复位后用头颈胸石膏固定3个月。压缩明显的和有双侧椎间关节脱位的可以采用持续颅骨牵引复位再辅以头颈胸石膏固定。及时摄X线片复查，如已复位，可于牵引2～3周后用头颈胸石膏固定，固定时间约3个月。有四肢瘫者及牵引失败者须行手术复位内固定。

3. 单侧小关节脱位者可以没有神经症状，可以先用持续骨牵引复位，牵引重量逐渐增加，从1.5 kg开始，最多不能超过10 kg，牵引时间约8 h。复位困难者仍以手术为宜，必要时可将上关节突切除，并作颈椎植骨融合术。

4. 对爆破型骨折有神经症状者，原则上应早期手术治疗，通常采用经前路手术，切除碎骨片，减压，植骨融合及内固定手术。有严重并发伤，必要时需待情况稳定后手术。

5. 对过伸性损伤，大都采用非手术治疗。特别是损伤性枢椎椎弓骨折伴发神经症状者很少，没有移位者可采用保守治疗，牵引2～3周后上头颈胸石膏固定3个月；有移位者应作颈前路$C_{2\sim3}$椎体间植骨融合术。而对有脊髓中央管周围损伤者一般采用非手术治疗。有椎管狭窄或脊髓受压者一般在伤后2～3周时做椎管减压术。

6. 对第1型、第3型和没有移位的第2型齿状突骨折，一般采用非手术治疗，可先用颌枕带或颅骨牵引2周后上头颈胸石膏3个月。第2型骨折如移位超过4 mm者，愈合率极低，可经前路用螺钉内固定，或经后路植骨融合。

二十七、骨盆骨折

骨盆分前、后两部。骨盆后部的主要功能是支持体重，为承重功，是骨盆的主弓，其中骶股弓的功能为站立时支持体重；骶坐弓的功能为坐位时承受体重。骨盆前部为副弓，起稳定支持作用，两侧耻骨体及其上支与骶股弓连接；两侧耻骨下支和骶坐弓连接。两侧耻骨相连于耻骨联合。骨盆前部比较薄弱，容易发生骨折。骨盆主弓有骨折时，副弓大多已先期骨折。

【分类】

常见骨盆损伤的原因：侧方或前后方挤压伤；肌肉强烈收缩引起撕脱性骨折；直接暴力损伤。

1. 按照骨折位置与数量分类

(1) 骨盆边缘撕脱性骨折，如髂前上棘、髂前下棘、坐骨结节以及髂骨翼。

(2) 骶尾骨骨折，分为骶骨骨折和尾骨骨折。

(3) 骨盆环单处骨折。

(4) 骨盆环双处骨折伴骨盆变形。

2. 按照暴力方向分类

(1) 暴力来自侧方的骨折：包括耻骨支横行骨折同侧骶骨翼部压缩骨折；可伴有髂骨骨折、对侧耻骨骨折、骶结节和骶棘韧带断裂以及对侧骶髂关节轻度分离。

(2) 暴力来自前方的骨折：耻骨联合分离。可伴有骶结节和骶棘韧带断裂，骶髂关节轻度或完全分离。

(3) 暴力来自垂直方向的骨折：发生耻骨联合分离或耻骨支垂直型骨折，骶结节和骶棘韧带断裂，骶髂关节完全脱位。可伴有骶骨和髂骨骨折，骨盆向上方移位。

(4) 暴力来自混合方向的骨折。

【诊断】

1. 有强大的暴力外伤史。

2. 多同时有低血压或休克表现。

3. 体检可发现骨盆分离和挤压试验阳性；双侧肢体不等长；会阴部淤斑提示耻骨支或坐骨支骨折。

4. X线检查显示骨折的类型和骨折移位情况，骨盆CT及三维重建有助于做出明确分型。

5. 并发症

(1) 腹膜后血肿，骨折导致广泛出血，沿腹膜后组织间隙蔓延，可使患者产生严重休克。

(2) 盆腔内脏损伤，例如肝脾肾脏和空回结肠损伤，可引起急性腹膜炎。

(3) 膀胱和后尿道损伤，坐骨支骨折时好发。

(4) 直肠损伤。

(5) 神经损伤，主要是腰骶神经神经丛损伤和坐骨神经损伤。

【治疗】

1. 注意全身情况，有腹内脏器损伤及泌尿系统损伤应当与其他科室一同处理。

2. 有休克时应积极抢救，各种并发症如危及生命应首先处理。

3. 骨盆骨折的处理

(1) 骨盆边缘骨折，无移位者无需处理。髂前上、下棘撕脱骨折采用屈髋屈膝位，坐骨结节撕脱骨折采用大腿伸直外旋位，卧床休息 3～4 周。少数骨折移位明显者，可采用螺钉或钢板螺钉固定。

(2) 骶尾骨骨折，以卧床休息为主，骶部垫气圈或软垫。有移位者，手指肛门内复位。陈旧性骨折疼痛采用局部封闭治疗。

(3) 骨盆单环骨折，因无移位，仅需卧床休息。

(4) 单纯耻骨联合分离且较轻者，骨盆悬吊固定，也可采用钢板螺钉内固定。

(5) 骨盆环双处骨折伴骨盆环断裂者，宜切开复位内固定。

二十八、周围神经损伤

周围神经损伤约占外伤总数的 10%，包括切割伤和骨折脱位的合并伤。可发生在尺神经、正中神经、桡神经、坐骨神经和腓总神经等，造成损伤神经所支配区域的运动、感觉、自主神经功能障碍，严重影响肢体功能。

【分类】

1. 神经传导功能障碍　神经暂时失去传导功能。表现为运动瘫痪和感觉减退而电生理反应正常，营养正常，为神经受压或挫伤引起，数日或数周可以恢复。

2. 轴突断裂　神经轴突断裂，但鞘膜完整。表现为神经完全性损伤，有变性改变，可自行恢复。多发生于挤压伤或较轻的牵拉伤，多在数月内完全恢复。

3. 神经断裂　神经发生完全断裂。神经功能完全丧失，需经手术修复方可恢复功能。

【诊断】

1. 运动功能障碍　呈弛缓性瘫痪，进行性肌萎缩和肌张力消失，反射消失，肌力失衡导致关节畸形。

2. 感觉功能障碍　包括皮肤触觉、痛觉及温度觉的减退、过敏或异常感觉；两点辨别觉的改变；实体辨别觉的改变。

3. 神经营养性改变　神经损伤后立即出现血管扩张、汗腺停止分泌。表现出皮肤潮红、皮温增高、干燥或无汗等。晚期因血管收缩而表现出苍白，皮温降低，自觉寒冷，皮纹变浅。从无汗到有汗表示神经功能恢复。

4. 叩击试验(Tinel 征)　即按压或叩击神经干，局部出现针刺样疼痛，并有麻痛感向该神经支配区放射。阳性表示神经功能恢复。

5. 神经电生理检查

(1) 肌电图检查:神经断裂 2～4 周,受支配的肌肉可出现失神经的纤颤电位和正相电位,随着神经功能的恢复,纤颤和正向电位逐渐减少并消失,开始出现复合电位,并恢复为混合相和干扰相肌电图。

(2) 体感诱发电位检查:用于检测感觉通路是否处于正常生理状态。特别是吻合神经的初期和靠近中枢部位的损伤,对观察神经吻合恢复情况和提高诊断的准确性是有效方法。

(3) 神经传导速度测定:神经受损时,神经传导速度减慢,断裂时甚至为零。

【治疗方案】

1. 治疗原则　尽可能恢复神经的连续性。

(1) 闭合性损伤:大部分属于神经传导障碍和神经轴索断裂,多能自行恢复。观察 1～3 个月后无恢复者,手术探查。

(2) 开放性损伤:切割伤,创口整齐且比较清洁,神经断端良好而无神经缺损者,可一期进行神经吻合。碾压伤和撕脱伤致神经缺损,断端不齐,可暂时固定断端,二期修复。一期未处理的神经损伤,在伤口愈合 3～4 周后即应手术,创口感染者,在愈合 2～3 个月后进行。神经连续性存在,但是功能丧失者,在经过 2～3 个月观察后仍然无恢复者,应手术探查。

2. 手术方法

(1) 神经缝合术:可分为神经外膜缝合和神经束膜缝合两种。前者只缝合神经外膜;后者在手术显微镜下分离出两断端的神经束,将相对应的神经束行神经束膜缝合。

(2) 神经转移及移植术:如缺损过大,用游离神经和屈曲关节等方法仍不能达到无张力吻合时,应考虑神经转移和神经移植术。神经移植时,多取用自体次要的皮神经修复指神经或其他较大的神经。

(3) 神经松解术:有神经外松解术与神经内松解术两种方法。

二十九、断肢(指)再植

断肢(指)再植是一门综合性的外科技术。1963 年陈中伟首次报道断肢再植成功后,我国在该领域就一直处于世界领先地位。目前对断肢(指)再植疗效的评定已不再是单纯衡量其成活率,而是测定再植后肢体功能的恢复程度。

【手术适应证】

1. 全身情况良好是断肢再植的必要条件。

2. 断肢的条件　切割伤的断面整齐,血管、神经、肌腱等挫伤轻,再植成活率高,效果好。碾压伤损伤部位损伤严重,在切除碾压部分后,使得断面变得整齐,一定范围内肢体端缩可以提高再植成功率。撕裂伤损伤严重,常需复杂的血管移植或移位方可再植,再植成功率和功能恢复均较差。

3. 再植时限　再植的时限和断肢的平面有明显的关系。原则上越早越好。一般以 6～8 h 为限,如伤后早期开始冷藏保存,可适当延长。上臂和大腿离断,应当严格掌握时限,断指再植时限可延长至 12～24 h。

4. 离断水平　高位断肢的平面与再植时限、术后对全身情况的影响及功能恢复有明显关系。越远的断指，再植功能越好。

5. 年龄　青年因为其生活和工作需要，儿童因为其修复和适应能力强，应当尽量争取再植。

6. 多处断肢断指，可两组人同时进行。先植较轻和较为重要的肢体或手指。

【禁忌和相对禁忌证】

1. 全身情况较差，不能耐受长时间手术，或者有出血倾向。

2. 短肢或断指有多发性骨折或软组织严重挫伤，血管床严重破坏，血管、神经、肌腱高位撕脱者。

3. 断肢或断指经过刺激性液体或其他消毒液长期浸泡者。

4. 夏季高温断离时间过长，断肢未经冷藏保存者。

5. 精神不正常，本人无再植要求而且不能合作者。

【手术要点】

如果离断时间短，可以先修复深部组织，再吻合血管。可以减少修复其他组织对吻合血管的刺激。离断时间较长者，应当在修复骨支架之后，尽快吻合血管，减少组织缺血时间。基本原则和顺序如下：

1. 彻底清创。

2. 重建骨的连续性　休整骨的长度或缩短骨骼，使血管和神经能够在无张力的条件下缝合，肌肉和肌腱在适当张力下进行缝合，皮肤和软组织能够覆盖。骨骼固定要求简便迅速，剥离少，固定牢固，愈合快。

3. 缝合肌腱　肌腱和肌肉可以作为适当的血管床，可以避免先缝合血管后缝合肌腱对血管吻合口的刺激和影响。

4. 重建血液循环　主要血管均需吻合，动静比例为 1∶2。先吻合静脉，后吻合动脉。

5. 缝合神经　尽可能一期缝合神经。

6. 闭合伤口。

7. 包扎。

【术后处理】

1. 一般护理　患肢抬高；局部保温；避免寒冷刺激；避免患者本人及他人在病房内吸烟。

2. 密切观察全身反应　重点是预防术后发生休克、中毒反应和急性肾衰竭。特别是对高位断肢再植手术的患者，断肢再植后发生急性肾衰竭，是极其严重的并发症，是断肢再植后导致患者死亡的主要原因，必须引起特别注意。断肢（指）再植患者如果出现严重的中毒反应和急性肾功能损害，为了保全生命，必要时应将再植肢体截除。

3. 定期观察再植肢体血液循环，及时发现和处理血管危象　如出现动脉供血障碍，经解痉处理后短时间无好转，需迅速手术探查而不应消极等待；如出现静脉回流障碍，可先松开包扎敷料，抬高肢体，无效则应立即手术探查。

4. 防止血管痉挛，预防血栓形成　常用药物有山莨菪碱、妥拉唑啉、低分子右旋糖酐和阿司匹林等。

5. 适当使用抗生素。

6. 肢体成活后，积极进行康复训练。

三十、坐骨神经痛

坐骨神经痛系指坐骨神经通路及其分布区的疼痛综合征，其病因可分为原发性和继发性两大类。原发性坐骨神经痛病因尚未明确，且较少见；继发性坐骨神经痛则多见于椎管内病变及椎间盘、脊椎病变（引起根性坐骨神经痛），或盆腔及骨盆疾患（引起干性坐骨神经痛）。

【诊断】

1. 一侧腰、臀部疼痛并向大腿后侧、小腿外侧及足背侧放射。

2. 小腿外侧及足背感觉减退。

3. 患肢肌张力减低，尤以小腿明显，病程长者常有小腿肌肉轻度萎缩。

4. 踝反射减低或消失。

5. 沿坐骨神经干有压痛，Lasegue 征阳性。

【治疗原则】

1. 针对病因治疗。

2. 睡硬板床，休息 4～6 周。

3. 腰椎牵引、按摩、推拿、理疗、针灸等。

4. 药物治疗　急性炎症、创伤或风湿等可用泼尼松。

5. 封闭治疗　包括坐骨神经干封闭、腰椎旁神经根封闭、骶管硬膜外封闭、局部痛点封闭。

三十一、腰椎间盘突出症

腰椎间盘突出症（lumbar intervertebral disc herniation）是由于椎间盘变性，纤维环破裂，髓核脱出，化学性刺激和机械性压迫神经根和马尾神经所造成。腰椎间盘突出症主要发生于 $L_{4\sim5}$ 和 $L_5\sim S_1$。

【分型】

腰椎间盘突出症根据其病理情况可分为 3 种类型：

1. 膨隆型　纤维环有部分破裂，而表层完整，髓核向椎管内局限性膨起，表面光滑，经适当的保守治疗可缓解或治愈。

2. 突出型　纤维环完全破裂，髓核突向椎管。突出多不规则，有时呈菜花状或碎片状，突出物可与周围粘连，此型常需手术。

3. 脱垂游离型　破裂突出的椎间盘组织脱入椎管内或完全游离，游离的髓核碎块可远离病变椎间隙。此型神经根刺激症状十分明显，可产生马尾神经症状，应立即手术。

【诊断标准】

1. 腰痛伴下肢放射痛　下肢放射痛的特点：疼痛沿神经根分布区放射；疼痛与腹压有

关；疼痛与体位和活动有明显关系，一般于活动或劳累后疼痛加重，卧床休息后好转。

2. 下肢运动、感觉异常　受累神经根所支配的区域产生肌力和感觉异常。早期感觉过敏，晚期感觉减退、消失。

3. 马尾神经受压　产生大小便功能障碍，马鞍区感觉异常。

4. 脊柱侧弯、腰部活动受限和骶棘肌痉挛。

5. 直腿抬高试验（Lasegue 征）及加强试验（Bragard 征）阳性　正常情况下可抬高60°～70°。腿抬高在60°以内便可产生坐骨神经痛，称为直腿抬高试验阳性。

6. CT 和 MRI 检查可明确诊断。

【鉴别诊断】

1. 腰肌劳损及棘上韧带和棘间韧带损伤　好发于长期弯腰工作者。主要症状为腰部酸痛，劳累后加重，卧床休息后好转，但卧床过久后，又感腰部不适，稍事活动后好转。有较固定的压痛点。

2. 第3腰椎横突综合征　第3腰椎的横突较长。其主要症状为腰痛，少数可向下肢放射，第3腰椎横突处压痛，无坐骨神经症状。

3. 椎弓根峡部不连和腰椎滑脱症　X线摄片可行鉴别诊断。

4. 腰部结核和肿瘤　腰脊椎结核或肿瘤可引起腰部疼痛。

5. 腰椎管狭窄症　腰痛伴马尾神经或神经根受压的症状，特别是间歇性跛行。鉴别诊断主要靠造影、CT 和 MRI。

6. 神经根及马尾肿瘤　神经根及马尾肿瘤症状呈进行性加重，无椎间盘突出症那样因动作而诱发的病史。鉴别主要靠脊髓造影、MRI。与坐骨神经痛为主要症状疾病的鉴别。

7. 梨状肌综合征　髋关节外展、外旋位抗阻时可诱发坐骨神经放射痛。CT 等有助于鉴别诊断。

8. 盆腔疾病　早期盆腔后壁的炎症、肿瘤。当其本身症状还不明显时，主要表现为腰骶部和坐骨神经放射痛。有时鉴别很困难。

【治疗原则】

1. 非手术治疗

(1) 绝对卧床休息：一般卧床4～6周。

(2) 持续牵引，牵引重量一般为10 kg，牵引时间3～4周。

(3) 理疗和按摩。

(4) 糖皮质激素硬膜外注射。

(5) 药物治疗：非甾体类消炎镇痛药、肌松剂等可改善局部炎症、水肿；神经营养药。

2. 手术疗法

(1) 手术指征：正规保守治疗无效；虽然保守治疗有效，但反复发作者；中央型椎间盘突出者；有马尾神经功能障碍者；症状重，CT 显示髓核突出大；突出之椎间盘已脱垂；伴有椎管狭窄；合并腰椎峡部不连或腰椎滑脱者。

(2) 手术方法：全椎板、半椎板、“开窗”椎间盘摘除术；经皮椎间盘镜手术。

三十二、骨与关节化脓性感染

急性血源性骨髓炎

化脓性骨髓炎系骨、骨膜和骨髓整个骨组织的炎症，好发于儿童，多发于长管骨，尤以胫骨和股骨多见。病原菌多为金黄色葡萄球菌，溶血性链球菌次之，多由疖肿、皮肤伤口等通过血源性播散而致，也可因局部伤口直接感染或邻近软组织炎症直接蔓延到骨骼。

【诊断】

1. 急骤的高热与毒血症表现。
2. 长骨干骺端疼痛剧烈而不愿活动肢体。
3. 干骺端有明显的压痛区。
4. 白细胞计数和中性粒细胞增高。
5. 血培养可获致病菌。
6. 骺端骨膜下或松质骨内局部分层穿刺液涂片可发现脓细胞或细菌。
7. 核素扫描显示发病早期即有干骺端部位浓聚。
8. MRI 检查可于发病早期由 T_2 加权像显示病变区域信号增强。
9. CT 发现骨膜下脓肿。

【治疗原则】

1. 药物治疗　骨髓炎为全身感染的一部分，应及早采用足量而有效的抗菌药物。初时根据所怀疑的致感染菌给予联合抗生素治疗，宜选用广谱抗生素和针对革兰阳性球菌的抗生素，待致病菌分离和敏感试验有结果后，再针对性地给予适宜抗生素。抗生素的使用至少应持续至体温下降、症状消失后 2 周左右。

2. 骨开窗及闭式灌洗术　是极其重要的措施，有利于防止炎症扩散和大块死骨形成。入水管滴入含有敏感抗生素的等渗盐水，每日用量约 2 000～3 000 ml。滴注持续约 1～2 周。拔管指征为：体温正常，伤口局部无炎症，流出的液体清澈透亮。先拔去滴入管，继续吸引 1～2 日后，伤口内无渗出物时拔引流管。

3. 全身治疗　加强全身支持疗法。高热时降温、补液，纠正酸中毒；必要时少量多次输血，以增强患者的抵抗力。给予易消化、富于蛋白质和维生素的饮食。

4. 辅助治疗　局部患肢采用石膏托或皮肤牵引制动，以减轻疼痛，避免炎症扩散和预防病理性骨折。

慢性血源性骨髓炎

慢性化脓性骨髓炎多因急性化脓性骨髓炎处理不及时、不充分或不恰当而产生。较大死骨的形成是其最主要的病理基础。

【诊断】

1. 有急性骨髓炎病史。

2. 经久不愈的窦道，分泌物恶臭，可含小死骨。窦道创面可恶变。

3. X线可见骨质破坏与增生同时存在。前期骨破坏，骨膜增生反应，死骨形成或整个骨干坏死。后期骨质硬化，骨髓腔闭锁，包壳形成，骨干变粗。

【治疗原则】

主要采用手术治疗，同时应用药物和综合疗法。手术前注意改善全身情况(如给予高蛋白饮食、输血等)，增强抵抗力。所用药物应根据细菌培养及药物敏感试验结果采用有效抗生素。术前、术中和术后均应给予足量有效抗生素，术后抗生素至少应用3个月以上。

1. 手术适应证　凡有死骨、死腔、窦道流脓同时有充分新骨形成包壳能支持肢体者均应手术治疗。

2. 手术禁忌证　慢性骨髓炎急性发作期或大块死骨形成而包壳尚未充分生成者。

3. 手术方法

(1) 病灶清除术：切除窦道，摘除死骨，清除肉芽组织、坏死组织及瘢痕组织，然后用骨凿凿除骨腔边缘部分骨质，使死腔变为碟形。如行病灶清除后骨腔较大可选用：① 带蒂肌瓣填充术：清除病灶后，将切口邻近的健康肌肉从远端游离一段，形成有宽大蒂部循环良好的肌瓣，充填于骨髓腔内。② 滴注引流法：是慢性骨髓炎清除病灶后的基本方法。伤口放2根直径3～5 mm的塑料管或细导尿管。一根作为入水滴入管，置于高位；另一根用负压吸引，置于低位，以利引流。入水管滴入含有敏感抗生素的生理盐水，常用青霉素80万U，卡那霉素0.5 g或庆大霉素8万U，选其中一种溶于1 000 ml生理盐水，每日用量约2 000～3 000 ml。术后应注意保持两管通畅。滴注持续约1～2周。拔管指征为：体温正常，伤口局部无炎症，流出的液体清澈透亮。先拔去滴入管，继续吸引1～2日后拔引流管。③ 局部抗生素治疗：在彻底清创清除死骨异物后，将浸润庆大霉素-PMMA串珠植入感染部位，一期缝合伤口。

(2) 病灶切除术：如腓骨中上段、髂骨、肋骨、股骨大粗隆、桡骨头、尺骨下端和肩胛骨等部位的骨髓炎，可将病骨局部切除，其后并不影响功能且恢复较快。

(3) 截肢术：极少应用。指征为：病程较长的慢性骨髓炎受累骨质广泛，肢体严重畸形，患肢功能丧失或废用；窦道口周围皮肤恶变者。

化脓性关节炎

化脓性细菌致病菌多为金黄色葡萄球菌，其次为溶血性链球菌。儿童较多见，常为败血症的并发症，也可因手术感染、局部封闭、关节外伤性感染、关节火器伤等所致。最常受累的部位为膝、髋关节，其次为肘、肩和踝关节。

【诊断】

1. 起病　急骤发病，有寒战、高热、全身不适等菌血症表现。

2. 受累部位炎症表现　受累关节红、肿、热、痛。

3. 畸形　肌肉痉挛，关节屈曲畸形，久之可发生关节挛缩甚至半脱位或脱位。

4. 关节穿刺　关节液涂片可发现大量白细胞、脓细胞和细菌。

5. 血液检查　白细胞计数增高，血培养阳性。

6. X线　早期关节间隙增宽，以后关节间隙变窄，软骨下骨质疏松破坏，晚期有增生和硬化。关节间隙消失，有时可见关节脱位。

【治疗】

1. 早期足量全身性使用抗生素。

2. 石膏、夹板或牵引等制动，可防止感染扩散，减轻肌肉痉挛及疼痛，防止畸形及病理性脱位。

3. 关节腔穿刺腔内注射抗生素及关节腔冲洗。

4. 关节切开引流术。

经上述治疗后，全身和局部情况如仍不见好转，或关节液已成为稠厚的脓液，应及时切开引流，等渗盐水冲洗。

后期对关节强直于非功能位者，可采用全关节置换术、截骨矫形术或融合关节于功能位。

三十三、慢性软组织损伤

狭窄性腱鞘炎

狭窄性腱鞘炎好发于手和腕部。在手指为指屈肌腱鞘炎，也称弹响指或扳扣指；在拇指为拇长屈肌腱鞘炎；在腕部为拇长展和拇短伸肌腱鞘炎，称桡骨茎突狭窄性腱鞘炎。本病可发生于不同年龄，多见于妇女及手工劳动者，亦可见于婴儿及老年人。任何手指均可发生，但多发于拇指、中指及环指。

【诊断】

1. 晨起活动僵硬，弹响指，严重时手指屈曲难以伸直。

2. 局部腱鞘处压痛，可有压痛结节。

3. 握拳尺偏试验阳性为桡骨茎突狭窄性腱鞘炎的重要体征。

【治疗】

1. 局部制动和腱鞘内注射醋酸泼尼松龙。

2. 如非手术治疗无效，可考虑行狭窄的腱鞘切除术。

3. 小儿先天性狭窄性腱鞘炎保守治疗通常无效，应行手术治疗。

腱鞘囊肿

腱鞘囊肿是关节附近的一种囊性肿块，慢性损伤使滑膜腔内滑液增多而形成囊性疝出；或结缔组织黏液退行性变可能是发病的重要原因。目前临床上将手、足小关节处的滑液囊疝和发生在肌腱的腱鞘囊肿统称为腱鞘囊肿。而大关节的囊性疝出又另有命名，如膝关节后方的囊性疝出叫腘窝囊肿。

【临床表现】

1. 本病以女性和青少年多见。腕背、腕掌侧桡侧屈腕肌腱及足背发病率最高。

2. 病变部出现一缓慢长大的包块，小时无症状，长大到一定程度活动关节时有酸胀感。圆形或椭圆形包块，表面光滑，不与皮肤粘连。因囊内液体充盈，张力较大，扪之如硬橡皮样实质性感觉。如囊颈较小者，略可推动；囊颈较大者，则不易推动，易误为骨性包块。重压包块有酸胀痛。穿刺可抽出透明胶冻状物。

【治疗】

1. 非手术治疗　原理是使囊内容物排出后，在囊内注入药物或留置可取出的无菌异物（如缝扎粗丝线），并加压包扎，使囊腔粘连而消失。通常是在囊内注入醋酸泼尼松龙0.5 ml，然后加压包扎。本方法简单，痛苦较少，复发率也较低。

2. 手术治疗　多次复发的腱鞘囊肿，都可手术切除。术中应完整切除囊肿，腱鞘发生者，同时切除部分相连的腱鞘；关节囊滑膜疝出，应在根部结扎切除，以减少复发机会。

肱骨外上髁炎

肱骨外上髁炎也称网球肘，是肱骨外上髁部伸肌总腱处的慢性损伤性肌筋膜炎。这些肌肉反复收缩牵拉肌肉起点，造成积累性损伤，如网球、羽毛球运动员容易患该病，搅拌操作工和家庭主妇也容易发生，但也有不少患者找不到损伤原因。

【诊断】

1. 起病缓慢。

2. 肘关节外侧疼痛，向前臂外侧放射，握物无力。

3. 肱骨外上髁、桡骨头及两者之间有局限性、极敏锐的疼痛，皮肤无炎症，肘关节活动不受影响。

4. 肌腱牵拉试验（Mills 征）阳性。

【治疗】

1. 限制腕关节活动，尤其是限制用力握拳伸腕动作。

2. 压痛点注射醋酸泼尼松龙 1 ml 和 2%利多卡因 1～2 ml 的混合液。

3. 非手术治疗无效者，施行伸肌总腱剥离松解术或卡压神经血管束切除结扎术。

肩关节周围炎

肩关节周围炎（简称肩周炎），也称凝肩，是肩周肌肌腱、滑囊及关节囊的慢性操作性炎症，因关节内、外粘连而以活动时疼痛，功能受限为临床特点。其特征是肩部疼痛和肩关节活动障碍逐渐加剧，经数月甚至更长时间，疼痛逐渐消退，功能慢性恢复，最后自愈。

【诊断】

1. 女性多于男性，左侧多于右侧，多为中老年患者。

2. 肩部某一处疼痛，与动作、姿势有明显关系。

3. 体检　三角肌有轻度萎缩，斜方肌痉挛，冈上肌腱、肱二头肌长、短头肌腱及三角肌前后缘均可有明显压痛。肩关节以外展、外旋、后伸受限最明显，少数人内收、内旋亦受限，但前屈受限较少。

4. X线检查　年龄较大或病程较长者，X线片可见到肩部骨质疏松或冈上肌腱、肩峰下滑囊钙化征。

【治疗】

1. 肩周炎自然病程约 1 年，治疗和锻炼不善者可能遗留功能障碍。

2. 早期理疗、针灸、适度推拿按摩可改善症状。

3. 有局部压痛者，可进行局部封闭。

4. 疼痛严重者，可服用非甾体抗炎药物，适当口服肌松剂。

5. 配合功能锻炼。

6. 对肩外因素进行治疗。

三十四、小儿骨折的特点

1. 小儿骨质较多孔，除非撞击之外力相当大，否则骨头只会呈嫩枝样不完全骨折。

2. 易发生误诊　儿童长骨骨骼的两端是由完全尚未骨化或仅有部分骨化的软骨所构成，而这些软骨在 X 线片上是不显影的，容易发生误诊而延误治疗。

3. 生长速度快　骨折处很快形成骨痂而愈合，其速度可达成人的 2～4 倍。

4. 塑型能力强　愈合时骨折处即使有 30°以内的角性弯曲，只要其弯曲方向在肌肉作用的平面上，随着成长，骨头也会再修补而变直，但如果骨折处发生旋转变形，则难自然矫正。

5. 有过度生长现象　发生骨折时，骨折处因生骨而血液循环非常丰富，间接刺激骨头两端之生长板而有生长加速之现象。因此，处理小孩骨折时，可有意让骨折处重叠，以防止将来伤肢过长。

6. 骺板骨折影响生长　骺板机械强度比较脆弱，是骨折好发部位，但是如果复位不佳，肢体日后因生长板的异常而发生弯曲或长短的变形，所以骺板的骨折应及时准确地治疗。

（曹晓建）

第三章　基本技能

一、骨科检查

【基本要求】

1. 检查顺序　一般按视诊、触诊、动诊、量诊顺序进行。

(1) 先健侧后患侧，有健侧作对照，可发现患侧的异常。

(2) 先远处后患处，否则由于检查引起疼痛，易使患者产生保护性反应。

(3) 先主动后被动，先让患者自己活动，再由医师作被动检查，避免被动检查引起的疼痛或不适而影响结果的准确性。

2. 充分显露、两侧对比　充分显露检查的部位，全面了解病变的情况，也便于两侧对比。两侧对比，根据两侧相同的确切解剖标志，对患者进行比较性检查，如长度、宽度、周径、活动度、步态等。

3. 全面、反复、轻柔、到位

(1) 全面：不可忽视全身检查，以防止漏诊。

(2) 反复：每一次主动、被动或对抗运动等检查都应重复几次以明确症状有无加重或减轻，及时发现新症状和体征。

(3) 轻柔：检查操作时动作要轻柔，尽量不给患者增加痛苦。

(4) 到位：检查关节活动范围时，主动或被动活动都应达到最大限度。

【方法】

1. 视诊　观察步态有无异常，患部皮肤有无创面、窦道、划痕、静脉曲张等，脊柱有无侧弯、前后凸，肢体有无畸形，软组织有无肿胀及肿物。

2. 触诊　检查病变的部位、范围，肿物的大小、硬度、活动度、压痛，皮肤感觉及温觉。

3. 动诊　检查关节的活动范围和肌肉的收缩力。先观察患者的主动活动，再进行被动检查。

4. 量诊　根据检查原则测量肢体长度、周径、关节的活动范围、肌力和感觉障碍的范围。肢体长度测量：测量时患肢和健肢必须放在对称位置，以相同的解剖标志为起止点。双侧对比测量。

(1) 上肢长度：肩峰至桡骨茎突或肩峰至中指尖。

(2) 上臂长度：肩峰至肱骨外上髁。

(3) 前臂长度：肱骨外上髁至桡骨茎突或尺骨鹰嘴至尺骨茎突。

(4) 下肢长度：间接长度测量自髂前上棘至内踝下缘(棘踝线)，直接长度测量自大转子至外踝下缘。

(5) 大腿长度：大转子至膝关节外侧间隙。

(6) 小腿长度：膝关节内侧间隙至内踝下缘，或外侧间隙至外踝下缘。

(7) 上肢周径：通常测两侧肱二头肌腹周径。

(8) 大腿周径：通常在髌骨上 10 cm 或 15 cm 处测量。

(9) 关节活动范围测量：用量角器较准确地测量，以关节中立位为 0°，测量各方向活动度。记录方法：四肢关节可记为 0°(伸)⇌150°(屈)，数字代表屈伸角度，两数字之差代表活动范围，"⇌"代表活动方向。

【一般神经系统检查】

1. 肌力检查　根据抗引力或阻力的程度可将肌力分级。目前通用的是 Code 六级分法：

0 级：肌力完全消失，无活动。

1 级：肌肉能收缩，关节不活动。

2 级：肌肉能收缩，关节稍有活动，但不能对抗肢体重力。

3 级：能对抗肢体重力使关节活动，但不能对抗外来阻力。

4 级：能对抗外来阻力使关节活动，但肌力较弱。

5 级：肌力正常。

2. 感觉异常区检查　一般只检查痛觉及触觉，必要时还要检查温觉、位置觉、两点辨别觉等，并用不同的标记画在人体素描图上，用于了解神经病损的部位和程度，并可观察疾病发展情况和治疗结果。

3. 反射检查　应在肌放松体位下进行，两侧对比，检查特定反射。常用的有：

(1) 深反射：肱二头肌腱反射($C_5\sim C_6$)，肱三头肌腱反射($C_6\sim C_8$)，桡骨骨膜反射($C_6\sim C_8$)，膝腱反射($L_2\sim L_4$)，跟腱反射($L\sim S_2$)。

(2) 浅反射：腹壁反射：上方($T_8\sim T_9$)，下方($T_{10}\sim T_{12}$)，提睾反射($L_1\sim L_2$)，肛门反射，球海绵体反射等。

(3) 病理反射：一般在中枢神经系统受损时出现。常见的有霍夫曼征、巴宾斯基征、髌阵挛、踝阵挛。

【骨科特殊检查】

1. 杜加征(Dugas sign)　在正常情况下将手搭到对侧肩部，其肘部可以贴近胸壁。肩关节有脱位时，将患侧肘部紧贴胸壁时，手掌搭不到健侧肩部；或手掌搭在健侧肩部时，肘部无法贴近胸壁，称为 Dugas 征阳性。Dugas 征还可用来判断肩脱位复位是否成功。

2. 握拳尺偏试验　患者拇指握于掌心，使腕关节被动尺偏，桡骨茎突处疼痛为阳性。为桡骨茎突狭窄性腱鞘炎的典型体征。

3. 上臂牵拉试验　患者坐位，检查者一手将患者头部推向健侧，另一手握住患者腕部向外下牵引，如出现上肢疼痛、麻木感为阳性。见于颈椎病。

4. 压头试验　患者端坐，头后仰并偏向患侧，术者用手掌在其头顶加压，出现颈痛并向患手放射为阳性，颈椎病时可出现此征。

5. 拾物试验　在地上放物品，嘱患儿去拾，如骶棘肌有痉挛，患儿拾物时只能屈曲两侧膝、髋关节而不能弯腰，多见于下胸椎及腰椎病变。

6. 髋关节过伸试验　患者俯卧，检查者一手压在患者能部，一手将患侧膝关节屈至

90°，握住踝部，向上提起，使膝过伸，此时必扭动骶髂关节，如有疼痛即为阳性。此试验可同时检查髋关节及骶髂关节的病变。

7. 直腿抬高试验　患者仰卧，检查者一手托患者足跟，另一手保持膝关节伸直，缓慢抬高患肢，如在60°范围内即出现坐骨神经的放射痛，称为直腿抬高试验阳性。在直腿抬高试验阳性时，缓慢放低患肢高度，待放射痛消失后，再将踝关节被动背屈，如再度出现放射痛，则称为加强试验阳性。此两个试验阳性为腰椎间盘突出症的主要诊断依据。

8. "4"字试验　患者仰卧位，健肢伸直，患侧髋与膝屈曲，大腿外展、外旋将小腿置于健侧大腿上，形成一个"4"字，一手固定骨盆，另一手下压患肢，出现疼痛为阳性。见于骶髂关节及髋关节内有病变或内收肌有痉挛。

9. 托马斯征(Thomas sign)　患者取仰卧位，充分屈曲健侧髋膝，并使腰部贴于床面，若患肢自动抬高屈膝离开床面或迫使患肢与床面接触则腰部前凸时，称托马斯征阳性。见于髋部病变和腰肌挛缩。

10. 骨盆挤压分离试验　患者取仰卧位，从双侧髂前上棘处对向挤压或向后外分离骨盆，引起骨盆疼痛为阳性。见于骨盆骨折。须注意检查时手法要轻柔以免加重骨折端出血。

11. 侧方应力试验　患者取仰卧位，将膝关节置于完全伸直位，分别作膝关节的背动外翻和内翻检查，与健侧对比。若超出正常外翻或内翻范围，则为阳性。说明有内侧或外侧副韧带损伤。

12. 抽屉试验　患者仰卧屈膝90°，检查者轻坐在患侧足背上(固定)，双手握住小腿上段，向后推，再向前拉。前交叉韧带断裂时，可向前拉0.5 cm以上；后交叉韧带断裂者可向后推0.5 cm以上。将膝置于屈曲10°～15°进行试验(又称莱切曼试验)则可增加本试验的阳性率，有利于判断前交叉韧带的前内束或后外束损伤。

13. 麦氏征(McMurray)　患者取仰卧位，检查者一手按住患膝，另一手握住踝部，将膝完全屈曲，足踝抵住臀部，然后将小腿极度外展外旋，或内收内旋，在保持这种应力的情况下，逐渐伸直，在伸直过程中若能听到或感到弹响，或出现疼病为阳性。说明半月板有病变。

14. 浮髌试验　患者取仰卧位，伸膝，放松股四头肌，检查者的一手放在髌骨近侧，将髌上囊的液体挤向关节腔，同时另一手示、中指急速下压。若感到髌骨碰击股骨髁部时，为浮髌试验阳性。中等量(50 ml)以上积液时浮髌试验才呈阳性。

二、石膏绷带技术

石膏绷带固定是用熟石膏(无水硫酸钙)的细粉末撒布在特制的稀孔纱布绷带上，做成石膏绷带，用温水浸泡后，包在患者需要固定的肢体上，5～10 min即可硬结成型，并逐渐干燥坚固，对患肢起有效的固定作用。

【固定类型】

1. 石膏托　在平板上，按需要将石膏绷带折叠成需要长度的石膏条，置于伤被的背侧(或后侧)，用绷带卷包缠，达到固定的目的。上肢一般10～12层，下肢一般12～15层。其宽度应包围肢体周径的 2/3 为宜。

2. 石膏夹板　按石膏托的方法制作两条石膏带，分别置贴于被固定肢体的伸侧及屈侧，用手抹贴于肢体，绷带包缠。石膏夹板固定的牢固性优于石膏托，多用于骨关节损伤后肢体肿胀，便于调整松紧，以防影响肢体血运。

3. 石膏管型　是将石膏条带置于伤肢屈伸两侧，再用石膏绷带包缠固定肢体的方法。有时为防止肢体肿胀导致血液循环障碍，在石膏管型塑型后尚未干硬时，于肢体前方纵行剖开，称之为石膏管型的剖缝。

4. 躯干石膏　是采用石膏条带与石膏绷带相结合形成一个整体包组固定躯干的方法。如头颈胸石膏、石膏背心、髋人字石膏等。

【应用指征】

1. 开放性骨折清创缝合术后，创口愈合之前不宜使用小夹板固定者。

2. 某些部位的骨折，小夹板难以固定者，如脊柱骨折。

3. 某些骨折切开复位内固定术后，如股骨骨折髓内钉或钢板螺丝钉固定术后，作为辅助性外固定。

4. 畸形矫正后矫形位置的维持和骨关节手术后的固定，如关节融合术后。

5. 化脓性关节炎和骨髓炎患肢的固定。

【操作要点】

1. 要平整，切勿将石膏绷带卷扭转再包，以防形成皱褶。

2. 塑捏成形，使石膏绷带干硬后能完全持合肢体的轮廓，下肢如同紧身衣裤。足部应注意足弓的塑形。

3. 应将手指、足趾露出，以便观察肢体的血液循环、感觉和活动功能等，同时有利功能锻炼。

4. 包扎石膏绷带过程中，需将肢体保持在某一特殊位置时，助手可用手掌托扶肢体，不可用手指顶压石膏，以免产生局部压迫而发生溃疡。

5. 石膏绷带未凝结坚固前，不应改变肢体位置，特别是关节部位，以免石膏折断。

6. 石膏绷带包扎完毕，应在石膏上注明骨折情况和日期；如有创口，需将其标明位置或直接开窗。

【固定处理】

1. 应在石膏下垫置枕头，抬高患肢，以利消除肿胀。

2. 观察石膏绷带固定肢体远端皮肤的颜色、温度、毛细血管充盈、感觉和指（趾）的运动。如遇持续剧烈疼痛、患肢麻木、颜色发紫和皮温下降，则是石膏绷带包扎过紧引起的肢体受压，应立即将石膏全长纵行切开减压，否则继续发展可致肢体坏疸。

3. 肢体肿胀消退引起石膏过松，失去固定作用，应及时更换。

4. 石膏绷带固定过程中，为防止骨质疏松和肌萎缩，应做主动肌肉舒缩锻炼，未被固定的关节应早期活动。

三、牵引技术

牵引技术是骨科常用的治疗方法，利用牵引力和反牵引力作用于骨折部，以达到复位或维持复位固定的目的，同时也用于炎症肢体的制动和挛缩畸形肢体的矫正治疗。牵引技术分为持续皮肤牵引、持续骨骼牵引、特殊牵引等。

（一）皮肤牵引

【适应证】

持续皮肤牵引适应于小儿股骨骨折和年老体弱者的四肢骨折。

【操作要点】

1. 皮肤牵引是用贴敷于患肢皮肤上的胶布或牵引带包捆于患肢皮肤上，利用其与皮肤的摩接力，通过滑轮装置，在肢体远端施加持续牵引力传递到骨骼上。

2. 皮肤牵引的重量一般不超过 5 kg。

3. 行下肢皮牵引时，牵引带不能压迫腓骨头部，以免压迫腓总神经而导致麻痹。

（二）骨牵引

骨牵引是在骨骼上穿过克氏针或斯氏针，安置好牵引弓后，通过牵引绳及滑轮连接重砣而组成的牵引装置，使牵引力直接作用于骨路上，用以对抗肢体肌肉的痉挛或收缩的力量，达到骨折复位或固定的目的。

【适应证】

1. 成人长骨不稳定性骨折。

2. 肌肉强大或容易移位的骨折。

3. 骨折部的皮肤损伤或部分软组织缺损时。

4. 开放性骨折感染或战伤骨折。

5. 患者有严重复合损伤，需密切观察而肢体不宜做其他固定者。

【类型】

1. 髁上骨牵引

(1) 手术指征

① 适用于有移位的股骨骨折、骨盆环骨折、髋关节中心脱位等。

② 陈旧性髋关节脱位或先天性髋关节脱位的术前准备及由于软组织挛缩引起的髋关节畸形，用皮肤牵引无效者。

(2) 手术要点

① 自髌骨上缘，作一条与股骨垂直的横线（老年人骨质疏松，进钉位置要距髌骨上缘略高一些），再沿腓骨小头前缘及股骨内髁隆起最高点，各作一条与髌骨上缘横线相交的垂直线，交点即为针进出点的标记。

② 消毒、局麻后，将皮肤稍上提，由大腿内侧标记点刺入斯氏针直至股骨，注意保护大收肌裂孔附近的股动、静脉及其分支和隐神经。

③ 保持针水平位，与股骨垂直，使其由大腿外侧标记点穿出，并使两侧牵引针外露部分等长。

④ 安装牵引弓后进行牵引，同时床脚抬高 20 cm 左右，做对抗牵引。

⑤ 牵引重量应根据患者的体重及伤情决定，一般为体重的 1/7～1/10。

2. 胫骨结节骨牵引　操作方便，相对安全，较常用，但不如股骨髁上牵引作用直接，且不便调整旋转。

(1) 手术指征：适用于有移位的股骨及骨盆环骨折、髋关节中心脱位等。

(2) 手术要点：

① 将伤肢放在布朗牵引架上，助手牵引踝部固定伤肢。

② 以胫骨结节和腓骨小头连线的中点作为外侧进针点，其内侧对应点作为出针点。

③ 此牵引方法及牵引重量与股骨髁上牵引相同。

④ 注意进针应从外侧到内侧，防止损伤腓总神经。

3. 跟骨牵引

(1) 手术指征：适用于胫腓骨不稳定骨折，膝关节轻度挛缩畸形的早期治疗。

(2) 手术要点

① 踝关节保持于中立位，以内踝尖与足跟后下缘连线的中点为进针点。

② 消毒、局麻后，用斯氏针从内侧标记点刺入跟骨，保持针的水平位与跟骨垂直，将针打入或钻入。使针穿过对侧皮肤并使牵引针两端外露等长。

③ 一般成人的牵引重量为 4～6 kg。

4. 尺骨鹰嘴骨牵引

(1) 手术指征：适用于肱骨颈、干、肱骨髁上及髁间粉碎性骨折，局部肿胀严重，不能立即复位者。

(2) 手术要点：

① 沿尺骨鹰嘴顶点下 3 cm，作一条与尺骨背侧缘的垂直线；在尺骨背侧缘的两侧各 2 cm 处，作一条与尺骨背侧缘平行的直线，相交两点即为进出针标记点。

② 助手牵引患肢并提起，消毒、局麻后，由内侧标记点将克氏针刺入到尺骨，从外侧标记点刺出，并使外露部分等长。

③ 要注意不要损伤尺神经，不要进入关节腔。

④ 保持肘关节屈曲 90°，牵引重量为 2～4 kg。

5. 颅骨牵引

(1) 手术指征：适用于颈椎骨折和脱位。

(2) 手术要点：

① 剃发，仰卧位，头部固定。

② 在两侧乳突之间作一条冠状线，再沿鼻尖到枕外转子作一条矢状线，将颅骨牵引弓的交叉部支点对准两线的交点，两端钩尖放在横线上，并充分撑开牵引弓，钩尖所在横线上的落点作为切口标记。

③ 在两标记点处分别消毒，施局麻，各做一小横切口，直至骨膜，用颅骨钻在标记点钻孔，使钻头的方向与牵引弓钩尖的方向一致，仅钻入颅骨外板(成人约为 4 mm，小儿约为 3 mm)。

④ 钻孔后安置牵引弓，进行牵引。床头抬高，作为对抗牵引。

⑤ 牵引重量一般为 4～8 kg，如伴小关节交锁，可适当加大牵引，但重量一般不超过 15 kg。

⑥ 术后用小棉圈或海绵垫垫于枕部，以免发生压疮。

⑦ 应经常检查牵引的方向有无歪斜，并根据病情和治疗需要，调整颈部于过伸、屈曲或中间位以及重量的增减。

（三）特殊牵引

1. 颌枕带牵引

(1) 手术指征：适用于轻度颈椎骨折或脱位、颈椎间盘突出症及根性颈椎病等。

(2) 手术要点：分两种方法：一为卧床持续牵引，牵引重量一般为 2.5～3 kg；二为坐位牵引，牵引重量为 6 kg 计始，逐渐增加，可到 15 kg，但要注意不要牵引过重，以免加重症状。牵引时间为每日 1～2 次，每次 30 min 左右。

2. 骨盆悬吊牵引

(1) 手术指征：适用于骨盆骨折有明显分离移位者。

(2) 手术要点：骨盆兜用厚帆布制成，其宽度上抵髂骨翼顶点，下达股骨大转子，悬吊重量以将臀部抬离床面为准。

(3) 牵引术并发症：

① 皮肤压疮。

② 感染。

③ 神经损伤。

④ 骨牵引进针点周围骨折。

四、关节穿刺技术

【手术指征】

1. 四肢关节腔内积液需行穿刺抽液检查或引流。

2. 关节腔注射药物进行治疗。

3. 关节造影术。

【常用的穿刺部位】

1. 肩关节

(1) 患肢轻度外展外旋，肘关节屈曲位；于肱骨小结节与喙突之间垂直刺入关节腔；

(2) 从喙突尖下外侧三角肌前线，向后外方向刺入关节腔。

2. 肘关节

(1) 肘关节屈曲 90°，紧依桡骨头近侧，于其后外向前下进针；此处关节囊表面最浅，桡骨头也易触及；

(2) 在尺骨鹰嘴顶端和肱骨外上髁之间向内前方刺入关节腔；

(3) 经尺骨鹰嘴上方，通过肱三头肌腱向前下方刺入关节腔。

3. 腕关节　在腕关节背面，鼻咽窝尺侧，桡骨远端垂直进针进入关节腔。

4. 髋关节

(1) 在髂前上棘与耻骨结节连线的中点，腹股沟韧带下 2 cm，股动脉的外侧垂直进入。

(2) 在大转子下缘的前面，与肢体长轴呈 45°向上向内进针；推进时应使针贴近股骨转子间线，约进入 5～10 cm 可进入关节腔。

(3) 在大转子中点与髂后下棘连线的中外 1/3 处垂直进针。

5. 膝关节

(1) 以髌骨上缘的水平线与髌骨内外缘的垂直线的交点为穿刺点，经此点刺入关节腔；

(2) 经髌韧带的两侧，紧贴髌骨下方向后进针。

6. 踝关节

(1) 在外踝尖下缘，向内上进针，经外踝与距骨之间进入关节腔；

(2) 在内踝尖下缘，向外上进针，经内踝与距骨之间进入关节腔。

【手术要点】

关节穿刺术注意事项：

1. 应严格无菌操作，以免引起关节腔感染。

2. 穿刺时边抽边进针。

3. 当刺入血管、吸出新鲜血时，应退出少许，改变方向后再进针。

4. 穿刺不宜过深，以免损伤关节软骨。

5. 关节腔内注射类固醇，不应超过 3 次，以免造成关节损伤。

6. 关节腔内有明显积液者，穿刺后应加压包扎，适当固定。根据液体多少确定穿刺间隔时间，一般每周不超过 2 次。

五、骨折手法复位

应用手法使骨折复位，称为手法复位。大多数骨折均可采用手法复位的方法矫正其移位，获得满意效果。进行手法复位时，其手法必须轻柔，并应争取一次复位成功。粗暴的手法和反复多次的复位，均可增加软组织损伤，影响骨折愈合，且可能引起并发症。对于骨折的复位，应争取达到解剖复位或接近解剖复位。如不易达到时，也不能为了追求解剖复位而反复进行多次复位，达到功能复位即可。

【手术要点】

1. 解除疼痛　使用麻醉解除肌痉挛和消除疼痛。可用局部麻醉、神经阻滞麻醉或全身麻醉，后者多用于儿童。采用局部麻醉时，即将注射针于骨折处皮肤浸润后，逐步刺入深处，当进入骨折部血肿后，可抽出暗红色血液，然后缓慢地将 2%普鲁卡因 10 ml(需先做皮试)或 0.5%利多卡因 10 ml 注入血肿内，即可达到麻醉目的。

2. 肌松弛位　麻醉后，将患肢各关节置于肌松弛位，以减少肌肉对骨折段的牵拉力，有利于骨折复位。

3. 对准方向　骨折后，近侧骨折段的位置不易改变，而远侧骨折段因失去连续性，可使之移动。因此，骨折复位时，应将远侧骨折段对准近侧骨折段所指的方向。

4. 拔伸牵引　在对抗牵引下，于患肢远端，沿其纵轴以各种方法施行牵引，矫正骨折移位。

5. 术者用两手触摸骨折部位，根据 X 线片所显示的骨折类型和移位情况，分别采用反折、回旋、端提、捺正和分骨、扳正等手法予以复位。

六、骨折切开复位术

【手术指征】

1. 骨折端之间有肌或肌腱等软组织嵌入，手法复位失败者。

2. 关节内骨折，手法复位后对位不良，将影响关节功能者。

3. 手法复位未能达到功能复位的标准，将严重影响患肢功能者。

4. 骨折并发主要血管、神经损伤，修复血管、神经的同时，宜行骨折切开复位。

5. 多处骨折，为便于护理和治疗，防止并发症，可选择适当的部位行切开复位。

【手术要点】

1. 严格执行无菌操作技术　包括皮肤、手术器械的消毒和正规的铺巾。

2. 尽量减少术中创伤　术中多采用肌间钝性分离；暴露骨折端应少剥离骨膜；操作轻巧准确，避免损伤过多的血运。

3. 挑选合适的内固定器材　合适的内固定器材和得心应手的工具是手术成功的重要保证。内固定要坚强，形状和大小要合适；材料与人体组织相容，抗酸、抗碱、无磁性，不发生电解。

4. 正确使用内固定器材　术者应熟悉各种内固定器材的性能、使用方法；注意内固定安置的部位、方向；内固定物应随固定部位的骨面而塑型，使之紧紧贴附固定于骨质内。

【切开复位优点】

切开复位的最大优点是可使手法复位不能复位的骨折达到解剖复位。有效的内固定，可使患者提前下床活动，减少肌萎缩和关节僵硬；还能方便护理，减少并发症。

【切开复位缺点】

1. 切开复位时分离软组织和骨膜，减少骨折部位的血液供应，如加用髓内钉内固定，可损伤髓腔内血液供应，可能引起骨折延迟愈合或不愈合。

2. 增加局部软组织损伤的程度，降低局部抵抗力，若无菌操作不严，易于发生感染，导致化脓性骨髓炎。

3. 切开复位后所用的内固定器材如选择不当，术中可能发生困难或影响固定效果。质量不佳时，可因氧化和电解作用，发生无菌性炎症，使骨折延迟愈合或不愈合。

4. 内固定器材的拔除，大多需再一次手术。

七、截　肢

【手术指征】

1. 无法修补的血管损伤，且伴有广泛的软组织碾挫伤。

2. 急性血栓，肢体远端已有明显坏死。

3. 不能治疗的残疾，尤其是伴有神经或血循环障碍者。

4. 不能控制且危及生命的急性感染，如气性坏疽、化脓性关节炎、破伤风等。

5. 长期存在的慢性骨髓炎，反复急性发作，不仅严重影响该肢体的机能，且影响全身情况，而又无法根治者。

6. 破坏广泛、有严重影响的踝关节结核，且影响全身健康，而又无法根治者。

7. 严重影响机能的肢体良性肿瘤，如行局部切除则造成不可弥补的缺损和无法代偿的机能障碍者。

8. 肢体恶性肿瘤不宜行局部切除，而无远处转移者。

9. 肢体恶性肿瘤，虽有远处转移，但局部肿瘤庞大有菜花状溃疡，疼痛严重，患者极度痛苦。

10. 经治和未治的脊膜膨出，有严重的神经障碍、肢体变形和广而深的营养性溃疡。

11. 肢体先天性变形，如肢体发育不全，长度缩短多而无法改进者。

【术前准备】

1. 如患者全身情况不佳，发生水、电解质紊乱及贫血等，术前应予以纠正，并适量备血。病变部位的皮肤已破溃，除需保护局部外，还要应用抗生素。

2. 开放性损伤合并休克者，首先应积极抢救休克，然后再行手术。

3. 如缺血性坏死的患者，术前要注意全身检查与治疗。

【手术要点】

1. 切口和皮瓣　上肢适用于等长皮瓣，下肢常采用前长后短的皮瓣，也可用等长皮瓣。足踝部的截肢尽量采用跖侧皮瓣。

2. 肌肉处理　在皮瓣收缩的平面，一组一组地将肌肉切断。缝合前可斜行切除部分肌肉，使残端呈圆锥状，并注意用肌肉包住骨端。

3. 骨断端的处理　于肌肉回缩的平面，横断骨干。在横断之前，切开骨膜，推开远侧骨膜便于锯骨，截断骨干后，切除突出的骨嵴，并挫圆骨端边缘。双骨者在前臂，尺、桡骨在同一平面截断；但在小腿，腓骨须在高于胫骨 2～3 cm 处截断。

4. 血管的处理　大血管须做双重结扎和缝扎；其他小血管皆在截肢后放松止血管，进行仔细的止血和结扎。

5. 神经断端的处理　在切断前，以细针注射少量 2%普鲁卡因或 0.5%利多卡因于神经鞘内，然后将神经干拉紧，并在高位以利刃切断。神经截断后，自动收缩至肌层间，略高于肌肉截面。

6. 切口缝合　切口缝合前，必须放松止血带，做好充分止血。最后置入引流条，用棉垫加压包扎，并以石膏托或木板固定残肢后侧。

7. 处理残端的原则

(1) 残肢的长度须足够安装义肢，且在带着义肢活动关节时，能起到杠杆作用。

(2) 残端软组织不应过分肥大，而应为圆锥形，也不可过分细，或骨端突出于皮下。

(3) 残肢的肌力应属良好，以利带动义肢。

(4) 覆盖者骨端的皮肤须柔软、坚强，且不与深筋膜粘连。

(5) 骨端应仅由皮肤与深筋膜覆盖，且不可有瘢痕。

(6) 残端应无营养性改变和疼痛。

【术后处理】

1. 小腿截肢术后须用长夹板或石膏托置于残肢后侧，将膝固定于完全伸直位，以免发生膝关节屈曲挛缩畸形。

2. 抬高患肢以促进静脉回流，减少肿胀。

3. 术后在床头备一根橡皮管止血带，以利及时控制残端急性大出血之用。

4. 伤口内引流条应在 24 h 后松动 1 次，并在 48 h 后取出。术后 14 日拆除缝线。

5. 鼓励患者尽早拄拐下地练习站立和行走。

6. 伤口愈合后继续用绷带包扎残端，以助该处肌肉收缩和防止肿胀，并嘱患者经常用手轻拍残端，以减少其敏感性。教导和鼓励患者练习局部肌肉收缩。

7. 安装义肢的时间一般在截肢后 3 个月；但对因恶性肿瘤截肢的患者应在术后半年，且无转移性肿瘤时安装义肢。

8. 教导患者尽量注意自己的日常生活和工作。

【术后并发症】

1. 近期并发症：

(1) 出血和血肿形成。

(2) 感染。

(3) 坏死。

2. 远期并发症：

(1) 残端痛。

(2) 残端皮肤溃疡和窦道。

(3) 残端肥厚。

(4) 残端骨突起。

(5) 关节挛缩。

(6) 神经瘤。

八、骨活检术

【手术指征】

从范围较大的骨病变部位切取小块组织做病理检查，明确病理诊断。

【手术要点】

1. 按常规骨科手术准备，手术方法须依据其部位不同而定。

2. 熟悉局部解剖，选取能避开重要神经、血管及器官等途径和部位。

3. 取材前要仔细阅读 X 线片，从病变最表浅处进入。可做冷冻切片快速诊断。

4. 严格无菌操作，层次清楚，止血彻底，切勿用力挤压病变部位，以减少血行播散或局部移植扩散机会。

5. 勿用镊子夹捏，以免造成病理检查辨认困难。

6. 有病理骨折时取材要避开骨折部位，以免将活跃骨痂送检，导致误诊。

7. 一般以 10%甲醛固定组织标本，送检。

8. 估计诊断

(1) 血性者可为巨细胞瘤、动脉瘤样骨囊和血肿。

(2) 黄色液体见于单纯性骨囊肿。

(3) 脓性物见于炎症。

(4) 干酪样物见于结核。

(5) 胶体黏稠样物一般为黏液癌、滤泡样甲状腺癌转移或恶性瘤黏液变性。

(6) 白色鱼肉样软组织多见于肉瘤。

九、显微血管缝合术

【手术要点】

1. 正常血管　血管壁正常,血流正常。

(1) 动脉:断端的近端有喷血,断端的远端没有血块和阻塞物。

(2) 静脉:断端的近心端注入肝素盐水应没有阻力,断端的远心端有静脉血回流。

2. 口径一致

(1) 口径测量:不应在血管刚剥离后或血管没有良好的充盈时,而应在血管缝合通血后测量较准确。

(2) 口径的比例:① 血管的口径相等或大致相等为最好。② 血管的口径轻度不同,小于其直径的 1/4～1/5,可做对端缝合。③ 血管的口径小于 1/3～1/4,将口径较小的血管断线沿其纵轴方向做 45°斜向切断再行对端缝合。④ 血管的直径小于 1/2 宜行端侧缝合。

3. 张力适当　如张力过大可导致吻合口漏血;如张力过小,则血管过长影响血流。

4. 无创技术

(1) 提拿血管时,不可夹住管壁,只能用尖头镊子轻轻吊住血管外膜。

(2) 分离血管时,应沿血管纵轴方向插入镊尖逐一分离。

(3) 避免锐器进入管腔或塑料管插入血管进行冲洗。

(4) 操作必须精确,每一操作动作最好一次完成。

5. 针距与边距

(1) 小动脉(直径为 1 mm):缝合 8 针,针距为 0.3 cm,边距为 0.2 cm。

(2) 小静脉(直径为 1 mm):缝合 6 针。

口径大、管壁厚的血管,管腔的血压较低,针距可稍大。

【术后处理】

1. 密切观察肢体血运。

2. 肢体保暖。

3. 抗凝药物的应用　常用的抗凝药物:肝素、双香豆素、阿司匹林、低分子右旋糖酐、双嘧达莫、丹参。

4. 常用的抗痉挛药物　罂粟碱、妥拉唑啉、普鲁卡因。

十、肌腱修复术

【手术指征】

新鲜肌腱损伤，如果没有特殊原因，都应该进行一期修复。

【手术要点】

1. 臂丛麻醉止血带下手术。
2. 延长切口，暴露肌腱的远近端。
3. 缝合肌腱。
4. 方法　可用十字缝合法、Bunnell、Kleinert、kesseler 方法缝合肌腱。
5. 缝合线选择 3－0～5－0 无创尼龙线最好，亦可用 0 号线、1 号线缝合。
6. 对于手指鞘内屈肌腱断裂者应尽量保留滑车，并加以修复，防止肌腱弓弦现象。

【术后处理】

术后于肌腱松弛状态下石膏托固定 3～4 周，术后 48 h 在支架保护下做主动伸直、被动屈曲练习活动。

十一、膝关节半月板全切除术

【手术指征】

膝关节半月板严重损伤。

【手术要点】

1. 腰麻或硬膜外麻醉。
2. 平卧位，消毒铺单，穿袜套，手术在气囊止血带下进行。
3. 切口与暴露　在髌腱的内侧或外侧沿关节间隙至股骨髁做一长约 5 cm 的弧形切口，沿关节间隙切开关节囊的纤维层，将髌下脂肪垫部分切除。切开关节囊的滑膜，用半月板拉钩拉开，探查半月板，了解半月板破裂的部位与程度，同时探查股骨及胫骨相应部位的软骨面有无损伤。
4. 半月板切除　在股骨上端紧贴软骨面将冠状韧带横行切开，游离半月板，用钳子夹住，紧贴半月板边缘剪至前角抵止部时注意不要损伤前交叉韧带，剪除完整，紧贴半月板边缘剪除后角，注意勿损伤外侧肌腱及内侧的侧副韧带，后角的剪除要完整，不要有残留。
5. 彻底止血，无菌纱布敷盖，弹力绷带外固定，术毕。

【术后处理】

术后早期 CPM 锻炼。

十二、关节镜下半月板部分切除术

【手术指征】

通过关节镜检查发现有半月板损伤仅是部分破裂。

【手术要点】

1. 在镜检基础上增加 1～2 个切口(0.5 cm 长)。

2. 根据关节镜中发现的情况,利用原有的切口进入手术器械进行半月板切除。

3. 部分半月板切除可用碎块法,即将损伤的半月板剪成碎块冲洗出或器械取出损伤部分,或切一切口协助取物。

4. 勿损伤交叉韧带和血管。

【术后处理】

1. 注意止血绷带松紧,观察下肢血运。

2. 术后第 2 天开始练习股四头肌,并可适当下地活动。

3. 7～10 日拆线,出院后继续功能练习。

十三、椎板减压术

【手术指征】

1. 脊椎骨折和脱位。

2. 各种原因引起的椎管狭窄症。

【手术要点】

1. 切口与暴露

(1) 以病变节段为中心,沿棘突做正中切口,依次切开皮肤、皮下组织及棘上韧带,剥离竖棘肌,纱布止血,用自动拉钩撑开切口。

(2) 椎板切除:用骨钳咬除黄韧带及椎板,用骨凿切除关节面软骨。

2. 减压要范围适度。

3. 咬除黄韧带及椎板时不要损伤脊髓及神经。

【术后处理】

1. 卧硬板床休息,避免躯体扭曲。

2. 加强护理以防止各种并发症。

3. 早期床上锻炼。

十四、关节融合术

关节融合术是对一切不适于保留活动的关节,用手术方法来达到关节骨性强直的目的。

【手术指征】

1. 由于关节外伤、炎症、退行性病变等原因发生对应关节面不相称，引起严重的关节功能障碍，或顽固的关节疼痛，影响工作与生活，经非手术治疗无效。又不适合施行其他手术来保留关节活动度者，宜施行关节融合术。

2. 成人全关节结核，关节面严重破坏，估计不能保留关节功能，宜在病灶清除术的同时施行关节融合术。

3. 由于神经病变或损伤而致肌肉瘫痪，引起关节严重不稳，影响整个肢体功能，而单纯肌腱转移又不足以维持关节稳定和恢复足够的功能，固定局部关节可改善肢体功能者，宜施行关节融合术。

4. 关节病变并有畸形，关节功能不能保存者，可行关节融合术，同时矫正畸形。

5. 脊柱先天性或后天性畸形（如半椎体、脊柱侧弯等）为稳定脊柱，宜施行椎板融合术。

【术前准备】

1. 关节融合术是一个比较复杂的手术，要求全面考虑，尽量争取一次手术。

2. 肩、髋等大关节融合术中出血较多，有发生休克的可能，术前应配好一定量的血液。

3. 炎性（如结核性、化脓性）关节病变应于术前应用抗生素或抗结核药物，以控制感染或防止业已静止的病变复发。

4. 如关节有软组织挛缩，术中畸形不易矫正，术前应先行牵引，尽量克服挛缩。

【手术要点】

1. 关节内融合术　指切开关节囊，切除对应的关节软骨面，使粗糙的骨面互相接触，辅以松质骨充填，造成关节骨性愈合以达到固定者。

2. 关节外融合术　指不切开关节囊，在囊外的相邻两骨之间施行骨移植，以达到关节的永久性固定者。目前除脊柱椎板固定外，已很少单独应用。

3. 关节内、外混合融合术　指上述两种方法同时并用，是目前最常用的、较可靠的方法，运用于各种关节病变。

【术后处理】

1. 术后注意防治休克。

2. 严密观察患肢的血运情况，早期活动未固定的关节，以减少肿胀，防止肌肉萎缩。

3. 石膏固定3个月后拆除，并摄X线片检查，已有骨性愈合者即可进行理疗及锻炼；如无骨性愈合，应继续固定。

十五、截骨术

截骨术是截断骨骼、改变力线、矫正畸形，而达到治疗目的的手术。

截骨术是一种简单而力学要求较高的手术，不需要复杂的设备，手术可以不进入病灶，比较安全，因此，目前仍广泛地采用。

【手术指征】

1. 各种骨关节畸形，如肘关节内翻畸形、膝关节内外翻畸形等，通过截骨术可矫正畸形。

2. 髋关节及膝关节骨关节炎，有局部疼痛，通过截骨术可改变力线或关节接触面，同时可以改善髓腔内较高静脉压而达到减轻症状的目的。

3. 某些迟缓愈合或不愈合的病例，通过截骨术促进骨折愈合。如股骨颈骨折后通过股骨粗隆部截骨消除或减少骨折端间的剪力，促进愈合。

4. 脱位、半脱位的不稳定关节，通过截骨矫正力线，加强关节的稳定性。

【术前准备】

1. 根据X线检查，确定畸形发生的主要部位。

2. 根据骨干纵轴与关节之平行线的角度来确定截骨后需矫正的角度，并根据肢体长度来确定楔形截骨或楔形植骨。

【分类及手术要点】

1. 根据截骨部位　可分为关节内截骨和关节外截骨。

2. 根据截骨线的形式　分为：

(1) 线型截骨：多用于旋转畸形、成角畸形的矫正，骨端间接触较少，位置不稳定，愈合较慢。

(2) 楔行截骨术：此法运用广泛，适用于矫正各种骨的弯曲及成角畸形，其方法是楔形切除畸形凸侧多余的骨质。

(3) 杵臼形截骨术：此法适用于多种畸形并存的情况。杵臼形截骨后可按设计随意调整位置，但其稳定性较差，一般需要可靠的内固定。

(4) 阶梯形截骨术：此种截骨术将截骨端修整成阶梯形，接触面大，较稳定，但设计困难，且短缩较多，多应用于上肢。

【术后处理】

1. 术后注意肢体血运，如血运不良，则及时切开石膏等外固定，恢复原位。

2. 早期X线摄片，观察有无剩余畸形，必要时再用手法矫正。

3. 术后2周拆线。石膏固定：儿童6～8周，成人约3个月。

十六、骨科常用手术入路

(一) 肩关节

1. 前方弧形切口　起自锁骨喙突尖端内侧，沿三角肌边缘曲线而下。为避免伤及头静脉及胸肩峰动脉之三角肌支(于此切口上半部胸大肌与三角肌之间可以发现)，则宜自距三角肌前内线3.8 cm处顺其纤维方向将三角肌之前方切开，在理论上此内侧3.8 cm宽之三角肌他日可能萎缩致使肩前呈一凹陷。

将三角肌向内外牵引即露出肩关节之前部，经此暴露即可见到喙突、二头肌短头、喙肱肌、胸小肌、冈上肌肌腱、二头肌长头、肩胛下肌、胸大肌肌腱及旋肱前动脉。因三角肌系在距其内侧缘3.8 cm处切开，故缝合时头静脉绝不致损伤。

2. 前上内方切口　前上内方切口可使肩关节前方暴露较宽。切口起自肩锁关节前部向内沿锁骨外1/3前缘转向下，随三角肌前线至三角肌始点与终点间2/3与下1/3交界处为止。三角肌与胸大肌之分界部确定后可将三角肌向外牵引。术中应避免伤及头静脉与两肌间胸肩峰动脉之三角肌支。用锐利骨刀将三角肌之始点自锁骨上分离。将三角肌前部向外牵引后，喙突周围组织及肩关节前关节囊即可显露，利用环绕锁骨之缝线固定三角肌之分离部分，或将其缝在颈阔肌上。如欲继续暴露关节囊则可用锐利骨刀将喙突尖端连同其肌肉附着一并切去并向下翻开。用肌肉钳钳住肩胛下肌向内牵引，于是关节囊之前方与下方则得以更宽阔之暴露。

（二）肘关节

肘关节各种手术应先上止血带。

1. 前方切口　自肘关节前面正中离开屈纹上下延伸 5 cm 成一略偏外之弧形切口，即可暴露肘关节前部。结扎并切断经过此处之浅横静脉，即可发现肘部重要神经及血管，根据需要可将神经及血管向内或向外拉开。

2. 外侧切口　外侧切口进入肘关节是最有用并最安全的切口。此切口起自肘关节髁上嵴，屈纹之上 3.8～5 cm 处向下延伸，经桡骨头止于肘后肌与其他前臂伸肌之间。用锐利骨刀将紧贴肋骨下端之肌肉前后剥离，此时应小心避免损伤桡神经深支，该支横过桡骨头之上贴近前关节囊。再切开桡骨头外侧之坚强关节囊，则露出桡骨头及肱骨下端间关节面。如欲得到更大之肘关节术野，则将三头肌拉向后方并分离肘关节之外侧旁韧带即可。

3. 后方切口　用后方正中切口时患者须俯卧手术台上，将臂弯曲置于垫妥之臂板上。切口起自身后正中线鹰嘴上 12.5 cm 处向下延伸，经鹰嘴突再下延 2.5 cm 即可，或稍变方式使切口下端经过鹰嘴外侧以防鹰嘴尖端损伤。将皮肤向两旁极度拉开，则三头肌下部其终点及扩张部均可看出。游离尺神经并以盐水纱布条牵引之。将三头肌肌腱呈舌状切开，其顶点在鹰嘴上 10 cm 处，基底在关节线上扩展到肱骨髁之外缘。顶点部分仅含筋膜，中间部分含筋膜与肌肉，基底部分则含三头肌之全层及其肌膜。另作一穿过肌肉骨膜直达骨面之垂直正中切口。将此肌肉及骨膜向两侧拉开，露出肱骨下端后侧及关节线。手术完成后先将骨膜及三头肌深层间断缝合，再将舌状肌腱放置原处按层缝合。

（三）桡骨与尺骨

1. 尺骨上 1/3 与桡骨上 1/4 切口　起自三头肌肌腱外侧肘关节上 2.5 cm 处向下延伸，经鹰嘴尖端外侧，再沿尺骨之皮下缘而止于尺骨上 1/3 与中 1/3 交点。切断尺骨与肘后肌、尺侧腕伸肌之间的深筋膜。在切口之上部用骨膜下剥离法将肘后肌剥离并向外牵引，可露出覆盖桡骨头上之关节囊、整个肘关节之后关节囊及附着尺骨上的旋后肌终点。将尺侧屈腕肌向内牵引即全部露出尺骨上 1/3。贴近尺骨将旋后肌也切断并向外牵引，露出骨间膜及桡骨上 1/4，避免损伤在旋后肌内的桡神经深支。

2. 尺骨与桡骨骨干之后方切口　尺骨与桡骨骨干之后方切口可于前臂之背面行之。欲暴露尺骨干切口可自鹰嘴下 5 cm 处直下共长 15 cm，用锐利骨刀将尺侧屈腕肌剥向内，尺侧伸腕肌剥向外。如此即得尺骨干之全面显示。欲暴露桡骨干切口可自桡骨头下 8 cm 处直下共长 15 cm，分离深层筋膜露出伸指总肌，将后者向内牵引，在术野上部关节即可看到穿进旋后肌的桡神经深支。在桡骨干外侧将旋后肌纵行分开，连同拇指肌一并向内牵引，即露出桡骨干。

（四）颈椎

可于颈后正中线做一纵行切口，起自颅骨基底，向下延伸直至第 7 颈椎后，棘突共长 12.5 cm，拉开皮肤逐出覆盖项韧带之深层筋膜。此时或将项韧带分开直达后棘突，或将颈旁肌肉自韧带外侧剥离，后者用于半面椎弓切除术；再用一较长锐利骨刀将肌肉自椎弓推开，以深拉钩牵引，椎弓即可全部显露。

（五）腰椎

后方切口　腰椎后侧可由一纵切口暴露，该切口起自第 12 胸椎后棘突，止于第 1 骶椎后棘突。皮肤切开即见到腰背筋膜后层，沿正中线切开露出腰椎后棘突。用锐利骨刀将肌肉自后棘突尖端及椎弓两侧向外剥离，最好每次仅剥离一个椎弓，并按序用长纱布条填塞以减少出血，用力将肌肉向外拉开即可完全暴露椎弓及侧关节面。

（六）髋关节

1. 前方髂股切口　髋关节前方与外侧可由前方髂股切口暴露。切口起自髂骨嵴中点，沿其外缘前行至髂前上棘，再稍向外并向远侧直下共长 10～12.5 m。切开浅层筋膜，距髂骨嵴 0.6 cm 处切断臀中肌及阔筋膜张肌，用骨膜下剥离法将上述肌肉自髂骨外面剥开并向下向后牵引，将股外侧皮神经拉向内侧。此神经在髂前上棘之下 2.5 cm 处横过缝匠肌。将露出的关节囊横行切开，但需注意勿伤及关节囊前部的髂肌韧带，此时股骨头及髋臼上缘皆可见到。如欲得髋关节的较大暴露面，则可用弯剪刀将圆韧带剪断，再将股骨外旋，股骨头即可脱出髋臼。缝合切口时将整块肌肉骨膜覆盖于髂骨上，切缘缝合。

2. 外侧切口　髋关节外侧面可由一外侧弧形切口暴露之。该切口起自髂前上棘外下方 2.5 cm 处向后延伸，经过大粗隆与股骨干之外侧至大粗隆基底下 5 cm 处为止。认清臀中肌与阔筋膜张肌间之分界，将臀中肌前部之肌纤维自大粗隆分开，于是股骨颈之侧面与前面即可露出。如需更广泛之术野则可用骨刀自前方将大粗隆切开并将其掀起。沿股骨颈前上面将关节囊纵行切开，并分离至组区间线以外。将关节囊向前后方牵引，将股外侧肌向下翻开或纵行切开即露出大粗隆之基底及股骨干上端。

（七）股骨干

外侧切口　欲暴露股骨干外侧，可自大粗隆向下至股骨外髁做一纵行切口。将髂胫束股外侧肌及股中间肌沿其肌纤维方向分开，再将骨膜纵行切开并向前后剥离，则股骨干外侧即可露出。在股骨上 1/4 可见到旋股动脉支，下 1/4 可见到膝上外动脉，该两动脉可分别结扎切断。

（八）膝关节

1. 前方内侧切口　切口起自髌骨内侧 1 cm 处纵行向下，内延伸至器件韧带内侧为止，共长 5～6 cm。髌骨下端应正对膝关节水平线，将皮肤拉开，顺纤维方向将内侧关节囊切开，如此可避免损伤髌骨下神经。拉开关节囊后再顺关节囊切口方向切开滑膜。将膝部以下手术台放下，使膝部屈曲至 90°。用深而窄的拉钩将皮肤、关节囊、滑膜等向两旁牵引，即露出十字韧带及内侧半月板之前角。缝合皮肤时应将膝关节伸直。

2. 前方外侧切口　切口起自髌骨上 5 cm 股外侧肌处向下内延伸至胫骨结节下端为止，呈弧形；或起自髌骨上 1 cm 股外侧肌处向下直伸至胫骨结节下 1 cm 处为止。沿皮肤切口同一方向距髌骨外线 1 cm 将关节囊及滑膜切开，将膝屈曲至 90°，将关节囊及胫骨前肌拉向外侧，髌骨及髌韧带拉向内侧，如此即露出股骨外髁、外侧半月板及股骨上端外侧。缝合膝部切口时应将膝伸直。

（九）胫骨

1. 内侧切口　切口起自胫骨上端内侧至距内踝顶点 1.5 cm 处为止，纵行而下，在切口上部应注意避免切断隐神经。将胫骨前肌向前牵引，后侧肌肉向后牵引即显出胫骨嵴、胫骨干内侧面与后侧面。

2. 前方切口　切口起自胫骨结节下端，向下延伸至胫骨下端正中为止切开皮肤，将胫骨前肌向外牵引即露出胫骨干外侧面与内侧面。

（十）踝关节

1. 前方切口　沿踝关节正中线上做一长 10 cm 的纵行切口，切口中心应正对踝关节中点。注意避免伤及斜过切口的腓浅神经。切开浅层与深层筋膜，剪断上下伸肌支持带。将胫骨前肌肌腱向内牵引，将腓浅神经、腓深神经、胫前动脉及伸趾长肌向外牵引，纵行切开关节囊即显出踝关节与胫骨之前面。

2. 内侧切口

(1) 短弧形内侧切口，该切口起自内踝之后向下向前绕过内踝至舟骨顶点为止。

(2) 长弧形内侧切口，该切口起自内踝顶点以上 5 cm 处胫骨后缘与跟腱之间向下距胫骨 1 cm 而行，再向前绕过内踝顶点至舟骨顶点为止。

（秦晓冬）